診療報酬点数表 2024-25年版

臨床手技の完全解説

処置・リハビリ・生体検査・注射・麻酔・放射線治療・精神科専門療法

適応疾患と手技

監修 元東京逓信病院副院長兼一般・消化器外科部長
寺島裕夫 *Terashima Hiroo*

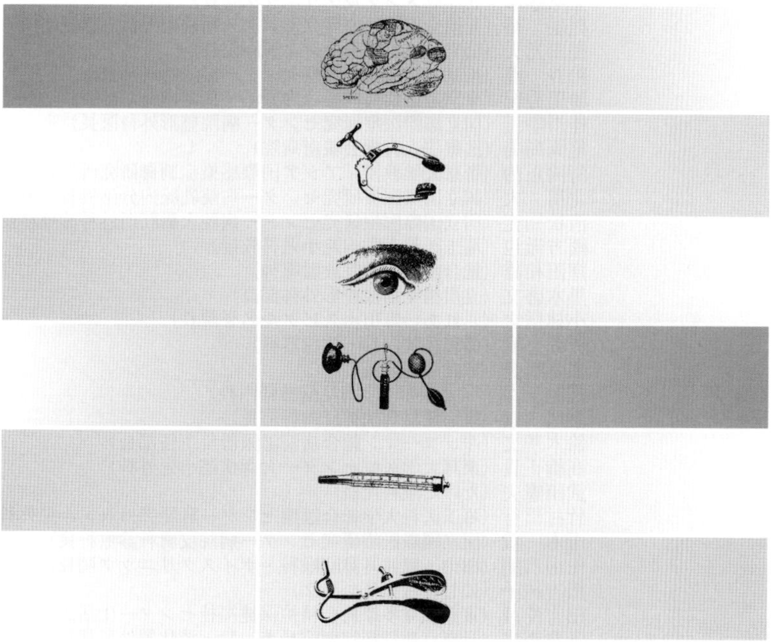

医学通信社

【監修執筆】

寺島裕夫（元東京逓信病院副院長兼一般・消化器外科部長）

【執筆者一覧】（五十音順）

秋山純一（国立国際医療研究センター病院消化器内科診療科長）
井﨑ゆみ子（徳島大学キャンパスライフ健康支援センター）
伊丹　純（新松戸中央総合病院高精度放射線治療センター）
上村直実（国立国際医療研究センター国府台病院名誉院長／東京医科大学消化器内視鏡学兼任教授）
榎本直記（国立国際医療研究センター病院外科）
大石　元（国立国際医療研究センター病院産婦人科診療科長）
大辻幹哉（東京逓信病院麻酔科部長）
笠原敏彦（元笠原メンタルクリニック院長）
梶尾　裕（元国立国際医療研究センター病院副院長・糖尿病内分泌代謝科診療科長）
樫田光夫（公立阿伎留医療センター副院長）
粕谷　豊（東京都健康長寿医療センター泌尿器科部長）
勝田秀紀〔東京逓信病院内科（内分泌・代謝内科）部長〕
桂川陽三（国立国際医療研究センター病院整形外科医長）
亀岡尚美（医療法人青樹会城南病院）
河内正治（帝京大学教授　アジア国際感染症制御研究所所長）
北川　大（国立国際医療研究センター病院乳腺内分泌外科診療科長）
清松知充（国立国際医療研究センター病院大腸肛門外科診療科長）
國方徹也（埼玉医科大学病院小児科教授）
窪田和雄（総合南東北病院放射線科）
黒木啓文（立川相互病院整形外科部長）
小林信之（ふれあい町田ホスピタル名誉院長）
斉間恵樹（協和医院内科・循環器科）
皿井靖長（皿井医院院長）
椎尾三保子（大森赤十字病院脳神経内科）
椎尾　康（東京逓信病院神経内科部長）
鈴木基文（キッコーマン総合病院泌尿器科主任部長）
髙橋正貴（東邦大学医療センター大森病院小児外科）
武田憲夫（たけだ眼科院長）
竹村信行（埼玉医科大学総合医療センター肝胆膵外科・小児外科教授）
玉木　毅（国立国際医療研究センター病院皮膚科診療科長）
田山二朗（田山・皿井耳鼻咽喉科・ボイスクリニック院長）
田吉純子（にしむらクリニック）
田吉伸哉（東京都立多摩総合精神保健福祉センター生活訓練科）
寺島裕夫（元東京逓信病院副院長兼一般・消化器外科部長）
徳原　真（東海大学医学部緩和医療学教授）
長阪　智（国立国際医療研究センター病院胸部外科診療科長）
二藤隆春（国立国際医療研究センター病院耳鼻咽喉科・頭頸部外科診療科長）
野原京子（国立国際医療研究センター病院副医療教育部門長・鏡視下領域外科医長）
原　徹男（商船三井健康管理推進センター長・診療所長）
半下石明（国立国際医療研究センター病院血液内科診療科長）
平井星映（国立国際医療研究センター病院乳腺内分泌外科）
藤谷順子（国立国際医療研究センター病院リハビリテーション科科長）
正木尚彦（医療法人財団健和会四ツ木診療所所長）
松下祥子（日本赤十字社医療センター小児科）
丸岡　豊（国立国際医療研究センター病院副院長・歯科・口腔外科診療科長）
箕浦茂樹（新宿区医師会区民健康センター所長）
宮嵜英世（国立国際医療研究センター病院副院長・泌尿器科診療科長）
宮澤健太郎（医療法人宮沢医院副院長）
柳下芳寛（国立病院機構熊本南病院名誉院長／相生会にしくまもと病院臨床顧問）
安田秀光（河北総合病院乳腺外科部長）
柳谷謙一（元東京逓信病院歯科口腔外科部長）
山内　健（やまうちクリニック院長）
八木秀祐（国立国際医療研究センター病院食道胃外科）
山澤邦宏（東京逓信病院外科主任医長）

《外科系学会社会保険委員会連合（外保連）加盟の各診療科学会》（五十音順）

小出良平（昭和大学理事）
坂本哲也（公立昭和病院院長）
関口順輔（せきぐちクリニック院長）
長野純二（浜松市リハビリテーション病院整形外科）
沼田　勉（三浦耳鼻咽喉科医院院長）
平泉　裕（昭和大学医学部整形外科学講座教授）
矢永勝彦（国際医療福祉大学大学院医学研究科・医学部消化器外科）

はじめに

社会保険制度の発達している我が国では，ほとんどの医療行為が健康保険法に基づいて行われ，診療報酬は「診療報酬点数表」に従い，医師や医療機関に支払われています。しかし，健康保険診療報酬点数表に収載されている医療行為はともすれば，法的で観念的なものであり，実際の医療現場で使用されている用語との間にかなりの乖離があることは否めません。まして，医学部での教育の経験がないパラメディカルや，法律や医療制度を学んだものの直接医療行為に参加することのない医療事務従事者はことさらに，医療行為の正しい理解が困難であることは当然と思われ，従来から橋渡し的な解説書の必要性が指摘されておりました。

執筆者らはこのような要請に応え，1990年７月から『月刊／保険診療』に手術術式の解説を「診療報酬点数表による手術術式の要点解説」として連載し，さらに，1999年９月には『手術術式の完全解説』として単行本にまとめ，大変な好評を博してきました。

本書はその姉妹版として発刊された『処置・リハビリの完全解説』に，「生体検査の要点解説」（『月刊／保険診療』2003年２月号～2006年３月号掲載），「注射手技の要点解説」（同誌2006年６月号～８月号掲載），「麻酔手技の要点解説」（同誌2006年９月号～2007年11月号掲載），「放射線治療の要点解説」（同誌2007年12月号，2008年１月号掲載），「精神科専門療法の要点解説」（同誌2008年２月号，３月号掲載）を追加し，タイトルも『臨床手技の完全解説』に変更したものです。理解しやすいように図を多用し，該当する医学用語名と疾患や手術術式との関係も平易に解説するよう努めました。

単行本化に当たり，処置・リハビリテーション・生体検査・注射・麻酔・放射線治療・精神科専門療法の全項目が網羅されました。索引は，疾患名を引くことにより，その疾患がどの処置・リハビリテーション・生体検査・注射・麻酔・放射線治療・精神科専門療法に対応しているのかすぐわかるように構成しました。

また，処置・リハビリテーション・注射については，外科系学会社会保険委員会連合（外保連）加盟学会に所属する医師が適応疾患等を見直し，さらに精緻化を図りました。

今回，2024年の診療報酬改定にあたり，新項目の追加とともに，既収載の項目についても，内容が古くなったものや新規に導入された加算に関して，解説を加えました。

本書がパラメディカル，医療事務従事者の深い理解に役立つことを切に念願いたします。

末筆になりますが，本書出版から改訂に当たり，長い間辛抱強く編集作業に携わっていただいた医学通信社に深く感謝したいと思います。

2024年６月吉日

元東京逓信病院　副院長兼一般・消化器外科部長　寺島裕夫

目次

第1章　処置

第2章　リハビリテーション

第3章　生体検査

第4章 注射

第5章　麻酔

第6章　放射線治療

第7章　精神科専門療法

凡　例

1．本書は，診療報酬点数表（2024年改定準拠）の**第９部「処置」**，**第７部「リハビリテーション」**，**第３部「検査」**第３節「生体検査料」，**第６部「注射」**，**第11部「麻酔」**，**第12部「放射線治療」**，**第８部「精神科専門療法」**に掲げられた診療報酬項目の手技について，その具体的な内容と手順，適応疾患等を解説したものです。

2．適応疾患は原則として保険適用が認められる疾患名（レセプト電算処理・オンライン請求で使用される「標準病名」に基づきます）を掲げました。さらになるべく多くの適応疾患を掲げるという観点から，保険適用上の解釈が微妙な場合でも臨床上重要と思われる疾患名も末尾に《　　　》で示して掲げました。

ただし，周知のとおり，保険審査においては個別の症例ごとにその妥当性が判断されます。適応疾患に病名として掲げられている場合でも，診療の内容によっては請求が認められないこともありえます。逆に，適応疾患でない場合でも，診療の必要から行われ，きちんと症状詳記をすることにより保険が適用されることもあります。本書の利用に当たっては，これらの点をお含み置きください。

3．手技には診療報酬点数と算定要件を付記しています。「注」による加算項目，通知の詳細については，『診療点数早見表』2024年度版（医学通信社刊）で確認してください。

4．**レセプト摘要欄**：診療報酬明細書（レセプト）の「摘要欄」に記載が必要な事項を掲げました。全体に係る規定のため，個別項目に掲載できないものは以下のとおりです。

記載事項
（算定回数が複数月に１回又は年１回のみとされている検査を実施した場合）前回の実施日（初回の場合は初回である旨）を記載する
（「制限回数を超えて行う診療」に係る検査を実施した場合）次の例により「検選」と記載し，当該「制限回数を超えて行う診療」の名称，徴収した特別の料金及び回数を他の検査と区別して記載する
（「制限回数を超えて行う診療」に係るリハビリテーションを実施した場合）次の例により「リハ選」と記載し，当該「制限回数を超えて行う診療」の名称，徴収した特別の料金及び回数を他のリハビリテーションと区別して記載する
（「制限回数を超えて行う診療」に係る精神科専門療法を実施した場合）次の例により「精選」と記載し，当該「制限回数を超えて行う診療」の名称，徴収した特別の料金及び回数を他の精神科専門療法と区別して記載する
【麻酔】算定日を記載する
【放射線治療料】照射部位を記載する。（放射性粒子，高線量率イリジウム又は低線量率イリジウムを使用した場合）放射性粒子，高線量率イリジウム又は低線量率イリジウムの中から該当するものを選択して記載するとともに，使用量を記載する

第1章
処置

I
一般処置

寺島・山澤・黒木・玉木・長阪・宮澤・原・野原・竹村・半下石・宮嵜・大石・平井・北川・二藤・正木・髙橋・大辻・榎本・清松・斉間・國方・八木・鈴木・秋山・伊丹／関口

J000　創傷処置

1	100cm²未満	52点
2	100cm²以上500cm²未満	60点
3	500cm²以上3,000cm²未満	90点
4	3,000cm²以上6,000cm²未満	160点
5	6,000cm²以上	275点
注3	乳幼児加算	55点

ここに掲げる創傷処置とは，擦過傷，軽度の褥瘡，手術創や，縫合を要しない比較的小さな切創，刺創，咬創などの処置を指す。切除，結紮，縫合が必要な場合はK000創傷処理で扱う。審査上，両者の区別を局所麻酔薬使用の有無で判定することがある。

通常は簡単な消毒およびガーゼによる被覆のみで済むことが多い。その目的は創傷部を感染から防ぎ，良好な創傷治癒過程を助けることである。創傷治癒を妨げる因子としては，感染のほか，死滅した組織や異物の存在，局所の血流障害などがあるが，創傷処置の際にはこれらに留意して，問題がある場合は対処する。最近では創傷治癒の考え方が変わり，閉鎖湿潤環境の利点が重視され，直接ガーゼを当てることは少なくなっており，代わりに各種の創傷被覆材（ドレッシング材）で創面を保護するようにしている。創傷被覆材（ドレッシング材）には，単に創傷面を保護する創傷保護被覆材と，欠損した皮膚の代用となる皮膚欠損用被覆材がある。

また，消毒剤も直接創面に塗布すると治癒遷延を起こすことがあるため，創周囲のみ塗布する場合もある。

創傷処置，熱傷処置等で示されている範囲とは，包帯等で被覆すべき創傷面の広さまたは軟膏処置を行うべき広さをいう。被覆している範囲ではなくあくまで創傷面の広さであることに注意が必要である。

《保険請求》

①包帯などで被覆すべきおおよその面積により，「1」の100cm²未満から，「5」の6000cm²以上にわたる範囲までが区分されている。

②「1」は入院中以外の患者，または入院中の患者の術後創のみで算定される。術後創処置に関しては手術日から起算して14日を限度とする。

③ガーゼや包帯，固定のためのテープ類の請求は認められない。

④創傷面保護のみを目的とする創傷被覆保護材（オプサイトウンド，テガダームなど）の算定は認められない。

⑤使用薬剤（消毒薬としてイソジンやヒビテンなど，塗布用の抗生薬としてゲンタシン軟膏など）は15円を超えるものは請求できる。また，特定保険材料の皮膚欠損用被覆材（ベスキチン，デュオアクティブなど）の請求は，その価格を請求できるが，2週間を標準とし，とくに必要とするときは3週間を限度とする。このとき，病名に必ず皮膚欠損創・皮膚潰瘍等が必要である。代表的な消毒薬の種類を表1-1に，創傷被覆材（ドレッシング材）を表1-2に示す。

⑥治癒までにかかる時間は通常は1週間程度である。汚染創などは長引くことが多い。

⑦各種のカテーテル類（中心静脈栄養，経皮経管ドレナージチューブなど）の穿刺部位の消毒は，一定期間ごとに（通常1週間に1回）行う必要がある。この際は使用薬剤のみを前述の方法で算定する。

⑧A002外来診療料を算定している場合は，「1」の100cm²未満，「2」100cm²以上500cm²未満の創傷処置はこれに包括される。

⑨同一疾病又はこれに起因する病変に対して行われた場合は，各部位の処置面積を合算する。

⑩同一部位に対して創傷処置，皮膚科軟膏処置，面皰

表1-1　代表的な皮膚消毒薬

	一般手洗い	皮膚消毒	備考
グルコン酸クロルヘキシジン（ヒビテン，マスキン）	0.05%	0.5%	粘膜には0.05%
0.5%クロルヘキシジン＋70%アルコール（ヒビテンアルコール）	0.05%	0.05%	粘膜，アルコール過敏症には使用できない
ポビドンヨード（イソジン）	7.5%	10%原液	ヨード過敏症には使用できない
塩化ベンザルコニウム（オスバン，ヂアミトール）	0.05%	0.1～0.2%	粘膜にも使用できる

表1-2　代表的なドレッシング材

創傷被覆保護材（技術料に包括）	皮膚欠損用創傷被覆材
バイオクルーシブ，オプサイトウンド，テガダーム，パーミエイドSなど	デュオアクティブ，ベスキチン，ソーブサン，アブソキュア，アクアセルなど

圧出法，湿布処置が行われた場合はいずれか1つのみ算定する。

⑪C109在宅寝たきり患者処置指導管理料，C112在宅気管切開患者指導管理料，C112-2在宅喉頭摘出患者指導管理料の算定患者（これらに係る在宅療養指導管理材料加算，薬剤料，特定保険医療材料のみ算定している者を含み，入院患者を除く）は，創傷処置（熱傷に対するものを除く），爪甲除去（麻酔を要しないもの），穿刺排膿後薬液注入の費用は算定不可。

⑫手術後の患者に対しては回数にかかわらず1日につき算定し，複数部位の手術後の創傷処置は各部位の処置面積を合算する。

⑬中心静脈圧測定，静脈内注射，点滴注射，中心静脈注射に係る穿刺部位のガーゼ交換等の処置料および材料料は別に算定できない。

⑭軟膏の塗布，湿布の貼付のみでは算定できない。

⑮関節捻挫に対し副木固定のみを行った場合は創傷処置により算定する。

⑯フランドルテープ等の冠血管拡張剤を貼付した場合は薬剤料のみ算定し，処置料は算定できない。

⑰「5」6000cm²以上については，6歳未満の乳幼児の場合，乳幼児加算として55点を加算する。

適応疾患 ▶（麻酔を要する切除，結紮，縫合を除く）外傷（切創，刺創，割創，挫創，挫傷，擦過傷，擦過創，咬創，銃創，熱傷など）▶（軽度の）褥瘡 ▶創傷（術後の状態）

使用物品 外用消毒薬（イソジン，ヒビテンなど），軟膏（ゲンタシン軟膏など），皮膚炎治療薬，創面保護用被覆材，皮膚欠損用創傷被覆材，真皮欠損用グラフト，非固着性シリコンガーゼ，デキストラノマーなど

J000-2 下肢創傷処置

1	足部（踵を除く）の浅い潰瘍	135点
2	足趾の深い潰瘍又は踵の浅い潰瘍	147点
3	足部（踵を除く）の深い潰瘍又は踵の深い潰瘍	270点

足部の潰瘍は皮膚が欠損した状態で，その深さによってびらん，潰瘍，壊疽と分類される。びらんは皮膚の表皮までの欠損を，潰瘍は表皮の深層にある真皮に及ぶ欠損をいう。また，感染を合併したり皮膚・皮下・筋肉などの組織が壊死した状態を壊疽という。今回設定された浅い/深い潰瘍は，その潰瘍が腱・筋・骨・関節のいずれかに至っているか否かで分類される。

潰瘍の原因として，外傷性のものもあるが，基礎疾患の糖尿病や動脈硬化(下肢閉塞性動脈硬化症ASO・バージャー病など)，膠原病性血管炎などによる血流障害が原因となることが多い。また，糖尿病による末梢神経障害の場合，足部の傷に気づかず悪化して受診する場合もある。そのため，基礎疾患である糖尿病の治療やASOに対する手術や薬物治療など，基礎疾患に対する治療を同時に行う必要があることが多い。

下腿・足部は特に血流が悪く創傷治癒が悪い。そのため，感染コントロール，創部洗浄，足浴，軟膏使用と創部保護，薬物療法などが処置の中心となってくる。ただし場合によっては壊死組織を取り除くためのデブリードマン（K002）が必要となることもある。創底部に良性肉芽が増生してくると，その後は感染性老廃物や浸出液の除去および創部血流の改善などを目的として陰圧療法に切り替える場合(J003，J003-2)や，また，治癒過程で上皮の欠損が広範囲の場合は植皮や皮弁術など(K013-2，K015)を行う必要が生じることもある。さらに前述した糖尿病，ASOなどの治療以外にも，基礎疾患(生活習慣病)の治療や生活習慣そのものを改善していくことも同時に重要である。

《保険請求》

①各号に示す範囲とは，下肢創傷の部位および潰瘍の深さをいう。

②下肢創傷処置の対象となる部位は，足部，足趾または踵であって，浅い潰瘍とは潰瘍の深さが腱，筋，骨または関節のいずれにも至らないものをいい，深い潰瘍とは潰瘍の深さが腱，筋，骨または関節のいずれかに至るものをいう。

③下肢創傷処置を算定する場合は，J000創傷処置，J001-7爪甲除去（麻酔を要しないもの）およびJ001-8穿刺排膿後薬液注入は併せて算定できない。

④複数の下肢創傷がある場合は主たるもののみ算定する。

⑤軟膏の塗布または湿布の貼付のみの処置では算定できない。

レセプト摘要欄 下肢創傷の部位及び潰瘍の深さを記載する。

適応疾患 ▶外傷 ▶感染 ▶糖尿病性潰瘍 ▶動脈性潰瘍 ▶静脈性潰瘍 ▶膠原病性潰瘍など

J001 熱傷処置

1	100cm²未満	135点
2	100cm²以上500cm²未満	147点
3	500cm²以上3,000cm²未満	337点
4	3,000cm²以上6,000cm²未満	630点
5	6,000cm²以上	1,875点
注4	乳幼児加算	55点

熱傷は高温の物体，気体などの熱による皮膚の損傷であり，化学物質との接触，電流，紫外線，放射線被爆でも生じる。それほど熱くない物体でも長時間接触を続けると低温熱傷を生じる。

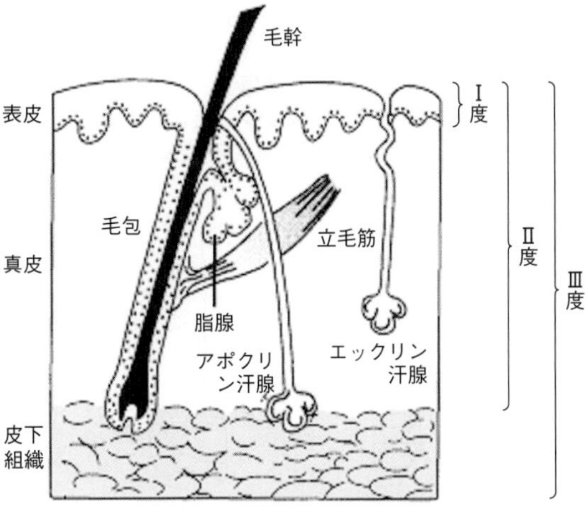

図1-1 熱傷の深度

深度により，表皮のみのⅠ度から，真皮に及ぶⅡ度，皮膚を越えて皮下組織まで及ぶⅢ度に分類されている（図1-1）。Ⅱ度はさらに浅達性（SDB）と深達性（DDB）に分けられる。Ⅰ度熱傷は患部が発赤し，痛みを伴うが，通常は水道水などの流水による冷却のみで特別な処置を必要としないこともある。Ⅱ度熱傷は水泡を形成するのが特徴で，通常の創傷処置に加えて，軟膏，創傷被覆材などを必要とする。Ⅲ度熱傷では皮膚は炭化や壊死を生じており，植皮などの創傷処理が必要となる。Ⅱ度およびⅢ度では受傷面積により全身状態にも影響を与えうる。熱傷の場合，とくに感染の危険が大きいため，一般の創傷より特別な配慮が必要である。凍傷も組織に対する挫滅は熱傷に類似するため，本項で算定される。

《保険請求》

①創傷処置と同様，処置すべきおおよその面積により，「1」の100cm^2未満から，「5」の6000cm^2以上にわたる範囲のものまでが区分されている。

②2カ月を限度とする。それ以降はJ000創傷処置で算定する。

③「1」は入院中以外の患者，または入院中の手術後の患者のみで算定され，入院中の手術後の患者の場合は手術日から起算して14日を限度とする。

④使用薬剤（消毒薬としてイソジンやヒビテンなど，塗布用の抗生薬としてゲンタシン軟膏など）は15円を超えるものは請求できる。また，特定保険材料の皮膚欠損用被覆材（ベスキチン，デュオアクティブなど）の請求は，その価格を請求できるが，2週間を標準とし，とくに必要とするときは3週間を限度とする。このとき，病名に必ず皮膚欠損創・皮膚潰瘍等が必要である。代表的な消毒薬の種類を表1-1に，創傷被覆材（ドレッシング材）を表1-2に示す。

⑤第1度熱傷で「1」の範囲のものは基本診療料に含まれ算定できない。

⑥創傷処置，爪甲除去（麻酔を要しないもの），穿刺排膿後薬液注入は併せて算定できない。

⑦熱傷には電撃傷，薬傷および凍傷が含まれる。

⑧「4」3000cm^2以上6000cm^2未満，「5」6000cm^2以上については，6歳未満の乳幼児の場合，乳幼児加算として55点を加算する。

レセプト摘要欄 初回の処置を行った年月日を記載する

適応疾患 ▶熱傷 ▶化学外傷（化学熱傷）▶電撃傷 ▶日焼け ▶放射線性熱傷 ▶凍傷

使用物品 外用消毒薬（イソジン，ヒビテンなど），軟膏（ゲンタシン軟膏など），皮膚炎治療薬，創面保護用被覆材

皮膚欠損用創傷被覆材，真皮欠損用グラフト，非固着性シリコンガーゼ，デキストラノマーは病名に皮膚欠損が必要

J001-2 絆創膏固定術 500点

いわゆるテーピングであり足関節捻挫・靭帯損傷（図1-2），膝関節捻挫・靭帯損傷（図1-3）に対して行うものを対象とする。ちなみに捻挫とは靭帯損傷の軽いものと考えてよい。粘着性テーピングテープによる固定以外にも，弾性包帯その他の固定材料による固定も同様と考えることもあるが，地域により扱いに差があるので確認を要する。固定材料費は別途請求できない。頻回の交換の場合はJ000創傷処置で算定する。スポーツ選手で試合や練習を継続する場合は毎日張替えが普通であり，皮膚のかぶれ防止にも絆創膏やテーピングテープは頻回に張り替える必要がある。

《保険請求》

交換は原則として週1回のみ算定可能。

適応疾患 ▶膝関節靱帯損傷 ▶足関節捻挫，（再固定時のみ準用 肋骨骨折）

使用物品 絆創膏，テーピング用テープ，アンダーラップテープ，弾性包帯，伸縮性包帯

J001-3 鎖骨又は肋骨骨折固定術 500点

鎖骨または肋骨の固定に際し，転位を進行させない

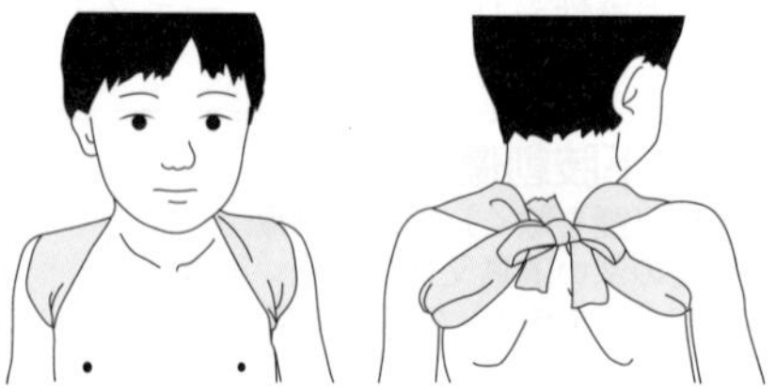

図1-4 鎖骨8の字包帯法

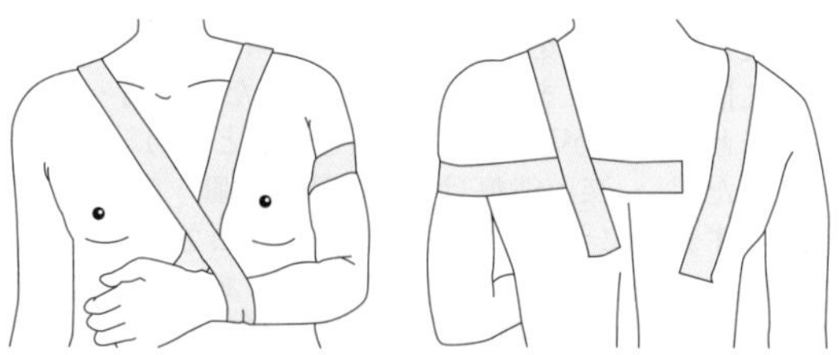

図1-5 鎖骨絆創膏固定

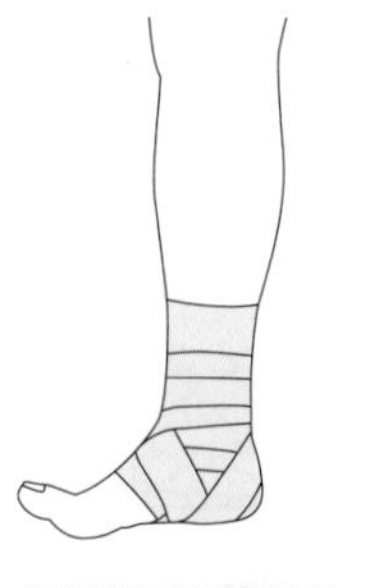

図1-2 足関節絆創膏固定

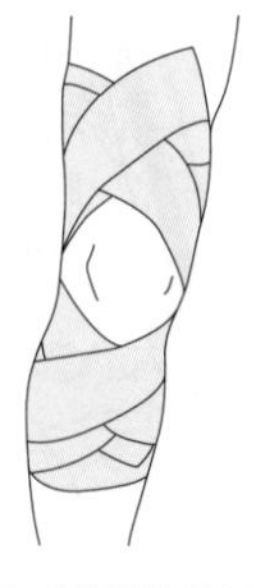

図1-3 膝関節絆創膏固定

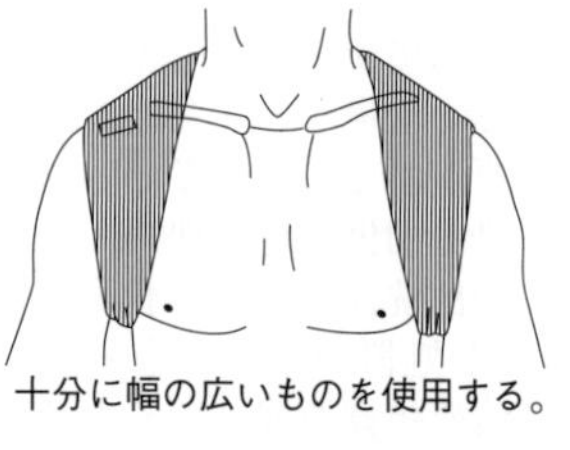

図1-6 鎖骨用固定帯（バンド）

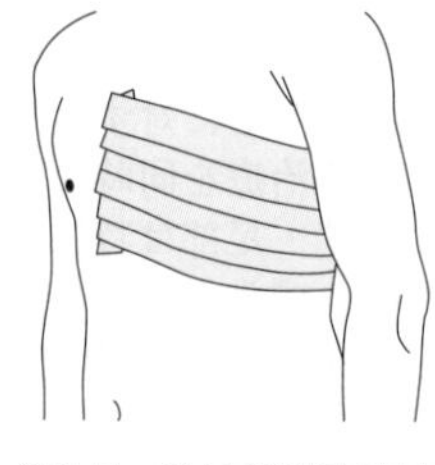

図1-7 肋骨絆創膏固定

ようにそのままの位置で固定する場合に適応する。

鎖骨に対しては弾性（弾力）包帯やチューブ状包帯（ストッキネットなど）と綿包帯を使用した8の字包帯法（図1-4），骨折部を直接押さえ込む絆創膏固定（図1-5），市販の鎖骨固定帯（ベルト，バンド，ブレース，図1-6）を使用する方法などがある。上肢への動静脈圧迫や神経圧迫や皮膚障害に注意しつつ固定の程度を調節する必要がある。転位のある骨折を整復する場合はK044骨折非観血的整復術「3」1440点を適用する。この場合，胸部固定帯加算は請求できない。鎖骨固定帯は他の方法より患者にとって快適なので，特に成人ではほとんどこの方法がとられている。処置の通則1に従えば，「処置に用いる衛生材料を患者に持参させ又は処方せんにより投与するなど患者の自己負担とすることは認められない」。また「特定保険医療材料」でもないので，鎖骨固定帯を別途請求はできず処置料に含められる。

肋骨骨折では絆創膏固定（図1-7），弾性包帯固定もあるが，市販の胸部固定帯を用いるのが簡便である。この場合も，J001-3肋骨骨折固定術で算定する。

《保険請求》

①鎖骨の8の字包帯や鎖骨固定帯の巻き替え・調整はJ000創傷処置に準じて算定する。

②鎖骨の絆創膏固定の場合2回目以降の絆創膏貼用を絆創膏固定術に準じ週1回を原則として算定する。8の字包帯を作り替え絆創膏固定術で申請する場合は症状詳記が必要であろう。

③肋骨の絆創膏固定の場合，2回目以降は週1回を原則とするJ001-2絆創膏固定術で算定する。弾性包帯固定では2回目以降は創傷処置で算定するのが無難である。

適応疾患 ▶鎖骨骨折 ▶肋骨骨折 ▶肋骨損傷

使用物品 弾性包帯，チューブ状包帯，綿包帯，鎖骨固定帯，肋骨固定帯，テーピングテープ，絆創膏など

J001-4 重度褥瘡処置〔1日につき〕

1	100cm²未満	90点
2	100cm²以上500cm²未満	98点
3	500cm²以上3,000cm²未満	150点
4	3,000cm²以上6,000cm²未満	280点
5	6,000cm²以上	500点

褥瘡とは仙骨，大腿部，踵部などの骨突出部が圧力を受け，その上を覆う皮膚および筋肉，筋膜などが虚血性の障害を生じることにより壊死する状態をいう。「床ずれ」とも呼ばれ，長期間臥床を強いられる脳血管系および脊髄系傷害による麻痺，あるいは低栄養，悪性腫瘍の終末期，その他の長期臥床などで体位変換が困難な場合にみられる。進行すると骨組織が露出し，感染を伴う。

日本褥瘡学会では褥瘡の重症度を，深さ（depth：D），滲出液（exudate：E），大きさ（size：S），炎症（inflammation：I），肉芽組織（granulation：G），壊死（necrotic tissue：N），ポケット形成（pocket）で評価している（DESIGN分類）。DESIGN分類の深さの分類のみを表1-3にあげる。

このうち，本項に該当するのは，深さで皮下組織以上に及ぶD3，D4，D5の褥瘡である。

表1-3 DESIGN-R®2020（褥瘡経過評価用）による褥瘡の深さ（depth）の分類

d 0	皮膚損傷・発赤なし
d 1	持続する発赤
d 2	真皮までの損傷
D 3	皮下組織までの損傷
D 4	皮下組織を越える損傷
D 5	関節腔，体腔に至る損傷
DU	深さ判定が不能の場合
DTI	深部損傷褥瘡（DTI）疑い*
DU	壊死で覆われた深さの判定が不能

褥瘡の深さは創内の一番深い部分で評価する。

dは真皮全層までの損傷（真皮層と同等の肉芽組織が形成された場合もdに含める）を示し，Dは皮下組織以上に及ぶ損傷を示す。壊死組織のために深さが判定できない場合はD（DU）に含める。

*深部損傷褥瘡（DTI）疑いは，視診，触診，補助データ（発生経緯，血液検査，画像診断等）から判断する。

また，国際的には米国褥瘡諮問委員会（National Pressure Ulcer Advisory Panel：NPUAP）のステージ分類が使われており，DESIGN分類のd1がNPUAPステージⅠに相当し，同じくd2がステージⅡ，D3がステージⅢ，D4とD5をあわせたものがステージⅣに相当する。NPUAP分類ではⅢ度とⅣ度に相当するものが対象になる。

《保険請求》

①皮下組織以上に及ぶ褥瘡に重度褥瘡処置が必要な場合に算定される（上記D3，D4，D5）。

②創傷処置と同様，処置すべきおおよその面積により，「1」の100cm²未満から，「5」の6000cm²以上にわたる範囲のものまでが区分されている

③2カ月を限度とする。それ以降はJ000創傷処置で算定する。

④「1」は入院中以外の患者，または入院中の手術後の患者のみで算定され，入院中の手術後の患者の場合は手術日から起算して14日を限度とする。

⑤使用薬剤（消毒薬としてイソジンやヒビテンなど，塗布用の抗生薬としてゲンタシン軟膏など）は15円を超えるものは請求できる。また，特定保険材料の皮膚欠損用被覆材（ベスキチン，デュオアクティブなど）の請求は，その価格を請求できるが，2週間を標準とし，とくに必要とするときは3週間を限度とする。このとき，病名に必ず皮膚欠損創・皮膚潰瘍等が必要である。代表的な消毒薬の種類を表1-1（p.2）に，創傷被覆材（ドレッシング材）を表1-2（p.2）に示す。

⑥創傷処置，爪甲除去（麻酔を要しないもの），穿刺排膿後薬液注入は併せて算定できない。

⑦J003，J003-2局所陰圧閉鎖処置（入院）（入院外）を算定する場合には重度褥瘡処置は算定できない。

⑧J003-4多血小板血漿処置を算定する場合は，重度褥瘡処置は算定できない。

適応疾患 ▶（皮下組織以上に及ぶ）褥瘡（DESIGN-R2020分類でD3，D4，D5，NPUAP分類でⅢ度，

Ⅳ度）

使用物品　外用消毒薬（イソジン，ヒビテンなど），軟膏（ゲンタシン軟膏など），皮膚炎治療薬，創面保護用被覆材，皮膚欠損用創傷被覆材，真皮欠損用グラフト，デキストラノマー

J001-5　長期療養患者褥瘡等処置〔1日につき〕　24点

入院期間が1年を超える入院中の患者に褥瘡処置を行った場合に算定される。褥瘡の範囲，処置回数にかかわらず，1日につき算定される。褥瘡の処置料は所定点数に含まれ，算定できない。

レセプト摘要欄　（1年を超える入院の場合にあって創傷処置又は皮膚科軟膏処置の費用を算定する場合）対象傷病名を記載する

適応疾患　▶褥瘡

使用物品　外用消毒薬（イソジン，ヒビテンなど），軟膏（ゲンタシン軟膏など），皮膚炎治療薬，創面保護用被覆材，皮膚欠損用創傷被覆材，デキストラノマー

J001-6　精神病棟等長期療養患者褥瘡等処置〔1日につき〕　30点

結核病棟または精神病棟に入院している患者で，入院期間が1年を超えるものの創傷処置料，皮膚科軟膏処置料のうち(1)100cm²以上500cm²未満，(2)500cm²以上3000cm²未満のものは本項で算定される。

《保険請求》

①熱傷はJ001熱傷処置で算定する。

②処置料は，所定点数に含まれる。

③ドレーン法を行った場合は，種類・回数にかかわらず精神病棟等長期療養患者褥瘡等処置として1日につき算定する。

適応疾患　▶（処置を要するすべての）外傷▶（軟膏処置を要する）皮膚疾患（皮膚炎，湿疹，乾癬，帯状疱疹，白癬など）

使用物品　外用消毒薬（イソジン，ヒビテンなど），軟膏（ゲンタシン軟膏など），皮膚炎治療薬，創面保護用被覆材，皮膚欠損用創傷被覆材，デキストラノマー

J001-7　爪甲除去〔麻酔を要しないもの〕　70点

外来患者で，麻酔を要しない程度の，たとえば爪甲白癬または爪床間に異物が刺入した場合などで爪甲除去をした場合は本項で算定する。

《保険請求》

入院中以外の患者のみで算定される。

適応疾患　▶爪白癬▶爪床炎▶爪甲鉤弯症▶爪周囲炎▶ひょう疽▶陥入爪▶爪甲剥離症など

使用物品　外用消毒薬（イソジン，ヒビテンなど），軟膏（ゲンタシン軟膏，抗真菌軟膏など），皮膚炎治療薬。

創面保護用被覆材，皮膚欠損用創傷被覆材は病名に皮膚欠損創が必要

J001-8　穿刺排膿後薬液注入　45点

主として皮膚，皮下に存在するサイズの小さい膿瘍は切開する必要もなく，穿刺吸引，排膿するだけで治癒することがある。通常はこれのみで十分であるが，場合により排膿した後の空洞に消毒薬，抗生薬などの薬液を注入する場合がある。

《保険請求》

入院中以外の患者のみで算定される。

適応疾患　▶せつ▶よう▶膿疱など

使用物品　外用消毒薬（イソジン，ヒビテンなど），抗生剤，局所麻酔薬，場合によりドレーン

J001-9　空洞切開術後ヨードホルムガーゼ処置〔1日につき〕　45点

空洞を形成した肺結核は，胸壁に切開を加え，内容を吸引した後，肋骨を一部切除するなどして切開口を広げ，内腔を郭清する場合がある。その際生じた空洞内に，術後ヨードホルムガーゼを数日充填する。空洞の壁からは滲出液が生じ，更なる感染が生じやすい状態になっているため，その後，連日空洞壁が乾燥するまでガーゼを交換する。

ヨードホルムには殺菌作用があり，これをしみ込ませ，乾燥させたガーゼがヨードホルムガーゼである。殺菌作用と同時に滲出液をガーゼに吸収し，創面の乾燥化を図り，早期治癒を促進する。

大量使用時には，ヨード中毒症状として，興奮，せん妄，抑うつ，さらには昏睡，失神などの症状が起きる場合がある。

《保険請求》

肺空洞切開手術後の空洞内にヨードホルムガーゼを使用した場合に算定する。

適応疾患　▶肺結核▶肺アスペルギルス症▶（重度）褥瘡

使用物品　ヨードホルムガーゼ

J001-10　静脈圧迫処置〔慢性静脈不全に対するもの〕　200点

注2　静脈圧迫処置初回加算　150点

施設基準

(1)　血管外科，心臓血管外科，皮膚科，形成外科または循環器内科を専ら担当する専任の常勤医師1名以上および専任の常勤看護師1名以上が勤務している。

(2)　静脈疾患に係る3年以上の経験を有しており，所定の研修を修了した専任の常勤医師を1名以上配置している。

(3)　静脈疾患の診断に必要な検査機器を備えているまたは当該検査機器を備えている他の医療機関と連携している。

2020年4月から慢性静脈不全に対する静脈圧迫処置が診療報酬として算定できるようになった。その施設基準を得るためには，医師および看護師がそれぞれ所定の研修（所定の研修として，「弾性ストッキング・圧

迫療法コンダクター講習会」あるいは「弾性ストッキング・圧迫療法コンダクター講習会・静脈圧迫処置追加講習会」を受講することが必要）を修了しなければならない。

なお，日本フットケア・足病医学会認定師，皮膚・排泄ケア認定看護師，リンパ浮腫療法士，リンパ浮腫保険診療医，リンパ浮腫保険診療士の資格を取得している者は，すでに圧迫療法の経験があり，日本静脈学会主催の「弾性ストッキング・圧迫療法コンダクター講習会」受講のみで臨床指導内容書の提出なしに，慢性静脈不全に対する静脈圧迫処置が診療報酬として算定できる所定の研修を修了したとみなされる。

慢性静脈不全症は，静脈還流（主に下肢）が障害される病態である。症状としては，下肢の不快感や浮腫，病態が進行すると潰瘍を伴った皮膚変化を引き起こすことがある。

従来の「弾性ストッキング・コンダクター」の認定資格のみでは静脈圧迫処置の所定の研修を修了したことにはならず，算定は認められないことに注意が必要である。また，2027年３月末をもって「旧弾性ストッキング・コンダクター」の資格は廃止される。

「旧弾性ストッキング・コンダクター」の資格保持者は「弾性ストッキング・圧迫療法コンダクター講習会」を受講し，「弾性ストッキング・コンダクター」から「弾性ストッキング・圧迫療法コンダクター」への切換え（＝新規申請）を行う必要がある。

下肢の静脈還流は腓腹筋が動くことにより行われている。また，静脈還流が心臓に向かうように静脈には逆流を防止するための弁がある。慢性静脈不全は，静脈還流障害や，静脈弁の機能不全など静脈圧の上昇により発症する。慢性的な静脈圧の上昇は周辺組織に浮腫や炎症を引き起こす。このような病態のほかに，深部静脈血栓症に続発する慢性静脈不全症があり，静脈炎後症候群，血栓後症候群とも言われている。静脈炎後症候群のリスク因子は，肥満，近位部での血栓形成，または同側での深部静脈血栓再発である。

慢性静脈不全症の臨床分類としてCEAP分類というものがある。やや複雑な分類法ではあるが，病態を細かく把握することが可能である。また，診断にはduplex法による下肢超音波は必須であり，ABI（足関節上腕血圧比）測定を行い，末梢動脈疾患を除外することも必要である。治療は下肢挙上と圧迫が主体となる。圧迫については，浮腫や潰瘍が消失するまで弾性包帯で対応する。その後，市販の弾性ストッキングを使用する。症状（軽症〜重症）に応じて圧迫圧が異なるので留意すること。

《保険請求》

①慢性静脈不全による難治性潰瘍の患者であって，次のいずれにも該当する場合に，月に１回に限り３月を限度として算定する。ただし，初回の潰瘍の大きさが100cm²を超える場合は６月を限度として算定する。

ア　２週間以上持続し，他の治療法によっては治癒または改善しない下肢の難治性潰瘍を有する患者である場合

イ　次のいずれかの方法により慢性静脈不全と診断された患者で，それ以外の原因が否定されている場合

(1)　下肢静脈超音波検査により，表在静脈において0.5秒，深部静脈において１秒を超える逆流所見が認められる場合または深部静脈において有意な閉塞所見が認められる場合

(2)　動脈性静脈性混合性潰瘍が疑われる場合であって，足関節上腕血圧比（ABI）検査0.5以上の場合

②静脈圧迫処置は，専任の医師が直接行うものまたは専任の医師の指導の下，専任の看護師が行うものについて算定する。なお，当該医師または看護師は，関連学会が主催する所定の研修会を受講する。

③静脈圧迫処置は，弾性着衣または弾性包帯による圧迫，圧迫下の運動および患肢のスキンケアによるセルフケア指導を適切に組み合わせて処置および指導を行った場合に算定する。

④関連学会が定める指針等を遵守する。

⑤初回の処置を行った場合は，静脈圧迫処置初回加算として150点を加算する。

レセプト摘要欄　難治性潰瘍の所見（潰瘍の持続期間，部位，深達度及び面積を含む），これまでの治療経過（初回の場合はその旨を記載），慢性静脈不全と診断した根拠（下肢静脈超音波検査等の所見），静脈圧迫処置を必要とする医学的理由及び指導内容について記載する

適応疾患　▶慢性静脈不全による難治性潰瘍

J002　ドレーン法〔ドレナージ〕〔1日につき〕

1	持続的吸引を行うもの	50点
2	その他のもの	25点
注	乳幼児加算	110点

ドレーンとはシリコンなどの合成ゴムを管状またはフィルム状にしたもので，創や体内，体腔内などに挿入し，各種の体液や膿汁などを体外に誘導するために使用される。また誘導排除する操作のことをドレーン法（ドレナージ）という。ドレーンのいくつかを**図1-8**に示す。

ドレーンは大きく情報ドレーン（information drain），治療的ドレーン（therapeutic drain），予防的ドレーン（prophylactic drain）に分けられる。

情報ドレーンは不測の事態（たとえば術後の出血など）に備えて使われ，異常な事態をいち早く知り，対処するのに役立つ。治療的ドレーンは膿瘍，貯留体液の排出に，また予防的ドレーンは縫合不全などのおそれのあるときに腹腔内感染を防ぐ目的で使用される。

その他の分類としては開放型と閉鎖型がある。開放型ではペンローズなどのフィルム状のドレーンが代表

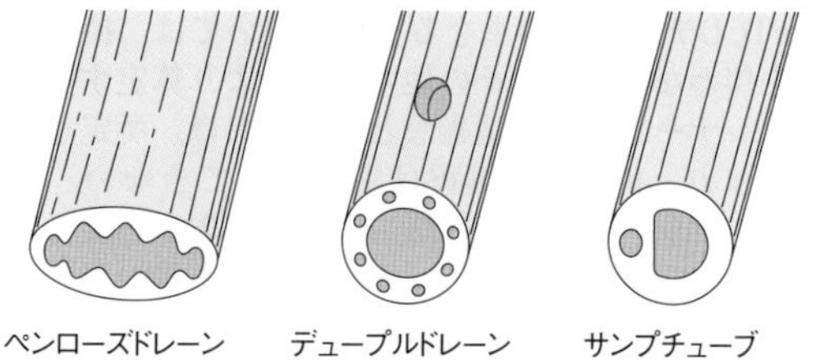

図1-8　各種ドレーンの断面

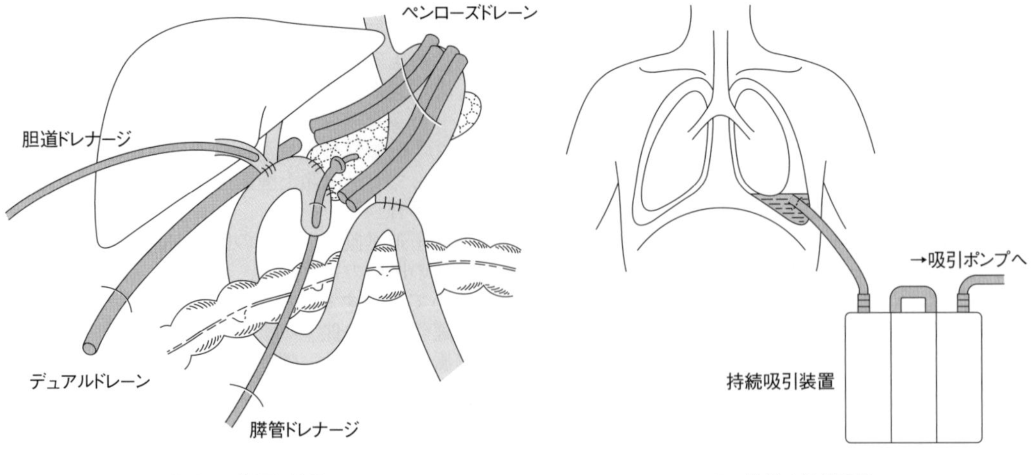

A　膵頭＋二指腸切除後　　　B　胸腔内持続吸引

図1-9　ドレナージの例

であり，体表に出ている部分はガーゼで覆われる。閉鎖型にはデュープルドレーンなどがあり，管腔構造を有するチューブをバッグに接続して外界と遮断することにより，細菌の侵入をある程度防ぐことができる。その際，吸引装置を接続して，持続的に陰圧をかける場合もある（持続吸引ドレナージ）。

持続吸引ドレナージは，術後の滲出が多く死腔をつくりやすい直腸切断術など，あるいは本来陰圧である胸腔のドレナージなどに必要となる。また，腸閉塞など消化管の減圧に持続吸引が必要な場合もある（図1-9）。

ドレーンの設置は，手術の最後に挿入固定されることが多いが，膿瘍や胸腔，肝内の胆管を穿刺して挿入することもある。その際，開始日の処置料はJ019持続的胸腔ドレナージ，J020胃持続ドレナージ，J021持続的腹腔ドレナージ，K682胆管外瘻造設術「２」（経皮経肝によるもの）などで算定される。

ドレーン抜去の時期は排液量が減少したときや，消化管吻合時なら術後４～６日の縫合不全好発期を過ぎたとき，あるいは胸腔ドレーンなら３～４日後の空気漏出が認められないときなどである。なお，膵や肝切除後などのドレーンは術後漏出が長く続くことがあるため，ドレーン抜去は手術から２～３週後になることもある。

《保険請求》

①部位数，交換の有無にかかわらず，１日につき算定する。３歳未満の乳幼児の場合は，乳幼児加算として110点を加算する。
②PTCDチューブの単なる交換については，持続吸引を伴わない「２」その他のものにより算定する。
③ドレナージ部位の消毒などの処置料は，所定点数に含まれ，J000創傷処置は別に算定できない。ただし，ドレーン抜去後に抜去部位の処置が必要な場合は，J000創傷処置の「１」により，手術後の患者に対するものとして算定する。
④「１」「２」は同一日に併せて算定できない。

適応疾患　▶脳内血腫（外傷性脳内血腫，開放性外傷性脳内血腫）▶気胸 ▶膿胸 ▶腸閉塞（イレウス）▶閉塞性黄疸 ▶胃瘻・腸瘻造設術後 ▶膿瘍手術後（膿瘍，肝膿瘍，腸膿瘍，横隔膜下膿瘍，胆管膿瘍，膵膿瘍，直腸周囲膿瘍，虫垂周囲膿瘍，食道膿瘍，口腔膿瘍など）▶手術全般にわたる術後処置

使用物品　各種ドレーン，持続吸引器，胃瘻腸瘻チューブ，ガイドワイヤー，脳・脊髄腔用カニューレ，套管針カテーテル，胃管カテーテル，吸引留置カテーテル，イレウス用ロングチューブ，経皮的又は経内視鏡的胆管等ドレナージ用カテーテルセット

J003　局所陰圧閉鎖処置〔入院〕〔１日につき〕

1	100cm²未満	1,040点
2	100cm²以上200cm²未満	1,060点
3	200cm²以上	1,375点
注１	初回加算「１」	1,690点
注１	初回加算「２」	2,650点
注１	初回加算「３」	3,300点
注２	持続洗浄加算	500点
注３	新生児局所陰圧閉鎖加算	100分の300
注３	乳幼児局所陰圧閉鎖加算	100分の100
注３	幼児局所陰圧閉鎖加算	100分の50

感染や壊死を伴う創傷は治癒困難なことが多い。通常のガーゼ被覆では滲出物などにより治癒が妨げられ，せっかく形成された線維芽細胞も，ガーゼ交換の際にはがれたりする。また，創傷を密封閉鎖するだけでは過度な湿潤状態が肉芽形成を妨げたり，感染を助長したりする。

このような病変に対して，壊死組織のデブリードマン（創傷清拭）後，創傷サイズにあわせてカットした特殊なポリウレタンフォームを潰瘍面に当て，ドレープで密閉し，吸引チューブを接続して，創腔内をマイナス125mmHg程度で持続吸引することにより，良好な肉芽形成，上皮化を促進することができる（図1-10）。フォームは汚染の程度をみながら交換する。週３回ほどの交換が目安であるが，感染徴候がある場合

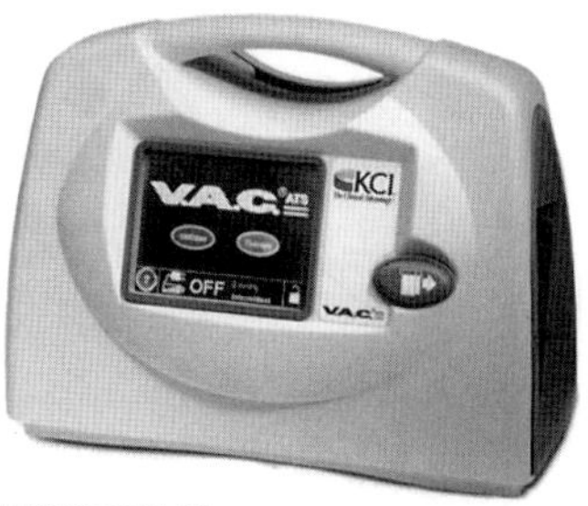

陰圧持続管理装置
吸引チューブと連動して使用する。

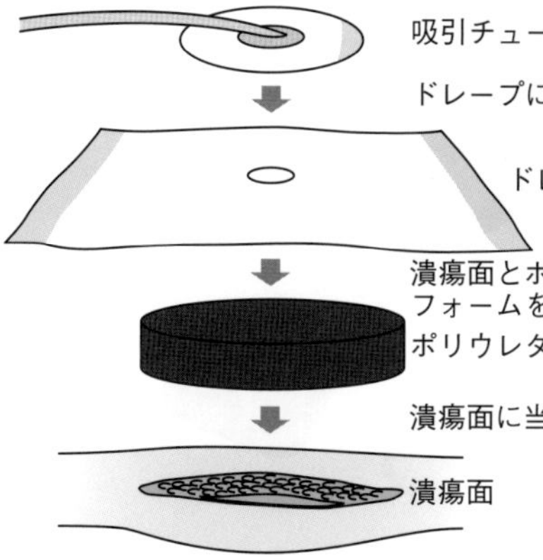

図1-10 局所陰圧閉鎖処置で使用する装置

はもう少し頻回の交換が必要である。逆に時間がたてばもっと少ない頻度の交換で十分である。

密閉することにより，外部からの汚染を防ぎつつ，適度な湿潤状態を保ち，持続吸引することにより，滲出液の貯留を防ぐだけでなく，汚染物質を除去できる。また，陰圧にすることにより局所の動脈循環を改善させるとともに，浮腫を軽減させ，創傷治癒を促進する。

《保険請求》

①一般名称「陰圧創傷治療システム」「単回使用陰圧創傷治療システム」（特定保険医療材料の159局所陰圧閉鎖処置用材料：1 cm²当たり18円）を用いた場合のみ算定される。現在，KCI社のV.A.C.ATS®治療システムとスミスアンドネフュー社のRENASYS創傷治療システム®の2者が認可されている。

②局所陰圧閉鎖処置用材料を貼付した面積により，「1」100cm²未満，「2」100cm²以上200cm²未満，「3」200cm²以上の3つに区分されている。

③部位数にかかわらず，1日につき算定される。

④初回の貼付に限り「1」の範囲では1,690点，「2」では2,650点，「3」では3,300点が初回加算として加算される。ただし，J003-2局所陰圧閉鎖処置（入院外）を算定していた患者が，引き続き入院中に局所陰圧閉鎖処置（入院）を行った場合は算定できない。

⑤本項で算定する場合は，J001-4重度褥瘡処置およびJ053皮膚科軟膏処置は併せて算定できない。J000創傷処置，J000-2下肢創傷処置またはJ001熱傷処置は併せて算定できるが，当該処置が対象とする創傷を重複して算定できない。すなわち同一創傷あるいは熱傷に対して，本処置とJ000創傷処置，J000-2下肢創傷処置，J001熱傷処置の同時算定は不可。

⑥局所陰圧閉鎖処置（入院）終了後に多血小板血漿処置を行う場合は，J003-4多血小板血漿処置を算定する。また，引き続き創傷部位の処置（多血小板血漿処置を除く）が必要な場合は，J000創傷処置により算定する。

⑦局所陰圧閉鎖処置（入院）は，特定保険医療材料の159局所陰圧閉鎖処置用材料を併せて使用した場合のみ算定できる。

⑧初回の貼付に限り，持続洗浄を併せて実施した場合は，持続洗浄加算として500点を加算できる。同加算は，局所感染を伴う難治性創傷（局所感染が存在するが，その拡大がなく，沈静化すると考えられる創傷および汚染創に限り，骨髄炎または骨膜炎を除く）に対して，持続洗浄を併せて実施した場合に算定する。持続洗浄加算を算定した場合は，診療報酬明細書の摘要欄にその理由および医学的根拠を詳細に記載する。

⑨骨髄炎または骨膜炎を伴う難治性創傷に対して，局所陰圧閉鎖処置と洗浄を行った場合は持続洗浄加算を算定できず，J040局所灌流「2」骨膜・骨髄炎に対するものを併せて算定する。

⑩切開創手術部位感染のリスクを低減させる目的で使用した場合は算定できない。

⑪陰圧維持管理装置として単回使用の機器を使用し，局所陰圧閉鎖処置（入院）を算定する場合は，特定保険医療材料の局所陰圧閉鎖処置用材料を併せて算定した日に週3回に限り算定できる。

⑫「注3」の加算における所定点数とは，「注1」および「注2」の加算を含まない点数である。

レセプト摘要欄 （J040局所灌流の「2」骨膜・骨髄炎に対するものを併せて算定する場合）その理由及び医学的な根拠を詳細に記載する。

初回加算を算定した日，陰圧維持管理装置として使用した機器及び本処置の医学的必要性を記載する

（創傷処置，下肢創傷処置又は熱傷処置を併せて算定した場合）併算定した処置と局所陰圧閉鎖処置のそれぞれの対象部位をそれぞれ記載する

【持続洗浄加算】算定した理由及び医学的な根拠を詳細に記載する

適応疾患 ▸外傷性裂開創（一時閉鎖が不可能なもの）▸外科手術後離開創（手術創離開）・開放創 ▸四肢切断端開放創 ▸デブリードマン後皮膚欠損創

持続洗浄加算 ▸局所感染を伴う難治性創傷

使用物品 陰圧創傷治療システム（V. A. C. ATS®陰圧維持管理装置，RENASYS創傷治療システム®），局所陰圧閉鎖処置用材料

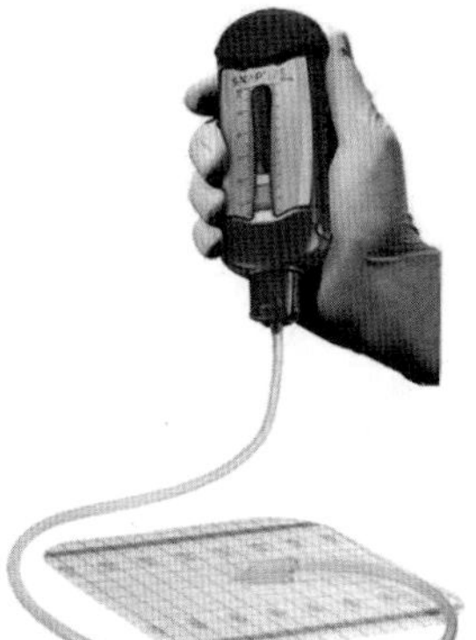

システムの全容

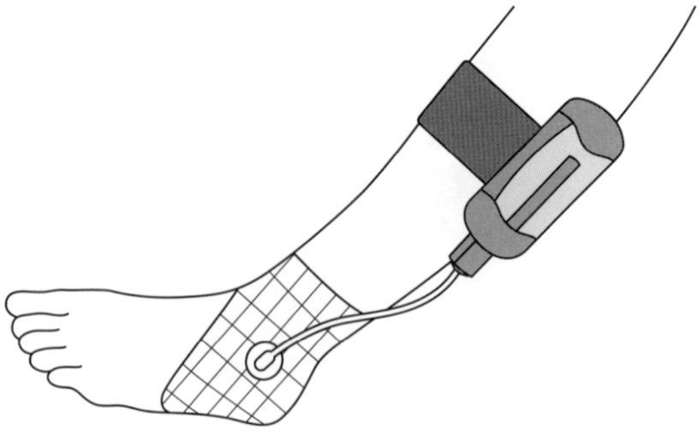

装着例

図1-11　SNaP陰圧閉鎖療法システム®

システムはSNaPカートリッジ〔陰圧レベルによりマイナス125mmHg（緑），100mmHg（青），75mmHg（黄色）の３種類がある〕と連結チューブ，ドレッシング（被覆材），および局所陰圧閉鎖処置用材料（ウレタンフォーム）からなる。別にカートリッジを脚や腕に装着するためのストラップも付いている。創傷をデブリードマンした後，創に合った大きさのウレタンフォームを置き，ドレッシングで被覆した後，連結チューブとカートリッジをつなぐ。カートリッジは非電動式でねじにより陰圧をかけられるようになっている。

J003-2　局所陰圧閉鎖処置〔入院外〕〔１日につき〕

1	100cm²未満	240点
2	100cm²以上200cm²未満	270点
3	200cm²以上	330点
注	初回加算「1」	1,690点
注	初回加算「2」	2,650点
注	初回加算「3」	3,300点

局所陰圧閉鎖処置が必要な創傷を有している患者のなかで，入院ができない，あるいは入院の必要がないほど全身状態の良好な例に対して，入院外で施行した場合に算定する。

《保険請求》

①入院外の患者に対し，陰圧創傷治療用カートリッジ（特定保険医療材料の180陰圧創傷治療用カートリッジ：19,800円）を用いた場合のみ算定される。現在，センチュリーメディカル社のSNaP陰圧閉鎖療法システム®（図1-11）とスミス・アンド・ネフュー社のPICO®創傷治療システムが認可されている。

②局所陰圧閉鎖処置用材料を貼付した面積により，「１」100cm²未満，「２」100cm²以上200cm²未満，「３」200cm²以上の３つに区分されている。

③部位数にかかわらず，１日につき算定される。

④初回の貼付に限り「１」の範囲では1,690点，「２」では2,650点，「３」では3,300点が初回加算として加算される。ただし，入院中にJ003局所陰圧閉鎖処置（入院）（１日につき）を算定していた患者が，引き続き入院外に局所陰圧閉鎖処置（入院外）を行った場合は算定できない。

⑤本項で算定する場合はJ001-4重度褥瘡処置およびJ053皮膚科軟膏処置は併せて算定できない。J000創傷処置，J000-2下肢創傷処置またはJ001熱傷処置は併せて算定できるが，当該処置が対象とする創傷を重複して算定できない。すなわち同一創傷あるいは熱傷に対して，本処置とJ000創傷処置，J000-2下肢創傷処置，J001熱傷処置の同時算定は不可。

⑥局所陰圧閉鎖処置（入院外）終了後に多血小板血漿処置を行う場合は，J003-4多血小板血漿処置を算定する。また，引き続き創傷部位の処置（多血小板血漿処置を除く）が必要な場合は，J000創傷処置により算定する。

⑦局所陰圧閉鎖処置（入院外）は，特定保険医療材料の159局所陰圧閉鎖処置用材料を併せて使用した場合のみ算定できる。

⑧切開創手術部位感染のリスクを低減させる目的で使用した場合は算定できない。

レセプト摘要欄　【初回加算】算定した年月日を記載する（創傷処置，下肢創傷処置又は熱傷処置を併せて算定した場合）併算定した処置と局所陰圧閉鎖処置の対象部位をそれぞれ記載する

適応疾患　▶外傷性裂開創（一時閉鎖が不可能なもの）▶外科手術後離開創・開放創▶四肢切断端開放創▶デブリードマン後皮膚欠損創

使用物品　陰圧創傷治療システム（SNaP陰圧閉鎖療法システム®），局所陰圧閉鎖処置用材料

J003-3　局所陰圧閉鎖処置〔腹部開放創〕〔１日につき〕　1,375点

腹部外科領域では術後感染が起きると創部が開放することもあり，一次治癒ができない場合は，従来，洗浄，デブリードマンその他で時間をかけて二次治癒を待つような処置が取れられていた。特に腹腔臓器が露出するような例では，全身状態にも影響し，管理にも難渋した。感染や壊死を伴う創傷の治療に対してはJ003局所陰圧閉鎖処置が非常に有効であるが，同手技を，腹部臓器の露出を伴う腹部開放創のうち「一次縫合による閉腹が困難なもの」に用いることにより，創部の炎症の抑制と浮腫の軽減がはかられ，組織の再生が促進され，早期の筋膜閉鎖が可能になる。

一般名称「腹部開放創用ドレッシングキット」（特定

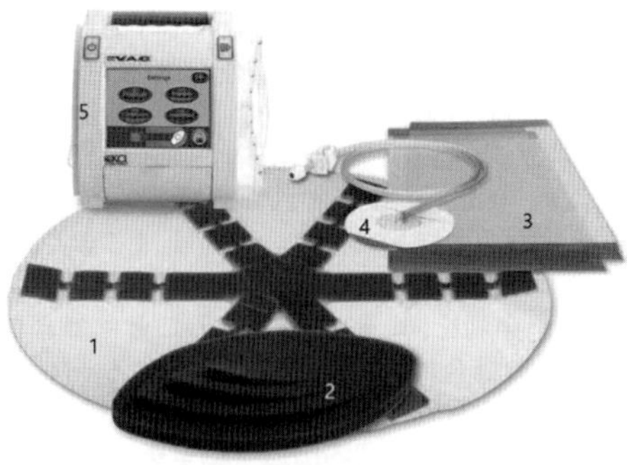

図1-12 **ABTHERA®治療システム**（KCI社の許可を得て掲載）
1. 保護レイヤ 2. ブルーフォーム 3. ドレープ
4. 連結チューブ 5. 陰圧維持管理装置

保険医療材料の202腹部開放創用局所陰圧閉鎖キット：101,000円）を用いた場合のみ算定される。現在使用できるのはABTHERA®ドレッシングキットで，保護レイヤ，ブルーフォーム，ドレープ，連結チューブおよび陰圧維持管理装置で構成される（図1-12）。露出した腹部臓器を保護レイヤで覆ったあと，腹部開放創にブルーフォームを適用し，ドレープで形成した閉鎖環境と陰圧維持管理装置を連結チューブで接続して管理された陰圧をかけることで体液および滲出液等を吸引する。

《保険請求》

①腹部開放創用局所陰圧閉鎖キットは，A300救命救急入院料，A301特定集中治療室管理料，A301-4小児特定集中治療室管理料，A302新生児特定集中治療室管理料――のいずれかの施設基準を届け出ている医療機関でのみ算定できる。
②腹部開放創用局所陰圧閉鎖キットを用いた場合に限り，10日を限度に算定する。
③局所陰圧閉鎖処置（腹部開放創）を算定する場合は，J003局所陰圧閉鎖処置（入院）は併算定できない。

レセプト摘要欄 処置開始年月日を記載する

適応疾患 ▶腹部臓器の露出を伴う腹部開放創のうち「一次縫合による閉腹が困難なもの」

使用物品 腹部開放創用局所陰圧閉鎖キット（ABTHERA®ドレッシングキット）

J003-4 多血小板血漿処置 4,190点

別称はPRP（Platelet-Rich-Plasma）療法。

血小板は血液の有形成分の一つであるが，その機能として血栓形成による止血作用がよく知られている。血小板にはその他，組織損傷に際して，サイトカインと呼ばれる抗炎症因子を放出して炎症を鎮めたり，血管増殖因子，線維芽細胞増殖因子，コラーゲン産生因子などの成長因子を放出して組織を修復する作用がある。多血小板血漿療法は，この組織修復機能を，血小板の濃度を高めることにより，効率よく利用して，難治性の皮膚潰瘍を治療する方法である。

方法としては，20mLの患者血液を採取，遠心分離機で2mLに濃縮，得られた多血小板血漿を4回分に分けて凍結保存する。概ね5 cm²あたり0.1から0.2mL創部に塗布する。4回の治療を1クールとし，完全上皮化に至っていない場合は2クール目を行う。

《保険請求》

①トラフェルミン（遺伝子組換え）を用いた治療または局所陰圧閉鎖処置を28日以上行っても効果が得られない難治性皮膚潰瘍に対して，多血小板血漿処置を行った場合に限り算定する。
②一連につき2クールを限度として行い，1クール（4週間に限る）につき1回を限度として算定する。
③部位数にかかわらず，所定点数により算定する。
④J001-4，J003，J003-2，J053は併せて算定できない。J000，J000-2またはJ001は併せて算定できるが，当該処置が対象とする創傷を重複して算定できない。
⑤以下の施設基準を満たすこと。
(1) 形成外科，血管外科または皮膚科を標榜している保険医療機関である。
(2) 形成外科，血管外科または皮膚科の常勤医師が2名以上配置されていて，1名以上は当該診療科について5年以上の経験を有している。
(3) 常勤の薬剤師または臨床工学技士が1名以上配置されている。臨床検査技師が配置されていることが望ましい。
(4) 再生医療等の安全性の確保等に関する法律第3条の再生医療等提供基準を遵守している。
(5) 関係学会等から示されている指針に基づき，当該処置を適切に実施している。
⑥採血などの費用は所定点数に含まれる。
⑦当該技術を実施する際には，「再生医療等の安全性の確保等に関する法律」に従い，（特定）認定再生医療等委員会において「第3種再生医療等提供計画」として審査を受け，その意見書をとともに厚労省へ提供計画を提出する必要がある。

レセプト摘要欄 当該処置を行う医学的必要性を記載する
（創傷処置，下肢創傷処置又は熱傷処置を併せて算定した場合）併算定した処置と局所陰圧閉鎖処置のそれぞれの対象部位を記載する

適応疾患 ▶トラフェルミンを用いた治療または局所陰圧閉鎖処置を28日以上行っても効果が得られない難治性皮膚潰瘍

使用物品 調整用容器，遠心分離機

J004 流注膿瘍穿刺 190点

結核菌は，肺または小腸から体内に移行し，血行性あるいはリンパ行性に骨や関節などに至り膿瘍を形成することがある。初発病巣は椎間板に接する椎体の前縁であることが多い。膿は重力または圧力により，抵抗の少ない組織間隙を移動し，遠隔部位（背部，腰部，大腿部，まれに後咽頭など）に貯留する。これを流注(るちゅう)膿瘍という。貯留部では硬結，腫脹，波動を伴うが，一般の膿瘍と異なり，局所の熱感がないため，結核性の膿瘍はほかの細菌による膿瘍と区別され冷膿瘍と呼ばれる。

治療は抗結核化学療法が基本であるが，外科的に骨の原病巣を切除掻爬することも行われる。流注膿瘍自体に対しては安易に直接穿刺すると，難治性の瘻孔を

処置
一般

形成しやすいため，離れた部位から十分な距離の健常組織を介して穿刺している。その際，抗結核薬を注入することもある。

《保険請求》

穿刺排膿後薬液注入と同一日に算定できない。

適応疾患　▶流注膿瘍（腹壁冷膿瘍）

使用物品　局所麻酔薬（キシロカイン，プロカインなど），場合によりペンローズドレーンなど

J005　脳室穿刺　750点

注　乳幼児加算　110点

脳室内髄液の成分分析や細胞の採取，頭蓋内圧の測定，水頭症（脳室拡大）や脳室内出血などの際に頭蓋内圧を減ずるために，髄液の排除を目的として行われる。造影剤や薬剤の注入などに利用されることもある。脳神経外科のなかでも最も基本的な手技で，原則として手術室で行う。

脳室の拡大の程度，形状に応じて，穿頭孔（burr hole）を頭蓋骨のどこに設けるかを決定する。通常，最もよく使用されるのは非優位側の①傍正中前頭部（Kocher's point），②側方後頭部（Keen's point），③傍正中後頭部（Frazier's point）の3カ所である（図1-13）。どのアプローチを選択するかは術者の好み，術式などにより決定される。一般には頭皮を局所麻酔後，線上もしくは弧状に皮膚を切開する。穿頭孔を設け，硬膜を露出，電気凝固し，メスで十字に切開する。ついで露出した大脳表面を電気凝固し，脳室穿刺針（種々の太さのものがあり，一般には横穴式で先端は鈍になっている）を用いて脳室を穿刺する。穿刺の方向は皮質表面に対して，だいたい垂直方向に行えば，いずれのburr holeから穿刺しても脳表から5～6 cmで脳室に到達する。脳室壁を貫通する際にやや抵抗を感じ取ることができ，いったん脳室内に入ると急速に抵抗がなくなる。頭蓋内圧が高い場合は髄液が勢いよく流出するが，逆に低い場合は注射器で吸引しなければ髄液の流出がみられない場合がある。継続して髄液の採取や排除，薬剤の注入が必要な場合は，ドレナージ用のチューブを脳室穿刺針のガイド下に脳室内に挿入，留置することもしばしば行われる。

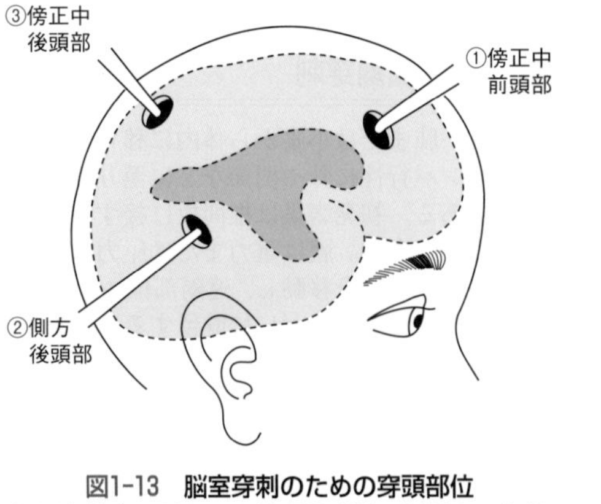

図1-13　脳室穿刺のための穿頭部位

側脳室前角に対しては前頭部（①），側脳室三角部に対しては側方後頭部（②），側脳室後角に対しては後頭・頭頂部（③）に穿頭孔が設けられる。

《保険請求》

①日常臨床において，薬剤の髄腔内投与の機会が多いが，J005～J007のいずれの場合も，「検査（D401～D403），処置（J005～J007）を目的とする穿刺と同時に実施した場合は，当該検査若しくは処置又は脳脊髄腔注射（G009）のいずれかの所定点数を算定する」と定められているので，算定上はこの点に関して十分な注意が必要である。

②D401脳室穿刺を同一日に算定することはできない。

③6歳未満の場合は乳幼児加算を加算する。

適応疾患　▶水頭症 ▶正常圧水頭症 ▶特発性水頭症 ▶症候性水頭症 ▶脳室内出血 ▶脳室炎 ▶髄膜炎など

使用物品　脳室穿刺針（持続ドレナージに移行する場合はドレナージ用のチューブとこれに接続するための圧可変式の回路，排液バッグなども必要），局所麻酔薬，生理食塩水

J006　後頭下穿刺　300点

注　乳幼児加算　110点

大槽穿刺法（cisternal puncture）ともいう。腰椎穿刺が困難で髄液採取が必要な場合や，頚髄・胸髄腫瘍などで脊柱管内くも膜下腔のブロックが疑われ，脊髄造影（ミエログラフィー：myelography）やその後のミエロCTが必要な場合に考慮される。ただし天幕下腫瘍の疑われるときには本法は絶対的禁忌である。また高解像度MRIの発達した現在，本法は以前ほど行われない。

あらかじめ外後頭隆起より下を剃髪しておく。髄液採取の場合は左側臥位で行われることが多く，肩は垂直に保ち，頚部を正しく正中位にすることが重要で，頭部は十分に前屈する（図1-14）。正中線上で触診により軸椎（C_2）の棘突起を触れ，この付近に局所麻酔をする。この部位より両外耳孔を通る平面を想定し，針をやや上方に向けて刺入する（前額部の毛髪の生え際を目標としてもよい）。まず後頭骨に当て，ついで針を少し引き抜き，やや下方に向けて再び針を進め，後頭骨の直下で大槽に入る間接法と直接大槽を穿刺する直接法がある（図1-15）。間接法では大後頭孔周辺の静脈叢を損傷して出血することがあり，直接法が好まれる。針は腰椎穿刺と同じものでよいが〔通常は22G（ゲージ）〕，ストッパーつきのものが安全である。皮膚から大槽までの距離は4～6 cm，硬膜から延髄までの距離はだいたい2.5cmであるので，延髄を傷つけ

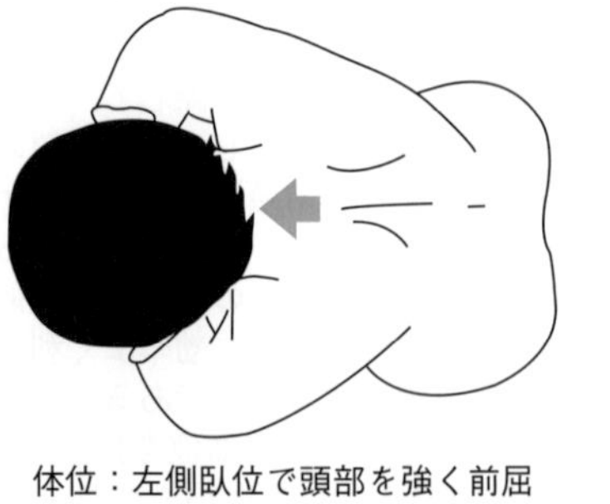

体位：左側臥位で頭部を強く前屈

図1-14　側臥位での後頭下穿刺（左側臥位での体位）

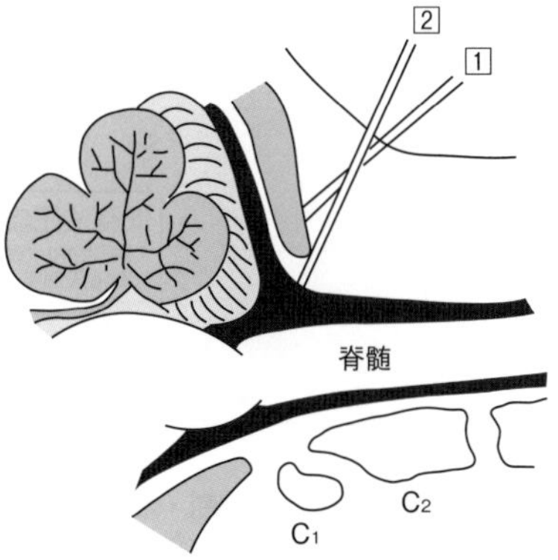

C2

図1-15　後頭下穿刺
穿刺針を後頭部とC1間より刺入。針の方向は1から2にずらす方法か，直接2の方法をとる。

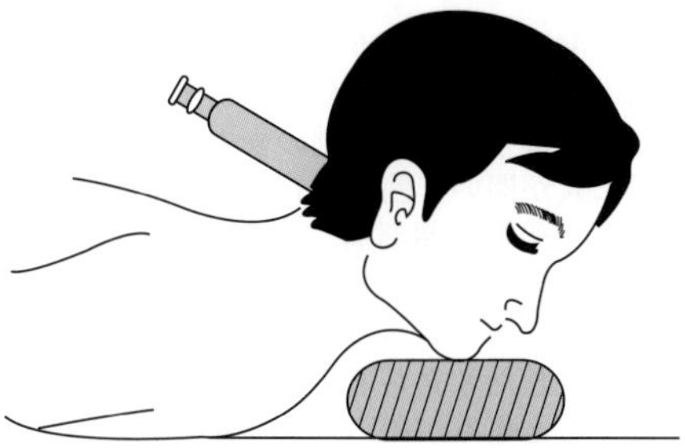

図1-16　腹臥位での後頭下穿刺
腹臥位の場合は硬膜を貫通しても髄液の滴下がみられない。

ないように針を先端から7.5cm以上は絶対に進めない。日本人の場合，皮膚から大槽までの距離は，頸部周囲をXとするとX/10＋1cmで表されるので，あらかじめこの長さをマーキングしておくとよい。一般に日本人男性の場合平均5cmで，後環椎後頭膜と硬膜を同時に突き破る抵抗を容易に感じ取ることができる。針の刺入に際しエックス線透視下に行えば，より安全に確実に穿刺することができる。なお水溶性，非イオン性造影剤を用いたミエログラフィーを行う場合は腹臥位で行う（図1-16）。

《保険請求》

①日常臨床において，薬剤の髄腔内投与の機会が多いが，J005～J007のいずれの場合も，「検査（D401～D403），処置（J005～J007）を目的とする穿刺と同時に実施した場合は，当該検査若しくは処置又は脳脊髄腔注射（G009）のいずれかの所定点数を算定する」と定められているので，算定上はこの点に関して十分な注意が必要である。
②D402後頭下穿刺は同一日に算定不可。
③6歳未満の場合は乳幼児加算を加算する。

適応疾患　▶脊髄腫瘍 ▶髄膜炎など

使用物品　腰椎穿刺針（針の太さは22Gでストッパーつきが望ましい），カテラン針，局所麻酔薬，生理食塩水

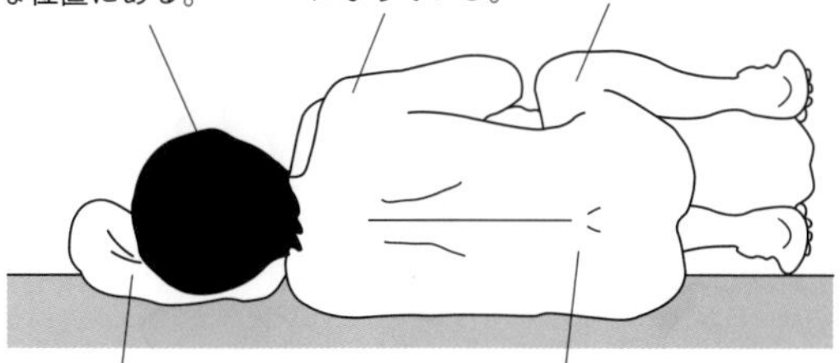

頭は，無理に屈曲しない。楽で自然な位置にある。
上の肩は直角になっている。
腹と両足の間に押し込んだ支持枕で上方の足を空中に保っている。
棘突起の延長上に頭の中心がくるように，枕の高さに注意する。
背中はまっすぐで垂直

図1-17　腰椎穿刺時の正しい姿勢

J007　頸椎，胸椎又は腰椎穿刺　317点
注　乳幼児加算　110点

頸椎穿刺，胸椎穿刺は，日常ほとんど行われることはない。適応はJ006後頭下穿刺とほぼ同じであるが，脊髄損傷を避ける意味においても高解像度MRIによる非侵襲的な検査を優先させたほうがよい。どうしても必要な場合には以下に詳述する腰椎穿刺と同じ要領で行う。できるだけエックス線透視下で行うべきである。

腰椎穿刺は1891年にQuinckeにより開発された，髄液の排除，採取の方法として重要かつ最も基本的な手技である。処置が実施されるのは以下のような場合である。

①髄膜炎，脳炎など中枢神経系感染症の診断
②ギラン・バレー症候群などの末梢性ニューロパチーが疑われるとき
③多発性硬化症が疑われるとき
④くも膜下出血が疑われるのにCTスキャンで診断が困難なとき
⑤正常圧水頭症（NPH）が疑われ，髄液の循環動態を知りたいとき
⑥脳腫瘍，脊髄腫瘍などの際に細胞診が必要なとき
⑦治療として抗生剤など薬剤の注入を行うとき
⑧スパイナルドレナージを留置するとき
⑨ミエログラフィーの際に造影剤の注入が必要なとき
⑩麻酔薬の注入が必要なとき

ただし脳圧亢進が疑われるときや穿刺部付近に感染性病変がある場合は，本法は絶対的禁忌である。

方法は，穿刺針として18～24G（ゲージ）のものを用いるが，できるだけ細い針で行う。体位は通常側臥位（図1-17）。肥満している患者や高齢者や側弯症などで脊柱の彎曲が著しい患者の場合は，座位で行うと穿刺が容易になる。穿刺部位は第3～第5腰椎間で行う。小児の場合は脊髄が第3～第4腰椎の高さまで到達していることがあるので，第4腰椎，第5腰椎～第1仙椎の間で行う。

腰椎間腔を知る目安に両側腸骨稜の最上点を結ぶ線がある〔ヤコビ線（Jacoby line）〕。これは第4腰椎棘突起上を通るので，この線の上下で穿刺する。穿刺部

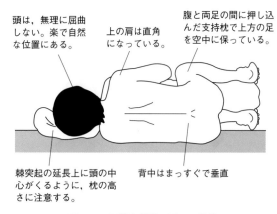

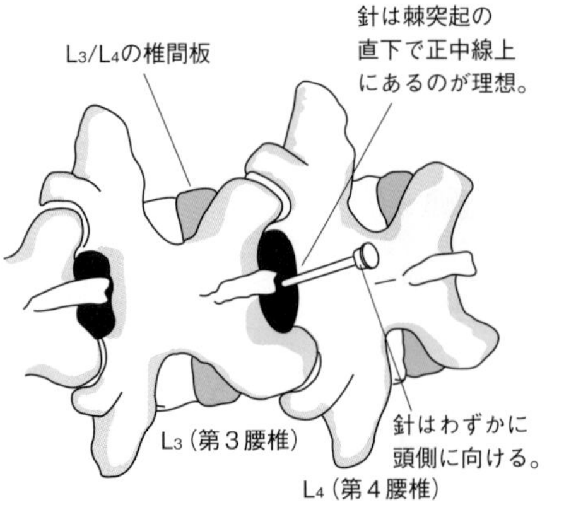

図1-18　腰椎穿刺部位（正しい姿勢での椎骨の位置）

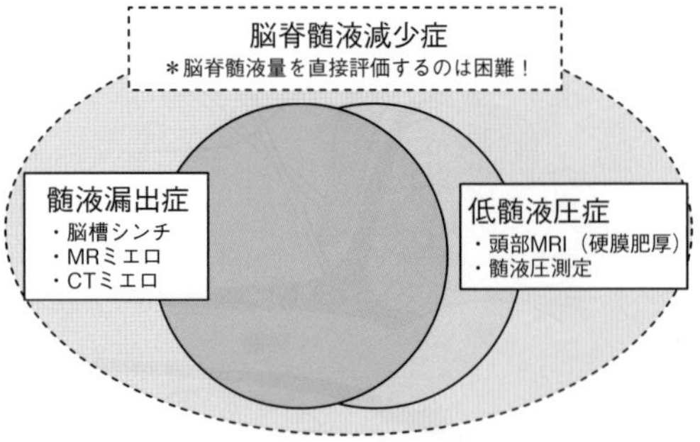

図1-19　脳脊髄液減少症の診断・治療法に関する研究班（厚生労働省）が提唱する概念図
脳脊髄液漏出症画像判定基準・画像診断基準より引用〔平成22年度厚生労働科学研究費補助金障害者対策総合研究事業　脳脊髄液減少症の診断・治療法の確立に関する研究班（2011.10.14）〕

位を決定したらこの部に局所麻酔を行い，脊椎に対して垂直またはやや頭側に向け穿刺を行う（図1-18）。穿刺方向が矢状面からずれないように注意する。皮膚，皮下，棘上靱帯，棘間靱帯，硬膜を順次貫通しくも膜下腔に入ると，それまでの抵抗がスーッと抜けるのがわかる（平均４～５cm）。この段階で針の進入を止めて内筒を静かに引き抜き，髄液の流出を確認し，髄液圧の測定や髄液の採取などを行う。穿刺の途中で硬い構造物（ほとんどは棘突起や椎弓）に遭遇したら穿刺の方向が誤っているので，皮下まで針を戻し穿刺の方向を修正する必要がある。

本法はベッドサイドで行うこともある。施行後は２時間程度腹臥位にて安静臥床させておく。術後立位で頑固な頭痛を訴えることがあるが（低髄圧症候群），通常１週間程度で軽快する。

《保険請求》

①日常臨床において，薬剤の髄腔内投与の機会が多いが，J005～J007のいずれの場合も，「検査（D401～D403），処置（J005～J007）を目的とする穿刺と同時に実施した場合は，当該検査若しくは処置又は脳脊髄腔注射（G009）のいずれかの所定点数を算定する」と定められているので，算定上はこの点に関して十分な注意が必要である。

②６歳未満の場合は乳幼児加算を加算する。

③J007頸椎穿刺はD403頸椎穿刺と，J007胸椎穿刺はD403胸椎穿刺と，J007腰椎穿刺はD403腰椎穿刺と同一日に算定することはできない。

適応疾患　▶髄膜炎 ▶変性疾患（多発性硬化症など）▶ギラン・バレー症候群 ▶水頭症 ▶脊髄腫瘍 ▶脊髄硬膜外血腫 ▶硬膜下血腫など

その他CTで診断困難なくも膜下出血の確定診断に用いられることもある。

使用物品　腰椎穿刺針（針の太さは18～24Gまで種々ある。患者の体格にもよるが，なるべく細い針を使用する。持続ドレナージに移行する場合は，ドレナージ用の細いチューブとこれに接続するための圧可変式の回路，排液バッグなども必要），局所麻酔薬，生理食塩水，髄液圧測定セット

J007-2　硬膜外自家血注入　1,000点

脳脊髄液漏出症に対する治療法のひとつである。脳脊髄液漏出症とは，交通事故やスポーツ外傷など体への強い衝撃により，脳や脊髄の表面を覆っている硬膜やくも膜に穴が開いて髄液が脊柱管から外へ漏れ出すことにより，頭痛，頚部痛，めまい，耳鳴り，嘔気・嘔吐，目のかすみ，不眠，全身倦怠感など非常に多彩な症状を呈する病態である。特徴的なのは起立性頭痛で，体を起こしたり立ち上がったりすると痛みが増強し，横になると痛みが和らぐことが多い。

この脳脊髄液漏出症に対する治療法のひとつが硬膜外自家血注入（ブラッドパッチ；blood patch）である。欧米では1960年代から標準的に行われている治療法であるが，わが国では適応症例が脳脊髄減少症，低髄圧症などと混同されその有効性を疑問視する向きがあった。

そこで厚生労働省により“脳脊髄液減少症の診断・治療法に関する研究班”が組織されこれらの概念を整理した（図1-19）。そして2011年10月，関連学会の意見を集約した脳脊髄液漏出症の画像判定基準が発表された。それによると，必要な検査としてCTミエログラフィー，脊髄MRI/MRミエログラフィー，RI脳槽シンチグラフィーの３つの検査法を挙げ，それらの判定結果を組み合わせた画像診断基準が定められた。その後2012年６月に本治療法が先進医療として認可され，2016年４月１日から保険適応となった。

本治療法は，脳脊髄液が漏出している部位の硬膜外腔に自家血を注入し，血液と硬膜外腔組織の癒着・器質化により髄液が漏れ出ている部分を閉鎖して漏出を食い止めるものである。手技としてはJ007腰椎穿刺に準じて行ってよいが，注入部位が硬膜外腔であることに十分注意しなければならない。具体的手順は以下である。

①体位は側臥位または座位とする。

②あらかじめ画像診断で同定された漏出部位から穿刺部位を決定し，皮膚を十分に消毒する。

③皮膚に十分な局所浸潤麻酔を行う。

④硬膜外穿刺専用の太めの針（18G程度）を用いて穿刺を行う。正中での穿刺がむずかしい場合は，正中線から１～1.5cmほど離れた部位を穿刺する傍正中穿刺法で行う。

⑤穿刺針をゆっくりと深部へ進め，黄靱帯の抵抗を認めたら硬膜外針の内筒を抜く。ここで注射器と接続しさらに針をゆっくりと進める。硬膜外腔であることの確認は生理食塩水による抵抗消失法（loss of resistance）によって行う。空気の感触を好む術者の場合は少量の空気を加えることがある。
⑥注射器で吸引して血液や髄液が吸引されないことを必ず確認する。
⑦患者自身の自家血（静脈血）を15～40mL程度採血し，造影剤を５～10mL程度血液に加えて，X線透視下で硬膜外腔にゆっくりと注入する。
⑧患者の状況に応じて数日間の安静臥床とする。

合併症として頭痛，発熱，嘔気・嘔吐，血圧の低下，尿閉，脊髄神経や脊髄自体の圧迫による痛みやしびれなどがあるが，その多くは一時的である。ときに感染症の併発（髄膜炎や刺入部の感染，硬膜外膿瘍）や脊椎の硬膜外血腫などを生じることがあるが非常に稀である。一般的には小児のほうが改善率は高いとする報告が多い。症例によっては複数回の処置を必要とする場合があるが，適応を厳密にすれば，成人では７～８割程度，小児では９割程度の改善率とされている。

表1-4　脳脊髄液漏出症の画像診断基準

脳脊髄液漏出症の画像診断
・脳脊髄液漏出の『確定』所見があれば，脳脊髄液漏出症『確定』とする。 ・脳脊髄液漏出の『確実』所見があれば，脳脊髄液漏出症『確実』とする。 ・脳槽シンチグラフィーと脊髄MRI/MRミエログラフィーにおいて，同じ部位に『強疑』所見と『強疑』所見，あるいは『強疑』所見と『疑』所見の組み合わせが得られた場合，脳脊髄液漏出症『確実』とする。 ・脳槽シンチグラフィーと脊髄MRI/MRミエログラフィーにおいて，同じ部位に『疑』所見と『疑』所見，あるいは一方の検査のみ『強疑』，『疑』所見が得られた場合，脳脊髄液漏出症『疑』とする。
『確定』所見 CTミエログラフィー： 　くも膜下腔と連続する硬膜外造影剤漏出所見
『確実』所見 CTミエログラフィー： 　穿刺部位と連続しない硬膜外造影剤漏出所見 脊髄MRI/MRミエログラフィー： 　くも膜下腔と連続し造影されない硬膜外水信号病変 脳槽シンチグラフィー： 　片側限局性RI異常集積＋脳脊髄液循環不全
『強疑』所見 脊髄MRI/MRミエログラフィー： 　①造影されない硬膜外水信号病変 　②くも膜下腔と連続する硬膜外水信号病変 脳槽シンチグラフィー： 　①片側限局性RI異常集積 　②非対称性RI異常集積or頸～胸部における対称性の集積＋脳脊髄液循環不全
『疑』所見 脊髄MRI/MRミエログラフィー： 　硬膜外水信号病変 脳槽シンチグラフィー： 　①非対称性RI異常集積 　②頸～胸部における対称性の集積

《保険請求》
①適応疾患について，“起立性頭痛を有する患者のうち，脳脊髄液漏出症の診療指針に基づき脳脊髄液漏出症として「確実」または「確定」と診断された症例に対してのみ算定できる”とされている。すなわち画像上漏出部位が明らかにされていることが大前提となり，請求に当たっては指針に規定する画像診断基準（表1-4）を満たすことを示す画像所見，撮影日，撮影医療機関の名称等の症状詳記を添付する。
②施設基準（表1-5）に適合した保険医療機関で実施された場合のみ算定可能。
③硬膜外自家血注入に伴って行われた採血および穿刺等の費用は所定点数に含まれる。

レセプト摘要欄　当該診断基準を満たすことを示す画像所見，撮影日及び撮影医療機関の名称等を症状詳記として記載する。ただし，記載可能であれば，「摘要」欄への記載でも差し支えない

適応疾患　▶脳脊髄液漏出症（起立性頭痛を有する患者のうち，脳脊髄液漏出症の診療指針に基づき脳脊髄液漏出症として「確実」または「確定」と診断された症例のみ）

使用物品　腰椎穿刺針（成人であれば18G程度），局所麻酔薬，脊髄用の造影剤，生理食塩水

J008　胸腔穿刺〔洗浄，注入及び排液を含む〕　275点
注　乳幼児加算　110点

胸膜腔（肺と胸壁の間の空間，図1-20）は，正常では生理的な胸水を少量含むのみであるが，種々の原因で，大量の液体（血液，漏出液，滲出液など）あるいは空気が貯留することがある。その場合，肺が拡張できなくなり呼吸障害が生ずる。

血液の貯留は胸部外傷，悪性腫瘍などで起こる。また，心不全・肝硬変・ネフローゼなどでは漏出性の，悪性腫瘍・結核・膿胸などでは滲出性の胸水が生ずる。漏出性の胸水は蛋白濃度が低く比較的さらさらした胸水であるが，滲出性の胸水は蛋白濃度が高く粘稠であ

表1-5　硬膜外自家血注入の施設基準

(1)　脳神経外科，整形外科，神経内科又は麻酔科を標榜している保険医療機関である。
(2)　脳神経外科，整形外科，神経内科又は麻酔科について５年以上及び当該療養について１年以上の経験を有している常勤の医師が１名以上配置されている。また，当該医師は，当該療養を術者として実施する医師として３例以上の症例を実施している。
(3)　病床を有している。
(4)　当直体制が整備されている。
(5)　緊急手術体制が整備されている。
(6)　当該処置後の硬膜下血腫等の合併症等に対応するため，(2)について脳神経外科又は整形外科の医師が配置されていない場合にあっては，脳神経外科又は整形外科の専門的知識及び技術を有する医師が配置された医療機関との連携体制を構築している。

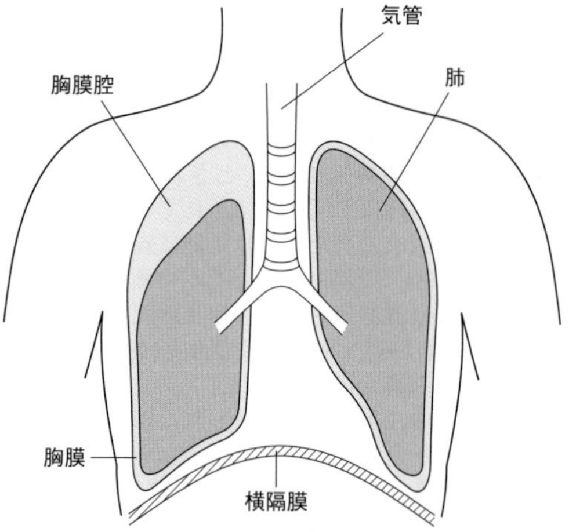

図1-20　胸腔の模型図
右肺上部は気胸の状態を示している。

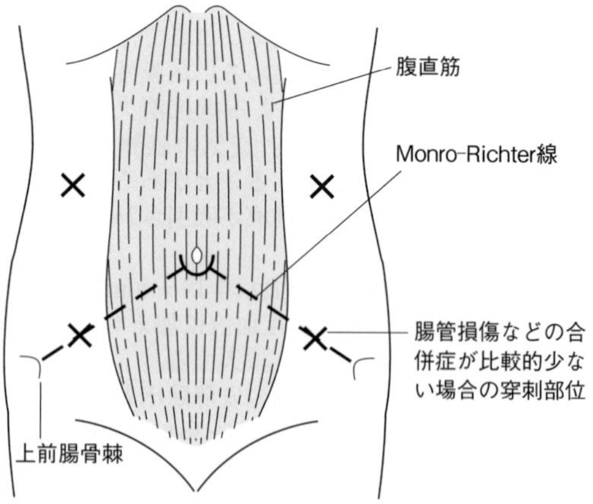

図1-21　腹腔穿刺部位

る。空気の貯留する原因としては自然気胸あるいは外傷性気胸などがある。

呼吸運動が傷害されている状態では，胸腔を穿刺して排液または脱気する必要がある。

胸腔穿刺の方法は，まず消毒をし，局所麻酔をした後，肋間より穿刺する。超音波を用いて穿刺部位を決定することが多い。穿刺の際の合併症としては，気胸，出血，肺水腫，感染などがある。１回穿刺にて治療可能なこともあるが，持続ドレナージが必要な場合はトロッカーと呼ばれる合成樹脂でできた外筒つきの穿刺針を胸膜腔に穿刺し，外筒を胸腔内に留置する。外筒に持続吸引装置を接続することにより，貯留した液体を体外に排出する（J002ドレーン法，図1-9参照）。穿刺の際，貯留液が汚染されている場合や，浮遊物，凝血塊などが存在する場合は生理食塩水などで洗浄する。また，悪性腫瘍の場合は抗癌剤を注入することがある。さらには，胸水の再貯留あるいは気胸を防ぐ目的で，胸膜癒着剤（ミノマイシン，タルク，ピシバニールなど）を注入することもある（胸膜癒着術）。

《保険請求》

①持続ドレナージ自体の算定はJ019持続的胸腔ドレナージで行う。

②薬液の請求はできるが，洗浄，薬液注入の手技料は，併せて行った場合においては所定点数に含まれる。

③この項で扱う胸腔穿刺はあくまで治療目的で行うもので，診断目的で行うものはD419その他の検体採取「２」（胸水・腹水採取）で算定される。

④６歳未満の乳幼児の場合は，乳幼児加算として110点を加算する。

適応疾患　▶自然気胸 ▶外傷性血気胸 ▶外傷性気胸 ▶転移性肺腫瘍 ▶膿胸 ▶胸水貯留 ▶胸郭・横隔膜損傷 ▶肺・胸部気管・気管支損傷

使用物品　局所麻酔薬，胸腔用トロッカー，抗癌剤（シスプラチン，ブレオマイシンなど），胸膜癒着剤（ミノマイシン，タルク，ピシバニールなど），持続吸引器

J010　腹腔穿刺〔人工気腹，洗浄，注入及び排液を含む〕　287点

注　乳幼児加算　110点

腹膜腔も正常では少量の腹水が存在するのみであるが，多くの疾患により正常量を超えた腹水が貯留する。多量の腹水が貯留した場合，心肺が圧迫され，循環障害や呼吸障害が引き起こされたり，循環血漿量の減少などから腎障害などが生じたりする。このような症状を呈する場合に腹腔穿刺の適応となる。

穿刺部位は，超音波装置を用い腸管損傷のないところを選択する（図1-21）。消毒・局所麻酔後，穿刺し，腹水が吸引できることを確認した後，カテーテルを留置する。この際の合併症としては，腸管損傷のほか，腹壁あるいは腹腔内からの出血，感染や，急に大量の腹水を排除した場合のショックなどがある。カテーテルは漏出性腹水の場合は中心静脈栄養用の細いもので十分であるが，血性や滲出性あるいは浮遊物のある腹水の場合は多孔性の太いものを用いる必要がある。胸腔穿刺と同様，洗浄，薬剤注入が必要な場合もある。

《保険請求》

①持続ドレナージ自体の算定はJ021持続的腹腔ドレナージで行う。

②薬液の請求はできるが，洗浄，薬液注入の手技料は，併せて行った場合においては所定点数に含まれる。

③この項で扱う腹腔穿刺はあくまで治療目的で行うもので，診断目的で行うものはD419その他の検体採取「２」（胸水・腹水採取）で算定される。

④６歳未満の場合は乳幼児加算を加算する。

適応疾患　▶肝硬変症 ▶ネフローゼ症候群 ▶栄養失調 ▶癌性腹膜炎 ▶結核性腹膜炎 ▶急性膵炎 ▶外傷性肝破裂 ▶外傷性脾破裂 ▶子宮外妊娠 ▶化膿性腹膜炎 ▶十二指腸穿孔 ▶胃穿孔 ▶結腸損傷 ▶腹水症

使用物品　穿刺用テフロン針，穿刺用トロッカー，カテーテル，外用消毒薬，局所麻酔薬，抗癌剤（マイトマイシンCなど），超音波診断装置（針先確認）など

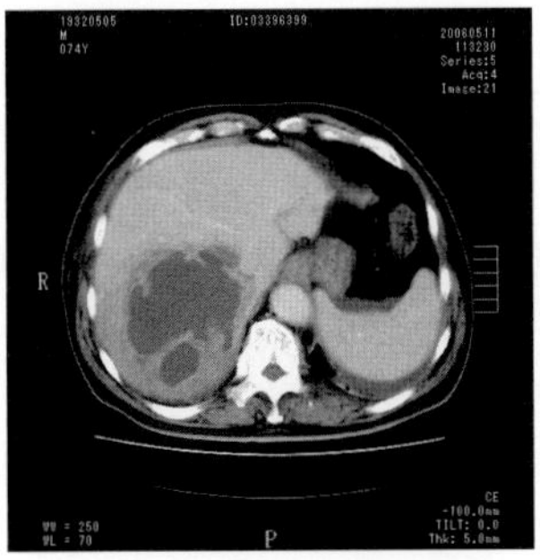

図1-22 化膿性肝膿瘍の一例

J010-2 経皮的肝膿瘍等穿刺術 1,450点

肝膿瘍は肝内に膿瘍が貯留した状態であり，細菌性肝膿瘍，アメーバ性肝膿瘍に大別される（図1-22）。細菌性肝膿瘍は胆管炎や胆嚢炎の波及など経胆道的に生じる場合や，虫垂炎，大腸憩室炎など消化管の炎症から経門脈的に生じる場合がある。アメーバ性肝膿瘍は赤痢アメーバが腸管を経て経門脈的に生じる。発展途上国からの帰国者や男性同性愛者に見られることが多い。

肝膿瘍の穿刺は超音波ガイド下，ないしはCTガイド下に施行され，ドレナージチューブを留置し持続ドレナージとすることが多い。穿刺液は培養検査に提出する。アメーバ肝膿瘍を疑う場合は先行して血清アメーバ抗体検査を行い，診断がつけばメトロニダゾールの内服を行い，コントロール不能の場合や穿孔の可能性のある場合のみ穿刺を行う。

肝膿瘍ドレナージの合併症として，出血，腹腔内臓器の損傷やドレナージチューブの逸脱などがあり，また穿刺を契機に敗血症をきたすこともある。

適応疾患 ▶細菌性肝膿瘍 ▶アメーバ性肝膿瘍 ▶肝のう胞感染 ▶膿瘍を伴う急性胆嚢炎など

使用物品 外用消毒薬，局所麻酔薬，超音波穿刺針，ガイドワイヤー，膿瘍ないし胆道ドレナージ用カテーテル

J011 骨髄穿刺

1	胸骨	310点
2	その他	330点
注	乳幼児加算	110点

骨髄穿刺は，主に造血器疾患の診断や治療効果判定を目的に行われる。代表的な疾患として，急性白血病や多発性骨髄腫などの造血器腫瘍や再生不良性貧血がある。悪性リンパ腫では，腫瘍細胞の浸潤の有無の評価に用いられる。

穿刺には従来，小宮式の穿刺針（図1-23）が用いられてきた。図のように，内針，外筒およびストッパーからなり，ストッパーにより穿刺針がある深さ以上突き抜けないよう工夫されている。現在では同様の構造のディスポーザブル針が用いられることが多い（図1-24）。

骨髄穿刺は胸骨から行われることもあるが，周囲に

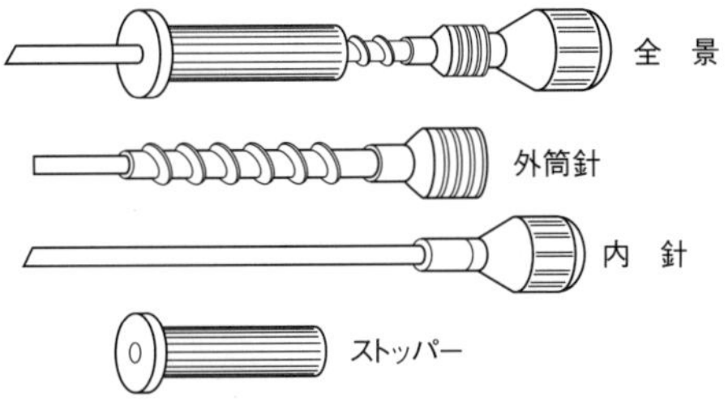

図1-23 小宮式骨髄穿刺針

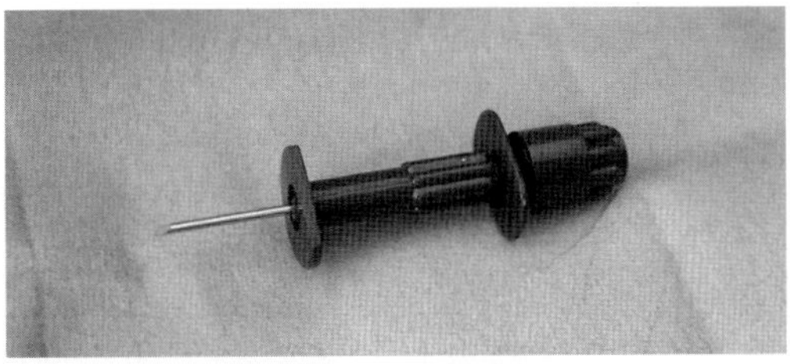

図1-24 骨髄穿刺針

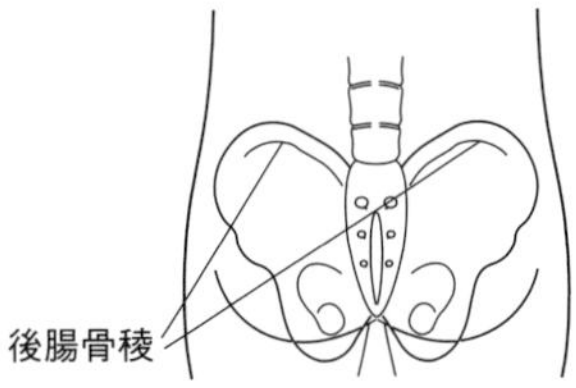

図1-25 骨髄穿刺部位

大血管などがあり重大事故の合併例が報告されてきた。現在では，安全面より骨髄穿刺の第一選択部位は後腸骨稜とされている（図1-25）。骨髄穿刺では，患者は処置台の上にうつ伏せになる。臀部を消毒し，局所麻酔後に穿刺針を挿入する。穿刺針が腸骨内に挿入されると抵抗が減弱するが，外筒が骨髄中に挿入されるまで，さらに数ミリ挿入する。内針を抜き，先端に血液が付着していることを確認し，注射器で骨髄液を吸引する。採取量は必要最低限とする。

骨髄液は，対象とする疾患に応じて，骨髄像，病理検査，染色体検査や遺伝子検査，細胞表面マーカーなどに用いる。合併症は軽微なものが多く，疼痛と術後の出血などがある。

《保険請求》

骨髄穿刺は処置（J011）と検査（D404）で算定されるが，両者を同一日に算定することはできない。また骨髄生検（D404-2）は，骨髄生検針を用いて採取した場合のみ，算定できる。骨髄移植の際の骨髄採取では，K921造血幹細胞採取として算定され，上記については算定できない。

適応疾患 ▶各種白血病 ▶骨髄異形成症候群 ▶赤血球増加症 ▶血小板増加症 ▶血小板減少症 ▶各種貧血 ▶悪性リンパ腫 ▶多発性骨髄腫 ▶血球貪食性リンパ組織球症 ▶血球貪食症候群 ▶ゴーシェ病 ▶ニーマン・ピック病

使用物品 外用消毒薬，局所麻酔薬，骨髄穿刺針

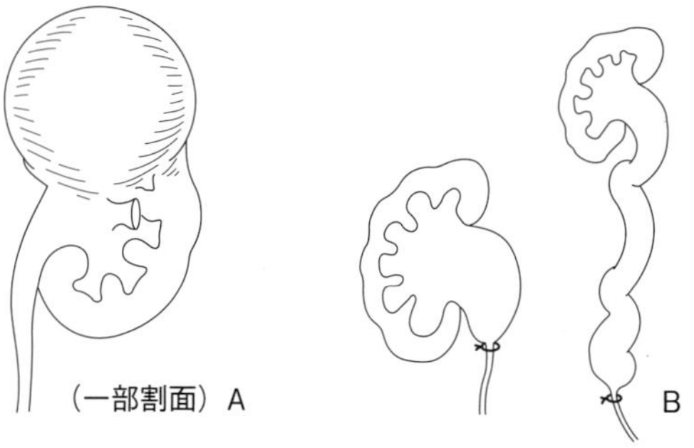

図1-26　**腎嚢胞と水腎症**（吉田修編『ベッドサイド泌尿器科学～診断・治療編』南江堂，2000年）

J012　腎嚢胞又は水腎症穿刺　350点

注　乳幼児加算　110点

腎には種々の嚢胞が生じる。その多くは先天性要因で生ずる単純性嚢胞と呼ばれるものである（図1-26のA。頻度は60歳以上では20％との報告もある）。通常症状を伴うことはまれであるが，巨大化したときなどに，圧迫症状を呈したり，疼痛を生じたりすることがある。このような場合に穿刺処置が必要となる。

水腎症とはさまざまな原因で尿管が圧迫や変位した場合に，腎でつくられた尿が流れず，腎盂が拡張した状態をいい，長期持続すると腎不全を引き起こす（図1-26のB）。原因疾患としては結石のほか，悪性腫瘍，前立腺肥大，先天性の要因などがある。先天性の場合は，尿管と膀胱の間の逆流防止機構の不全が原因で，乳幼児に多い。

いずれも超音波で明瞭に観察可能であるため，穿刺には穿刺用ガイドのついた超音波プローブが用いられる。通常は背部から穿刺する。必要があればカテーテル留置下に持続的にドレナージする。合併症としては，ほかの穿刺手技と同じく出血や感染などがあげられる。

《保険請求》

①診断目的で行った場合はD407腎嚢胞又は水腎症穿刺で算定され，処置目的で同一日に行っても同時に算定できない。

②腎嚢胞の場合，純エタノールやミノサイクリンを注入する治療法があるが，この手技はK771経皮的腎嚢胞穿刺術で同時に算定する。処置目的で同一日に行っても同時に算定できない。

③６歳未満の場合は乳幼児加算を加算する。

適応疾患　▶単純性腎のう胞▶腎のう胞▶腎結石症▶尿管結石症▶尿管腫瘍▶前立腺疾患（前立腺肥大症など）▶膀胱尿管逆流▶水腎症

使用物品　外用消毒薬，局所麻酔薬，穿刺針，場合により経皮的ドレナージカテーテルセット，内視鏡用穿刺針

J013　ダグラス窩穿刺　240点

ダグラス窩とは男性では直腸と膀胱の間，女性では直腸と子宮の間に存在する空間で，腹腔内の最低位に位置するため，諸種の液体が貯留しやすい。

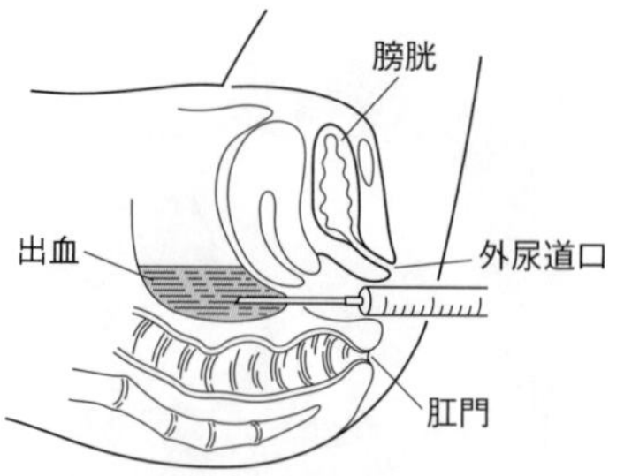

図1-27　**ダグラス窩穿刺**（女性）

穿刺は男性では経直腸的に，女性では主として経腟的に行われる（図1-27）。通常は診断目的に行われることが多いが，骨盤腹膜炎，ダグラス窩膿瘍などでは治療目的で行われ，本項で算定される。

穿刺は臀部を突き出させた砕石位で行う。麻酔は静脈麻酔または腰椎麻酔である。子宮外妊娠など，全身状態が悪い場合は無麻酔で行うこともある。肛門鏡あるいは腟鏡で穿刺部位を十分に展開し，消毒後，経直腸的の場合は前立腺のやや口側を，経腟的の場合は後腟円蓋を穿刺する。最近では経腟的超音波プローブを使い，より安全に穿刺できるようになった。合併症としては出血のほか，骨盤臓器（前立腺，精嚢，子宮，付属器）穿刺，感染などがあるが，ほとんど問題になることはない。

《保険請求》

診断目的で行った場合はD408ダグラス窩穿刺で算定され，処置目的で同一日に行っても同時に算定できない。

適応疾患　▶子宮外妊娠（異所性妊娠）▶子宮破裂▶卵巣出血▶卵管卵巣膿瘍▶癌性腹膜炎▶骨盤腹膜炎▶ダグラス窩膿瘍▶消化管穿孔（十二指腸穿孔，胃穿孔）など

使用物品　外用消毒薬，局所麻酔薬，粉末状抗生薬（フランセチンパウダーなど），ダグラス窩穿刺針

J014　乳腺穿刺　200点

乳腺には良性の腫瘍から悪性の腫瘍，さらには炎症性病変まで諸種の腫瘤性病変が生じ，穿刺の対象となる。多くは診断目的で行われるが，嚢胞，乳腺炎の一部では内部の液体成分や膿瘍などを穿刺吸引するだけで治癒するものがある。これらがこの項の対象となる。

腫瘤が表面近く，十分に触知可能な場合は，指で挟みこんで穿刺吸引する（図1-28）が，病変が深い場合や，はっきり触知できない場合が多く，そのような場合には超音波下に穿刺する。乳腺内の膿瘍や液体成分が広範囲に存在する場合には，超音波プローブを振動させることによる浮遊物を確認できれば，穿刺の対象となる。通常は細い注射針にて無麻酔下に１回穿刺するだけで十分であるが，内部に隔壁を有する場合には複数回要することもある。合併症は出血であるが，特別な場合以外は圧迫するだけで止血する。

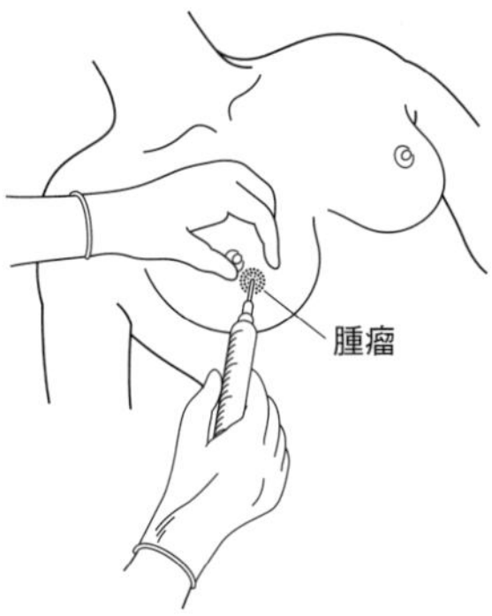

図1-28 乳腺穿刺の方法

表1-6 リンパ節腫瘍を生ずる主な原因

原因	主な具体例
感染	各種のウイルス性疾患 細菌 真菌
膠原病	SLE RAなど
悪性リンパ腫	Hodgkinリンパ腫 Non-Hodgkinリンパ腫
白血病	急性リンパ性白血病 慢性リンパ性白血病など
悪性腫瘍の転移	胃癌，大腸癌，乳癌など
薬剤性	ヒダントインなど

《保険請求》

診断目的で行った場合はD410乳腺穿刺又は針生検で算定され，処置目的で同一日に行っても同時に算定できない。

適応疾患 ▶乳腺炎 ▶乳腺のう胞（乳腺症，乳房のう胞など）▶乳腺腫瘍 ▶乳腺膿瘍など

使用物品 外用消毒薬，局所麻酔薬，超音波診断装置，穿刺用アダプター

J015 甲状腺穿刺 150点

甲状腺は頸部前面にある蝶のような形態をした内分泌器官であり，全身の細胞における代謝の維持・促進に必要な甲状腺ホルモンや，カルシウム代謝に必要なカルシトニンを産生する。バセドウ病に代表される甲状腺機能症では甲状腺ホルモンが過剰に分泌され，脈拍数増加や発汗過多，手のふるえ，体重減少などの症状がみられる。一方，橋本病などの甲状腺機能低下症では甲状腺ホルモンの分泌が減少し，疲労感，体重増加，うつ状態などの症状がみられる。

甲状腺穿刺は診断または治療を目的に甲状腺内の腫瘤性病変に針を穿刺する手技である。甲状腺内に生じる腫瘤性病変には腺腫，腺腫様甲状腺腫，嚢胞，癌，悪性リンパ腫などがあり，病変が良性か悪性かを鑑別することが治療方針を決定するうえで重要である。穿刺吸引細胞診検査（細胞診）は，採血用の細い針を病変部に穿刺して陰圧をかけることにより採取した細胞を顕微鏡で観察し，細胞核の形態や大きさなどから良・悪性を判定する。病変部への正確な穿刺と，血管や気管への誤穿刺回避のため，超音波で観察しながら実施することが一般的である。そのほか，悪性腫瘍が否定された巨大な嚢胞で，周囲臓器への圧迫症状や縦隔への進展がある場合は穿刺により排液する場合もある。検査・処置後の合併症として出血があるが，多くは圧迫するだけで止血可能である。

《保険請求》

診断目的，処置目的にかかわらず，甲状腺穿刺で算定される。ただし，同一日に両者を実施した場合は同時に算定できない。また，アルコール注入療法（PEIT）を行うために穿刺した場合は，J017エタノールの局所注入を算定する。

適応疾患 ▶甲状腺腫瘍 ▶甲状腺癌 ▶甲状腺嚢胞

使用物品 外用消毒薬，シリンジ，採血針（21～22ゲージ程度），吸引ピストル，プレパラート，無水アルコール，超音波診断装置，穿刺用アダプター

J016 リンパ節等穿刺 200点

リンパ節は免疫の担い手であるリンパ球を産生する組織が集まった器官で，リンパ管のつくるネットワークの途中に存在し，リンパ液中に流れてくる異物や細菌を濾過して処理することにより生体防御の働きをしている。ソラマメ様の形をしており，皮質と髄質から成る。体中に存在するが，表在性のものとしては頚部，腋窩，鼠径部に多い。

リンパ節は諸種の原因により腫大する（表1-6）。ウイルスや細菌，真菌などの感染に際し，これらに対抗するためにリンパ節はリンパ球をより多く産生しようとする。また，悪性腫瘍細胞がリンパ管を流れてきてリンパ節に定着することでリンパ節転移が生ずるとされ，悪性腫瘍の転移による腫大リンパ節は不均一な皮質肥厚を認めることが多い。さらに，リンパ組織から発生する悪性腫瘍もある。

リンパ節穿刺は前述の疾患鑑別のために施行される。したがってD409リンパ節等穿刺又は針生検で請求されることが多い。まれに膿瘍を形成している場合などは処置目的で穿刺をされ，本項で算定される。

腫瘤が表面近く，十分に触知可能な場合は，指で挟みこんで穿刺吸引する。通常は細い注射針にて無麻酔下に1回穿刺するだけで十分である。病変が深い場合や，はっきり触知できない場合は超音波下に穿刺する。合併症は出血であるが，特別な場合以外は圧迫するだけで止血する。

《保険請求》

診断目的で行った場合はD409リンパ節等穿刺又は針生検で算定され，処置目的で同一日に行っても同時に算定できない。

適応疾患 ▶リンパ節炎 ▶リンパ腫 ▶リンパ管腫 ▶リンパ節腫 ▶リンパ腺膿瘍など

使用物品 外用消毒薬，局所麻酔薬

J017 エタノールの局所注入 1,200点

本法は，術者，助手，記録係の3人1組で施行する。

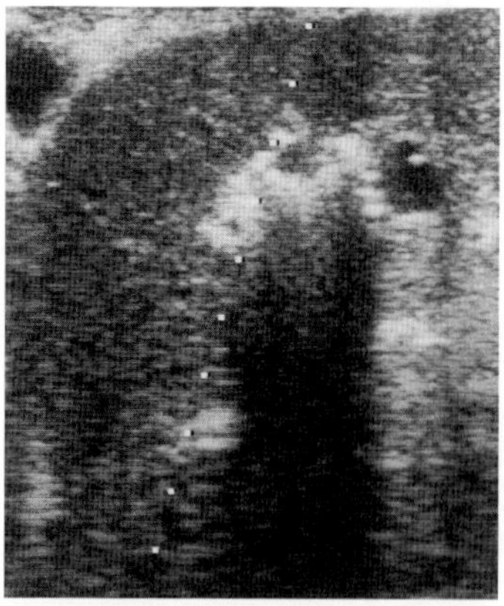

図1-29　肝癌に対するエタノール注入療法
穿刺ライン（点線）に沿って穿刺針を誘導しエタノールを局所に注入すると，瞬時に気泡が生じ高エコー域となる。その後方へは超音波が伝播せず，音響陰影を生ずる。

手順は以下のとおりである。
①患者に仰臥位ないし左側臥位をとらせる。
②povidone-isodine〔希釈イソジン液（ポピドンヨード），商品名イソジン〕で皮膚消毒を十分に行った後，局所麻酔を肝表面まで行う。
③患者に息止めをさせた後，超音波映像下に癌部まで穿刺針を誘導し，エタノール注入を行う（図1-29）。針先の位置を少しずつずらし，癌部が十分にカバーできるだけの量を注入する。
④超音波検査ないしエックス線透視下に腹腔内出血，胆道出血，気胸など合併症のないことを確認し終了する。
⑤術後4時間のベッド上安静。
⑥感染予防の抗生薬投与（2日間）。
⑦腫瘍サイズにより複数回の治療が必要となる。

効果判定は造影剤による腹部CT検査が望ましい。

処置の目的は，無水エタノールの有する水分溶存作用により，癌部組織を瞬時に脱水変性させ，壊死に陥らせることにある。

本法は，主として肝細胞癌に対する内科的治療として導入され，腫瘍径3cm以下，腫瘍数3個以下を一般的な適応基準として施行されていたが，その後の肝悪性腫瘍マイクロ波凝固法，さらに肝悪性腫瘍ラジオ波焼灼法に取って代わられ，現在ではほとんど選択されることはない。

また，甲状腺疾患〔有症状の甲状腺のう胞，機能性甲状腺結節（プランマー病）〕，内科的治療に抵抗性の続発性上皮小体機能亢進症（二次性副甲状腺機能亢進症）に対しても，次に掲げる基準を満たす保険医療機関において算定が可能である。

《甲状腺・副甲状腺に対するエタノール局所注入の施設基準》

厚生労働大臣が定める施設基準（要届出）として，
(1)甲状腺・副甲状腺治療に関し，専門の知識および5年以上の経験を有する医師が1名以上いる。
(2)カラードプラエコー（解像度7.5MHz以上）を備えている。

以上に適合していることを地方厚生局長等に届け出た保険医療機関で行われる場合に算定できる。

必要な器具・薬剤には，腹部超音波診断装置，穿刺用プローブ（リニヤ型ないしコンベックス型，要滅菌），穿刺針（21G×150,200mm），無水エタノール（各施設で滅菌調製する）がある。

《保険請求》

肝癌などに対してエタノールを局所注入した場合に算定できるが，使用したエタノール，手技に際し実施した超音波検査，画像診断の費用はこれに含まれる。

適応疾患　▶肝癌 ▶（有症状の）甲状腺のう胞 ▶機能性甲状腺結節（プランマー病）▶内科的治療に抵抗性の続発性上皮小体機能亢進症（二次性副甲状腺機能亢進症）

使用物品　穿刺針，無水エタノール

J017-2　リンパ管腫局所注入　1,020点
注　乳幼児加算　55点

リンパ管腫〘lymphangioma，リンパ管奇形〔common（or cystic）lymphatic malformation〕〙は，胎生期のリンパ管発生時に形成される大小の嚢胞性病変の集簇からなる腫瘤性病変である。したがって多くは幼児期・小児期に発症する。特に頚部や縦隔，腋窩などに多いが，正常でリンパ管の存在する身体のあらゆる部位に生じ得る。

完全摘出は困難なことが多く，OK-432（ピシバニール注®）が第一選択である。局注療法時には嚢胞内溶液を穿刺吸引された量と同量以下，1回の硬化療法で合計2KE以下の総注入量となるように注入する。

《保険請求》
①リンパ管腫にOK-432（ピシバニール注®）を局所注入した場合に算定する。
②6歳未満の場合は乳幼児加算を加算する。

適応疾患　▶リンパ管腫（リンパ管奇形）

使用物品　外用消毒薬，OK-432（ピシバニール注®），（局所麻酔薬）

J018　喀痰吸引〔1日につき〕　48点
注2　乳幼児加算　83点

喀痰の凝塊や，肺切除後の喀痰を排泄できない場合に，吸引用カテーテルを鼻あるいは口から挿入し，吸引器を用いて喀痰を吸引排除する（図1-30）。

手技は，鼻あるいは口（通常は鼻腔から行われる）から柔らかい14フレンチ以下のサイズのカテーテルを挿入し，吸気にあわせて声門を通過させる。通常は声門を通過するときに咳が誘発される。声門を通過したら，術者は15〜25秒間，断続的に吸引したり止めたりして痰や分泌物を吸引する。この方法で吸引カテーテルを気管まで挿入できる確率は，患者の解剖学的特徴や術者の手技次第で，10〜80%である。吸引操作中に低酸素となる可能性があり，酸素飽和度モニタ下に行うことが望まれる。解剖学的位置関係から，挿入した吸引カテーテルは右主気管支に入ることが多く，左気管支側の吸引が不十分となることがある。左右気管支の確実な吸引が必要な場合には気管支ファイバーを用

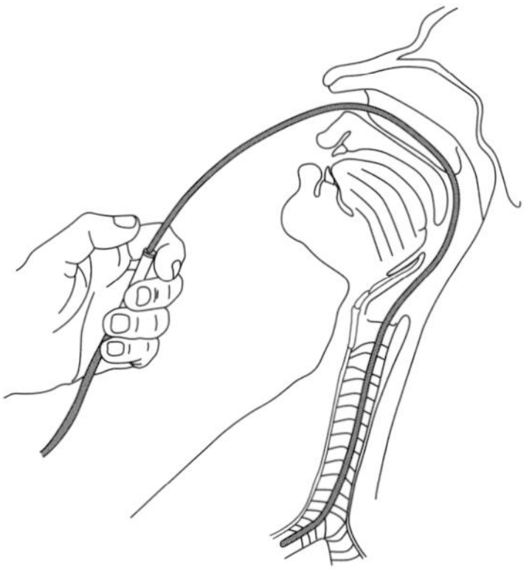

図1-30 喀痰吸引

いることを考慮する。

《保険請求》

①6歳未満の場合は乳幼児加算を加算する。
②気管支鏡を使用した気管支分泌物の吸引は，J018-2内視鏡下気管支分泌物吸引で算定する。
③干渉低周波去痰器による喀痰排出は，J018-3干渉低周波去痰器による喀痰排出で算定する。
④間歇的陽圧吸入法または人工呼吸と同時に行った喀痰吸引法は，それぞれの所定点数に含まれる。
⑤喀痰吸引，内視鏡下気管支分泌物吸引，干渉低周波去痰器による喀痰排出，間歇的陽圧吸入法，鼻マスク式補助換気法，体外式陰圧人工呼吸器治療，ハイフローセラピー，高気圧酸素治療，インキュベーター，人工呼吸，持続陽圧呼吸法，間歇的強制呼吸法，気管内洗浄（気管支ファイバースコピー使用を含む），ネブライザまたは超音波ネブライザを同一日に行った場合は，主たるもののみ算定する。
⑥C103在宅酸素療法指導管理料，C107在宅人工呼吸指導管理料，C107-3在宅ハイフローセラピー指導管理料，C109在宅寝たきり患者処置指導管理料，C112在宅気管切開患者指導管理料，C112-2在宅喉頭摘出患者指導管理料を算定している患者（在宅療養指導管理材料加算または特定保険医療材料料のみを算定している患者を含み，入院患者を除く）では，喀痰吸引を算定できない。

適応疾患 ▶肺切除術後・喀痰喀出困難 ▶その他の喀痰喀出困難

使用物品 気管内吸引チューブ，吸引器

J018-2 内視鏡下気管支分泌物吸引〔1日につき〕 120点

喀痰の凝塊や，肺切除後の喀痰を排泄できない場合に，気管支鏡を鼻あるいは口から気管内まで挿入し喀痰を吸引排除する。

《保険請求》

喀痰吸引，内視鏡下気管支分泌物吸引，干渉低周波去痰器による喀痰排出，間歇的陽圧吸入法，鼻マスク式補助換気法，体外式陰圧人工呼吸器治療，ハイフローセラピー，高気圧酸素治療，インキュベーター，人工呼吸，持続陽圧呼吸法，間歇的強制呼吸法，気管内洗浄（気管支ファイバースコピー使用を含む），ネブライザ又は超音波ネブライザを同一日に行った場合は，主たるもののみ算定する。

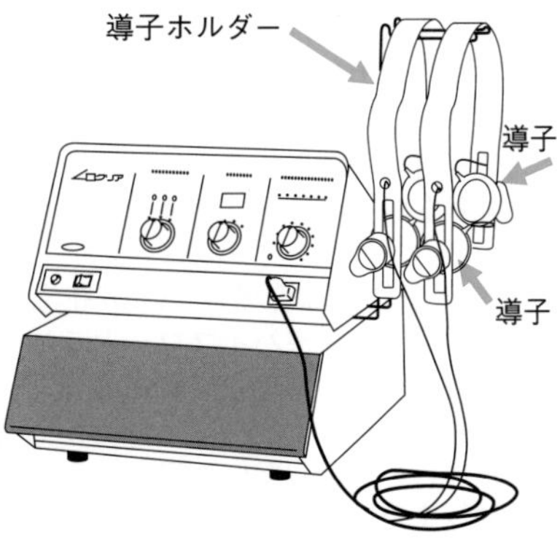

図1-31 干渉低周波去痰器

導子ホルダーを両肩に装着し，導子を体の前後面に装着し，通電刺激する。

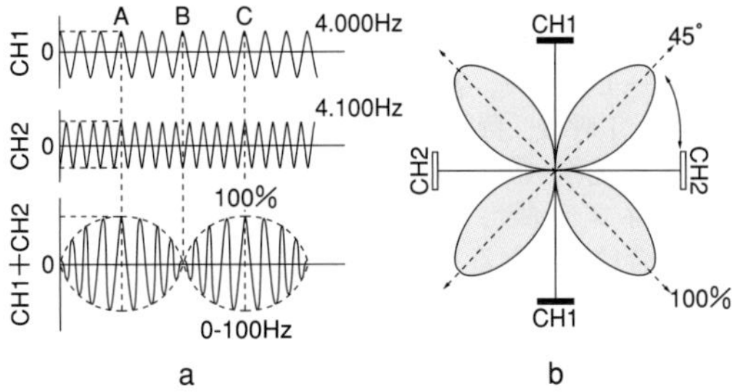

図1-32 干渉低周波の原理

適応疾患 ▶肺切除術後・喀痰喀出困難 ▶気道全般にわたる喀痰喀出困難 ▶気管切開術後など

使用物品 気管支鏡，吸引器

J018-3 干渉低周波去痰器による喀痰排出〔1日につき〕 48点

注2 乳幼児加算 83点

干渉低周波の原理は搬送波用（身体内に電流を送り込む）として皮膚電気抵抗が低い2種の中周波電流（約4000Hz～4100Hz）を体内で交差するように流し，その位相差によって生じる干渉低周波（振幅が変化する「うなり」）を組織への刺激に用いる（図1-31）。この方法では従来の一般的な低周波治療器のような痛みが発生しない。振動・刺激を加えることで気道粘液分泌亢進，喀痰性状の変化，繊毛上皮輸送能力向上で喀痰の移動排泄を促進し，筋肉刺激や組織血流増加により呼吸筋の寛快も得られる。

図1-32のaのCH1とCH2の2種類の周波数をもった電流を体外から流すと，CH1+CH2に示すようにA，Cでは最大振幅が得られる。図1-32のbに示すように4個の電極を直交した位置で電気を流すと45度の方向で出力最大で範囲も最大となる。この刺激を応用したものである。

《保険請求》
①間歇的陽圧吸入法または人工呼吸と同時に行った干渉低周波去痰器による喀痰排出はそれぞれの所定点数に含まれる。
②6歳未満の場合は乳幼児加算を加算する。
③J018喀痰吸引を同一日に行った場合はどちらか一方のみ算定する。
④C103在宅酸素療法指導管理料，C107在宅人工呼吸指導管理料，C107-3在宅ハイフローセラピー指導管理料，C109在宅寝たきり患者処置指導管理料，C112在宅気管切開患者指導管理料，C112-2在宅喉頭摘出患者指導管理料を算定している患者（在宅療養指導管理材料加算または特定保険医療材料料のみを算定している患者を含み，入院患者を除く）では，干渉低周波去痰器による喀痰排出を算定できない。
⑤算定は1日に1回を限度とする。
⑥喀痰吸引，内視鏡下気管支分泌物吸引，干渉低周波去痰器による喀痰排出，間歇的陽圧吸入法，鼻マスク式補助換気法，体外式陰圧人工呼吸器治療，ハイフローセラピー，高気圧酸素治療，インキュベーター，人工呼吸，持続陽圧呼吸法，間歇的強制呼吸法，気管内洗浄（気管支ファイバースコピー使用を含む），ネブライザ，超音波ネブライザを同一日に行った場合は，主たるもののみ算定する。

適応疾患　▶喀痰喀出困難

使用物品　干渉低周波去痰器，吸引器

J019　持続的胸腔ドレナージ〔開始日〕　825点
注2　乳幼児加算　110点

胸腔（肺と胸壁との間の空間）は正常では常に陰圧であり，少量の胸水が溜まっている。この胸腔に種々の原因で空気や液体・血液が貯留することがあり，程度によっては肺が圧迫されて拡張できなくなり呼吸が障害される。空気が貯留すれば気胸（自然に，あるいは外傷で肺から胸腔内に空気が漏れて溜まる），液体が貯留すれば胸水（心不全，肝硬変や肺炎で胸腔内に液体が貯留），血液が貯留すれば血胸（外傷などで胸腔内に血液が貯留），膿が貯留すれば膿胸と呼ばれる。このような状態に対して，胸腔内に管を挿入し胸腔内の空気や液体，血液を低圧持続吸引器を用いて持続的に吸引排除する（図1-33）。

《保険請求》
①3歳未満の場合は乳幼児加算を加算する。
②挿入したドレーンの数にかかわらず，1日に1回に限り算定する。
③2日目以降はJ002ドレーン法により算定する。
④手術と同一日に行った持続的胸腔ドレナージは別に算定できない。なお，手術の翌日以降はJ002ドレーン法で算定する。
⑤胸腔内出血排除（非開胸）については，本区分で算定する。

適応疾患　▶気胸 ▶心不全・肝硬変症・肺炎による胸水貯留 ▶外傷性血胸など ▶胸郭の変形および先天異常 ▶胸郭・横隔膜損傷 ▶肺・胸部気管・気管支損傷

使用物品　胸腔ドレーンチューブ，低圧持続吸引器，

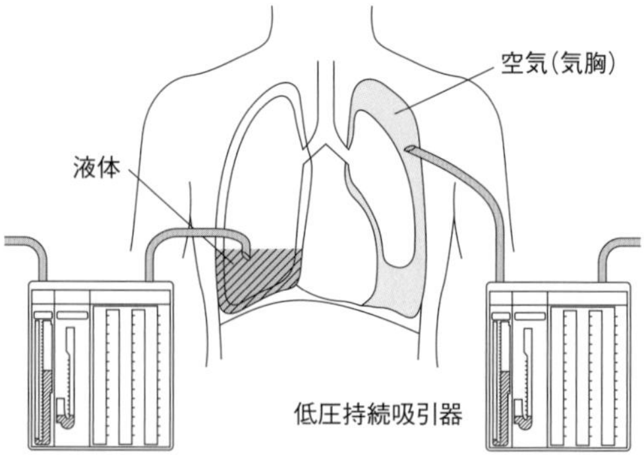

図1-33　持続吸引

胸腔ドレナージセット，局所麻酔薬，套管針カテーテル，吸引留置カテーテル

J020　胃持続ドレナージ〔開始日〕　50点
注　乳幼児加算　110点

胃は，正常の状態で1日1500～2500mLの液体を分泌するといわれている。唾液や食道分泌液も加えると，さらに多量の液体が胃の出口を通って小腸に出ていくことになる。幽門狭窄や腸閉塞の際，あるいは手術直後で十分な腸蠕動をみないときなどは，胃内にシリコン製あるいはポリ塩化ビニール製の管（胃管または胃ゾンデと呼ばれる）を留置することにより胃内容を吸引する必要がある。そのほかにも胃出血，薬物・毒物の誤嚥時などに胃の持続的ドレナージが行われる。

胃管の挿入は通常は経鼻的に行う（図1-34のA）。鼻孔より50～55cmで，先端は胃底部ないし胃体部に位置させる（図1-34のB）。空気を注入し，心窩部で空気音を聴取することによりおおよその位置の確認が可能であるが，レントゲン撮影が確実である。胃管は医療用テープにより鼻の周囲に固定する。

持続的ドレナージは定期的に注射器で吸引するか，重力を利用してバッグに接続する。ダブルルーメンのサンプチューブ（J002ドレーン法，図1-8参照，p.7）の場合は持続吸引器に接続することができる。通常は－10～15cmH_2Oの吸引圧として，粘膜を引き込まないように間欠的に吸引する。排液がない場合は食物残渣などで詰まっていないか，ときどき注射器で確認する必要がある。

胃管抜去の時期は，腸閉塞，出血，毒物・薬物中毒時などでは当然ながら軽快時であるが，消化管術後では回復を促すため，早期に抜去する傾向にある（術後1～2日）。

合併症としては挿入時の鼻出血や，胃液喪失に伴う電解質異常，吸引圧のかけ過ぎによる胃穿孔，挿入時の誤嚥による肺炎，副鼻腔炎，気管や頭蓋内への誤進入などである。

《保険請求》
①J020での算定は初日のみであり，2日目以降はJ002ドレーン法で算定する。
②手術時に挿入された場合で24時間以内に抜去されたときは手術料に含まれるため算定できない。

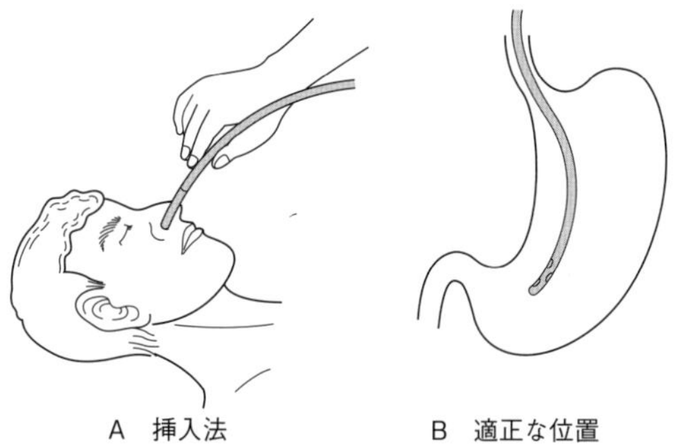

図1-34 胃管の挿入

③3歳未満の場合は乳幼児加算を加算する。

適応疾患 ▶イレウス ▶上部消化管出血 ▶薬物誤用 ▶意識消失

使用物品 表面麻酔薬（キシロカインゼリーなど），胃管（サンプチューブなど）

J021 持続的腹腔ドレナージ〔開始日〕 550点

注2 乳幼児加算 110点

一般的なドレナージの目的，方法などについてはJ002ドレーン法にあるとおりである。とくに腹腔ドレナージの場合は，腹腔内に貯留する膿汁，血液，胆汁，膵液，腹水，その他の滲出液を体外に排出することにより，腹腔内の病的状態からの治癒を図るのが目的である。

穿刺部位は，超音波装置を用い腸管損傷のないところを選択する（図1-21参照，p.16）。消毒・局所麻酔後，穿刺し，腹水が吸引できることを確認した後，カテーテルを留置する。この際の合併症としては，腸管損傷のほか，腹壁あるいは腹腔内からの出血，感染や，急に大量の腹水を排除した場合のショックなどがある。カテーテルは漏出性腹水の場合は中心静脈栄養用の細いもので十分であるが，血性や滲出性あるいは浮遊物のある腹水の場合は多孔性の太いものを用いる必要がある。胸腔穿刺と同様，洗浄，薬剤注入が必要な場合もある。

腹腔の持続的ドレナージは多くはドレーンを排液用バッグに接続して閉鎖式に重力を利用してするが，時に低圧持続吸引器を用いることもある。

《保険請求》

①手術時に挿入された場合は手術料に含まれる。
②穿刺の場合，開始日のみが算定され，2日目以降はJ002ドレーン法で算定する。
③挿入したドレーンの本数にかかわらず，1日に1回に限り算定される。
④3歳未満の場合は乳幼児加算を加算する。

適応疾患 ▶肝硬変症 ▶ネフローゼ症候群 ▶栄養失調 ▶癌性腹膜炎 ▶結核性腹膜炎 ▶急性膵炎 ▶外傷性肝破裂 ▶外傷性脾破裂 ▶子宮外妊娠 ▶化膿性腹膜炎 ▶十二指腸穿孔 ▶胃穿孔 ▶結腸損傷 ▶腹水症

使用物品 外用消毒薬，局所麻酔薬，各種ドレナージカテーテル，低圧持続吸引器，套管針カテーテル，

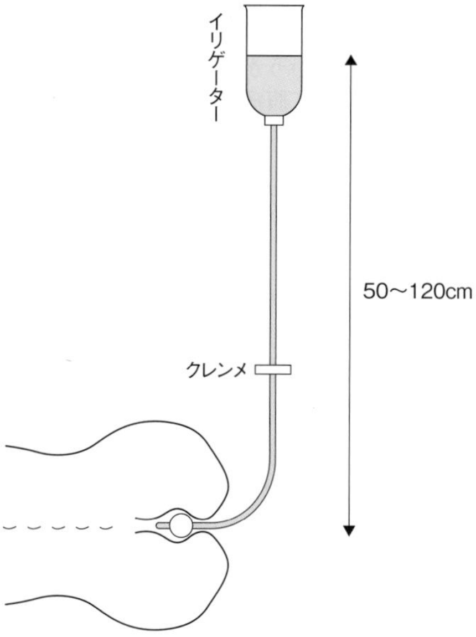

図1-35 高圧浣腸の方法

吸引留置カテーテル

J022 高位浣腸，高圧浣腸，洗腸 65点

注 乳幼児加算 55点

高位浣腸は，大量の微温湯，生理食塩水，薬用石鹸液などを容器（イリゲーターと呼ばれる）のなかに入れ，経管的に大腸に注入することにより，通常の浣腸より高位の腸内容を除去する方法である。イリゲーターを50cmより高く挙上して行う場合，高圧浣腸と呼ばれる。また，とくに腸内をきれいにしたい場合は回収液が透明になるまでこの操作を繰り返す。これを洗腸という。

具体的には，側臥位でカテーテルを肛門に挿入（人工肛門の場合もある），イリゲーターと連結し，浣腸液を注入する（図1-35）。イリゲーターの液面の高さは50cm程度であるが，場合により120cmまで上げることもある。量は1000～1500mLであり，100～200mL/分で注入する。

合併症として浣腸液の急速な注入や圧のかけ過ぎによる腸管穿孔，自律神経反射による急激な血圧低下などがある。

《保険請求》

①3歳未満の場合は乳幼児加算を加算する。
②高位浣腸，高圧浣腸，洗腸，摘便，腰椎麻酔下直腸内異物除去，腸内ガス排気処置（開腹手術後）を同一日に行った場合は，主たるもののみ算定できる。

適応疾患 ▶便秘症 ▶宿便 ▶潰瘍性大腸炎（のステロイド注入）▶結腸癌・直腸癌（の検査または術前処置）

使用物品 生理食塩水（1～2L），バルーンカテーテル，イリゲーターなど

J022-2 摘便 100点

長期臥床者や高齢者の場合，腸蠕動の低下により腸

内容が停滞する。とくに直腸下部の便は水分を失い固くなって，栓状に出口をふさぐ状態になる。これを便栓あるいは便塞栓というが，下剤や浣腸のみでは排出効果がなく，かえって腹痛などを起こし患者を苦しめることになる。この際は用指的に便栓を摘出する必要がある。これを摘便というが，この後に通常の浣腸をすると効果的である。

《保険請求》

高位浣腸，高圧浣腸，洗腸，摘便，腰椎麻酔下直腸内異物除去又は腸内ガス排気処置（開腹手術後）を同一日に行った場合は，主たるもののみ算定できる。

適応疾患　▶便秘症 ▶排便困難（排便障害，宿便など）

使用物品　表面麻酔薬（キシロカインゼリーなど）

J022-3　腰椎麻酔下直腸内異物除去　45点

直腸異物には，経口的に直腸まで達した義歯や硬貨，魚骨，胆石，糞石など，また，経肛門的に挿入された異物などがある。多くは無麻酔下または局所麻酔下に摘出可能であるが，大きなものや先端が鋭く直腸壁を傷つけるおそれのあるものでは腰椎麻酔下に肛門の括約筋を弛緩させ摘出する必要がある。

《保険請求》

高位浣腸，高圧浣腸，洗腸，摘便，腰椎麻酔下直腸内異物除去又は腸内ガス排気処置（開腹手術後）を同一日に行った場合は，主たるもののみ算定する。

適応疾患　▶直腸異物（直腸内異物，慢性便秘）

使用物品　局所麻酔薬

J022-4　腸内ガス排気処置〔開腹手術後〕　45点

開腹手術後は腹腔内への手術操作の影響で腸管蠕動が低下し，排ガスが制限され，大腸内に充満する。大量に貯留すると（鼓腸と呼ばれる）腹痛を訴え，腸管蠕動をさらに悪化させることもある。この場合，各種の蠕動促進薬も使われるが，経肛門的にネラトンカテーテルを挿入し，手元の端を水のなかにつけて排ガスを確認しながら行う“ガス抜き”が有効である。

《保険請求》

高位浣腸，高圧浣腸，洗腸，摘便，腰椎麻酔下直腸内異物除去又は腸内ガス排気処置（開腹手術後）を同一日に行った場合は，主たるもののみ算定する。

適応疾患　▶術後鼓腸（鼓腸，便秘症，イレウス，腸閉塞）

使用物品　ネラトンカテーテル，シリコンカテーテル

J022-5　持続的難治性下痢便ドレナージ〔開始日〕　50点

外傷や脳卒中などで長期臥床を余儀なくされている患者，あるいは肛門周囲の熱傷，褥瘡などのある患者が，頻回の水様下痢を呈する場合，付着した便により肛門周囲の皮膚に炎症や感染，創傷治癒遅延などを生じやすい。また，陰部に近い部位のカテーテルやルートにも感染が起きやすい。このような状態では本人の苦痛が増すのみならず，看護や治療にも手間や時間がかかり，入院期間の延長を招くこともある。専用の器具（図1-36）を直腸内に挿入しバルーンで固定し，パウチで便を受けることにより，閉鎖的かつ簡便に便の処理が可能になり，上記合併症の予防や，患者のQOLの改善，病院のマンパワーの節約，院内感染の予防も可能になる。

《保険請求》

①救命救急入院料，特定集中治療室管理料，ハイケアユニット入院医療管理料，脳卒中ケアユニット入院医療管理料または無菌治療室管理加算を現に算定している患者であって，2時間に1回以上の反復する難治性の下痢便を認める患者または肛門周囲熱傷を伴う患者に対し，急性期患者の皮膚・排泄ケアを実施するための適切な知識・技術を有する医師または看護師が，便の回収を持続的かつ閉鎖的に行う機器を用いて行った場合に算定する。

②当該技術に関する十分な経験を有する医師または5年以上の急性期患者の看護に従事した経験を有し，急性期患者の皮膚・排泄ケア等に係る適切な研修を修了した看護師が実施することが望ましい。適切な研修とは次に該当する研修のことをいう。

ア　国および医療機関団体等が主催（6カ月以上の研修期間で，修了証が交付される）

イ　急性期看護または排泄ケア関連領域における専門的な知識・技術を有する看護師の養成を目的とする

③開始日は当該点数で算定し，2日目以降はJ002ドレーン法「2」その他のもので算定する。

適応疾患　▶（肛門周囲）熱傷 ▶褥瘡 ▶難治性下痢

使用物品　持続的難治性下痢便ドレナージキット（フレキシ　シール®）

J023　気管支カテーテル薬液注入法　150点

特殊な肺疾患（アスペルギルス症など）に対して，気管支鏡を用いて選択的に肺の一部分に薬液を注入する。たとえば，右肺の上葉に病変がある場合，右上葉気管支に気管支鏡を入れて，上葉のみに薬液を注入する。

《保険請求》

気管支鏡で行う気管支分泌物吸引はJ018-2内視鏡下気管支分泌物吸引で算定する。ただし算定は1日1回を限度とする。

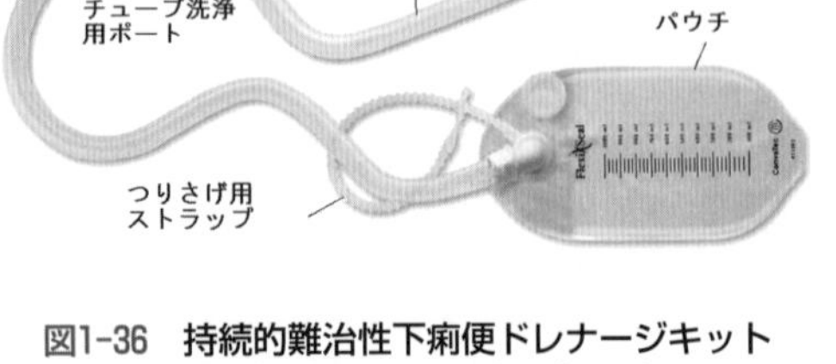

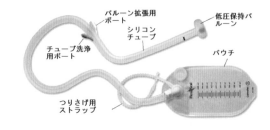

図1-36　持続的難治性下痢便ドレナージキット
チューブの先端を経肛門的に直腸内に挿入してバルーンで固定する。便は閉鎖的にパウチ内に貯留する（写真提供　コンバテックジャパン株式会社）。

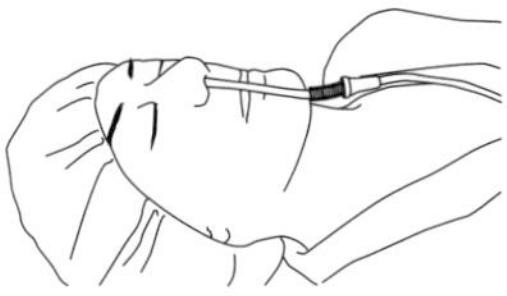

図1-37 経鼻カテーテル

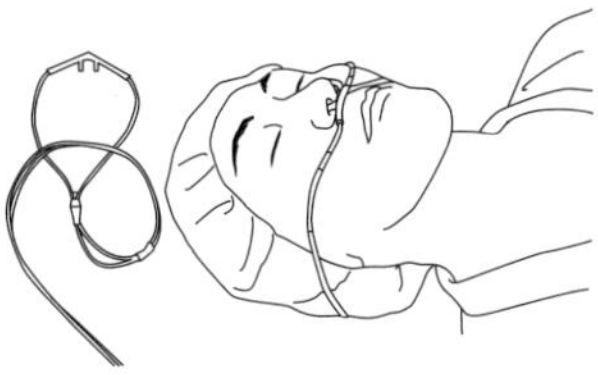

図1-38 鼻カヌラ

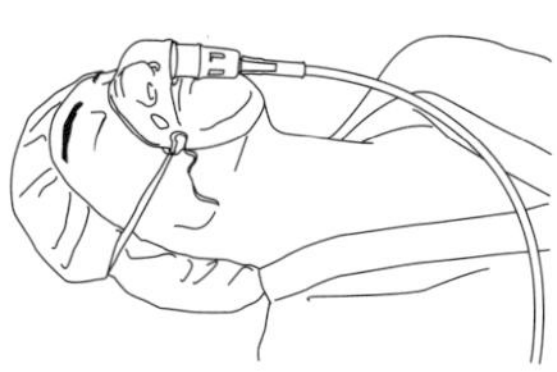

図1-39 酸素マスク

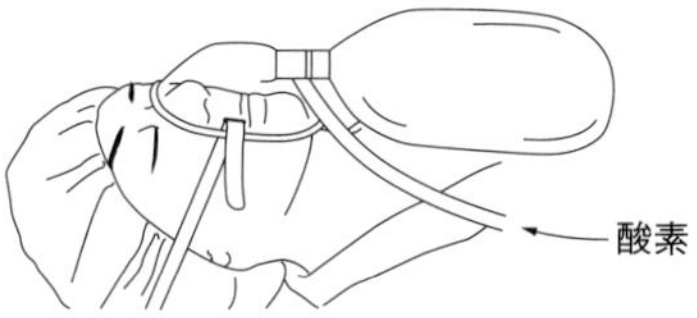

図1-40 リザーバー付酸素マスク

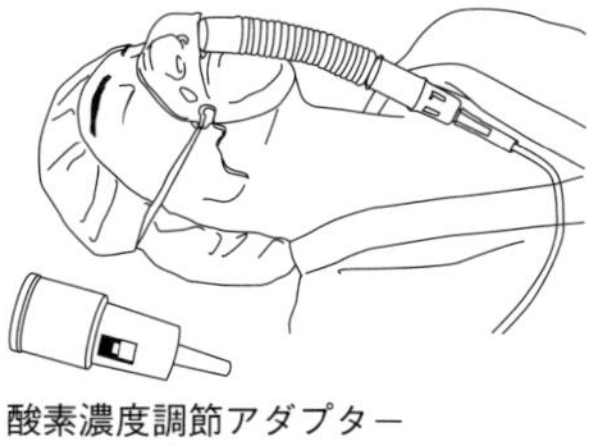

図1-41 ベンチュリーマスク

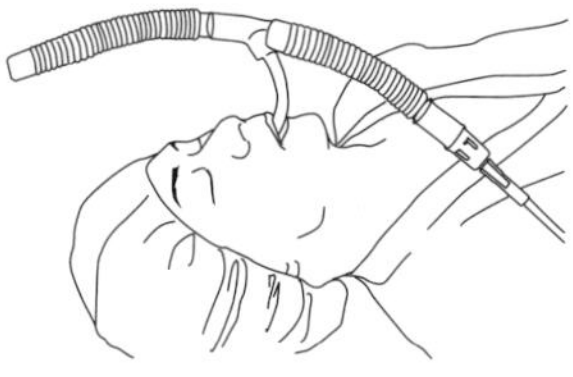

図1-42 Tチューブ

適応疾患 ▸アスペルギルス症 ▸肺腫瘍 ▸肺胞炎など
使用物品 気管支鏡一式，薬液

J024 酸素吸入〔1日につき〕 65点

人間の体は，安静にしているときで成人であれば1分間に約250mLの酸素を消費している。空気中の酸素の濃度は21％であり，私たちは呼吸で空気を肺に取り込み，そのなかの酸素をさらに血液に取り込む。取り込まれた酸素は血液中のヘモグロビンと結合して全身に運ばれる。全身の細胞はこの運ばれた酸素を利用して代謝を行い，正常な機能を維持している。

肺炎や肺水腫，ARDSなどでは肺から血液に十分な酸素を取り込めなくなり，動脈血の酸素分圧が低下する。動脈血の酸素化不良が続くと細胞は機能を維持できなくなり，生命の維持が困難となる。このような状態では，吸入する酸素の濃度を上げることで血液への酸素の取り込みを増加させることが必要となる。

酸素吸入の目的は，血液の酸素不足を改善することで組織細胞の酸素欠乏状態を改善し，心臓や呼吸の負担を少なくして正常な機能を取り戻すことである。

酸素吸入法は，患者の状態（重症度，鼻呼吸か口呼吸か），適切な吸入酸素濃度，食事や痰の出し方など患者の活動性により選択される。

一般的には，カテーテルかマスクで酸素を吸入させるが，気管切開や気管内挿管下でも酸素吸入は行われる。

<A. 一般的な酸素吸入法>

1．カテーテルによる方法：低濃度の酸素投与でよい場合に用いる。
 ①経鼻カテーテル（図1-37）：先端に孔をあけたカテーテルを鼻腔から咽頭まで挿入して，100％酸素を1～4L/分で投与する。酸素の流量と，空気も吸入するため，呼吸の大きさで患者の実際の吸入酸素濃度が変わる。
 ②鼻カヌラ（図1-38）：2つの短い管を両鼻腔に浅く挿入して，100％酸素を1～4L/分で投与する。酸素の流量で吸入酸素濃度は約25～40％となる。

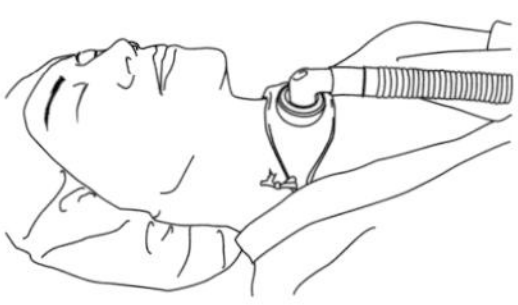

図1-43 トラキマスク（気管切開マスク）

口呼吸では吸入酸素濃度は上昇しない。カテーテル法では主に鼻カヌラ法が行われる。

2．マスクによる方法（図1-39）：高濃度酸素や正確な吸入酸素濃度を得たい場合に用いる。カテーテル法よりも吸入酸素濃度を上昇させることができるが，マスクを顔に密着させないと吸入酸素濃度は低下する。また食事，会話，痰の喀出の邪魔になる。
 ①中濃度酸素マスク：35～50％の吸入酸素濃度となるが，正確に設定できない。
 ②高濃度酸素マスク：35～60％の吸入酸素濃度となるが，正確に設定はできない。
 ③リザーバー付きマスク（図1-40）：マスクにリザーバーが付属した構造で，55～90％の吸入酸素濃度となるが，細かい設定はできない。
 ④ベンチュリーマスク（図1-41）：ベンチュリーの原理で酸素流が空気を引き込み，引き込む空気の量を調節することで，吸入酸素濃度を規定できる。25～100％で目的の吸入酸素濃度に調節できる。

<B. 気管内挿管，気管切開下での酸素吸入>

1．Tチューブ，Tピースによる酸素吸入（図1-42）：T型のコネクターを気管切開あるいは気管内チューブに接続して酸素を投与する。ベンチュリー機構の酸素供給源を用いると吸入酸素濃度を規定できる。
2．オキシベントによる酸素吸入：気管切開あるいは気管内チューブに接続して1～5L/分の酸素を投与する。25～40％の吸入酸素濃度が得られる。
3．トラキマスクによる酸素吸入（図1-43）：気管切開の上に被せるマスク状の酸素供給装置。

《保険請求》

①間歇的陽圧吸入法，鼻マスク式補助換気法，体外式

陰圧人工呼吸器治療，ハイフローセラピー，インキュベーター，人工呼吸，持続陽圧呼吸法，間歇的強制呼吸法または気管内洗浄（気管支ファイバースコピー使用を含む）と同一日に行った酸素吸入の費用は，それぞれの所定点数に含まれ，別に算定できない。
②使用した精製水の費用は所定点数に含む。
③C103在宅酸素療法指導管理料，C107在宅人工呼吸指導管理料，C107-3在宅ハイフローセラピー指導管理料を算定している患者（在宅療養指導管理材料加算のみを算定している患者を含み，入院患者を除く）では，酸素吸入の費用を算定できない。
④酸素と窒素を用いて空気と類似した組成の気体を作成し酸素吸入に用いた場合，酸素および窒素の費用は算定できない。
⑤肺血流増加型先天性心疾患の患者に対して，呼吸循環管理を目的として低濃度酸素吸入を行った場合は，J024酸素吸入の所定点数を算定する。

適応疾患　▶肺炎 ▶無気肺 ▶低酸素血症 ▶心不全（うっ血性心不全，左室不全）など酸素吸入が必要な例

使用物品　経鼻カテーテル，鼻カヌラ，酸素マスク，ベンチュリーマスク一式（ベンチュリーマスク，酸素濃度調節コネクター，酸素チューブ），Tチューブ一式〔Tコネクター，蛇管（短1個，長1個，ベンチュリーコネクター，酸素チューブ）〕，トラキマスク一式（トラキマスク，酸素チューブ），酸素

J024-2　突発性難聴に対する酸素療法〔1日につき〕　65点

急激に発症する感音難聴のうち，原因不明のものを突発性難聴と呼び，50～60歳代に多く，男女差はない。疲労後の発症が多い。原因としては，おたふくかぜやはしかなどのウイルス疾患，内耳血管の痙攣や塞栓，血栓，出血などによる循環障害が考えられている。治療として血管拡張薬，抗凝固薬など循環改善薬がしばしば有効であり，代謝賦活薬や向神経ビタミン製薬，血液内酸素濃度を上昇させるための酸素療法や高気圧酸素療法，星状神経節ブロック，ステロイド薬が広く用いられる。

《保険請求》

①間歇的陽圧吸入法，鼻マスク式補助換気法，体外式陰圧人工呼吸器治療，ハイフローセラピー，インキュベーター，人工呼吸，持続陽圧呼吸法，間歇的強制呼吸法又は気管内洗浄（気管支ファイバースコピー使用を含む）と同一日に行った突発性難聴に対する酸素療法の費用は，それぞれの所定点数に含まれ，別に算定できない。
②C103在宅酸素療法指導管理料，C107在宅人工呼吸指導管理料，C107-3在宅ハイフローセラピー指導管理料を算定している患者（在宅療養指導管理材料加算のみを算定している患者を含み，入院患者を除く）では，突発性難聴に対する酸素療法の費用は算定できない。

適応疾患　▶突発性難聴

使用物品　経鼻カテーテル，鼻カヌラ，酸素マスク，ベンチュリーマスク一式（ベンチュリーマスク，酸素濃度調節コネクター，酸素チューブ），Tチューブ一式〔Tコネクター，蛇管（短1個，長1個，ベンチュリーコネクター，酸素チューブ）〕，トラキマスク一式（トラキマスク，酸素チューブ），酸素

J025　酸素テント〔1日につき〕　65点

ベッド上で患者の上半身（小児では全身の場合も）をビニールテントで覆い，この中へ100％酸素を持続的に流す。酸素カヌラや酸素マスクと異なり，供給する酸素を加温加湿し，テント内の湿度と温度を調節できる。新生児，小児，カヌラやマスクを拒否する患者，火傷などでマスクが使用できない患者に用いる（図1-44，45）。処置を行う際に，テントの開け閉めでテント内の酸素濃度が低下することがある。テント内は酸素濃度測定器で酸素濃度を測定する。酸素流量は通常，10～12L/分とし，処置を行う前後では15L/分とする。

《保険請求》

①間歇的陽圧吸入法と同時に行った酸素テントの費用は，間歇的陽圧吸入法に含まれる。
②酸素を使用した場合は，その価格を10円で除した点数を加算する（J201酸素加算）。
③C103在宅酸素療法指導管理料，C107在宅人工呼吸

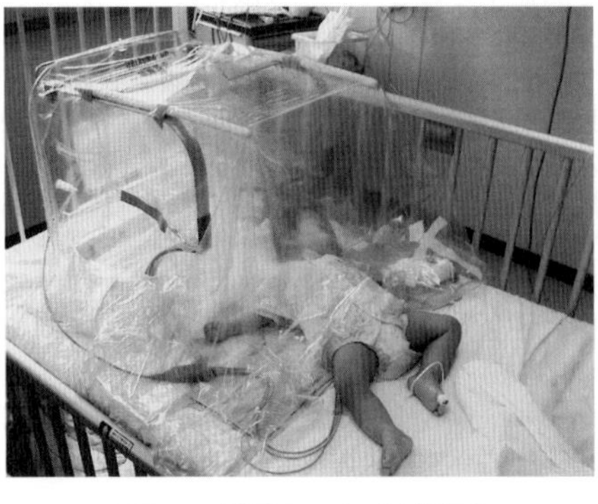

図1-44　酸素テント（小児用）

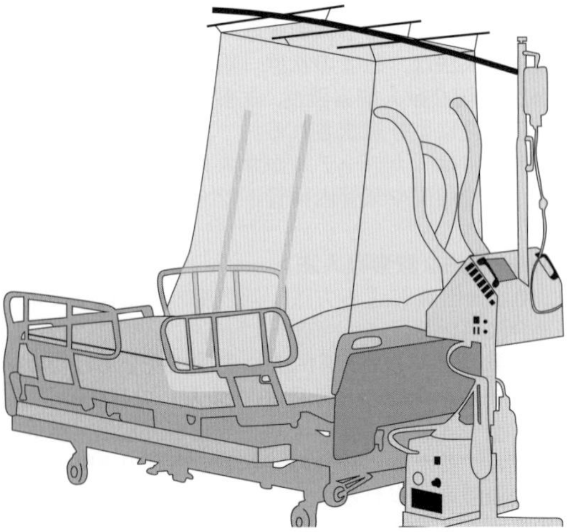

図1-45　酸素テント（小児から成人用）

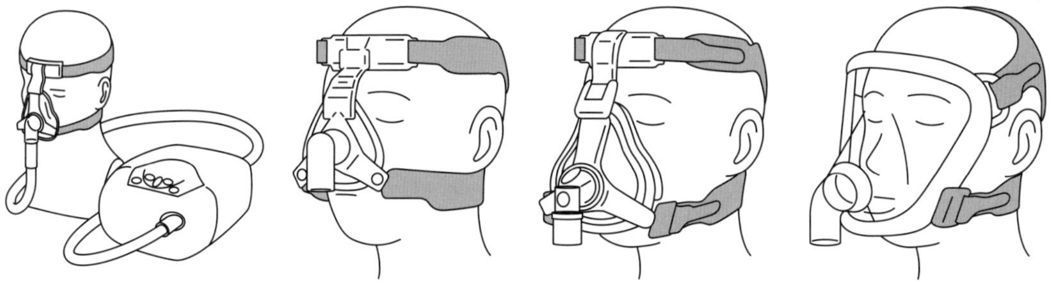

図1-46 鼻マスク式補助換気法

指導管理料，C107-3在宅ハイフローセラピー指導管理料を算定している患者（在宅療養指導管理材料加算のみを算定している患者を含み，入院患者を除く）では，酸素テントの費用を算定できない。

④ソーダライムなどの二酸化炭素吸着剤の費用は点数に含まれる。

⑤2種以上の処置を同一日に行った場合，間歇的陽圧吸入法，鼻マスク式補助換気法，体外式陰圧人工呼吸器治療，ハイフローセラピー，インキュベーター，人工呼吸，持続陽圧呼吸法，間歇的強制呼吸法又は気管内洗浄（気管支ファイバースコピー使用を含む）と同一日に行った酸素テントの費用は，それぞれの所定点数に含まれ，別に算定できない。

適応疾患 ▶（小児の）肺炎 ▶熱傷など

使用物品 酸素テント

J026 間歇的陽圧吸入法〔1日につき〕 160点

従圧式の人工呼吸器とマウスピースまたはマスクを用いて，人工呼吸器にあわせて吸気を行うことで気道内圧を上昇させて肺を拡張させる方法を間歇的陽圧呼吸といい，手術前後の無気肺や肺炎の予防・治療に用いられる。一般的には10〜20cmH_2Oの圧で，5〜10分間を1回として1日に3〜5回行う。

間歇的陽圧吸入法は間歇的陽圧呼吸の回路にネブライザーを組み込み，気管支拡張薬や去痰薬を吸入させる方法であり，効果的に薬剤を肺の奥まで送り込むことができる。しかしながら現在，吸入療法としてコンプレッサーを用いた加圧式（ジェット式）や定量式噴霧器（MDI），超音波ネブライザーが一般的に用いられ，効果にも差がないことから，人工呼吸器を用いた間歇的陽圧吸入法はあまり使用されない。

《保険請求》

①酸素を使用した場合は，その価格を10円で除して得た点数を加算する（J201酸素加算）。

②C103在宅酸素療法指導管理料，C107在宅人工呼吸指導管理料，C107-3在宅ハイフローセラピー指導管理料を算定している患者（在宅療養指導管理材料加算のみを加算している患者を含み，入院患者を除く）では，間歇的陽圧吸入法の費用を算定できない。

③喀痰吸引，内視鏡下気管支分泌物吸引，干渉低周波去痰器による喀痰排出，間歇的陽圧吸入法，鼻マスク式補助換気法，体外式陰圧人工呼吸器治療，高気圧酸素治療，ハイフローセラピー，インキュベーター，人工呼吸，持続陽圧呼吸法，間歇的強制呼吸法，気管内洗浄（気管支ファイバースコピー使用を含む），ネブライザまたは超音波ネブライザを同一日に行った場合は，主たるもののみ算定する。

④間歇的陽圧吸入法と同時に行う喀痰吸引，干渉低周波去痰器による喀痰排出，酸素吸入，突発性難聴に対する酸素療法または酸素テントの費用は点数に含まれ，別に算定できない。

適応疾患 ▶気管支拡張症 ▶無気肺 ▶肺炎 ▶自力で十分な呼吸ができない疾患（低酸素血症など）

使用物品 間歇的陽圧人工呼吸器，呼吸サーキット

J026-2 鼻マスク式補助換気法〔1日につき〕 160点

通常の人工換気（人工呼吸）は，気管内挿管または気管切開下に行われるため，人工換気を行っている間は会話や食事をすることができない。

鼻マスク式補助換気法は，専用の人工呼吸器を用いることにより，気管内挿管や気管切開をせずに，鼻マスクあるいはフェイスマスクで換気の補助が行える方法であり，非侵襲的な人工呼吸法，NPPV（Noninvasive Positive Pressure Ventilation）と呼ばれる。

気管内挿管または気管切開下に行われる通常の人工呼吸では，呼吸回路に漏れがあると十分な換気の補助が行えない。鼻マスク式補助換気法では，回路にもともと漏れがある状態で，漏れる量を器械が測定し，それ以上の流量を供給して換気の補助を行う。

この方法では患者は会話や食事も可能である。対象となるのは，睡眠時無呼吸症候群の患者や慢性呼吸不全の患者であるが，最近では，急性呼吸不全にも試みられている（図1-46）。

《保険請求》

①鼻マスク式補助換気法と同時に行われる喀痰吸引，酸素吸入または酸素テントの費用は所定点数に含まれる。

②C103在宅酸素療法指導管理料，C107在宅人工呼吸指導管理料，C107-3在宅ハイフローセラピー指導管理料を算定している患者（在宅療養指導管理材料加算のみを算定している患者を含み，入院患者および医療型短期入所サービス費または医療型特定短期入所サービス費を算定している短期入所中の者を除く）では，鼻マスク式補助換気法の費用を算定できない。

2種以上の処置を同一日に行った場合

①喀痰吸引，内視鏡下気管支分泌物吸引，干渉低周波去痰器による喀痰排出，間歇的陽圧吸入法，鼻マスク式補助換気法，体外式陰圧人工呼吸器治療，ハイフローセラピー，高気圧酸素治療，インキュベーター，人工呼吸，持続陽圧呼吸法，間歇的強制呼吸法，気管内洗浄（気管支ファイバースコピー使用を含む），ネブライザまたは超音波ネブライザを同一日に行った場合は，主たるもののみにより算定する。

②鼻マスク式補助換気法と同時に行う喀痰吸引，干渉低周波去痰器による喀痰排出，酸素吸入，突発性難聴に対する酸素療法または酸素テントの費用は点数に含まれ，別に算定できない。

適応疾患　▶睡眠時無呼吸症候群 ▶慢性呼吸不全 ▶急性呼吸不全 ▶低酸素血症など

使用物品　非侵襲的人工呼吸器（NPPV人工呼吸器），マスク

J026-3　体外式陰圧人工呼吸器治療〔1日につき〕　160点

体外式陰圧人工呼吸器は「鉄の肺」が最初で，ポリオの呼吸不全を治療するために使われた。その後1930年代「鉄の肺」の小型版である現在の胸腹部を覆う体外式陰圧人工呼吸器（図1-47）がつくられた。気管切開が必要でなく，外せば普通の患者と変わりなく行動でき，また旅行や外泊なども可能。日本では1980年代中頃より頻繁に使われたが，現在は鼻マスクによる陽圧人工呼吸が主流となっている。しかし，まだ体外式陰圧人工呼吸器で治療中の患者や鼻マスクでの人工呼吸が習得困難な患者に使われている。

原理は気密室の中に身体を入れ，この気密室に陰圧をかけて胸を膨らませて肺に空気を引き込むもので，胸と腹にキュイラスというプラスチック製の胸当てを装着し，ここに陰圧をかける。陰圧をかけることで，胸郭が広げられ，また横隔膜が引き下げられ，自然呼吸の吸気と同様に胸腔内陰圧が強くなり吸気が行われる。呼気時に陽圧をかけることも可能である。

気管挿管や気管切開は必要なく会話・食事も普通に行える。睡眠時無呼吸など上気道閉塞をきたす場合は推奨されない。

《保険請求》

①体外式陰圧人工呼吸と同時に行う喀痰吸引，酸素吸入または酸素テントは所定点数に含まれる。

②C103在宅酸素療法指導管理料，C107在宅人工呼吸指導管理料またはC107-3在宅ハイフローセラピー指導管理料を算定している患者（在宅療養指導管理材料加算のみを算定している患者を含み，入院中の患者および医療型短期入所サービス費または医療型特定短期入所サービス費を算定している短期入所中の者を除く）では，体外式陰圧人工呼吸治療の費用を算定できない。

③喀痰吸引，内視鏡下気管支分泌物吸引，干渉低周波去痰器による喀痰排出，間歇的陽圧吸入法，鼻マスク式補助換気法，体外式陰圧人工呼吸器治療，ハイフローセラピー，高気圧酸素治療，インキュベーター，人工呼吸，持続陽圧呼吸法，間歇的強制呼吸法，気管内洗浄（気管支ファイバースコピー使用を含む），ネブライザまたは超音波ネブライザを同一日に行った場合は，主たるもののみにより算定する。

④体外式陰圧人工呼吸器治療と同時に行う喀痰吸引，干渉低周波去痰器による喀痰排出，酸素吸入，突発性難聴に対する酸素療法または酸素テントの費用は点数に含まれ，別に算定できない。

適応疾患　▶筋ジストロフィー呼吸不全（進行性筋ジストロフィー）▶ポリオ呼吸不全（ポリオ）▶鼻マスクでの人工呼吸が習得困難な患者 ▶その他の呼吸筋麻痺（筋萎縮性側索硬化症など）

使用物品　体外式陰圧人工呼吸器

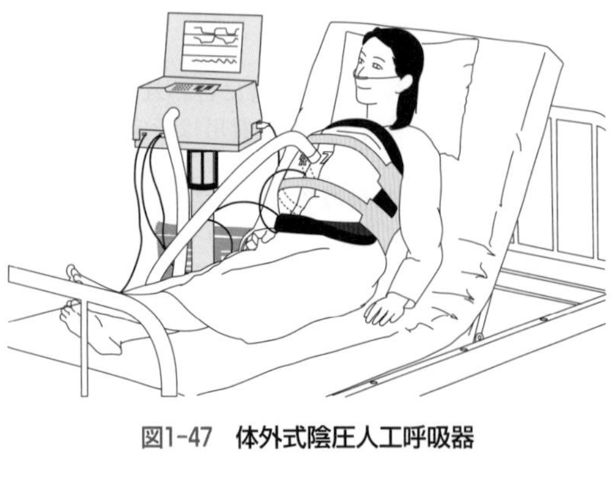

図1-47　体外式陰圧人工呼吸器

J026-4　ハイフローセラピー〔1日につき〕

1	15歳未満の患者の場合	282点
2	15歳以上の患者の場合	192点

酸素吸入の目的は，血液の酸素不足を改善することで組織細胞の酸素不足状態を改善し，心臓や呼吸の負担を少なくして正常機能を取り戻すことである。鼻カニューラによる酸素吸入法では酸素流量は通常6L/分以下であり，高濃度の酸素投与は困難である。また，患者が口呼吸だと酸素療法の効果も落ちる。

ハイフローセラピー（図1-48）とは，鼻カニューラから最大30L/分～60L/分くらいまでの流量を流す方法で，「ネイザルハイフロー」はデバイスの商品名として使用される。加温加湿器，酸素ブレンダー，回路がセットになっている。加湿を十分に行うため鼻が痛くなる心配は少ない。吸入酸素濃度は21％から100％まで設定可能である。ハイフロー（高流量）で送気して気道の死腔を洗い流し，少量のPEEP（Positive End Expiratory Pressure）もかけることができる。

利点として，食事，会話，口腔ケアが可能であり，夜も眠りやすい。酸素カニューラに比べて解剖学的死腔のウォッシュアウトが可能となり，正確なFiO_2を実現できる。呼気の再吸入がない。気管支鏡中の酸素投与にも効果的である。また，術後の酸素療法において，酸素化の改善に有用であるとの報告もある。

《保険請求》

①動脈血酸素分圧が60mmHg以下または経皮的動脈血酸素飽和度が90％以下の急性呼吸不全の患者に実施した場合に限り算定する。

②C103在宅酸素療法指導管理料，C107在宅人工呼吸

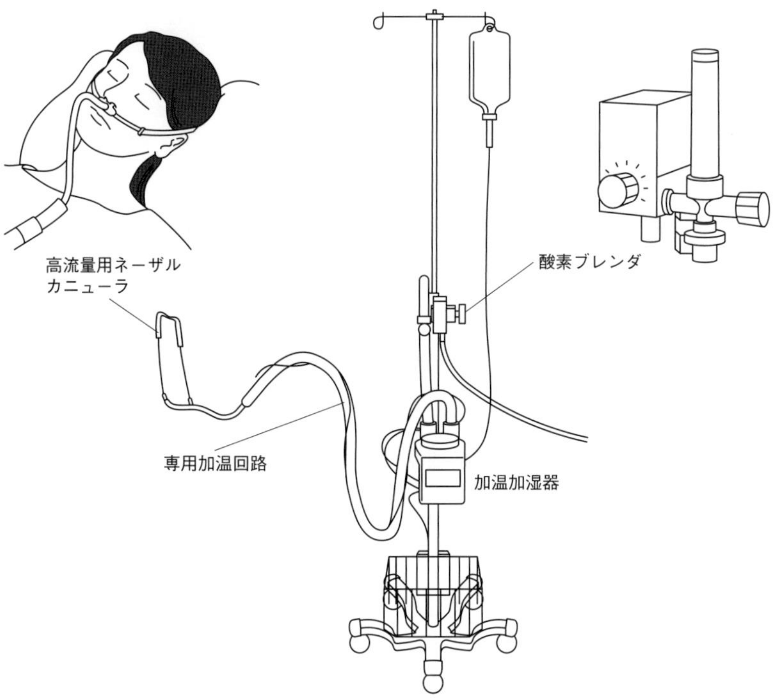

図1-48 ハイフローセラピー

指導管理料またはC107-3在宅ハイフローセラピー指導管理料を算定している患者（在宅療養指導管理材料加算または特定保険医療材料料のみの算定患者を含み，入院中の患者を除く）には，ハイフローセラピーの費用は算定できない。

レセプト摘要欄 動脈血酸素分圧又は経皮的酸素飽和度の測定結果を記載する

適応疾患 ▶急性呼吸不全，呼吸困難で酸素吸入が必要な患者 ▶動脈血酸素分圧が60mmHg以下またはSpO 2 が90％以下の急性呼吸不全の患者

使用物品 ネイザルハイフロー器，酸素，高流量用ネーザルカニューラ，酸素ブレンダー，加温加湿器，加温回路

J027 高気圧酸素治療〔1日につき〕

1	減圧症又は空気塞栓に対するもの	5,000点
2	その他のもの	3,000点
注	長時間加算	500点*

酸素は血液によって組織へ運搬される。血液中に含まれる酸素はヘモグロビンと結合して運搬されるものと血漿中に溶解するものがあるが，大部分はヘモグロビンと結合した状態で運ばれる。

高気圧環境下では，血漿中に溶解する酸素量を増大させることが可能であり，結果的に血液中の総酸素含量を増大させることができる。通常の大気圧では血液中の総酸素含量は20.326voL％であるが，たとえば4気圧の高圧環境下では総酸素含量は29.22voL％まで増加する。

高圧酸素療法は患者を密閉した耐圧容器に収容し，その中へ高圧ガスを送り加圧して高気圧環境として血液中の酸素含量を増加させる。

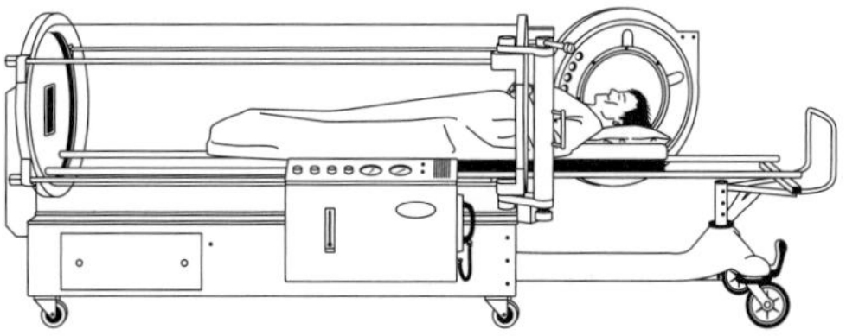

図1-49 第1種高気圧治療装置
酸素加圧式の第1種装置で，患者1名を臥位で収容する。内部に酸素を直接挿入して加圧する。

効果は，低酸素の改善や新生血管の増殖，殺菌作用の増強，浮腫の軽減などであり，潜水病，一酸化炭素中毒，ガス壊疽の治療などに用いられる。

密閉する耐圧容器の大きさにより，小型の1人用（第1種，図1-49）のものと，患者とともに医師や看護師を同時に収容したり，多数の患者を同時に収容する大型の多人数用（第2種，図1-50）の2種類に分けられる。

《保険請求》

①2絶対気圧以上の治療圧力が1時間に満たない場合は，J024酸素吸入で算定する。

②高気圧酸素治療における酸素価格は，「当該保険医療機関における酸素の単価」×「当該請求に係る患者に使用した酸素の容積」×「補正率（1.3×当該高気圧酸素治療に係る気圧数）」によって計算する。なお，「患者に使用した酸素の容量」とは「高気圧状態において測定された酸素の容量」である。

③「1」については，高気圧酸素治療の実施時間が5時間を超えた場合には，30分またはその端数を増す

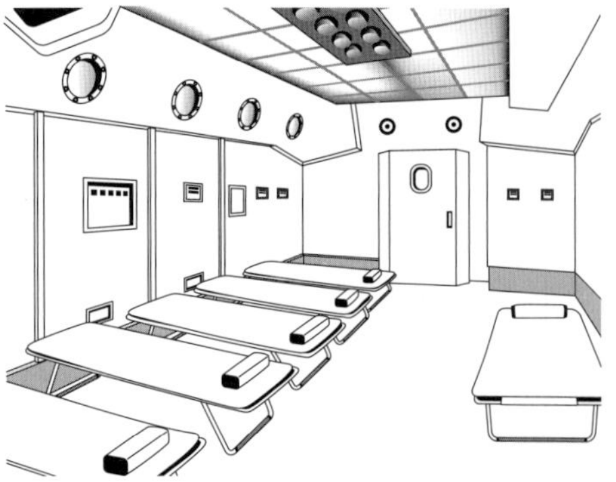

図1-50　第2種高気圧治療装置の構造

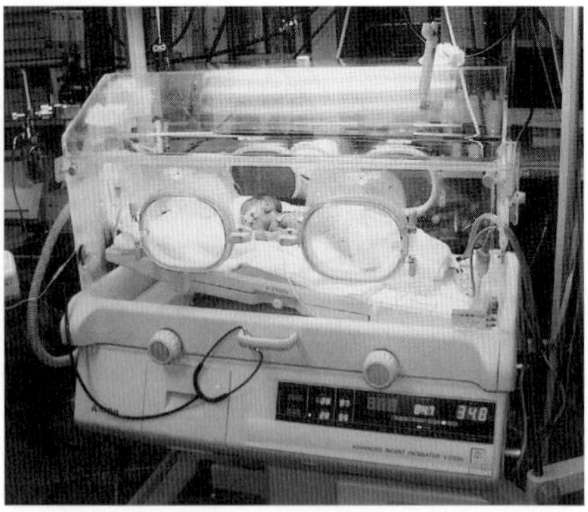

図1-51　インキュベーター

ごとに，長時間加算として，500点を所定点数に加算する。ただし，3,000点を限度として加算する（＊）。

レセプト摘要欄　一連の治療における初回実施年月日及び初回からの通算実施回数（当該月に実施されたものを含む）を記載する。

（高気圧酸素治療の「1」を算定した場合）減圧症又は空気塞栓が発症した年月日を記載する。

（高気圧酸素治療の「1」について，長時間加算を算定した場合）高気圧酸素治療の実施時間を記載する

適応疾患

「1」減圧症又は空気塞栓に対するもの：発症後1月以内に行う場合に，一連につき7回を限度として算定する。▶減圧症 ▶空気塞栓症

「2」その他のもの：次の疾患に対して行う場合は，一連につき10回を限度として算定する。

㋐急性一酸化炭素中毒その他のガス中毒（間歇型を含む），㋑重症軟部組織感染症（ガス壊疽，壊死性筋膜炎）または頭蓋内膿瘍，㋒急性末梢血管障害（重症熱傷または凍傷，広汎挫傷または中等度以上の血管断裂を伴う末梢血管障害，コンパートメント症候群，圧挫症候群），㋓脳梗塞，㋔重症頭部外傷後もしくは開頭術後の意識障害または脳浮腫，㋕重症の低酸素脳症，㋖腸閉塞

「2」その他のもの：次の疾患に対して行う場合は，一連につき30回を限度として算定する。

㋐網膜動脈閉塞症，㋑突発性難聴，㋒放射線または抗癌剤治療と併用される悪性腫瘍，㋓難治性潰瘍を伴う末梢循環障害，㋔皮膚移植，㋕脊髄神経疾患，㋖骨髄炎または放射線障害

《重症感染症，放射線障害》

※　スモンの患者に対して行う場合は，「2」その他のものによって算定する。

使用物品　第1種高気圧治療装置，第2種高気圧治療装置

J028　インキュベーター〔1日につき〕　120点

保育器のことで，クベースとも呼ばれる。未熟児や低出生体重児などは，成人に比べて体温調節機能が発達していないために，容易に低体温となってしまう。体温管理を厳重に行うために用いるのが保育器である。内部の温度と湿度，酸素濃度の調節が可能であり，患児を適切な環境下で管理することができる（図1-51）。

保育器には，閉鎖式と開放式の2種類があり，閉鎖式がよく用いられる。

閉鎖式保育器は，フィルターを通して外界から濾過した空気を取り入れ，ヒーターで加温し，さらに加湿して保育器内に送り込む。また，濃度を調節した酸素も同時に送り込み，保育器内の酸素濃度を調節できる。すなわち，温度，湿度，酸素濃度が調節できる。

開放式保育器は，患児のまわりは開放されていて，上部のヒーターからの遠赤外線による輻射熱で患児を保温する。人工呼吸やモニター，輸液ポンプなどを使用したり救急蘇生を行うには便利であるが，閉鎖式に比べて外界からの遮断や湿度，酸素濃度の調節が劣る。

未熟児や低出生体重児のみならず，乳児の手術後にも使われる。

《保険請求》

①酸素を利用した場合は，価格を10円で除して得た点数を加算する（J201酸素加算）。酸素とあわせて窒素を使用した場合は，それぞれの価格を10円で除した点数を合算する。

②使用した精製水の費用およびインキュベーターと同時に行った酸素吸入の費用は，所定点数に含まれるものとする。

③未熟児に限らず手術などのため，乳児に使用した場合も算定できる。

④とくに必要があって炭酸ガスを混入した場合の費用も，①と同様に計算する。

⑤喀痰吸引，内視鏡下気管支分泌物吸引，干渉低周波去痰器による喀痰排出，間歇的陽圧吸入法，鼻マスク式補助換気法，体外式陰圧人工呼吸器治療，ハイフローセラピー，高気圧酸素治療，インキュベーター，人工呼吸，持続陽圧呼吸法，間歇的強制呼吸法，気管内洗浄（気管支ファイバースコピー使用を含む），ネブライザまたは超音波ネブライザを同一日に行った場合は，主たるもののみにより算定する。

⑥インキュベーターと同一日に行った酸素吸入，突発性難聴に対する酸素療法または酸素テントの費用は点数に含まれ，別に算定できない。

適応疾患　▶未熟児（低出生体重児，極低出生体重児）▶乳児の手術後など

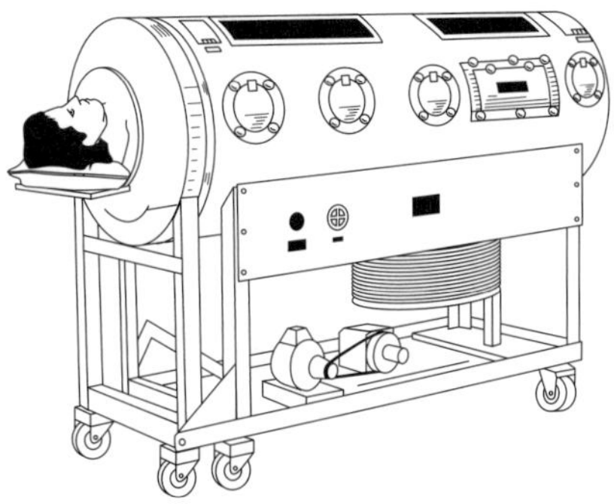

図1-52 鉄の肺（Emerson型）

使用物品 インキュベーター

J029 鉄の肺〔1日につき〕 260点

1950年代の小児麻痺の流行時に盛んに用いられた人工呼吸器で，患者の首から下をタンクに納め陰圧をかけて胸郭を拡張させ吸気を行い，陰圧を解除して呼気を行わせる胸郭外陰圧式人工呼吸器である。気管内挿管をせずに人工呼吸ができる方法である。電動モーターでタンク内を－25～－30cmH_2Oの陰圧にすると吸気が行われ，タンク内を陽圧にすると呼気となる。呼吸数は10～30回/分で調節できる。現在ではあまり用いられない（図1-52）。

《保険請求》

1日につき算定する。

適応疾患 ▶脊髄性小児麻痺など

使用物品 鉄の肺

J029-2 減圧タンク療法 260点

いわゆる潜水病，ケイソン病，減圧症の治療方法である。海中の深いところの作業やダイビングでは外気圧が3気圧以上の高圧になる。この環境下になると体液中の窒素が血液や関節に溶け込む。そのまま海面にすぐに出ると溶けていた窒素が気体となり，血液中や関節内に気泡として出てくる。手足のしびれや関節痛ばかりでなく，呼吸困難や脳梗塞のような麻痺をきたすことも多い。この治療を行うのが減圧タンク療法である。一度潜水病になると，高気圧治療装置に入って窒素の気泡を減少させ，かつ純酸素を吸入させて体内の酸素分圧を高め，窒素分圧を下げて排出させる。徐々に減圧していくが，数十時間かけて減圧することもめずらしくない。

適応疾患 ▶潜水病（減圧症）▶潜函病性骨壊死 ▶ケイソン病

使用物品 第2種高気圧治療装置（長時間に及ぶため，第1種では不都合）

J030 食道ブジー法 150点

ブジー（bougie）はもともとフランス語で狭窄部を広げる器具やその行為をさす。食道ブジーは食道狭窄部をダイレーターと呼ばれる器具で拡張することである。以前は内視鏡を使わず，各種の太さの硬質ゴム製のダイレーターを次々に口から狭窄部に挿入することにより拡張していた。また，ラミナリア（乾燥させた海草の茎）を挿入して拡張したこともあったが，これらの方法は現在ほとんど行われていない。これらの方法で行われる場合は本項で請求されるものの，現在通常行われている食道ブジーには，保険請求の際はK522食道狭窄拡張術の「2」（食道ブジー法）が適用される。現在行われている食道ブジーについて解説する。

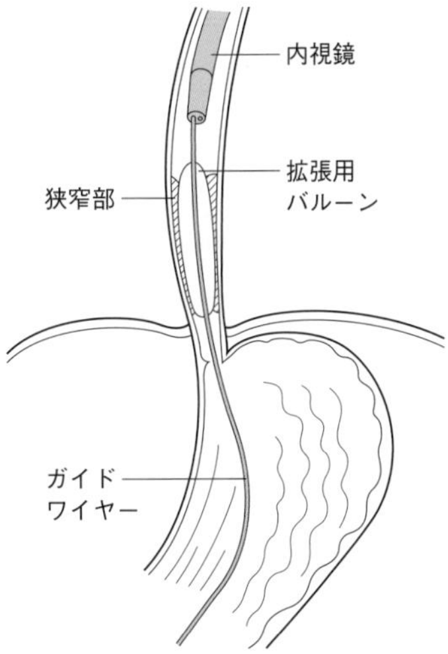

図1-53 バルーンを用いた食道ブジー

食道狭窄は先天性や強皮症に伴うものもあるが，日常診療でよく遭遇するのは瘢痕性狭窄であり，その原因として①過誤あるいは自殺目的で腐食性の高い毒物（酸やアルカリなど）を嚥下した場合，②逆流性食道炎，③上部消化管の手術後，④放射線治療などがある。また手術不能の食道癌による狭窄もブジーの対象となる。

症状としては嚥下困難，嘔吐，胸痛，体重減少などである。狭窄の長さが長い場合は手術が必要であるが，比較的短い場合はブジーが有効である。具体的には内視鏡を用い，透視を併用して，まず狭窄部にガイドワイヤーを挿入する。これに沿わせて次々と径の大きいダイレーターを交換しながら挿入し，拡張していく。近年はバルーンを用いること（K522-3）がほとんどである（図1-53）。通常複数回の処置を必要とする（ただし，同一入院期間中は回数にかかわらず1回に限り算定。入院外では短期間，おおむね2-4週間に1回となる）。

また再発も多い。そのため各種のステントを拡張後に挿入することもある。とくに最近では手術不能の食道癌や胃噴門部癌で，ブジー後に積極的に金属製の自己拡張性ステントを挿入してQOLの改善を図っている。合併症としては穿孔，出血などがある。

適応疾患 ▶（酸やアルカリなどの誤嚥，逆流性食道炎，食道の術後，食道癌，放射線治療後などによる）食道狭窄

使用物品 咽頭麻酔薬（キシロカインビスカスなど），表面麻酔薬，食道用ダイレーター，ガイドワイヤー，食道拡張用バルーン

J031　直腸ブジー法　150点

直腸狭窄は先天性要因，潰瘍性大腸炎やクローン病などの非特異性炎症，裂肛，痔瘻，腫瘍などでも生じるが，多くは痔核や直腸癌などの手術後や放射線治療後に起こる。症状としては便柱狭小，排便困難などである。疼痛や出血を伴うこともある。

ブジーは現在ではバルーンを用いる方法が一般的である。透視下にガイドワイヤーを挿入してからバルーンを挿入し拡張する。合併症は穿孔や出血である。

適応疾患 ▶（先天性直腸狭窄症，潰瘍性大腸炎，裂肛，術後，放射線治療後などによる）直腸狭窄 ▶鎖肛

使用物品 表面麻酔薬，ガイドワイヤー，拡張用バルーン

J032　肛門拡張法〔徒手又はブジーによるもの〕　150点

注　周術期乳幼児加算　100点

肛門の狭窄を用手やバルーンで拡張した場合，本項で算定される。肛門狭窄の原因は直腸の場合と同様，先天性要因，潰瘍性大腸炎やクローン病などの非特異性炎症，裂肛，痔瘻，腫瘍などでも生じるが，多くは痔核や直腸癌などの手術後や放射線治療後に起こる。術後の狭窄の場合，新たな傷を生じ，瘢痕化を繰り返すため，かえって悪化させることもある。

そのほか肛門裂傷，肛門手術後などで，疼痛により肛門括約筋の攣縮が起こり排便困難なときなどにも施行される。

方法としては徒手の場合，側臥位または砕石位で局所麻酔後，ゼリーをつけた示指にて肛門括約筋を左右前後に静かに拡張する。合併症としては，一過性の括約筋不全麻痺や急激に行った場合のショックや心停止などがある。

《保険請求》

３歳未満の乳幼児であって，鎖肛または先天性腸疾患に対する根治術等の前後に肛門拡張法を行った場合に限り，100点を加算できる。なお，当該加算は初回の算定日から３カ月以内に限り算定できることとする。

レセプト摘要欄 【周術期乳幼児加算】初回の算定年月日（初回の場合は初回である旨）を記載する

適応疾患 ▶（痔瘻，裂肛，術後などによる）後天性肛門狭窄 ▶肛門括約筋狭窄 ▶鎖肛 ▶先天性腸疾患など

使用物品 局所麻酔薬，表面麻酔薬

J034　イレウス用ロングチューブ挿入法　912点

イレウス（腸閉塞）は腫瘍や異物などによっても起こるが，多くは開腹手術後の癒着が原因で生じる。癒着に伴い腸管の血行まで障害される場合（絞扼性イレウスと呼ばれる）は緊急手術が必要であるが，その他の場合は近年の輸液，栄養管理の進歩により，初期治療としてまずイレウス管挿入による保存的治療が一般的となっている。保存的治療の発達により，以前のようにイレウスのために何回も開腹術を受けることは少なくなった。また，腫瘍や異物によるイレウスの場合，イレウス管を挿入することにより，術前に全身状態の改善が得られるとともに，透視を併用することにより閉塞の原因や部位も正確に調べることができる。

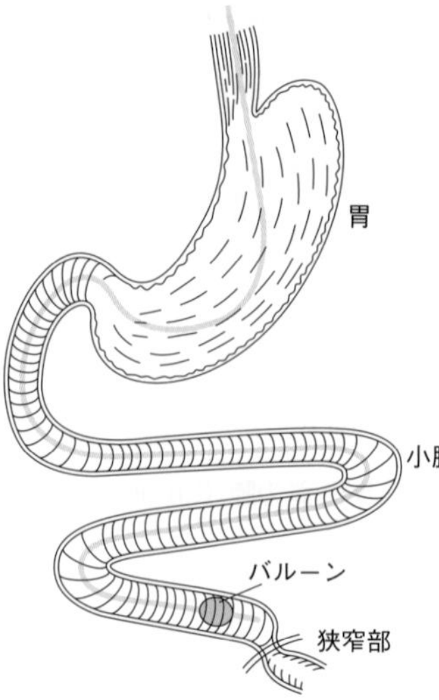

図1-54　イレウスチューブ

現在は各種のイレウス管が使用されているが，基本的にはバルーンのついた長さ2.4～３mの合成樹脂製の管である。挿入に当たっては透視下に行う。ガイドワイヤーを挿入したイレウス管を胃管挿入と同じ要領で経鼻的にまず胃まで挿入，その後は幽門輪を越え，できるだけ肛門側まで小腸内を進ませておく（図1-54）。幽門輪を越えるのがむずかしい場合，内視鏡を併用することもある。バルーン内に蒸留水を10～20mL注入して留置する。イレウス管はこの後，腸蠕動に従い，徐々に閉塞部まで進む。持続的あるいは間歇的に低圧で吸引する。ある程度閉塞状態が改善したら，ガストログラフィンで造影し，閉塞部位とその性状を確認する。１週間程度イレウス管を留置しても症状が改善しない場合は手術を考慮する。症状の消褪がみられたらイレウス管を抜去する。

また，閉塞を伴う下部大腸癌などでは，経肛門的にイレウス用ロングチューブを使い，閉塞を一時的に解除して，待機的に手術にもっていくことが行われている。イレウス管に伴う合併症はまれだが，挿入に際し鼻出血など，また管の存在による誤嚥性肺炎などがある。

《保険請求》

①２日目以降はJ002ドレーン法で算定される。

②経肛門的に挿入した場合も本項で算定する。

適応疾患 ▶（術後，消化管その他の腫瘍，異物などによる）イレウス（腸閉塞）

使用物品 表面麻酔薬，イレウス管，イレウス用ロングチューブ，ガイドワイヤー，消化管用造影剤（ガストログラフィンなど）

J034-2 経鼻栄養・薬剤投与用チューブ挿入術 180点

ED（Elementary Diet）チューブは，別名食道経由経腸栄養用チューブとも呼ばれ，経鼻的に挿入し，主として十二指腸と空腸の境界（トライツ靱帯）を越えたあたりの小腸に留置して使用する栄養チューブの一種である。特に胃食道逆流症のある患者や，全身状態の悪い患者など，経口または経胃の栄養摂取では十分な効果が得られない場合の栄養投与に有用である。ポリ塩化ビニル製で，通常の胃管に比べてやや長く（1.5m），先端に鉛が入っている（図1-55）。また，側面には一定間隔でX線不透過目盛が入っていて，位置が確認しやすくなっている。

挿入方法は，まずX線透視下に経鼻的に胃まで挿入し，鉛の重力を利用しながら，体位変換をしつつ，先端を幽門方向に向けて幽門を通過させる。この手技がなかなかむずかしく，技術と時間を要する。先端が十二指腸にあれば，EDチューブとしての用は足りるが，できればその後，トライツ靱帯を越えたあたりの空腸まで進めておく。腸蠕動で自然に空腸まで到達が期待できることもある。

挿入術に伴う合併症としては鼻出血，食道あるいは胃粘膜の損傷，嘔吐，それに伴う誤嚥性肺炎，気管内挿入，固定に際しての鼻翼部のびらんまたは潰瘍などがある。

《保険請求》

①EDチューブを用いて経管栄養を行うためにEDチューブを挿入した場合は，胃食道逆流症や全身状態の悪化等により，経口または経胃の栄養摂取では十分な効果が得られない患者に対して実施した場合に限り算定する。

②X線透視下に経鼻栄養・薬剤投与用チューブを挿入し，食道から胃を通過させ，先端が十二指腸あるいは空腸内に存在することを確認した場合に算定する。

③在宅などX線装置が活用できない環境下において，ファイバー光源の活用によりチューブの先端が胃内にあることを確認する場合も算定できる。医学的必要性について診療報酬明細書の適要欄に記載が必要。

④EDチューブを用いて経管栄養を行う場合には，J120鼻腔栄養の所定点数により算定する。

⑤経鼻薬剤投与を行う場合は，レボドパ・カルビドパ水和物製剤を投与する目的に限り算定する。この場合の画像診断・内視鏡等の費用は当該点数の算定日に限り算定する。

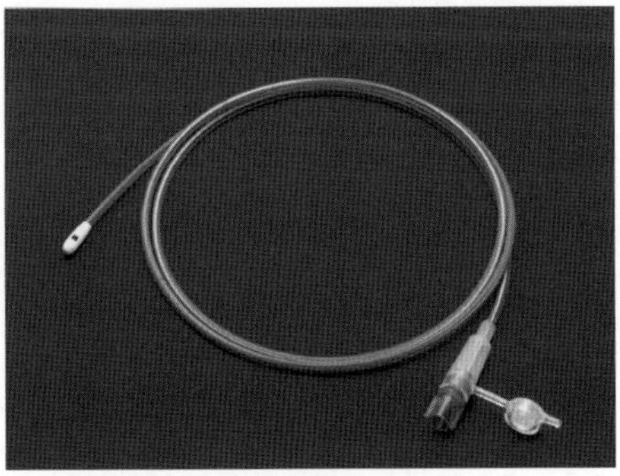

図1-55 EDチューブ

レセプト摘要欄 （経胃の栄養摂取が必要な患者に対して在宅などX線装置が活用できない環境下において，経鼻栄養・薬剤投与用チューブの挿入に際して，ファイバー光源の活用によりチューブの先端が胃内にあることを確認する場合）医学的必要性について記載する

適応疾患 ▶経管栄養が必要な患者のうち，胃食道逆流がみられるものや全身状態の悪いもの。

使用物品 EDチューブ（026栄養カテーテル）

J034-3 内視鏡的結腸軸捻転解除術〔一連につき〕 5,360点

結腸軸捻転は結腸過長症に伴って起きるもので，盲腸，横行結腸などにもまれに起きるが，大多数はS状結腸で起きる。過長になったS状結腸が，間膜を軸に捻じれる現象で，腸閉塞症状（腹部膨満，排ガス・排便停止，腹痛など）とともに，時間が経つにつれ，腸管壁に血行障害を起こし，腸壊死，穿孔などを引き起こす。高齢男性に多い。腸壊死に至った時点では，手術で壊死した腸を取り除く必要があるが，腸管壁血行不全に陥る前の段階では，内視鏡を用いて，捻じれをもとに戻せることがある。

診断は，単純X線写真の典型的な巨大馬蹄型ガス（coffee bean signとも呼ばれる）で比較的簡単につけることができる。腸管壊死の有無は造影CTを施行して判断する。

壊死の所見が明らかではないときは，内視鏡挿入を試みる。閉塞部を越えた後，捻じれと反対方向に内視鏡の軸を回転させ，捻じれを取る。決して無理をしないことが内視鏡操作による結腸穿孔を防ぐためには大事である。繰り返しやすい傾向にあり，何度も症状を繰り返す場合は待機的手術の適応になる。

《保険請求》

一連につき1回に限り算定する。なおD313大腸内視鏡検査の費用は所定点数に含まれる。

適応疾患 ▶結腸軸捻転（S状結腸軸捻転，盲腸軸捻転，横行結腸軸捻転など）

使用物品 大腸内視鏡装置，（時に）経肛門的イレウス管，経肛門的ステントチューブ

J036 非還納性ヘルニア徒手整復法 290点

注 新生児加算 110点
注 乳幼児加算 55点

ヘルニアとは，一般には被膜が内臓または組織を入れたまま体壁の脆弱部から嚢状に突出した状態をいい，身体のあらゆる部位でみられる。たとえば脳ヘルニア，椎間板ヘルニアなどであるが，この項で対象となるのは腹部のヘルニアであり，具体的には鼡径ヘルニア，大腿ヘルニア，閉鎖孔ヘルニア，臍ヘルニア，腹壁瘢痕ヘルニアなどである。いずれも脱出する内容は腸管や大網であるが，鼡径ヘルニアの場合は膀胱や

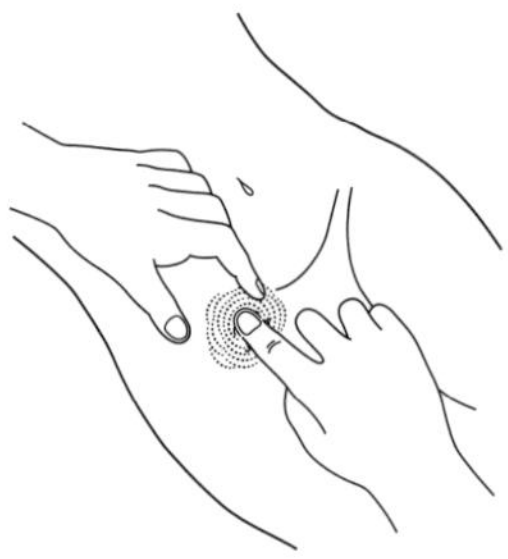

図1-56　嵌頓ヘルニア整復の方法

卵巣，卵管などのこともある。

脱出したヘルニア内容が腹腔内に自然に還納しない場合を非還納性ヘルニアという。とくにヘルニア内容が出口（ヘルニア門と呼ばれる）で締めつけられ，血行障害を起こしたものは嵌頓ヘルニアと呼ばれ，腸管の場合，穿孔の危険があり，緊急手術の適応である。

嵌頓ヘルニア以外の非還納性ヘルニアは用手的に還納する。局所の発赤や浮腫が強いものは，腸管が穿孔している可能性があり適応外である。方法としては，仰臥位で両脚を軽く開き加減にして屈曲させ，腹部を弛緩させた状態で，左手でヘルニア門を押さえ，右手で内容ヘルニアを門近くの内容から徐々に静かに押し込む（図1-56）。閉鎖孔ヘルニアは緊急手術になることが多かったが，やや複雑な手技ではあるものの用手還納も試みられる。超音波を用いることが多く，超音波にて脱出腸管を確認し圧迫しつつ，患側の下肢を持ちながら股関節を外転・屈曲・外旋位，内転・伸展・内旋位を繰り返すことにより還納される。還納できない場合は嵌頓ヘルニアであり手術の適応である。

また，還納できても繰り返すことがほとんどであるため，現在では発現したヘルニアは特殊例を除きすべて手術の適応である。

合併症として重篤なものは，壊死した腸管を腹腔内に戻すことにより起こる腹膜炎である。

《保険請求》

新生児または3歳未満の場合は，新生児加算または乳幼児加算をそれぞれ加算する。

適応疾患　▶腹部ヘルニア（鼡径ヘルニア，大腿ヘルニア，閉鎖孔ヘルニア，臍ヘルニア，腹壁瘢痕ヘルニア）

J037　痔核嵌頓整復法〔脱肛を含む〕　290点

痔核は直腸の静脈が拡張したもので，直腸肛門接合部（歯状線）の上で発生した場合は内痔核と呼ばれ，下で発生したものが外痔核と呼ばれる。

痔核に炎症，血栓，うっ血などが生じると浮腫状になり，肛門から脱出して還納することができなくなることがある（痔核嵌頓）。強い疼痛を伴うが，この状態を放置すると潰瘍や二次感染を起こす。また，まれに感染が門脈を経由して肝膿瘍を形成することもある。

整復には側臥位をとらせ，腹部を弛緩させた状態で，局所麻酔薬含有ゼリー（キシロカインゼリーなど）を塗った示指を用い，愛護的に脱出した痔核を直腸内に戻す（図1-57）。しばらくの間横にさせておくと，浮

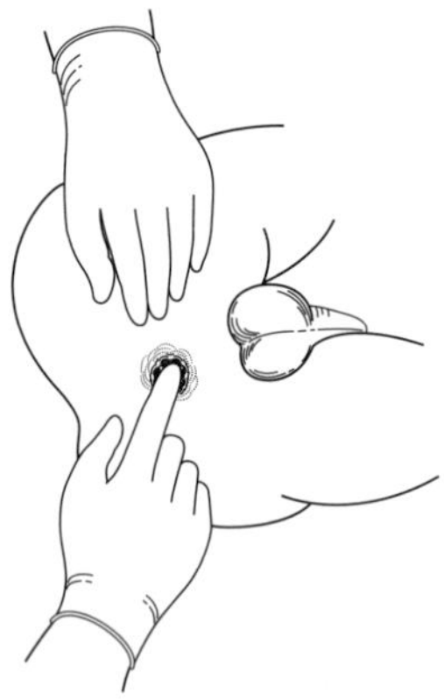

図1-57　痔核嵌頓整復の方法

腫は徐々に消褪する。このとき，痔核用の薬剤（座薬または軟膏）を用いることが多い。浮腫が強く還納ができないときは冷湿布後に行うと還納できることもある。それでも還納しない場合は手術の適応である。

《保険請求》

用いた痔疾用薬剤は別途算定される。

適応疾患　▶嵌頓痔核

使用物品　表面麻酔薬

J038　人工腎臓〔1日につき〕

1　慢性維持透析を行った場合1		
イ	4時間未満の場合	1,876点
ロ	4時間以上5時間未満の場合	2,036点
ハ	5時間以上の場合	2,171点
2　慢性維持透析を行った場合2		
イ	4時間未満の場合	1,836点
ロ	4時間以上5時間未満の場合	1,996点
ハ	5時間以上の場合	2,126点
3　慢性維持透析を行った場合3		
イ	4時間未満の場合	1,796点
ロ	4時間以上5時間未満の場合	1,951点
ハ	5時間以上の場合	2,081点
4　その他の場合		1,580点
注1	時間外・休日加算	380点
注2イ	導入期加算1	200点
注2ロ	導入期加算2	410点
注2ハ	導入期加算3	810点
注3	障害者等加算	140点
注9	透析液水質確保加算	10点
注10	下肢末梢動脈疾患指導管理加算	100点
注11	長時間加算	150点
注13	慢性維持透析濾過加算	50点
注14	透析時運動指導等加算	75点

《人工腎臓とは》

人工腎臓を必要とする病態のほとんどは急性腎不全と慢性腎不全である。手術後あるいは薬剤の副作用と関係するものなどを含め，さまざまな原因により突然に出現する急性腎不全は，他臓器の不全症状を伴うことも多く，ほとんどが入院によって治療される。急性腎不全は，基本的には腎機能は回復する腎不全であるが，必要に応じ一時的に各種人工腎臓が用いられることもある。これに対し，慢性腎不全は腎機能が長い経過で低下した後に廃絶し，その回復が期待できない病

態であり，腎移植をしない限り透析療法の継続を必要とする。社会生活を続けながら透析を続けることからこの状況を維持透析と呼ぶことが多い。

J038によると人工腎臓には，血液透析のほかに血液濾過，血液透析濾過も含まれるとされている。診療報酬点数表に出てくる種々の規定を理解するためには，それぞれの原理や特徴を知る必要がある。

血液透析は，体外へ導き出した血液を小さな孔がたくさん開いている半透膜という薄い膜でつくられた細いチューブ（中空糸）のなかを通過させ，その外側に透析液を流すことで血液中の余分な水分や塩類を除去しながら蓄積している老廃物を洗い流す治療法である(図1-58)。過剰な水分や塩類は限外濾過という機序により，血液側より透析液側に移動して除去される。この限外濾過を効率的に大量に行って，除去された濾過液を置換液で補充していくのが**血液濾過**であり，主に血液濾過を行いながら，透析膜の外側に透析液を流して透析も併用するのが**血液透析濾過**である。

実際には，人工腎臓という場合は血液透析を指すことが多く，これを標準としてそれ以外の人工腎臓については診療報酬上の適応などにさまざまな条件などが定められている。

慢性腎不全の場合は，透析療法を導入する前に手あるいは腕の末梢の動脈と静脈を皮膚の下で交通させ，内シャントを造設（両者を手術で縫い合わせる）しておく。これにより動脈化し十分な血流がある表在静脈に針を毎回刺して，血液を体外に導き出す。毎回の透析終了時には，脱血用，返血用の２本の針を抜いて数分程度止血することとなる。急性腎不全などの緊急時には，太い静脈にブラッドアクセス留置用のカテーテル（１週間に１本が限度で，これを設置する手技料は別に算定できない）を入れて血流を確保する。

毎回の血液透析の場合に必要なものは，内シャントからの脱血用と返血用に用いる２本の穿刺針（内シャントがない場合にはカテーテル），血液を透析膜まで運び再び体に回収してくるための血液回路，透析膜（ダイアライザー）あるいは濾過膜（ヘモフィルター），回路や膜の洗浄および終了時の血液回収の際に用いる生理食塩水，体外を血液が循環するため血液が凝固することを阻止するヘパリンなどの抗凝固剤，および透析液である。血液回路にはいくつかの枝があり，ここから採血や注射が可能であるが，回路を通して行う注射料は算定できない。

１回の透析に用いられる透析液の量は約120Lとなり，人工腎臓灌流用原液（一部は粉末）を，各施設において水道水から精製しつくる希釈水で薄めて作製している。希釈水は複数の過程を有する水処理装置を経て精製され，これに伴う費用はすべて所定点数に含まれ，別に算定することはできないが，透析液の水質が長期透析合併症の発症と関連することから，後述するオンライン血液濾過透析にも使用できるレベルの厳密な施設基準を満たした場合には，透析液水質確保加算が認められている。

血液濾過の場合には透析液は使用せずに，濾過された体液に相当する量の置換液を補充していくこととなる。透析濾過は，透析をしながら限外濾過で除去した濾過液に相当する置換液を補充していく両者を組み合

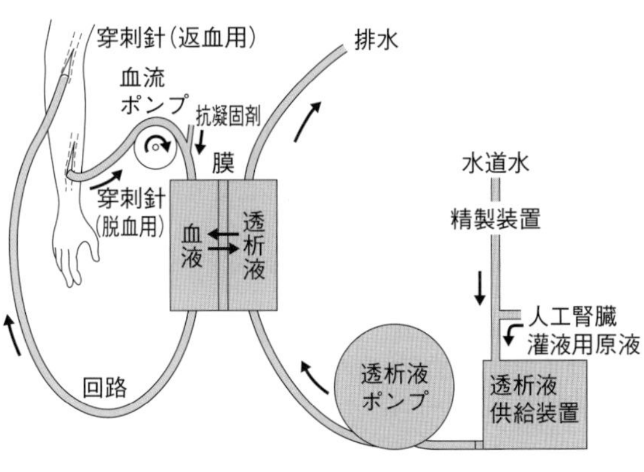

図1-58　血液透析のしくみ

わせた治療である。その際の置換液に従来の市販されているものを用いずに，厳密な水質管理のもとに透析液から作成した置換液を使用する治療法がオンライン血液透析濾過であり，長期の慢性維持透析患者に生ずる合併症に対しての有効性が認められ，慢性維持透析濾過加算（注13）として算定できる。

《人工腎臓の回数，時間の規定》

人工腎臓の時間とは，血液の体外循環の開始から終了までとされており，準備や整理の時間は含まれない。透析回数と時間は患者の腎不全の程度や食事管理の具合によっても異なるが，腎機能がゼロとなっている状況下では１回４時間で週３回が一般的である。腎機能が多少残っている場合や食事療法が十分にできている場合には週２回，あるいは透析時間を３時間程度に短縮することがある。逆に心不全などで頻回に透析を実施する必要が生じる場合や，透析効率や病態から５時間程度の長時間透析のほうが望ましい場合もある。

透析治療における時間区分は2002年の診療報酬改定で廃止され，短時間透析が増加する傾向にあったが，短時間透析では長期合併症の発生率や生命予後に悪影響があることが明らかになり，2008年の改定では時間区分が復活し，４時間未満の診療報酬は引き下げられ，４時間以上のものが区分別に引き上げられた。その後の改定でも，引き続き透析時間による区分が設けられている。これらは患者の状態に応じ最も妥当なものを選択し，その変更時には十分な説明をすること，診療録等に人工腎臓実施時間を記載することが求められている。

人工腎臓を夜間（午後６時以降）に開始し，午前０時以降に終了した場合であっても，１日分として算定する。ただし,「４」の場合，夜間に開始し，12時間以上継続して行った場合は，２日として算定する。

《保険請求》

人工腎臓の算定の原則

人工腎臓はまず「慢性維持透析を行った場合」と「その他の場合」に大別される。

「慢性維持透析を行った場合」は，透析用監視装置の台数や患者数との比率，水質管理の実施，院内の安全管理の要件から定められた施設基準により３つに区分（１～３）され，それぞれに透析時間により３つに区分されており，合致するものを算定することとなる。

2020年改定で院外・院内（処方）の並立で複雑化したが，HIF-PH阻害剤は当該保険医療機関において院内処方することが原則となった。なお，同一の患者に対して，同一診療日にHIFPH阻害剤のみを院内において投薬する場合には，Ｆ400処方箋料の(9)の規定にかかわらず，他の薬剤を院外処方箋により投薬することとして差し支えない。

「1」（慢性維持透析を行った場合1）～「3」（慢性維持透析濾過を行った場合3）

人工腎臓の算定には，透析液，前述した置換液（注：オンライン血液透析濾過の場合は加算あり），血液凝固阻止剤および生理食塩水，腎性貧血治療に用いるエリスロポエチン，ダルベポエチン，エポエチンベータペゴル，HIF-PH阻害薬の費用が包括されている。この生理食塩水には人工腎臓の回路の洗浄，充填，回収に使用するもののみならず，血圧低下時に血液回路に注入するもの，あるいは同様の目的で使用されることが多い高濃度の食塩水やブドウ糖液なども含まれる。いずれも別に算定することはできないが，必要な場合にはこれらを適切に使用することとされている。

また，エリスロポエチンやダルベポエチン，エポエチンベータペゴル，HIF-PH阻害薬の使用に関しては，継続的に必要量を使用しなければ妥当な赤血球濃度を維持することはできないので，その使用に関しても関係学会の示している腎性貧血治療ガイドラインを踏まえ，適切な量を使用することが求められている。

「4」（その他の場合）

該当するのは，①急性腎不全に対して人工腎臓を実施した場合，②透析導入期（1カ月）の患者に実施した場合，③通常の透析では血圧が低下してしまうなどで十分な透析がむずかしい透析困難症の患者や，④同じく心不全や緑内障など通常の透析では危険な病態を生じる可能性のある疾病を有する患者に血液濾過，血液濾過透析を必要とする場合，⑤重篤な合併症（状態）のために連日人工腎臓を実施しなければならない場合，⑥重篤な出血性合併症や重大な視力障害に至る可能性が高い進行性の眼底出血を有する患者に対し，使用する抗凝固剤をヘパリンからメシル酸ナファモスタットなどに変更する必要がある場合などとなる。

これらのなかには算定できる期間が定められているものや，入院中の患者のみに算定できる合併症（状態）もあるので注意が必要である。

その他の留意点

①療養の一環として行われた食事以外の食事が提供された場合には，患者から実費を徴収できる。
②心不全や溢水などの理由で，妊娠中以外の患者に対し1カ月間に15回以上人工腎臓を実施した場合は，15回目以降には「人工腎臓」の算定はできず，透析液，抗凝固剤，エリスロポエチン，ダルベポエチン，エポエチンベータペゴル，HIF-PH阻害剤，生理的食塩水，透析膜などの材料・薬剤費のみを算定する。
③透析機器安全管理委員会を設置し，その責任者として専任の医師又は専任の臨床工学技士が1名以上配置されていることが算定に必要な場合があるので，確認する必要がある。

その他の加算算定上の留意点

人工腎臓は継続的な治療であるため，年末年始を含めた休日に施行することや，昼間は仕事をしている患者のために夜間に実施されることも多く，時間外や休日の加算についての規定がある。入院中以外の患者に，夜間に実施した場合（午後5時以降の開始もしくは午後9時以降の終了）または休日に行った場合は，時間外・休日加算として380点を加算する。

休日加算の対象になる休日とは，日曜日以外の休日を意味するが，年末年始（12月29日から1月3日まで）の日曜日には休日加算ができる。休日の夜間帯に透析を実施した場合は，これらの加算は1回のみの算定となる。またこれらが算定される場合には，基本診療料のなかの初診料や再診料による時間外・休日加算や，2008年の改定から診療所で算定できる初・再診料の夜間・早朝等加算とはあわせて算定できない。ただし，初・再診料の夜間・早朝等加算に関しては，診療時間が届けられ院内に表示されていることが前提になるが，土曜日の午後に透析をする場合や早朝6～8時の間に透析を始めている場合などは，維持透析においても加算の算定が可能である。

導入期加算：継続して血液透析を実施する必要があると判断された場合の血液透析の開始日より1カ月間を導入期といい，導入期加算として，血液透析以外の腎代替療法（CAPDおよび腎移植）の実施レベル（3段階）による施設基準に基づいてそれぞれ1カ月間に限り加算する。なお，加算2および3では，腎代替療法導入に当たり「全身の合併症の状態とその治療法」についての十分な患者への説明が要件となる。

障害者等加算：著しく人工腎臓が困難な障害者などに対して行った場合は，1日につき140点を加算する。この障害者の範囲については，身体および精神状態に関する数多くの病態や疾病が18項目にまとめられているのでこれを参照し，該当する場合はそれを選択，記載することで算定できる。

透析液水質確保加算：透析液の水質管理体制について，厚生労働大臣が定める施設基準を満たして届出を行った場合に10点を加算できる。

下肢末梢動脈疾患指導管理加算：施設基準の届出を行ったうえで，一般に下肢動脈の虚血性病変の合併が多い慢性維持透析患者全員のリスク評価をして指導管理を行った場合に，月1回に限り100点を加算する。

長時間加算：次に掲げる状態の患者であって，通常の人工腎臓では管理困難な徴候を有するものについて，6時間以上の人工腎臓を行った場合に，1回につき150点を加算する。

ア　心不全徴候を認めるまたは血行動態の不安定な患者
イ　適切な除水，適切な降圧薬管理および適切な塩分摂取管理を行っても高血圧が持続する患者
ウ　高リン血症が持続する患者

慢性維持透析濾過加算：月1回以上水質検査を実施し，関連学会から示されている基準を満たした血液透析濾過用の置換液を作製し，使用している場合に50点を加算する。

透析時運動指導等加算：透析患者の運動指導に係る研修を受講した医師，理学療法士，作業療法士または

医師に具体的指示を受けた研修を受講した看護師が1回の血液透析中に，連続して20分以上患者の病状および療養環境等を踏まえ療養上必要な指導等を実施した場合に算定できる。

入院患者については，担当する医師，理学療法士または作業療法士の1人当たりの患者数は1回15人程度，担当看護師の1人当たりの患者数は1回5人程度を上限とし，入院中の患者以外は，それぞれ1回20人程度，1回8人程度を上限とする。

指導等に当たっては，関係学会によるガイドラインを参照する。

指導を行う室内に心電図モニター，経皮的動脈血酸素飽和度を測定できる機器および血圧計を指導に当たって必要な台数有している。同室内に救命に必要な器具およびエルゴメータを有していることが望ましい。

加算算定日には，疾患別リハビリテーション料は別に算定できない。

《在宅医療との関係》

在宅自己腹膜灌流を実施し，指導管理料を算定している患者においても，透析効率維持などのために人工腎臓などを併用しなければならない場合がある。

C102在宅自己腹膜灌流指導管理料を算定している患者に人工腎臓を行った場合は，J042腹膜灌流の「1」連続携行式腹膜灌流と併せて週1回を限度として算定できる。また，C102-2在宅血液透析指導管理料を算定している患者に行った場合は，週1回を限度として算定できる。それを超えて実施した場合は，薬剤料及び材料料に限り算定できる。

なお，他施設で在宅自己腹膜灌流指導管理料を算定している場合には，レセプト摘要欄に在宅自己腹膜灌流指導管理料を算定している医療機関名を記載する必要がある。

《療養病棟における管理加算》

長期入院を必要として療養病棟に入院しながら慢性維持透析等を実施している場合への管理加算（1日につき100点）が認められており，詳しくは診療報酬点数表のA101療養病棟入院基本料の項に記載されている。

レセプト摘要欄 人工腎臓を算定した日を記載する。

C102在宅自己腹膜灌流指導管理料を算定している保険医療機関名を記載する

【導入期加算】導入の年月日を記載する

【障害者等加算】J038人工腎臓（保医発通知）の(18)の「ア」から「ツ」までに規定するものの中から該当するものを選択して記載する

（慢性維持透析以外の患者に対して「その他の場合」として算定した場合）その理由としてJ038人工腎臓（保医発通知）の(8)のアからエまで〔エについては(イ)から(ヌ)まで〕に規定するものの中から該当するものを選択して記載する

【透析時運動指導等加算】実施した指導等の内容を実施した医師本人または指導等を実施した理学療法士等から報告を受けた医師が診療録に記録する

適応疾患 ▶急性腎不全 ▶慢性腎不全

使用物品 精製水，透析液原液（原末），濾過の場合には置換液，透析膜（ダイアライザー）または濾過膜，血液回路，ブラッドアクセス用穿刺針2本またはカテーテル，生理食塩水，抗凝固剤，必要に応じエリスロポエチン製剤，ダルベポエチン製剤，エポエチンベータペゴル製剤，HIF-PH阻害薬，循環式人工腎臓用吸着筒

【その他の場合】人工腎臓用特定保険医療材料(2)ヘモフィルター

J038-2 持続緩徐式血液濾過〔1日につき〕

	1,990点
注1 時間外・休日加算	300点
注2 障害者等加算	120点

通常の血液透析や血液濾過よりも大幅に効率を落とし，緩徐に長時間血液濾過や透析を続ける方法が持続緩徐式血液濾過術である。集中治療を必要とする程度の重篤な病態に対し近年実施される機会が増えている。

《保険請求》

①次のアからケまでのいずれかの状態の患者に算定できる。ただし，キ・クは一連につき概ね8回を限度とし，ケは一連につき月10回を限度として3月間に限って算定する。

ア 末期腎不全の患者
イ 急性腎障害と診断された高度代謝性アシドーシスの患者
ウ 薬物中毒の患者
エ 急性腎障害と診断された尿毒症の患者
オ 急性腎障害と診断された電解質異常の患者
カ 急性腎障害と診断された体液過剰状態の患者
キ 急性膵炎診療ガイドライン2015において，持続緩徐式血液濾過の実施が推奨される重症急性膵炎の患者
ク 重症敗血症の患者
ケ 劇症肝炎または術後肝不全（劇症肝炎または術後肝不全と同程度の重症度を呈する急性肝不全を含む）の患者

②本法で用いる血液浄化器は通常の透析膜ではないので，持続緩徐式血液濾過器として算定する。

③実際の実施時間は長時間に及ぶが，夜間（午後6時以降）に開始し午前0時以降に終了した場合においても，1日として算定する。ただし夜間に開始し，12時間以上継続して行った場合には2日として算定できる。

④臨床的には集中治療室あるいはそれに準じた場所で実施されることが多く，現実的ではないが，入院中の患者以外の患者に対して，午後5時以降に開始した場合，午後9時以降に終了した場合，休日に行った場合は300点を加算する。その場合は初診料・再診料の夜間・早朝等加算は算定しない。

⑤著しく持続緩徐式血液濾過が困難な障害者等に対して行った場合は，障害者等加算として1日につき120点を加算する。非常に重篤な状態であることが多いので，ほとんどが障害者等加算の対象となると思われる。

⑥J038人工腎臓，J042腹膜灌流，持続緩徐式血液濾過を同一日に実施した場合は，主たるもののみ算定する。

⑦J038人工腎臓の実施回数と併せて1月に14回に限り算定する（妊娠中の患者はこの限りではない）。1月に15回以上実施した場合は，薬剤・材料費のみ算定することとなる。

レセプト摘要欄　一連の当該療法の初回実施日，初回からの通算実施回数（当該月に実施されたものを含む），当該月の算定日及び1回毎の開始時間と終了時間（当該月に実施されたものに限る）を記載する。

①の「ア」から「カ」までのいずれかに該当する場合は，該当項目を記載する。

①の「キ」から「ケ」のそれぞれについて，要件を満たす医学的根拠について記載する

【障害者等加算】J038人工腎臓（保医発通知）の(18)の「ア」から「ツ」までに規定するものの中から該当するものを選択して記載する

適応疾患　▶急性腎不全▶慢性腎不全（急性増悪時）▶重症急性膵炎▶劇症肝炎▶肝不全（術後）（劇症肝炎または術後肝不全と同程度の重症度を呈する急性肝不全を含む）

使用物品　持続緩徐式血液濾過器，血液回路，カテーテル，透析液（濾過透析実施時），置換液，生理食塩水，抗凝固剤

J039　血漿交換療法〔1日につき〕　4,200点

本療法は現在，多発性骨髄腫・劇症肝炎・薬物中毒など34種類の疾患に保険適用が認められており，限度回数も疾患ごとに一応の目安が決められている〔『診療点数早見表2024年度版』p.708「参考(1)血漿交換療法（J039）の適応と使用材料」参照〕。

ただし，これらの疾患を有する患者に対して，遠心分離法等により血漿と血漿以外とを分離し，二重濾過法，血漿吸着法等により有害物質等を除去する療法（血漿浄化法）を行った場合に算定できるものであり，必ずしも血漿補充を必要とするものではないことに留意すべきである。

体外循環回路の標準的シェーマを図1-59に示した。ブラッドアクセス（血液の出入り口）として，大腿静脈や内頸静脈にダブルルーメン・カテーテルを挿入するV→Vルートが一般的である。血液ポンプは採血用を毎分60～100mL，血漿用を毎分20～30mLの速度で回す。患者血漿を血漿分離器（膜分離法ないし遠心分離法）を用いて血球成分から分離し廃棄する代わりに，同量の新鮮凍結血漿（FFP）を患者血球とともに返血する。劇症肝炎の場合には1回当たり40～60単位のFFPを使用するので，約3時間を要する。

《保険請求》

①FFP，抗凝固剤，血漿分離器などは別算定となる。

②夜間に開始した場合とは，午後6時以降に開始した場合をいい，終了した時間が午前0時以降であっても1日として算定する。夜間に開始し，12時間以上継続して行った場合は2日として算定する。

③「注2」の難治性高コレステロール血症に伴う重度尿蛋白を呈する糖尿病性腎症とは，重度尿蛋白（1日3g以上の尿蛋白を呈するものまたは尿蛋白/尿クレアチニン比が3g/gCr以上のものに限る）を呈する糖尿病性腎症（血清クレアチニンが2mg/dL未満のものに限る）であって，薬物治療を行っても血清LDLコレステロール値が120mg/dL未満に下がらない場合である。この場合，実施回数は，一連につき12回を限度として算定する。

④「注3」は臓器移植後に抗体関連型拒絶反応を呈する患者を対象として，抗ドナー抗体を除去することを目的として実施する場合に限る。実施回数は一連につき5回を限度として算定する。

⑤2022年診療報酬改定では，有床診療所療養病床入院基本料を算定する診療所である保険医療機関に入院している患者に血漿交換療法を施術した場合に，慢性維持透析管理加算として1日につき100点を所定点数に加算できることになった。

レセプト摘要欄　一連の当該療法の初回実施年月日，初回からの通算実施回数（当該月に実施されたものも含む），当該月の算定日及び1回毎の開始時間と終了時間（当該月に実施されたものに限る）を記載する。

（血栓性血小板減少性紫斑病の患者に対して実施した場合）直近の測定結果に基づく血小板数を記載する。

（血栓性血小板減少性紫斑病の患者に対し，血小板数が15万/μL以上となった日の2日後以降に実施した場合）その理由及び医学的根拠を記載する

（移植後抗体関連型拒絶反応治療における血漿交換療法／臓器移植後に抗体関連型拒絶反応を呈する患者を対象として，抗ドナー抗体を除去することを目的として実施する場合）医学的な必要性から一連につき6回以上算定する場合には，その理由を記載する。

適応疾患　▶多発性骨髄腫▶マクログロブリン血症（原発性マクログロブリン血症など）▶劇症肝炎▶薬物中毒症▶重症筋無力症▶悪性関節リウマチ▶全身性エリテマトーデス▶血栓性血小板減少性紫斑病▶重度血液型不適合妊娠（血液型不適合，Rh不適合など）▶術後肝不全▶急性肝不全▶多発性硬化症▶慢性炎症性脱髄性多発神経炎▶ギラン・バレー症候群▶天疱瘡・類天疱瘡▶難治性高コレステロール血症を随伴する薬物治療抵抗性ネフローゼ症候群のうち巣状糸球体硬化症，膜性腎症又は微小変化型ネフローゼ症候群▶抗糸球体基底膜抗体（抗GBM抗体）型急速進行性糸球体腎炎▶抗白血球細胞質抗体

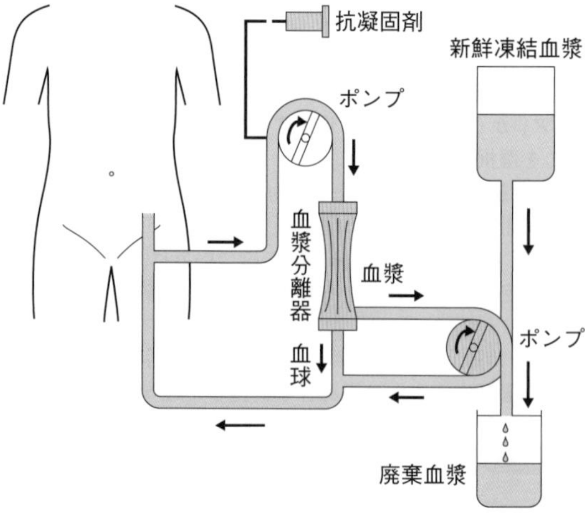

図1-59　血漿交換回路図

(ANCA) 型急性進行性糸球体腎炎 ▶溶血性尿毒症性症候群 ▶家族性高コレステロール血症 ▶閉塞性動脈硬化症 ▶インヒビターを有する血友病 ▶同種腎移植又は同種肝移植 (ABO血液型不適合間の場合またはリンパ球抗体陽性の場合), 臓器移植後抗体関連型拒絶反応 ▶中毒性表皮壊死症 (ライエル症候群) ▶スティーヴンス・ジョンソン症候群 ▶慢性C型ウイルス肝炎 (C型慢性肝炎) ▶川崎病 ▶難治性高コレステロール血症に伴う重度尿蛋白を呈する糖尿病性腎症に対するLDLアフェレシス療法 ▶抗MDA5抗体陽性皮膚筋炎に伴う急性進行性間質性肺炎

使用物品 体外循環用の滅菌回路, 血漿分離器, ダブルルーメン・カテーテル, FFP, 血漿交換用血漿成分分離器, 血漿交換療法用特定保険医療材料(1)血漿交換用ディスポーザブル選択的血漿成分吸着器など

J040 局所灌流〔1日につき〕

1	悪性腫瘍に対するもの	4,300点
2	骨膜・骨髄炎に対するもの	1,700点

悪性腫瘍に対する局所灌流は, 四肢などにおいて腫瘍を栄養する動脈および静脈にカテーテルを留置し, 全身と別の血行サイクルとしたうえで, 小型人工心肺を用いて抗癌剤を灌流する。体内留置するカテーテルや抗癌剤は別途請求できる。

動脈内, 静脈内, 腹腔内に局所持続注入し, 灌流を行わない場合は, G003抗悪性腫瘍剤局所持続注入 (1日につき165点) に該当する。この場合初回のみK611抗悪性腫瘍剤動脈, 静脈又は腹腔内持続注入用植込型カテーテル設置16,250～17,940点 (材料費を含み別途算定不可) の算定がある。

骨髄炎・骨膜炎に対する局所灌流は患部に2本以上のカテーテルを留置し, 1つの回路から生理食塩水などを滴下しつつ別の回路から排液を低圧持続吸引 (または自然排液) させる (図1-60)。骨髄炎の場合は, 皮質骨にカテーテル用の孔を穿ち, カテーテルを骨髄内に置くのが基本であり閉塞しにくいが, 感染や骨破壊の形態によっては関節内や筋層下または皮下の空洞に留置する場合もある。留置すべきスペースが狭い場合は1本の消化管用吸引留置ダブルルーメン・カテーテルで間にあわせることもある。消化管用吸引留置カテーテルを用いた場合は体内留置分のみの算定となり, 点滴回路は算定できない。

化膿性関節炎の場合は, 局所灌流設置を単独で行うこともあるが, K060-3化膿性又は結核性関節炎掻爬術やK060関節切開術による排膿・洗浄の後に灌流を開始することが多い。また, 骨髄炎に対してはK043骨掻爬術の後にカテーテルを留置するのが普通である。

《保険請求》

①開始日の翌日以降の回路維持処置は, J000創傷処置の手術後の患者に対するものに準じて算定する。

②午後6時以降に局所灌流を開始し午前0時以降に終了した場合は, 1日として算定する。ただし12時間以上継続して行った場合は2日として算定する。

レセプト摘要欄 当該月の算定日及び1回毎の開始時間と終了時間 (当該月に実施されたものに限る) を記載する

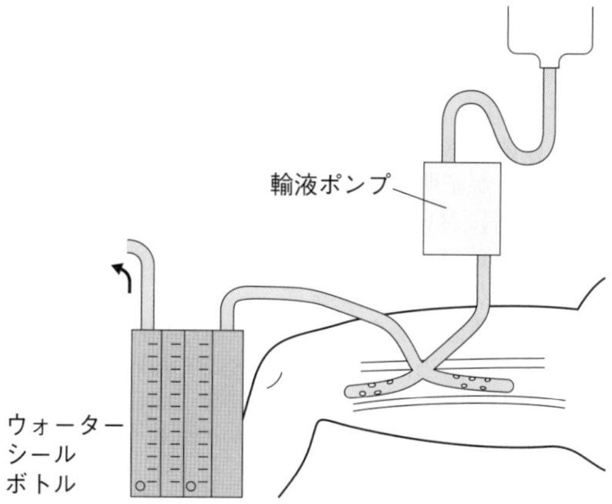

図1-60 骨髄炎の持続灌流

適応疾患 ▶化膿性関節炎 ▶骨髄炎 ▶癌 ▶肉腫

J041 吸着式血液浄化法〔1日につき〕

2,000点

血液中から病因物質を吸着除去する方法で, 吸着剤 (活性炭, 陰イオン交換樹脂など) を充填したカラムに直接血液を灌流させる直接血液灌流法 (direct hemoperfusion) と, 血漿分離を併用して血漿成分のみを灌流させる血漿灌流法 (plasma perfusion) とがある。

直接血液灌流法では血液流量は50～200mL/分で, 吸着剤の種類により抗凝固剤を選択する〔ヘパリン (heparin), メシル酸ナファモスタット (nafamostat mesilate：NM)〕。生体適合性を高めるために吸着剤の表面はセルロース, ポリウレタン, poly HEMA (ポリヒドロキシエチルメタアクリレート) などでコーティングされている。なお, 抗生物質ポリミキシンBによってエンドトキシンを吸着除去する, エンドトキシン血症用の血液吸着器が市販されている。

血漿灌流法では, 吸着剤と接触するのは血漿のみであり, 吸着剤にはコーティングが施されていない。通常, 血液流量50～130mL/分, 血漿流量15～35mL/分で施行する。この場合, 血漿成分の補充は必要でないものの, 血漿分離手技が前提となることから, J039血漿交換療法に準ずるものとして算定しうる。

《保険請求》

①午後6時以降に開始し, 午前0時以降に終了した場合は, 12時間未満であれば1日として, 12時間以上継続して行った場合は2日として算定する。

②エンドトキシン選択除去用吸着式血液浄化法において, 18歳以上の患者にあっては, 次のいずれにも該当する患者に対して行った場合に算定する。

ア エンドトキシン血症が強く疑われる状態であり, 次のいずれかの項目に該当するもの。なお, 診療報酬明細書の摘要欄に以下のいずれかの要件を満たす医学的根拠について記載する。

(1) 細菌感染症を疑ってから当該治療が終了するまでに, エンドトキシン選択除去用吸着式血液浄化法の開始前までに行ったD018細菌培養同定検査の「3」血液又は穿刺液血液 (血液に限

る）において，グラム陰性桿菌の陽性が確認されている場合

(2)　細菌感染症を疑ってから当該治療が終了するまでに，他の保険医療機関においてグラム陰性桿菌の感染が疑われ抗菌薬投与が行われていたことが証明されている患者であって，当該医療機関において初回に実施したD018細菌培養同定検査の「３」血液又は穿刺液血液（血液に限る）が陰性である場合

(3)　細菌感染症を疑ってから当該治療が終了するまでに，当該医療機関において初回に実施したD018細菌培養同定検査の「３」血液又は穿刺液血液（血液に限る）が陰性であるものの，グラム陰性桿菌による敗血症性ショックであることがD018細菌培養同定検査の「３」血液又は穿刺液血液（血液に限る）以外の細菌培養同定検査において強く疑われ，日本救急医学会急性期DIC 診断基準が４点以上の場合またはこれに準ずる場合

イ　次のいずれも満たすもの。なお，診療報酬明細書の摘要欄に(1)及び(2)の要件を満たす医学的根拠について記載する。

(1)「日本版敗血症診療ガイドライン 2016」に基づき，quick SOFAで２項目以上の項目を満たし，敗血症を疑った時から臓器障害評価を行った間で，総SOFAスコアの２点以上の上昇を認める。

(2)　適切な輸液負荷にもかかわらず，平均血圧≧65mmHgを維持するために循環作動薬を必要とし，かつ血清乳酸値＞２mmol/L（18mg/dL）を認める。

③エンドトキシン選択除去用吸着式血液浄化法において，18歳未満の患者にあっては，エンドトキシン血症であるものまたはグラム陰性菌感染症が疑われるものであって，細菌感染症を疑ってから当該治療が終了するまでの期間におけるエンドトキシン選択除去用吸着式血液浄化法の開始前の時点で，「日本版敗血症診療ガイドライン2016」における小児SIRS診断基準をみたす。

レセプト摘要欄　当該月の算定日及び１回毎の開始時間と終了時間（当該月に実施されたものに限る）を記載する

適応疾患　▶肝性昏睡 ▶薬物中毒症 ▶エンドトキシン血症 ▶グラム陰性菌感染症が疑われるもの ▶昇圧剤を必要とする敗血症性ショック〔肝障害が重症化したもの（総ビリルビン10mg/dL以上かつヘパプラスチンテスト40％以下であるもの）を除く〕

使用物品　吸着用カラム，体外循環用の滅菌回路，吸着式血液浄化用浄化器など

J041-2　血球成分除去療法〔１日につき〕　2,000点

重症・難治性の潰瘍性大腸炎，薬物療法に抵抗する関節リウマチ患者，中等症以上の活動性クローン病患者，膿疱性乾癬患者または関節症性乾癬患者に本法を実施した場合に算定できる。

本療法は，これらの疾患の病勢と関連する循環血液中の白血球系細胞を除去することで，病状の改善を目ざす目的で行われる治療法で，白血球成分の除去法には，吸着式と遠心分離式がある。吸着式は全疾患に，遠心分離式は関節リウマチを除く疾患に適応する。吸着式の場合には表在静脈から50mL/分程度で脱血し，回路内の白血球除去器あるいは顆粒球除去器を通過させ，白血球（顆粒球）を吸着させた後，再び静脈に返血することを連続的に行う。１回の治療当たり約3000mLの血液を処理し，白血球を除去する。潰瘍性大腸炎などでは出血の危険が高いので，回路内の抗凝固剤にはメシル酸ナファモスタットが用いられることが多い。前述した疾患の重篤な病態が適応になるが，それぞれの実施回数には限度が定められている。

《保険請求》

①午後６時以降に開始し，午前０時以降に終了した場合は，１日として算定する（12時間未満）。

②潰瘍性大腸炎の重症・劇症患者および難治性患者に対しては，活動期の病態の改善および緩解導入を目的として行った場合に限り，一連につき10回を限度として算定する。劇症患者については，11回を限度として算定できる。

③薬物療法に抵抗する関節リウマチ患者に対しては，臨床症状改善を目的に行った場合に限り，一連の治療につき１クールを限度として行い，１クールにつき週１回を限度として５週間に限って算定できる。

④該当するクローン病患者に対しては，緩解導入を目的として行った場合に限り算定できる。なお，当該療法の実施回数は，一連の治療につき10回を限度として算定する。

⑤該当する膿疱性乾癬患者に対しては，臨床症状の改善を目的として行った場合に限り，一連の治療につき１クールを限度として行い，１クールにつき週１回を限度として５週間に限って算定できる。

⑥該当する関節症性乾癬患者に対しては，一連の治療につき２クール（１クール：週１回を限度に５週間）を限度として算定できる。

レセプト摘要欄　〔寛解期の潰瘍性大腸炎で既存の薬物治療が無効，効果不十分または適用できない難治性患者（厚生省特定疾患難治性炎症性腸管障害調査研究班の診断基準）に対して，寛解維持を目的として行った場合であって，医学的な必要性から一連につき２週間に２回以上算定する場合又は48週間を超えて算定する場合〕その理由を記載する。

初回実施に当たっては，医学的な必要性を記載する。

一連の当該療法の初回実施日，初回からの通算実施回数（当該月に実施されたものも含む），当該月の算定日及び１回毎の開始時間と終了時間（当該月に実施されたものに限る）を記載する

〔ステロイド抵抗性または不耐容の慢性移植片対宿主病（GVHD）患者に対しては，臨床症状の改善またはステロイドの減量を目的として行った場合であって，医学的な必要性から一連につき24週間31回を超えて算定する場合〕その理由を記載する

適応疾患

❶（重症・劇症および難治性の）潰瘍性大腸炎
❷薬物療法が無効な寛解期の潰瘍性大腸炎

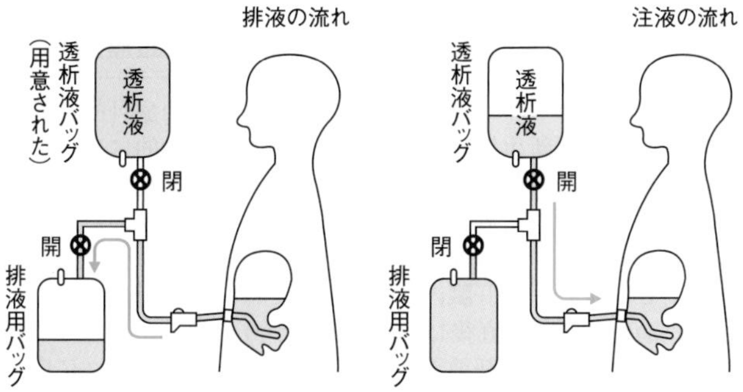

図1-61 CAPDの排液と注液

❸（活動性が高く薬物療法に抵抗する）関節リウマチ，（急速進行型）関節リウマチ（①腫脹関節数が6カ所以上かつ②血沈＞50mm/hまたはCRP＞3mg/dLである例）
❹栄養療法および既存の薬物療法が無効または適用できない，大腸の病変に起因する明らかな臨床症状が残る中等症から重症の活動期クローン病
❺（薬物療法が無効または適応できない，中等度以上の）膿疱性乾癬患者
❻学会ガイドラインに準拠した既存の薬物療法が無効あるいは適応できない関節症性乾癬患者
❼ステロイド抵抗性または不耐容の慢性移植片対宿主病（GVHD）患者

使用物品 吸着式の場合：ブラッドアクセス用穿刺針（2本），血液回路，吸着器，生理食塩水，抗凝固剤，白血球吸着用材料

J042 腹膜灌流〔1日につき〕

1 連続携行式腹膜灌流	330点
注1 導入期加算	500点
注2 乳幼児加算（導入期の14日の間）	1,100点
注2 乳幼児加算（15日目以降30日目まで）	550点
2 その他の腹膜灌流	1,100点

《腹膜灌流とは》

腹壁の内側および腹部の臓器の表面を覆う一層の膜を腹膜といい，その面積は体表面積に等しく，毛細血管が豊富に存在しており，この腹膜で囲まれた空間を腹腔という。

腹膜灌流は，腹腔の中に2～3Lの透析液を注入し，腹膜の毛細血管を流れる血液中の老廃物や水分を，半透膜である腹膜を介して透析液のほうに移行させながら一定時間後に透析液を交換することを繰り返して透析する方法であり，腹膜透析と同じ意味である。

腹膜透析の歴史は血液透析より古く，間歇的腹膜透析は1960年代より臨床で用いられてきたが，各種血液浄化法の進歩により近年では臨床で使用されることは少ない。現在では，腹膜灌流の原理を応用し進歩させた連続携行式腹膜灌流（CAPD）が腹膜透析の中心的治療となっている。

適応疾患 ▶急性腎不全 ▶慢性腎不全

《連続携行式腹膜灌流（CAPD）》

CAPDは，手術的に腹腔内にカテーテルを挿入し，同カテーテルを通じて腹膜透析液を注入し，6時間前後貯留させた後に排液し，再び新しい透析液を注入することを連続的に行う透析法である（図1-61）。1回分が2～2.5Lの透析液は，原則として患者自身により通常1日4回程度交換される。排液と注液（液の交換）には毎回30分程度を要するものの，通院回数は月に1回程度のため，社会復帰の観点からは優れた治療法である。ただし，生体にとっては異物であるカテーテルが存在するために，カテーテルの出口感染や腹膜炎発症の危険もある。また，腹膜が透析膜としての機能をどのくらい維持できるかには個人差がある。CAPDのほうが血液透析より望ましいとされる患者は，血圧が低いなど循環動態が不安定な患者，幼少児患者，内シャントの作成が困難な患者などである。

《保険請求》

①これまで在宅自己腹膜灌流指導管理料で算定されているCAPD患者では連続携行式腹膜灌流の費用あるいは人工腎臓は算定できなかったが，2010年の改定からあわせて週1回を限度に算定が可能になった。さらに2020年の改定では本管理料を算定しているCAPD患者が他の医療機関において追加的に人工腎臓を行った場合，人工腎臓の実施機関で人工腎臓が算定できるようになったが，その際にはレセプトの摘要欄に人工腎臓実施医療機関名と実施の必要性についての記載が必要となる。これを超えた回数を実施した場合には，薬剤料および特定保険医療材料料に限り算定できる。ただし，他の医療機関にてこれらを実施した場合には，所定点数は算定できない。
②本療法導入期として14日間に限り導入期加算500点が算定できるが，腹膜炎の発症等で中断を余儀なくされ，一時的に血液透析を施行した後に再開する場合などでは，導入期加算の算定はできない。
③6歳未満の乳幼児の場合は，導入期の14日間は1,100点，15日目以降30日目までは550点を乳幼児加算として，それぞれ1日につき加算する。
④CAPDは主に在宅で実施される在宅医療であるので，保険請求についてはC102在宅自己腹膜灌流指導管理料を参照する必要がある。

レセプト摘要欄 【導入期加算】導入の年月日を記載する

適応疾患 ▶慢性腎不全

使用物品 腹膜カテーテル（数年以上の使用可能），透析液バッグに入ったCAPD透析液，腹膜透析用接続チューブ，腹膜透析用カテーテル，各種のカテーテルと透析液バッグの接続・交換用消耗品

J043　新生児高ビリルビン血症に対する光線療法〔1日につき〕　140点

新生児はそのほとんどに新生児黄疸（新生児高ビリルビン血症）が出現する。その理由は，①胎児型ヘモグロビンから成人型ヘモグロビンに速やかに置き換わる，あるいは酸化ストレスのために赤血球が破壊される（ビリルビン産生の増加），②ビリルビンを肝臓内で代謝するグルクロン酸抱合酵素活性が出生直後は低い，③新生児期はビリルビンを再吸収する腸肝循環が存在する，などである。この時期に体内に蓄積されるものは通常，非抱合（間接）ビリルビンであり，脳に沈着しやすく核黄疸（ビリルビン脳症）を引き起こし，脳性麻痺の原因になる。新生児黄疸は通常は生理的であるが，その程度が強かったり，病的黄疸などでは治療の対象となる。

血清総ビリルビン濃度が5 mg/dL以上になると皮膚の黄染が出現してくる。経皮的に血中の総ビリルビン濃度を推定できる経皮黄疸計で黄疸の程度をスクリーニングし，一定以上の値を示すときは採血して血中のビリルビン濃度を測定するという方法がとられている施設が多い。生後7日までの光療法の適応は，出生時体重と生後日齢と総ビリルビン値による基準（村田ら，1981）や，それに加えてアルブミン非結合型ビリルビン（アンバウンドビリルビン）による基準（中村肇，2000）を参考にしている施設が多い。

最近は，早産児の慢性ビリルビン脳症（核黄疸）がクローズアップされており，2017年，森岡らにより在胎週数別，生後日齢別の光療法の細かな基準が提唱され，新生児（特に早産児）黄疸のより細かな管理が必要とされている。

光療法は，ビリルビンの最大吸収波長である460nm前後の光エネルギーで皮膚に沈着している非抱合（間接）ビリルビンを立体兼構造異性体に変化させて水溶性にして，体外（胆汁，尿）に排泄させる治療法である。最近はグリーンの光線やLED（発光ダイオード）が従来のブルーの蛍光管に代わって使用されるようになってきた。また，最近は母親のベッドサイドで着衣のままでも光治療が可能な機種も使用されてきている。光療法の副作用としてブロンズベビー症候群が知られており，また遺伝子に対するダメージや早産児に対する死亡率の上昇も否定できず，光療法のやり過ぎはやはり問題が残る。光療法施行中は12時間ごとにビリルビンの検査が必要であり，光治療開始基準より一段低い値になれば治療を中止する。

光治療は新生児黄疸の最も一般的な治療であるが，より重症な黄疸に対しては速やかに交換輸血を必要とすることもある。

《保険請求》

疾病，部位数等にかかわらず1日につき算定する。

適応疾患　▶新生児黄疸〔新生児高ビリルビン血症（高ビリルビン血症，新生児重症黄疸）〕

使用物品　経皮黄疸計（コニカミノルタ），黄疸計（トーイツ，アローズ），光線治療ユニット（アトム，トーイツ，ドレーゲル）

J043-2　瀉血療法　250点

瀉血とは，治療目的に静脈血を体外に排出させる処置を指す。一般的には，採血針付きの瀉血用バッグを用いて，重力を利用して自然落下にて採取する。この際に出血量の評価のために，重量計が用いられる。

適応疾患には多血症とC型慢性肝炎がある。真性多血症では，赤血球増多に伴い血液の粘稠度が上昇し，血液がうっ滞し，様々な血栓症を発症しやすくなる。治療は血栓症のリスクに応じて選択される。年齢60歳未満かつ血栓症の既往がない低リスク症例に対しては，瀉血療法，出血傾向がなければ低用量アスピリンが用いられる。また，高血圧，糖尿病や脂質異常などの血栓症のリスク因子がある場合には，リスク因子の治療を行う。血栓症の高リスク症例（年齢60歳以上あるいは血栓症の既往あり）では，上記治療に加えて細胞減少療法（化学療法）が選択される。

C型肝炎では，肝臓に蓄積された鉄分により活性酸素が発生し，肝炎の悪化を招くことが知られている。そこで瀉血により鉄を豊富に含む赤血球を除去し，新たな赤血球の産生に肝臓内の鉄を利用し減少させることで，肝炎の施行を抑制することを目指して瀉血が行われる。肝炎自体の治療ではないため，対象はインターフェロンや肝庇護療法に抵抗性のあるC型慢性肝炎に限られる。

《保険請求》

瀉血療法は，真性多血症，続発性多血症またはインターフェロンや肝庇護療法に抵抗性のあるC型慢性肝炎に対して行った場合に算定する。

適応疾患　▶真性多血症 ▶続発性多血症 ▶インターフェロンや肝庇護療法に抵抗性のあるC型慢性肝炎

使用物品　外用消毒薬，瀉血用バッグ

J043-3　ストーマ処置〔1日につき〕

1　ストーマを1個もつ患者に対して行った場合　70点
2　ストーマを2個以上もつ患者に対して行った場合　120点
注3　乳幼児加算　55点
注4　ストーマ合併症加算 新　65点

ストーマとは，もとは「口」の意味であるが，ここでは人工的に体壁に造設された便あるいは尿などの排泄口を指す。具体的な対象疾患と作成方法は他書（寺島裕夫他編著『手術術式の完全解説』医学通信社）に譲るとして，ここでは処置（ストーマケア）に関して解説する。

ストーマには大きく分けて消化器系ストーマと尿路系ストーマがある。また，消化器系ストーマにはコロストミー（結腸ストーマ）とイレオストミー（回腸ストーマ）がある。それぞれ排泄する内容に違いがあり，装具も用途により分かれる。骨盤の内臓を全部摘出するような場合は消化器系と尿路系両方のストーマが造設される。

ストーマケアで問題となるのは，粘膜が直接皮膚と吻合されているため，粘膜が傷ついたり，皮膚に炎症が起きたりすることである。問題となる合併症のおも

表1-7 ストーマ合併症
（ストーマケアの際に注意すべきもの）

ストーマ自体	壊死，脱落，陥没，脱出，出血，狭窄，腫瘍の再発
周囲の皮膚	離開，皮膚炎
腹腔内	内ヘルニア

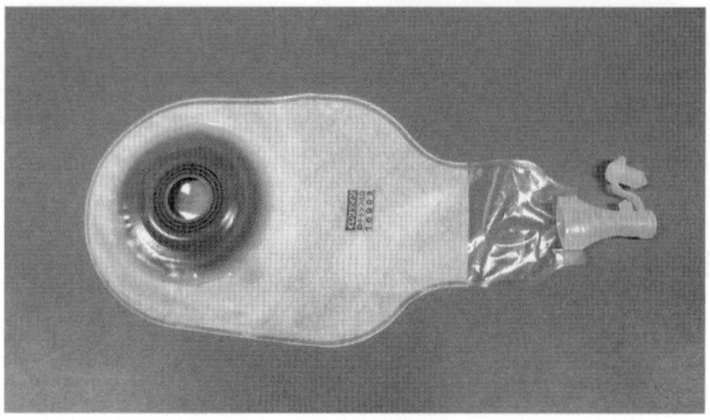
図1-62 人工肛門用パウチ

なものを表1-7に示す。通常，人工肛門造設術前後に，本人あるいは家人に装着方法，トラブル時の対処方法などを十分に習得させる。この際の（入院中の）ストーマ処置料は算定されない。

装具は皮膚に貼りつける面板と排泄物を貯留するパウチからなる。面板とパウチが一体となっているものもある（図1-62）。最近ではストーマ用品も多種多様のものが開発されており，皮膚保護剤や洗腸用具，装着ベルトなども利用可能となっており，ストーマを有する人（オストメイトと呼ばれる）のQOLは格段に改善されている。これらの選択や人工肛門の管理は，退院後は外来で行われることとなる。この際の処置料が本項で算定される。

オストメイトは生涯にわたり装具を装着する必要があるので，経済的負担も大きいが，ストーマの種類や障害の程度によって当該の身体障害者に認定され，各種のサービスを受けられたり，医療費が控除されたり，装具などへの助成も受けられる。また，ストーマのケアに関しては経験や知識が要るため，近年では専門のトレーニングを受けた皮膚排泄ケア認定看護師〔WOC（Wound・Ostomy・Continence）ナース〕が行うようになりつつある。

《保険請求》

①入院中以外の患者に対してのみ算定される。
②装具の費用は別途請求できる。
③１日に何度処置しても，１日につき１回算定する。
④C109在宅寝たきり患者処置指導管理料を算定している患者では算定できない。
⑤消化器ストーマまたは尿路ストーマに対して行った場合に算定する。
⑥６歳未満の場合は乳幼児加算を加算する。
⑦ストーマ合併症加算は，以下のストーマ合併症のいずれかを有し，かつ，ストーマ合併症の重症度分類グレード２以上の患者である場合に算定する。
　傍ストーマヘルニア，ストーマ脱出，ストーマ腫瘤，ストーマ部瘻孔，ストーマ静脈瘤，ストーマ周囲肉芽腫，ストーマ周囲難治性潰瘍等

レセプト摘要欄 【ストーマ合併症加算】J043-3ストーマ処置（保医発通知）の(4)のアからキまでに規定するものの中から該当するものを選択して記載する

適応疾患 ▶直腸癌 ▶潰瘍性大腸炎 ▶大腸ポリポーシス ▶複雑痔瘻などのストーマ設置後

使用物品 各種ストーマ装具，表面麻酔薬

J043-4 経管栄養・薬剤投与用カテーテル交換法 200点

経口摂取が不十分な患者，誤嚥性肺炎の危険がある患者，または胃内容の停滞を呈する患者に対しては，腹壁から直接胃を穿刺してカテーテルを留置するか（胃瘻カテーテル），あるいは頸部から食道を穿刺し，食道を介して胃に到達するカテーテル（経皮経食道カテーテル；PTEG）を留置することにより，栄養管理や，胃内圧の減少をはかる方法がとられている。経管栄養カテーテル留置の具体的な方法に関しては他書（寺島裕夫他編著『手術術式の完全解説』医学通信社）を参照されたい。

胃瘻に関しては最近ではほとんどが，内視鏡を使って造設する〔経皮的内視鏡下胃瘻造設術（Percutaneous EndoscopicGastrostomy：PEG)〕方法がとられている。諸種の原因によりPEGが不可能な場合にPTEGが用いられる。

胃瘻カテーテルには胃内固定方法の違いにより，バルーン内に水を入れて固定するバルーンタイプと，胃内の先に胃瘻径より大きいプラスティック製の留め具がついたバンパー型がある。また，注入口の形状により，接続チューブをつけて使用するボタンタイプとチューブが直接挿入されているチューブタイプがある（図1-63）。いずれのタイプの経管栄養カテーテルも，内腔が栄養剤や胃内容などの付着により，時間がたつと閉塞しやすくなり，交換が必要になる。胃瘻カテーテルの場合の交換は，バルーンタイプで１～２カ月，バンパータイプで４～６カ月が目安である。

交換に際しては古いカテーテルを抜去して，新しいものを挿入する。場合により，ガイドワイヤーを使用する。このころになると，胃瘻の場合でも皮膚と胃に瘻孔が形成されていて，腹腔内に誤挿入することは少ないが，誤って腹腔内に挿入されたまま経管栄養を開始すると，致命的な合併症を生じるため，確実に胃内に挿入されていることを確認する目的で，画像診断が必要になる。

《保険請求》

①経管栄養・薬剤投与用カテーテル交換後の確認のた

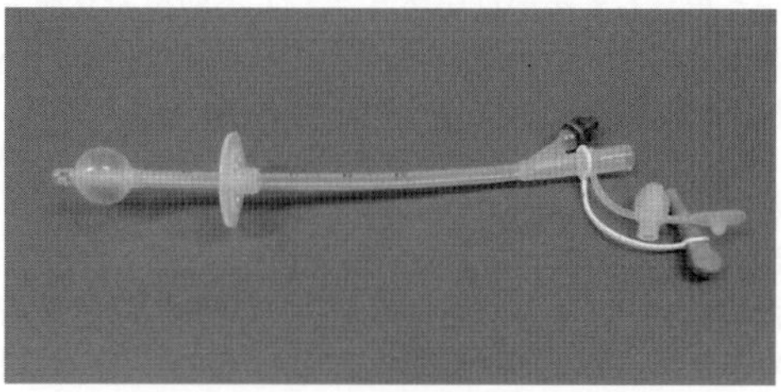
図1-63 胃瘻チューブ バルーン式チューブタイプの例

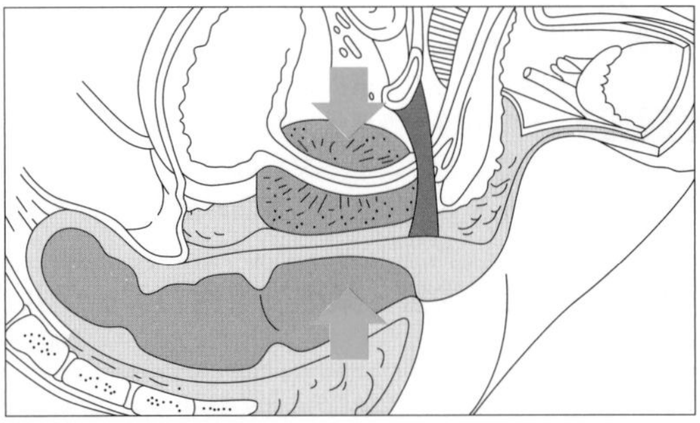
直腸は前立腺の真下にある。
下向きの矢印は前立腺，上向きの矢印は直腸

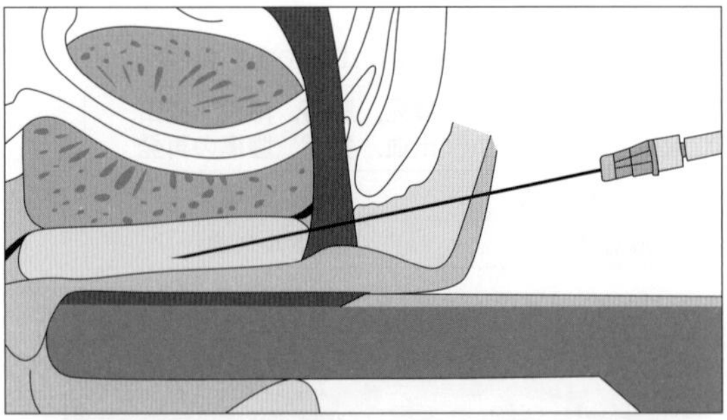
経直腸超音波誘導下に直腸と前立腺の間にSpaceOARを注入して前立腺と直腸の間の間隔をとる。

図1-64　経会陰的放射線治療用材料局所注入

めの画像診断または内視鏡等を用いた場合のみ請求できる。
②その際の画像診断または内視鏡等にかかる費用は交換日の1回に限り算定可。
③創傷処置，創傷処理の費用は所定点数に含まれる。
④薬液投与を目的として胃瘻カテーテルの交換を行った場合は，レボドパ・カルビドパ水和物製剤を投与する目的の場合に限り算定する。

適応疾患　▶経管栄養造設状態（胃瘻造設状態）
使用物品　交換用経管栄養カテーテル

J043-5　尿路ストーマカテーテル交換法　100点
注2　乳幼児加算　55点

尿路ストーマカテーテル交換法の対象となるのは腎瘻，尿管皮膚瘻，回腸導管，膀胱瘻などである。これらのうちでカテーテル留置を必要とするもの，かつ交換が容易でなくエックス線透視などの確認を要するものが対象である。

腎瘻では，今日のほとんどは経皮的に造設されたものである。瘻孔がしっかりかたまるまでの期間の瘻孔の拡張や腎盂カテーテルの交換の際は，エックス線透視下にガイドワイヤーを用いて行うほうが安全，確実である。また，ある程度時間の経過したものでも瘻孔に屈曲や狭窄を生じた場合は，交換のつど，エックス線透視下で確認を行うほうが安全である。尿管皮膚瘻でもストーマがかたまっていないもの，尿管に屈曲や狭窄をきたしたものではエックス線等の確認を要する場合が多い。

回腸導管は通常尿管ステントや尿管カテーテルの留置を必要としないが，導管の屈曲や尿管との吻合部に狭窄を生じたものでは尿管ステントの留置が必要となる場合もある。この場合は，ガイドワイヤーを用いて透視下に尿管ステントの交換を行わざるを得ない。また，膀胱瘻でもまれには屈曲などのためエックス線透視を必要とすることもある。

《保険請求》

腎盂カテーテルや尿管ステントの交換の際，確認のためエックス線透視や撮影などを行った場合の交換処置料として請求する。交換に使用したカテーテルやガイドワイヤー，消毒等の材料費用は別途請求できるが，両側の場合でも1回しか請求できない。

画像診断等の費用は算定日に限り1回のみ請求できる（画像診断等にはX線検査のほか，内視鏡検査なども含まれる）。ただし，E000透視診断は請求できない。尿路ストーマのカテーテル・ステント交換はそのまま画像診断等の確認なしに行えることも多いので，紛らわしい場合は簡単な詳記を添付するほうがよい。

6歳未満の場合は乳幼児加算を加算する。

J000創傷処置，K000創傷処理，J043-3ストーマ処置の費用は併算定できない。

適応疾患　▶腎瘻 ▶尿管皮膚瘻 ▶回腸導管 ▶膀胱瘻（膀胱皮膚瘻，直腸膀胱瘻）▶各種疾患による尿路ストーマ設置後（尿管皮膚瘻）
使用物品　尿管ステントセット，腎瘻用カテーテルなど

J043-6　人工膵臓療法（1日につき）　3,500点

正常人の血糖はある範囲内で微妙に調節されているが，これは血糖レベルに応じて膵臓から分泌されるインスリンの作用による。糖尿病では，膵臓のインスリン分泌不全または末梢でのインスリン作用の減弱（インスリン抵抗性）のために，高血糖，尿糖をきたす。

現在使用されている人工膵臓は，血管内に留置された二重内腔カテーテルを通して，血糖値を連続的に計測し，インスリンおよびグルコース注入アルゴリズムにより適正な注入量を算出し，インスリン溶液およびグルコース溶液を注入ポンプで体内に注入する（図3-41，p.149）。

人工膵臓は，インスリン感受性を評価する正確な検査装置として使用される一方で，インスリノーマや褐色細胞の摘出術，糖尿病合併症妊娠の分娩時，糖尿病性昏睡などの血糖コントロールに使用されてきた。

最近では，糖尿病とは関係なく周術期に発生する高血糖や大きな血糖変動をコントロールする手段として活用する機会が増えている。

《保険請求》

①3日を限度として算定する。
②同一日に行った血中グルコース測定は別に算定不可。
③穿刺部位のガーゼ交換等の処置料および材料料は別に算定できない。

④人工膵臓療法を4日以上実施した場合の費用は，3日目までの所定点数に含まれる。

適応疾患 ㋐高血糖時（糖尿病性昏睡等）における救急治療，㋑手術，外傷および分娩時の血糖管理，㋒インスリン産生腫瘍摘出術の術前，術後の血糖管理，㋓糖尿病性腎症に対する透析時の血糖管理，㋔難治性低血糖症の治療のための血糖消費量決定，㋕インスリン抵抗性がみられる難治性糖尿病に対するインスリン感受性テストおよび血糖管理

使用物品 人工膵臓装置，専用消耗品（回路，薬液，グルコースセンサ）

J043-7 経会陰的放射線治療用材料局所注入 1,400点

前立腺癌の放射線治療では前立腺と直腸が近接しているため，前立腺に放射線を照射すると直腸に放射線が照射され，その結果血便などの副作用が発生することがある。それを避けるため前立腺と直腸の間に会陰部からゲル状物質（SpaceOAR）を注入する。それにより直腸と前立腺の間には間隔ができるため，直腸の被ばくが避けられ放射線の副作用を軽減できる。

本項はその注入に際しての手技料である（図1-64）。

適応疾患 ▶前立腺癌

2
救急処置

宮澤／坂本

J044　救命のための気管内挿管　500点
注　乳幼児加算　55点

呼吸停止，心停止に対しての救命処置や喉頭反射が障害された患者の気道確保のため，あるいは人工呼吸管理を必要とするような呼吸不全症例に対して換気補助を行いやすくし，患者の状態安定を得るために行う処置である。

気管内挿管に際しては，喉頭鏡や気管内チューブなどの器具の準備が必要であり（図1-65），チューブ挿入時に，局所麻酔としてキシロカインゼリーやキシロカインスプレーなどを用いることがある。最近ではビデオ喉頭鏡が普及してきており，従来の直視型喉頭鏡と比較して，より安全かつ気管内挿管の成功率の向上が期待される。また，頸部後屈に制限のある症例や肥満患者においては，直視型喉頭鏡と比較して高い有用性があると報告されている。気管内挿管後は直ちに胸腹部を3点または5点聴診，および両側の胸郭の上がりを確認する。また，これらの確認後に食道挿管否定のため，波形表示が可能なカプノメーター（呼気終末二酸化炭素ガス分圧モニター）で，気管内挿管が確実に行われたかを評価することが勧められている。カプノメーターがなければチューブの曇りやEDD（食道挿管検知器），二酸化炭素チェッカーなどを使用する。これらの確認の終了後，胸部レントゲンを撮影し，挿管チューブの先端の位置を確認する。

《保険請求》

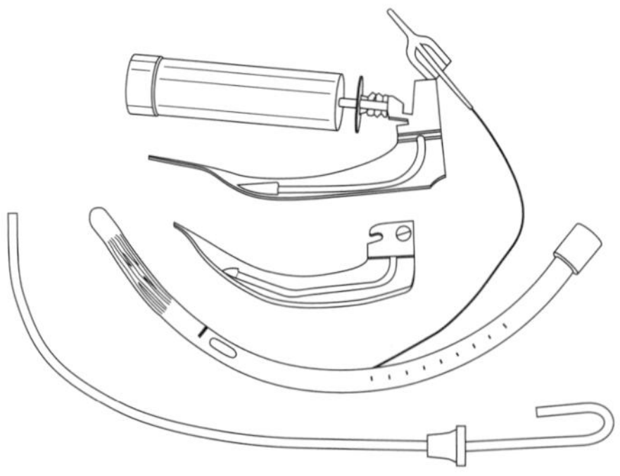

図1-65　気管内挿管に必要な物品

上から，喉頭鏡（ハンドルとブレード），サイズの異なるブレード，気管内チューブ，スタイレット。それ以外に必要な物品として，リドカインゼリー，エアウェイ，注射器，バイトブロック，サクションチューブ，絆創膏がある。声門の視認性がよいビデオ喉頭鏡が普及しつつある。

①気管内挿管に使用した器具やチューブの材料購入費は，別途算定できる。
②患者の意識の状態によっては，鎮静薬や神経筋遮断薬（筋弛緩薬）の投与を行うことがある。この際使用した薬剤については，別途算定できる。
③気管内挿管を行う際には，呼吸心拍監視装置により，呼吸循環の状態を経時的にモニターし，別途D220の呼吸心拍監視，新生児心拍・呼吸監視，カルジオスコープ（ハートスコープ），カルジオタコスコープを算定できる。ただし人工呼吸器に接続した時点でJ045人工呼吸に含まれ，算定できなくなる。
④検査や麻酔のため挿管する場合，既に挿管している気管内チューブを交換する場合は算定できない。
⑤本項に併せて人工呼吸を行った場合は，J045人工呼吸の点数を合わせて算定できる。
⑥6歳未満の場合は乳幼児加算を加算する。

適応疾患　▶心肺停止 ▶呼吸停止 ▶急性呼吸不全 ▶急性呼吸窮迫症候群（ARDS）▶（重症の）肺炎 ▶急性肺水腫 ▶肺挫傷 ▶脳梗塞 ▶脳出血 ▶急性薬物中毒など

使用物品　気管内チューブ，喉頭鏡，スタイレット，注射器，チューブ固定器具（絆創膏等）など

J044-2　体表面ペーシング法又は食道ペーシング法〔1日につき〕　600点

一時心臓ペーシングは，徐脈性不整脈や薬剤抵抗性頻脈性不整脈に対する重要な治療手技である。緊急一時ペーシングは，完全房室ブロック，洞不全症候群，薬剤の過量内服による不整脈，心血管術後の合併症やペースメーカーの作動不全による徐脈〔60bpm（beats per minute）以下〕などに有用である。とくに体表面（経皮）ペーシングは，迅速かつ安全に行える手技である。ただし，刺激が強く筋収縮による疼痛を伴うため，鎮痛・鎮静薬の併用が望ましい。

経皮ペーシング（transcutaneous cardiac pacing：TCP）

TCP機能を備えた除細動器にリードと電極を接続し，心電図をモニターする。電極パッドは，右鎖骨下（パッドが鎖骨に被らないように）の前胸部と左前腋窩を中心として乳頭にかからない位置の2カ所に貼付する。現在，ペーシングパッドの貼付方法については，体幹前後にパッドを装着するほうが，パッド間のインピーダンスが低く電流が流れやすいことから，こちらが推奨されている。電極パッド接続用ケーブルを除細動器に接続する（図1-66）。

除細動器をペーシングモードにし，通常はデマンド

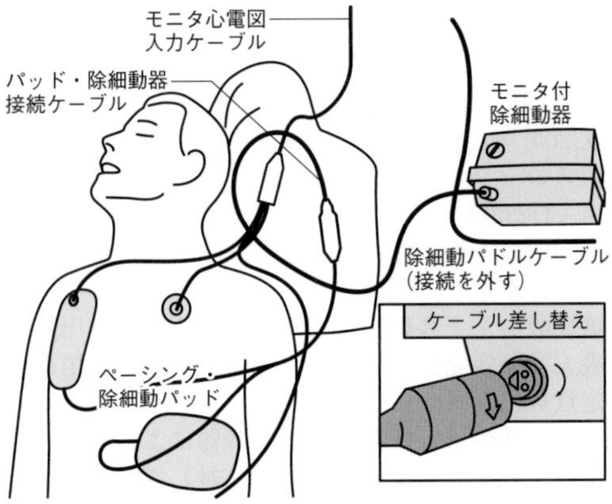

図1-66 **経皮ペーシング（TCP）**

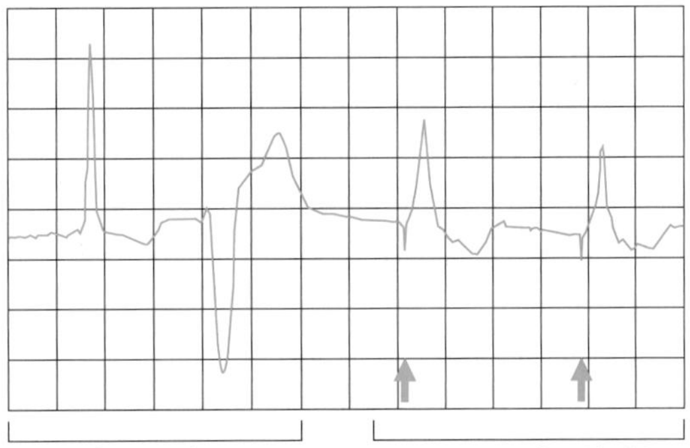

図1-67 **ペーシングによる心電図波形**
（81歳女性 洞機能不全症候群）

モードを選択する。ペーシングレートを60～80/minにセットし，スタートボタンを押す。除細動器の心電図モニターでペーシングスパイクとQRSを観察しながら徐々に出力を上げ，スパイク直後に幅の広いQRSとそれに続くT波の出現を確認後，ペーシングに同期した脈拍を確認する。このとき，ペーシングに同期した脈拍を頸動脈以外（ペーシングによる筋収縮のため）の動脈で必ず確認する。

その後，ペーシング閾値を測定し，閾値より2 mAほど高い出力に設定する。最大出力でもペーシングできないときはパッドの位置を変えてみる。ペーシングできないときや不完全な場合は早急に経静脈ペーシング（TVP：transvenous cardiac pacing）を行う。TCPに比べ安定性と確実性がある。

TCPは低体温症例に対しては，VF（心室細動）に移行しやすいため禁忌である。

経食道心房ペーシング

左心房の後壁面が食道に接していることから経鼻的に専用カテーテルを挿入して行う。ペーシングカテーテル電極で心電図波形をモニターしながらカテーテルを挿入していくと鼻腔から約30～40cmの位置で高振幅の心房波が検出されるので，この部位にカテーテルを固定してパルス幅10～20m/秒，刺激出力5～25mAでペーシングする。ペーシング中は疼痛や不快感が強いので，高出力でのペーシングは避ける。また長期に及ぶような洞性徐脈に対するペーシングには向かない。また，TCP，TVPほど普及していない。

図1-67に，ペーシングによる心電図波形を示す。

《保険請求》

①使用したペーシング用電極の購入費は別途算定できる。請求は1日1回とする。この際に行ったD220の呼吸心拍監視，新生児心拍・呼吸監視，カルジオスコープ（ハートスコープ），カルジオタコスコープも算定可。ただし，人工呼吸を併用した場合，呼吸心拍監視はJ045人工呼吸の所定点数に含まれる。

②救急処置として体表面ペーシング法又は食道ペーシング法を行った場合に算定する。

適応疾患 ▶脳虚血症状（意識消失など）や心不全徴候を伴う徐脈性不整脈（60bpm以下）▶急性心筋梗塞や急性心筋炎に伴う高度房室ブロック（急性心筋炎，房室ブロック）▶完全房室ブロック（Ⅲ°A-Vブロック）▶洞不全症候群▶（薬剤治療に抵抗性の）発作性上室性頻拍▶頻拍性心房粗動（頻拍型心房細動）▶心室頻拍

使用物品 ペーシング用電極（体表面ペーシング用電極，食道ペーシング用電極），体外式ペースメーカ，呼吸心拍監視装置

J045 人工呼吸

1	30分までの場合	302点
2	30分を超えて5時間までの場合 302点に30分又はその端数を増すごとに50点を加算して得た点数	
3	5時間を超えた場合（1日につき）	
イ	14日目まで	950点
ロ	15日以降	815点
注3	覚醒試験加算	100点
注4	離脱試験加算	60点
注5	腹臥位療法加算（1回につき）新	900点

呼吸停止，低酸素血症や高二酸化炭素血症を伴うような呼吸不全の患者では，人工呼吸管理が必要となる。人工呼吸の期待効果は，酸素化を改善，換気量の十分な確保，呼吸仕事量の減少である。人工呼吸管理を行う場合，J044救命のための気管内挿管を行うのが原則である。

人工呼吸器やその設定については，最新の研究に基づく人工呼吸法が次々に提唱されており，専門書にゆだねたい。人工呼吸管理の適応基準を表1-8に示す。

人工呼吸管理を行うにあたっては，患者の状態によって鎮静薬や神経筋遮断薬（筋弛緩薬）の投与を行うことがある。

人工呼吸器の吸入気は乾燥しているので，気道の乾燥を予防するため，加湿器を回路に組み込み気道を加湿する必要がある。また，気管内挿管をしていると喀痰を自然喀出できないため定期的に喀痰吸引を行う。

《保険請求》

①加湿器と加湿器に使用する蒸留水，喀痰吸引は，所定の人工呼吸算定点数内に含まれる。

②使用した酸素と窒素の費用は，別途算定できる。

③心肺停止状態に対する蘇生に半閉鎖循環式麻酔装置

表1-8　人工呼吸管理の適応基準

①急性呼吸不全の人工呼吸器適応基準

（換気力）	
呼吸数（回／分） １回換気量（mL/kg） 肺活量（mL/kg） 最大吸気圧（cmH_2O）	＜５または＞35 ＜３ ＜10 ＜20
（換気効率）	
$PaCo_2$（mmHg） VD/VT	＞60 ＞0.6
酸素化能	
PaO_2（mmHg） A－aDO_2（mmHg）	＜60（Fio_2＝0.6） ＞350（Fio＝1.0）

②慢性呼吸不全での人工呼吸器適応

高CO_2血症に加えて以下の症状がある場合 ・pH≦7.2 ・意識障害 ・呼吸器異常（＞40または＜６） ・強い低酸素血症（PaO_2≦45mmHg） ・シーソー様呼吸の存在 ・去痰不能

や人工呼吸器を使用した場合は，実施時間に応じて人工呼吸の所定の点数が算定できる。ただし，手術直後に引き続いて人工呼吸を行う場合は，L008マスク又は気管内挿管による閉鎖循環式全身麻酔の所定点数に含まれるため当日は算定できない。

④在宅人工呼吸指導管理料（C107）を請求している場合は，J045人工呼吸の管理もこれに含まれるため，同時に請求できない。

⑤高気圧酸素治療を併用する場合は，J027高気圧酸素治療の通知に掲げられた疾患については，人工呼吸管理中であってもJ045人工呼吸で請求せず，J027高気圧酸素治療（１日につき3000点ないしは5000点）で請求したほうが高点数となる。J027とJ045を同時には請求できない。ただ，J027は算定回数に限度があるので注意が必要である。

例えば，重症の低酸素性脳機能障害（蘇生後脳症など）では，入院当日は，J044救命のための気管内挿管＋J046非開胸的心マッサージ＋J045人工呼吸が請求できる。さらに誤嚥をしている場合はJ050気管内洗浄も算定できる。一方，重症の低酸素性脳機能障害に高気圧酸素治療を行うとJ045人工呼吸は請求できなくなるが，J027高気圧酸素治療を請求すると，より高点数となる。さらに，内視鏡による気管内洗浄を行った場合はD302気管支ファイバースコピーを請求すれば，J050気管内洗浄＋J018喀痰吸引を請求するよりも点数が高くなる。

⑥人工呼吸を行う際に使用する気管内チューブは，材料区分027で請求する。この際，長期留置に伴う分泌物の誤嚥防止機能のあるカフ上部吸引機能付きチューブを使用すると2,610円を請求できる。実際にカフ上部吸引で口腔内の分泌物を充分吸引すると，人工呼吸器管理中に起りやすい誤嚥性肺炎が減少し，人工呼吸器管理期間が短縮したとの報告があることから，できるだけこのチューブを使用したい。

⑦胸部手術後肺水腫を併発し，応急処置として閉鎖循環式麻酔器による無水アルコールの吸入療法を行った場合は本項の点数を算定し，無水アルコールの費用はJ300薬剤により算定する。

⑧D220呼吸心拍監視，新生児心拍・呼吸監視，カルジオスコープ（ハートスコープ），カルジオタコスコープ，D223経皮的動脈血酸素飽和度測定またはD225-2非観血的連続血圧測定を同一日に行った場合の費用は，本項の点数に含まれる。

⑨喀痰吸引，干渉低周波去痰器による喀痰排出，酸素吸入及び突発性難聴に対する酸素療法の費用は，所定点数に含まれる。

⑩気管内挿管下に閉鎖循環式麻酔器による酸素加圧により，肺切除術後の膨張不全に対して肺膨張を図った場合は，本項の所定点数により算定する。

⑪閉鎖循環式麻酔装置・半閉鎖式循環麻酔器による人工呼吸を手術直後に引き続いて行う場合には，L008マスク又は気管内挿管による閉鎖循環式全身麻酔の所定点数に含まれる。

⑫新生児の呼吸障害に対する補助呼吸装置による持続陽圧呼吸法（CPAP）および間歇的強制呼吸法（IMV）を行った場合は，本項を算定する。

⑬鼻マスク式人工呼吸器を使用する場合は，PaO_2/F_IO_2が300mmHg以下ないしは$PaCO_2$が45mmHg以上の急性呼吸不全に限り，本点数を算定できる。

⑭喀痰吸引，内視鏡下気管支分泌物吸引，干渉低周波去痰器による喀痰排出，間歇的陽圧吸入法，鼻マスク式補助換気法，体外式陰圧人工呼吸器治療，ハイフローセラピー，高気圧酸素治療，インキュベーター，人工呼吸，持続陽圧呼吸法，間歇的強制呼吸法，気管内洗浄（気管支ファイバースコピー使用を含む），ネブライザまたは超音波ネブライザを同一日に行った場合は，主たるもののみにより算定する。

⑮人工呼吸と同一日に行った酸素吸入，突発性難聴に対する酸素療法または酸素テントの費用は点数に含まれ，別に算定できない。

⑯「３」について，他院で人工呼吸器による管理が行われていた患者は，人工呼吸の算定期間を通算する。自宅等で人工呼吸器が行われていた患者は，治療期間にかかわらず「ロ」の所定点数を算定する。

⑰「注３」覚醒試験加算は，人工呼吸器を使用している患者の意識状態に係る評価として，以下すべてを実施した場合に算定できる。実施に当たっては，関係学会が定めるプロトコル等を参考とする。

ア　自発覚醒試験を実施できる状態であることを確認する。

イ　患者の意識状態を評価し，自発的に覚醒が得られるか確認する。必要に応じて鎮静薬を中止・減量する。観察時間の目安は30分から４時間程度。

ウ　意識状態の評価にはRichmond Agitation-Sedation Scale（RASS）等の指標を用いる。

エ　評価日時・結果について，診療録に記載する。

⑱「注４」離脱試験加算は，人工呼吸器の離脱のために必要な評価として，以下すべてを実施した場合に算定できる。実施に当たっては関係学会が定めるプロトコル等を参考とする。

ア　自発覚醒試験の結果，自発呼吸試験を実施できる意識状態であることを確認する。

イ　原疾患が改善または改善傾向，酸素化が十分，血行動態が安定，十分な吸気努力がある，異常な呼吸様式ではない，全身状態が安定――のいずれにも該当する。

ウ　人工呼吸器の設定を以下のいずれかに変更し，30分間経過した後，患者の状態を評価する。

(イ)　吸入酸素濃度（F_IO_2）50％以下，CPAP（PEEP）≦5 cmH_2OかつPS≦5 cmH_2O

(ロ)　$F_IO_2$50％以下相当かつTピース

エ　ウの評価に当たっては，酸素化の悪化・血行動態の悪化・異常な呼吸様式および呼吸回数の増加――の有無すべてを評価する。

オ　ウの評価の結果，異常が認められた場合には，その原因について検討し，対策を講じる。

カ　評価日時・結果を診療録に記載する。

⑲腹臥位療法加算は，人工呼吸器管理下における，中等症以上の急性呼吸窮迫症候群（ARDS）患者に対し，12時間以上の連続した腹臥位療法を実施した場合に算定する。実施が日をまたぐ場合は，開始してから連続した12時間が経過した時点で算定する。関係学会が定めるガイドライン等を参考にする。

レセプト摘要欄　（5時間を超えた場合）開始年月日を記載する

【覚醒試験加算】開始年月日を記載する

【腹臥位療法加算】当該月の算定日および1回毎の開始年月日，開始時間，終了年月日および終了時間（当該月に実施されたものに限る）を記載する

適応疾患　▶急性呼吸不全 ▶呼吸停止 ▶（重症の）肺炎 ▶急性呼吸窮迫症候群（ARDS）▶気管支喘息重積発作 ▶急性肺水腫 ▶肺挫傷 ▶脳梗塞 ▶脳出血など

使用物品　人工呼吸器，加湿器，酸素，気管内チューブ

J045-2　一酸化窒素吸入療法〔1日につき〕

1　新生児の低酸素性呼吸不全に対して実施する場合	1,680点
注2　一酸化窒素ガス加算	900点*
2　その他の場合	1,680点
注　一酸化窒素ガス加算	900点*

適応は，①新生児の肺高血圧を伴う低酸素性呼吸不全，②心臓手術の周術期における肺高血圧の改善――である。NO吸入療法によって，①肺血管を選択的に拡張し，肺動脈圧が低下，②肺血管拡張による血流の増加により換気血流比が改善，③換気のよい肺胞のみにNOが到達して肺血管を拡張することで肺内シャントが改善――が期待される。すなわち，選択的肺血管拡張を行うことで循環動態・酸素化を改善し，酸素運搬量を増加させるのである。

1980年代まで単純なガスと思われていた一酸化窒素は，1990年代に入り生体内で内皮細胞由来血管弛緩因子としての働きやマクロファージの殺菌作用の機能を有すると認知され，1998年にはこれらの一連の研究が評価されノーベル賞の受賞対象となった。

一酸化窒素吸入が，新生児肺高血圧症に対する肺血管拡張薬として有効であることが明らかにされたのは1991年であり，1997年には新生児遷延性肺高血圧患者のECMO（extracorporeal membrane oxygenation：膜型人工肺）の使用頻度を少なくすることが実証され，以降，一酸化窒素吸入療法は新生児肺高血圧症治療に不可欠となってきている。

《保険請求》

①新生児特定集中治療室管理料（A302）または総合周産期特定集中治療室管理料（A303）の届出を行っている医療機関で算定する。

②一酸化窒素ガス加算として，吸入時間が1時間までの場合，900点を加算する。吸入時間が1時間超の場合は，900点に吸入時間が1時間またはその端数を増すごとに900点を加算して得た点数を，所定点数に加算する（＊）。

③一酸化窒素ガス加算は，開始時刻より通算して，「1」の場合では96時間，「2」の場合では168時間を限度として算定できる。医学的根拠に基づいて限度を超えて算定する場合は，さらに48時間を限度として算定できる。

④原則，J045人工呼吸と同時に請求できると思われるが，これに付随する呼吸心拍監視（D220に該当）や喀痰吸引（J018）などは別途請求できない。

レセプト摘要欄　開始日時，終了日時及び通算時間を記載する

（96時間又は168時間を超えて算定する場合）その理由及び医学的根拠を記載する

適応疾患　「1」：▶新生児遷延性肺高血圧症 ▶在胎34週未満の呼吸窮迫症候群

「2」：（心臓手術又は先天性横隔膜ヘルニアの周術期における）肺高血圧症

J046　非開胸的心マッサージ

1　30分までの場合	250点
2　30分を超えた場合	250点に30分又はその端数を増すごとに40点を加算して得た点数

心電図モニター装着患者での心静止，PEA（無脈性電気活動）や心室細動，無脈性心室頻拍や救急医療の現場での意識と正常な呼吸の消失，頸動脈触知不能が胸骨圧迫（心マッサージ）の開始の指標とされている。胸骨を体外から圧迫して心臓から血液が駆出され脳血流および冠血流を得るために行う。人工呼吸法と組み合わせて行うことを心肺蘇生法という（救命処置のアルゴリズムは図1-68参照）。

2020年にJRC（日本蘇生協議会）蘇生ガイドラインが改訂された。BLS（一次救命処置）に関しては従来どおり，①胸骨圧迫の深さは約5 cmで6 cmを超えない，②胸骨圧迫の早さは100～120回/分，③胸骨圧迫では圧迫解除（押した胸を元の位置まで戻す）を確実に行う，④胸骨圧迫の中断時間は10秒以内とする――など。その他の詳細はガイドラインを参照。2015年BLSガイドラインからの変更点は①反応の確認では“判断に迷った場合”119番とAEDの手配を行う。②呼吸の確認では“判断に迷った場合”は胸骨圧迫を開始する。③衣類が脱がしにくい場合，衣類の上から胸骨圧迫を行う（ただしAEDパッドは体表に貼付）となった。

次項のJ047カウンターショック（AEDを含む）と組み合わせて救命処置はすべての医療従事者に必須とさ

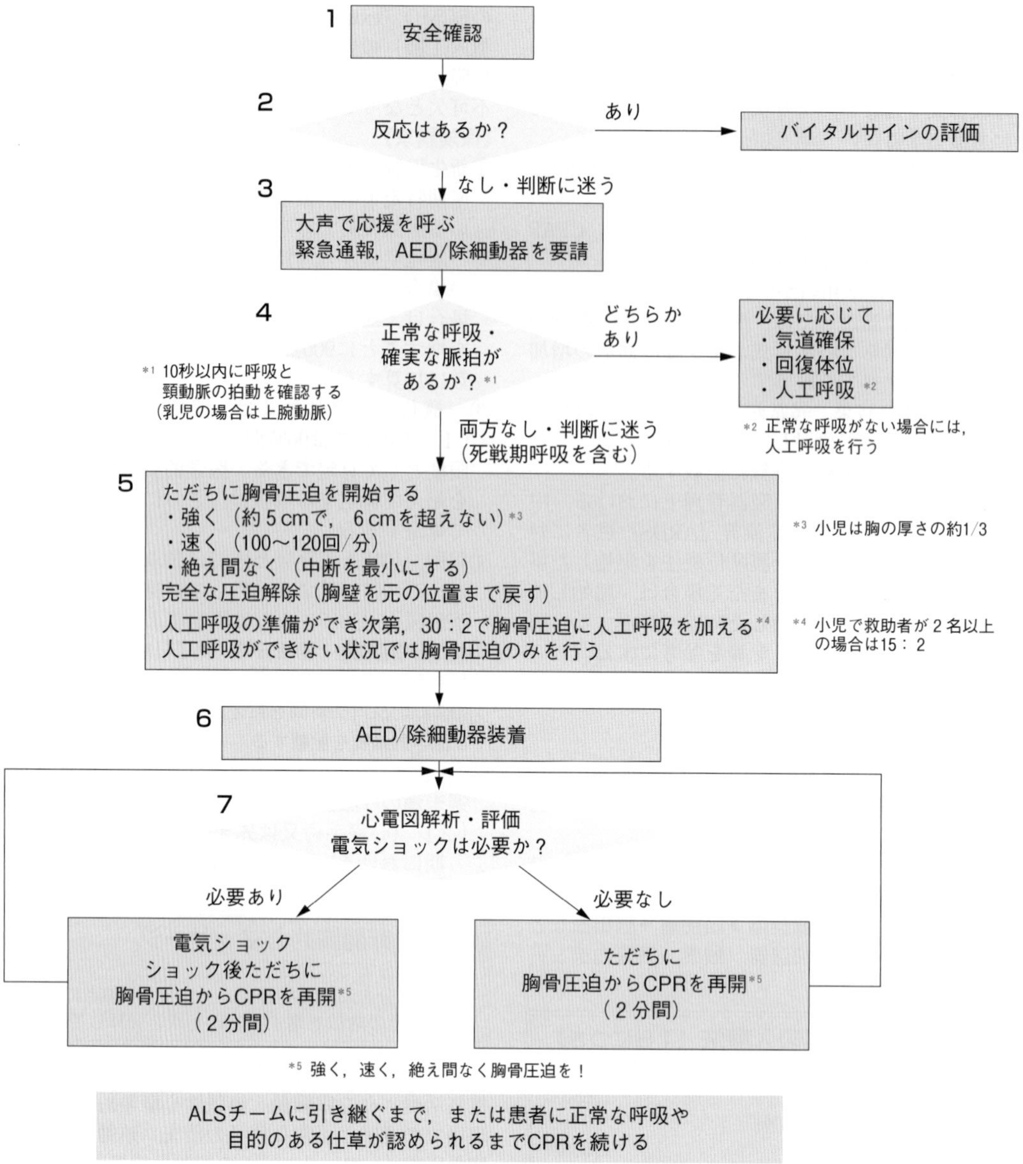
1
安全確認
2
反応はあるか？
あり
バイタルサインの評価
なし・判断に迷う
3
大声で応援を呼ぶ
緊急通報，AED/除細動器を要請
4
正常な呼吸・
確実な脈拍が
あるか？*1
*1 10秒以内に呼吸と
頸動脈の拍動を確認する
（乳児の場合は上腕動脈）
どちらか
あり
必要に応じて
・気道確保
・回復体位
・人工呼吸*2
*2 正常な呼吸がない場合には，
人工呼吸を行う
両方なし・判断に迷う
（死戦期呼吸を含む）
5
ただちに胸骨圧迫を開始する
・強く（約5 cmで，6 cmを超えない）*3
・速く（100～120回/分）
・絶え間なく（中断を最小にする）
完全な圧迫解除（胸壁を元の位置まで戻す）
人工呼吸の準備ができ次第，30：2で胸骨圧迫に人工呼吸を加える*4
人工呼吸ができない状況では胸骨圧迫のみを行う
*3 小児は胸の厚さの約1/3
*4 小児で救助者が2名以上
の場合は15：2
6
AED/除細動器装着
7
心電図解析・評価
電気ショックは必要か？
必要あり
必要なし
電気ショック
ショック後ただちに
胸骨圧迫からCPRを再開*5
（2分間）
ただちに
胸骨圧迫からCPRを再開*5
（2分間）
*5 強く，速く，絶え間なく胸骨圧迫を！
ALSチームに引き継ぐまで，または患者に正常な呼吸や
目的のある仕草が認められるまでCPRを続ける

『JRC 蘇生ガイドライン2020』，p. 51，監修：日本蘇生協議会，医学書院，2021年

図1-68　医療用BLSアルゴリズム

れる知識と技術である。

適応疾患　▶心停止

J047　カウンターショック〔1日につき〕	
1　非医療従事者向け自動除細動器を用いた場合	2,500点
2　その他の場合	3,500点

突然死を引き起こす心原性心停止の直接の原因として心室細動および無脈性心室頻拍の頻度が高い。その治療法として唯一エビデンスがあるとされるのが電気的除細動である。2004年7月に厚生労働省医政局長通知によりAED（自動体外式除細動器）を用いての一般市民による除細動が可能となった。このことを受け，病院以外にもAEDが普及した。文献的にも50歳以上が250人以上集まる場所にはAEDの設置が有用であろうといわれている。近年は，循環器科や救急外来以外の除細動器の使用頻度があまり高くないとされる病棟や一般外来などの病院内施設や一般診療所でもAEDの設置が増加している。

このような場所では，メンテナンスが容易で，使用に際して慣れていなくても使用方法が音声ガイダンスで得られるAEDの設置は有用と考えられる。また，1台の価格はモニター付き除細動器よりもAEDは比較的購入しやすいこともある。

さかのぼること2008年の改定では，AEDによる除細動も保険請求できるとされた。ただし，保険請求できるのは保険医療機関において保険医のもとで使用された場合に限られる。このことは，一般診療所や循環器科以外の病棟にAEDを設置することを促し，致死性不

整脈による心臓突然死を一例でも救命するということにつながったと考えられる。

AEDの使用に際しては，本体のスイッチを入れ付属の２枚のパッドを右前胸部と左側胸部に貼り，音声ガイダンスに従って操作するだけである。患者の救命という点からはすべての医療従事者が救急蘇生講習会などを受講し，いざというときに躊躇することなく救命処置を行えるようにしておくことが望ましい。

《保険請求》

①心室細動や頻脈性不整脈の治療で従来の除細動器（図1-69参照）を用いた場合は，J047「２」（その他の場合）として従来どおり算定できる。
②「１」は保険医療機関において保険医により施行された場合においてのみ算定する。
③カウンターショックに伴う皮膚の創傷に対する処置費用は，所定点数に含まれる。
④心臓手術に伴うカウンターショックは，それぞれの心臓手術の所定点数に含まれる。
⑤カウンターショックと開胸心臓マッサージを併せて行った場合は，それぞれ算定する。

適応疾患 ▸心停止〔心室細動，（無脈性）心室頻拍〕 ▸カウンターショックを考慮すべき状態〔発作性上室性頻拍，（薬物抵抗性）心房細動，心房粗動，心室頻拍など〕

使用物品 除細動器，AED

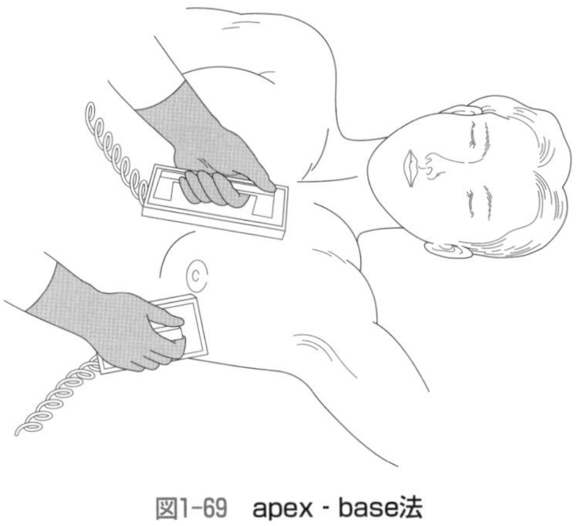

図1-69 apex - base法

J047-2 心腔内除細動 3,500点

経皮的心筋焼灼術施行時あるいは心臓電気生理学的検査時における心房細動，心房粗動または心房頻拍に対して電気的除細動を行うために使用する。アブレーション治療の際に心房細動が発生すると，治療に必要となる心臓内の電位の記録や解析が困難となるケースがあることから使用される。

体表面除細動よりも低いエネルギーで除細動を行うため患者に対する侵襲度が低い。ただし，ペースメーカー，ICD，CRT-PまたはCRT-D（以下，ペースメーカー等）植込患者に対し，心腔内電気的除細動を行ってはならない（植込まれたペースメーカー等の機能に障害を与える恐れがあるため）。また，心筋梗塞，動脈穿孔，心タンポナーデの誘因となり，死亡につながる恐れがあるため，冠状動脈には使用しないこと。その他，禁忌事項に関しては添付文書を確認されたい。

使用方法

①イントロデューサー・シースを経皮的に鎖骨下静脈または他の静脈へセルジンガー法にて挿入する。
②X線透視下にてカテーテル（図1-70）を冠状静脈洞部に挿入し，目的部位に留置する。
③心電図記録システムから出力される体表面心電図と本品で測定できる心内電位を基に適切な方法で「心腔内除細動装置」（図1-71）を操作し，心腔内電気的除細動を行う。

《保険請求》

不整脈手術に伴う場合の心腔内除細動は，各々の手術の所定点数に含まれ，別に算定できない。

適応疾患 ▸経皮的心筋焼灼術施行時あるいは心臓電気生理学的検査時に発生した心房細動，心房粗動または心房頻拍

使用物品 カテーテル本体（電極カテーテル），カテーテルケーブル，ジェネレーター

J047-3 心不全に対する遠赤外線温熱療法〔１日につき〕 115点

慢性心不全に対する温熱療法であり，60℃に設定された乾式遠赤外線均等サウナ装置を用いる。この温度

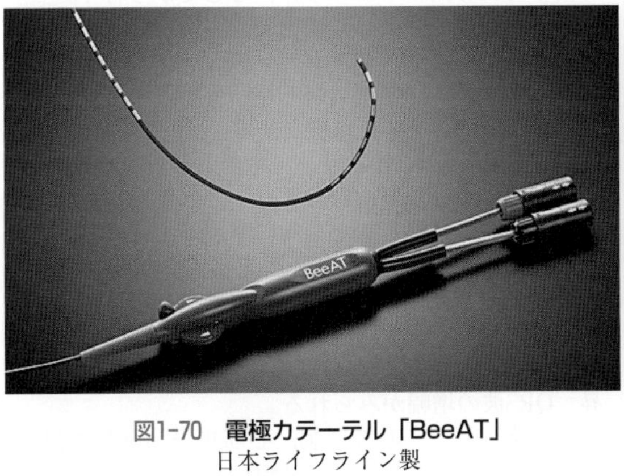

図1-70 電極カテーテル「BeeAT」
日本ライフライン製

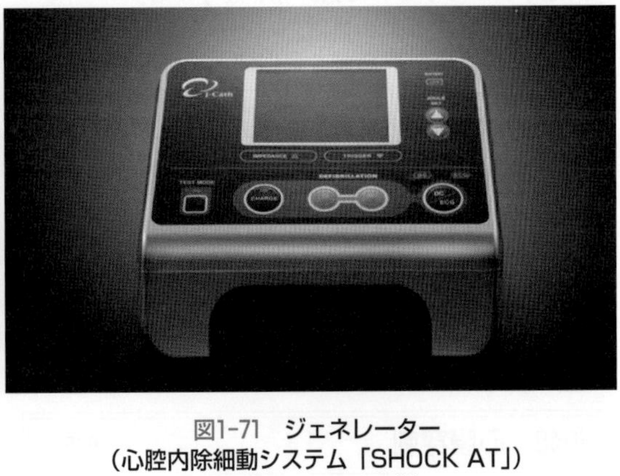

図1-71 ジェネレーター
（心腔内除細動システム「SHOCK AT」）
日本ライフライン製

での乾式サウナ浴を15分間施行すると，深部体温は約1.0℃上昇する。サウナ出浴後，さらに30分間毛布に包まり安静保温することで温熱効果を持続させる。最後に発汗に見合う水分を飲水させて終了する。

2007年より温熱療法という呼び名ではなく，和温療法に改名された。和温療法の心不全に対する急性効果は，体温上昇に伴う末梢血管拡張作用により心臓に対する前・後負荷が減少し，心拍出量が増加することによりもたらされる。さらに，肺血管および全身静脈の拡張に伴う前負荷の軽減は，僧帽弁逆流の減少および肺動脈楔入圧の減少をもたらす。

和温療法の心不全に対する2～4週間の慢性効果として，血行動態，心機能，末梢血管内皮機能，心室性不整脈，神経体液性因子，自律神経，酸化ストレスや心不全症状の改善が報告されている。また和温療法を継続することにより，心不全患者の死亡や心不全による再入院を有意に減らし，予後を改善することも併せて報告されている。

《保険請求》

①対象患者は，慢性心不全により一定程度以上の呼吸循環機能低下と日常生活能力低下を来している患者であって，以下のいずれにも該当するもの。

ア　左室流出路狭窄を伴わないNYHAⅢまたはⅣの慢性心不全患者〔左室駆出率40％以下および脳性Na利尿ペプチド（BNP）200pg/mL以上の状態のもの，または脳性Na利尿ペプチド前駆体N端フラグメント（NT-proBNP）900pg/mL以上のもの〕のうち，心拍出量低下による循環不全および全身のうっ血症状の急性増悪期の入院患者であって，座位または車椅子移動が可能であるもの。

イ　意識障害や重症の認知機能障害がなく，医師や看護師の指示に従うことのできるもの。

②専任の医師の指導管理の下に実施する。この場合，医師が直接監視を行い，または同一建物内において直接監視をしている他の従事者と医師が常時連絡を取れる状態かつ緊急事態に即時的に対応できる態勢であること。また，専任の医師は定期的な心機能チェックの下に，当該療法に係る実施計画を作成し，診療録に添付する。

③当該療法の目的で利用される医療機器として薬事承認または認証を得ているものを使用する。

④関連学会から示された指針等を遵守する。

⑤所定点数には，同一日に行われるD208心電図検査，D209負荷心電図検査およびD220呼吸心拍監視，新生児心拍・呼吸監視，カルジオスコープ（ハートスコープ），カルジオタコスコープの費用が含まれる。

⑥H000心大血管疾患リハビリテーションと併せて行った場合は，主たるもののみを算定する。

レセプト摘要欄　当該療法を開始した年月日及び医学的必要性を記載する

適応疾患　▶慢性心不全により一定程度以上の呼吸循環機能の低下及び日常生活能力の低下を来している患者

J048　心膜穿刺　625点

心タンポナーデに対して，心嚢貯留液の性状の確認と心タンポナーデの解除（心嚢貯留液の排除と除圧）のために行う手技である。とくに心外傷，上行大動脈解離などによる急性の心タンポナーデは緊急を要する。また，心外膜炎，甲状腺機能低下症，腎不全，癌転移などでは慢性に心嚢液が貯留する場合があり，貯留液により心筋の壁運動が制限され，頻脈や低血圧がもたらされる。この状態を解除するためにも，心膜穿刺が行われる。D215超音波検査「3」（心臓超音波検査「イ」）で心嚢液貯留が確認されたならば，可能であれば患者を30～45°の半座位とし，心嚢液ができるだけ前下方に移動するような体位としてから行う。

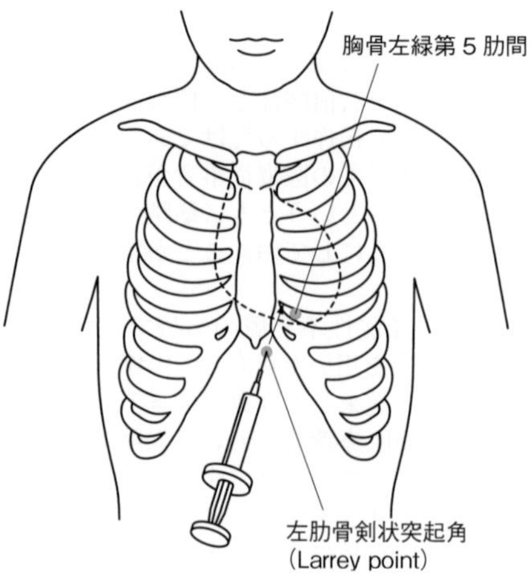

図1-72　穿刺部位の選定（landmark）

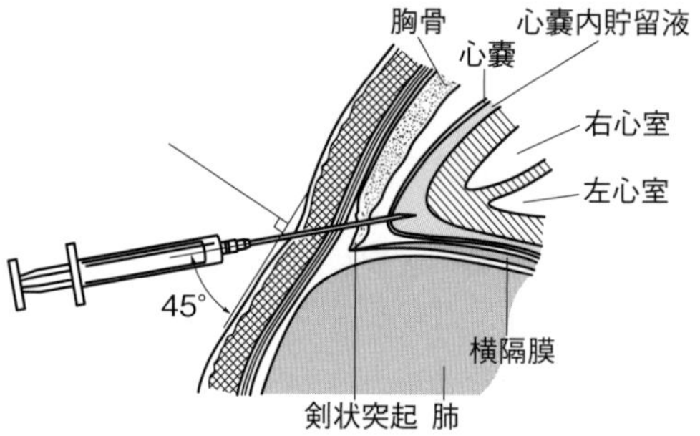

図1-73　剣状突起下穿刺法

必要物品は，呼吸心拍監視装置，消毒液，局所麻酔薬，穿刺針，エクステンションチューブ，穴あきドレープなどである。剣状突起と左肋骨弓との接点の1横指下（Larry点）を穿刺部位とする（図1-72）。この点を中心に広く十分に消毒し，穴あきドレープをかける。穿刺部位に十分な局所麻酔を行い，水平面に対し45°上方へ左肩を目標とした方向に穿刺針を進める。皮膚から約5cmほどの深さで心膜を貫く抵抗があり，心嚢液が吸引される（図1-73）。穿刺針に金属ワニ口クリップを接続し，胸部誘導を心電図でモニターしながら穿刺すると，穿刺針が心外膜に当たったときにST上昇，QRS波の増幅がみられる。

合併症として，心腔穿刺，心筋損傷，冠動脈損傷，内胸動静脈損傷，肺損傷（気胸）などがある。どの合併症も致命的となりうるので，十分注意して施行しなければならない。超音波ガイド下に行うことでより安全に実施できる。

また，穿刺後も貯留液が減少しない場合や，心嚢内に凝血塊を形成し，穿刺困難な場合などは，K539心膜切開術を行い持続ドレナージを行う。出血の場合は，出血量を把握したうえで，開胸して損傷部の修復を行うことを考慮する。

《保険請求》

ドレナージを行った場合は，J019持続的胸腔ドレナージに準じた点数が算定できる。別途，要件を満たせばD220呼吸心拍監視，新生児心拍・呼吸監視，カルジオスコープ（ハートスコープ），カルジオタコスコープを算定できる。

適応疾患 ▶心タンポナーデ ▶心・大血管損傷 ▶心破裂 ▶上行大動脈解離 ▶心外膜炎

使用物品 穿刺針，呼吸心拍監視装置，エクステンションチューブ，穴あきドレープ，吸引留置カテーテル(1)能動吸引型②心嚢・縦隔穿刺用，消毒液，局所麻酔薬など

J049 食道圧迫止血チューブ挿入法 3,240点

食道圧迫止血チューブとはSengstaken-Blakemoreチューブ〔以下，S-Bチューブ（図1-74，1-75，1-76)〕のことで，その挿入法は食道静脈瘤破裂時の緊急的止血法として簡便かつ確実な方法であり広く用いられている。その原理は，食道バルーンで食道静脈瘤の出血部位を圧迫し，同部位に血栓を形成させ止血させることと，胃噴門部バルーンで胃噴門部を圧迫することで食道静脈瘤への血流を遮断することにより止血するものである。このチューブによる止血効果は80％以上と言われている。

S-Bチューブは挿入に当たって，食道および胃のバルーンを空気で膨らまし，バルーンの破損がないか，形よく均等に膨らむか，空気の注入量とバルーンの膨らみ具合はどうかなどを確認しておく。患者の体位は仰臥位とし，チューブ先端およびバルーンの部分にキシロカインゼリーなどをつける。患者にチューブ挿入の必要性を十分説明してから，経口ないしは経鼻にて挿入する。経口の場合には，チューブを噛まれないようにマウスピースを使用する。挿入後の管理は経鼻のほうが簡便で口腔内の清潔が保たれるので，経鼻より挿入することが多い。挿入は経鼻の場合，鼻腔から愛護的に咽頭に挿入したところで患者に嚥下運動を行わせて，抵抗がなければチューブを静かに胃まで挿入する。患者が繰り返し吐血している場合は，頻回に口腔内を吸引し，誤嚥させないように留意する。

また，チューブ挿入が嘔吐を誘発するので，患者の状態を十分観察する。チューブを50cmの印を超えるまで挿入し，胃バルーンが食道胃接合部を超えて確実に胃内にあるようにする。このとき胃内容物（おもに胃内に貯留した血液）を十分に吸引し，聴診器を上腹部におき，胃内吸引用チューブより空気を注入して胃部での注入音を確認する。場合によっては，胸腹部のレントゲン撮影を行ってチューブの位置確認を行うのが望ましい。

胃バルーン全体が胃内にあることを確認できたら，胃バルーンに空気を250～300mL注入して膨らませ，S-Bチューブ全体をゆっくり引き戻し，膨らませた胃バルーンが食道胃接合部を圧迫するように500g程度（点滴ボトル500mL約１本分の重さ）の牽引をかける。

次に食道バルーンを膨らませるが，食道の粘膜保護のためにバルーン内の圧の測定が必要なので，圧を計れるようにバルーン内送気用チューブに三方活栓を介して血圧計を接続しておき，食道バルーン内圧が30～40mmHgとなるよう食道バルーンに空気を注入する。

S-Bチューブ挿入後は，食道バルーン内圧を定期的に測定する。持続的に食道粘膜を圧迫し続けると食道粘膜壊死を起こすので，６～８時間ごとに５～10分間食道バルーンの空気を抜き，食道粘膜の血液循環を回復させる。挿入24時間後，食道バルーンの空気を完全に抜き，止血の状態を確認する。止血されていれば，胃バルーンに空気を入れたままさらに12～24時間経過をみる。そして，止血が確認されれば，胃バルーンの空気も抜き，12時間経過しても出血がなければS-Bチューブを抜去する。24時間後の食道バルーン減圧時に出血がみられた場合は再加圧し，さらに24時間経過をみるが，S-Bチューブによる食道圧迫は48時間を限度とする。

S-Bチューブは，圧迫止血による一時的な止血方法である。したがって患者の状態が落ち着いたならば，長期的な止血効果が得られるK533食道・胃静脈瘤硬化療法やK532食道・胃静脈瘤手術を行う。また，S-Bチューブで止血が得られないときは，速やかに内視鏡的止血ないしは食道離断を含む手術を考慮する。

《保険請求》

①S-Bチューブを挿入して２日目以降は，J002ドレーン法「２」（その他のもの）が算定可能。

②使用した食道圧迫用チューブは096胃・食道静脈瘤圧迫止血用チューブで請求できる。製品の種類によって請求できる金額が異なるので，使用した製品に表示されている内容を確認する（食道止血用29,300円，胃止血用29,200円，胃・食道止血用56,400円）。

適応疾患 ▶食道胃静脈瘤破裂（食道静脈瘤破裂）

使用物品 胃・食道静脈瘤圧迫止血用チューブ（S-Bチューブ），血圧計，500g程度のおもり（生理食塩水などのボトルでも可）

J050 気管内洗浄〔１日につき〕 425点

注１ 乳幼児加算 110点

誤嚥，気道熱傷時の際の気管内の煤の除去，喀痰による気道閉塞に伴う無気肺の治療の１つとして行われる処置である。とくに嘔吐物による嚥下性肺炎は，酸性度の高い胃内容物での化学障害であり，重篤化しやすいため，有用な治療手段の１つである。

準備する物は，バックバルブマスクないしはジャクソンリース，生食，気管内吸引一式などである。この処置は，気管挿管あるいは気管切開下に行う。患者にこの処置の重要性を説明し，同意を得る。この処置は患者にかなりの負担があるので，場合によっては鎮静を行うほうが望ましい。

純酸素で十分に換気後，患者の吸気に合わせて生食５mL程度を気管内に注入し，バックバルブマスクな

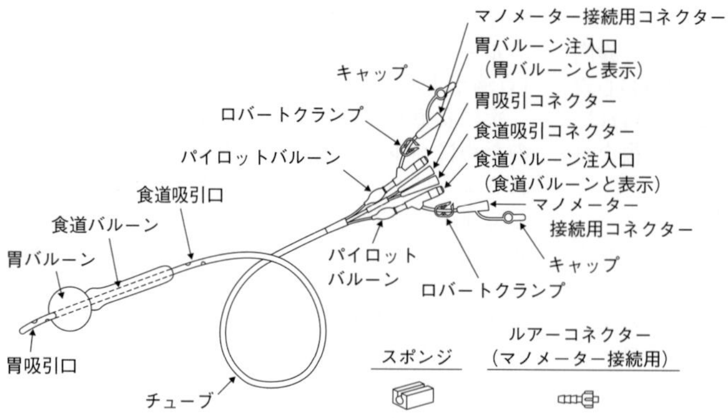

図1-74　S-Bチューブ
（「住友ベークライトTSBチューブ取扱説明書」）

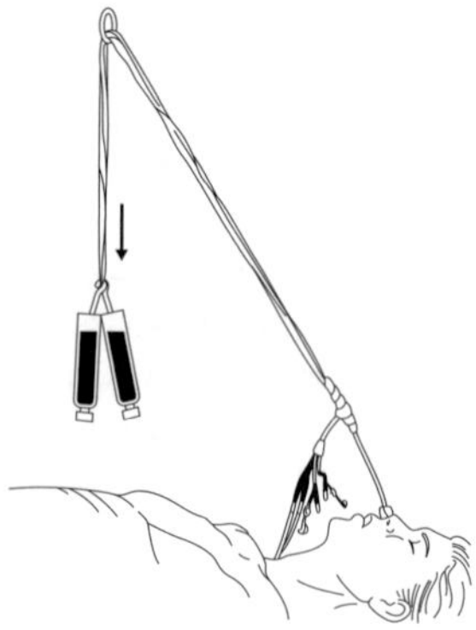

図1-76　S-Bチューブを挿入したところ
（「住友ベークライトTSBチューブ取扱説明書」）

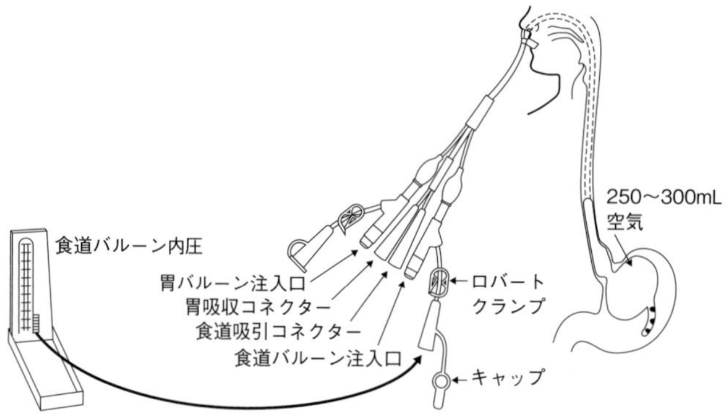

図1-75　S-Bチューブの挿入（断面図）
（「住友ベークライトTSBチューブ取扱説明書」）

いしはジャクソンリースで陽圧換気を数回行う。その後十分に気管内を吸引する。再び吸引により閉塞した肺胞を十分膨らませるように陽圧換気を行う。この手技を何回か繰り返し，吸引される内容物が清浄化されるまで行う。陽圧換気にはジャクソンリースが好んで用いられる。用手的に圧を調節できること，気管内吸引後の低酸素を改善するための純酸素を投与できるからである。

《保険請求》

①下記の適応疾患名のほかに急性呼吸不全を並記する必要がある。
②より確実に気管内容物を吸引するために，気管支ファイバースコープを用いた場合には，併用請求はできないので，D302気管支ファイバースコピーのみの算定となる。
③6歳未満の場合は乳幼児加算を加算する。
④処置中に低酸素血症となる場合があるので，D223経皮的動脈血酸素飽和度測定を行いながら処置することが望ましい。この場合，別途D223を算定できる。ただし，J045人工呼吸を同時に行っている場合は，D223はJ045に含まれ算定できない。
⑤気管内洗浄に伴う気管挿管に使用した気管内チューブは別途材料費027で請求する。027は，原則24時間以上の気管挿管に対して請求できるとなっているが，やむをえず24時間未満であった場合も1個を限度として請求可能となっているので，気管内洗浄のために気管挿管（J044）をして，終了後抜管しても請求可能かと思われる。
⑥同時に喀痰吸引，干渉低周波去痰器による喀痰排出，酸素吸入を行った場合は，所定点数に含まれる。
⑦検査中に急変などにより新たに気管内挿管を行った場合には，J044救命のための気管内挿管の点数を合わせて算定できる。
⑧喀痰吸引，内視鏡下気管支分泌物吸引，干渉低周波去痰器による喀痰排出，間歇的陽圧吸入法，鼻マスク式補助換気法，体外式陰圧人工呼吸器治療，ハイフローセラピー，高気圧酸素治療，インキュベーター，人工呼吸，持続陽圧呼吸法，間歇的強制呼吸法，気管内洗浄（気管支ファイバースコピー使用を含む），ネブライザ，超音波ネブライザを同一日に行った場合は，主たるもののみ算定する。
⑨気管内洗浄（気管支ファイバースコピー使用を含む）と同一日に行った酸素吸入，突発性難聴に対する酸素療法又は酸素テントの費用は点数に含まれ，別に算定できない。

適応疾患 ▶気管から区域細気管支にわたる範囲で異

物または分泌物による閉塞（吐物の逆流，誤嚥，気管支喘息重積状態または無気肺）によって生じた急性呼吸不全 ▶嚥下性肺炎（食物嚥下性肺炎）▶気道熱傷 ▶無気肺

使用物品 バックバルブマスク，ジャクソンリース，気管内吸引一式，気管挿管一式，生理食塩水

J051 胃洗浄 375点

注 乳幼児加算 110点

適応は，①薬毒物の服用による急性薬物中毒時の胃内容物の洗浄排液と，②吐下血時の上部消化管出血の有無の確認と緊急上部消化管内視鏡検査の前処置の2つである。

①に関しては，強酸，強アルカリなどの腐食性物質や石油製品（ガソリン，軽油，灯油，シンナーなど）は，原則胃洗浄は行わない（詳細後述）。薬物中毒の場合は服用後1時間以内に行うのが望ましい（効果的である）。すなわち毒物を経口的に摂取したのち1時間以内で，大量服毒の疑いがあるか，または毒性の高い物質を摂取した症例に胃洗浄の適応がある。ただし，サリチル酸や抗コリン薬など，腸管蠕動を抑制する薬毒物や，胃内で塊になりやすいものや胃内容物の停滞が考えられる場合は，数時間を経過していても胃洗浄で回収できる可能性がある。したがって，次の3条件をすべて満たす場合が胃洗浄の適応となる．①毒物を経口的に摂取して，②大量服毒の疑いがあるか，毒性の高い物質であり，③胃内に多く残留していると推定できる理由がある。

なお，活性炭投与が不適当な中毒症例(活性炭に吸着されない毒物，きわめて大量の服毒，麻痺性イレウス例など)は胃洗浄の最もよい適応である。

ベンゾジアゼピン系の催眠鎮静薬などは服薬してから時間が経過していることが多く，致死量を内服することが少ないため，最近では胃洗浄を行わないことが多い。ただし，アセトアミノフェンは肝障害を起こすことがあるので，時間が経っていても胃洗浄することもある。また，意識状態が悪い場合は処置時の誤嚥を防ぐため，J044救命のための気管内挿管を行ってから胃洗浄を行う。

禁忌事項は以下の5点である。

- 意識状態の低下や痙攣を起こしているときに，非挿管下に胃洗浄を行うこと。→気管挿管下で行うこと。
- 石油製品，有機溶剤を摂取した場合（重篤な化学性肺炎を起こす可能性があるため）。ただし，有機リン系農薬など，有機溶剤と他の毒性の高い物質を同時に飲んだ場合には，気管挿管下に胃洗浄を行うことを推奨する。
- 強酸や強アルカリなどの腐食性毒物に関しては基本的に禁忌である。また，鋭利な物体を同時に呑み込んでいる場合，激しい嘔吐が先行している場合には，穿孔の可能性があるので禁忌となる。
- 胃の生検や手術を受けた直後で出血や穿孔の危険がある場合や，胃切除後の患者。
- 明らかな出血性素因，食道静脈瘤，血小板減少症がある場合。

②に関しては，食道静脈瘤の既往や嘔吐反射が強く噴射性吐血がみられる患者では，慎重に適応を判断する。

胃洗浄用の胃管は，内径ができるだけ太い管(34Fr～36Fr程度）を使用する。意識状態の悪い患者では，気道を確保したうえで，胃管をゆっくりと愛護的に挿入する。意識のある患者では嚥下運動を促すと挿入しやすい。成人で門歯から50cmの深さで十分胃に達する。胃管が確実に胃内に達していることを，胃管を吸引して胃内容物が吸引されるか，空気を注入しての送気音により確認し，洗浄前にレントゲン写真で位置を確認することが望ましい。

胃管が挿入されたならば，患者を左側臥位とし，頭側を約15°まで低くして洗浄用漏斗を胃管に接続し，1回洗浄量200～300mL，洗浄用液は微温湯ないしは生理食塩水を用いる（乳幼児では低ナトリウム血症になる可能性があるため，1回洗浄量10～20mL/kgとする)。洗浄用液の注入と廃液を繰り返し，排液の混濁がなくなるまで行う。活性炭が禁忌（イレウスなど）の場合や活性炭に吸着されない薬物の場合を除いて終了時に活性炭を投与する。また，活性炭による便秘予防として，活性炭1g/kgに緩下剤（硫酸マグネシウムかクエン酸マグネシウム1g/kgなど）を加え，全体を300～500mLとして胃内に投与し，胃管を抜去する。有毒物質による中毒の際，原因物質がわからない場合は廃液による医療従事者への曝露に注意し，閉鎖回路による胃洗浄を行う。

上部消化管出血の場合，排液の色と性状から出血の状態（凝血塊の有無，動脈性の出血かどうかなど）から，緊急内視鏡による止血操作の必要性を検討する。以前は冷水での胃洗浄で止血効果を期待していたが，体温低下からシバリング（悪寒）や凝固障害を起こすので，現在では温生食を用いて施行している。

排液の性状が動脈性の出血を疑わせるときや輸液や輸血で昇圧が得られないようなときは，D308胃・十二指腸ファイバースコピーを行い，出血の原因検索と止血を行う。

《保険請求》

3歳未満の場合は乳幼児加算を加算する。

適応疾患 ▶急性薬物中毒 ▶上部消化管出血（吐血）

使用物品 胃管カテーテル，漏斗胃洗浄管，コッヘル鉗子，ピッチャー，マッキントッシュ型開口器，バイトブロック〔経口的に漏斗付胃洗浄管を用いる患者ではプラスチックバイトブロック（ファイバースコープ用）がよい。気管内挿管用のバイトブロックは別に準備する〕，気管チューブ，アンビューバッグ，100mL浣腸器（凝血により洗浄液注入吸引機能が低下するので2本以上用意する）

J052 ショックパンツ〔1日につき〕 150点

ショックパンツはMAST（Military or Medical Anti-shock Trousers）とも呼ばれる医療用器材で，1969年にベトナム戦争において米兵の外傷性出血に用いられたのが最初である。その装着は腹部および下肢を外部から圧迫することによってこの領域の血液のCentralization（Auto-transfusion）を期待して行う処置であ

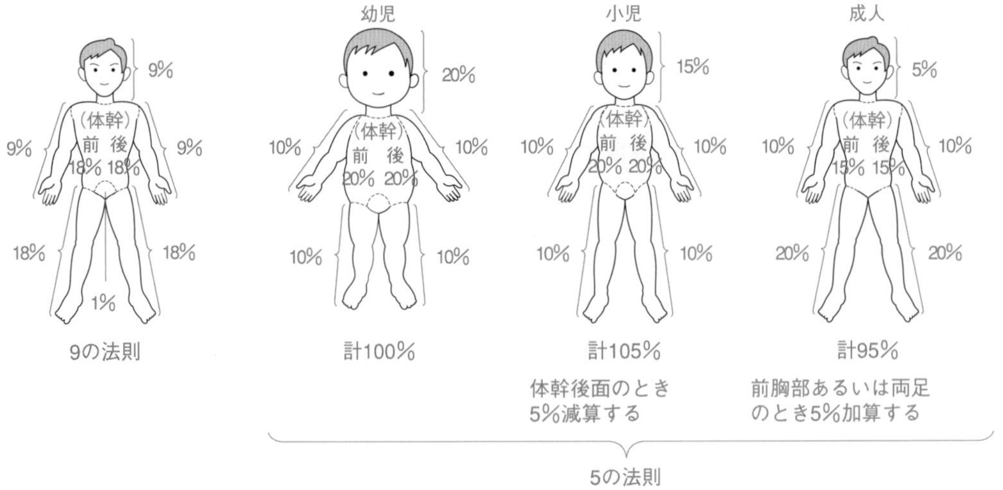

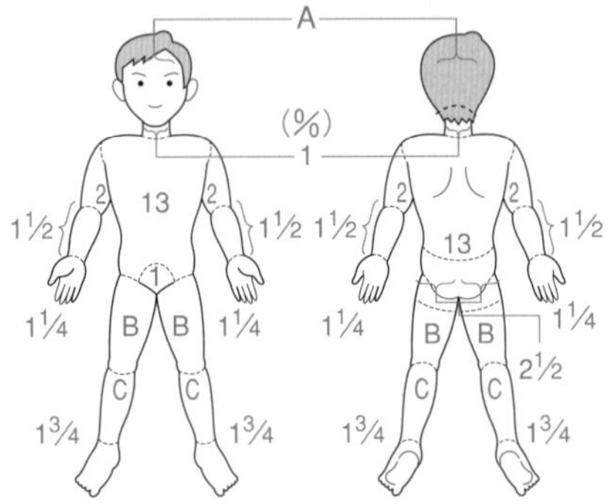

A，B，Cは表1-9参照

図1-77　熱傷の受傷面積算定法

る。また同時にタンポナーデ効果で出血を抑制するともいわれる。骨盤骨折，下肢開放性骨折などに伴う出血性ショックに適応となる。一方，頭部外傷による脳圧亢進が疑われる場合は禁忌となる。

ショックパンツ本体，フットポンプ，圧力ゲージのついたホースがセットとなった製品が市販されている。ショックパンツ本体は，腹部と両下肢の３つのパーツからなり，外開きでそれぞれのパーツで別々に加圧したり，圧を解放したりできるようになっている。加圧はフットポンプで行うが，過度の圧上昇は使用部の循環障害を起こすこともあり，避けねばならず，フットポンプには安全弁がついている。

ショックパンツの装着は，本体を広げた状態で患者を仰臥位にして寝かせ，腹部と両下肢を巻き込んで留め，圧ゲージをみながら下肢から加圧する。圧の目標は30～50mmHgである。

ショックパンツの装着は，あくまでも一時的な血圧維持であり，ショックを伴う骨折患者の高次医療機関への転送時や止血処置の準備が整うまでの使用が原則である。長時間使用する場合は，定期的に圧を解放するのが望ましい。

《保険請求》

２日目以降は１日につき50点を算定する。

適応疾患　▶出血性ショック（骨盤骨折，大腿骨骨折などによる）

使用物品　ショックパンツセット一式

表1-9　年齢による熱傷の受傷面積の換算（%）

	年齢					
	0歳	1歳	5歳	10歳	15歳	成人
A−頭部の½	9½	8½	6½	5½	4½	3½
B−大腿部の½	2¾	3¼	4	4¼	4½	4¾
C−下腿部の½	2½	2½	2¾	3	3¼	3½

J052-2　熱傷温浴療法〔1日につき〕　2,175点

体表面積の30％以上の熱傷を受傷した広範囲熱傷患者で入院中に行った場合に限り算定できる。受傷面積の算定の仕方は，図1-77，表1-9に示す。

この他，形状の複雑な熱傷などにおいて局所的な面積を推計することができる手掌法というものがある。これは患者の手掌をおおむね全体表面積の１％として熱傷面積を計測するものである。

熱傷の温浴療法は創部の清浄，創面のドレナージ促進，組織の循環賦活，焼痂脱落と上皮化促進などを目的として行う。広範囲熱傷では創部感染の防止に温浴療法が有用である。熱傷によるショック期を脱したならばできるだけ速やかに温浴療法を開始する。ハーバードタンクのような熱傷用の浴槽があればよいが，なければシャワー浴でもよい。乳幼児では，ベビーバスを利用してもよい。

《保険請求》

受傷日から60日までで，入院中に行った場合にしか算定できない

レセプト摘要欄　受傷年月日を記載する

適応疾患　▶Ⅱ度もしくはⅢ度熱傷（体表面積30％以上の広範囲熱傷）

3 皮膚科処置

玉木／関口

J053 皮膚科軟膏処置

1	$100cm^2$以上$500cm^2$未満	55点
2	$500cm^2$以上$3,000cm^2$未満	85点
3	$3,000cm^2$以上$6,000cm^2$未満	155点
4	$6,000cm^2$以上	270点

軟膏処置は皮膚科領域の処置において最も基本的なものであり，湿疹・皮膚炎群，乾癬，帯状疱疹，白癬等をはじめとしてほぼすべての皮膚疾患において実施される可能性があるといってよい。皮膚外用剤は表1-10に示すごとく，その主剤・基剤において多種多様にわたるが，これらを疾患や皮疹の性状に応じて単純に塗擦するほかに，複数の薬剤を重層したり，リント布などの布に伸展して貼布したり，塗擦後サランラップなどで被覆〔密封療法：ODT（occlusive dressing technique)〕したりする。

表1-10 外用剤の種類

主剤	基剤
副腎皮質ホルモン剤 免疫抑制剤（タクロリムスなど） 非ステロイド消炎剤 抗ヒスタミン剤 保湿剤（尿素・ヘパリノイドなど） 皮膚軟化剤（サリチル酸など） 止痒剤（グリテール，イクタモールなど） 漢方薬 ビタミン剤（ビタミンA, レチノイド, 活性化ビタミンD_3など） 抗生物質 抗真菌剤 抗ウイルス剤 褥瘡・皮膚潰瘍治療剤 硫黄剤 脱毛治療剤（塩化カルプロニウムなど） 白斑治療剤（メトキサレンなど） 抗腫瘍薬 その他〔イミキモド，過酸化ベンゾイル（BPO), JAK阻害剤, 抗コリン剤, PDE4阻害剤など〕	軟膏 油脂性軟膏（ワセリン，亜鉛華単軟膏など） 乳剤性軟膏（w/oクリーム，o/wクリームなど） 水溶性軟膏 ローション（乳剤性ローション，振盪ローション） 液剤 ゲル 噴霧剤（スプレー） フォーム剤 テープ剤 オラベース（口腔内） 粉末剤 油剤 泥膏（パスタ） 糊膏（リニメント） 硬膏 膠剤 漆剤 その他

表1-11 軟膏処置の範囲と表面積・塗擦量（ステロイド外用剤の場合）の目安

	体表面積に占める割合（標準的な成人の場合）	塗擦量
$100cm^2$未満	0.5%以下	～5g
① $100cm^2$以上$500cm^2$未満	0.5～3％	
② $500cm^2$以上$3000cm^2$未満	3～20%	
③ $3000cm^2$以上$6000cm^2$未満	20～40%	5～15g
④ $6000cm^2$以上	40%以上	15～30g

軟膏処置の算定の際には，処置範囲により点数が異なり，また外用剤の投与量の算定根拠として必要なため，必ず部位・範囲を記載する。範囲の決定のおおまかな目安は表1-11のごとくである。

《保険請求》

①$100cm^2$未満の場合は基本診療料に含まれ，算定できない。

②同一疾病で処置範囲が分散する場合には面積に応じて合算する。疾病は異なるが同一部位の場合には一方のみ算定する。疾病が異なり遠隔部位の場合にはそれぞれについて算定する（それぞれ$100cm^2$以上，異なる疾病，遠隔部位であることをわかるように記載する)。同一部位に対して創傷処置（J000)・面皰圧出法（J057-2)・湿布処置（J119「３」）が行われた場合にはいずれか１つのみ算定する（部位が異なればそれぞれを算定してよい)。

③１日についての回数制限はなく，行った回数分を算定できる。１日２回以上行う場合には，それが必須である理由（重症など）を詳記する。

④C109在宅寝たきり患者処置指導管理料を算定している患者には，本項の費用は算定できない。

適応疾患 ▶湿疹・皮膚炎 ▶乾癬 ▶帯状疱疹 ▶白癬など

J054 皮膚科光線療法〔１日につき〕

1	赤外線又は紫外線療法	45点
2	長波紫外線又は中波紫外線療法（概ね290nm以上315nm以下のもの）	150点
3	中波紫外線療法（308nm以上313nm以下に限定したもの）	340点

1．赤外線または紫外線療法

赤外線（ソラックス灯など)，紫外線（フィンゼン灯など）を患部に照射する治療法で，対象疾患はざ瘡・せつ・凍傷・凍瘡・白癬・帯状疱疹などをはじめとして多岐にわたる。

《保険請求》

①治療を５分以上行った場合に算定する。

②赤外線療法・紫外線療法・長波または中波紫外線療法を同一日に行った場合は主たるものの所定点数のみ算定する。

③１日に複数回行った場合でも所定点数のみにより算定する。

④長期（６カ月以上）にわたり漫然と行うべきではないとされる（中・長波紫外線療法の適応疾患は除く）。

⑤入院中の患者以外の患者についてのみ算定する。

⑥同一日に消炎鎮痛等処置とは併算定できない。

適応疾患　▶ざ瘡 ▶せつ ▶凍傷 ▶凍瘡 ▶白癬 ▶帯状疱疹など

２．長波紫外線または中波紫外線療法（おおむね290nm以上315nm以下のもの）

紫外線はその波長によって長波紫外線（UVA，波長315～400nm），中波紫外線（UVB，波長290～315nm），短波紫外線（UVC，波長190～290nm）に分類される。このうち長波紫外線と中波紫外線が治療に用いられる。ソラレンという紫外線感受性を高める薬剤を内服もしくは外用して照射する場合もある（PUVA療法）。

《保険請求》

①尋常性白斑，乾癬，掌蹠膿疱症，類乾癬，円形脱毛症，急性痘瘡状粃糠疹，菌状息肉腫症，悪性リンパ腫，アトピー性皮膚炎の一部の皮疹など，多種の皮膚疾患への有効性が報告されているが，保険上算定できるのは尋常性白斑，乾癬，掌蹠膿疱症，類乾癬，慢性苔癬状粃糠疹，菌状息肉腫症，悪性リンパ腫，アトピー性皮膚炎，円形脱毛症に限られる。

②あくまで長波紫外線や中波紫外線を選択的に出力できる機器を用いて行った場合にのみ算定でき，非選択的な機器を用いた場合には「１」の点数を算定する。

③同一日に消炎鎮痛等処置とは併算定できない。

適応疾患　▶尋常性白斑 ▶乾癬 ▶掌蹠膿疱症 ▶類乾癬 ▶慢性苔癬状粃糠疹 ▶菌状息肉症 ▶悪性リンパ腫 ▶アトピー性皮膚炎 ▶円形脱毛症

３．中波紫外線療法（308nm以上313nm以下に限定したもの）

近年，311nmに鋭いピークをもつランプを利用したナローバンドUVB療法が登場し，導入施設が増加している。PUVA療法のようにソラレンを使用する必要がなく，これと同等かそれ以上の効果を得ることができ，オーバードーズによる日焼け状態や発癌などの副作用も少ないと考えられている。2008年の改定より，従来の「長波紫外線または中波紫外線療法」とは別項で保険収載された。

《保険請求》

①308nm以上313nm以下の中波紫外線を選択的に出力できる機器によって中波紫外線療法を行った場合に算定する。

②保険上算定できるのは尋常性白斑，乾癬，掌蹠膿疱症，類乾癬，慢性苔癬状粃糠疹，菌状息肉腫症，悪性リンパ腫，アトピー性皮膚炎，円形脱毛症に限られる。

③同一日に消炎鎮痛等処置とは併算定できない。

適応疾患　▶尋常性白斑 ▶乾癬 ▶掌蹠膿疱症 ▶類乾癬 ▶慢性苔癬状粃糠疹 ▶菌状息肉症 ▶悪性リンパ腫 ▶アトピー性皮膚炎 ▶円形脱毛症

J054-2　皮膚レーザー照射療法〔一連につき〕

1　色素レーザー照射療法	2,712点
注　照射面積拡大加算	500点*
2　Qスイッチ付レーザー照射療法	
イ　4 cm²未満	2,000点
ロ　4 cm²以上16cm²未満	2,370点
ハ　16cm²以上64cm²未満	2,900点
ニ　64cm²以上	3,950点
注　乳幼児加算	2,200点

レーザーとは，Light Amplification by Stimulated Emission of Radiationの略称LASERで，目的とする組織だけを選択的に破壊することができる装置である。太田母斑，蒙古斑，扁平母斑，色素性母斑，老人性色素斑，血管腫，毛細血管拡張症，肥厚性瘢痕，外傷性色素沈着症，刺青などのほか，光老化によるしわにも効果があることが報告されている。

基本的には病変の「色」により使用する機器が異なり，黒・茶・青などの病変にはルビーレーザーやアレキサンドライトレーザー，ヤグレーザー等が用いられ，赤い病変には色素レーザー（ダイレーザー）が用いられる。このほかに炭酸ガスレーザー，脱毛用レーザー，半導体レーザー（ソフトレーザー）などがある。

《保険請求》

①老人性色素斑などの単なる美容を目的とした場合には算定できず，単純性血管腫・苺状血管腫または毛細血管拡張症に対する色素レーザー照射と，太田母斑・異所性蒙古斑・外傷性色素沈着症・扁平母斑等に対するルビーレーザーおよびQスイッチ付ルビーレーザー照射またはQスイッチ付アレキサンドライトレーザー，Qスイッチ付ヤグレーザー照射のみ算定が認められている（Qスイッチ付アレキサンドライトレーザー，Qスイッチ付ヤグレーザー照射は扁平母斑に対しては認められない）。

②色素レーザーは照射面積が10cm²を超えた場合は10cm²またはその端数を増すごとに照射面積拡大加算として所定点数に500点を加算する。ただし定められた点数（8,500点）を限度とする（＊）。

③Qスイッチ付レーザー照射療法は頭頸部，左上肢，左下肢，右上肢，右下肢，胸腹部または背部（臀部を含む）のそれぞれの部位ごとに算定する。各部位において病変部位が重複しない複数の疾患に対し行った場合は，それぞれ算定できる。

④レーザー照射療法は一連（おおむね３月間にわたり行われるもの）の治療について１回のみ算定でき，対象部位の一部ずつに照射したり，全体への照射を数回繰り返しても算定は１回のみ。

⑤Qスイッチ付ルビーレーザー照射療法およびルビーレーザー照射療法では，一連の治療終了後に再発した場合の同一部位に対する算定に制限が設けられている。すなわち，太田母斑，異所性蒙古斑または外傷性色素沈着症に対しては初回治療を含め５回，扁平母斑に対しては初回を含め２回を限度として算定

する。Qスイッチ付アレキサンドライトレーザー，Qスイッチ付ヤグレーザー照射療法については，このような制限は設けられていない。
⑥3歳未満の場合は乳幼児加算を加算する。
⑦疼痛緩和のためのペンレステープ（成人には1回6枚，小児には年齢に応じて2～6枚まで）やエムラクリーム（10cm²あたり1g，1回10gまで）は処置のたびに処置薬剤として請求する。

レセプト摘要欄 前回の治療開始年月日を記載する

適応疾患 **Qスイッチ付レーザー** ▶太田母斑 ▶異所性蒙古斑 ▶外傷性色素沈着 ▶扁平母斑（扁平母斑はルビーのみ）
色素レーザー ▶単純性血管腫 ▶いちご状血管腫 ▶毛細血管拡張症

J055 いぼ焼灼法

1	3箇所以下	210点
2	4箇所以上	260点

いぼ（疣贅（ゆうぜい））に対して，電気メスなどを用いて焼灼する治療法である。処置を行った部位の数（3カ所以下か4カ所以上）によって点数が異なる。

《保険請求》

いぼの個数ではなく処置を行った部位の数が3カ所以下か4カ所以上かによって点数が決定される。

適応疾患 ▶いぼ（疣贅）

J055-2 イオントフォレーゼ 220点

イオントフォレーゼは電流を発生させる装置を利用してイオン性薬剤を電気的な力で強制的に経皮吸収させる方法で，薬剤としては，局所麻酔薬，消炎鎮痛薬，副腎皮質ステロイド薬などが用いられる。

《保険請求》

①他の療法が無効な場合にのみ行うべきとされる。
②尋常性白斑では露出部におけるもののみ4cm×4cmごとに算定する。汗疱状白癬，慢性湿疹，尋常性痤瘡，慢性皮膚炎，稽留性化膿性肢端皮膚炎，多汗症，頑癬では範囲にかかわらず1回につき算定する。

適応疾患 ▶尋常性白斑 ▶汗疱状白癬 ▶慢性湿疹 ▶尋常性痤瘡 ▶（慢性）皮膚炎 ▶稽留性化膿性肢端皮膚炎（稽留性肢端皮膚炎）▶多汗症 ▶頑癬など

J055-3 臍肉芽腫切除術 220点

臍肉芽腫とは，臍帯が脱落した後に肉芽腫を形成するものである。保存的治療で治癒することも多いが，難治の場合には臍肉芽腫切除術にて外科的に切除する。

適応疾患 ▶臍肉芽腫

J056 いぼ等冷凍凝固法

1	3箇所以下	210点
2	4箇所以上	270点

いぼ（疣贅）に対して，主に液体窒素を用いて凍結，

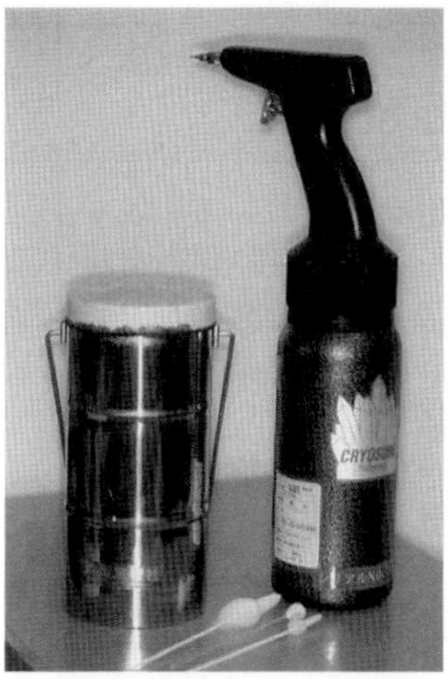

図1-78 いぼ等冷凍凝固法に用いる綿棒とスプレー

融解を繰り返すことにより病変部を壊死させて治療する方法である。処置を行った部位の数（3カ所以下か4カ所以上）によって点数が異なる。

液体窒素に浸した綿棒を圧挺する方法やスプレーで噴射する方法などがある（図1-78）。

《保険請求》

①いぼの個数ではなく処置を行った部位の数が3カ所以下か4カ所以上かにより点数が決まる。
②算定の頻度の目安は，おおむね週1回。
③脂漏性角化症，軟性線維腫に対する凍結療法については，本法により算定する。

適応疾患 ▶いぼ（疣贅）▶脂漏性角化症 ▶軟性線維腫

J057 軟属腫摘除

1	10箇所未満	120点
2	10箇所以上30箇所未満	220点
3	30箇所以上	350点

軟属腫（水いぼ）の内容をトラコーマ摂子や鋭匙摂子（図1-79）を用いて除去する治療法。

《保険請求》

①処置を行った箇所により，10カ所未満，10カ所以上30カ所未満，30カ所以上で点数が異なる。
②算定の頻度の目安はおおむね週1回。
③伝染性軟属腫の内容除去は本項で算定する。
④疼痛緩和のためのペンレステープは，処置のたびに処置薬剤として請求する（1回2枚まで）。

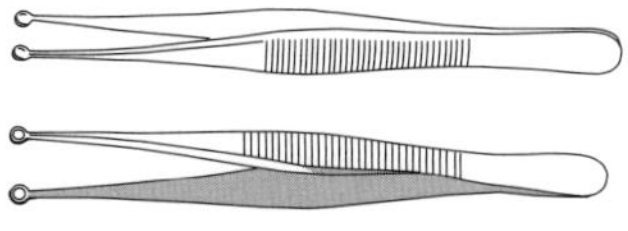

図1-79 鋭匙摂子（上）とトラコーマ摂子（下）
（『SigmaカタログNo.6』）

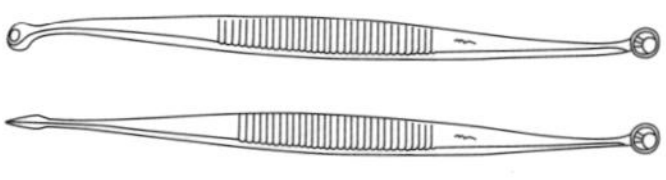

図1-80 面皰圧子（『SigmaカタログNo.6』）

適応疾患　▶伝染性軟属腫

J057-2　面皰圧出法　49点

面皰とはざ瘡などにおいて毛包が皮脂やほこりなどによって栓塞され，小さい黒点を呈するもので，面皰圧出法はこの黒点を除いて面皰圧子（図1-80）などにより毛包内に貯溜した皮脂や角質を除去することにより治療する方法である。

《保険請求》

顔面，前胸部，上背部などに多発した面皰に対して行った場合に算定する。

適応疾患　▶面皰 ▶ざ瘡など

J057-3　鶏眼・胼胝処置　170点

鶏眼(けいがん)とは「うおのめ」，胼胝(べんち)とは「たこ」であり，いずれも外力などにより角質が肥厚する疾患で，鶏眼は中央部が下方に向かって楔状に刺入するため疼痛を伴うことが多い（図1-81）。本処置は肥厚した角質をメスなどで鈍的に剥離するものである。

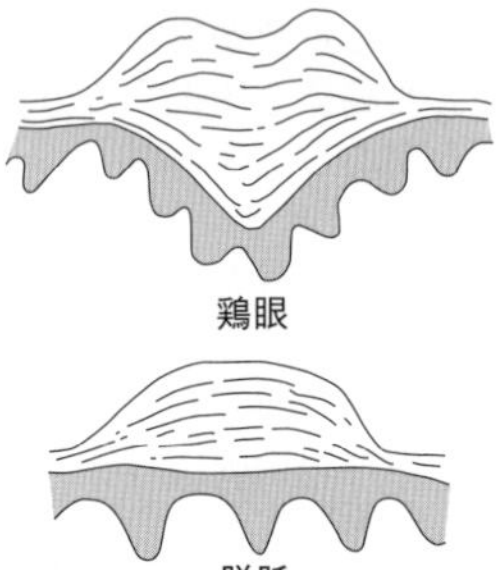

図1-81　鶏眼（うおのめ）と胼胝（たこ）（上野賢一『Minor Textbook　皮膚科学（第5版）』金芳堂，1991年）

《保険請求》

①月2回を限度として算定する。

②麻酔を使用して切除後縫合を行う場合には，鶏眼・胼胝切除後縫合（K006-2およびK006-3に該当）により算定する。

適応疾患　▶鶏眼 ▶胼胝

J057-4　稗粒腫摘除

1	10箇所未満	74点
2	10箇所以上	148点

稗粒腫とは，通常顔面特に眼囲に多発する径1～2mm前後の白色丘疹である。皮表近くに形成された小型の表皮嚢腫であり，嚢腫内には角質を含む。特に誘因なく生じる場合と，水疱症や外傷などのあとに生じる場合がある。稗粒腫摘除は，個々の稗粒腫に細い注射針等で小切開を加え，内容物を圧出する処置である。

《保険請求》

処置を行った箇所数により，10箇所未満は74点，10箇所以上は148点と，点数が異なる。

適応疾患　▶稗粒腫

4 泌尿器科処置

鈴木・粕谷・寺島・山澤

J058 膀胱穿刺 80点

膀胱が膨満して尿閉となり，経尿道的に導尿ができない場合に応急処置として行う。尿閉は前立腺疾患，神経因性膀胱，膀胱腫瘍，膀胱結石，尿道狭窄など，さまざまな原因で起こりうる。

下腹部に膨隆を確認して穿刺を行うが，超音波プローブを用いて，直下が膀胱であり膀胱内に前立腺などの突出物がないことを確認し，さらに穿刺中もモニターを行うと安全に行える。

18～21G（ゲージ）の長めのカテラン針にエクステンションチューブをあらかじめつけて穿刺を行う。長いテフロン針を用いてもよい。短い針では膀胱が縮小すると尿が吸引できなくなる。7～8 cm以上の長さの針がよい。

穿刺部位をよく消毒したあと，恥骨上正中約2横指頭側のところから垂直，またはやや頭側向きに針を刺入する。足側に刺入すると恥骨裏面に入ったり，また肥大した前立腺を刺して出血したりすることがあるので注意を要する。針を頭側に向けすぎると腹腔穿刺や腸管損傷の危険があることも留意すべきである。

本項は図1-82のように単回導尿を行う場合のものである。しかし，泌尿器科専門医はこのような処置はあまり行わず，穿刺トラカールを用いてバルーンカテーテルを留置するか，あるいは専用のディスポ留置カテーテルを刺入することが多い。この場合は，本項でなくK805膀胱瘻造設術が適応される。

《保険請求》

腹部超音波検査料は別途算定できる。

適応疾患 ▶前立腺疾患（前立腺肥大症など）▶神経原性排尿障害（神経因性排尿障害）▶尿道結石嵌頓▶尿道狭窄症など

使用物品 カテラン針（18～21G），エクステンションチューブ

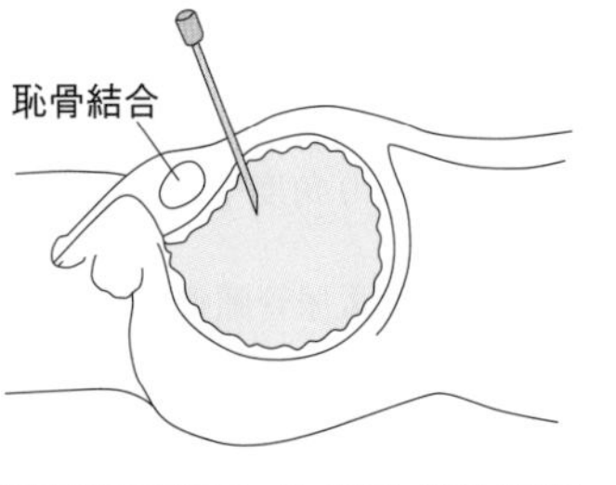

図1-82 単回導尿の場合（仁藤博『泌尿器科エキスパートナーシング』南江堂，1993年）

J059 陰嚢水腫穿刺 80点

陰嚢水腫は，感染，炎症，外傷などにより生ずるとされているが，明らかな成因はいまだ不明である。中年以降の男性にしばしば認められる。単回の穿刺のみで治癒することは少ない。

また，小児にもしばしば認められるが，小児の場合は自然に治癒する場合もある。非交通性陰嚢水腫と鑑別すべきものに陰嚢水瘤と交通性陰嚢水腫（陰嚢ヘルニア）がある（図1-83）。交通性陰嚢水腫は，腹腔と交通があり，腹水の一部が貯留している。したがって，日によって大きかったり，小さかったりする。こうしたものをよく鑑別したうえで穿刺を行うべきである。

超音波プローブを当てて，直下に陰嚢内容物がないことを確かめたうえで穿刺するのがよい。穿刺部位をよく消毒したあと，18～21G（ゲージ）の翼状針で穿刺を行い，注射器でゆっくりと吸引する（図1-84）。

多くの場合は数カ月ないし半年くらいで再び貯留するので，時期をみて根治手術を行うのが一般的である。テトラサイクリンなどの薬液を注入して固定する治療法もあるが，かなりの疼痛を伴うのであまり行われていない。

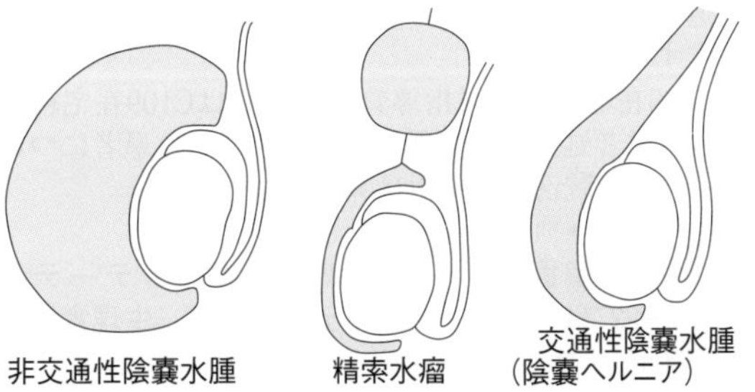

図1-83 陰嚢水腫，精索水腫，交通性陰嚢水腫（仁藤博『泌尿器科エキスパートナーシング』南江堂，1993年より一部改変）

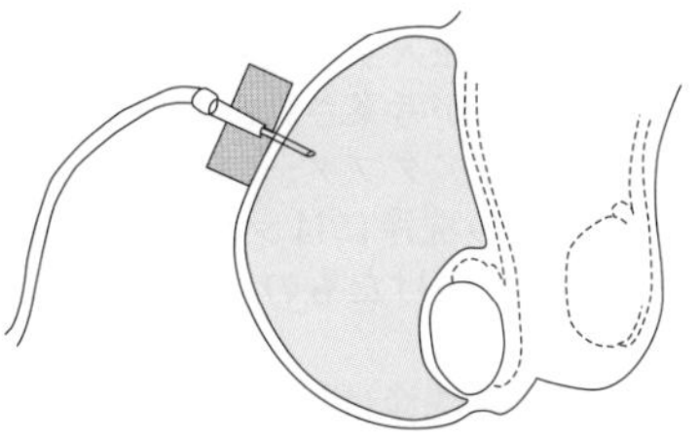

図1-84 翼状針の刺入

適応疾患　▶陰のう水腫▶陰のう血腫
使用物品　翼状針（18〜21G），シリンジ（50mL）

J059-2　血腫，膿腫穿刺　80点

新生児頭血腫またはこれに準ずる程度のものに対して行う場合に算定できるが，小範囲のものや試験穿刺については算定できない。

《保険請求》

泌尿器科処置の項に入っているが，全身の皮膚，皮下の大きな血腫，膿腫などに対して単回の穿刺を行った場合に請求できる。切開を加えて排膿した場合や繰り返し穿刺を必要とする場合はJ000創傷処置の項で請求する。

適応疾患　▶新生児頭血腫▶全身の皮膚，皮下の大きな血腫（皮下血腫）▶膿腫（頚部のう腫，陰のう膿瘍，頭部のう腫）など
使用物品　翼状針（18〜21G），シリンジ（50mL）

J060　膀胱洗浄〔1日につき〕　60点

本項は，カテーテルを用いて膀胱内の洗浄や膀胱への薬液注入を行った場合に算定できる。

留置カテーテルの場合，新たにカテーテルを留置した場合，また単回の導尿の際に行った場合でも同じである。

《保険請求》

①とくに留置カテーテルを設置ないし交換した場合に，正しく留置されているかを洗浄して確認することが望ましく，一般に本項で請求している。
②多量の出血などで再々多量の膀胱洗浄を行った場合は，K797膀胱内凝血除去術で算定できる。少なくとも1L以上の洗浄液を使用した場合に請求する。
③膀胱洗浄，留置カテーテル設置，導尿または後部尿道洗浄を同一日に行った場合は，主たるもののみ算定する。
④C106在宅自己導尿指導管理料またはC109在宅寝たきり患者処置指導管理料を算定している患者については，膀胱洗浄の費用は算定できない。

適応疾患　▶血尿▶混濁尿など
使用物品　留置カテーテルまたは導尿カテーテル（14〜22フレンチ），カテーテルチップ，生理食塩水（500mL）など

J060-2　後部尿道洗浄〔ウルツマン〕〔1日につき〕　60点

尿道の感染症や尿路内視鏡検査の際に尿道を洗浄する，あるいは薬液を注入するために歴史的にいろいろな種類の尿道注入器が考案された。前部尿道の洗浄には外尿道口に対するアダプターつきのシリンジが用いられる。後部尿道の洗浄にはシリンジに約10cmの金属カテーテルを取りつけたもの（ウルツマン注入洗浄器）が用いられた。

現在では後部尿道洗浄はほとんど行われておらず，ウルツマン注入洗浄器も使用されていない。

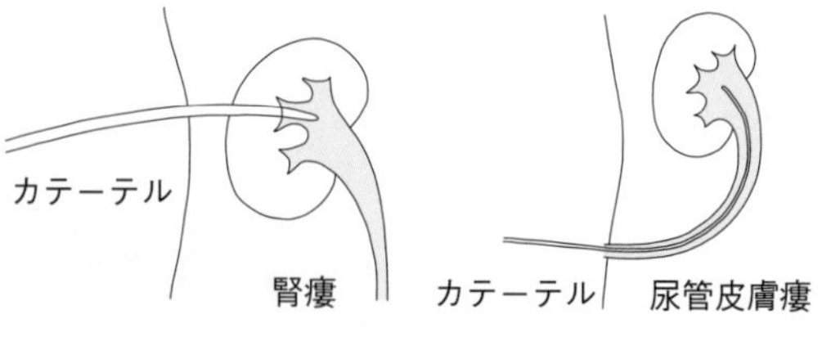

図1-85　腎瘻，尿管皮膚瘻に留置されているカテーテル（小磯謙吉，下林周子『成人看護学⑧』メヂカルフレンド社，1996年）

《保険請求》

①膀胱洗浄，留置カテーテル設置，導尿または後部尿道洗浄を同一日に行った場合は主たるもののみ算定する。
②C106在宅自己導尿指導管理料またはC109在宅寝たきり患者処置指導管理料を算定している患者は後部尿道洗浄の費用は算定できない。

使用物品　尿道注入洗浄器

J061　腎盂洗浄〔片側〕　60点

腎瘻または尿管皮膚瘻に留置されているカテーテル（図1-85）を洗浄した場合に請求できる。カテーテルが詰まった場合，または詰まりの予防として注射器や浣腸器などで腎盂内を洗浄する。膀胱と異なり腎盂容量は通常5〜10mLと小さいので，少量ずつ洗浄を行うことが大切である。

《保険請求》

①感染対策としての洗浄や特殊な薬液の注入を行った場合の手技料としても算定できる。
②両側を行った場合はそれぞれに請求できる。
③尿管カテーテル挿入を行った場合は，D318尿管カテーテル法の所定点数を合わせて算定できる。

適応疾患　▶腎盂内カテーテル留置患者
使用物品　留置カテーテルまたはネラトンカテーテル，カテーテルチップ，生理食塩水（50〜100mL）

J062　腎盂内注入〔尿管カテーテル法を含む〕　1,612点

尿管カテーテル法は操作用膀胱鏡を用いて4〜6Fr（フレンチ）の尿管カテーテルを腎盂に挿入して薬液を注入するもので，特発性腎出血などに対して硝酸銀液の注入が行われていたが，現在ではほとんど行われていない。

操作用膀胱鏡を用いて尿管口をよく確認した後，尿管口に近づいて尿管口に尿管カテーテルをゆっくりと挿入する。抵抗がある場合は無理して挿入せず，ガイドワイヤーを併用したり角度や方向を変えるなどして行う。

最近では，表在性腎盂尿管腫瘍に対してBCGの注入が行われることがある。

《保険請求》

①ファイバースコープ（操作用膀胱鏡）を用いて尿管カテーテル法により腎盂内に特殊な薬液を注入した場合に算定される手技料である。すなわち，D318

尿管カテーテル法の点数に注入手技料を加算したものである。D318と併請求はできない。

②腎盂尿管ファイバースコープを用いた場合は，D319腎盂尿管ファイバースコピーが算定される。

適応疾患 ▶特発性腎出血 ▶表在性腎盂尿管腫瘍（腎盂腫瘍）など

使用物品 尿管カテーテル（4～6フレンチ），薬液（硫酸銀，BCGなど）

J063 留置カテーテル設置 40点

男性の尿道カテーテル挿入にあたっては，亀頭を牽引して，前部尿道をまっすぐにしてから，カテーテルにグリセリンなどをよく塗り，ゆっくりと優しく挿入する。外尿道括約筋のすぐ手前，膜様部尿道で抵抗があるので，ここを通過させる際に無理な力を加えないようにすることが大切である。

先端がテーパリングしてあり角度がついて挿入しやすいチーマン型バルーンカテーテルも市販されているので，これを使用すると便利である（図1-86）。

泌尿器科専門医は時折スタイレット（カテーテル内に入れる金属性針金状のもの）を使用して挿入することがあるが，尿道損傷や偽尿道のリスクが高いため，不慣れな人はこうした操作を行うべきではない。

最近は，尿道カテーテル挿入の際のトラブルから医原性の尿道下裂や尿道狭窄が増加しており，注意を要する。男性の場合，挿入後は頭側，下腹部に十分な余裕をもって固定するのが最もよい。

《保険請求》

①経尿道的膀胱カテーテルを留置して24時間以上留置した場合に算定できる。各種の膀胱留置または導尿カテーテルを図1-86に示す。使用したカテーテルについては材料価格基準告示039膀胱留置用ディスポーザブルカテーテル(1)～(6)により別途算定する。

②各種の長期留置カテーテルの交換の場合にも算定できる。したがって，膀胱瘻，腎瘻，尿管皮膚瘻などの交換の場合も適応される。

③膀胱洗浄と同時に行う留置カテーテル設置の費用は，膀胱洗浄の所定点数に含まれる。

④C106在宅自己導尿指導管理料又はC109在宅寝たきり患者処置指導管理料を算定している患者に行った留置カテーテル設置の費用は算定しない。

⑤留置カテーテル設置時に使用する注射用蒸留水の費用は所定点数に含まれる。

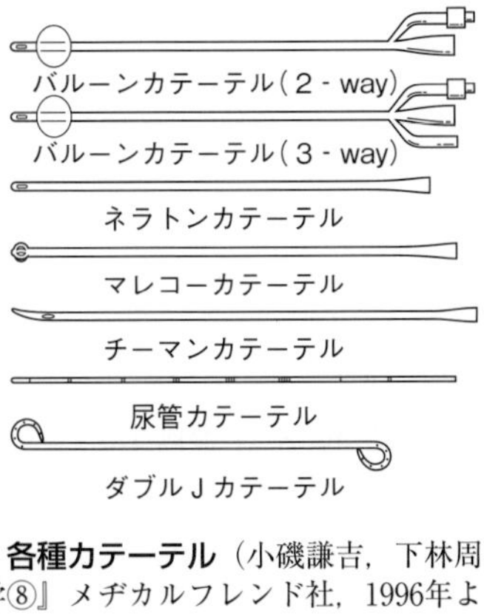

図1-86 各種カテーテル（小磯謙吉，下林周子『成人看護学⑧』メヂカルフレンド社，1996年より一部改変）

適応疾患 ▶前立腺肥大症 ▶（神経因性膀胱などによる）尿閉

使用物品 各種留置用カテーテル（14～18フレンチ），キシロカインゼリー（20mL）

J064 導尿〔尿道拡張を要するもの〕 40点

経尿道的にカテーテルを挿入して尿を排出または採取するものである。外尿道口をよく消毒して無菌的に挿入する。

男性では尿閉のときに行う場合が多い。尿閉は前立腺疾患，神経因性膀胱，尿道狭窄などによって生ずる。尿道狭窄ではしばしば導尿困難な場合があり，無理な場合にはJ058膀胱穿刺のほうが無難である。グリセリンやキシロカインゼリーなどをよく塗ってカテーテルを優しく丁寧に挿入するのがポイントである。また，J063留置カテーテル設置で示したが，チーマンカテーテルが挿入しやすい。先端がテーパリングしてあり，尿道の膜様部を通過しやすいように角度がついているので常備しておくと便利である（図1-86）。

女性の場合，尿閉はむしろまれで，尿培養など，無菌的尿採取の際しばしば行われているが，この場合は原則として保険請求できない。

《保険請求》

C106在宅自己導尿指導管理料またはC109在宅寝たきり患者処置指導管理料を算定している患者に行った導尿の費用は算定しない。

適応疾患 ▶前立腺肥大症 ▶神経因性膀胱などによる尿閉

使用物品 導尿カテーテル，チーマンカテーテル（12～16フレンチ），膀胱留置用ディスポーザブルカテーテル

J065 間歇的導尿〔1日につき〕 150点

間歇的導尿は，脊椎損傷の急性期の排尿障害，骨盤内の手術後の尿閉の患者に対して，排尿機能の早期回復の目的で行われる。多くの場合は，途中から在宅で間歇的自己導尿に移行して行っている。

また，排尿機能の改善があまり見込めない場合でも，QoLの改善，尿路感染症の改善などのため間歇的導尿が推奨されている。

《保険請求》

①在宅自己管理の場合はC106在宅自己導尿指導管理料を月１回請求できる。

②脊椎損傷の急性期の尿閉，骨盤内の手術後の尿閉の患者に対し，排尿障害の回復の見込みのある場合に行うもので，６カ月を限度として算定する。

適応疾患 ▶脊椎損傷の急性期の尿閉 ▶前立腺肥大症 ▶神経因性膀胱による尿閉 ▶排尿障害 ▶婦人科悪性腫瘍（子宮悪性腫瘍，子宮付属器悪性腫瘍）の術後尿閉 ▶直腸癌の術後尿閉

使用物品 ディスポーザブル導尿カテーテルまたは専用導尿カテーテルセット，消毒液，グリセリンなど

J066　尿道拡張法　216点

さまざまな原因による尿道の狭窄症に対する治療として行われる。尿道拡張に用いる尿道ブジーを図に示す（図1-87）。

直線で短い直ブジーは主に女性の尿道拡張に用いられ，成人用では16～30Fr（フレンチ）がセットになっている。男性の前部尿道狭窄の場合にも使用される。男性では，ベニケ型またはディッテル型の彎曲したものが用いられ，成人用では通常12～26Fr（フレンチ）が用いられる。糸状ブジーについてはJ067誘導ブジー法で述べる。

尿道拡張を行う場合は，あらかじめ尿道鏡による観察を行い，狭窄の部位と程度を確認しておくことが望ましい。狭窄の程度が強い場合，以前はしばしばJ067が行われたが，最近では尿道狭窄内視鏡手術（K821）が多く行われている。こうした場合，その後の維持療法としての尿道拡張法が必要となることが多い。

尿道拡張を行う場合は，まず外尿道口周囲をよく消毒したあと，キシロカインゼリーを尿道に優しく注入して粘膜麻酔（10～15分）を行う。ブジーの挿入は丁寧に優しく行うことが大切で，乱暴な操作を行うと容易に出血し，しばしば多量となる。狭窄部では力まかせの拡張は慎み，細いものから順次拡張を進め，抵抗が強くなった場合は日を改めて拡張を進めるとよい。

尿道狭窄は，一般に軽症のものが多いが，医原性のものも少なくない。経尿道的操作を行う場合にはあくまでも丁寧に，不要な力を入れずに行うことが大切である。簡単な拡張以外は専門医に託すべきである。

適応疾患　▶尿道狭窄症

使用物品　尿道ブジーセット（ディッテル型，ベニケ型または直ブジー），キシロカインゼリー（30mL）

J066-2　タイダール自動膀胱洗浄〔1日につき〕　180点

脊髄損傷における膀胱機能障害はまず弛緩性神経障害から生ずる。次に数日から数カ月にかけて周期性に膀胱の反射的収縮を起こすようになり自動的反射性膀胱となる。このような膀胱機能の回復過程を助長し，また萎縮膀胱の防止，感染予防などのために干満灌流膀胱洗浄（タイダール自動膀胱洗浄）が一時期推奨された。カテーテルを留置して生食水を間歇的に，自動的に注入，排液を繰り返すものである。しかし，膀胱の過進展，裂傷や逆行性上部尿路感染症などをときどき起こすため，一般的処置として普及しなかった。代わって間歇的導尿，自己導尿が注目され，現在では広く普及している。間歇的導尿（J065）は受傷後6カ月まで認められる。

適応疾患　▶脊損による膀胱機能障害など

使用物品　タイダール洗浄装置

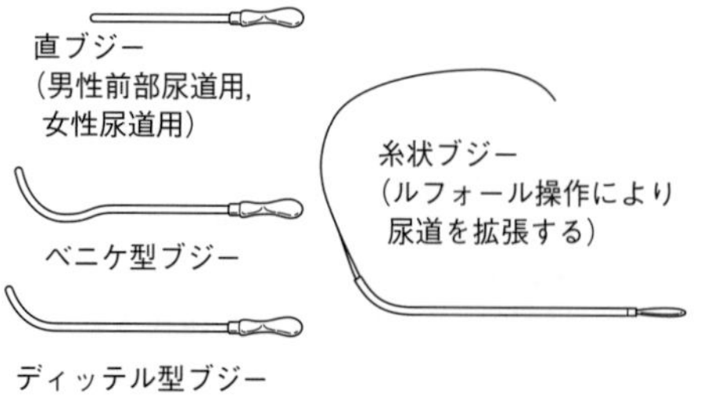

図1-87　**各種ブジー**（小磯謙吉，下林周子『成人看護学⑧』メヂカルフレンド社，1996年）

J067　誘導ブジー法　270点

高度の尿道狭窄に対してJ066尿道拡張法の図1-87に示した糸状ブジー（ルフォールブジー）を用いて尿道拡張を行うものである。ラジフォーカスガイドワイヤーのような細く軟らかいガイドブジー（糸状ブジー）と本体ブジーとがあり，両者がねじでの連結・分離が可能になっている。以前はしばしば使用されたが，今日では麻酔下にK821尿道狭窄内視鏡手術を行うことが多く，本法はあまり行われなくなった。

処置の実際について簡単に示す。尿道粘膜麻酔のあと，糸状ブジー数本を用いて狭窄の細い通り道をさぐる。これを通過したなら先端を膀胱まで通し，本体ブジーをねじで糸状ブジーに連結する。糸状ブジーをガイドにそのまま本体ブジーを進めて尿道拡張を行う。本体ブジーを細いものから順次太いものに交換して，拡張後はしばらく細めのカテーテルを留置するのが一般的である。

適応疾患　▶（高度の）尿道狭窄症

使用物品　糸状ブジーセット一式，キシロカインゼリー（20～40mL）

J068　嵌頓包茎整復法〔陰茎絞扼等〕　290点

真性包茎や程度の強い仮性包茎で包皮を反転させたままもとに戻らなくなり，陰茎絞扼を生じたものを嵌頓包茎という。包茎の程度のかなり強いものでも一時的に包皮を反転することは可能である。

しかし，反転後に勃起を生じたり，反転した状態で長く放置すると陰茎包皮に著しい浮腫を生ずる。キシロカインゼリーなどを用いて用手的に亀頭を押し込んで整復できることが多い。しかし，著しく腫脹した状態で無理に押し込むと包皮が裂けることがある。図1-88に示すように，針を何回か刺して浮腫液をしぼり出

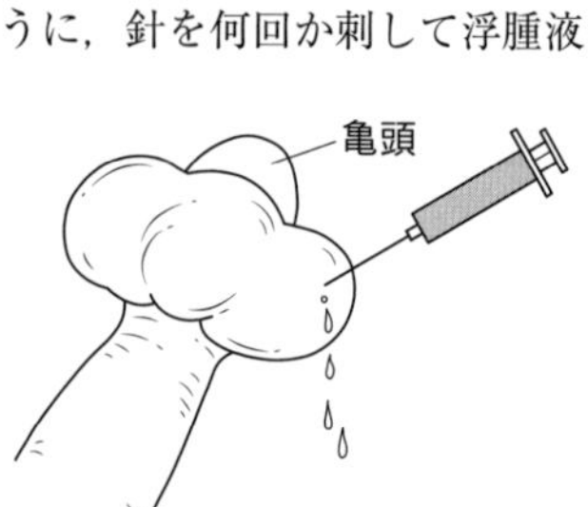

図1-88　**嵌頓包茎整復法**（仁藤博『泌尿器科エキスパートナーシング』南江堂，1993年）

包皮の浮腫状に腫脹した部を注射針（18G）で数カ所穿刺し，浮腫液をしぼり出すように手指で圧迫する。縮小したら亀頭部を圧迫しながら押し込み，整復する。

して浮腫の軽減を図るのもよい方法である。

また，いずれ包茎手術が必要であるので，そのままK828包茎手術（背面切開術，環状切除術）を行うのも1つの方法である。

《保険請求》

小児仮性包茎における包皮亀頭癒着に対する用手法等による剥離術は，J068嵌頓包茎整復法に準じて算定する。

適応疾患 ▶嵌頓包茎

使用物品 場合によっては，キシロカインゼリー（10mL），注射針など

J068-2 陰唇癒合剥離 290点

陰唇癒合とは，女性の左右の小陰唇が癒合して腟口や外尿道口が完全または不完全にふさがれた状態をいう。低エストロゲン状態や局所の炎症などが原因と考えられている。乳児検診を契機に乳児期に発見されることが多い。エストロゲン含有軟膏の塗布によって癒合が改善することもある。陰唇癒合剥離は物理的に癒合した陰唇を剥離する方法で，剥離にはゾンデや鑷子，綿棒が用いられる。再癒合をきたすことがあるため，定期的な診察が必要である。

J069 前立腺液圧出法 50点

慢性非細菌性前立腺炎に対して行われる治療法の1つである。急性期，亜急性期の細菌性前立腺炎に対して行うと菌血症，敗血症を起こす危険性があるので禁忌である。

前立腺炎はしばしば難治性となりうるが，多くは細菌あるいはクラミジアなどによる感染症であり，これに対して化学療法を中心とした十分な治療を行うのが原則である。細菌やクラミジアが陰性化しても症状が残り，慢性化したものに前立腺マッサージが効果を示す場合がある。

前立腺を奥から手前へ示指でゆっくりと圧迫し，何回か繰り返し前立腺全体を圧迫して前立腺液を圧出する。炎症性分泌物の排出と前立腺局所の血液循環の改善を目的とする。

圧迫の際，強い疼痛を伴うものでは控えるべきである。週に2～3回から始め，週1回に減らし2～3カ月を目安として行う。

圧出液中の白血球消失やリンパ球の増多が中止の目安との意見もある。

適応疾患 ▶慢性非細菌性前立腺炎（慢性前立腺炎）

J070 前立腺冷温罨（トウ） 50点

前立腺炎に対する治療法の1つである。専用のアルツベルガー加温冷却器を直腸に挿入して，急性期には冷却を行い，慢性期には温めるものである。加温を行う場合は40～50℃の温湯で毎日30分程度繰り返す。

適応はJ069と同様に慢性前立腺炎であるが，今日ではあまり行われていない。

適応疾患 ▶慢性前立腺炎など

使用物品 アルツベルガー加温冷却器

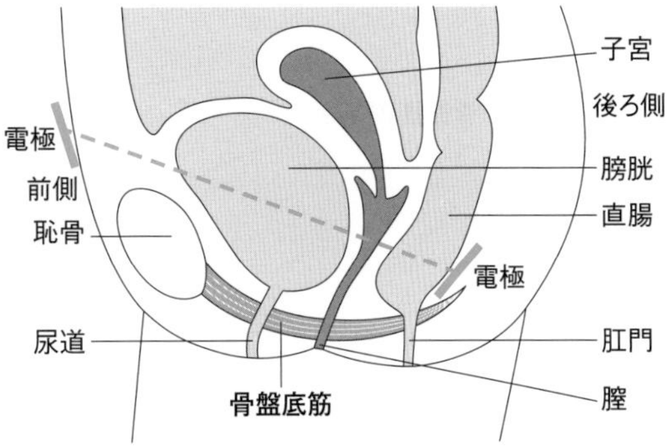

図1-89 骨盤と干渉低周波の立体イメージ

下腹部と臀部に装着した計4枚の電極より，周波数の近い2種類の電流を流すと，骨盤内で干渉低周波が発生し，骨盤底筋・排尿に関する神経を刺激する。

J070-2 干渉低周波による膀胱等刺激法 50点

干渉低周波治療法は，神経を直接刺激することで遠心性に筋を収縮，もしくは求心性に反射の促進または抑制を図るものである。周波数の低い10Hz領域の低周波（電気的には0.1～1msの矩形波）を使用し，周波数の近い2種類の正弦波を共存させて，その正弦波の差分が共鳴し，体内で神経あるいは膀胱周辺の排尿筋，骨盤低筋に刺激を与えることで，頻尿・尿失禁の治療を行う（図1-89）。

連続刺激法としては5～10Vの低電圧で経直腸的あるいは経腟的に5～20時間/日。

間欠刺激としては強度を上げて10～30分（いずれも連日または3～4回/週からはじめて数カ月行う）。

《保険請求》

入院中の患者以外の患者について算定。

①干渉低周波による膀胱等刺激法は，尿失禁の治療のために行った場合に算定する。

②治療開始時点においては，3週間に6回を限度，その後は2週間に1回を限度とする。

（注意：尿失禁治療以外の目的で医療機器承認を得た干渉低周波治療装置での保険請求は違法となります）

レセプト摘要欄 治療開始年月日を記載する

適応疾患 ▶神経因性膀胱 ▶不安定膀胱 ▶腹圧性尿失禁ならびに神経性頻尿に伴う頻尿・尿意切迫感及び尿失禁

使用物品 専用干渉低周波刺激装置と電極（パッド）

J070-3 冷却痔処置〔1日につき〕 50点

痔は一般には痔核，痔瘻，裂肛などの総称であるが，このうち冷却処置が適応となるのは主として痔核，すなわち肛門管の静脈瘤に対してである。炎症を伴う裂肛，痔瘻も時に適応となる。

痔核はその進行度により，Ⅰ度（痔核が肛門外に脱出しない），Ⅱ度（排便，怒責時などに脱出するが自然に戻る），Ⅲ度（手で押し込まないと戻らない），Ⅳ度（常時肛門外に脱出している）の段階に分類されてい

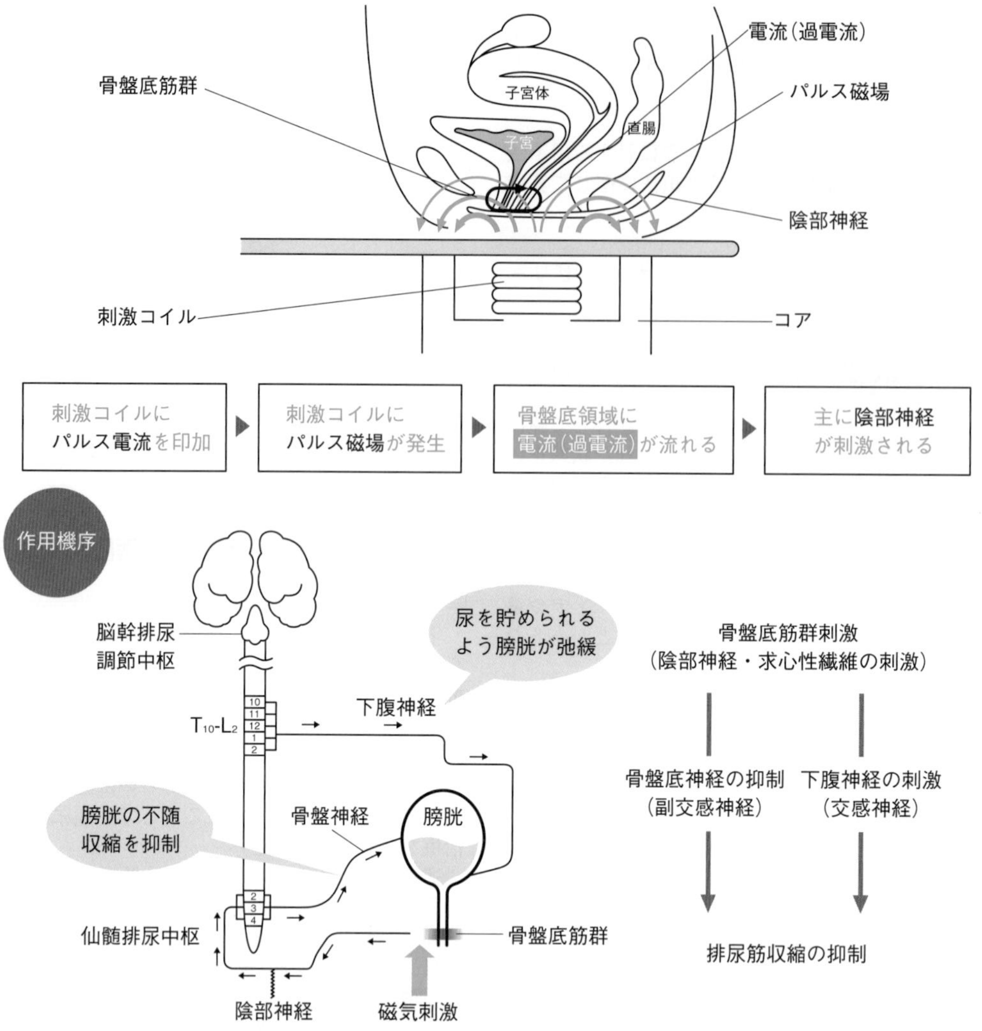

図1-90　磁気発生概念・作用機序（日本光電提供）

るが，冷却療法はこのうちⅠ度とⅡ度の，手術適応のない軽度の内痔核の治療に用いられる。基本的には炎症を冷却して沈静化することを目的としている。

一般には冷却痔処置用の器具を用いる。器具といっても，ポリエチレン製の，把持部を有した中空棒状容器に冷却用溶液が入ったもので，治療前に冷蔵庫で凍結しておき，使用時には表面麻酔薬などを塗布してから肛門に挿入する。

通常は1日1～2回，5分ほど挿入しておく。

《保険請求》

Ⅰ度またはⅡ度の内痔核の患者に対し，1日1回または2回，かつ連続して5日以上実施した場合に10日間を限度として，1日につき1回算定できる。当該処置に使用した冷却痔疾治療用具は所定点数に含まれ，別に算定できない。

レセプト摘要欄　内痔核の重症度について，Ⅰ度又はⅡ度のうち該当するものを選択して記載する

適応疾患　▶（Ⅰ度またはⅡ度の）内痔核▶（炎症を伴う）裂肛，痔瘻など

使用物品　表面麻酔薬，冷却痔処置器具（ポスクール®など）

J070-4　磁気による膀胱等刺激法　70点

尿失禁を伴う過活動膀胱の症状改善を目的として，磁気刺激装置によりパルス磁場が発生し骨盤底領域に渦電流が流れ，主に陰部神経を刺激する（図1-90）。

反射経路を介して過敏な膀胱（排尿筋収縮）に抑制をかけることができると考えられている。

磁場発生装置が内蔵された椅子に着衣のまま腰かけて治療を行う。座面上に発生する誘導電流によって生じる連続性の磁気刺激が骨盤底領域の神経を刺激する。この刺激により反射経路を介して過敏な膀胱に抑制をかけることができると考えられている。1回の治療は30分で週2回を限度とする。6週間を1クールとして，1年間に2クールに限り算定できる。

電気刺激法と異なり着衣のまま治療が可能で，刺激による痛みなどもほとんどない。対象は尿失禁治療薬が奏功しない，あるいは尿失禁治療薬が使用できない成人女性の過活動膀胱患者とする。

《保険請求》

①次のいずれかに該当する尿失禁を伴う成人女性の過活動膀胱患者に対して実施した場合に限り算定できる。

ア　尿失禁治療薬を12週間以上服用しても症状改善がみられない患者

イ　副作用等のために尿失禁治療薬が使用できない患者

②1週間に2回（1日30分）を限度とし，6週間を1クールとして，1年間に2クールに限り算定できる。

レセプト摘要欄　当該療法の初回実施年月日及び初回からの通算実施日を記載する

適応疾患　▶尿失禁を伴う成人女性の過活動膀胱患者

使用物品　着衣のまま治療できるので特にない

5 産婦人科処置

箕浦

J071 羊水穿刺〔羊水過多症の場合〕 144点

腹壁から羊水腔に穿刺針を刺入し，羊水を穿刺吸引する方法である（図1-91）。出生前診断など診断的羊水穿刺と，羊水過多症の場合に行う治療的羊水穿刺とがある。いずれも事前に超音波断層法で胎位や胎盤付着部位を確認したうえで行う。超音波穿刺用アダプターを用いることもある。

羊水量が800mLを超えると判断される場合を羊水過多とし，これに動悸，呼吸困難など何らかの自覚症状を伴うものを羊水過多症という。数カ月の間に徐々に増量する慢性羊水過多症と，数日中に急速に増大する急性羊水過多症とがある。胎児奇形，一絨毛膜性双胎，母体の糖尿病などが原因となる。穿刺に際しては腹壁を十分に消毒し，局所麻酔を行ったうえで，18G（ゲージ）のテフロン針を用い，輸液セットに接続する。大量の羊水を急速に除去すると胎盤早期剥離を引き起こす可能性があるので，500mL/hの速度で，1000～1500mLを除去する。羊水量は穿刺後数日でもとに戻ることが多く，その場合には繰り返し穿刺を要する。

臨床的には治療的羊水穿刺よりも，胎児の染色体検査など出生前診断のための羊水穿刺のほうが行われる頻度が高いが，この場合には自費診療であり，保険給付の対象とはならない。なお，出生前診断には，通常約20mLの羊水が必要とされるだけであり，穿刺針も21～23Gのカテラン針またはルンバール針を用い，シリンジで吸引する。

適応疾患 ▶羊水過多症 ▶血液型不適合 ▶胎児奇形

使用物品 【羊水過多症】局所麻酔セット，テフロン針（18G），シリンジ，輸液セット
【出生前診断】局所麻酔セット，カテラン針またはルンバール針（21～23G），シリンジ

J072 腟洗浄〔熱性洗浄を含む〕 56点

腟洗浄は，0.02％オスバン液などを用いて腟内を洗浄するものである。

腟炎にはカンジダ腟炎，トリコモナス腟炎，細菌性腟炎などがあり，それぞれに適した薬物療法が必要である。この場合，トリコモナス腟炎では経口薬，腟錠の併用による治療を行うが，カンジダ腟炎，細菌性腟炎に対しては局所療法を行う。

頸管カタルという臨床診断名は，最近では用いられることはなくなった。子宮頸管炎としてはクラミジア頸管炎，淋病などがあるが，それらに対しては経口の抗菌薬による治療を行う。

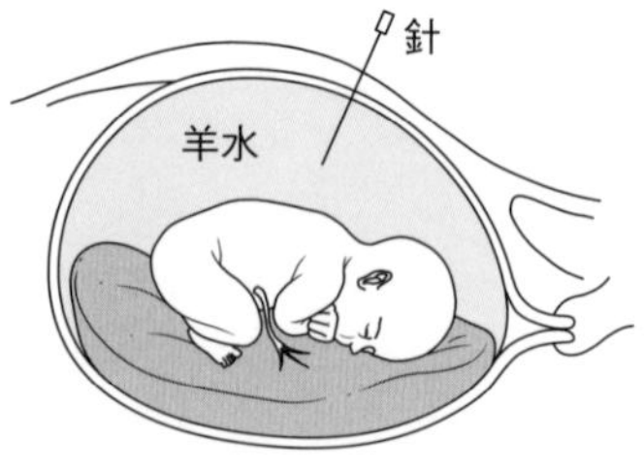

図1-91 羊水穿刺

《保険請求》

①腟炎，頸管カタル，性器出血，その他一般に治療の際必要によって行った場合は算定して差し支えない。

②前期破水のときに感染予防の目的で，イソジン腟洗浄が行われることがあるが，この手技の対象となるのは入院患者に限られているので，腟洗浄自体は算定できない。

③一般病床200床以上の病院において，A002外来診療料を算定した場合は算定できない。

④手術に伴って行った処置は手術の所定点数に含まれるため，K866子宮頸管ポリープ切除術等に伴って行った腟洗浄は別途算定できない。

⑤入院中の患者以外の患者についてのみ算定する。

適応疾患 ▶腟炎 ▶子宮頸管炎 ▶頸管カタル ▶性器出血 ▶細菌性腟症など

J073 子宮腔洗浄〔薬液注入を含む〕 56点

子宮腔内に感染が生じ，膿が貯留した状態を子宮留膿症という。子宮留膿症の内圧が高まると，下腹部痛とともに膿が腟内に排出されるが，これをシンプソン（Simpson）徴候という。抗菌薬の全身投与を行うが，効果が十分でないときにはネラトンカテーテルやバルーンカテーテルを子宮腔内に挿入し，抗菌薬を溶かした生理食塩水で子宮腔を洗浄する。

とくに進行性子宮癌で，放射線治療後の患者に子宮留膿症が生じた場合には，組織の血流が悪いため，このような局所療法が必要となることが多い。なお，一般的に子宮留膿症は子宮頸癌や体癌の患者において発生しやすいとされている。

適応疾患 ▶子宮留膿症（子宮留膿腫）

使用物品 ネラトンカテーテルまたはフォーリーカテーテル，シリンジ

J074 卵管内薬液注入法 60点

異所性妊娠は子宮腔以外の部位に妊娠が成立したもので，卵管妊娠が最も多い。

卵管妊娠の一般的な治療法は手術による卵管切除術や妊卵除去であり，最近では腹腔鏡下で行われることが多い。例外的にメトトレキサート（MTX）や50％ブドウ糖液を局注することにより，保存的に治療することも試みられている。これは腹腔鏡や経腟超音波で観察しながら，卵管内の胎嚢内の羊水を吸引するとともに，前述の薬物を注入するものである。卵管の破裂がなく，胎児心拍動を認めず，局所の卵管の最大径が3 cm以下で，血清hCG（ヒト絨毛性ゴナドトロピン）値が2000mIU/mL以下など低値のときに行われる。

なお，子宮頸管内に着床した頸管妊娠でもMTXを直接注入する方法がとられることがある（J076子宮頸管内への薬物挿入法）。

その他，卵管内薬液注入法には卵管通水・卵管通色素検査がある。

いずれも卵管疎通性の検査で，子宮内にヒスキャス（図3-141，p.222）などの特殊なカテーテルを挿入し，それぞれ生理食塩液（通水），色素を溶かした滅菌蒸留水（通色素）などを注入することにより，卵管の通過性を検査するものである。

卵管通水は外来で行う検査で，カテーテルから滅菌蒸留水や生理食塩液を注入する。通水は卵管の軽度の通過障害を改善させる目的で，抗生物質や酵素製剤とともに連日数日間行う治療としても行われる。

通色素検査は，インジゴカルミンやメチレンブルーなどの色素を滅菌蒸留水や生理食塩液に溶かしたものを注入し，卵管采からこれらの色素が流出する状況を直接見ることにより，卵管の通過性を確認する方法で，開腹手術や腹腔鏡手術時に行われる。

《保険請求》

MTXの適応症に異所性妊娠はなく，この方法は適応外使用であるので，保険請求はできない。現在，この処置を保険で請求できる薬剤はない。

適応疾患 ▶卵管妊娠

J075 陣痛誘発のための卵膜外薬液注入法 408点

卵膜と子宮壁の間にジノプロスト（プロスタグランジン$F_2\alpha$）を注入して陣痛を誘発する方法で，主に妊娠12週以降の治療的人工流産に用いるが，プレグランディン（ゲメプロスト）腟坐剤が発売されてからはほとんど行われなくなった。ゲメプロスト製剤の投与により子宮内容物の排出が認められた場合は，J078子宮腟頸管部薬物焼灼法に準じて算定できる。

注入には図1-92に示したように，通常フォーリーカテーテルを用いる。カテーテルを子宮頸管を通して挿入し，カテーテルのバルーン部が子宮口を通過して，子宮下部まで到達した後，バルーン部に生理食塩水を充満，内子宮口を閉鎖し，カテーテルの脱出と腟への薬液漏出を防止する。次にカテーテルを大腿部内側にテープで固定する。注入に際してはジノプロスト1A

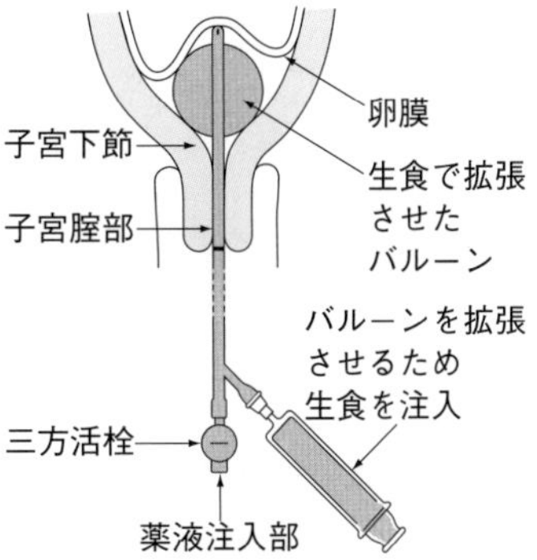

図1-92 卵膜外薬液注入法

（1000mg/mL）に生理食塩水（生食）を加えて4 mLに希釈し，挿入したカテーテルを通して数回に分け注入投与する。

適応疾患 ▶（妊娠12週以降の）人工妊娠中絶

使用物品 フォーリーカテーテル，シリンジ

J076 子宮頸管内への薬物挿入法 45点

子宮頸管妊娠の際に頸管内に薬物を直接投与する治療法として，メトトレキサート（MTX）を局注することにより，保存的に治療することも試みられている。これは超音波で観察しながら，子宮頸管内の胎嚢内の羊水を吸引するとともに，前述の薬物を注入するものである。

《保険請求》

現在，この処置を保険で算定できる薬剤はない。

適応疾患 ▶子宮頸管妊娠

J077 子宮出血止血法

1	分娩時のもの	780点
2	分娩外のもの	45点

1．分娩時のもの

妊娠子宮および胎盤はきわめて豊富な血流があるにもかかわらず，胎盤娩出後には速やかに止血するが，これは子宮の収縮により胎盤に流入していた血管が強く圧迫されて血流が途絶えるためである。

逆に，分娩後に子宮の収縮が悪いと出血が持続し，ときとして1000mLないしは2000mLに及ぶこともある（弛緩出血）。

したがって，分娩時の子宮出血止血のポイントは，子宮破裂や頸管裂傷などの産道裂傷の場合は別として，子宮収縮を促すことが中心となる。以下に処置を列挙する。

①導尿，子宮底輪状マッサージ，アイスノンなどによる冷罨法。

②子宮収縮薬の注射（オキシトシンの点滴静注，麦角製剤の筋注）。

③用手的に子宮腔内を探り，胎盤や卵膜片の遺残があれば除去する。

④子宮双手圧迫法（図1-93）を行う。腟内に挿入した手と腹壁上の手の間に子宮体部および頸部をはさみ，両手で子宮を圧迫する。必要に応じて数分から

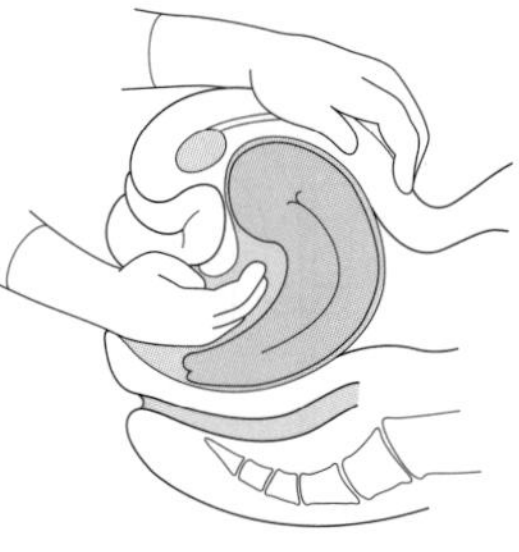

図1-93　子宮双手圧迫法

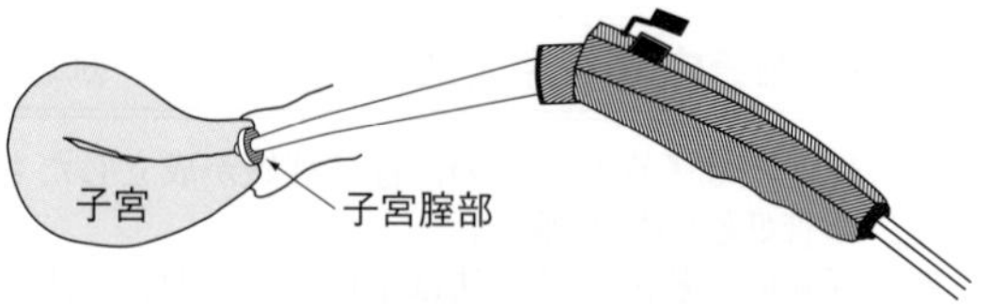

図1-94　子宮腟部びらんの冷凍凝固

数十分行う。
⑤子宮腔内に滅菌ガーゼを挿入して強填タンポンを行うこともある。
⑥最近では分娩または帝王切開後の子宮からの大量出血に対して，子宮止血用バルーンカテーテルを用いた止血法が普及しつつある。本法は子宮収縮剤の投与および子宮双手圧迫術を試みても止血できない患者に対して使用した場合にのみ算定できる。また，本カテーテルを用いた止血を行う前に他の止血法を実施した場合は，主たるもののみ算定する。
　請求は子宮出血止血法＋バルーンカテーテル（Bakriバルーン），帝王切開術＋バルーンカテーテルまたは子宮双手圧迫術（大動脈圧迫術を含む）＋バルーンカテーテルになる。「バルーンカテーテルを用いて子宮出血の止血を行った」旨の詳記が必要と考える。

2．分娩外のもの

　機能性出血で出血量が多い場合には，子宮内膜の全面掻爬又は子宮鏡下子宮内膜焼灼術を行う。必要に応じて合成黄体ホルモン，卵胞ホルモン・黄体ホルモンの合剤を投与する。子宮筋腫，子宮体癌，子宮頸癌など器質的疾患の場合には，それぞれに応じた治療をするのはいうまでもない。

　子宮腟部組織生検を行ったあと，多めの出血をみることがあるが，この場合にはガーゼを数枚挿入し，圧迫止血をはかる。ガーゼは翌日再受診させ，抜去する。また，子宮腟部円錐切除術後1週間前後に多量の出血を認めて外来を受診することがあるが，この場合にもガーゼ圧迫を行う。その際，カルトスタット®で創面を被うとさらに効果的である。

　妊娠初期の出血については安静指示のみのことが多い。進行流産，稽留流産，不全流産に対しては流産手術（子宮内容除去術）を行う。

適応疾患　▶弛緩出血 ▶機能性子宮出血 ▶子宮腟部組織採取後出血 ▶子宮出血 ▶子宮および腟の異常出血 ▶子宮癌検診 ▶子宮腟部円錐切除の出血 ▶妊娠初期の出血 ▶進行流産 ▶稽留流産 ▶不全流産

使用物品　子宮腔内強填タンポン（ヨードホルムガーゼや滅菌ガーゼを30枚くらいつないだもの），連ガーゼ，カルトスタット®，子宮止血用バルーンカテーテル

J078　子宮腟頸管部薬物焼灼法　100点

　子宮腟部びらんに対する薬物による焼灼法は近年ほとんど行われていない。カンジダ，トリコモナス，クラミジアなどが検出されたときには，それらの原因菌に対する治療を行う。

《保険請求》

　初診から1カ月は週1回，それ以降は2週間に1回程度が妥当である。ゲメプロスト製剤（プレグランディン）の投与により子宮内容物の排出が認められた場合は，子宮腟部薬物焼灼法に準じて算定できる。

適応疾患　▶子宮腟部びらん

J079　子宮腟部焼灼法　180点

　子宮腟部びらん・潰瘍・出血などに際しては，最近では冷凍焼灼や電気焼灼が用いられることが多い。電気焼灼法はびらん面を高周波で放射状に焼灼する方法であるのに対し，冷凍焼灼は液体窒素など低温のガスを用いて，熱伝導性のよい金属製のプローベを冷却し，これをびらん部に当てて冷凍凝固させる方法である（図1-94）。冷凍療法は電気焼灼に比べ，出血，不完全治療，頸管狭窄，不妊などをきたすことが少ないとされている。

　事前に，子宮頸癌や子宮頸部の異形成（異型上皮）など悪性変化を除外しておく必要がある。これらの病変に対しては子宮腟部円錐切除術や単純子宮全摘術が行われる。

《保険請求》

　冷凍焼灼法はK866-2子宮腟部冷凍凝固術で算定できる。

適応疾患　▶子宮腟部びらん

J080　子宮頸管拡張及び分娩誘発法

1	ラミナリア	120点
2	コルポイリンテル	120点
3	金属拡張器（ヘガール等）	180点
4	メトロイリンテル	340点

1．ラミナリア

　ラミナリアは海草の根を円柱状に削ったもので，子宮頸管内に挿入しておくと周囲の水分を吸収して膨張し，子宮頸管を拡張する（図1-95）。十分な拡張には約12時間を要する。流産手術，人工妊娠中絶術の前処置，頸管が未成熟な症例の分娩誘発の前処置として行う。

　合成のラミセルやダイラパンが用いられることもある。

2．コルポイリンテル

　腟内に挿入するゴム製のバルーンをコルポイリンテルという。直腸や子宮頸管を刺激することにより陣痛の発来を期待するものであるが，近年はほとんど用いられなくなった。

3．金属拡張器（ヘガールなど）

ヘガール型子宮頸管拡張器（図1-96）などを用いて急速に頸管を拡張する方法で，通常，人工妊娠中絶術や流産手術に用いられる。

4．メトロイリンテル

子宮下部に挿入する風船様のバルーンをメトロイリンテルという。バルーンを子宮腔内に留置することで，子宮容積が増加し，それに体部子宮筋の伸展刺激と，牽引による子宮下部の伸展刺激により，子宮収縮を誘発する。形状は旧来のゴムでできた球状のものや円錐状のもののほか，オバタメトロ，ネオメトロ，ミニメトロなどソフトタイプのものがある。旧来のものは500gで牽引するが（図1-97），ミニメトロなどは牽引を要しない。

《保険請求》

①手術に伴って行った処置は手術の所定点数に含まれ，別途算定できない。
②K909流産手術は原則として術式を問わず，また，あらかじめ頸管拡張を行った場合であっても別に算定することなく，K909流産手術の所定点数のみで算定する。
③流産手術は前日に頸管拡張を行っても算定できないが，K911胞状奇胎除去術の前日のラミナリア（ラミセル等も含む）挿入は算定できる。

適応疾患　▶人工妊娠中絶（単に経済的理由によるものは保険給付外）▶子宮頸管が未熟例の分娩誘発（子宮頸管拡張不全，軟産道強靱症，軟産道伸展不良，軟産道軟化不全など）

使用物品　ラミナリア，ダイラパン，ラミセル，コルポイリンテル，メトロイリンテル（オバタメトロ，ネオメトロ，ミニメトロなど）

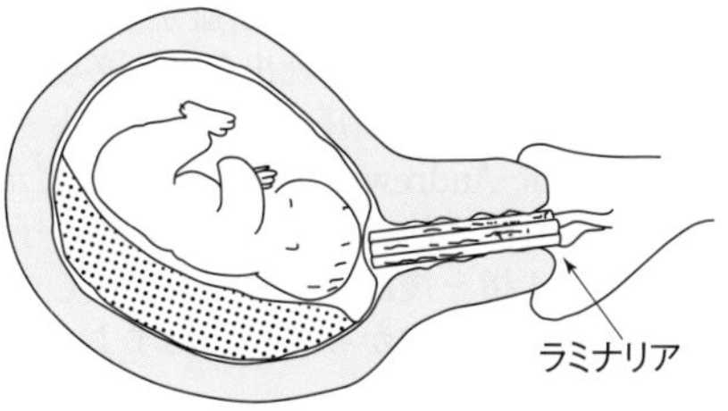

図1-95　ラミナリアの挿入

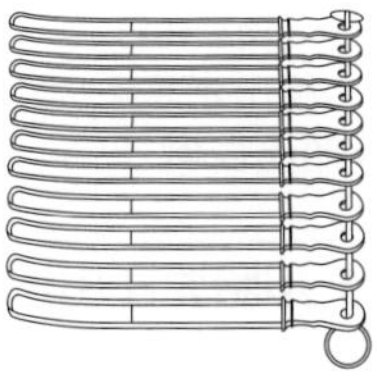

図1-96　ヘガール型子宮頸管拡張器

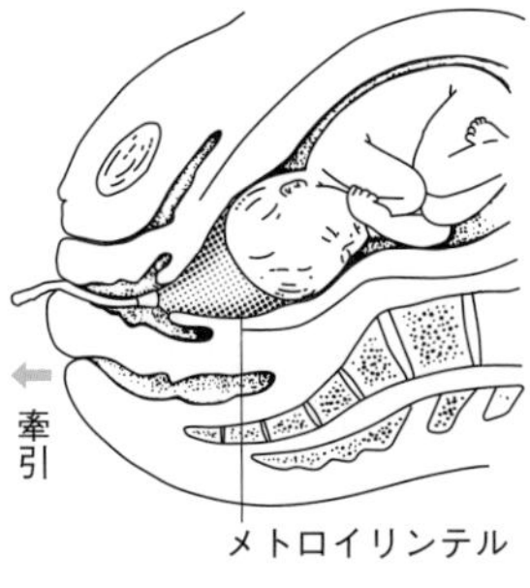

図1-97　メトロイリンテルの使用法
（日本母性保護医協会編『日母研修ノート』1992年）

J081　分娩時鈍性頸管拡張法　456点

分娩時頸管拡張が不十分のとき，手指またはボシー氏拡張器などにより（メスを用いることなく）頸管拡張を行う場合に適用することがあるが，用手開大以外はほとんど行われることはない。

適応疾患　▶頸管拡張不十分な症例（子宮頸管拡張不全，軟産道強靱症，軟産道伸展不良，軟産道軟化不全など）

J082　子宮脱非観血的整復法〔ペッサリー〕　290点

非妊時の子宮脱に対しては手術療法が基本だが，高齢者で手術が不適当である場合や妊婦の場合には，ポリ塩化ビニル製のリング状のペッサリーを装着して子宮脱の改善を図る（図1-98）。

妊娠前から子宮下垂気味の妊婦の場合には，妊娠初期はさらに悪化することが多いが，妊娠中期以降は子宮の増大に伴って子宮体部が骨盤腔から外に（上方に）出ることから，改善傾向を示すことが多い。

《保険請求》

ペッサリーは特定保険医療材料ではなく，別途算定できない。

適応疾患　▶子宮脱
使用物品　リングペッサリー

J082-2　薬物放出子宮内システム処置

1	挿入術	300点
2	除去術	150点

子宮内に留置する黄体ホルモン放出システムで，T型フレームの垂直軸に白色円筒状の内容薬剤（レボノルゲストレル52mg）を取り付け，この内容薬剤の部分を半透明の剤皮で覆ったものである（図1-99）。このT型フレームは白色で，垂直軸の上端が2本の弓状のアームとなっており，垂直軸の下端はループになっている。このループには除去糸が取り付けられている。専用のインサーターとともに密封滅菌されており，無菌

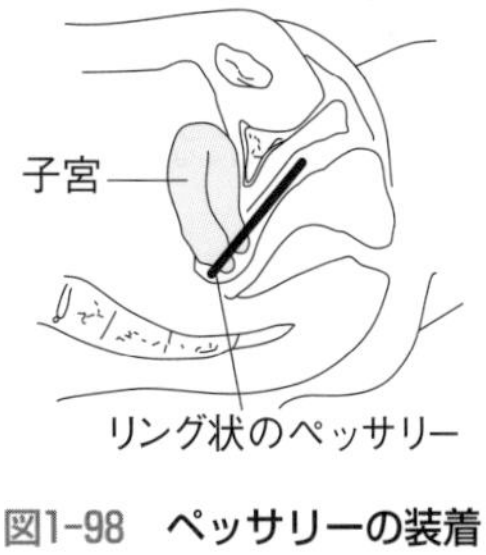

図1-98　ペッサリーの装着

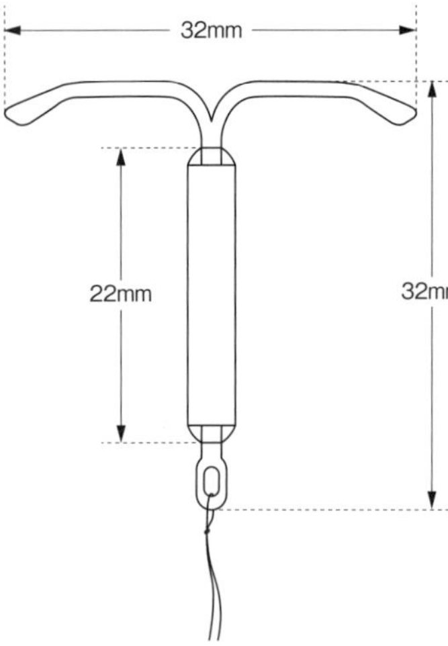

図1-99 **ミレーナ®**

的に包装を開封して子宮腔内に装着する。また，本剤の取扱いは，産婦人科医（母体保護法指定医または日本産科婦人科学会認定医）が行う。

本剤から放出されたレボノルゲストレルは子宮内で局所的な黄体ホルモン作用を示し，子宮内膜の萎縮や間質の脱落膜化などの形態変化を来すことにより，月経血量を減少させるとともに，月経困難症の症状を軽減させる。本剤の避妊効果は主として子宮内膜への局所作用によるが，一般の子宮内避妊器具（IUD）と同様に局所的な異物反応も寄与している。また子宮頸管粘液の粘性を高め，精子の頸管内進入を阻止する。

なお，子宮の形態異常（子宮腔の変形をきたしているような子宮筋腫を含む）や，頸管炎，腟炎など，本剤が禁忌となっている疾患や病態がいくつかあるので注意を要する。

《保険請求》

①避妊目的のものは保険給付の対象とならない。

②除去時は摘要欄にミレーナ®を使用していた旨を記載する。

適応疾患 ▶過多月経 ▶月経困難症。器質性過多月経の患者では，子宮筋腫等原疾患の治療を優先する。

使用物品 ミレーナ®52mg

J083 妊娠子宮嵌頓非観血的整復法 290点

後屈妊娠子宮が小骨盤腔にはまりこみ，元に戻らなくなった状態を妊娠子宮嵌頓といい，きわめてまれな状態である。

嵌頓すると子宮底は後下方に移動して尾骨に近い位置になり，子宮腟部は前上方に牽引されて恥骨の後上方にくる。このような状態になると尿道が圧迫されるため，排尿困難をきたす。

妊娠初期であれば自然整復が期待できるが，妊娠12週以降で排尿障害を伴っている場合には，用手的に整復する必要がある。すなわち，内診指で後腟円蓋から子宮体を上方に押し上げるとともに，もう一方の手で上昇した子宮体を前方にひき，次に内診指で内子宮口の部位を強く後方に圧迫する。

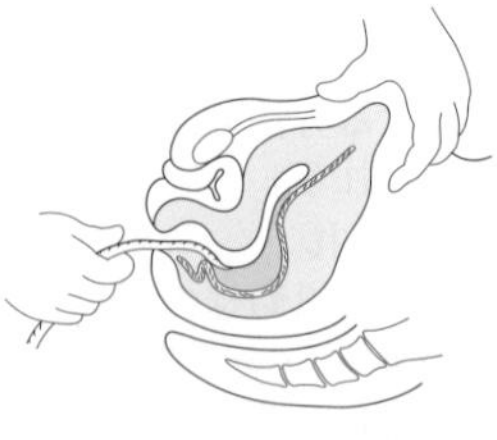

図1-100 **クレーデ氏胎盤圧出法**

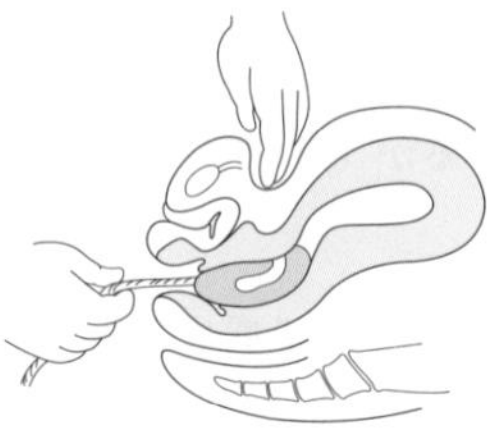

図1-101 **ブラントーアンドリュース胎盤圧出法**

適応疾患 ▶妊娠子宮嵌頓（子宮位置異常）

J084 胎盤圧出法 45点

胎児が娩出されると多くの場合，胎盤はまもなく自然に剥離し，スムーズに娩出が行われるが，癒着胎盤や嵌頓胎盤，あるいは児娩出後出血が多い場合には，用手的に胎盤を圧出牽引し，娩出させる必要がある。

クレーデ（Crede）氏胎盤圧出法，ブラントーアンドリュース（Brandt-Andrews）胎盤圧出法などがある。

クレーデ氏胎盤圧出法は腹壁上より母指を子宮底部の前面に，他の4指を後面に入れるようにして子宮体部をつかみ，後下方に向かって押し出すようにして胎盤の娩出を図る（図1-100）。

ブラントーアンドリュース胎盤圧出法は，一側の手で臍帯を軽く牽引し，他側の手で子宮下部を後上方に圧迫する方法である（図1-101）。

適応疾患 ▶胎盤の娩出が遷延している場合 ▶付着胎盤（癒着胎盤）▶胎盤嵌頓

J085 クリステル胎児圧出法 45点

陣痛発作時に子宮底を骨盤軸の方向に両手で押し，胎児の娩出を促進する方法である。

分娩時，児頭が排臨，発露近くまで下降しているにもかかわらず，陣痛が十分強くないためなかなか児頭が娩出されないときや，胎児心拍数が低下し，分娩を急いだほうがよいと判断されたときに行う。鉗子分娩や吸引分娩の補助として行うこともある。

クリステル胎児圧出法では，胎盤部の強い圧迫などにより，児心拍の低下がしばしば認められ，児の状態が悪化することがあるので，みだりに行うのではなく，1～2回の手技で児頭が娩出されるようなときのみに行うべきである。

なお本手技は，1867年にドイツの産婦人科医であるサミュエル・クリステラー（Samuel Kristeller）が初めて提唱した手技である。わが国では一般にクリステレル胎児圧出法と呼ばれているが，最近では子宮底圧迫法ということが多い。

《保険請求》

①手術に伴って行った処置は手術の所定点数に含まれ，別途算定できない。

②K893吸引娩出術やK894鉗子娩出術に伴って行ったクリステル胎児圧出法は別途算定できない。

適応疾患 ▶遷延分娩（分娩第２期）▶微弱陣痛

J085-2 人工羊水注入法 720点

羊水過少症の患者や，破水後の羊水流出により羊水過少となり，胎児仮死（胎児ジストレス）またはそれをきたすおそれがある場合に，人工羊水（37℃に温めた生理的食塩水）を子宮腔内に注入する処置である。

経腹的に21-23ゲージのPTCD針を用いて羊水穿刺を行うか，あるいは破水後であれば経腟的にフォーリーカテーテルを留置して，人工羊水200〜300mLを10〜15mL/分の速度で自然滴下，またはインフュージョンポンプを用い子宮腔内に注入する（図1-102）。その結果，羊水腔が広がることにより臍帯の圧迫が軽減され，胎児心拍数の改善が期待される。

実施に際しては必ず分娩監視装置（胎児心拍数と子宮収縮を連続的に記録する装置）を装着するとともに，超音波検査で羊水量，胎児・胎盤の状態を観察する。できれば子宮内圧測定を行う。人工羊水注入により，羊水混濁による胎便吸引症候群の軽減や，胎児仮死（胎児ジストレス）の予防・軽減が期待される。

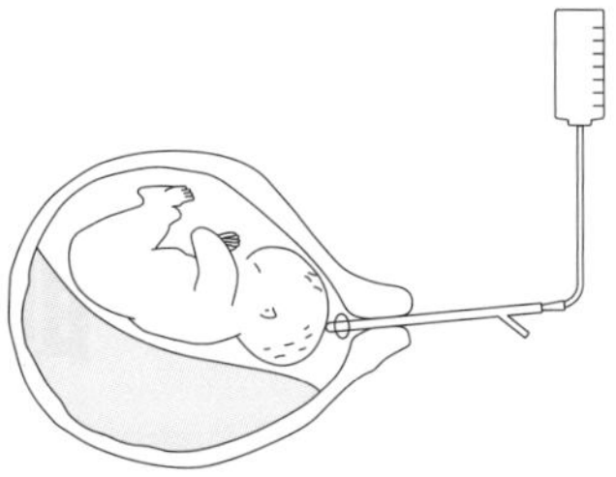

図1-102 人工羊水注入法

なお，胎児仮死（胎児ジストレス）という用語は日本産科婦人科学会では「胎児機能不全」とすることになったが，「胎児仮死」は当面保険病名としては存続する。

《保険請求》

①羊水過少症等の患者に対して，超音波断層法検査および子宮内圧測定を施行し，適正な注入量の羊水を子宮内に注入した場合に算定する。

②当該手技に伴って実施される超音波検査などの費用は所定点数に含まれ，別に算定できない。

適応疾患 ▶羊水過少症 ▶破水後の羊水過少症（前期破水による羊水過少症など）

使用物品 フォーリーカテーテル，PTCD針，輸液セット

6
眼科処置

武田／小出

《眼科処置の保険請求上の留意点》

両眼に異なる疾患を有し，それぞれ異なった処置を行った場合は，その部分についてそれぞれ別に算定できる。

J086　眼処置　25点

所定点数には，片眼帯，巻軸帯を必要とする処置，蒸気罨法，熱気罨法，イオントフォレーゼおよび麻薬加算が含まれており，これらを包括して1回につき所定点数を算定する。

《保険請求》

①入院中の患者以外の患者についてのみ算定する。

②点眼または洗眼は基本診療料に含まれ，眼処置を算定することはできない。

片眼帯：眼部にガーゼ（図1-103）を当ててテープで固定する。手術後の出血や分泌物の吸収・感染予防，眼脂・流涙が多いとき，眼の安静を図るとき，外部の刺激の防止，眼帯をしたほうが患者が自覚的に楽な場合などに行われる。角膜上皮欠損の治療として行われることもある。また視能訓練の一環として，弱視眼の視力を向上させる目的で，視力のよいほうの眼を眼帯で遮閉する場合もある。

眼内手術後などには，外力からの眼球保護を目的に，金属製やプラスチック製の専用の保護器（図1-103）を同時に当てることが多い。

さらに圧迫眼帯といって，強めに眼帯をすることもある。眼瞼手術後に出血が予想されるときの出血の防止目的などの場合である。

なお片眼帯とは片眼に眼帯をすることであり，両眼に眼帯をすることは両眼帯という。

適応疾患　▸手術後▸角膜疾患（角膜びらんなど）▸結膜疾患（結膜炎など）▸眼瞼疾患（眼瞼炎など）など

使用物品　ガーゼ，保護器，テープなど

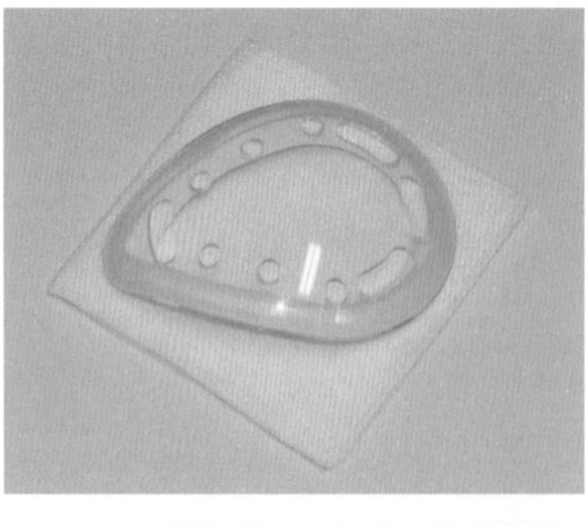

図1-103　眼帯に使用するガーゼと保護器

巻軸帯：眼部を中心に頭部に包帯を巻く。眼帯の上から行われることも多い。手術後の出血が多い場合や，眼瞼の広い範囲に疾患や手術創が及ぶ場合などに行われる。

適応疾患　▸手術後▸眼瞼疾患（眼瞼炎など）など

使用物品　包帯，テープなど

蒸気罨法：罨法には冷罨法と温罨法がある。蒸気罨法は気道疾患に使われる吸入器のようなものなどを使用して行う温罨法であるが，最近ではあまり行われない。

熱気罨法：赤外線や加湿器などを使用して行う温罨法であるが，最近ではあまり行われない。

イオントフォレーゼ：薬剤を浸潤させた電極パッドを装着して通電することにより，薬剤を皮膚の深部にまで移行させる方法である。帯状疱疹後神経痛に有効であるとの報告がされているが，そのほかは行われることは少ない。

適応疾患　▸帯状疱疹後神経痛など

使用物品　電極パッド，使用薬剤，生理食塩水，イオントフォレーサーなど

麻薬加算：眼科領域においては，以前は塩酸コカインの点眼薬が点眼麻酔・表面麻酔に使用されたが，最近では用いられることはあまりない。

J086-2　義眼処置　25点

義眼は眼外傷・眼感染症・眼内腫瘍などで，眼球摘出術や眼球内容除去術の手術後に，あるいは眼球が萎縮した場合（眼球ろう）などに，整容的目的で眼瞼結膜と眼球結膜で形成される結膜嚢に挿入される。この結膜嚢に炎症などの合併症が起こったり，義眼の位置異常が起こった場合などに行う処置である。

《保険請求》

入院中の患者以外の患者についてのみ算定する。

適応疾患　▸眼球摘出術後や眼球ろうなどの義眼装用者における結膜のうや義眼自体の異常など

使用物品　病態に応じて洗眼・洗浄・点眼などを行う

J087　前房穿刺又は注射〔前房内注入を含む〕　180点

注　顕微鏡下処置加算　180点

消毒後，開瞼器をかけ，角膜輪部（角膜と結膜・強膜の境）の角膜側で，細いメス（図1-104）で前房内へ穿刺する。前房穿刺を行うと房水が眼外へ流出する。

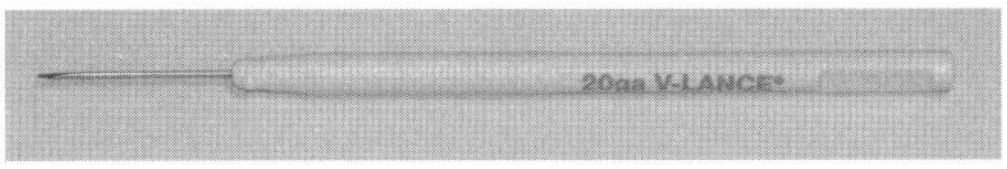

図1-104 **前房穿刺に使用するメス**
（写真のメスは20G）

注射筒に細い鈍針の注射針をつけ，この穿刺創から前房水を採取したり，液体や薬剤などを前房内に注入したりする。細い鋭針の注射針で直接刺入することも可能である。緑内障や網膜中心動脈閉塞症などで前房水を抜いて眼圧を下げる場合，前房出血を洗浄する場合，前房消失（白内障や緑内障の術後合併症など）の際に空気などを注入し前房を形成する場合，眼内炎やぶどう膜炎などで細菌やウイルス学的検査などの診断目的で前房水を採取する場合，抗菌薬を前房内に注入するなど治療目的で行う場合などがある。

《保険請求》

顕微鏡下に行った場合は，顕微鏡下処置加算として，180点を加算する。

適応疾患 ▶緑内障 ▶網膜中心動脈閉塞症 ▶前房出血 ▶前房消失（白内障や緑内障の術後合併症など）▶眼内炎 ▶ぶどう膜炎など

使用物品 メス，注射筒，鈍針もしくは鋭針の注射針，開瞼器，点眼麻酔薬，消毒薬など

J088 霰粒腫の穿刺 45点

霰粒腫とは眼瞼の瞼板に存在するマイボーム腺の慢性肉芽腫性炎症である。眼瞼皮下もしくは眼瞼結膜下に半球状腫瘤としてみられる。炎症所見を伴った場合は麦粒腫と鑑別が困難なこともある。カプセル様の組織内に黄白色の液体状の内容物が詰まっている。霰粒腫を穿刺して内容物を排出するのが本項の「霰粒腫の穿刺」である。根本的治療としてはK214霰粒腫摘出術，K215瞼板切除術（巨大霰粒腫摘出）の手術療法となる。

適応疾患 ▶霰粒腫

使用物品 メス，注射針，点眼麻酔薬など

J089 睫毛抜去

1	少数の場合	25点
2	多数の場合	45点

眼瞼の睫毛が角膜・結膜側に向かって生える睫毛乱生症，眼瞼が眼球側に内反する眼瞼内反症，眼瞼皮膚の過剰などによる睫毛内反症などの場合に，睫毛が角膜や結膜に接触して障害を与える。このような場合に睫毛鑷子（図1-105）などを使用して睫毛抜去が行われる。ただし睫毛は抜去してもまた生えてくるため，根本的治療としては手術療法が必要となる。5～6本程度の睫毛抜去は「1」（少数の場合）として算定する。

《保険請求》

①「1」の少数の場合は入院中の患者以外の患者についてのみ算定する。

②「1」の少数の場合については，他の眼科処置または眼科手術に併施した場合には，その所定点数に含まれ別に算定できない。

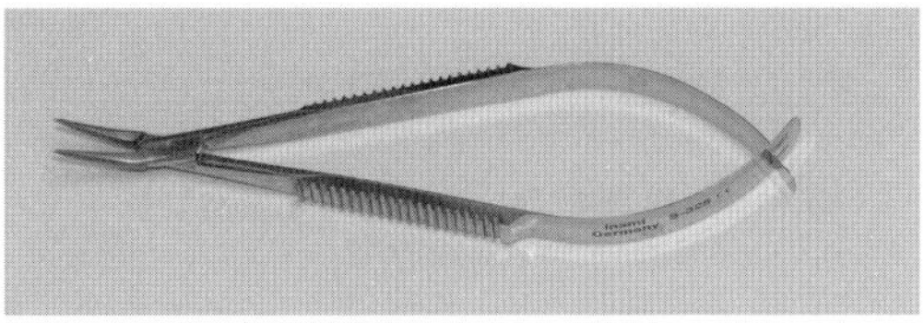

図1-105 **睫毛抜去に使用する睫毛鑷子**

③「2」の多数の場合は上眼瞼と下眼瞼についてそれぞれ処置した場合であっても1回の算定とする。

④「2」の多数の場合は1日に1回に限り算定する。

適応疾患 ▶睫毛乱生症 ▶眼瞼内反症 ▶睫毛内反症など

使用物品 睫毛鑷子など

J090 結膜異物除去〔1眼瞼ごと〕 100点

結膜にはいわゆる白目である眼球結膜と，眼瞼の裏側の眼瞼結膜があり，眼球結膜と眼瞼結膜で形成される部分を結膜嚢という。この結膜に入った異物を除去するのが結膜異物除去である。

《保険請求》

①1眼瞼ごとに算定できる。

②結膜下に入った異物を除去する場合はK222結膜下異物除去術になる。

適応疾患 ▶結膜異物

使用物品 鑷子，点眼麻酔薬など

J091 鼻涙管ブジー法 45点

涙液は眼球の上外側に存在する涙腺で産生され，角膜・結膜といった眼表面を潤し，眼瞼縁の鼻側に存在する上下の涙点→上下の涙小管→涙嚢→鼻涙管という経路を経て鼻腔内へと排出される。鼻涙管が閉塞すると涙嚢に涙液が貯留し，流涙が起こる。さらに炎症を起こしたものが涙嚢炎であり，急性涙嚢炎と慢性涙嚢炎がある。仰臥位で涙点から涙道ブジー（図1-106）を挿入し，閉塞した鼻涙管を開通するのが鼻涙管ブジー法である。涙点が狭くブジーの入らない場合は涙点拡張針で涙点を拡張してからブジーを挿入する。麻酔として点眼麻酔や，場合により神経ブロックなどが行われることもある。

《保険請求》

乳幼児の先天鼻涙管閉塞の場合はK201先天性鼻涙管閉塞開放術になる。

適応疾患 ▶鼻涙管閉鎖症 ▶涙のう炎など

使用物品 涙道ブジー，涙点拡張針，点眼麻酔薬など

J091-2 鼻涙管ブジー法後薬液涙嚢洗浄 45点

涙液は眼球の上外側に存在する涙腺で産生され，角膜・結膜といった眼表面を潤し，眼瞼縁の鼻側に存在する上下の涙点→上下の涙小管→涙嚢→鼻涙管という経路を経て鼻腔内へと排出される。鼻涙管が閉塞すると涙嚢に涙液が貯留し，流涙が起こる。さらに炎症を

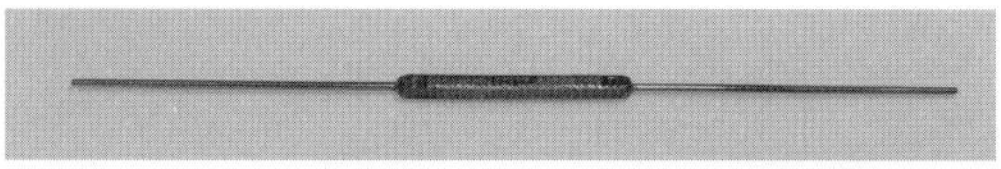

図1-106　鼻涙管ブジーに使用する涙道ブジー

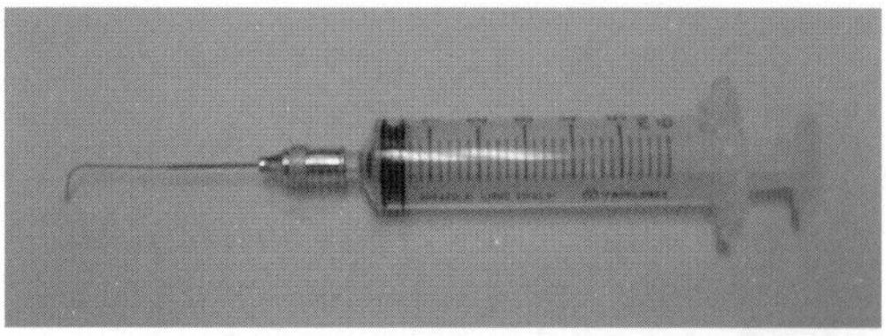

図1-107　涙嚢洗浄に使用する注射筒と涙管洗浄針

起こしたものが涙嚢炎であり，急性涙嚢炎と慢性涙嚢炎がある。

本項目は涙嚢炎の場合などに，鼻涙管ブジー施行後，抗菌薬などで涙嚢洗浄を行った場合である。注射筒に涙管（嚢）洗浄針（図1-107）をつけて行う。

適応疾患　▶涙のう炎（急性涙のう炎，慢性涙のう炎）など

使用物品　涙管洗浄針，注射筒，生理食塩水，使用薬剤，点眼麻酔薬など

J092　涙嚢ブジー法〔洗浄を含む〕　54点

涙液は眼球の上外側に存在する涙腺で産生され，角膜・結膜といった眼表面を潤し，眼瞼縁の鼻側に存在する上下の涙点→上下の涙小管→涙嚢→鼻涙管という経路を経て鼻腔内へと排出される。鼻涙管が閉塞すると涙嚢に涙液が貯留し，流涙が起こる。さらに炎症を起こしたものが涙嚢炎であり，急性涙嚢炎と慢性涙嚢炎がある。

本項目は涙嚢炎の場合などに行われる。J091-2で述べた涙嚢洗浄とほぼ同様であり，涙管洗浄針を涙嚢内に挿入して涙嚢内を生理食塩水や薬剤などで洗浄する場合などが該当する。

適応疾患　▶涙のう炎（急性涙のう炎，慢性涙のう炎）など

使用物品　涙管洗浄針，注射筒，生理食塩水，使用薬剤，点眼麻酔薬など

J093　強膜マッサージ　150点

閉瞼させて上眼瞼の上から指で眼球をマッサージする場合と，点眼麻酔後，硝子棒で眼球をマッサージする場合がある。

緑内障手術である線維柱帯切除術後の，手術効果が不十分な場合に行う。眼内の房水を強膜弁下から結膜下へと導き，眼圧を下げる手術であるが，マッサージを行うことにより房水の流出を促し，この通路の癒着を防ぐことを目的とする。

網膜中心動脈閉塞症の発症まもない時期には，マッサージを行い眼圧を下げて血流再開を図ることも行われる。

《保険請求》

緑内障手術後の場合は比較的頻回に行われることもある。

適応疾患　▶緑内障術後 ▶網膜中心動脈閉塞症など

使用物品　硝子棒，点眼麻酔薬など

7 耳鼻咽喉科処置

皿井・田山／沼田

J095 耳処置〔耳浴及び耳洗浄を含む〕 27点

外耳道入口部より鼓膜外表面までの処置で，これらを清潔に保つと同時に乾燥化を目的として行われる。普通の額帯鏡の光では正確な所見を把握しがたいこともある。耳垢，分泌物，細かな異物を清掃するには，処置用の拡大耳鏡や顕微鏡が必要となる。

清掃，除去には，耳垢鉗子，麦粒鉗子，微小の吸引管や綿棒などを準備する。また薬品として，生理食塩水や3％過酸化水素水，耳垢水，抗菌薬の点耳薬も使用する。

耳処置は，耳浴や耳洗浄を含んでいる。耳浴（図1-108）は，外耳炎の消炎鎮痛を目的としたり，また鼓膜外表面の肉芽の抑制をしたり，さらには手術後の上皮化形成の促進などを目的に行う。穿孔鼓膜の内側の処置は，J095-2鼓室処置となり，単なる耳処置と分離された。

《保険請求》

①外来患者についてのみ算定する。
②一般病床200床以上の病院で，初診時は算定できるが，再診時は算定不可（A002外来診療料に包括）。
③外耳道入口部から鼓膜面での処置である（鼓膜に穿孔があればJ095-2鼓室処置となる）。
④耳浴と耳洗浄が含まれている（顕微鏡を使用したり，種々の薬品を使用したり，特殊な器具を使用しなければならない耳垢栓は別にJ113耳垢栓塞除去で算定可能である）。
⑤両耳でも片耳でも，1回につき所定の点数が算定できる。しかし，耳処置を必要とする病名には「左」「右」「両側」などとつけたほうがよい。
⑥使用する軟膏，点耳薬の使用量は算定可能である。
軟膏：両耳で0.5～1gくらい
点耳薬：両耳で0.5～1mLくらい
⑦点耳・簡単な耳垢栓塞除去については，基本診療料に含まれ別に算定できない。

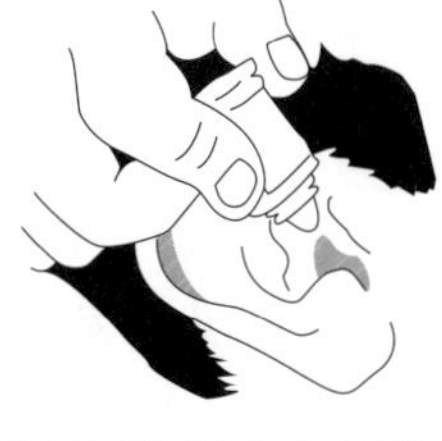

図1-108 **耳浴の実際**（薬液を点耳して約10分間そのまま）

適応疾患 ▶外耳炎 ▶外耳道湿疹（外耳湿疹）▶（外耳道）外骨腫 ▶急性鼓膜炎 ▶慢性鼓膜炎 ▶急性中耳炎 ▶慢性中耳炎 ▶外耳や中耳手術後（術後感染症，中耳腫瘍術後症）▶側頭骨悪性新生物（中耳悪性腫瘍）▶中耳良性腫瘍 ▶外耳良性腫瘍（外耳道皮膚良性腫瘍）▶耳介湿疹（耳介周囲湿疹，耳介部皮膚炎）▶耳介軟骨膜炎など

使用物品 処置用拡大耳鏡，処置用顕微鏡，耳垢鉗子，耳用鉗子，微小吸引管，綿棒，各種抗菌薬入り点耳薬，ステロイド含有抗炎症点耳薬，ワックスネート®，生理食塩水，ブロウ氏液，トリクロール酢酸液，マーキュロクロム液など

J095-2 鼓室処置〔片側〕 62点

J095耳処置が鼓膜外表面までの処置であるのに対して，鼓膜の内側への処置である。旧J107鼓室洗浄が削除され，当該処置に耳浴処置や吸引などによる清掃が加えられたと考えてよい。原則として，顕微鏡下での操作が安全かつ便利である。

急性あるいは慢性の鼓膜穿孔耳に対して，鼓室内病変の沈静，制御を目的として行う。まず，耳漏を微小耳用吸引管（図1-109）や留置針の外套（テフロン管，シリコン管）を用いて吸引する。鼓膜の穿孔を通して鼓室内の深部，とくに下鼓室や耳管鼓室口付近を清掃する場合は，軟性の吸引管のほうが便利なこともある。温めた生理食塩水，蒸留水，1～2％酢酸水などを注入し，洗浄，吸引を2～3回繰り返すとよい。洗浄後は，中耳腔から外耳道を乾燥させるようにすることが重要である。この後，点耳薬にて普通の耳処置（J095）を行うこともある。

吸引や洗浄処置の前後に，小さな肉芽やポリープなどの粘膜病変があれば吸引したり，鉗除することが治療効果を高める。これらの処置に対しては，手術としてK289耳茸摘出術やK312鼓膜鼓室肉芽切除術を算定することもある。しかし，いずれの手術も顕微鏡下での操作は安全上，必須と考えられる。

《保険請求》

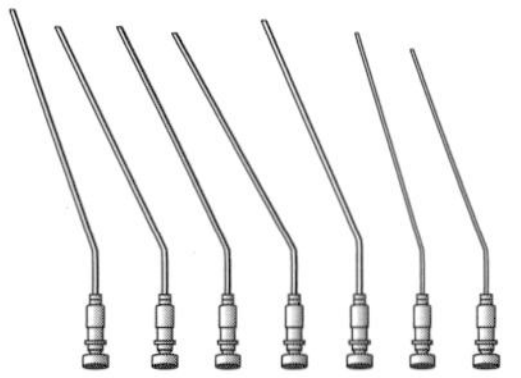

図1-109 **微小用吸引管**（『永島医科器械カタログ』）

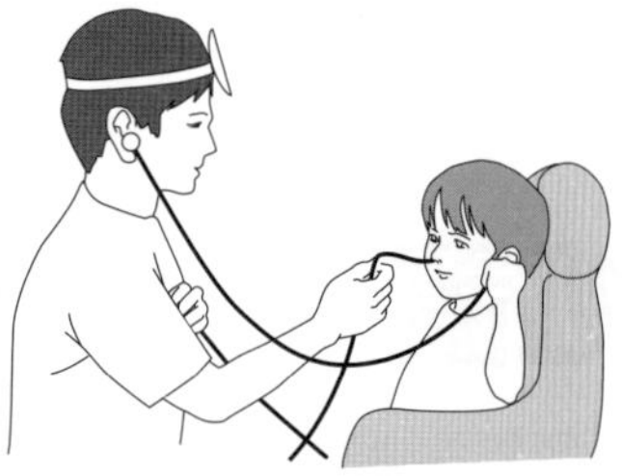

図1-110　**耳管カテーテルによる耳管通気法**

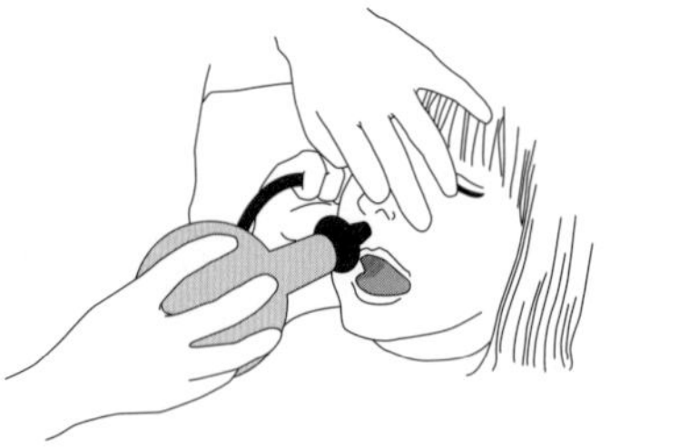

図1-111　**ポリッツェル球による耳管通気法**

①鼓室洗浄および鼓室内薬液注入の費用は別途請求不可である（所定点数に含まれている）。
②片側のみの算定であるので，両側に行った場合はそれぞれ算定可能である。したがって，「左」「右」「両側」の記入は必要である。

適応疾患　▶鼓膜穿孔のある疾患（急性中耳炎，慢性中耳炎，真珠腫性中耳炎）▶鼓膜切開術後 ▶鼓膜（排液，換気）チューブ挿入術後 ▶チューブ挿入後感染 ▶中耳悪性腫瘍 ▶中耳良性腫瘍 ▶慢性中耳炎手術後など

使用物品　処置用顕微鏡，微小吸引管，留置針の外套（テフロン管，シリコン管），耳用鉗子，直～曲りの耳用針，ピック耳用鉗子，生理食塩水，各種抗菌薬入り点耳薬，ステロイド点耳薬，ブロウ氏液，トリクロール酢酸液など

J096　耳管処置〔耳管通気法，鼓膜マッサージ及び鼻内処置を含む〕

1	カテーテルによる耳管通気法（片側）	36点
2	ポリッツェル球による耳管通気法	24点

1．カテーテルによる耳管通気法（片側）（図1-110）
2．ポリッツェル球による耳管通気法（図1-111）

耳管狭窄症，耳管炎，滲出性中耳炎，混合性難聴などの治療で，耳管（鼻腔の最奥である上咽頭に存在）を通じて，空気を鼓室内に流入させ，鼓室の内圧を正常化したり，また鼓室内分泌物を排出させることを目的とする。

処置前には当然，鼻腔，上咽頭に存在する鼻汁，分泌物を吸引しておく。このため，通常キシロカイン®とボスミン®で充血をとって粘膜の表面麻酔をする。

この通気法には，適当な大きさの耳管カテーテル，あるいはカテーテル法のできない小児には主にポリッツェルゴム球が準備される。

実際には，医師と患者の外耳道との間をオトスコープ（ゴム管）をもって連絡し，患者の耳管にカテーテルかポリッツェル球を使用して送気する。そして耳管内を通過して鼓室に至る空気の音を医師が聴取し，この音の性状をもって治療のみならず，診断にも応用している。

《保険請求》
①外来患者についてのみ算定する。
②一般病床200床以上の病院で，初診時は算定できるが，再診時は算定不可（A002外来診療料に包括）。
③耳管通気前に必要となる鼻内処置，咽頭処置は当該点数に含まれており，別途算定は不可である。
④「1」のカテーテル法は片側であるので，両側は×2で算定可である。
⑤「2」のポリッツェル球法は片側両側の区別なく1回のみの算定である。
⑥鼻処置，咽頭処置はそれぞれ別の病名があれば，もちろん請求可能であるが，鼻処置と咽頭処置は同時には算定不可である。
⑦耳管開放症に対する耳管咽頭口による処置，すなわちキシロカイン綿棒やルゴール®液により，症状の消失を確認したり，塩化亜鉛の塗布などはカテーテルによる耳管通気法に準じて算定する。

適応疾患　▶耳管炎 ▶耳管狭窄症 ▶耳管開放症 ▶滲出性中耳炎 ▶癒着性中耳炎 ▶急性中耳炎 ▶慢性中耳炎 ▶伝音難聴 ▶混合性難聴など

使用物品　耳管カテーテル，ポリッツェルゴム球，オトスコープ（ゴム管），スプレー器，キシロカイン液，ボスミン液など

J097　鼻処置〔鼻吸引，単純鼻出血及び鼻前庭の処置を含む〕　16点

鼻症状のおもな対策は，鼻閉と鼻汁（鼻漏）に関するものである。鼻閉では，基本処置として，鼻腔内に0.5～2％の塩酸リドカインならびに2000～5000倍ボスミン®をスプレーしたり，綿棒に含ませて塗布したりする。主に下鼻道と中鼻道を開大させることを目的とする。

次に鼻汁は，鼻腔および副鼻腔の自然口を介して分泌されるものであるから，同薬品にて主に中鼻道，上鼻道を開大して，明視下におき，吸引管にて十分吸引除去する（図1-112）。この処置の最終目標は，鼻腔内

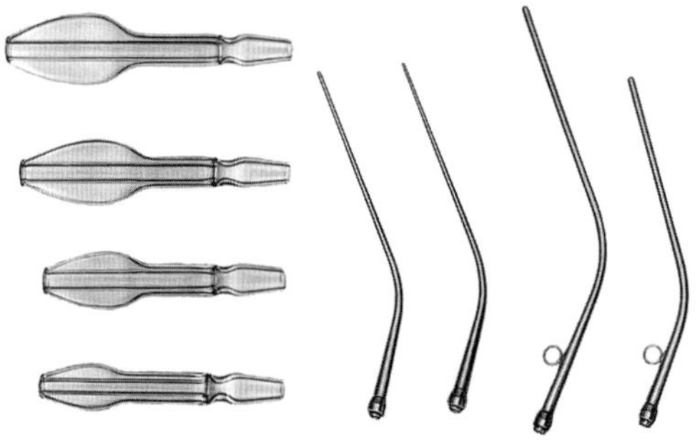

図1-112　**小児用吸引管と普通の吸引嘴管各種**（『永島医科器械カタログ』）

のよりよい換気と分泌物の排出を介助することである。

また，キーゼルバッハ部位や鼻腔前部からの簡単な鼻出血に対する処置も本処置に含まれる。鼻前庭の湿疹や小感染などに対する軟膏塗布も鼻処置とする。

《保険請求》

①外来患者についてのみ算定する。
②一般病床200床以上の病院で，初診時は算定できるが，再診時は算定不可（A002外来診療料に包括）。
③鼻処置には，鼻吸引，簡単な鼻出血および鼻前庭の処置が含まれていて，これらを包括して，一側・両側の区別なく，1回につき所定点数を算定する。
④J098の口腔，咽頭処置と同時に行った場合でも，鼻処置のみの点数算定となる。
⑤J105の副鼻腔洗浄又は吸引に伴う単なる鼻処置は，所定点数に含まれ，別に算定できない。
⑥鼻洗浄は，別に算定できない。

適応疾患 ▶鼻疾患のほとんどすべて，鼻腔異物，鼻副鼻腔骨折，嗅覚障害など

使用物品 鼻鏡，小児用吸引管，吸引用嘴管，キシロカイン液，ボスミン液，イソジン液，硝酸銀液，トリクロール酢酸液など

J097-2　副鼻腔自然口開大処置　25点

本処置は，急性副鼻腔炎および慢性副鼻腔炎の患者に対して，耳鼻科専門医の特技として提出されたものである。副鼻腔の換気・排液を行いネブライザー療法の効果増大を目的として，自然口の開大処置を行った場合に算定する。

実際には，まず中鼻道を中心に局所麻酔薬や血管収縮薬で鼻スプレーした後，吸引にて分泌物を除去清掃し，さらに，局所麻酔薬と血管収縮薬を綿棒，綿球あるいはガーゼで粘膜に塗布して，中鼻道や上鼻道を開大させる。処置に要する時間は1～2分くらいと思ってよい。

《保険請求》

①病名確認のこと。
②両側でも片側でも同じ所定点数である。
③処置に用いた薬剤の算定は不可である。
④J097鼻処置とは別に算定できる。この際，病名に注意すること。
⑤J105副鼻腔洗浄又は吸引とは別に算定できる。
⑥J097鼻処置とJ105副鼻腔洗浄又は吸引ならびに本処置との三者同時処置の算定は症例によっては可能である（病名注意）。
⑦J114ネブライザと独立して算定可能である。ネブライザと併用する医療機関は多い。

適応疾患 ▶急性副鼻腔炎 ▶慢性副鼻腔炎 ▶好酸球性副鼻腔炎 ▶術後性上顎のう胞（上顎洞のう胞）▶副鼻腔のう胞

使用物品 鼻鏡，綿棒，小児用吸引管，吸引用嘴管，キシロカイン液，ボスミン液など

J098　口腔，咽頭処置　16点

口腔は口唇よりはじまり，口蓋，歯肉，頬粘膜，舌を含み，また唾液腺（大唾液腺と小唾液腺がある）も含まれる。咽頭は上・中・下に分類されて種々の扁桃組織も含む。これら部位での外傷，炎症，腫瘍に対しての処置をいう。

一般には炎症性疾患が多く，充血，腫脹をとって疼痛を軽減させたり，過剰分泌を減少させたりして，正常の粘膜状態に回復させることを目的とする。実地医家での口腔，咽頭処置は，主として口内炎と扁桃および咽頭炎に対するものであろう。

口内炎は，病変部に限局しているものは，舌炎，頬粘膜炎，歯肉炎などの名称でも呼ばれる。原因としては，外傷性，細菌性，ウイルス性，真菌性，中毒性，自己免疫性，さらには癌治療による放射線の影響など多彩である。したがっておのおのの原因に即して治療は考えねばならないが，局所の処置に著しい差はない。口腔内の清浄，鎮痛およびステロイド剤の局所使用であろう。

扁桃および咽頭の炎症に対しては，収斂剤であるルゴール®液などの塗布やスプレーとなるであろう。

《保険請求》

①外来患者についてのみ算定する。
②一般病床200床以上の病院で，初診時は算定できるが，再診時は算定不可（A002外来診療料に包括）。
③口腔処置・咽頭処置をそれぞれ単独にした場合も同時にした場合も，1回として算定する。
④J097鼻処置と咽頭処置は同時に算定できない。どちらかの処置点数のみとなる。
⑤ルゴール®液の噴霧吸入は，口腔，咽頭処置とみなす。したがって，もしネブライザをした場合は，別に鼻疾患，喉頭疾患の病名が必要である。
⑥唾液腺の炎症や結石で管を生理食塩水などで洗浄した場合は，別にJ104唾液腺管洗浄で算定する。
⑦扁桃腺の腺窩を洗浄したり，吸引したりして洗浄した場合は，J098-2扁桃処置の点数が請求可能である（病名注意）。

適応疾患 ▶口内炎 ▶舌炎 ▶歯肉炎 ▶急性鼻咽頭炎 ▶咽頭炎 ▶急性扁桃炎 ▶慢性扁桃炎 ▶唾液腺炎 ▶咽頭創傷 ▶口腔粘膜のう胞 ▶舌痛症 ▶口腔乾燥症 ▶唾石症

使用物品 咽頭捲綿子，口腔用ステロイド軟膏，ルゴール液，ピオクタニン液，トリクロール酢酸液など

J098-2　扁桃処置　40点

旧J106腺窩（陰窩）洗浄が改定された処置と思ってよく，適応と処置内容が拡大された。

急性口蓋扁桃腺炎はカタル性と腺窩性（陰窩性）の2型に大別される。前者は扁桃実質全体が炎症を起こし，発赤，腫脹が著しい。後者では陰窩からの分泌液や病原体などが原因となり，扁桃表面に膿栓が存在したり，汚い膿苔が付着したりする。しかし，両者間の症状や病原体の差は少ない。この膿栓や膿苔（病原体，白血球，線維素や生体分泌物など）を吸引，洗浄，その他の処置を施して扁桃炎を治癒に導く処置である。慢性扁桃炎の急性増悪や扁桃周囲炎ならびに扁桃周囲膿瘍にも同様の処置が必要なことも多い。

処置に用いる器具類の例は図示した。すなわち，先

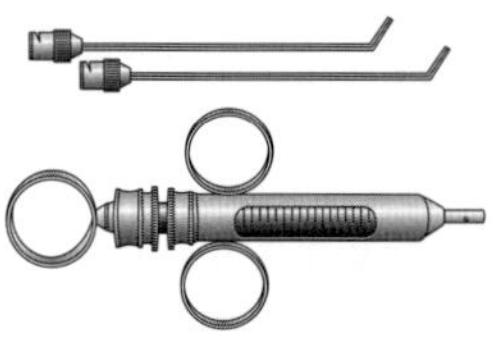

図1-113　**扁桃洗浄器**（『永島医科器械カタログ』）

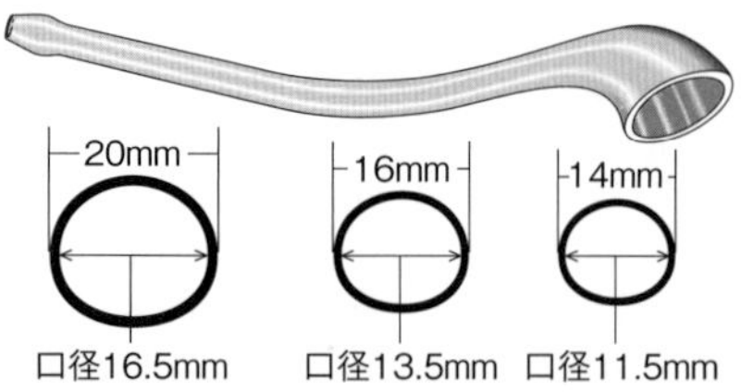

図1-114　**扁桃吸引管（レーザー式）**（『永島医科器械カタログ』）

端部が少し曲がった鈍な注射針と注射筒（図1-113）はうまく腺窩を洗浄できる。しかし，留置針の外套（テフロン管やシリコン管）でも可能である。吸引も普通の吸引嘴管で可能だが，特殊な扁桃吸引管（図1-114）として求められる。腺窩を吸引したり，微温の生理食塩水やイソジン®液などで洗浄することが，これらの疾患を速やかに治癒に導くことも多い。

《保険請求》

①単なる急性咽頭炎はJ098の口腔，咽頭処置で算定。
②扁桃処置には咽頭処置が含まれているので，別途算定は不可である。
③両側でも片側でも１回の算定である。
④使用した洗浄液は別途算定可である。
⑤洗浄液の量は生理食塩水で約100mLが妥当である。
⑥回数の規定はないが，通常２～３回と思われる。

適応疾患　▶慢性扁桃炎の急性増悪 ▶急性腺窩（陰窩）性扁桃炎 ▶扁桃周囲膿瘍 ▶扁桃良性腫瘍 ▶扁桃周囲炎

使用物品　扁桃洗浄器，扁桃吸引管，留置針の外套（テフロン管，シリコン管），生理食塩水，イソジン液，適応抗菌薬注射液など

J099　間接喉頭鏡下喉頭処置〔喉頭注入を含む〕　32点

喉頭は，その解剖学的位置から，飲食物やタバコなどの外界の影響を受けやすく，生活環境の整備が重要である。また，鼻疾患，咽頭疾患，胃食道疾患，気管支や肺疾患の当部位への波及にも考慮が必要となる。

最近は内服薬物療法が進歩したため，急性炎症の制御は比較的楽になったが，耳鼻咽喉科の専門性をこの処置により，発揮すべきとの意見も多い。

旧来の喉頭処置の廃止に伴い，間接喉頭鏡検査と組み合わせ，一段高い処置として見直されたと理解してよい。

実際には，間接喉頭鏡下に，喉頭注入器（図1-115）や喉頭スプレーを使用し，１～２％塩化亜鉛液，１～３％プロタルゴール加ボスミン®液，水溶性ステロイド液などを，発声させながら喉頭内腔に向け注入したり，喉頭捲綿子に薬液を浸して，塗布したりして，喉頭蓋，仮声帯，披裂部あるいは声帯の病変に対して処置を行う。さらに，J114ネブライザーを追加して，実地診療では活用している。

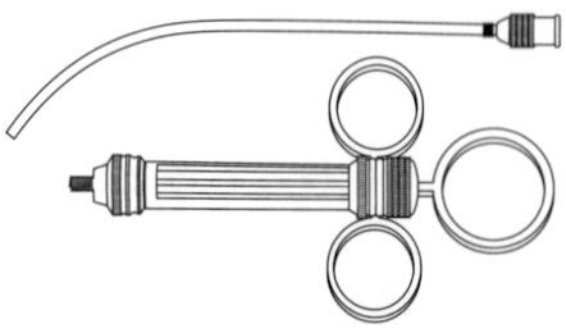

図1-115　**喉頭注入器**（『永島医科器械カタログ』）

《保険請求》

①外来患者についてのみ算定する。
②一般病床200床以上の病院で，初診時は算定できるが，再診時は算定不可（A002外来診療料に包括）。
③本処置の前処置薬すなわち局所麻酔は算定可能。
④喉頭処置後の薬剤注入は本処置点数に含まれる。
⑤J098の口腔，咽頭処置との併用は可能である。
⑥J114ネブライザーは別途算定可能である。

適応疾患　▶急性喉頭炎 ▶慢性喉頭炎 ▶声帯ポリープ ▶声帯結節症 ▶喉頭蓋炎 ▶声帯肉芽腫 ▶喉頭アレルギー

使用物品　間接喉頭鏡，喉頭注入器，喉頭捲綿子，１～２％塩化亜鉛液，１～３％プロタルゴール加ボスミン液，水溶性ステロイド液など

J100　副鼻腔手術後の処置〔片側〕　45点

種々の副鼻腔術後の煩わしい出血や遺残粘膜処理，粘膜の修整に対する処置と理解してよい。軟膏ガーゼ再挿入やゼルフォーム®，ベスキチン®，アイバロン®等の留置，さらに生理食塩水などによる鼻洗浄そして吸引によって，正常鼻副鼻腔粘膜への回復の援助がこれに当たる。

《保険請求》

①手術日の翌日以降のものに限るので，術直後の止血処置ではない。
②同一日のJ097-2副鼻腔自然口開大処置は当該処置に含まれる。
③片側ごとに算定でき，両側の場合はそれぞれ算定できる。
④この処置を算定した場合，J000創傷処置，J001-7爪甲除去（麻酔を要しないもの），J001-8穿刺排膿後薬液注入は別に算定できない。
⑤算定期間は10日から２週間以内であろう。
⑥術後のとくに出血のはなはだしい場合は，別にJ108鼻出血止血法にて算定する。
⑦さらに出血著しく，術後再び術創を開くような場合は，K352-3副鼻腔炎術後後出血止血法にて算定する。

適応疾患　▶各種副鼻腔手術後（内視鏡下鼻・副鼻腔手術など）

使用物品　各種副鼻腔手術器械，キシロカイン液，ボスミン液，各種抗生薬入り軟膏など

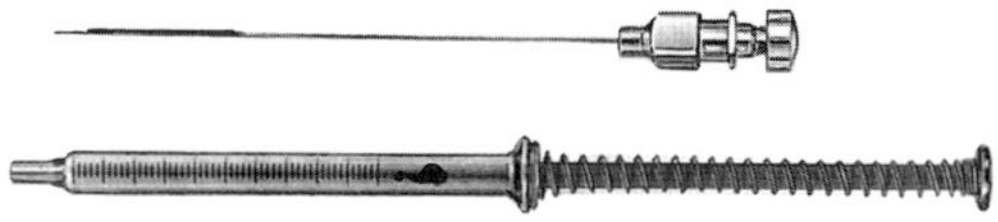

図1-116 **鼓膜穿刺吸引器セット**（『永島医科器械カタログ』）

J101 鼓室穿刺〔片側〕 50点

主に滲出性中耳炎の鼓室内貯留液を除去するために行う。K300鼓膜切開術の確実性から比すると効果は薄く，最近ではあまり行われなくなった。しかし，成人で鼓膜の非常に薄い人には，永久穿孔を生じるおそれが少ないので好ましいかもしれない。

先が鈍く細い穿刺針をつけた1 mLの注射器を用いて鼓膜に穿刺し，そのままピストンを放すと，注射器内に貯留液が吸引される特別の器具がある（図1-116）。吸引がなお十分でない場合は，穿刺孔よりさらに細い吸引管にて吸引すればよい。無麻酔でも行われるが，鼓膜麻酔するほうがよい。

本処置は細かい動作が要求され，通常拡大耳鏡か，できれば顕微鏡下に行いたい。

《保険請求》

①最近では治療効果のうえで，K300鼓膜切開術に取って代わられつつある。算定点数が10倍以上違う割には，操作に注意すべき処置であることも影響あるだろう。

②片側の点数であるので，両側算定可である。

適応疾患 ▶滲出性中耳炎 ▶急性中耳炎

使用物品 拡大耳鏡，処置用顕微鏡，鼓膜穿刺吸引器，微細吸引管，鼓膜麻酔器，キシロカイン液，ボスミン液

J102 上顎洞穿刺〔片側〕 60点

急性，慢性を問わず副鼻腔炎で最も罹患率の高いのが上顎洞であり，かつ副鼻腔中最大の容積を有する。しかも，この洞の出入口（自然口）は内側上方にあり，他洞に比べ排泄が悪い。これらの理由から，手技が副鼻腔ではなく，わざわざ上顎洞穿刺として独立しているのである。

手技の目的は大きく分けて3つある。1つ目は，穿刺した後に生理食塩水や，希釈したイソジン®液にて洞内の貯留分泌物を洗浄することである。2つ目は，吸引物や洗浄液を細菌学的検査や病理検査の材料とすることである。3つ目は，CTが出現してからあまり一般には行われなくなったが，造影剤を入れて，洞内の粘膜状態や機能をレントゲンで調べることである。

本処置は，多少熟練を要したり，危険を伴う割にはあまりに点数が低く抑えられており，これを行う一般耳鼻科医にとっては不満であろう。患者にとっても痛い処置で最近では有効な抗菌薬の発展，さらには内視鏡的鼻内手術の進歩により，ますますこの手技が行われなくなってきている。しかしながら，保存療法として最高の位置にあり，次の手だてとしては手術療法しか残されていないので大切な手技ではある。

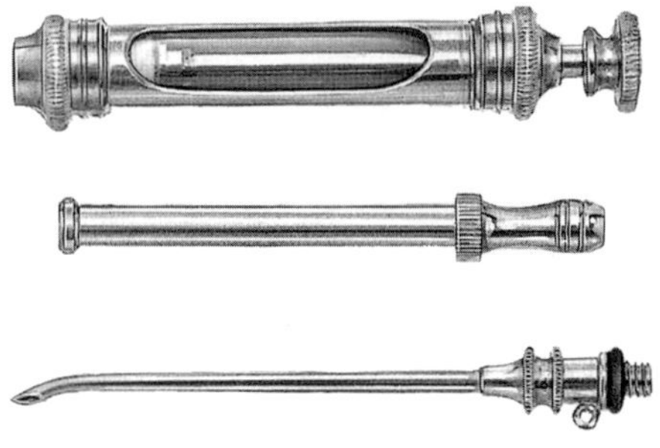

図1-117 **シュミット上顎洞探膿針**（『永島医科器械カタログ』）

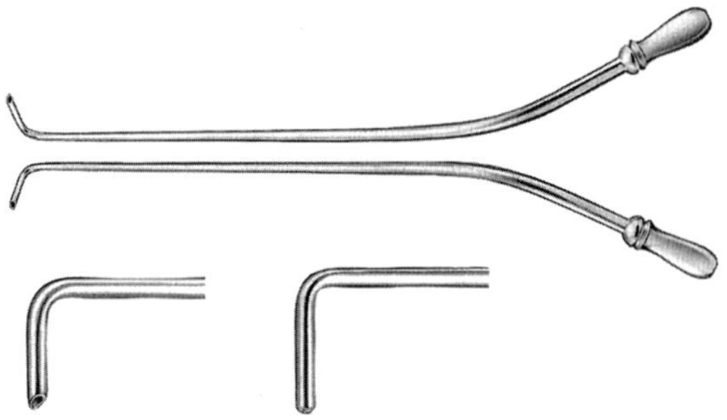

図1-118 **キリアン・久保式上顎洞洗浄管**（『永島医科器械カタログ』）

実際には3つのルートがある。下鼻道経由法，中鼻道経由法そして犬歯窩経由法である。

一般には下鼻道経由でシュミット上顎洞探膿針（図1-117）を使用する方法が主である。シュミット針を下鼻道側壁の中央部（鼻入口部より約3～4 cm）で底部よりやや離れて下甲介付着部付近を鼻涙管に注意して骨を上方へと穿刺する。手技前には下鼻道側壁を十分麻酔し，また，ボスミン®にて収縮させておくことが大切である。手技の際にも必ず示指を添えて，深く穿刺しないように注意する。

経中鼻道法には，キリアン・久保式上顎洞洗浄管（図1-118）が多く使用される。下鼻道法に比べ，理論的には低侵襲であるが，実際の手技に当たっては，鼻茸，鼻中隔彎曲，鉤状突起などにより，自然口を明視できず不安がある。また，穿刺部が眼窩に近いため，危険があり，それほど多く実施されていない。

経犬歯窩法は欧米では一般的であるが，日本では外来診療上で無理があるため，ほとんど行われていない。

《保険請求》

①D406上顎洞穿刺（片側）と同一行為であるので，併せて算定できない。

②片側算定であるから両側なら×2である。

③普通，J105副鼻腔洗浄又は吸引と併せて算定する。

④使用薬品は算定可である。

適応疾患 ▶急性上顎洞炎 ▶慢性上顎洞炎（上顎洞炎，口腔上顎洞瘻，歯性上顎洞炎など）▶鼻副鼻腔新生物（副鼻腔良性腫瘍）など

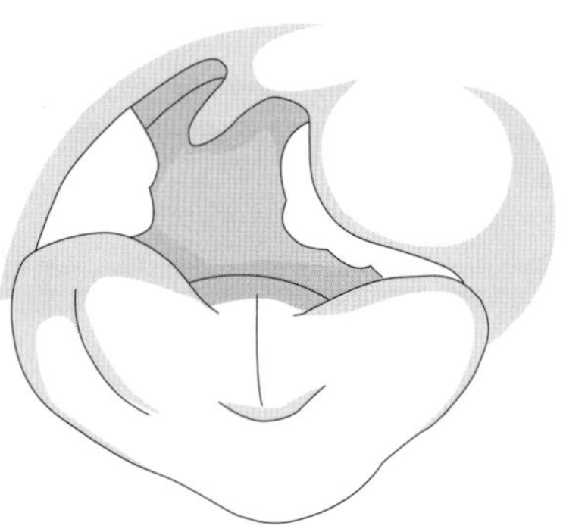

図1-119　**左扁桃周囲膿瘍**
口蓋垂の健側への偏位，左口蓋扁桃周囲の腫脹に注意する。

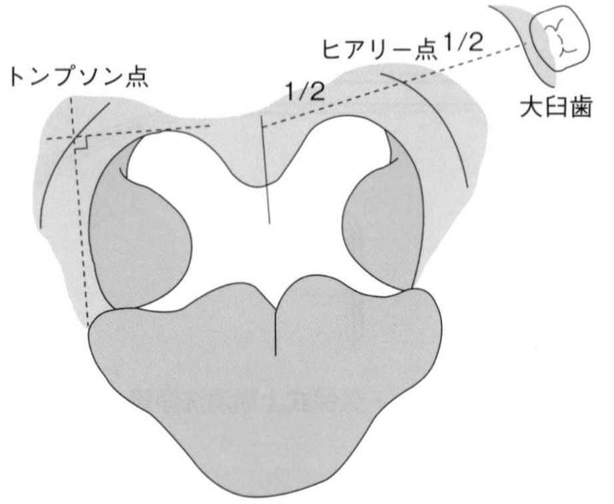

図1-120　**扁桃周囲膿瘍における穿刺切開部位**

使用物品　シュミット上顎洞探膿針，キリアン・久保式上顎洞洗浄管，生理食塩水，各種抗菌薬注射液など

J103　扁桃周囲膿瘍穿刺〔扁桃周囲炎を含む〕　180点

急性扁桃炎の炎症が激烈で口蓋扁桃のみで抑えられなくなり，咽頭筋や皮下組織などの周囲に拡大したのが扁桃周囲炎であり，さらに膿瘍を伴ったものが扁桃周囲膿瘍（図1-119）である。

多くは，急性の扁桃腺炎を経て，一時治ったように症状はやや寛解し，その２～３日後に症状が急に重くなる経過が多い。咽頭痛が強く，開口障害も出現し，発熱も高度となることが多い。普通は一側性であり，片側扁桃周囲が発赤腫脹し，軟口蓋の浮腫も強く，口蓋垂は健側へと圧排されている。

一般の膿瘍のように切開，排膿を試みる。これが本手技の根本となっている。穿刺する部位は，教科書的にはトンプソン点とヒアリー点（図1-120）があるが，通常は最も発赤腫脹の著しい部位に施行してよいことになっている。

まず，穿刺粘膜部を約２～３mLの0.1%キシロカインEで浸潤局麻し，次いで針を18G（ゲージ）に取り換えて貯留していた膿を吸引する。注射筒は10mLが適当であろう。排膿があれば，症状は劇的に改善するが，なくても減張効果の意義はあるといわれる。

抗菌薬の発達により，この穿刺のみで以下に行う切開，排膿はしなくても治る症例も多いが，この穿刺に引き続いて，直ちにK368扁桃周囲膿瘍切開術を行うことも多い。メスにて同穿刺部を切開して，結合織を鈍的に開き排膿を強く促す方法である。

《保険請求》

①単に穿刺，排膿のみ行い切開しなかった場合は，この点数のみである。
②穿刺に引き続いて吸引し，膿汁を認めて直ちに切開した場合は，K368扁桃周囲膿瘍切開術を算定して，穿刺は算定しない。
③D406-2扁桃周囲炎又は扁桃周囲膿瘍における試験穿刺と同一日に算定することはできない。

適応疾患　▶扁桃周囲炎 ▶扁桃周囲膿瘍
使用物品　注射器，１％キシロカインE液

J104　唾液腺管洗浄〔片側〕　60点

この場合，唾液腺というと大唾液腺の耳下腺，顎下腺，舌下腺を意味している。この処置では，とくに耳下腺や顎下腺の炎症や唾石が対象となる。

耳下腺はステノン管により導かれて，口腔粘膜の上顎第２大臼歯の高さに開いている。顎下腺はワルトン管により，舌下の粘膜の舌下小丘という高まりのそばに開口している（図1-121）。

いずれも開口部は小さく，容易に認められないこともあり，この場合には顕微鏡や拡大鏡が必要である。唾液腺管ブジー（実際には涙管ブジー。J112唾液腺管ブジー法，図1-125参照，p.84）を使用して，開口部を拡大し，あるいはピオクタニンにて染色するとわかりやすい。

実際の洗浄は特殊な注入針（北村式）を利用している施設も多いが，細サーフロー針の外套でもよい。耳下腺なら1.0～1.5mL，顎下腺なら0.8～1.2mLくらいの生理食塩水あるいは抗生物質やステロイド剤を添加した液を注入する。注入時には人により大変痛みがあ

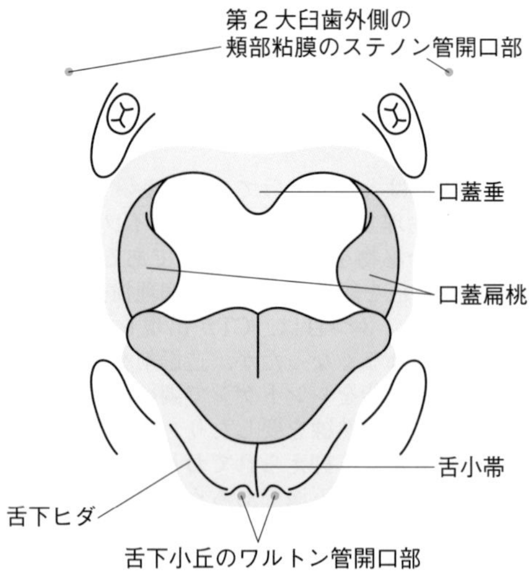

図1-121　**大唾液腺管の開口部**

るので，極力緩徐に，また唾液腺をマッサージして疼痛を軽減させながら注入する。

《保険請求》

①片側処置点数であるから，両側ならば（実際の症例は少ないと思うが）算定は×２である。

②J112唾液腺管ブジー法があり，両者を行った場合は両方とも請求できる。

③注入した薬液は，別途算定可能である。

適応疾患 ▶唾液腺炎（化膿性耳下腺炎，反復性耳下腺炎，顎下腺炎など）▶シェーグレン症候群 ▶唾石症 ▶線維素性唾液管炎

使用物品 唾液腺管ブジー，注入針（北村式），各種抗菌薬注射液，ステロイド注射液，生理食塩水など

J105　副鼻腔洗浄又は吸引〔注入を含む〕〔片側〕

1	副鼻腔炎治療用カテーテルによる場合	55点
2	１以外の場合	25点

点数表では「１」（副鼻腔炎治療用カテーテルによる場合）と「２」（１以外の場合）に分類されている。本来「１」はヤミックカテーテルを使用した場合が主であったが，現在日本では市販されていないため，新しく販売された「副鼻腔炎治療用カテーテル」（図1-122）が主体となる。ディスポーザブルなので値段は高いが，特定保険医療材料での請求が可能である。

また，各種の上顎洞洗浄管，前頭洞洗浄管，蝶形骨洞洗浄管での生理食塩水での処置も，１カ月２～３回以内であれば「１」に含めても許容範囲内と推定される。その他の洗浄または吸引処置は「２」となる。

急性，慢性副鼻腔炎にとって，副鼻腔洞内の貯留分泌物（多くは膿）を自然口ないし穿刺部から洗浄して排除吸引することは，大変合理的な治療であり，今日の進んだ抗菌薬治療との併用で保存的治療の最高位に当たる。

最近，副鼻腔炎治療用カテーテルでサイノジェクトという上顎洞留置チューブが発売され，上顎洞のみの洗浄は楽になった。

《保険請求》

①片側の点数であり，両側ならば×２で算定。

②洗浄液や抗菌薬は請求可である。

③月に３～４回くらいの算定は可能である。

④上顎洞穿刺手技はJ102上顎洞穿刺で別途算定する。

適応疾患 ▶急性副鼻腔炎 ▶慢性副鼻腔炎 ▶篩骨洞炎 ▶前頭洞炎 ▶蝶形骨洞炎など

使用物品 各種吸引嘴管，上顎洞洗浄管，前頭洞洗浄管，洗浄液（生理食塩水），各種抗菌薬注射液，副鼻腔炎治療用カテーテル，サイノジェクト

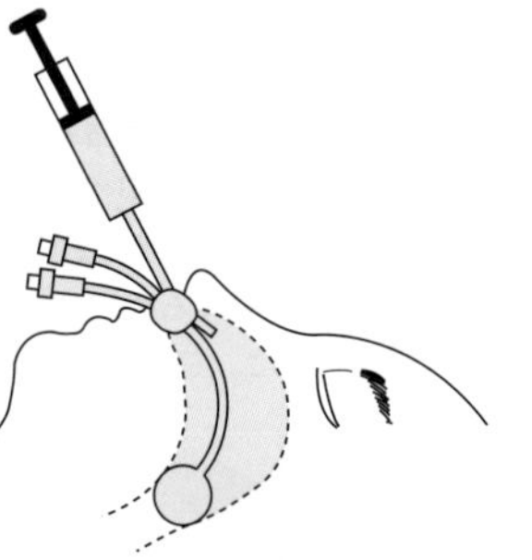

図1-122　副鼻腔炎治療用カテーテル

J108　鼻出血止血法〔ガーゼタンポン又はバルーンによるもの〕　240点

鼻出血には，鼻副鼻腔より出血する真の鼻出血と，それ以外の部位，たとえば咽頭，頭蓋底，喉頭，気管支などより出血して鼻腔に貯留し，一見，鼻出血と誤るものとがある。また，全身疾患の一分症としても現れるので注意が必要である。したがって，鼻出血は１つの症状であって，疾病そのものの本態を表現しているのではない。

耳鼻科処置的には出血部位の確認が最重要となる。しかしながら，大出血したのに来院時には部位不詳のことも少なからずある。また，出血量の多寡により，全身状態の管理が必要となる場合もある。

鼻出血の90％以上（とくに小児ではほぼ100％）は，鼻腔の前方１/３，とくに鼻中隔キーゼルバッハ部位からである。処置は普通鼻腔に充満する血液，凝血塊を吸引しつつ，5000倍ボスミン加キシロカイン®を浸したガーゼあるいは綿を鼻腔全体に軽く充填し，一応の止血状態をまず導き出すことが大切な点である。５分から10分圧迫した後に，これらを１枚ずつ抜去し出血部位の確認をする。このとき，鼻副鼻腔ファイバースコープ，硬性内視鏡，電子内視鏡など内視鏡を使用することも必要である。

判明した出血点には一般に化学的処置（硝酸銀，トリクロール酢酸，無水クロム酸など）か，物理的処置（電気焼灼，電気凝固，レーザーなど）を行うことが多い。簡単な鼻出血は鼻処置に含まれてしまうが，さらに軟膏ガーゼやメロセル®，スポンゼル®，ベスキチン®，サージセル®などを使用するのが本処置である。

鼻腔後半２/３からの出血は，一般に出血量も多く，前鼻鏡からの観察は困難で，種々の副鼻腔内視鏡下での処置が必要となる。前半部の出血と同様に，鼻腔内に一応の止血のガーゼパックを施してから軟膏ガーゼまたは鼻腔止血用のバルーンを挿入し，出血点周囲の鼻腔粘膜を圧迫止血する必要がある。しかし最近ではモニター下の硬性内視鏡下で出血点を確認後，コアギュレーションしてピンポイントに止血を完了させることが多い。軽く，ベスキチンなどを置いてくることもある。

このような操作でも止血不可能な場合は，J109鼻咽腔止血法のベロックタンポンによる処置が必要となる。

《保険請求》

①鼻出血処置の簡単なものは鼻処置（J097）となる。

②副鼻腔炎術後の後出血（手術日の翌日以後起こった出血）が多量で，再び術創を開く必要があった場合は，K352-3副鼻腔炎術後後出血止血法で算定する。

③鼻出血処置と反対側の鼻処置は認められる（病名注意）。

④止血部位確認の副鼻腔ファイバースコピーは認められる。

⑤ガーゼ（衛生材料）やバルーン代は請求不可である。

しかし，薬剤（15円を超える）や特定保険医療材料は算定できる。J109も同様。

適応疾患 ▶鼻出血症 ▶副鼻腔出血（鼻血）▶出血性鼻茸 ▶良性・悪性腫瘍（出血）

使用物品 電気凝固器，レーザー，ボスミン液，キシロカイン液，硝酸銀液，トリクロール酢酸液，スポンゼル（ゼラチンスポンジ止血剤）軟膏ガーゼ，止血用バルーン

J109　鼻咽腔止血法〔ベロック止血法〕　550点

本処置は，J108鼻出血止血法だけで鼻出血が止血し得ない場合に行う保存的治療の最終手段である。本来は鼻咽腔の出血（たとえばアデノイド切除術後の出血）に用いられる。しかし，鼻腔後半部（とくに蝶口蓋動脈付近）からの出血の止血法としても有名である。

前鼻孔から挿入した軟膏ガーゼ単独ではどうしても圧迫が甘くなったり，後鼻孔方向へ落下してしまい有効な圧迫止血が不可能な場合があるからだ。また，本処置は患者にとって非常に不快なもので，疼痛も強く，ますます血圧も上昇したり，長期日にわたると滲出性中耳炎や急性中耳炎を惹起したりすることもあり，注意が必要である。

手技は，まず鼻腔内吸引後に鼻腔，咽頭，上咽頭に噴霧麻酔してから施行する。普通，出血側（閉鎖している場合は非出血側でも可）の前鼻孔より細いネラトンカテーテルを入れ，鼻咽腔を経て，鉗子で口外に出す。これに母指頭大よりやや大きめに固く巻いたガーゼ片の中央を長めの太い絹糸で縛ったもの1本を結びつけ，ネラトンを鼻孔より抜去して，絹糸を前鼻孔に誘導する。他の一端は口腔側に残し，後に頬部に固定する。鼻腔側の絹糸を引っぱってこのガーゼの固まりを鼻咽腔（後鼻孔）にもってきて，パッキングする。この際にきちんとガーゼが後鼻腔に当たって固定されているか否か確認すべきである。以後，前鼻孔から軟膏ガーゼを挿入し慎重に鼻腔粘膜を圧迫止血する。

ベロックタンポンは患者の苦痛が多く，できるだけ早く抜去すべきであるが，出血の程度により4～6日くらい固定されることもある。なお，現在ではバルーンカテーテル（鼻腔専用もあり）で代用することもある。

《保険請求》

①J108と同様，使用した副鼻腔ファイバースコピーは別途算定可である。

②J108と同様，ガーゼ（衛生材料）やバルーン代は請求不可である。しかし，薬剤（15円を超える）や特定保険医療材料は算定できる。

適応疾患 ▶鼻出血症 ▶鼻咽腔出血（鼻血）▶鼻咽腔血管線維腫 ▶良性・悪性腫瘍 ▶難治性鼻出血

使用物品 鼻鏡，ネラトンカテーテル，ベロック用バルーンカテーテル，各種抗生薬入り軟膏，スポンゼル（ゼラチンスポンジ止血剤），軟膏ガーゼ

J111　耳管ブジー法〔通気法又は鼓膜マッサージの併施を含む〕〔片側〕　45点

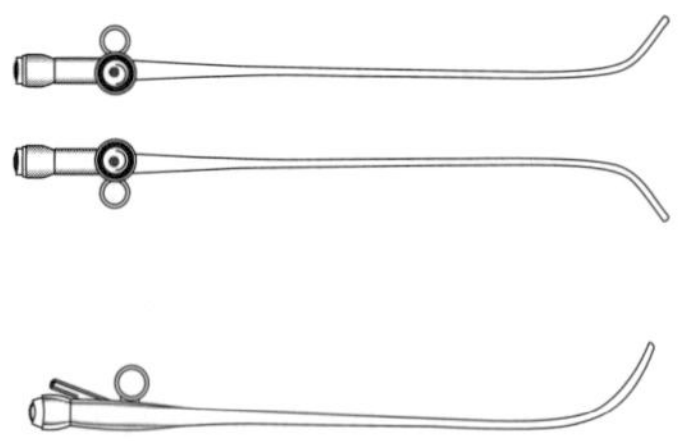

図1-123　薬液噴霧用耳管カテーテル（『永島医科器械カタログ』）

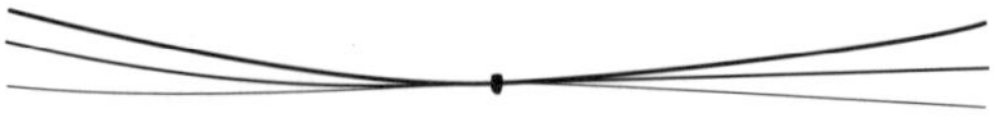

図1-124　耳管ブジー（ナイロン太，中，細）（『永島医科器械カタログ』）

耳管通気カテーテル（種々のタイプがある，図1-123）を用いて耳管内に薬液の噴霧・注入を行うものである。鼓膜への通気を確認してから薬液などを注入する。以前は耳管ブジーの管そのものが存在した（図1-124）。しかし，現在はほとんど遺物化しているものと思われる。とくに耳管狭窄症への耳管拡大の意味は，ほとんどないであろう。また，狭窄症の際にステロイド剤を注入したり注射したりすることもあるというが，筆者はいまだ経験はない。

耳管開放症の際には，カテーテルを使用してシリコンを注入したり，種々の薬物を散布したりする方法もある。

《保険請求》

①耳管ブジー法の処置を行った場合，耳管通気法や鼓膜マッサージの同時算定は不可となる。

②片側処置であるから，両側別々に算定可能である。

③特殊な耳管カテーテルを使用して耳管内に薬液を噴霧した場合も，この処置により算定する。

適応疾患 ▶耳管狭窄症 ▶耳管開放症 ▶滲出性中耳炎

使用物品 薬液噴霧用耳管通気カテーテル，耳管ブジー

J112　唾液腺管ブジー法〔片側〕　45点

J104唾液腺管洗浄と対になっている処置である。唾液腺管洗浄は，洗浄管を耳下腺管（ステノン管）の開口部（上顎第2大臼歯の対側口腔粘膜）や顎下腺管（ワルトン管）の開口部（舌下小丘付近）に挿入し得て，初めて処置可能となる。この際なかなかこれらの開口部が見つからなかったり非常に細い場合には，本処置の適応となる。唾液腺管ブジーにて少し広げてから，または見やすくしてから洗浄が行われる。図1-121のように両開口部が普通は目視できるが，肉眼で見にくい場合は，顕微鏡を使用すれば簡単なこともある。

このブジー法に使用されるものは眼科の涙管ブジーである（図1-125）。また，ブジー単独でも唾液腺管の

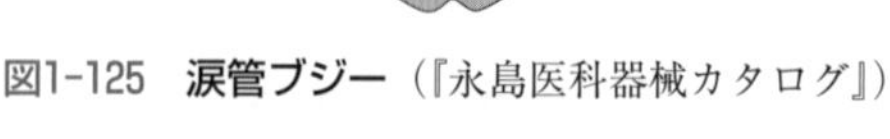

図1-125　涙管ブジー（『永島医科器械カタログ』）

拡大を図ることができる。これらの操作により，炎症を鎮めたり，唾石の排出を促したり，唾液の流通をよくしたりすることができる。

《保険請求》

①本処置は片側の点数である。
②J104唾液腺管洗浄との同時算定は可能である。

適応疾患 ▶唾液腺炎（化膿性耳下腺炎，反復性耳下腺炎など）▶唾石症 ▶線維素性唾液管炎（唾液腺管炎，唾液腺管狭窄）▶シェーグレン症候群 ▶唾液管内異物（耳下腺異物）など

使用物品 処置用顕微鏡，唾液腺管ブジー

J113 耳垢栓塞除去〔複雑なもの〕		
1	片側	90点
2	両側	160点
注	乳幼児加算	55点

耳垢は外耳道皮膚の表皮を主成分とし，耳垢腺，皮脂腺，汗腺や塵埃などが混ざって形成される。湿性の耳垢が多量に貯留し，外耳道を閉塞すると耳垢栓塞となる。一方，乾性耳垢でも過度の耳掃除などで耳垢を深部に押し込んだり，水や汗や分泌物で軟化して栓塞化することもある。また慢性中耳炎術後で，とくに乳突洞を削開して開放している耳では栓塞が起こる。

耳垢水の助けを必要とするくらいの病態や，顕微鏡下での操作を必要とする耳垢は，本処置を算定できる。

最も好ましい処置法は，顕微鏡下に異物鉤やローゼンの吸引管，耳垢鉗子，曲がりの針，さらには耳手術用の麦粒鉗子などを使用して，適当に耳垢水，過酸化水素水などを用いながら除去する方法である。また，水銃を使用して何回も洗浄しなければならない耳垢もある。中耳根治手術後の耳垢も注意して除去せねばならないものである。

《保険請求》

①耳垢水を用いなければ除去できない耳垢栓塞を，完全に除去した場合に月1回算定できる。
②片側，両側でそれぞれ別の点数を算定する。
③耳疾患であるので，病名の前あるいは後に左右別を付記すべきである。
④6歳未満の乳幼児の場合は，乳幼児加算として55点を加算する。
⑤簡単な耳垢栓除去は，基本診療料に含まれる。
⑥病名の転帰は治癒とする（1カ月に1回）。

適応疾患 ▶耳垢栓塞 ▶慢性中耳炎術後 ▶外耳道真菌症など

使用物品 異物鉤，ローゼンの吸引管，耳垢鉗子，耳手術用麦粒鉗子，処置用顕微鏡，拡大耳鏡，耳垢水，オキシドールなど

J114 ネブライザ 12点

ネブライザ療法は，開業医や病院においてかつては最もポピュラーな処置の1つであった。しかし，昭和30年代から続いてきたわが国独特の鼻吸引，鼻処置そしてネブライザという一連の処置行為の治療上の真の意義は，常に考慮されながら，進歩していかなければなるまい。

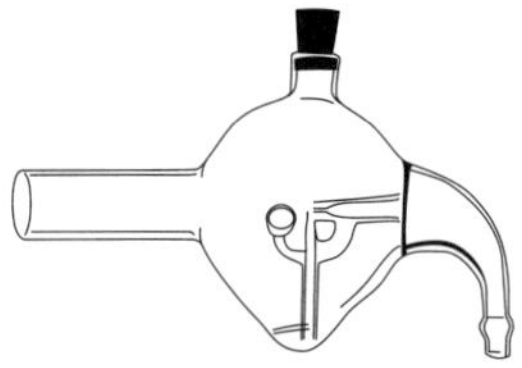

図1-126 ネブライザ用噴霧部（『永島医科器械カタログ』）

使用しているネブライザ機器（図1-126）はほとんどがジェット型であり，超音波ネブライザがこれに次いでいる（超音波ネブライザについては次項）。副鼻腔疾患に対する副鼻腔内陰加圧ネブライザ，アレルギー性鼻炎に対する鼻腔ネブライザ，さらには喉頭疾患に対する喉頭および喉頭下ネブライザを実施した場合に算定できるものである。いずれも，抗炎症作用や抗菌作用，それに抗アレルギー作用を目的とする。ネブライザは局所の薬剤有効濃度を高く保ち，速効性もある。また，副作用も少なく，小児を含めて安全性が高く，日常診療上簡便であるので，いまだ多くの開業医にて実施されている。

副鼻腔では，ネブライザ療法の前処置としてJ097鼻処置，J097-2副鼻腔自然口開大処置の実施を原則とし，中鼻道を十分に開大して分泌物を吸引除去した後に，当該処置を行うことが原則となる。

鼻腔ネブライザでは，アレルギー性鼻炎の腫脹を手軽に軽減させる吸入薬剤投与法である。

喉頭および喉頭下ネブライザでは，声帯ポリープや声帯結節，急性喉頭炎などが適応疾患である。

使用薬剤は，抗菌薬，ステロイド薬，抗アレルギー薬，粘液溶解薬，粘液調整薬，血管収縮薬などである。抗菌薬に関しては，ネブライザ専用薬としてセフェム系の塩酸セフトキシム（商品名ベストロン®）が認可されて広く使用されているが，他の薬物が見当たらない現在（ホスホマイシンが次のネブライザ用薬として有望ではあるが），一応，今までの慣用の薬剤でも算定可となっている。しかし，それでも副鼻腔炎や喉頭炎に適応のある抗菌薬の使用が望ましい。

《保険請求》

①外来患者にのみ算定できる。
②一般病床200床以上の病院で，初診時は算定できるが，再診時は算定不可（A002外来診療料に包括）。
③単なる鼻炎では算定不可である。
④ネブライザに使用する薬剤の点数は算定可（適用薬剤考慮のこと）。
⑤3歳以下の幼児には通常不可であるため，必要な場合は理由を付記したほうがよい。
⑥長期間の漫然とした抗菌薬の使用については，レセプトの返戻が多い。できるだけ使用薬剤を変更するか，ときどき細菌検査を行うことが必要である。
⑦ネブライザの使用回数に制限はないが，ベストロンでのネブライザでは週3回で合計4週の使用が一応推奨されている。
⑧ネブライザに使用する抗菌薬濃度は通常10%くらいがよいと考えられており，高濃度のものは線毛運動

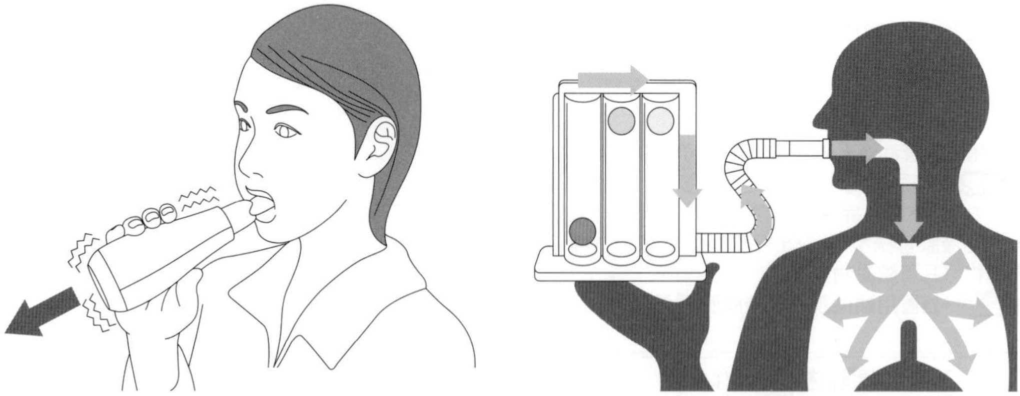

図1-127　**非能動型呼吸運動訓練装置**

障害を生じさせるといわれている。
⑨ルゴール液などの噴霧吸入はJ098の口腔，咽頭処置に準じて算定する。
⑩鼻あるいは副鼻腔と喉頭のネブライザを同時に算定することは不可だが，理由を記せば薬剤料は両方とも算定可能である。
⑪適応疾患に注意。単なる鼻炎，扁桃炎，咽頭炎，上気道炎，感冒では認められない。
⑫外来診療料を算定する病院は，ネブライザ0点＋ネブライザの薬剤料のセットで請求するとわかりやすい。

適応疾患　▶アレルギー性鼻炎 ▶急性副鼻腔炎 ▶慢性副鼻腔炎 ▶声帯ポリープ ▶声帯結節症 ▶急性喉頭炎 ▶慢性喉頭炎 ▶喉頭蓋炎 ▶気管支炎 ▶気管支喘息など

使用物品　ジェット式ネブライザ，ベストロン液，適応注射用抗菌薬液，ステロイド薬液，抗アレルギー薬液，血管収縮薬液，ヒスタグロビン液など

J115　超音波ネブライザ（1日につき）　24点

薬剤分散法の1つで，超音波振動のエネルギーを利用して，比較的高濃度の多分散粒子が簡単に得られる方法である。ジェット式と比較して，薬剤の吸着率は同じくらいであるが，粒子が微小であるため深部まで達し，喉頭下の下気道では数倍の効果がある。

したがって，適応は副鼻腔と喉頭下，気管病変ということになる。そのほかはジェット式ネブライザとあまり変わりない。とくに手術後に使用するが，この際，酸素吸入をあわせて行うことも多い。

《保険請求》
①1日に1回のみ算定可である。
②一般病床200床以上の病院で，初診時は算定できるが，再診時は算定不可（A002外来診療料に包括）。
③アレルギー性鼻炎や鼻炎は算定不可である。
④酸素療法を併せて行った場合，J024酸素吸入も併算定できる。
⑤超音波ネブライザとネブライザの同時算定はできない。

適応疾患　▶急性副鼻腔炎 ▶慢性副鼻腔炎 ▶急性喉頭炎 ▶慢性喉頭炎 ▶気管支炎 ▶気管支喘息 ▶声帯ポリープ

使用物品　ベストロン液，適応注射用抗菌薬液，ステロイド薬液，抗アレルギー薬液，血管収縮薬液，ヒスタグロビン液など

J115-2　排痰誘発法（1日につき）　44点

非能動型呼吸運動訓練装置には，呼気に抵抗を加える呼気陽圧療法用（図1-127A）と，吸気を維持することにより肺胞を膨らませる最大吸気持続法用（図1-127B）とがある。これにより呼吸機能を改善し，その結果として排痰を促す。

図1-127Aに示す非能動型呼吸運動訓練装置は，装置を通して呼気することで，振動を伴った陽圧を発生させる（振動型呼気陽圧療法）。これにより気道を押し広げて喀痰排出を促し，また振動による排出効果が期待できる。

使用方法は，①あらかじめ本装置の呼気抵抗を設定しておく。②マウスピースを口に加え，ゆっくりと大きく息を吸い込ませ，その後ゆっくりと息をはかせる。③10〜20回程度施行したあと，咳やハフィングにより気道内の分泌物を喀出させる。

図1-127Bは最大吸気持続法のための装置である。マウスピースを加えてゆっくり吸気し，目的の吸気量を維持するようにボールを上昇させる。数回施行後に痰の喀出を行う。

痰が粘稠で喀出困難な場合には，ネブライザー等による吸入とあわせて本法を試みる。

《保険請求》
①結核を疑う患者に対し，非能動型呼吸運動訓練装置を用いて患者の排痰を促し，培養検査等を実施した場合に1日につき算定する。
②患者の排痰を促し，培養検査等を目的としてネブライザ，超音波ネブライザまたは排痰誘発法を同一日に行った場合は，主たるもののみ算定する。

適応疾患　▶結核（疑い）

使用物品　非能動型呼吸運動訓練装置（注意：感染防止のために，同一患者専用として使用する）

8 整形外科的処置

黒木・寺島・清松／平泉

J116 関節穿刺〔片側〕 120点

注 乳幼児加算 110点

《目的》

1．異常な関節貯留液の性状確認
2．関節液一般検査（細胞数，蛋白など），細菌培養，病理組織診への関節液提出
3．関節内血腫の確認，油滴の確認，血腫の除去
4．大量の関節液貯留では，減圧による疼痛・苦痛の軽減

《保険請求》

①関節穿刺はD405にもあるが点数が低い。
②化膿性滑液包炎，石灰沈着性滑液包炎などで関節包でなく皮下の滑液包を穿刺する場合や，ガングリオン内腔のゼリー状貯留物穿刺は別項目である。
③使用する薬液（生理食塩水，局所麻酔薬）は別途算定できる。
④同一側の関節に対して，関節穿刺，G010関節腔内注射を同一日に行った場合は，主たるもののみ算定する。
⑤疑い病名で診断目的の穿刺は多いが，この場合も部位と「関節炎」「関節水腫」など，すでに確定した病名を付加しておくとよい。
⑥3歳未満の乳幼児では，乳幼児加算として110点加算。

適応疾患 ▸関節水症（関節水腫）▸関節血症（関節血腫）▸変形性関節症 ▸関節リウマチ ▸痛風 ▸偽痛風（仮性痛風）▸細菌性関節炎（化膿性関節炎，感染性関節炎，ぶどう球菌性関節炎，肺炎球菌性関節炎，連鎖球菌性関節炎，インフルエンザ菌性関節炎，ウイルス性関節炎，関節炎など）▸化膿性関節炎 ▸関節結核 ▸関節内骨折 ▸膝内障 ▸血友病 ▸悪性腫瘍（の浸潤）など

J116-2 粘（滑）液嚢穿刺注入〔片側〕 100点

単純な物理的炎症の場合は局所麻酔薬やステロイドホルモンを，化膿性の場合は抗菌薬を注入することがある。この場合はG010-2での請求でもよい。これらの薬剤は別途算定できる。穿刺のみ行い，注入なしの場合もある。

適応疾患 ▸膝・足部・肘・大転子などの滑液包炎（大転子部滑液包炎など）▸化膿性滑液包炎（足化膿性滑液のう炎など）

J116-3 ガングリオン穿刺術 80点

穿刺対象が粘凋なゼリー状物質なので18G（ゲージ）などの太い針を使用することが多い。このため局所麻酔を使用することが多い。局所麻酔薬は別途請求。

適応疾患 ▸（手根部，足根部，膝窩部などの）ガングリオン

J116-4 ガングリオン圧砕法 80点

穿刺ではゼリー状内容物の再貯留率が高く，ある程度成長して壁が薄くなった場合は用手にて圧砕するとよい。術者の指先や手掌の基部で圧迫し破裂させる。あらかじめガングリオン周囲に麻酔薬を散布しておく。局所麻酔薬は別途請求。

適応疾患 ▸（手根部，足根部などの）ガングリオン

J116-5 酵素注射療法 2,490点

デュピュイトラン拘縮は手掌から手指掌側に固い拘縮索（コラーゲンの異常集積によるしこり）ができ，指の伸展が制限される疾患。この拘縮索にコラーゲン分解酵素（クロストリジウム ヒストリチクム）を局注し拘縮索を化学的に断ち切る。原則，翌日に診察を行い伸展不十分な場合は徒手的伸展を行う。

注射液の調整や実施に当たっては細かい使用上の注意点があり，この治療法は「デュピュイトラン拘縮に関する十分な知識と治療経験を有し，講習を受け，薬剤の安全性及び有効性を十分理解し，治療方法に関し精通した医師が行うこと」という規定がある。

《保険請求》

①デュピュイトラン拘縮の患者にコラゲナーゼ（クロストリジウム ヒストリチクム）を拘縮索に注射した場合に，1回の投与（同一日に複数箇所に注射の場合を含む）および伸展処置に係る一連の手技として算定する。注射に係る費用は所定点数に含まれ，別に算定できない。
②拘縮索が複数存在し，異なる拘縮索に対して本療法を施行する場合でも，投与間隔は1カ月間あける必要があり，同月内に複数回請求はあり得ない。繰り返し施行する場合は最大3回までとなっている。

適応疾患 ▸デュピュイトラン拘縮

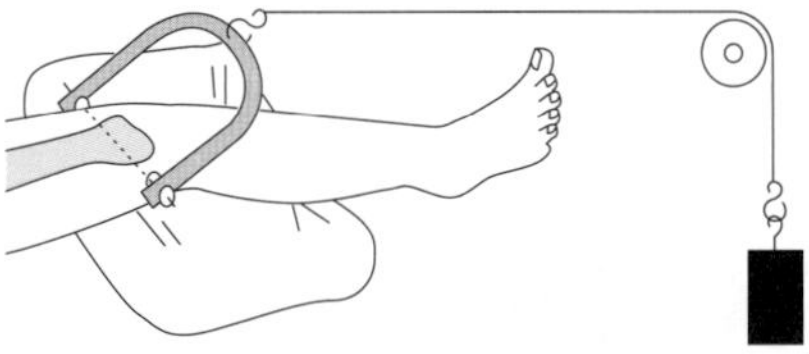

図1-128　鋼線による直達牽引

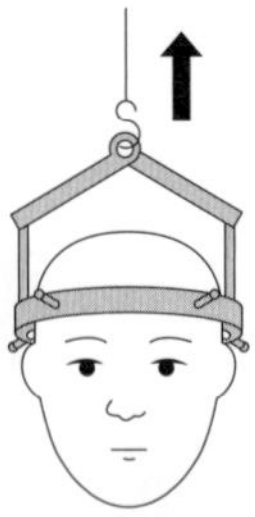

ハローリング
による牽引

図1-129　頭蓋直達牽引

J117　鋼線等による直達牽引〔2日目以降。観血的に行った場合の手技料を含む〕〔1局所を1日につき〕　62点
注1　乳幼児加算　55点

《四肢の直達牽引》

適応は骨折，脱臼，脱臼骨折にほぼ限られる。小児では大腿骨骨折，上腕骨骨折などの際に牽引で骨折の転位を整復し，ある程度骨ができたところでギプス固定に変更することが多い。乳児や未就学児では牽引力が軽くて済み，期間も短いので絆創膏やスピードトラックによる介達牽引が好まれる。成人では観血的手術までの数日間またはギプスに移行するまでの数週間，転位や短縮をできるだけ抑止し，疼痛や出血を減らす目的で使用される。不安定な骨折の場合手術後も引き続き使用されることもあり，股関節脱臼骨折など牽引だけで骨癒合を待つ場合もある。

大腿骨転子部や骨幹部の骨折では大腿骨下端か脛骨上端，足関節脱臼骨折では踵骨，上腕骨骨折や肩関節脱臼骨折では肘頭，前腕や肘の骨折脱臼では前腕遠位端，手関節や手根骨の粉砕骨折では中手骨で鋼線牽引を行うことが多い（図1-128）。

《保険請求》

①処置項目における「鋼線などによる直達牽引」は牽引期間中における管理料であり，重錘や肢位の管理，患肢の保護，ピンサイトの処置も含む。
②この項目は2日目以降であり，初日は手術項目のK083鋼線等による直達牽引（初日）で算定する。
③1局所とは，上肢の左右，下肢の左右および頭より尾頭までの躯幹のそれぞれをいい，全身を5局所に分けるものである。股関節脱臼骨折などで2方向牽引を行っても1局所とみなされる。
④3歳未満の乳幼児に対して行った場合は，乳幼児加算として55点を加算する。
⑤J119消炎鎮痛等処置，J119-2腰部または胸部固定帯固定，J119-3低出力レーザー照射又はJ119-4肛門処置を併せて行った場合でも，J117鋼線等による直達牽引の所定点数のみにより算定する。

適応疾患　▶四肢の骨折 ▶脱臼 ▶脱臼骨折 ▶人工関節の脱臼

《頭蓋直達牽引》

頭蓋直達牽引は頚椎の脱臼や骨折ばかりでなく，骨傷のない頚髄損傷でも頚椎の安静目的で用いられる。また，頚椎椎間板ヘルニアでも，つり革による長期の介達牽引は苦痛なので頭蓋直達牽引にすることがある。

頭蓋直達牽引は，現在ではハローリング（体外式固定具の一部）を使用することがほとんどである（図1-129）。元来リング状なのでハローと呼ばれたが，半円形など様々な形がある。

《保険請求》

①処置項目における「鋼線などによる直達牽引」は牽引期間中における管理料であり，重錘や肢位の管理，患肢の保護，ピンサイトの処置も含む。
②この項目は2日目以降であり，専用牽引装置の場合，初日は手術項目のK083鋼線による直達牽引（初日）で算定する。
③ハローリングはいずれベストや骨盤と固定することを前提としている。この場合K144体外式脊椎固定術と副木F10-cを算定する必要が出てくる。重錘を外しベストと固定とした後は直達牽引（2日目以降）でなく，J000創傷処置に変更すべきであろう。

適応疾患　▶頚椎椎間板ヘルニア ▶頚椎損傷 ▶頚髄損傷 ▶頚椎脱臼 ▶頚椎骨折

J118　介達牽引〔1日につき〕　35点

骨内にワイヤーやピンを刺入しない牽引法が該当する。

《保険請求》

①J118介達牽引，J118-2矯正固定またはJ118-3変形機械矯正術にJ119消炎鎮痛等処置，J119-2腰部または胸部固定帯固定，J119-3低出力レーザー照射又はJ119-4肛門処置を併せて行った場合は，主たるもののみにより算定する。
②C109在宅寝たきり患者処置指導管理料の算定患者は，J118介達牽引の費用は算定できない。

持続牽引（連続牽引）：入院患者のみの適応で四肢の骨折や脱臼に対する絆創膏やスピードトラックによるスキントラクション（図1-130）と，グリソン型つり皮による頚椎持続牽引がこれに当たる。腰椎も入院中キャンバスなどで持続牽引を行うことがある。骨折や脱臼では通常は，徒手整復（非観血的整復術）に引き続き，場合によっては観血的整復に続いて整復位を維持する場合に用いるが，牽引によって徐々に整復を図る場合もある。

《保険請求》

①四肢の場合，牽引によって徐々に整復を図る場合に，いずれかの時点でK044骨折非観血的整復術またはK061関節脱臼非観血的整復術として算定で

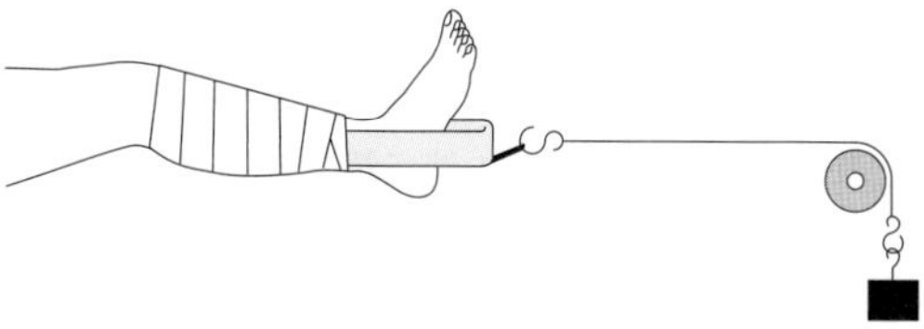

図1-130 スピードトラックによるスキントラクション（介達牽引法）

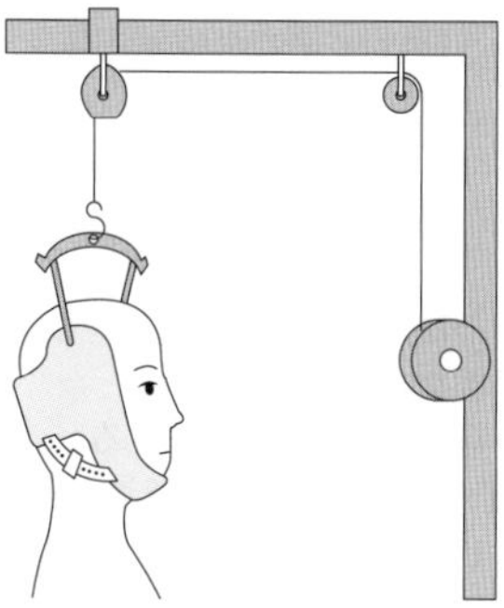

図1-131 グリソン型つり革による頚椎間歇牽引

きるが，同日に両方の算定はできない。

②純粋に四肢の安静のために牽引を行う場合は，介達牽引のみの算定となる。

③牽引に必要な包帯，ウレタンなど，材料費は算定できない。

適応疾患 ▶（主として小児の）四肢骨折（骨折，上肢骨折，足関節骨折，膝関節骨折など）▶成人骨折（の観血的治療までの肢位保持）▶関節脱臼（整復後の肢位保持）▶化膿性関節炎・捻挫・靱帯損傷（における局所安静）

間歇牽引（断続牽引）：物理療法の１つとして，頚椎および腰椎の間歇牽引がある。頚椎の場合はグリソン型つり革（またはキャンバス）で牽引することが多く，グリソン牽引と呼ばれる（図1-131）。腰椎はキャンバスで牽引する。いずれもモーターの入った牽引台で間歇的に牽引力をかける。斜面牽引もこれに該当する。通常は外来患者対応だが，入院患者を療法室に移動させ間歇牽引を行うことも可能である。

《保険請求》

マッサージや湿布などJ119消炎鎮痛等処置との併算定はできない。

適応疾患 ▶椎間板ヘルニア ▶変形性腰椎症 ▶変形性頚椎症 ▶頚椎症性神経根症（頚椎症性神経根炎）▶根性坐骨神経症

J118-2 矯正固定〔１日につき〕 35点

変形などの矯正を目的としてマッサージの後に副子や厚紙などで矯正固定を行った場合に算定する。

消炎鎮痛等処置を併せて行った場合は，主たるものいずれかの所定点数のみにより算定する。

適応疾患 ▶外反母趾 ▶関節拘縮 ▶骨折後（骨折後遺症）▶肩関節周囲炎 ▶捻挫 ▶靱帯損傷など

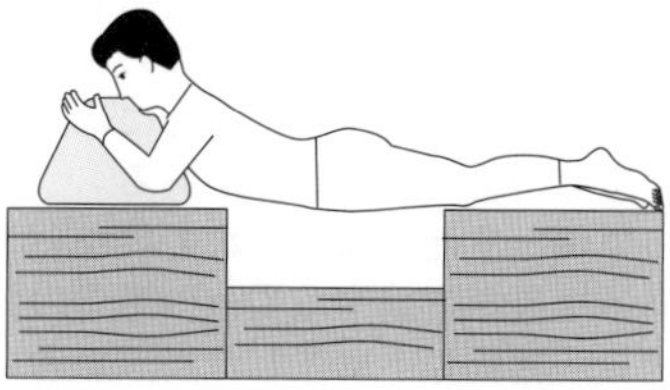

図1-132 ベーラー法による矯正

J118-3 変形機械矯正術〔１日につき〕 35点

脊椎の変形に対し機械で矯正を行った場合に算定する。肩の拘縮に対して器械を使用して運動療法を行った場合も適用できると考えられる（ベーラー法は図1-132を参照）。

消炎鎮痛等処置を併せて行った場合は，主たるものいずれかの所定点数のみにより算定する。

適応疾患 ▶脊椎分離すべり症 ▶変形性腰椎症 ▶腰椎椎間板ヘルニア ▶仙腸関節炎 ▶肩関節周囲炎 ▶五十肩 ▶凍結肩（フローズンショルダー）▶関節拘縮
ベーラー法： ▶脊椎骨折非観血整復 ▶脊柱変形（変形性脊椎症）など

J118-4 歩行運動処置（ロボットスーツによるもの）〔１日につき〕 1,100点

注２	難病患者処置加算	900点
注３	導入期加算	2,000点

2016年改定で新規に保険収載された。緩徐進行性の神経・筋疾患の患者を対象として，ロボットスーツを間欠的に装着し，生体の発する電位信号をロボットのセンサーが読み取り解析して歩行運動を補助することで，歩行機能を改善する。

《保険請求》

①難病の患者に対する医療等に関する法律第５条第１項に規定する指定難病の患者で，第７条第４項に規定する医療受給者証を交付されているものへの実施の場合は，難病患者処置加算として900点を加算する。

②導入期５週間に限り，１日につき2,000点を９回に限り加算する。

③脊髄性筋萎縮症等の患者に対して，ロボットスーツを装着し，関連学会監修の適正使用ガイドを遵守して，転倒しないよう十分な配慮のもと歩行運動を実施した場合に算定する。

④事前に適切な計画を策定したうえで実施し，計画された５週間以内に実施される９回の処置の終了時には，担当の複数職種によるカンファレンスで歩行機能の改善効果を検討する。

⑤④のカンファレンスで，通常の歩行運動に比して明確な上乗せの改善効果があるとされる場合に限り，本処置を継続して算定できる。

⑥施設基準を満たしたリハビリテーション施設のみでの算定となる。

⑦下記８疾患に適応が限定されている。いずれの疾患も厚労省指定難病に指定されているので，適切な申

請がなされていれば，全例医療受給者症を受けているはずであり，難病患者処置加算の対象となる。将来的に対象疾患が拡大された場合には，加算の対象でない疾患も含まれる可能性がある。

⑧上肢へのロボット補助は含まれていない。

⑨初めて当該処置を実施する場合の患者の体重，大腿長，下腿長，腰幅等を勘案した当該患者に適切な装着条件の設定については，１肢ごとにJ129義肢採型法の「１」四肢切断の場合（１肢につき）に準じて算定する。

レセプト摘要欄　〔歩行運動処置（ロボットスーツによるもの）を継続して算定する場合〕カンファレンスにおける歩行機能の改善効果等の検討結果について，その要点（5週間以内に実施される9回の処置の前後の結果を含む）を症状詳記として記載する。※診療録にも記載する

適応疾患　▶脊髄性筋萎縮症 ▶球脊髄性筋萎縮症 ▶筋萎縮性側索硬化症 ▶シャルコー・マリー・トゥース病 ▶遠位型ミオパチー ▶封入体筋炎 ▶先天性ミオパチー ▶筋ジストロフィー ▶HTLV-1関連脊髄症（HAM）▶遺伝性痙性対麻痺による痙性対麻痺

使用物品　HAL®医療用下肢タイプ

J119　消炎鎮痛等処置〔1日につき〕

1	マッサージ等の手技による療法	35点
2	器具等による療法	35点
3	湿布処置	35点

整形外科疾患のほとんどが対象であるが，区分により適応は異なる。回数又は部位数にかかわらず１日１回のみの算定となる。

1．マッサージ等の手技による療法

・あんま，マッサージ，指圧

適応疾患　▶腰痛症 ▶四肢拘縮症など

2．器具等による療法

・電気療法，赤外線療法，超音波療法，熱気浴，パラフィン浴，ホットパック（図1-133），マイクロレーダーなど

・J119-3低出力レーザー照射と同時算定できない

適応疾患　電気療法：▶変形性関節症 ▶肩関節周囲炎など

3．湿布処置

元来は患部を冷水に浸した布で冷却する冷湿布と湯に浸した布で加温する温湿布が，これに該当する。現在では氷や冷却剤を使用することのほうが多い。温湿布代わりにホットパックを使用した場合は「２」（器具等による療法）となる。

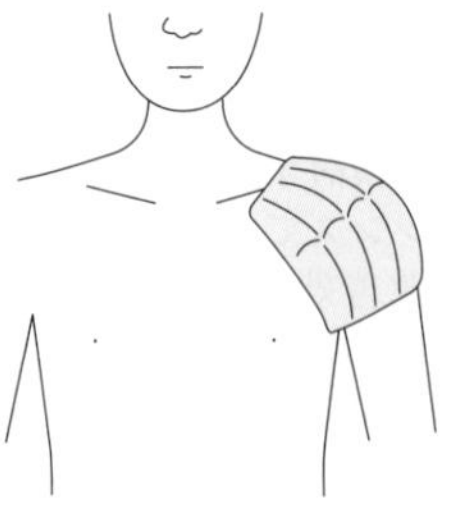

図1-133　**肩のホットパック法**

適応疾患　▶捻挫 ▶打撲傷など

《保険請求》

①疼痛を緩和するための処置は，異なる区分のものをどれだけ行っても１つの消炎鎮痛等処置として算定され，重複請求できない。

②「３」（湿布処置）は診療所において，半肢の大部または頭部，頸部および顔面の大部以上にわたる範囲の湿布処置のみの適応であり，小範囲，病院，入院患者では適応できない（薬剤料のみ算定）ので注意を要する。

③消炎鎮痛等処置は直達牽引療法とあわせて行った場合は算定できない。

④処置に当たって腰部固定帯，胸部固定帯，頚部固定帯を使用した場合は，初回に限りJ200の所定点数を加算する。

⑤患者自らまたは家人に行わせて差し支えない湿布処置は算定できない。

⑥湿布処置の薬剤は別途請求できる。

⑦C109在宅寝たきり患者処置指導管理料の算定患者に行ったJ119消炎鎮痛等処置の費用は算定できない。

J119-2　腰部又は胸部固定帯固定〔1日につき〕　35点

疾患を問わず胸部，腰部の固定を要する患者に固定帯を使用する場合の手技料である（図1-134）。

肋骨骨折で非観血的整復を行う場合はK044骨折非観血的整復術「３」を請求する。この場合，手術当日は本項目を請求できない。

非観血的整復以外の場合，手技料としての腰部または胸部固定帯に初回材料費としてのJ200腰部固定帯加算を加える必要がある。頸部固定帯を使用した場合にもJ119-2およびJ200（腰部，胸部又は頸部固定帯加算）で算定できる（平22.3.29事務連絡）。

《保険請求》

①同一日に，J119-2腰部又は胸部固定帯固定に併せてJ119消炎鎮痛等処置，J119-3低出力レーザー照射，J119-4肛門処置を行った場合は，主たるもののみ算定する。

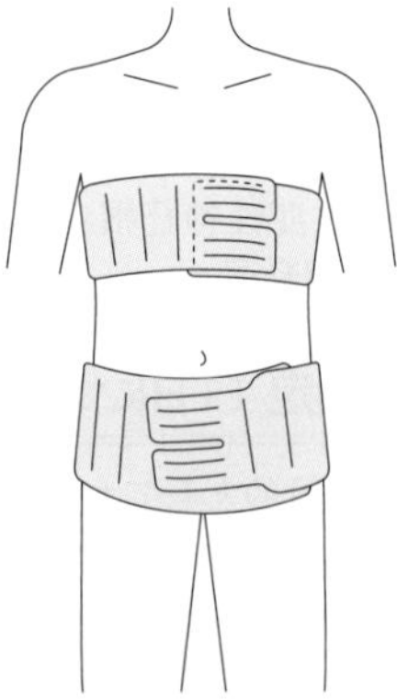

図1-134　**肋骨固定帯と腰部固定帯**（肋骨バンド，腰痛ベルト等とも呼ばれる）

②C109在宅寝たきり患者処置指導管理料の算定患者は，J119-2腰部又は胸部固定帯固定の費用は算定できない。

適応疾患 ▶腰椎捻挫 ▶横突起骨折 ▶腰椎椎間板ヘルニア ▶腰部筋筋膜炎 ▶変形性腰椎症 ▶胸部打撲傷 ▶肋間筋挫傷 ▶肋骨骨折 ▶頚椎捻挫 ▶頚椎症 ▶頚椎椎間板ヘルニア

J119-3 低出力レーザー照射〔1日につき〕 35点

疼痛に対する光線，電気治療としては赤外線，バイブレーター，超音波，低周波，ジアテルミー，超短波，極超短波（マイクロウェーブ）などがあるが，このなかで低出力レーザーは別項目である。超音波，赤外線などはJ119消炎鎮痛等処置「２」で算定されるが，両項目を重複請求はできない。

《保険請求》

①同一日に，J119-3低出力レーザー照射に併せてJ119消炎鎮痛等処置，J119-2腰部又は胸部固定帯固定，J119-4肛門処置を行った場合は，主たるもののみ算定する。

②C109在宅寝たきり患者処置指導管理料の算定患者は，J119-3低出力レーザー照射の費用は算定できない。

適応疾患 ▶腰痛症 ▶肩関節周囲炎 ▶変形性関節症 ▶変形性腰椎症 ▶頚椎症 ▶頚肩腕症候群など非感染性の筋・関節疼痛（関節痛など）

J119-4 肛門処置〔1日につき〕 24点

手術を要しない程度の痔核その他の肛門疾患に対し，手術以外の簡単な処置を行った際に算定される。具体的には洗浄，消毒，表面麻酔薬の塗布など。

《保険請求》

①診療所にて入院中以外の患者に対してのみ算定される。

②単に坐薬などを挿入した場合は算定されない。

③同一日に，J119-4肛門処置に併せてJ119消炎鎮痛等処置，J119-2腰部又は胸部固定帯固定，J119-3低出力レーザー照射を行った場合は，主たるもののみ算定する。

④C109在宅寝たきり患者処置指導管理料を算定している患者では算定できない。

適応疾患 ▶（手術を要しない程度の）痔核（内痔核，外痔核，痔瘻，裂肛）▶肛門炎 ▶肛門部びらん ▶肛門部周囲炎

使用物品 表面麻酔薬

9
栄養処置

寺島・八木・清松／矢永

J120　鼻腔栄養〔1日につき〕　60点
注2　間歇的経管栄養法加算　60点

経口摂取が不能の場合，エネルギー投与の方法としては，静脈内に直接栄養を投与する高カロリー輸液（IVH）とチューブを消化管内に留置し，これを介して流動性の栄養物を投与する経管栄養がある。

IVHはカロリーを確実に投与できるというメリットがあるが，感染を伴ったり，カテーテル管理がやや困難だったりで，長期管理にはやや不向きである。また，最近では消化管を使うことによる全身的な利点（感染防御能の維持など）も指摘されており，可能な場合は経管栄養が積極的に利用されている。

経鼻的にチューブが挿入できる場合，本項の鼻腔栄養が適用される。胃瘻あるいは腸瘻より流動食を注入した場合も本項で算定される。鼻腔からのカテーテルの挿入は，慣れれば患者自身が行うこともある。また，在宅でも可能である。

鼻腔栄養の合併症としては下痢，腹痛，腹部膨満感などがある。とくに開始直後に多い。症状が強い場合中止せざるを得ないが，投与内容と投与速度を調節することにより症状は軽減する。最初は少量から開始し，徐々に投与量を増やしていく。通常1週間以上かけて維持量にまで達する。この間IVHを併用することが多い。

栄養剤として最近は多種類のものが出ている（表1-12）。天然濃厚流動食，半消化態栄養剤，消化態栄養剤，成分栄養と分かれているが，天然濃厚流動食は食品（薬価基準に収載されていない），成分栄養は医薬品（薬価基準に収載されている），半消化態および消化態栄養剤は製品によりどちらかに分かれる。

表1-12　鼻腔栄養の種類と特徴

	天然濃厚流動食（食品）	半消化態・消化態栄養剤（食品または医薬品）		成分栄養（医薬品）
消化	必要	少し必要		不要
残渣	やや少量	少量		微量
味覚	良	良		不良
製品	YH-80 オクノス流動食品A・C など	食品	アイソカル ハイネックスなど	エレンタール ヘパンED アミノレバンEN など
		医薬品	エンシュアリキッド エネーボ ラコール ツインライン など	

また，近年は各種病態（肝不全，腎不全，糖尿病，呼吸不全，癌，免疫異常など）に合わせた病態別経腸栄養剤も開発されている（ヘパンED，アミノレバンEN，リーナレンLP，インスローなど）。

医薬品として登録されているものを使用した場合は，鼻腔栄養の点数および薬剤料を算定する。

この場合，食事療養に係る費用または生活療養の食事の提供たる療養に係る費用および投薬料は算定されない。

食品の場合は鼻腔栄養の所定点数および入院時食事療養費を算定する。

《保険請求》

①入院時食事療養（I）または入院時生活療養（I）の届出をしている場合は入院時食事療養（I）または入院時生活療養（I）を，さらに特別食の要件を満たしている場合は特別食の加算をそれぞれできるが，薬価基準に収載されている高カロリー薬および薬価基準に収載されていない流動食を併せて両方同時に使用している場合は，どちらか一方にて算定する。

②C105在宅成分栄養経管栄養法指導管理料，C105-2在宅小児経管栄養法指導管理料，C105-3在宅半固形栄養経管栄養法指導管理料またはC109在宅寝たきり患者処置指導管理料を算定している患者については，鼻腔栄養の費用は算定できない。

③注入回数にかかわらず，1日につき算定する。

④胃瘻より流動食を点滴注入した場合は，J120鼻腔栄養に準じて算定する。

⑤間歇的経管栄養法で行った場合は，間歇的経管栄養法加算として1日につき60点を加算する。

適応疾患　▸食道癌 ▸食道良性狭窄 ▸胃癌 ▸意識障害 ▸嚥下障害 ▸手術後（特に消化器系手術）▸炎症性腸疾患（クローン病など）▸消化吸収障害 ▸肝不全 ▸腎不全 ▸糖尿病 ▸呼吸不全 ▸各種癌

使用物品　表面麻酔薬，鼻腔栄養用カテーテル，交換用胃瘻カテーテル

J121　滋養浣腸　45点

栄養を含む液体を腸壁から吸収させる目的で経肛門的に注入する手技であるが，投与できる量にも限界があるうえに，下部大腸の栄養吸収能も十分ではない。また各種のチューブ類，栄養剤の進歩により，ほかのルートからの投与方法が進歩したため，滋養の意味での浣腸は今日ではほとんど行われていない。

適応疾患　▸消化管狭窄 ▸意識障害など

使用物品　表面麻酔薬，バルーン付きカテーテル

10 ギプス

黒木／平泉

①既装着のギプス包帯をギプスシャーレとして切割使用した場合は，所定点数の100分の20に相当する点数を算定する。
②J123からJ128までに掲げるギプスをプラスチックギプスを用いて行った場合は，所定点数の100分の20に相当する点数を加算する。
③6歳未満の乳幼児に対してJ122からJ129-4を行った場合は，乳幼児加算として所定点数の100分の55に相当する点数を加算する。

J122 四肢ギプス包帯

1	鼻ギプス	310点
2	手指及び手，足（片側）	490点
3	半肢（片側）	780点
4	内反足矯正ギプス包帯（片側）	1,140点
5	上肢，下肢（片側）	1,200点
6	体幹から四肢にわたるギプス包帯（片側）	1,840点

四肢ギプス包帯の種類を図1-135に示す。

半肢ギプスとは肘関節または膝関節を含まず，それより遠位のギプスをいう。かつてBE（Below Elbow），BK（Below Knee）と呼ばれたギプスがこれに当たる。手関節の骨折でも上腕を含む上肢ギプスを巻くことはめずらしくなく，傷病名だけでは区分けはむずかしい。肘または膝より近位のみの半肢ギプスはほとんど存在しない。肘・膝・上腕骨・大腿骨の外傷であれば，まず1肢ギプスと考えてよい。

下肢ギプスには歩行用のゴム製ヒールを巻き込んで使用することがあり，このヒールは特定保険医療材料として別途算定できる（副木F10-d）。

体幹より四肢にわたるギプス包帯は，小児の大腿骨骨折や上腕骨骨折で用いられる。成人では外傷の治療に直接使用されることは少なく，肩の腱板手術後や肩または股関節の固定手術後に用いられる。

内反足，外反足，尖足など足部変形を示す病名があれば内反足矯正ギプス包帯と同等と考えてよい。通常は出生後早期に治療を開始し，数日から1週間で更新する。ギプスの範囲は1肢，半肢どちらもあり得るが，いずれも内反足矯正ギプスとして同等に取り扱う。

適応疾患 ▶骨折 ▶脱臼 ▶捻挫 ▶靱帯損傷 ▶筋損傷 ▶化膿性関節炎など，四肢の固定や安静を要する場合に適応は広い。▶腱縫合 ▶神経縫合 ▶血管縫合や再建手術後も縫合部に緊張をかけないため，関節を

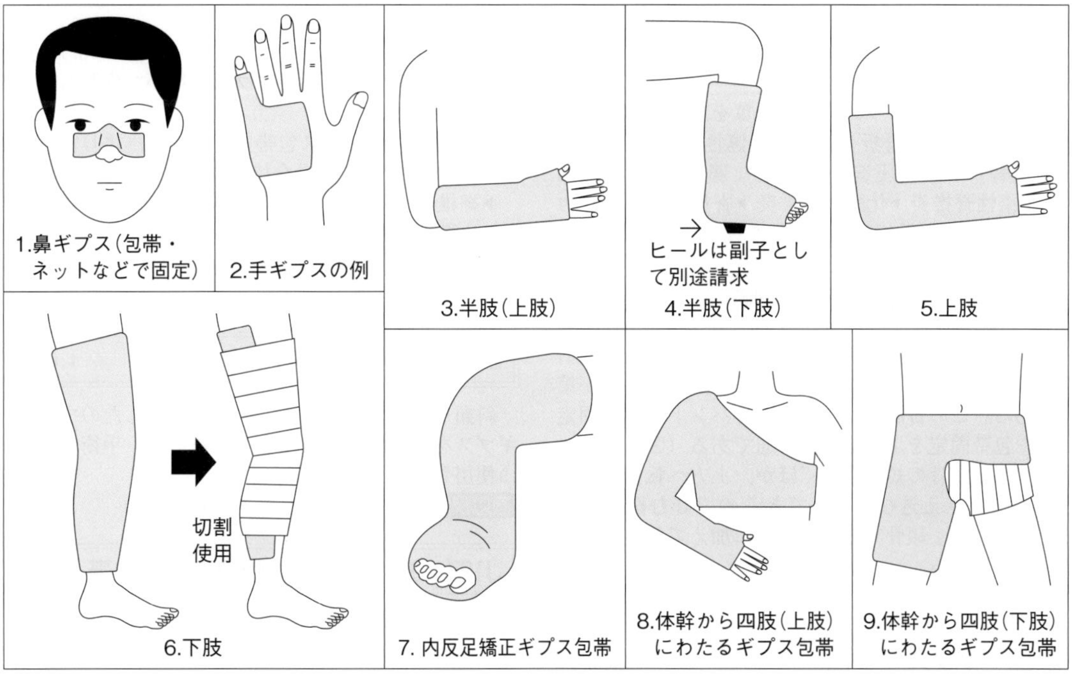

図1-135 四肢ギプス包帯

表1-13　**ギプスにかかわる加算・修理などの算定**（各区分ギプス所定点数に対する割合）

	四肢ギプス包帯		体幹・鎖骨・斜頸矯正・先天性股関節脱臼・脊椎側弯矯正の各ギプス包帯	ギプスベッド	治療装具の採型ギプス
	全周型	シーネ・シャーレ			
プラスチックギプスによる作成加算	不可	不可	20%	20%	不可
外来での緊急処置による時間外加算	可	可	可	不適当	不適当
修理料算定	10%	10%	10%	10%	不可
切割使用料算定	20%	不可	20%	不可	不可

6歳未満の乳幼児に対して行った場合は，所定点数の55%を加算する。

一定期間固定する場合があり，ギプス包帯をこの目的で使用することがある。

《保険請求》

ギプス（巻軸帯）やギプスシーネはJ122として算定するが，同様の目的で副木を使用する場合があり，とくに軟化成形使用型のプラスチック副木と混同しないこと。ギプス，プラスチックギプス以外はギプス包帯手技料は算定できず，J000創傷処置と特定保険医療材料の骨格系材料056副木を請求する。一方，ギプスは手技料のみであり材料費は請求できない（表1-13参照）。既存ギプスを切割使用する場合は，100分の20に相当する点数を請求する。

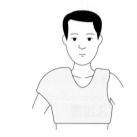

図1-136　**鎖骨ギプス包帯**（右側）

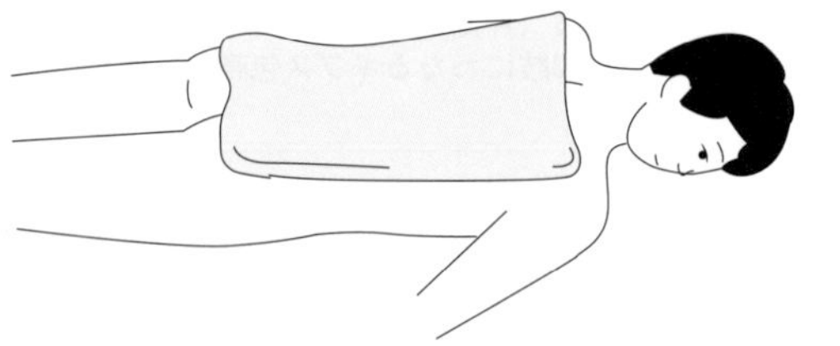

図1-137　**ギプスベッドの作製**

J123　体幹ギプス包帯　1,500点

胸椎・腰椎の圧迫骨折で使用することが多い。化膿性脊椎炎や脊椎カリエスでも用いる。後日切割使用する場合は100分の20に相当する点数を請求する。脊椎手術後に使用することもある。プラスチックギプスと布製の固定帯を組み合わせたキットも広く使用されている。

《保険請求》

体幹ギプスではプラスチック加算を忘れやすい。

適応疾患　▶脊椎骨折（とくに外傷性の場合）▶胸椎圧迫骨折 ▶腰椎圧迫骨折が主な適応。▶脊椎転移 ▶感染性脊椎炎 ▶化膿性脊椎炎 ▶脊椎結核（脊椎カリエス）▶脊椎手術後 ▶側弯症手術後

J124　鎖骨ギプス包帯〔片側〕　1,250点

鎖骨骨折に対する整復位保持は，肩関節を後ろに引き胸を突き出す形にして鎖骨の短縮を防止するのが第一である。この目的には現在は鎖骨バンド（鎖骨固定帯）や包帯固定を用いるのが普通である（図1-136）。

ギプスは鎖骨の短縮を防ぐほか，上方へ転位する骨片を直接押さえ込むこともできるので好む医師もいる。K044「3」鎖骨非観血的手術に加えて算定することも可能である。

適応疾患　▶鎖骨骨折

J125　ギプスベッド　1,400点

脊椎の手術後や脊椎カリエスの臥床安静目的に作製する亀の甲羅のようなギプスである（図1-137）。患者を腹臥位で寝かせ，石膏ギプスを用いて作製し乾かしてから使用する。

適応疾患　体幹ギプス包帯に同じだが，より安静を要しかつ長期化する場合にギプスベッドを使用する。▶脊椎炎 ▶胸椎圧迫骨折 ▶腰椎圧迫骨折 ▶脊椎転移 ▶化膿性脊椎炎 ▶脊椎結核（脊椎カリエス）▶脊椎骨折 ▶感染性脊椎炎 ▶脊椎手術後 ▶側弯症手術後など。

J126　斜頸矯正ギプス包帯　1,670点

斜頸そのものが少なく，装具が発達したので斜頸にギプスを使用することは少なくなった。手術後の保持に使用される（図1-138）。

適応疾患　▶（先天性）筋性斜頸 ▶斜頸

J127　先天性股関節脱臼ギプス包帯　2,400点

観血的手術や徒手整復の後で整復位保持に使用される（図1-139）。通常両股関節を含む。

適応疾患　▶先天性股関節脱臼 ▶臼蓋形成不全（先天性臼蓋形成不全症）

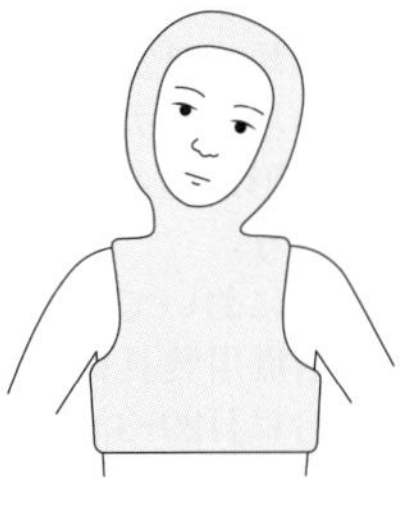

図1-138 斜頸矯正ギプス包帯

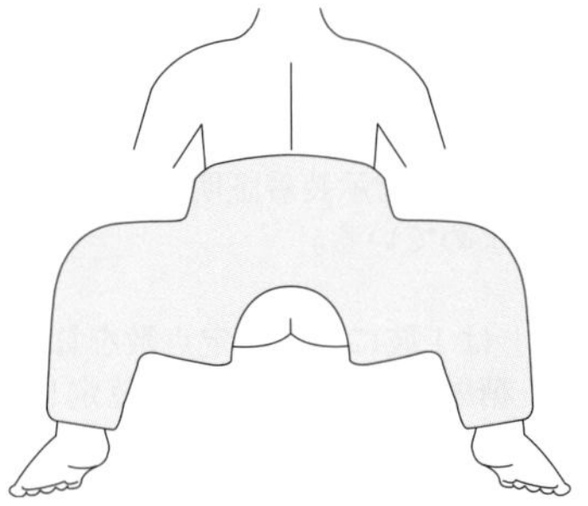

図1-139 先天性股関節脱臼ギプス包帯

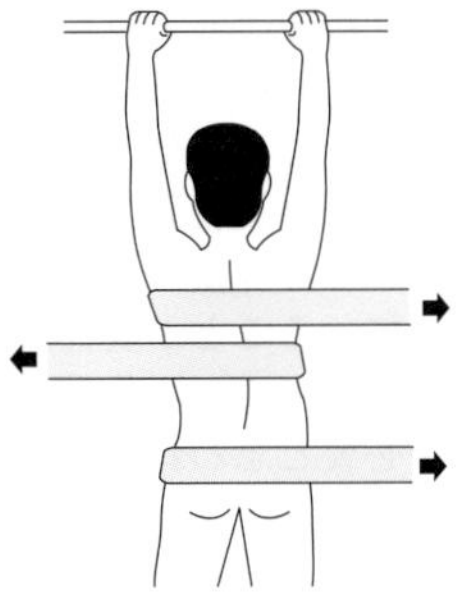

図1-140 立位での脊椎側弯矯正ギプス作製姿勢

J128 脊椎側弯矯正ギプス包帯 3,440点

厳密にはベルトなどを使用して矯正位を保持しつつギプスを巻くため，コトレル牽引台など特殊な装置か熟練した大勢のスタッフが必要である。術後に使用することもある（図1-140）。

適応疾患 ▶側弯症 ▶脊柱前弯 ▶脊柱後弯 ▶脊柱側弯症

J124～J128は，小児専門病院など特殊な病院以外で遭遇することは少ない。

J129 義肢採型法

1 四肢切断の場合（1肢につき） 700点
2 股関節，肩関節離断の場合（1肢につき） 1,050点

四肢切断に伴う義肢（義手・義足）の採型は，部位により肩義手，股義足のみJ129「2」で算定し，その他の義手・義足はJ129「1」で算定する。採型は通常石膏ギプスで行う。

《保険請求》

①1肢につき各所定点数を算定する。

②医療機関は義肢装具の証明書を無料で交付しなければならない（療養担当規則第6条）。2018年2月9日保医発0209号第1号で，この「意見及び装具装着証明書」には「指示日」と「装着確認日」の両方を記載することとなった。

適応疾患 「1」義肢採型法（四肢切断の場合）

▶四肢切断（下肢切断，上肢切断）で本義手・本義足作製の場合

「2」義肢採型法（股関節，肩関節離断の場合）

▶肩関節離断（外傷性肩関節部切断）▶股関節離断（股関節外傷性切断）で肩（本）義手，股（本）義足を作製する場合

J129-2 練習用仮義足又は仮義手採型法

1 四肢切断の場合（1肢につき） 700点
2 股関節，肩関節離断の場合（1肢につき） 1,050点

切断肢の断端は時間とともに，また義手・義足の装着によって形状が変化し締まってくる。このため最初に採型し作製した義手・義足ではすぐに不適合を起こす。断端が安定するまで短期間の慣らし用の義手・義足が必要となる。本義手・本義足に対しこれを練習用仮義手・仮義足と称する。仮義手・仮義足はJ129-2「1」または「2」（肩義手・股義足）でそれぞれ1回に限り認められる。

《保険請求》

①1肢につき所定点数を算定する。

②練習用仮義足または仮義手の処方，採型，装着，調整等については，仮義足または仮義手を支給する1回に限り算定する。

適応疾患 「1」義肢装具採型法（四肢切断の場合）

▶四肢切断（下肢切断，上肢切断）で練習用仮義手・練習用仮義足作製の場合

「2」義肢装具採型法（股関節，肩関節離断の場合）

▶肩関節離断（外傷性肩関節部切断）▶股関節離断（股関節外傷性切断）で練習用肩仮義手，練習用股仮義足を作製する場合

J129-3 治療用装具採寸法〔1肢につき〕 200点

治療装具には，次のものが含まれる。

①**上肢装具**：肩装具，肘装具，対立装具，把持装具，手背屈装具，MP伸展・屈曲装具，指装具

《含まれる用語》ファンクショナルブレース，ダイナミックスプリント，コックアップスプリント，ナックルベンダー，指スプリント，肩外転装具，エアプレーン装具

②**体幹装具**（軟性・準硬性・硬性）：頚椎装具，胸椎装具，腰椎装具，仙腸装具，側弯矯正装具

《含まれる用語》コルセット，カラー，ポリネック，ブレース，SOMIブレース，ジュエット装具，フレーム，ダーメン，ミルウォーキー

③**下肢装具**：股（関節）装具，膝（関節）装具，長

下肢装具，短下肢装具，先天性股関節装具，内反足装具，足底装具，ツイスター

《含まれる用語》膝用サポーター，膝ブレース，フラクチャーブレース，シューホン，スパイラル，リーメンビューゲル，足関節装具，PTB装具，オスグッドシュラッターバンド，トーマス装具，補高装具，ウェッジ装具，アーチサポート，SLB，LLB

④**靴型装具**：長靴，半長靴，チャッカ靴，短靴

上肢装具，下肢装具，体幹軟性装具をギプス採型によらずトレースなどの採寸のみで作製した場合に算定する。

治療用装具の支給に関しては，2023年３月17日の保医発0317第１号において，2023年４月１日からは新たに「治療用装具製作指示装着証明書」に細かく記載し，交付するよう求めている。

《保険請求》

①１肢につき所定点数を算定する。

②B001「20」糖尿病合併症管理料を算定している患者について，糖尿病足病変に対して用いる装具の採寸を行った場合は，１年に１回に限り算定する。過去１年以内にJ129-4治療用装具採型法を算定している場合は算定できない。

③当該採寸とJ129-4治療用装具採型法を併せて実施した場合は，主たるもののみ算定する。

④糖尿病による足病変では足部変形の変化が激しいため，１年に１回に限り義肢装具採寸法または治療装具採型法のいずれかを算定してよい。糖尿病合併症管理料を算定していることが要件。糖尿病以外の再切断などで，１年程度での再作成が必要になった場合は症状詳記が必要と思われる。

⑤治療用装具採寸法は既製品の治療用装具を処方した場合は原則として算定できない。

レセプト摘要欄　（医学的な必要性から，既製品の治療用装具を処方するに当たって，既製品の治療用装具を加工するために当該採寸を実施した場合）**医学的な必要性及び加工の内容を記載する**

適応疾患　▶四肢の骨折（骨折，上肢骨折，足関節骨折，膝関節骨折など）・脱臼 ▶靱帯損傷 ▶筋挫傷（腹筋挫傷，大腿四頭筋挫傷）▶腱損傷 ▶神経損傷 ▶血管損傷 ▶感染による骨破壊 ▶関節リウマチ ▶腰椎すべり症・腰椎分離すべり症など ▶転移性骨腫瘍 ▶先天性股関節脱臼 ▶変形性関節症

J129-4　治療用装具採型法

1	体幹装具	700点
2	四肢装具（１肢につき）	700点
3	その他（１肢につき）	200点

体幹装具，上肢装具，下肢装具，靴型装具をギプスによる採型で作製した場合に算定する。

ギプスを使用せずトレースやメジャーによる採寸のみで装具を作製した場合はJ129-3治療用装具採寸法を適用する。軟性コルセットであってもギプス採型を要することがある。この場合J129-4治療用装具採型法を適用する。頚椎装具の場合，大部分の既成の簡単な装具は採寸でよいが，変形が強くオーダーメイドとなる場合はギプス採型を行う。

四肢装具や靴型装具においても同様にギプス採型を行った場合はJ129-4治療用装具採型法，トレースやメジャーでの採寸の場合はJ129-3治療用装具採寸法を適用する。既成のサポーターなどを合わせる場合は採寸でよいが，オーダーメイドの装具，靴型装具は採型が必要となる。装具名から採型か採寸かを判別することはなかなかむずかしい。

治療用装具の支給に関しては，2023年３月17日の保医発0317第１号において，2023年４月１日からは新たに「治療用装具製作指示装着証明書」に細かく記載し，交付するよう求めている。

《保険請求》

①「２」「３」は１肢につき所定点数を算定する。

②B001「20」糖尿病合併症管理料を算定している患者について，糖尿病足病変に対して用いる装具の採型を行った場合は，１年に１回に限り算定する。過去１年以内にJ129-3治療用装具採寸法を算定している場合は算定できない。

③J129-3治療用装具採寸法と当該採型を併せて実施した場合は，主たるもののみ算定する。

④糖尿病による足病変では足部変形の変化が激しいため，１年に１回に限り義肢装具採寸法または治療装具採型法のいずれかを算定してよい。糖尿病合併症管理料を算定していることが要件。糖尿病以外の再切断などで，１年程度での再作成が必要になった場合は症状詳記が必要と思われる。

⑤フットインプレッションフォームを使用して装具の採型を行った場合は，「３」その他の場合を算定する。

適応疾患　**「１」体幹装具**　▶椎間板ヘルニア ▶変形性脊椎症 ▶脊椎腫瘍 ▶脊椎カリエス ▶脊椎結核 ▶細菌性脊椎炎（脊椎炎，化膿性脊椎炎など）▶椎間板炎 ▶頚椎症性脊髄神経根症（頚椎症性神経根炎，頚椎症性脊髄症など）▶脊椎骨折・脱臼 ▶変形性頚椎症 ▶変形性腰椎症 ▶脊柱管狭窄症 ▶脊椎圧迫骨折 ▶脊椎分離すべり症 ▶後縦靱帯骨化症 ▶黄色靱帯骨化症 ▶（骨折を伴う）骨粗鬆症 ▶側弯症（脊柱側弯症など）

「２」四肢装具　▶四肢の骨折（骨折，上肢骨折，足関節骨折，膝関節骨折など）・脱臼 ▶靱帯損傷 ▶筋挫傷（腹筋挫傷，大腿四頭筋挫傷）▶腱損傷 ▶神経損傷 ▶血管損傷 ▶感染による骨破壊 ▶関節リウマチ ▶腰椎すべり症・腰椎分離すべり症など ▶転移性骨腫瘍 ▶片麻痺 ▶下垂足（垂れ足）▶扁平足 ▶外反母趾 ▶内反足 ▶上肢・下肢の神経麻痺（四肢麻痺，上腕神経麻痺など）▶腕神経叢損傷 ▶内反膝 ▶外反膝 ▶膝靱帯損傷 ▶半月板損傷

第2章

リハビリテーション

第２章　リハビリテーション　　藤谷／長野・小出

2024年度の改定について

2024年度の診療報酬改定において「第７部　リハビリテーション」に関する主な変更内容は以下のとおりである。

- **急性期リハビリテーション加算の新設**：ADL・認知機能が低い患者，特定の医療行為を必要とする患者および感染対策を必要とする患者に対し，急性期リハビリテーション加算（14日目まで・50点／単位）が新設された。従来の初期加算（14日目まで・45点／単位）はそのままで，早期リハ加算（30日目まで）は30点から25点となった。
- **疾患別リハビリテーション料の実施者別区分の創設**：疾患別リハビリテーション料について，実施した職種ごとの区分が新設された。
- **呼吸器リハビリテーション料の対象疾患の見直し**：周術期における呼吸器リハビリテーション料の対象患者に大腸癌，卵巣癌，膵癌の患者が追記された。
- 施設基準として，疾患別リハビリテーションを提供する医療機関が，障害福祉サービスの自立訓練も提供できるようになった。
- **リハビリテーション実施計画書の次の医療機関等への提供**：疾患別リハビリテーションを医療機関で算定していた患者が，次に介護保険のリハビリテーションのサービスに移行する場合，または他の医療機関等によるリハビリテーションの提供に移行する場合，移行先に対してリハビリテーション実施計画書を提供することとなった。直近３月以内に目標設定等支援・管理料を算定している場合には，目標設定等支援・管理シートも併せて提供する。リハビリテーション計画提供料は廃止となった。

また,「第７部」以外でリハビリテーションや療法士の業務・参画に関連するものとしては，以下のものがある。

- リハビリテーション・栄養・口腔連携体制加算の新設
- 地域包括医療病棟の新設
- 回復期リハビリテーション病棟における運動器リハビリテーションの単位数上限緩和対象患者の見直し
- 療養病棟におけるリハビリテーションの評価の見直し
- 入退院支援加算１・２の退院支援計画へのリハビリテーションの明記
- 退院時共同指導料２の共同指導に当たり，訪問・通所リハビリテーション事業所の医師・理学療法士等の参加を求めることが望ましい旨の要件追加

H000　心大血管疾患リハビリテーション料

１　心大血管疾患リハビリテーション料（Ⅰ）（１単位）		
イ	理学療法士による場合	205点
ロ	作業療法士による場合	205点
ハ	医師による場合	205点
ニ	看護師による場合	205点
ホ	集団療法による場合	205点
２　心大血管疾患リハビリテーション料（Ⅱ）（１単位）		
イ	理学療法士による場合	125点
ロ	作業療法士による場合	125点
ハ	医師による場合	125点
ニ	看護師による場合	125点
ホ	集団療法による場合	125点
注２	早期リハビリテーション加算	25点
注３	初期加算	45点
注４	急性期リハビリテーション加算 新	50点
注６	リハビリテーションデータ提出加算	50点

《目的・方法》

心大血管疾患リハビリテーションは，心大血管疾患患者に，安全かつ，ある程度の強度の運動を積極的に行うことなどによって，日常生活や社会への復帰を早めるばかりでなく，心機能を高め，疾患予後および生命予後を改善するものである。

適切な運動強度を設定することが重要であり，これは運動負荷試験によることが望ましい。当該医療保険機関内に「運動負荷試験装置」を備えていることとされている。運動の中心は，バイシクルエルゴメーター（図2-1）またはトレッドミル歩行（図2-2）による全身運動を一定時間行うものである。

適切な運動強度の維持管理と不慮の事態に対する対応のために，心電図モニターなどの監視装置や，酸素供給装置や除細動器の配置が義務づけられており，専任の医師の指導管理のもとに実施されている。

《手技・手順》

①適切な心機能の評価に基づき，専任の医師が「運動処方を含むリハビリテーションの実施計画書」を作成し，診療録に記載または添付する。なお,「心血管疾患におけるリハビリテーションに関するガイドライン（2012年改訂版）」に基づいて実施することと明記されているが，末梢動脈閉塞性疾患については，末梢動脈疾患の治療ガイドラインに基づけばよいと考えられる。

②理学療法士または看護師によって行われることとなっており，専任医師については,「直接監視，または直接監視している従事者と常時連絡がとれるように同一建物におり，緊急事態に即時的に対応できる態勢であること」とされている。

③１回の治療は，ウォーミングアップ→エルゴメーターによる全身運動→クールダウンを中心に，ストレッチなども追加されることが多い。

④標準的な実施時間として１回１時間（３単位）程度,

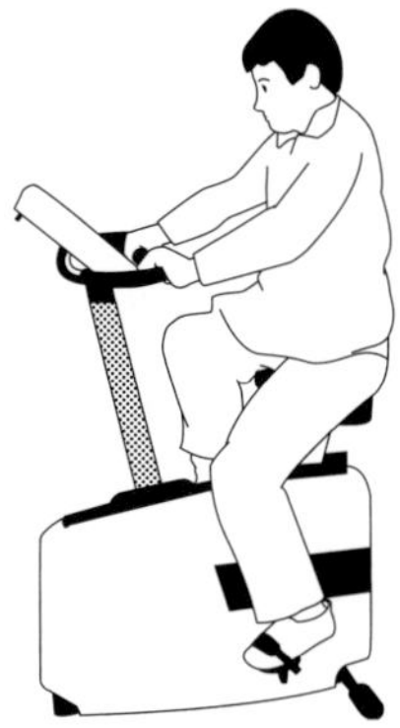

図2-1　バイシクルエルゴメーター

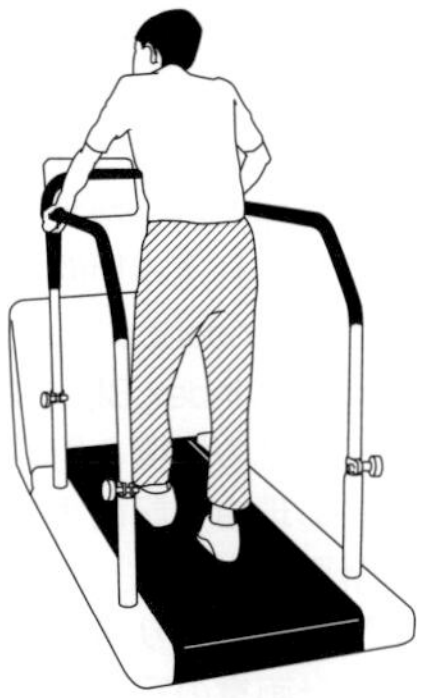

図2-2　トレッドミル上での歩行訓練
心大血管疾患リハビリテーションでは全身運動として行う。理学療法では歩行の訓練として利用する場合もある。

外来患者については1週3回（9単位）を標準とすると明記されている。
⑤複数の患者を同時に行うことが多い。複数の症例を同時に実施しても（事実上集団療法でも）算定は可能であるが，一度に取り扱うことのできる症例数に規定がある。入院症例では，監視の医師1人につき1回15名程度，実施する看護師・理学療法士1人につき1回5名程度である。外来症例では（よりリスクが低いと考えられるため）1回20名，8名程度とされている。
⑥リハビリテーション実施計画書を作成し，3カ月に1回以上，患者または家族に対して当該リハビリテーション実施計画書の内容を説明し，診療録にその写しを添付する。心大血管疾患リハビリテーション料（Ⅰ）の施設では，H003-2リハビリテーション総合計画評価料の「1」を算定可能である。

《保険請求》
①入院患者に対する早期リハビリテーション加算（30日間・25点）の起算日は，発症，手術または急性増悪から7日目またはリハビリテーション開始日のいずれか早いほうである。また，手術または急性増悪ではない慢性心不全，末梢動脈閉塞疾患などの慢性の病態の場合には算定できない。
②医療機関にリハビリテーション科の常勤医師が1名以上配置されている場合の，入院患者に対する初期リハビリテーション加算（14日間・45点）の起算日は，発症，手術または急性増悪から7日目またはリハビリテーション開始日のいずれか早いほうである。また，手術または急性増悪ではない慢性心不全，末梢動脈閉塞疾患等の慢性の病態の場合には，算定できない。
③急性期リハビリテーション加算は，施設での心大血管疾患に対する治療開始後，重症患者に対するより早期からの急性期リハビリテーションの実施について評価したもので，入院患者に対して「注2」「注3」加算と別に算定できる。特掲診療料の施設基準等別表第9の4第2号の患者は，手術を実施したものおよび急性増悪したものを除き，算定できない。
④急性期リハビリテーション加算の対象患者は，特掲診療料の施設基準等別表9の10に掲げる対象患者で，BIが10点以下，『「認知症高齢者の日常生活自立度判定基準」の活用について』ランクM以上に該当等のいずれかに該当るるもの。
⑤標準算定期間は150日以内である。標準的算定日数を越えた患者については，1月に13単位に限り算定できる。ただし，別に厚生労働大臣が定める患者（算定日数上限の除外対象患者：心筋梗塞の患者，狭心症の患者，回復期リハビリテーション病棟入院料を算定する患者等）において，治療を継続することにより状態の改善が期待できるもの，あるいは治療上有効であると医学的に判断される場合（『診療点数早見表2024年度版』p.1472「別表第9の8」，p.1408「別表第9の9」）には，標準算定期間を超えても算定できる。
⑥施設基準を満たす届出施設である必要がある。⑴病院全体の循環器的救急体制，⑵専任の医師，専従の療法従事者（看護師・理学療法士），⑶専用室が主な項目であり，（Ⅰ）と（Ⅱ）で施設基準が異なる。
⑦循環器内科または心臓血管外科の医師は，心大血管疾患リハビリテーションを実施している時間帯に勤務しており，心大血管疾患リハビリテーションを受ける患者の急変時等に連絡を受けるとともに，当該保険医療機関または連携する保険医療機関において適切な対応ができるような体制を有すること。
⑧専従の療法士については，心大血管疾患リハビリテーションを実施しない時間帯において，他の疾患別リハビリテーション等に従事することは差し支えない。また，必要に応じて，心機能に応じた日常生活活動に関する訓練等の心大血管リハビリテーションに係る経験を有する作業療法士が勤務していることが望ましい。
⑨心大血管疾患リハビリテーションとその他のリハビリテーションの実施日・時間が異なる場合にあっては，別のリハビリテーションの専従者として届け出ることも可能。機能訓練室が十分広い（2種類の基準の面積の和を満たす）場合には，同一の機能訓練室で，心大血管リハビリテーションと他のリハビリテーションを実施してもよい。
⑩20分に満たない場合には算定できない。
⑪心大血管リハビリテーション料には，同一日に行われる心電図検査，負荷心電図検査，呼吸心拍監視，新生児心拍・呼吸監視，カルジオスコープ，カルジオタコスコープの費用が含まれる。

⑫実施に当たっては，医師がリハビリテーション実施計画書を作成し，また効果判定を行う。開始時およびその後3カ月に1回以上，患者に説明して診療録に記載する必要がある（150日を超えても月13単位以上の算定をする場合には1カ月ごと）。

⑬従事者1人につき1日18単位を標準とし，週108単位に限り算定する。

⑭患者1人につき1日6単位まで算定できる。以前の基準でADL加算を算定していたような症例では，9単位までの算定が可能である。

⑮訓練を実施する場合，患者1人につき概ね3 m^2以上の面積を確保する。

⑯「注6」リハビリテーションデータ提出加算は，データ提出の実績が認められた保険医療機関において，心大血管疾患リハビリテーション料を現に算定している患者について，データを提出する外来診療に限り算定する。データ提出を行っていない場合またはデータ提出に遅延等が認められた場合，当該月の翌々月以降は算定できない。

⑰心大血管疾患リハビリテーションを実施した患者で，転医や転院に伴い他医療機関でリハビリテーションを継続予定であるものについて，患者の同意が得られた場合，3月以内に作成したリハビリテーション実施計画書また総合実施計画書等を他医療機関に文書で提供する。患者が直近3月以内に目標設定等支援・管理料を算定している場合は，目標設定等支援・管理シートも併せて提供する。

リハビリ

《適応》

適応疾患は，医学的には，心筋梗塞，狭心症，心筋症などの冠血管疾患，また心臓手術後，蘇生に成功した心停止，慢性リウマチ性心疾患および心不全患者である。規定では，以下に該当する患者であって，医師が個別に心大血管疾患リハビリテーションが必要であると認めるものとされている。

(1)　急性心筋梗塞，狭心症，開心術後，経カテーテル大動脈弁置換術後，大血管疾患（大動脈解離，解離性大動脈瘤，大血管術後）の患者〔(Ⅱ)を算定する場合，急性心筋梗塞および大血管疾患は発症後（手術実施時は手術後）1月以上経過したものに限る〕

(2)　慢性心不全であって，左室駆出率[1] 40%以下，最高酸素摂取量[2]が基準値80%以下，BNP[3]が80pg/mL以上の状態のもの，または脳性Na利尿ペプチド前駆体N端フラグメント（NT-proBNP）が400pg/mL以上の状態のもの

(3)　末梢動脈閉塞性疾患であって，間欠性跛行[4]を呈する状態のものも適応とされている（医学的には，末梢動脈閉塞性疾患のリハビリテーションはやや病態が異なるが，バイシクルエルゴメーターを中心とする点では共通である）。

(4)　肺高血圧症のうち肺動脈性肺高血圧症又は慢性血栓塞栓性肺高血圧症であって，WHO肺高血圧症機能分類がⅠ～Ⅲ度の状態のもの

1）左室駆出率とは，左心室が1回の収縮で，そのなかの血液の何%を大動脈に送っているかの値。心臓カテーテル検査，または心臓エコー検査で判断する。

2）最高酸素摂取量とは，呼気ガス分析装置を用いた漸増運動負荷試験で，できる限り最高の運動をしたときの酸素摂取量である。

3）BNPとは，ヒト脳性Na利尿ポリペプチド（brain natriuretic peptid）で，心臓の心室より分泌されるホルモンである。慢性心不全，および急性の心疾患の病態把握や予後の推定に有用とされている。

4）間欠性跛行とは，しばらく歩くと足に痛みやしびれを生じ，少し休むとまた歩けるようになる症状をいう。末梢動脈閉塞性疾患による場合と，脊髄狭窄による場合がある。

レセプト摘要欄　算定単位数及び実施日数を記載する。疾患名及び治療開始年月日を記載する。

〔標準的算定日数を超えて月13単位を超えて疾患別リハビリテーションを行う患者のうち，治療を継続することにより状態の改善が期待できると医学的に判断される場合（特掲診療料の施設基準等別表第9の8第1号に掲げる患者であって，別表第9の9第1号に掲げる場合）〕①これまでのリハビリテーションの実施状況（期間及び内容），②前月の状態との比較をした当月の患者の状態，③将来的な状態の到達目標を示した今後のリハビリテーション計画と改善に要する見込み期間，④機能的自立度評価法（Functional Independence Measure:FIM），基本的日常生活活動度（Barthel Index:BI），関節の可動域，歩行速度及び運動耐用能などの指標を用いた具体的な改善の状態等を示した継続の理由を記載する。ただし，リハビリテーション実施計画書を作成した月にあっては，改善に要する見込み期間とリハビリテーション継続の理由を記載した上で，当該計画書の写しを添付することでも差し支えない。

（新たな疾患が発症し，新たに他の疾患別リハビリテーションを要する状態となった場合）新たな疾患名及び治療開始日又は発症年月日等を記載する

【早期リハビリテーション加算】発症，手術又は急性増悪の年月日を記載する

【初期加算】発症，手術又は急性増悪の年月日を記載する

【急性期リハビリテーション加算】算定の根拠となった要件〔H000(11)に掲げるアからエまでのいずれか〕を日毎に記載する

適応疾患

1．適応が確実なもの

ICD10コード	傷病名
I05-I09	慢性リウマチ性心疾患
I20-I25	虚血性心疾患
I34	非リウマチ性僧帽弁障害
I35	非リウマチ性大動脈弁障害
I36	非リウマチ性三尖弁障害
I37	肺動脈弁障害
I42	心筋症
I46.0	蘇生に成功した心停止
I50	心不全
I70.2	四肢の動脈のアテローム硬化症
I71	大動脈瘤および解離
I73	その他の末梢血管疾患
I74.3	下肢の動脈の塞栓症及び血栓症
I97	循環器系の処置後障害，他に分類されないもの

2．適応の可能性あり

ICD10 コード	傷病名
I51	心疾患の合併症及び診断名不明確な心疾患の記載
I52	他に分類される疾患におけるその他の心臓障害

H001 脳血管疾患等リハビリテーション料

1 脳血管疾患等リハビリテーション料（Ⅰ）（1単位）	
イ 理学療法士による場合	245点
ロ 作業療法士による場合	245点
ハ 言語聴覚士による場合	245点
ニ 医師による場合	245点
2 脳血管疾患等リハビリテーション料（Ⅱ）（1単位）	
イ 理学療法士による場合	200点
ロ 作業療法士による場合	200点
ハ 言語聴覚士による場合	200点
ニ 医師による場合	200点
3 脳血管疾患等リハビリテーション料（Ⅲ）（1単位）	
イ 理学療法士による場合	100点
ロ 作業療法士による場合	100点
ハ 言語聴覚士による場合	100点
ニ 医師による場合	100点
ホ イからニまで以外の場合	100点
注2 早期リハビリテーション加算	25点
注3 初期加算	45点
注4 急性期リハビリテーション加算 新	50点
注6イ 脳血管疾患等リハビリテーション料（Ⅰ）（1単位）	
(1) 理学療法士による場合	147点
(2) 作業療法士による場合	147点
(3) 言語聴覚士による場合	147点
(4) 医師による場合	147点
注6ロ 脳血管疾患等リハビリテーション料（Ⅱ）（1単位）	
(1) 理学療法士による場合	120点
(2) 作業療法士による場合	120点
(3) 言語聴覚士による場合	120点
(4) 医師による場合	120点
注6ハ 脳血管疾患等リハビリテーション料（Ⅲ）（1単位）	
(1) 理学療法士による場合	60点
(2) 作業療法士による場合	60点
(3) 言語聴覚士による場合	60点
(4) 医師による場合	60点
(5) (1)から(4)まで以外の場合	60点
注8 リハビリテーションデータ提出加算	50点

脳血管障害は，リハビリテーションの対象となる疾患群の主要なものである。それだけではなく，2008年の改定で，リハビリテーションを4疾患群に分けるに当たり，心大血管，呼吸器，運動器の範疇に入らないさまざまの疾患や障害は，この「脳血管疾患等」のグループに収められることとなった。

廃用症候群は2016年改定で独立したため，脳血管疾患等リハビリテーションではなくなった。

また，2016年改定で，医療機関内ではない場所で実施された下記の訓練も認められるようになった。

ア．移動手段を用いた訓練（道路の横断，エレベーター利用，改札機の利用，自動車の運転等）

イ．復職の準備のため特殊な器具・設備等を用いた訓練

ウ．実際の場面で家事を実施する訓練（店舗での日用品の買物，居宅での掃除や調理，洗濯等）

（脳血管疾患等Ⅰ，心大血管Ⅰ，呼吸器Ⅰ，運動器Ⅰ，廃用症候群Ⅰを算定する場合）

《目的・方法》

脳血管疾患等リハビリテーション料は，施設基準に適合している届出保険医療機関において算定するものであり，基本的動作能力の回復などを通して，実用的な日常生活における諸活動の自立を図るために，種々の運動療法，実用歩行訓練，日常生活活動訓練，物理療法などを組み合わせて個々の症例に応じて行った場合，または言語聴覚機能に障害をもつ患者に対して言語機能もしくは聴覚機能に係る訓練を行った場合に算定する。実際に施行する個別療法とは，理学療法士による理学療法，作業療法士による作業療法，言語聴覚士による言語聴覚療法である。

理学療法とは，運動および感覚刺激を行うことにより，筋力および（または）そのコントロール能力を高め，動作能力と耐久性を高め，疾患の予後を改善し，日常生活活動の改善と社会復帰に貢献するものである。後述の作業療法に比べると，全身運動，移動能力に重点が置かれている。

作業療法とは，その発達段階においては，患者に特定の作業に対して興味をもたせ，生産する過程を通して身体的または精神的な機能障害を診断し評価するとともに，その障害の回復を促進する治療法であった。そのため，陶芸や籐細工，革細工などが作業療法のイメージとして定着し，慢性期の療法と誤解されているきらいもあるが，現在はさまざまな方向に発展し，作業療法士は次のような複数の分野をカバーしている。

a．上肢・手指および体幹を中心とした機能障害の回復のための訓練

b．日常生活活動の訓練および，その改善のための物品の選択指導

c．上肢・手指の装具の作成や義手の装着・操作訓練

d．職業前訓練

e．高次脳機能障害に対する評価と訓練

f．精神科作業療法（p.343）

理学療法と比較すると，(1)機能障害そのものへの対応にとどまらず，より現実的な場面への適応訓練の比重が高い，(2)上肢・手指の動作にかかわることが多い（PTを足の訓練，OTを手の訓練と思いこんでいる患者もいる），(3)物品の利用に関連することが多い，(4)高次脳機能障害・精神的・知的な障害にかかわることが多い，という点があげられよう。しかし，これは施設や対象患者層によっても異なり，一概にこれは作業療法でこれは理学療法と分けるのが困難な場合もある。

言語聴覚士は，発声・構音機能（speech），および言語機能（language），聴覚機能，摂食・嚥下機能にかかわるリハビリテーションを主に行う。

《手技》

1．理学療法

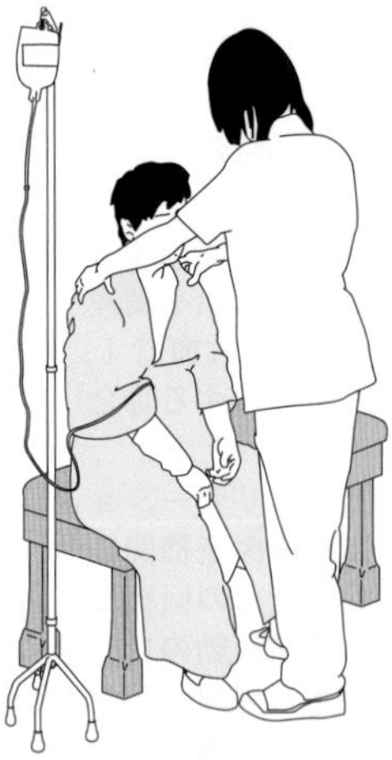

図2-3　**座位バランス訓練**
片麻痺症例では，上肢下肢だけでなく体幹の麻痺もある。急性期から座位バランス訓練や立ち上がり訓練を行う。

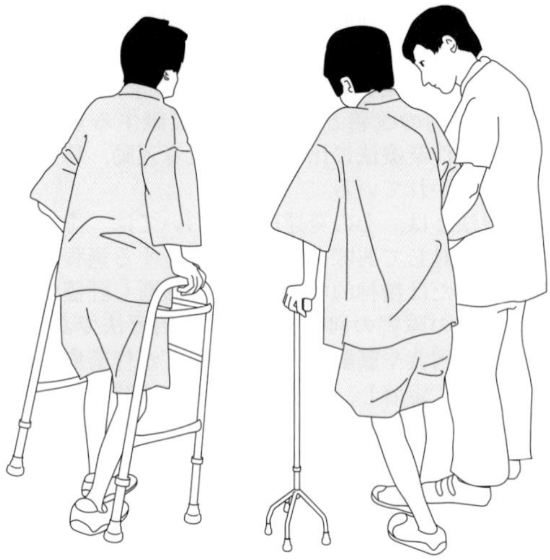

図2-4　**歩行器歩行訓練**　　図2-5　**4点杖歩行訓練**

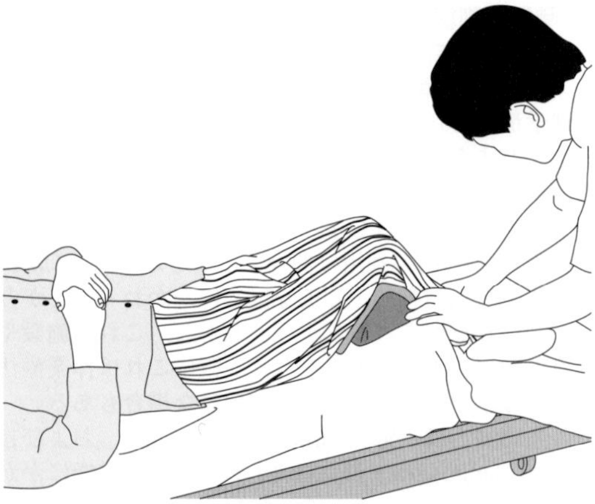

図2-6　**膝関節伸展制限に対する温熱療法**
その後，徒手的関節可動域訓練を行う。

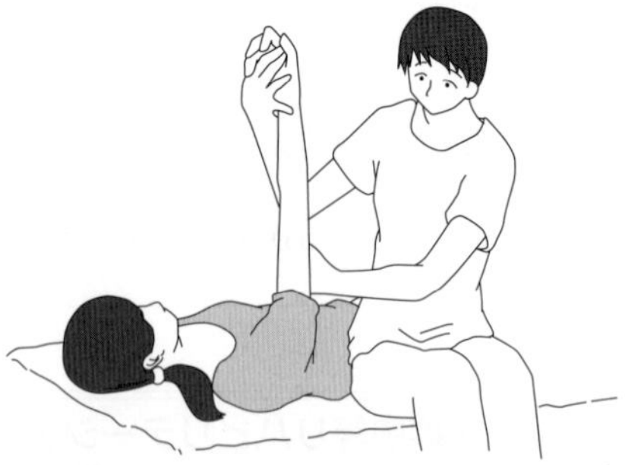

図2-7　**背臥位のまま，麻痺側上肢の筋活動を高めるための訓練**

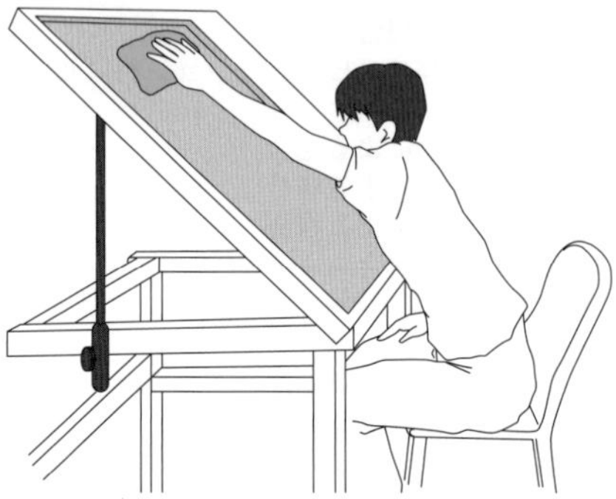

図2-8　**サンディングボード上をリーチすることによる肩関節の拘縮と動きの改善**

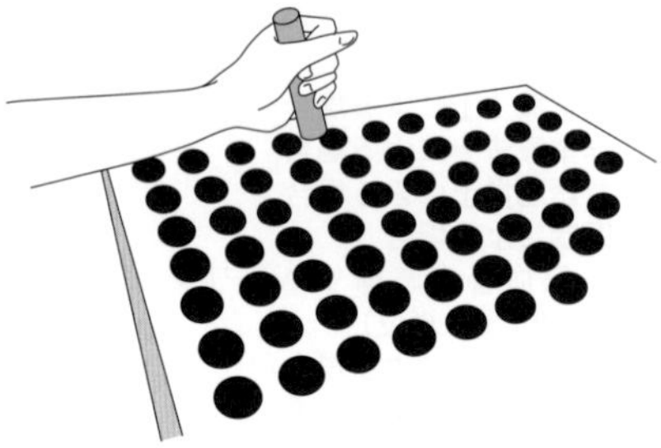

図2-9　**ペグボードを利用した把持と上肢動作の訓練**

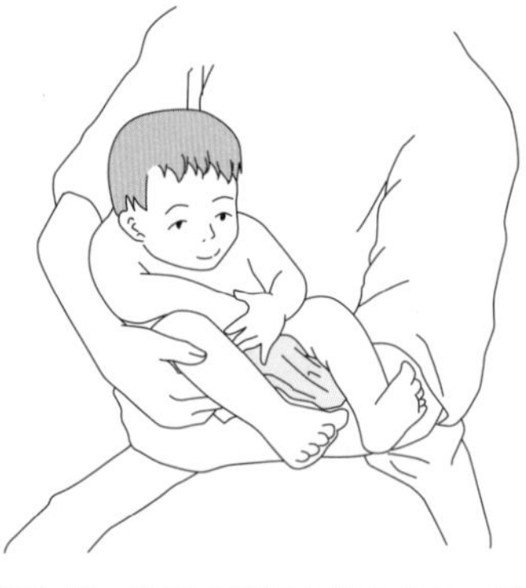

図2-10　**乳児の適切な抱き方の一例**
両肩関節プロトラクション，両股・膝関節90°以上屈曲位，ボールポジション。

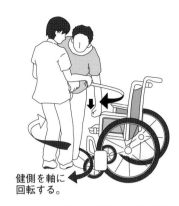

図2-11　左片麻痺症例での移乗訓練
次第に介助を減らし移乗の自立へと近づける。

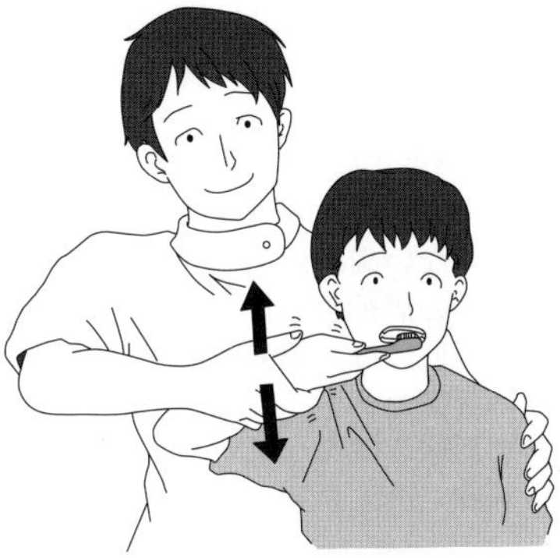

図2-12　整容動作の訓練

理学療法の主な手技には，関節可動域訓練，筋力増強訓練，中枢性麻痺の回復を促す機能回復訓練，バランス訓練などがある。寝返りや座位，移乗などの基本動作訓練，立位歩行訓練，実用歩行訓練，応用歩行訓練（段差・階段・スピード・外乱）においては，適切な装具や杖などの歩行補助具の選択も重要である。多くの場合，病態には，中枢性麻痺と筋力低下，技能と耐久力，運動の障害と運動をコントロールする感覚の障害などの，複数の要素が関わっており，適切な訓練の選択が重要である（図2-3～図2-6参照）。

2．作業療法

作業療法の主な手技は次のようなものである。

a. 上肢・手指および体幹を中心とした機能障害の回復のための訓練

関節可動域訓練，巧緻動作訓練，筋力増強訓練，持久力訓練などの基本的手技と，中枢性麻痺の回復促進のための手技，および物品を用いた訓練を通して，運動機能障害・巧緻動作障害の回復を図る。

脳血管障害片麻痺であれば，急性期ベッドサイドから上肢の機能訓練を行い（図2-7），座位訓練を行う。座位での麻痺側上肢の訓練には器具を用いることも多い（図2-8）。握るからつかむ，つまむ，適切に動かす，といった巧緻動作の訓練も行う（図2-9）。その過程で，興味がもて，集中して長時間行えるように，訓練器具から手芸，木工まで，さまざまな作業課題が工夫されている。

小児であれば，できるだけ正常な発達過程に近づけるべく，遊戯的アプローチも含めて訓練を行う。成人にも共通することだが，正常な上肢や手指の使用には体幹の安定が不可欠であり，とくに小児においては姿勢に対するアプローチをすることが多い（図2-10）。

上肢・手指の末梢神経障害による上肢・手指の機能障害に対しても，温熱療法，関節可動域訓練，巧緻動作訓練，筋力増強訓練，持久力訓練などの基本的手技を行い，かつ，装具（スプリント）の作製なども行う（c. 上肢・手指の装具の作製参照）。

b. 日常生活活動の訓練およびその改善のための物品の選択指導

座位訓練・移乗動作訓練（図2-11），排泄動作訓練，食事動作訓練，更衣動作訓練，歯磨きなどの整容動作訓練（図2-12），入浴動作訓練，家事動作訓練などを行う。このために，作業療法士は病棟生活場面での訓練を行うことが多く，また，作業療法室には台所を模した設備や浴室を模した設備，和室などが用意されることが多い（和室スペースは理学療法の面積に算定してもよい）。

障害の残存するなかでの日常生活活動の改善には，適した用具の選択が不可欠であり，大きいものでは手すり・車椅子・ポータブルトイレから家屋改造まで，小さいものでは食器・爪きりや片手用台所道具まで紹介，助言している。

右手に障害のある症例での左手での書字などの利き手交換訓練も多い。

重度の障害者において，残された機能を用いて器械を操作するためのマン・マシンインターフェイスにかかわることも作業療法士が行うことが多い。わずかな動きを察知するナースコール（既存のナースコールのボタン側のみを改造したもの。図2-13）や，近年はパソコンの利用が増加している（リハビリテーション工学士という職種と協力することもある）。

c. 上肢・手指の装具の作製

上肢・手指の障害がある場合に，関節変形を予防したり，疼痛や筋力低下をカバーする目的で，装具（スプリントという。図2-14）を作製する。下肢装具は義肢装具士に発注することがほとんどだが，上肢・手指のスプリントは作業療法士が作製することもある（作業療法士がスプリント材を用いてスプリントを作製した場合，作業療法の診療報酬として請求している施設と，特定保険医療材料もしくは採型ギプスで請求している施設がある）。

d. 職業前訓練

障害者の職業訓練は，専門の施設で行われているが，その前段階の基本的な社会復帰のための訓練や，あるいは軽度障害者での前職復帰のための訓練などは医療機関の作業療法として行っている。

e. 高次脳機能障害に対する評価と訓練

高次脳機能障害とは，失語症，記憶障害，注意・集中力・認知・判断に関するさまざまな機能の障害を指す比較的新しい概念である。認知症も含まれるが，全般的な認知症よりも，脳外傷や脳腫瘍，脳卒中などによる部分的な脳の障害による障害を総称する場合に一般に用いられている。社会的には交通事故の後遺症など，比較的若年者の社会復帰の障害として問題となりつつある。失語症は言語聴覚士が対応するが，それ以

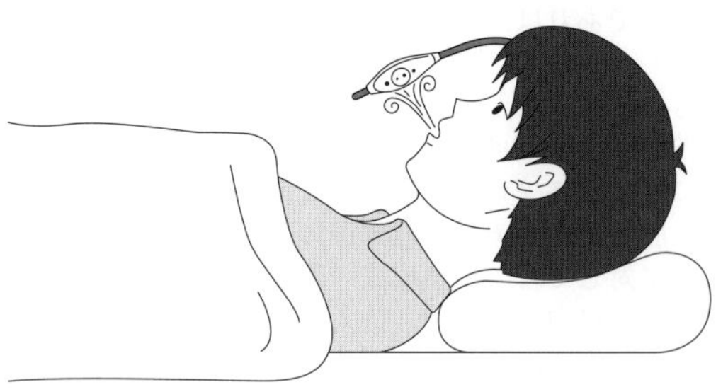

図2-13　呼気でナースコールをするブレスコール

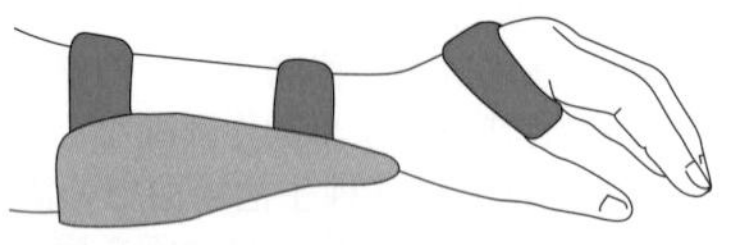

図2-14　橈骨神経麻痺で機能的肢位の保持に用いられるコックアップスプリント

外の，記憶障害や計算障害，注意や集中力の障害，脳卒中片麻痺に多い左半側無視（左側にあるものを認知できない）などは，作業療法士が評価と訓練を担当している場合が多い（施設によっては臨床心理士も担当しているが，保険適応となっていない）。図形模写やパズル，積み木，絵カードや写真カード，筆記課題などが用いられている。多くの施設で，言語聴覚士と協力して評価と訓練を行っている。

3．言語聴覚療法

言語聴覚療法の主な手技は次のようなものである。

a．主に音声障害・構音障害に関するもの

嗄声や吃音，ろれつのまわらない，といった障害に対し，訓練指導を行う。単に発音してもらうだけでなく，呼吸の訓練から開始したり，口腔・咽頭・喉頭の刺激や運動訓練なども行われる。

b．主に失語症に関するもの

「読む」「書く」「聞く」「話す」が，言語の4つの要素といわれている。この4つの要素および「計算」について評価し，訓練を行う。多くの場合，この要素の障害の重症度には差があり，残っている機能をまず利用して訓練課題を選択していく。一般には5題のうち，3～4題はできるレベルの課題を行う。まったくできない機能を直接強いることは意味が少ない。

例をあげれば，失語症の患者に，五十音表や紙とペンを渡しても意図を表出できない。失語症患者にとっては，「文字を組み立てて語をつくる」ことは困難で，「紙に書いて提示された語のなかから指さして選ぶ」ほうが容易なのである。しかも，平仮名よりも，表意文字である漢字のほうがわかりやすいことが多い。絵カードもしばしば用いられ，最近は音や文字・絵が出たりしてポインティングするなどの，パソコンによる訓練も広まっている（五十音表と同様，ワープロはむずかしいことが多い）。

頻度の高い語は使えるが頻度の低い語は使えない，単語は理解できるが語数が増えた文章になると把握できないなども基本的な障害であり，能力に合わせ，少しずつ範囲を広げていく練習をする。

c．主に難聴に関連するもの

補聴器の適切な装用と調節，あるいは人工内耳埋込術の後に，聴覚学習（聴能訓練）を行う。これは，聞こえている音と意味を，頭のなかで結びつける作業である。健常者は，聞こえている音のなかから，環境音と意味のある音（言語・音楽）などを弁別し，聞こえる音のなかから意味を取り出している。日本人がアメリカ人のスピーチを聞いていて，すでに知っている単語が，知っているアクセントやイントネーションで発音されたときだけ聞き取れることをイメージしていただきたい。難聴児においても，言葉についての理解と知識が深まれば，オージオグラムの検査や，単音を聞かせた検査での成績が一緒でも，語や文を聞き取る能力が高まることは証明されている。

実際は，難聴児の場合には，年少であればあるほど，主に母親や家族に対して，コミュニケーションの取り方を指導することが中心となり，医療機関での訓練は，そのモデルを提供する時間となる。コミュニケーションが取れた喜びが，言語に興味をもつ原動力になるからである。

d．摂食・嚥下機能に関連するもの

摂食・嚥下障害に対する訓練には，食物を用いる訓練と食物を用いない訓練がある。食物を用いる訓練では，適切な形態の訓練食の提供が重要で，栄養科の関与も大きい。一般には，誤嚥の危険が高い場合には食物を用いない訓練を行い，誤嚥の危険が許容範囲の症例では，食物形態を調整して安全なものを少量から開始する直接訓練（摂食訓練）を行う（図2-16，p.115）。

《手順》

医師の診察により，リハビリテーション実施計画が作成され，リハビリテーションの個別療法が行われる。医師から各療法士への指示およびその記録に際しては，「処方」用紙が用いられることが多い。なお，2020年度の改定で，リハビリテーション実施計画書の作成・説明・承諾は，疾患別リハビリテーションの開始後1週間以内，遅くとも14日以内でよくなり，計画書作成前は「医師による具体的指示下で実施される場合等に算定が可能」となった。

訓練内容は個々の患者に適切なものを組み合わせて構成される。

施設基準には，専用の訓練室の存在が規定されているが，訓練室外の訓練でも算定が可能である。病棟訓練には，まだ病室を離れるほど病状が安定していない患者でのベッドサイド訓練の場合と，病棟での実際の日常生活の改善に直結するように病棟で訓練を行う場合の両者がある。

患者の退院時に，患者または家族に対して，リハビリテーションの観点から必要な指導を行った場合，B006-3退院時リハビリテーション指導料が算定できる。これは医師が行った場合，あるいは医師の指示のもとに理学療法士または作業療法士が，保健師，看護師，医療ソーシャルワーカー，精神保健福祉士とともに指導を行った場合に算定できる。B007退院前訪問指導料にも理学療法士・作業療法士は関わっている。

《保険請求》

①疾患別リハビリテーション，障害児（者）リハビリテーションまたはがん患者リハビリテーションと同

一の機能訓練室において，同時に行うことは差し支えない。

②脳血管疾患等リハビリテーション料は，医師の指導監督のもと，理学療法士，作業療法士または言語聴覚士の監視下に行われたものについて算定する。

③専任の医師が直接訓練を実施した場合にあっても，理学療法士，作業療法士または言語聴覚士が実施した場合と同様に算定できる。

④Ⅱの届出医療機関で常勤理学療法士２名が専従している場合，またはⅢで常勤理学療法士が専従している場合，運動療法機能訓練技能講習会を受講したあん摩マッサージ指圧師などの従事者が訓練を行っても，医師または理学療法士が事前指示を行い，事後報告を受ける場合に限り，脳血管疾患等リハビリテーション料（Ⅲ）の所定点数を算定できる。

⑤診療録には，評価・訓練内容とともに，開始時間，終了時間の記載が必要である。

⑥実施に当たっては，医師が定期的な効果判定を行い，実施計画書を作成し，開始時およびその後３カ月に１回以上，患者または家族に説明して診療録にその写しを添付する（Ⅰ・Ⅱの施設では，H003-2リハビリテーション総合計画評価料の「１」が算定可能）。

⑦早期リハビリテーション加算は入院患者と一部の外来患者（脳卒中で当該医療機関を退院したもの，または他院を退院した患者でA246「注４」地域連携診療計画加算を算定した患者）に対してリハビリを行った場合に，手術または急性増悪から30日を限度として算定できる。

⑧初期加算（１単位につき45点）についても，入院症例のみならず前項同様の外来症例についても，手術または急性増悪から14日を限度に算定できる。

⑨急性期リハビリテーション加算は，施設における脳血管疾患等に対する発症，手術または急性増悪後，重症患者に対するより早期からの急性期リハビリテーションの実施について評価したもので，入院患者への「注２」「注３」加算とは別に算定できる。特掲診療料の施設基準等別表第９の５第３，４，６及び７の患者は，手術を実施したものおよび急性増悪したものを除き算定できない。

⑩物理療法（マッサージ，温熱療法など）を行った場合には，リハビリテーション料に含まれる。物理療法のみを行った場合には消炎鎮痛等処置（J119，p.90）など処置料で算定する。

⑪従事者１人につき１日18単位を標準とし，週108単位に限り算定する。ただし１日24単位が上限。

⑫患者１人につき１日６単位まで算定できる。回復期リハビリテーション病棟の患者，または脳血管疾患等で発症後60日以内の患者や，以前のADL加算算定に該当するような症例では，９単位までの算定が可能である。

⑬所定点数には，徒手筋力検査およびその他のリハビリテーションに付随する諸検査が含まれる。

⑭標準算定期間は180日以内である。発症，手術または急性増悪の日が明確な場合はその日から180日以内，それ以外の場合は最初の診断日から180日以内とする。ただし，別に厚生労働大臣が定める患者（算定日数上限の除外対象患者：失語症，失認及び失行症の患者，高次脳機能障害の患者，重度の頸髄損傷の患者等）において，治療を継続することにより状態の改善が期待できるもの，あるいは治療上有効であると医学的に判断される場合（『診療点数早見表2024年度版』p.1472「別表第９の８」，p.1472「別表第９の９」）には，標準算定期間を超えても算定できる。

⑮上記の条件を満たさない場合で，必要があって標準算定日数を超えてリハビリテーションを行った場合には，１月13単位に限り，算定できる。

⑯さらに⑮のなかでも，当該患者が入院中の要介護被保険者等である場合には，点数は注６で算定する。

⑰要介護被保険者等に対し，発症，手術もしくは急性増悪または最初に診断された日から60日を経過後，過去３月以内にH003-4目標設定等支援・管理料を算定していない場合は，所定点数の100分の90に相当する点数を算定する（注７の規定）。

⑱「注８」リハビリテーションデータ提出加算は，データ提出の実績が認められた保険医療機関において，脳血管疾患等リハビリテーション料を現に算定している患者について，データを提出する外来診療に限り算定する。データ提出を行っていない場合またはデータ提出に遅延等が認められた場合，当該月の翌々月以降は算定できない。

⑲要介護認定申請中の者または要介護被保険者等で介護保険によるリハビリへ移行予定のものについて患者の同意が得られた場合，利用予定の指定通所リハビリ事業所等に対して，３月以内に作成したリハビリテーション実施計画書または総合実施計画書等を文書により提供する。

⑳脳血管疾患等リハビリテーション実施患者で，転医や転院に伴い他医療機関でリハビリテーションを継続予定のものについて，患者の同意が得られた場合，他医療機関に対して３月以内に作成したリハビリテーション実施計画書または総合実施計画書等を文書により提供する。

《適応》

脳血管疾患等リハビリテーション料の対象となる患者は，特掲診療料の施設基準等別表第９の５に掲げる患者であって，次のいずれかに該当するものをいい，医師が脳血管疾患等リハビリテーションが必要であると認めるものである。

ア　急性発症した脳血管障害またはその手術後の患者として，脳梗塞，脳出血，くも膜下出血，脳損傷，脳炎，急性脳症（低酸素性脳症など），髄膜炎などのもの。

イ　急性発症した中枢神経疾患またはその手術後の患者として，脳膿瘍，脊髄損傷，脊髄腫瘍，脳腫瘍摘出術などの開頭術後，てんかん重積状態などのもの。

ウ　神経疾患として，多発性神経炎（ギラン・バレー症候群など），多発性硬化症，末梢神経障害（顔面神経麻痺など）などのもの。

エ　慢性の神経筋疾患として，パーキンソン病，脊髄小脳変性症，運動ニューロン疾患（筋萎縮性側索硬化症），遺伝性運動感覚性ニューロパチー，末梢神経障害，皮膚筋炎，多発性筋炎などのもの。

オ　失語症，失認および失行，高次脳機能障害の患者。

カ　難聴や人工内耳植込手術などに伴う聴覚・言語機

能の障害を有する患者として，音声障害，構音障害，言語発達障害，難聴に伴う聴覚・言語機能の障害または人工内耳植込手術等に伴う聴覚・言語機能の障害をもつ患者。

キ　顎・口腔の先天異常に伴う構音障害を有する患者

ク　舌悪性腫瘍等の手術による構音障害を有する患者

ケ　リハビリテーションを要する状態であって，一定程度以上の基本動作能力，応用動作能力，言語聴覚能力の低下および日常生活能力の低下をきたしている患者として，脳性麻痺などに伴う先天性の発達障害等の患者であって，治療開始時の機能的自立度評価法（FIM：Functional Independence Measure）115以下，基本的日常生活活動度（BI：Barthel Index）85以下の状態などのもの。

レセプト摘要欄　算定単位数及び実施日数を記載する。

疾患名及び発症年月日，手術年月日，急性増悪した年月日又は最初に診断された年月日を記載する。

〔標準的算定日数を超えて月13単位を超えて疾患別リハビリテーションを行う患者のうち，治療を継続することにより状態の改善が期待できると医学的に判断される場合（特掲診療料の施設基準等別表第9の8第1号に掲げる患者であって，別表第9の9第1号に掲げる場合）〕心大血管疾患リハビリテーション料（項番364）と同様

（新たな疾患が発症し，新たに他の疾患別リハビリテーションを要する状態となった場合）新たな疾患名及び治療開始年月日又は発症年月日等を記載する

【早期リハビリテーション加算】（入院中の患者以外の患者が当該加算を算定する場合）地域連携診療計画加算の算定患者である旨を記載する

【初期加算】（入院中の患者以外の患者が当該加算を算定する場合）地域連携診療計画加算の算定患者である旨を記載する

【急性期リハビリテーション加算】算定の根拠となった要件〔H000⑾に掲げるアからエまでのいずれか〕を日毎に記載する

適応疾患

1．適応が確実なもの

ICD10コード	傷病名
A17.0＋	結核性髄膜炎
A52.3	神経梅毒，詳細不明
A80	急性灰白髄炎〈ポリオ〉
A81	中枢神経系のスローウイルス感染症
A85	その他のウイルス性脳炎
A87	ウイルス性髄膜炎
B00.3＋	ヘルペスウイルス性髄膜炎
B00.4＋	ヘルペスウイルス性脳炎
B02.0＋	帯状疱疹性脳炎
B02.1＋	帯状疱疹性髄膜炎
B05.0＋	麻疹，脳炎を合併するもの
B06.0＋	風疹，神経合併症を伴うもの
B22.0	脳症を起こしたHIV病
B22.2	消耗症候群を起したHIV病
B26.2＋	ムンプス脳炎
B37.5＋	カンジダ性髄膜炎
B45.1	脳クリプトコッカス症
B58.2＋	トキソプラズマ髄膜脳炎
B90.0	中枢神経系結核の続発・後遺症
B91	灰白髄炎〈ポリオ〉の続発・後遺症
B94.1	ウイルス性脳炎の続発・後遺症
D18	血管腫およびリンパ管腫，各部位
E85.1	ニューロパチー性遺伝性家族性アミロイドーシス
G00-G09	中枢神経系の炎症性疾患
G10-G13	主に中枢神経系を障害する系統萎縮症
G20-G26	錐体外路障害および異常運動
G30-G32	神経系のその他の変性疾患
G35-G37	中枢神経系の脱髄疾患
G41	てんかん重積状態
G46	脳血管疾患における脳の血管性症候群
G51	顔面神経障害
G54	神経根および神経叢障害
G55	他に分類される疾患における神経根および神経叢の圧迫
G56	上肢の単ニューロパチー
G57	下肢の単ニューロパチー
G59	他に分類される疾患における単ニューロパチー
G60-G64	多発性ニューロパチーおよびその他の末梢神経系の障害
G70-G73	神経筋接合部および筋の疾患
G80-G83	脳性麻痺およびその他の麻痺性症候群
G90-G99	その他の神経系の障害
I60-I69	脳血管疾患
K07.6	顎関節障害
M30-M36	全身性結合組織障害
R26	歩行および移動の異常
R27	その他の協調運動障害
R29.3	姿勢異常
R41	認知機能および自覚に関するその他の症状および徴候
R47	会話の障害，他に分類されないもの
R48	読字障害およびその他の表象機能の障害，他に分類されないもの
R49	音声の障害
S06	頭蓋内損傷
S14	頸部の神経および脊髄の損傷
S24	胸部の神経および脊髄の損傷
S34	腹部，下背部および骨盤部の神経および脊髄の損傷
S44	肩および上腕の神経損傷
S54	前腕の神経損傷
S64	手首および手の神経損傷
S74	股関節部および大腿の神経損傷
S84	下腿の神経損傷
S94	足首および足の神経損傷
T09	脊椎および体幹のその他の損傷，部位不明

2．適応の可能性あり

ICD10コード	傷病名
B92	ハンセン病の続発・後遺症
D33	脳および中枢神経系のその他の部位の良性腫瘍
D43	脳および中枢神経系の性状不詳または不明の新生物
H90	伝音および感音難聴
H91	その他の難聴
T34	組織壊死を伴う凍傷

H001-2 廃用症候群リハビリテーション料

1 廃用症候群リハビリテーション料（Ⅰ）（1単位）
- イ 理学療法士による場合 180点
- ロ 作業療法士による場合 180点
- ハ 言語聴覚士による場合 180点
- ニ 医師による場合 180点

2 廃用症候群リハビリテーション料（Ⅱ）（1単位）
- イ 理学療法士による場合 146点
- ロ 作業療法士による場合 146点
- ハ 言語聴覚士による場合 146点
- ニ 医師による場合 146点

3 廃用症候群リハビリテーション料（Ⅲ）（1単位）
- イ 理学療法士による場合 77点
- ロ 作業療法士による場合 77点
- ハ 言語聴覚士による場合 77点
- ニ 医師による場合 77点
- ホ イからニまで以外の場合 77点

注2 早期リハビリテーション加算 25点
注3 初期加算 45点
注4 急性期リハビリテーション加算新 50点
注6イ 廃用症候群リハビリテーション料（Ⅰ）（1単位）
- (1) 理学療法士による場合 108点
- (2) 作業療法士による場合 108点
- (3) 言語聴覚士による場合 108点
- (4) 医師による場合 108点

注6ロ 廃用症候群リハビリテーション料（Ⅱ）（1単位）
- (1) 理学療法士による場合 88点
- (2) 作業療法士による場合 88点
- (3) 言語聴覚士による場合 88点
- (4) 医師による場合 88点

注6ハ 廃用症候群リハビリテーション料（Ⅲ）（1単位）
- (1) 理学療法士による場合 46点
- (2) 作業療法士による場合 46点
- (3) 言語聴覚士による場合 46点
- (4) 医師による場合 46点
- (5) (1)から(4)まで以外の場合 46点

注8 リハビリテーションデータ提出加算 50点

脳血管疾患等リハビリテーションの一部とされていた廃用症候群リハビリテーション料が2016年改定で独立した。内容はおおむね，従来の脳血管疾患等における廃用症候群と同様ではある。

適応は，急性疾患等に伴う安静による廃用症候群の患者であり，一定程度以上の基本動作能力，応用動作能力，言語聴覚能力および日常生活能力の低下をきたしているものである。ここでの一定程度以上の低下とは，FIM115以下ないしはBI85以下を指す。

施設基準は，脳血管疾患等リハビリテーション料算定施設の基準を取得しているものであり，脳血管障害等リハビリテーションの療法士と廃用症候群リハビリテーションの療法士の兼務は可能である。

標準的算定期間は，廃用症候群の診断または急性増悪から120日間である。ただし，治療を継続することにより状態の改善が期待できると医学的に判断された場合やその他の別に指定された範囲（他の疾患群リハの規定と同様）（『診療点数早見表2024年度版』p.1472「別表第9の8」，p.1472「別表第9の9」）においては，120日を超えても算定できる。

一方，初期加算（45点），早期リハビリテーション加算（25点）の起算日は，廃用症候群の診断または急性増悪日ではなく，廃用症候群の原因となった急性疾患の発症，急性増悪，手術または当該患者の廃用症候群の急性増悪からとなる。例えば急性腹症による開腹術に伴う廃用症候群の場合，術後すぐに開始した場合と，2-3週間たってから廃用症候群リハビリテーションを行った場合には，加算を算定できる期間が異なることになる。本来の意味で，リハビリテーションの早期開始を誘導しているルールである。

廃用症候群リハビリテーションの算定にあたっては，「廃用症候群に関わる評価表」の毎月の作成・提出が必要である。項目は若干増加している。

脳血管疾患等リハビリテーション料，心臓・大血管リハビリテーション料，呼吸器リハビリテーション料，運動器リハビリテーション料を算定できる病名の患者においても，廃用症候群による症状に対しリハビリテーションを行った場合には，廃用症候群リハビリテーションを算定する。

《保険請求》

①必要があって廃用症候群の診断または急性増悪から120日を超えてリハビリテーションを行った場合は，1月13単位に限り算定できる。患者が入院中の要介護被保険者等である場合には，施設基準の区分に従い，「注6」の点数を算定する。

②要介護被保険者等に対し，廃用症候群の診断または急性増悪から40日を経過後，過去3月以内にH003-4目標設定等支援・管理料を算定していない場合は，所定点数の100分の90に相当する点数を算定する。

③所定点数には，徒手筋力検査およびその他のリハビリテーションに付随する諸検査が含まれる。

④医師の指導監督の下，理学療法士，作業療法士または言語聴覚士の監視下に行われたものを算定する。また，専任の医師が直接訓練を実施した場合でも，理学療法士等が実施した場合と同様に算定できる。

⑤当該リハビリテーションは，1人の従事者が1人の患者に対して重点的に個別的訓練を行う必要があると認められる場合で，理学療法士，作業療法士または言語聴覚士と患者が1対1で行うもの。

⑥実施単位数は，従事者1人につき1日18単位を標準とし，週108単位まで，1日24単位を上限とする。ま

た，当該実施単位数は，他の疾患別リハビリテーション等の実施単位数を合わせた単位数である。従事者が心大血管疾患リハビリテーションを実施する場合には，心大血管疾患リハビリテーションに従事した時間20分を１単位とみなしたうえで計算する。
⑦物理療法（マッサージ，温熱療法など）はリハビリテーション料に含まれる。物理療法のみを行った場合には消炎鎮痛等処置（J119，p.90）など処置料で算定する。
⑧急性期リハビリテーション加算は，施設における急性疾患等の発症，手術もしくは急性増悪または廃用症候群に係る急性増悪後，重症患者に対するより早期からの急性期リハビリテーションの実施について評価したもので，入院患者に対する「注２」「注３」の加算とは別に算定できる。
⑨「注８」リハビリテーションデータ提出加算は，データ提出の実績が認められた保険医療機関において，廃用症候群リハビリテーション料を現に算定している患者について，データを提出する外来診療に限り算定する。データ提出を行っていない場合またはデータ提出に遅延等が認められた場合，当該月の翌々月以降は算定できない。
⑩要介護認定申請中の者または要介護被保険者等で介護保険によるリハビリへ移行予定のものについて，患者の同意が得られた場合に，利用予定の指定通所リハビリテーション事業所等に対して，３月以内に作成したリハビリテーション実施計画書または総合実施計画書等を文書により提供する。
⑪廃用症候群リハビリテーション実施患者で，転医や転院に伴い他医療機関でリハビリテーションを継続予定のものについて，患者の同意が得られた場合，他医療機関に対して，３月以内に作成したリハビリテーション実施計画書または総合実施計画書等を文書により提供する。

レセプト摘要欄　算定単位数及び実施日数を記載する。
廃用症候群の診断又は急性増悪した年月日を記載する。
廃用症候群に係る評価表を添付する又は同様の情報を「摘要」欄に記載する。
〔標準的算定日数を超えて月13単位を超えて疾患別リハビリテーションを行う患者のうち，治療を継続することにより状態の改善が期待できると医学的に判断される場合（特掲診療料の施設基準等別表第９の８第１号に掲げる患者であって，別表第９の９第１号に掲げる場合）〕心大血管疾患リハビリテーション料（項番364）と同様。
（新たな疾患が発症し，新たに他の疾患別リハビリテーションを要する状態となった場合）新たな疾患名及び治療開始日又は発症月日等を記載する
【早期リハビリテーション加算】当該患者の廃用症候群にかかる急性疾患等の疾患名とその発症，手術若しくは急性増悪の月日，又は廃用症候群の急性増悪の年月日を記載する
【初期加算】当該患者の廃用症候群にかかる急性疾患等の疾患名とその発症，手術若しくは急性増悪の月日，又は廃用症候群の急性増悪の月日を記載する
【急性期リハビリテーション加算】算定の根拠となった要件〔H000⑾に掲げるアからエまでのいずれか〕を日毎に記載する

適応疾患　対象症例の定義は「急性疾患等（治療の有無を問わない）に伴う安静による廃用症候群であって，一定程度以上の基本動作能力，応用動作能力，言語聴覚能力及び日常生活能力の低下を来しているもの」である。急性疾患が発症したこと，あるいは慢性疾患が急性増悪したことが明確にわかる病名が必要であり，かつ，廃用症候群の病名も必要。
廃用症候群をきたす疾患の例　▶ARDS ▶DIC ▶消化管穿孔 ▶イレウス ▶インフルエンザ感染 ▶肺炎 ▶敗血症 ▶敗血症性ショック ▶出血性ショック ▶急性腎不全 ▶慢性腎不全急性増悪 ▶気胸 ▶胆嚢炎・胆管炎 ▶急性肝不全 ▶消化管出血 ▶急性虫垂炎 ▶腹膜炎 ▶上腸間膜動脈症候群 ▶食道静脈瘤破裂 ▶多臓器不全 ▶深頸部膿瘍 ▶体表面の熱傷および腐食

H002　運動器リハビリテーション料

1　運動器リハビリテーション料（Ⅰ）（１単位）		
イ	理学療法士による場合	185点
ロ	作業療法士による場合	185点
ハ	医師による場合	185点
2　運動器リハビリテーション料（Ⅱ）（１単位）		
イ	理学療法士による場合	170点
ロ	作業療法士による場合	170点
ハ	医師による場合	170点
3　運動器リハビリテーション料（Ⅲ）（１単位）		
イ	理学療法士による場合	85点
ロ	作業療法士による場合	85点
ハ	医師による場合	85点
ニ	イからハまで以外の場合	85点
注２	早期リハビリテーション加算	25点
注３	初期加算	45点
注４	急性期リハビリテーション加算 新	50点
注６イ	運動器リハビリテーション料（Ⅰ）（１単位）	
⑴	理学療法士による場合	111点
⑵	作業療法士による場合	111点
⑶	医師による場合	111点
注６ロ	運動器リハビリテーション料（Ⅱ）（１単位）	
⑴	理学療法士による場合	102点
⑵	作業療法士による場合	102点
⑶	医師による場合	102点
注６ハ	運動器リハビリテーション料（Ⅲ）（１単位）	
⑴	理学療法士による場合	51点
⑵	作業療法士による場合	51点
⑶	医師による場合	51点
⑷	⑴から⑶まで以外の場合	51点
注８	リハビリテーションデータ提出加算	50点

《目的・方法》
運動器リハビリテーション料は，主に整形外科疾患を対象としたもので，種々の運動療法，物理療法，応用的動作能力，社会的適応能力の回復などを目的とした作業療法などを組み合わせて行い，基本的動作能力の回復などを通して，実用的な日常生活における諸活動の自立を図るものである。最近ではFIMやBarthel Index（BI）を用いたリハビリテーション効果の評価が用いられている。

リハビリ

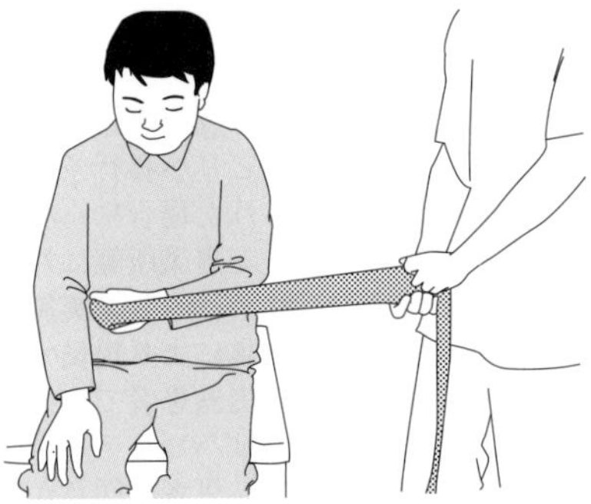

図2-15　筋力増強訓練

肩関節周囲炎症例に，ゴムバンドを用いて肩関節の内旋を訓練している。

《手技》

1．理学療法

理学療法の主な手技には，関節可動域訓練，筋力増強訓練，持久力訓練，バランス訓練などがある。寝返りや座位，移乗などの基本動作訓練，立位歩行訓練，実用歩行訓練，応用歩行訓練（段差・階段・スピード・外乱）においては，適切な装具や杖などの歩行補助具の選択も重要である。多くの場合，病態には，骨関節の変形，筋力低下，技能と耐久力，運動の障害，運動をコントロールする感覚の障害などの，複数の要素が関わっており，適切な訓練の選択が重要である（図2-3〜図2-6参照）。

2．作業療法

作業療法の主な手技は次のようなものである。

a．上肢・手指および体幹を中心とした機能障害の回復のための訓練

関節可動域訓練，巧緻動作訓練，筋力増強訓練，持久力訓練などの基本的手技と，物品を用いた訓練を通して，運動機能障害・巧緻動作障害の回復を図る（図2-15）。

小児であれば，できるだけ正常な発達過程に近づけるべく，遊戯的アプローチも含めて訓練を行う。

関節リウマチや熱傷，上肢・手指の末梢神経障害による上肢・手指の機能障害に対しても，温熱療法，関節可動域訓練，巧緻動作訓練，筋力増強訓練，持久力訓練などの基本的手技を行い，かつ，装具（スプリント）の作製なども行う（c. 上肢・手指の装具の作製参照）。とくに，整形外科・形成外科とかかわる手指の障害に関する一連の治療手技は，「ハンドセラピー」と総称され，欧米では独立したハンドセラピストが存在する分野である。

b．日常生活活動の訓練およびその改善のための物品の選択指導

座位訓練・移乗動作訓練（図2-11），排泄動作訓練，食事動作訓練，更衣動作訓練，歯磨きなどの整容動作訓練（図2-12），入浴動作訓練，家事動作訓練などを行う。

このために，作業療法士は病棟生活場面での訓練を行うことが多く，また，作業療法室には台所を模した設備や浴室を模した設備，和室などが用意されることが多い（和室スペースは理学療法の面積に算定してもよい）。

障害の残存するなかでの日常生活活動の改善には，適した用具の選択が不可欠であり，手すり・車椅子・ポータブルトイレから大きいものでは家屋改造まで，小さいものでは長尺の靴べら，靴下着脱用の自助具など，関節リウマチ患者への自助具（生活を便利にするグッズ）の紹介・作製・使用訓練も多い。

c．上肢・手指の装具の作製

上肢・手指の障害がある場合に，関節変形を予防したり，疼痛や筋力低下をカバーする目的で，装具（スプリントという。図2-14）を作製する。下肢装具は義肢装具士に発注することがほとんどだが，上肢・手指のスプリントは作業療法士が作製することもある（作業療法士がスプリント材を用いてスプリントを作製した場合，作業療法の診療報酬として請求している施設と，特定保険医療材料もしくは採型ギプスで請求している施設がある）。

《手順》

医師の診察により，リハビリテーション実施計画書が作成され，リハビリテーションの個別療法が行われる。医師から各療法士への指示およびその記録に際しては，「処方」用紙が用いられる。

訓練内容は個々の患者に適切なものを組み合わせて構成される。

施設基準には，専用の訓練室の存在が規定されているが，訓練室外の訓練でも算定が可能である。病棟訓練には，まだ病室を離れるほど病状が安定していない患者でのベッドサイド訓練の場合と，病棟での実際の日常生活訓練を行う場合がある。

患者の退院時に，患者または家族に対して，リハビリテーションの観点から必要な指導を行った場合，B006-3退院時リハビリテーション指導料が算定できる。これは医師が行った場合，あるいは医師のもとに理学療法士または作業療法士が，保健師，看護師，医療ソーシャルワーカー，精神保健福祉士とともに指導を行った場合に算定できる。

B007退院前訪問指導料は医師の指示のもと，理学療法士・作業療法士が患家を訪問し，指導を行った場合に算定できる。

《保険請求》

①運動器リハビリテーション料は，医師の指導監督のもと，理学療法士，作業療法士の監視下に行われたものについて算定する。

②専任の医師が直接訓練を実施した場合にあっても，理学療法士，作業療法士が実施した場合と同様に算定できる。

③施設基準（Ⅱ）あるいは（Ⅲ）の届出を行った施設で，運動療法機能訓練技能講習会を受講したあん摩マッサージ指圧師などの従事者が訓練を行っても，医師または理学療法士に事前指示・事後報告を行う場合に限り，運動器リハビリテーション料（Ⅲ）の所定点数を算定できる。

④診療録には，訓練内容・要点とともに，開始時間，終了時間の記載が必要である。

⑤実施に当たっては，リハビリテーション実施計画書をリハビリ開始後原則７日以内，遅くとも14日以内に作成し，また開始時およびその後３カ月に１回以

上，患者または家族に説明して交付し，診療録にその写しを添付する必要がある〔(Ⅰ)（Ⅱ）の施設では，H003-2リハビリテーション総合計画評価料の「１」(300点),「２」(240点)（p.113）を１カ月に１回に限り算定可能である〕。

⑥早期リハビリテーション加算（１単位につき25点）は発症，手術または急性増悪から30日を限度として加算する。初期加算（１単位につき45点）は発症，手術または急性増悪から14日を限度として加算する。入院患者ではなくても一部の外来患者には算定可能である。

⑦急性期リハビリテーション加算は，施設における運動器疾患に対する発症，手術または急性増悪後，重症患者に対するより早期からの急性期リハビリテーションの実施について評価したものであり，入院患者に対する「注２」「注３」加算とは別に算定できる。特掲診療料の施設基準等別表第９の６第２号に掲げる患者は，手術を実施したものおよび急性増悪したものを除き，当該加算は算定できない。

⑧リハビリテーションとあわせて物理療法などを行った場合には，リハビリテーション料に含まれる。物理療法などのみを行った場合には，J118介達牽引（p.88），J118-2矯正固定（p.89），J119消炎鎮痛等処置（p.90），J119-2腰部又は胸部固定帯固定（p.90），J119-3低出力レーザー照射（p.91）など，処置料で算定する。

⑨従事者１人につき１日18単位を標準とし，週108単位に限り算定する。ただし，１日24単位が上限。

⑩患者１人につき１日６単位まで算定できる。

⑪所定点数には，徒手筋力検査およびその他のリハビリテーションに付随する諸検査が含まれる。

⑫標準算定期間は発症，手術もしくは急性増悪，または最初に診断された日から150日である。ただし，別に厚生労働大臣が定める患者（算定日数上限の除外対象患者：重度の頸髄損傷の患者，外傷性の肩関節腱板損傷の患者，回復期リハビリテーション病棟入院料を算定する患者等）において，治療を継続することにより状態の改善が期待できるもの，あるいは治療上有効であると医学的に判断される場合（『診療点数早見表2024年度版』p.1472「別表第９の８」，p.1472「別表第９の９」）には，標準算定期間を超えても算定できる。

⑬上記の条件を満たさない場合で，必要があって標準算定日数を超えてリハビリテーションを行った場合には，１月13単位に限り，算定できる。

⑭さらに⑬のなかでも，当該患者が入院中の要介護被保険者等である場合には，点数は注６のとおり算定する。

⑮要介護被保険者等に対し，発症，手術もしくは急性増悪または最初に診断された日から50日を経過後，過去３月以内にH003-4目標設定等支援・管理料を算定していない場合には，所定点数の100分の90に相当する点数を算定する。

⑯「注８」リハビリテーションデータ提出加算は，データ提出の実績が認められた保険医療機関において，運動器リハビリテーション料を現に算定している患者について，データを提出する外来診療に限り算定する。データ提出を行っていない場合またはデータ提出に遅延等が認められた場合，当該月の翌々月以降は算定できない。

⑰要介護認定申請中の者または要介護被保険者等であって，介護保険によるリハビリへ移行予定のものについて，患者の同意が得られた場合に，利用予定の指定通所リハビリテーション事業所等に対して，３月以内に作成したリハビリテーション実施計画書または総合実施計画書等を文書により提供する。

⑱運動器リハビリテーション実施患者であって，転医や転院に伴い他医療機関でリハビリテーションが継続予定であるものについて，患者の同意が得られた場合，他医療機関に対して，３月以内に作成したリハビリテーション実施計画書または総合実施計画書等を文書により提供する。

《適応》

医師が個別のリハビリテーションが必要と認めるもので，次のいずれかに該当するものとされている。

ア　急性発症した運動器疾患またはその手術後の患者として，上・下肢の複合損傷（骨，筋・腱・靱帯，神経，血管のうち３種類以上の複合損傷），脊椎損傷による四肢麻痺（１肢以上），体幹・上肢・下肢の外傷・骨折，切断・離断（義肢），運動器の悪性腫瘍などのもの。

イ　慢性の運動器疾患により，一定程度以上の運動機能の低下および日常生活能力の低下をきたしている患者として，関節の変性疾患，関節の炎症性疾患，熱傷瘢痕による関節拘縮，運動器不安定症，糖尿病足病変などのもの。ここでいう運動器不安定症とは，高齢化により，バランス能力および移動歩行能力の低下が生じ，閉じこもり，転倒リスクが高まった状態を指すとされる（『診療点数早見表2024年度版』p.634）。

そのほかの適応疾患として，次の例があげられる。

骨の密度および構造の障害（骨粗鬆症），体内整形外科的プロテーシス（人工関節など）

レセプト摘要欄　算定単位数及び実施日数を記載する。

疾患名及び発症年月日，手術年月日，急性増悪した年月日又は最初に診断された年月日を記載する。

〔標準的算定日数を超えて月13単位を超えて疾患別リハビリテーションを行う患者のうち，治療を継続することにより状態の改善が期待できると医学的に判断される場合（特掲診療料の施設基準等別表第９の８第１号に掲げる患者であって，別表第９の９第１号に掲げる場合)〕心大血管疾患リハビリテーション料（項番364）と同様。

（新たな疾患が発症し，新たに他の疾患別リハビリテーションを要する状態となった場合）新たな疾患名及び治療開始年月日又は発症年月日等を記載する

【早期リハビリテーション加算】（入院中の患者以外の患者が当該加算を算定する場合）地域連携診療計画加算の算定患者である旨を記載する

【初期加算】（入院中の患者以外の患者が当該加算を算定する場合）地域連携診療計画加算の算定患者である旨を記載する

【急性期リハビリテーション加算】算定の根拠となった要件〔H000⑾に掲げるアからエまでのいずれか〕を日毎に記載する

適応疾患

1．適応が確実なもの

ICD10コード	傷病名
A18.0＋	骨および関節の結核
B90.2	骨および関節の結核の続発・後遺症
D16	骨および関節軟骨の良性新生物の後遺症
E144	糖尿病足病変
M05-M14	炎症性多発関節障害
M15-M19	関節症
M20-M25	その他の関節障害
M40-M43	変形性脊柱障害
M45-M49	脊椎障害
M50-M54	その他の脊柱障害
M60-M63	筋障害
M65-M68	滑膜および腱の障害
M70-M79	その他の軟部組織障害
M80-M85	骨の密度および構造の障害
M86-M90	その他の骨障害
M91-M94	軟骨障害
M95-M99	筋骨格系および結合組織のその他の障害
S12	頚椎骨折
S13	頚部の関節および靱帯の脱臼，捻挫
S22	肋骨・胸骨および胸椎骨折
S23	胸部の関節および靱帯の脱臼，捻挫
S32	腰椎および骨盤の骨折
S33	腰椎および骨盤の関節および靱帯の脱臼，捻挫
S42	肩甲骨，鎖骨および上腕骨の骨折
S43	肩関節および靱帯の脱臼，捻挫
S46	肩関節および上腕の筋および腱の損傷
S48	肩および上腕の外傷性切断
S49	肩関節および上腕のその他および詳細不明の損傷
S52	前腕の骨折
S53	肘の関節および靱帯の脱臼，捻挫
S56	前腕の筋および腱の損傷
S57	前腕の挫滅損傷
S58	前腕の外傷性切断
S59	前腕のその他および詳細不明の損傷
S62	手首および手の骨折
S63	手首および手の関節および靱帯の脱臼，捻挫
S66	手首および手の筋および腱の損傷
S67	手首および手の挫滅損傷
S68	手首および手の外傷性切断
S69	手首および手のその他および詳細不明の損傷
S69	手指の骨折・捻挫
S72	大腿骨骨頭・頚部骨折頚部骨折
S72	大腿骨骨折
S73	股関節部の関節および靱帯の脱臼，捻挫
S76	股関節部および大腿の筋および腱の損傷
S77	股関節部および大腿の挫滅損傷
S78	股関節部および大腿の外傷性切断
S79	股関節部および大腿のその他および詳細不明の損傷
S82	下腿の骨折，足首を含む
S83	膝の関節および靱帯の脱臼，捻挫
S86	下腿の筋および腱の損傷
S87	下腿の挫滅損傷
S88	下腿の外傷性切断
S89	下腿のその他および詳細不明の損傷
S92	足の骨折
S93	足首および足の関節および靱帯の脱臼，捻挫
S96	足首および足の筋および腱の損傷
S97	足首および足の挫滅損傷
S98	足首および足の外傷性切断
S98	足趾の骨折・捻挫
S99	足首および足のその他および詳細不明の損傷
T02	多部位の骨折
T03	多部位の脱臼，捻挫
T04	多部位の挫滅損傷
T05	多部位の外傷性切断
T06	多部位のその他の損傷，他に分類されないもの
T08-T14	部位不明の体幹もしくは四肢の損傷又は部位不明の損傷
T84	体内整形外科的人工関節，挿入物および移植片の合併症

2．適応の可能性あり

ICD10コード	傷病名
C40	四肢の骨および関節軟骨の悪性新生物の後遺症
C41	その他および関節軟骨の悪性新生物の後遺症
C49	その他の結合組織および軟部組織の悪性新生物の後遺症
C90	多発性骨髄腫および悪性形質細胞腫瘍の後遺症
D21	結合組織およびその他の軟部組織のその他の良性腫瘍の後遺症
T87.3	切断端の神経腫

H003　呼吸器リハビリテーション料

1　呼吸器リハビリテーション料（Ⅰ）（1単位）		
イ	理学療法士による場合	175点
ロ	作業療法士による場合	175点
ハ	言語聴覚士による場合	175点
ニ	医師による場合	175点
2　呼吸器リハビリテーション料（Ⅱ）（1単位）		
イ	理学療法士による場合	85点
ロ	作業療法士による場合	85点
ハ	言語聴覚士による場合	85点
ニ	医師による場合	85点
注2	早期リハビリテーション加算	25点
注3	初期加算	45点
注4	急性期リハビリテーション加算 新	50点
注6	リハビリテーションデータ提出加算	50点

《目的・方法》

呼吸器リハビリテーションには2つの大きな役割がある。1つは慢性閉塞性肺疾患などの慢性呼吸器疾患症例に対する治療，もう1つは急性期の呼吸器リハビリテーションである。

慢性呼吸器疾患においては，リハビリテーションはガイドラインでも推奨されている重要な治療手段の1つである。呼吸の効率を改善し，筋肉および呼吸循環系の廃用症候群を改善させるという運動による直接的な効果と，栄養指導や感染予防，パニックコントロール，疾患管理などのより広い患者指導を組み合わせた包括的なアプローチである。運動耐容能（疲れずに運動できる能力）の改善，年間急性増悪入院日数の減少などの効果が証明されている。

急性期の呼吸器リハビリテーションは，呼吸筋力の改善や痰の喀出の援助を通して，重症の呼吸不全状態からの改善を助ける手段である。人工呼吸器からの離脱（呼吸器を使用しなくてもよい状態まで改善させること）や抜管（気管にチューブを通して呼吸を援助しなければならない状態から改善させること）を助ける。胸郭に対する徒手的な療法が中心となるが，次第に改善してきた症例に対しては，さらに座位や立位・歩行といった日常生活のリハビリテーションのステップに進む場合もあり，また，慢性呼吸不全症例であれば，その呼吸器リハビリテーションに移行していく。

《保険請求》

①専従の理学療法士は，呼吸器リハビリテーションを実施しない時間帯において，他の疾患別リハビリテーション等に従事することは差し支えない。

②呼吸器リハビリテーションとその他のリハビリテーションの実施日・時間が異なる場合にあっては，別のリハビリテーションの専従者として届け出ることも可能である。機能訓練室が十分広い（2種類の基準の面積の和を満たす）場合には，同一の機能訓練室で，呼吸器リハビリテーションと他のリハビリテーションを実施してもよい。

③医師の指導監督のもとで行われるものであり，理学療法士，作業療法士または言語聴覚士の監視下に行われたものについて算定する。

④専任の医師が，直接訓練を実施した場合にあっても，理学療法士，作業療法士または言語聴覚士が実施した場合と同様に算定できる。

⑤呼吸器リハビリテーション料の所定点数には，呼吸機能検査，経皮的動脈血酸素飽和度測定およびその他のリハビリテーションに付随する諸検査が含まれる。また，呼吸機能訓練と同時に行った酸素吸入の費用も所定点数に含まれる。

⑥入院中のものに対する早期リハビリテーション加算（30日間・25点）の起算日は，発症，手術または急性増悪から7日目またはリハビリテーション開始日のいずれか早いほうである。また，手術または急性増悪ではない慢性疾患の場合には算定できない。

⑦医療機関にリハビリテーション科の常勤医師が1名以上配置されている場合の入院中のものに対する初期加算（14日間・45点）の起算日は，発症，手術または急性増悪から7日目またはリハビリテーション開始日のいずれか早いほうである。手術または急性増悪ではない慢性疾患等の場合には算定できない。

⑧標準算定期間は90日以内である。標準的算定日数を越えた患者については，1月に13単位に限り算定できる。ただし，別に厚生労働大臣が定める患者（算定日数上限の除外対象患者：慢性閉塞性肺疾患の患者，回復期リハビリテーション病棟入院料を算定する患者等）において，治療を継続することにより状態の改善が期待できるもの，あるいは治療上有効であると医学的に判断される場合（『診療点数早見表2024年度版』p.1472「別表第9の8」，p.1472「別表第9の9」）には，標準算定期間を超えても算定できる。

⑨従事者1人につき1日18単位を標準とし，週108単位までとする。1日24単位を上限とする。

⑩急性期リハビリテーション加算は，施設における呼吸器疾患の発症，手術もしくは急性増悪または当該疾患に対する治療開始後，重症患者に対するより早期からの急性期リハビリテーションの実施について評価したもので，入院患者に対する「注2」「注3」加算とは別に算定できる。特掲診療料の施設基準等別表第9の7第3号に掲げる患者は，急性増悪したものを除き，当該加算は算定できない。

⑪「注6」リハビリテーションデータ提出加算は，データ提出の実績が認められた保険医療機関において，呼吸器リハビリテーション料を現に算定している患者について，データを提出する外来診療に限り算定する。データ提出を行っていない場合またはデータ提出に遅延等が認められた場合，当該月の翌々月以降は算定できない。

⑫呼吸器リハビリテーションを実施した患者で，転医や転院に伴い他医療機関でリハビリテーションを継続予定であるものについて，患者の同意が得られた場合，他医療機関に対して，3月以内に作成したリハビリテーション実施計画書または総合実施計画書等を文書により提供する。

《適応》

呼吸器リハビリテーションの対象となる患者は，次のように定められている。

ア　急性発症した呼吸器疾患の患者として，肺炎，無気肺などのもの。

イ　肺腫瘍，胸部外傷その他の呼吸器疾患またはその手術後の患者として，肺腫瘍，胸部損傷，肺塞栓，肺移植手術，慢性閉塞性肺疾患（COPD）に対する

リハビリ

LVRS（Lung volume reduction surgery）等の呼吸器疾患またはその手術後の患者。

ウ　慢性の呼吸器疾患により，一定程度以上の重症の呼吸困難や日常生活能力の低下をきたしている患者として，慢性閉塞性肺疾患（COPD），気管支喘息，気管支拡張症，間質性肺炎，塵肺，びまん性汎気管支炎（DPB），神経筋疾患で呼吸不全を伴う患者，気管切開下の患者，人工呼吸管理下の患者，肺結核後遺症などのものであって，次の(イ)から(ハ)のいずれかに該当する状態であるもの。

(イ)　息切れスケール（Medical Research Council Scale）で２以上の呼吸困難を有する状態。

(ロ)　慢性閉塞性肺疾患（COPD）で日本呼吸器学会の重症度分類のⅡ以上の状態。

(ハ)　呼吸障害による歩行機能低下や日常生活活動度の低下により日常生活に支障をきたす状態。

エ　食道癌，胃癌，肝臓癌，咽頭癌，大腸癌，卵巣癌，膵癌，喉頭癌等の手術前後の呼吸機能訓練を要する患者。

レセプト摘要欄　算定単位数及び実施日数を記載する。疾患名及び治療開始年月日を記載する。

〔標準的算定日数を超えて月13単位を超えて疾患別リハビリテーションを行う患者のうち，治療を継続することにより状態の改善が期待できると医学的に判断される場合（特掲診療料の施設基準等別表第９の８第１号に掲げる患者であって，別表第９の９第１号に掲げる場合）〕心大血管疾患リハビリテーション料（項番364）と同様。

（新たな疾患が発症し，新たに他の疾患別リハビリテーションを要する状態となった場合）新たな疾患名及び治療開始年月日又は発症年月日等を記載する

【早期リハビリテーション加算】発症，手術又は急性増悪の年月日を記載する

【初期加算】発症，手術又は急性増悪の年月日を記載する

【急性期リハビリテーション加算】算定の根拠となった要件〔H000⑾に掲げるアからエまでのいずれか〕を日毎に記載する

適応疾患

１．適応が確実なもの

ICD10コード	傷病名
A15	呼吸器結核
B25.0＋	サイトメガロウイルス性肺臓炎
B37.1	肺カンジダ症
B44.0	侵襲性肺アスペルギルス症
B45.0	急性肺クリプトコッカス症
B58.3＋	肺トキソプラズマ症
D38.1	肺腫瘍
D86.0	肺サルコイドーシス
J12-J18	肺炎
J43	肺気腫
J44	その他の慢性閉塞性肺疾患
J45	喘息
J47	気管支拡張症
J60-J70	外的因子による肺疾患
J80	成人呼吸窮迫症候群
J82	肺好酸球症
J84	その他の間質性肺疾患
J96.0	急性呼吸不全
J98.1	無気肺
J96.1	慢性呼吸不全

２．適応の可能性あり

ICD10コード	傷病名
C30-C39	呼吸器及び胸腔内臓器の悪性新生物
J12	ウイルス肺炎，他に分類されないもの
J15	細菌性肺炎，他に分類されないもの
J95	処置後呼吸器障害，他に分類されないもの

H003-2　リハビリテーション総合計画評価料

1	リハビリテーション総合計画評価料１	300点
2	リハビリテーション総合計画評価料２	240点
注３	入院時訪問指導加算	150点
注４	運動量増加機器加算	150点

《目的・方法》

リハビリテーション総合実施計画評価料１が算定できるのは，①心大血管疾患リハビリテーションの施設（Ⅰ），②脳血管疾患等リハビリテーションの施設（Ⅰ）と（Ⅱ），廃用症候群リハビリテーション料（Ⅰ）と（Ⅱ），③運動器リハビリテーションの施設（Ⅰ）と（Ⅱ），④呼吸器リハビリテーションの施設（Ⅰ），⑤がん患者リハビリテーションおよび⑥認知症患者リハビリテーションの施設である。

定期的な医師の診察および運動機能検査または作業能力検査の結果に基づき，医師，看護師，理学療法士，作業療法士，言語聴覚士，社会福祉士等の多職種が共同してリハビリテーション総合実施計画書を作成し，これに基づいて行ったリハビリテーションの効果，実施方法等について共同して評価を行った場合に算定する。算定には，「リハビリテーション総合実施計画書」が作成され，患者に説明のうえ交付され，診療録に写しが残っていることが必要である。

2008年の改定で，毎月算定可能となり，標準的算定日数を超えてリハビリテーションを行っている場合でも（月13単位枠内でも）算定可能となった。

2018年改定により，点数が「１」と「２」に区分された。「２」は，H001脳血管疾患等リハビリテーション料（Ⅰ）（Ⅱ），H001-2廃用症候群リハビリテーション料（Ⅰ）（Ⅱ），H002運動器リハビリテーション料（Ⅰ）（Ⅱ）の算定患者のうち，介護保険のリハビリテーション事業所への移行が見込まれる患者を対象とした点数である。

《手順》

①医師・看護師・理学療法士・作業療法士などが共同して「リハビリテーション総合実施計画書」(別紙様式23またはこれに準じた様式，もしくは別紙様式21の６またはこれに準じた様式に，疾患別リハ開始前の日常生活動作の状況やFIMを用いた評価等を組み合わせた様式）の紙面を埋め，患者に説明してサインをもらう。

②「計画書」を患者に交付し，写しを診療録に保管す

る。

③計画書に患者自ら署名することが困難であり，かつ，遠方に居住している等の理由により患者の家族が署名することが困難である場合には，疾患別リハビリテーションを当該患者に対して初めて実施する場合を除き，家族等に情報通信機器等を用いて計画書の内容等を説明したうえで，説明内容およびリハビリテーションの継続について同意を得た旨を診療録に記載することにより，患者またはその家族等の署名を求めなくても差し支えない。ただし，その場合であっても，患者またはその家族等への計画書の交付が必要である。

《実施と保険請求上の留意点》

①入院日前7日以内または入院後7日以内に医師，看護師等が患家等を訪問し，患者（A308回復期リハビリテーション病棟入院料算定患者に限る）の退院後の住環境等を評価したうえで当該計画を策定した場合は，入院時訪問指導加算として入院中1回に限り150点を加算する（注3の規定）。

②脳血管疾患等リハビリテーション料（Ⅰ）または（Ⅱ）の算定にあたり，医師，理学療法士または作業療法士のうち1名以上が，運動量増加機器を用いたリハビリテーション計画を策定し，当該機器を用いて，脳血管疾患等リハビリテーション料を算定すべきリハビリテーションを行った場合に，運動量増加機器加算として，月1回に限り150点を加算する。その場合には，ほかの項目に加え，使用する運動量増加機器の名称および実施期間の予定をリハビリテーション総合実施計画書に記載する。なお，当該機器の使用に有効性が認められ，継続すべき医学的必要性が認められる場合に限り，発症日から起算して2月を限度として月1回に限り算定できる。

レセプト摘要欄　【運動量増加機器加算】（機器の使用に有効性が認められ，継続すべき医学的必要性が認められ，運動量増加機器加算を更に算定する場合）**医学的な必要性を記載する**

H003-4　目標設定等支援・管理料

1	初回の場合	250点
2	2回目以降の場合	100点

2016年度に新設された。脳血管疾患等リハビリテーション料，廃用症候群リハビリテーション料，運動器リハビリテーション料を算定すべきリハビリテーションを実施している要介護被保険者に対し，必要な指導を行った場合に，3月に1回算定可能である。

初回が250点，2回目以降は100点である。この点数を算定すべき患者に，標準算定日数の3分の1を過ぎた時点で，過去3カ月以内に本管理料を算定していない場合，各リハビリテーション料が100分の90に減算される規定が2016年10月1日から実施された。

算定に必要なのは，様式23の5に示される目標設定等支援・管理シートを医師およびその他の従事者が共同して作成して患者に交付し，その写しを診療録に保管すること。医師は，指定されている**ア**から**オ**までの内容について，患者または介護にあたる家族に説明し，その内容およびその際の患者等の受け止めや反応についても診療録に記載し，また計画の見直しなども検討するとされている。なお，面談時に患者等の意向を受けて変更した場合には，赤字での追記修正は可能とされている。

入院でも外来でも算定が可能である。

算定のためには，まず，リハビリテーションを実施している当該患者が，要介護被保険者（要介護認定を受け，いずれかの要介護状態区分に該当するとされている）かどうかを知ることが重要であり，入院中に要介護認定を受けた場合には，認定を受けてから算定できるようになる。

目標設定等支援・管理シートは，病歴，リハビリテーション開始時点と現在の日常生活動作，現在リハビリテーションの目標としているもの，現在のリハビリテーションの内容，今後の見通し，介護保険のリハビリテーションの利用の見通しや紹介の必要性などの欄がある。

すでに当該リハビリテーション実施者においては，リハビリテーション実施計画書を説明して交付し，リハビリテーション総合実施計画書についても作成・説明・交付している場合が多い。説明は，これらの計画書の説明と同日でもよく，算定も，両方とも算定して良いとされている。

介護保険のリハビリテーションを同一月内に受けている場合，5日以内であれば医療機関でのリハビリテーションは受けられることになっており，本目標設定等支援・管理料も算定可能である。

《保険請求》

①定期的な診察，運動機能検査または作業能力検査等の結果，患者との面接等に基づき，医師，看護師，理学療法士等の多職種が患者と共同して，患者の特性に応じたリハビリテーションの目標設定と方向付けを行い，進捗を管理した場合に算定する。

②医師は目標設定等支援・管理シートに基づき，次に掲げる内容について患者や家族等に対して説明する。また，患者等の反応を踏まえ，必要に応じて適宜，リハビリテーションの内容を見直す。

ア　説明時点までの経過

イ　治療開始時および説明時点のADL評価（BIまたはFIMによる評価の得点と内訳を含む）

ウ　患者の機能予後の見通し

エ　患者の生きがい，価値観等に対する医師等の理解や認識，機能予後の見通し等を踏まえ，どのような活動，社会参加の実現を目指してリハビリテーションを行っているかまたは行う予定か。

オ　実施中または実施予定のリハビリテーションが目標にどのように関係するか。

③医師は②の説明の内容と患者等がどのように受け止め，反応したかを診療録に記載する。

④介護保険のリハビリテーション等の利用が必要な場合には，介護支援専門員と協力して，介護保険による訪問リハ，通所リハ等を提供する事業所を紹介し，見学，体験を提案する。

適応疾患　▶脳血管疾患等リハビリテーション料，廃用症候群リハビリテーション料，または運動器リハビリテーション料を算定すべきリハビリテーションを実施している要介護被保険者等である患者が対象

H004 摂食機能療法〔1日につき〕	
1 30分以上の場合	185点
2 30分未満の場合	130点
注3イ 摂食嚥下機能回復体制加算1	210点
注3ロ 摂食嚥下機能回復体制加算2	190点
注3ハ 摂食嚥下機能回復体制加算3	120点

《目的》

摂食・嚥下機能の障害がある症例（食べられない，上手に飲み込めない，誤嚥するなど）に行う訓練は，近年「摂食機能療法」として算定可能となった。「食べられるようになること」は患者本人にとってきわめて大きな意味をもち，また上手に食べることは栄養摂取や誤嚥性肺炎予防にも貢献するので重要である。熱心な医療機関では，毎日食事のたびに訓練を行っている。

月に4回の算定制限があるが，「治療開始日から起算して3カ月以内の患者」については，毎日算定可能である。

《手技》

摂食・嚥下障害に対する訓練には，食物を用いる訓練と食物を用いない訓練がある。食物を用いる訓練では，適切な形態の訓練食の提供が重要で，栄養科の関与も大きい。一般には，誤嚥の危険が高い場合には食物を用いない訓練を行い，誤嚥の危険が許容範囲の症例では，食物形態を調整して安全なものを少量から開始する直接訓練（摂食訓練ともいう）を行う（図2-16）。

《手順》

①医師または歯科医師が摂食機能検査をもとに診療計画を作成する。
②医師または歯科医師の指示のもとに，言語聴覚士，看護師，准看護師，歯科衛生士，理学療法士，作業療法士が摂食機能訓練を実施する。
③診療録等には，開始時間・終了時間・訓練内容および治療開始日を記載する。

《保険請求》

①「1」は月に4回の請求であれば，3カ月を超えても請求可能である。
②「2」は脳卒中の発症後14日以内の患者に対し，15分以上の摂食機能療法を行った場合に算定できる。なお，脳卒中の発症後14日以内の患者でも，30分以上の摂食機能療法を行った場合には「1」を算定できる。
③終了後，再び病状の悪化などのあった場合には，治療を再度「開始」することができる。

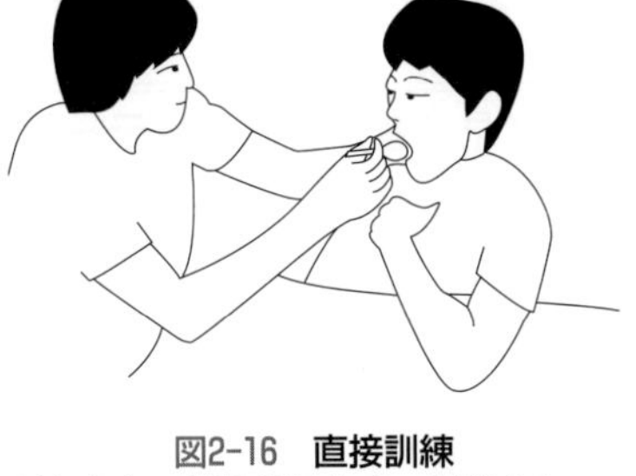

図2-16 直接訓練
手で頭を支えて頚部前屈角度の調節をしている。

④「診療計画書」の様式は示されていないため，施設ごとに適したものを作成する必要がある。
⑤摂食嚥下機能回復体制加算は，多職種により構成されたチーム（摂食嚥下支援チーム）等による対応によって摂食機能または嚥下機能の回復が見込まれる患者に対して，多職種が協同して必要な指導管理を行った場合に算定できる。
⑥摂食嚥下機能回復体制加算1の算定には，鼻腔栄養，胃瘻，または中心静脈栄養の患者の経口摂取回復率35%以上（報告必要）が要件である。
⑦摂食嚥下機能回復体制加算を算定するに当たっては，FIMおよびFOIS（function Oral IntakeScale）を測定する。
⑧同加算を算定する場合は，当該患者の摂食機能療法の効果や進捗状況，内視鏡下嚥下機能検査または嚥下造影の結果およびカンファレンスの概要を診療録等に記載または添付する。
⑨転院時または退院時には，患者や家族等に対して嚥下機能状態の説明や指導を行う。転院後または退院後のリハを担う施設に対しては情報提供を行う。

《適応》

(1)発達遅滞，顎切除および舌切除の手術又は脳卒中等による後遺症等により摂食機能に障害があるもの
(2)原因にかかわらず，VE，VFによって他覚的に嚥下機能の低下が確認できる患者であって，医学的に摂食機能療法の有効性が期待できるもの

レセプト摘要欄 疾患名及び摂食機能療法の治療開始年月日を記載する
【摂食嚥下機能回復体制加算】内視鏡下嚥下機能検査又は嚥下造影の実施年月日及びカンファレンスを実施した年月日を記載する。内視鏡下嚥下機能検査及び嚥下造影について，摂食嚥下機能回復体制加算を算定する保険医療機関とは別の保険医療機関において検査を実施した場合には，検査を行った保険医療機関名を記載する

適応疾患 ▶発達遅滞 ▶発達障害 ▶認知症 ▶パーキンソン病 ▶筋萎縮性側索硬化症 ▶脳性麻痺 ▶顎切除（顎切除後遺症）・舌切除の手術 ▶脳血管疾患等（脳挫傷，外傷性脳神経損傷，外傷性脳出血，脳卒中，脳腫瘍，神経筋疾患）による咀嚼障害 ▶嚥下障害

H005 視能訓練〔1日につき〕	
1 斜視視能訓練	135点
2 弱視視能訓練	135点

《目的》

両眼視機能に障害のある患者に対して，その両眼視機能回復のため矯正訓練を行うものである。主に視能訓練士（ORT）によって行われている。斜視視能訓練と弱視視能訓練がある。

《手順》

①医師が診療計画を作成し診療録に記載する。
②視能訓練士が訓練を行う。

《手技》

両眼視機能訓練は主に器械を用いて行う（図2-17）。両眼の視力差が大きい場合にはよいほうを使用させず，単眼で視機能訓練（小児なので絵カードなどで）を行うこともある。

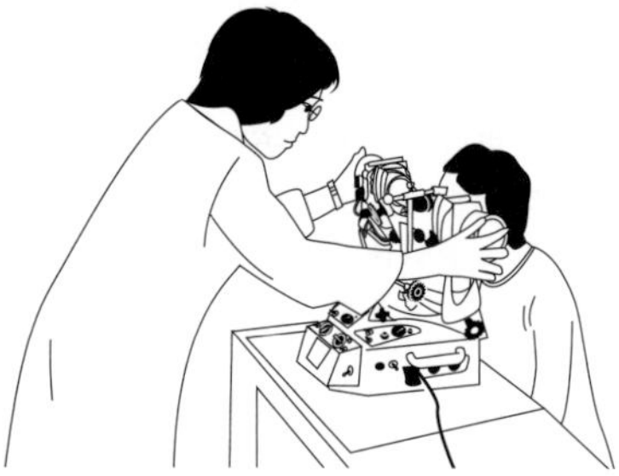

図2-17　シノプトフォア（大型弱視鏡）を用いた両眼視機能訓練

実際の視能訓練士はそのほかに，眼科一般分野の視機能検査および眼鏡適合に関すること，および視力障害者への代償手段の指導など，施設によって広範に行っている。

《保険請求》

①斜視視能訓練と弱視視能訓練の両者を同時に施行した場合は，主たるもののみで算定する。

②直接関連する検査として，両眼視機能精密検査（D272に該当，p.186）があるが，従来の作業療法のように検査が訓練に含まれる旨の規定はない。

《適応》

「両眼視機能に障害のある患者」との定義がある。実際には，矯正訓練可能な小児が対象である。斜視の場合には手術前後にも行われる。

適応疾患　▶斜視 ▶弱視 ▶糖尿病性網膜症 ▶緑内障 ▶皮質盲 ▶ベーチェット病など ▶両眼視機能に障害のある患者

H006　難病患者リハビリテーション料〔1日につき〕　640点

注2イ　短期集中リハビリテーション実施加算　280点

注2ロ　短期集中リハビリテーション実施加算　140点

《目的》

在宅の難病患者を対象として1日6時間以上の（グループ）リハビリテーションを行うもので，デイホスピタルに相当する。

難病患者は年齢が若いことも多く，介護保険制度でのデイサービスやデイケアに参加できない。また，気管切開や吸引，嚥下障害，経管栄養など医療的配慮が必要なために外出が制限されたり，他の制度・施設を利用できない場合も少なくない。一方，進行性の疾患でも，適切なリハビリテーションにより日常生活や社会生活上の問題が改善したり，悪化を防止できたりすることも知られている。

《手順》

①医師が当該患者に「難病患者リハビリテーション」が必要であると認める。

②個々の症状に十分配慮した1日6時間を標準とするグループリハビリテーションを行う。内容・担当者の職種などについては明らかな規定はない。

《保険請求》

①施設基準を満たす施設で，入院中以外で別に定める難病を主病とする患者が対象である。

②医療機関を退院した患者に対して集中的に個別訓練を含むリハビリテーションを行った場合は，退院日から起算して3カ月を限度に，短期集中リハビリテーション実施加算として，注2の点数を加算する。

ただしその内容として，退院日から起算して1カ月以内に行われる場合は，1週につきおおむね2回以上，1回当たり40分以上，退院日から起算して1カ月を超え3カ月以内の期間に行われる場合は，1週につきおおむね2回以上，1回当たり20分以上の個別リハビリテーションを含む難病患者リハビリテーションを実施することとされている。

③治療上の目的を達成するために食事を提供する場合は，その食事費用は所定点数に含まれる。

④同一日に行う他のリハビリテーションは所定点数に含まれ，請求できない。

⑤規定には示されていないが,「計画書」に相当するような医師の記録や実施記録等の整備は当然である。

《適応》

「難病」の範囲については別に指定（『診療点数早見表2024年度版』p.644）があり，「要介護者（食事又はトイレに介助が必要な者をいう）及び準要介護者（移動又は入浴に介助が必要な者をいう）であり，医師がリハビリテーションの必要性を認めるもの」との規定がある。

レセプト摘要欄　対象疾患について，特掲診療料の施設基準等別表第10の各号に掲げるものの中から該当するものを選択して記載する

【短期集中リハビリテーション実施加算】退院年月日を記載する

適応疾患　▶ベーチェット病 ▶多発性硬化症 ▶重症筋無力症 ▶全身性エリテマトーデス ▶スモン ▶筋萎縮性側索硬化症 ▶強皮症 ▶皮膚筋炎 ▶多発性筋炎 ▶結節性動脈周囲炎 ▶ビュルガー病 ▶脊髄小脳変性症 ▶悪性関節リウマチ ▶パーキンソン病関連疾患（進行性核上性麻痺，大脳皮質基底核変性症およびパーキンソン病）▶アミロイドーシス ▶後縦靱帯骨化症 ▶ハンチントン病 ▶もやもや病（ウィリス動脈輪閉塞症）▶ウェゲナー肉芽腫症 ▶多系統萎縮症（線条体黒質変性症，オリーブ橋小脳萎縮症，シャイ・ドレーガー症候群）▶広範脊柱管狭窄症 ▶特発性大腿骨頭壊死症 ▶混合性結合組織病 ▶プリオン病 ▶ギラン・バレー症候群 ▶黄色靱帯骨化症 ▶シェーグレン症候群 ▶成人発症スチル病 ▶関節リウマチ ▶亜急性硬化性全脳炎 ▶ライソゾーム病（ゴーシェ病，ニーマン・ピック病など）▶副腎白質ジストロフィー ▶脊髄性筋萎縮症 ▶球脊髄性筋萎縮症 ▶慢性炎症性脱髄性多発神経炎

H007　障害児（者）リハビリテーション料〔1単位〕

1	6歳未満の患者の場合	225点
2	6歳以上18歳未満の患者の場合	195点
3	18歳以上の患者の場合	155点

《目的・方法》

脳性麻痺などの障害児（者）への訓練を，疾患群別リハビリテーション基準とは別に定義したものであ

る。疾患群別リハビリテーション区分の導入にあたり，障害児（およびそれらの児が成長した障害者）が第5の疾患群として導入されたと考えることもできる。疾患群別リハビリテーションは，発症日・開始日からの算定期間を前面に出している（実際には除外規定もある）が，障害児（者）に対しては，当然のことながら長期の訓練が維持のためでも必要であり，期間に関する規定はない。

《手順》

医師が定期的な評価をもとに実施計画を作成する。なお，障害児（者）リハビリテーションを実施するにあたっては，開始時およびその後3カ月に1回以上，患者または家族に対して実施計画の内容を説明し，要点を診療録に記載する。

《保険請求》

①施設基準の届出が必要。
②年齢によって，20分1単位の保険点数が異なる。
③障害児（者）リハビリテーション料を算定する場合は，疾患別リハビリテーション料，がん患者リハビリテーション料は別に算定不可。しかし，障害児（者）リハビリテーション料と，疾患別リハビリテーション料，がん患者リハビリテーション料をそれぞれ別の医療機関で算定することは可能。
④3カ月に一度以上の実施計画の作成，診療録への記載または添付が必要。
⑤患者1人につき1日6単位まで算定する。

《適応》

次の患者と定義されている。

ア　脳性麻痺。
イ　胎生期もしくは乳幼児期に生じた脳または脊髄の奇形および障害として，脳形成不全，小頭症，水頭症，奇形症候群，二分脊椎などのもの。
ウ　顎・口腔の先天異常。
エ　先天性の体幹四肢の奇形または変形として，先天性切断，先天性多発性関節拘縮症などのもの。
オ　先天性神経代謝異常症，大脳白質変性症。
カ　先天性または進行性の神経筋疾患として，脊髄小脳変性症，シャルコーマリートゥース病，進行性筋ジストロフィーなどのもの。
キ　神経障害による麻痺および後遺症として，低酸素性脳症，頭部外傷，溺水，脳炎，脳症，髄膜炎，脊髄損傷，脳脊髄腫瘍，腕神経叢損傷，坐骨神経叢損傷など，回復に長時間を要する神経疾患などのもの。
ク　言語障害，聴覚障害，認知障害を伴う自閉症などの発達障害として，広汎性発達障害，注意欠陥多動障害，学習障害などのもの。

レセプト摘要欄　算定単位数及び実施日数を記載する。また，対象患者について，特掲診療料の施設基準等別表第10の2の各号に掲げるものの中から該当するものを選択して記載する

適応疾患　▶脳性麻痺 ▶胎生期もしくは乳幼児期に生じた脳または脊髄の奇形および障害（脊髄奇形，先天性脊髄変形など）▶脳形成不全（小脳形成不全，脳血管形成不全など）▶小頭症 ▶水頭症 ▶奇形症候群（メビウス症候群，ラッセル・シルバー症候群，ソトス症候群など）▶脊椎披裂症 ▶顎・口腔の先天異常（口唇裂創，口蓋裂など）▶先天性の体幹四肢の奇形または変形（先天性筋萎縮症，先天性前腕変形など）▶先天性切断（先天性指欠損，先天性趾欠損，無肢症，あざらし肢症など）▶先天性多発性関節拘縮症 ▶先天性神経代謝異常症（クラッベ病，GM1ガングリオシドーシスなど）▶大脳白質変性症（副腎白質ジストロフィーなど）▶先天性または進行性の神経筋疾患（先天性筋無力症，若年性進行性筋萎縮症，筋萎縮性側索硬化症など）▶脊髄小脳変性症 ▶シャルコー・マリー・トゥース病 ▶進行性筋ジストロフィー ▶神経障害による麻痺および後遺症（四肢麻痺，小児麻痺後遺症）▶低酸素性脳症 ▶頭部外傷 ▶溺水 ▶脳炎 ▶脳症 ▶髄膜炎 ▶脊髄損傷 ▶脳脊髄腫瘍（脳腫瘍，髄芽腫など）▶腕神経叢損傷 ▶坐骨神経叢損傷（坐骨神経損傷など）▶神経疾患 ▶言語障害 ▶聴覚障害 ▶認知障害を伴う自閉症などの発達障害（自閉性精神発達遅滞など）▶広汎性発達障害 ▶注意欠陥多動障害 ▶学習障害など

H007-2　がん患者リハビリテーション料〔1単位〕　205点

2010年の改定で，本項のがん患者リハビリテーション料が新設された。癌患者が手術・放射線治療・化学療法などの治療を受ける際，これらの治療によって合併症や機能障害を生じることが予想される。そのため，治療前あるいは治療後からリハビリテーションを行うことで機能低下を最小限に抑え，早期回復を図る総合的なリハビリテーションの取組みに対して評価されるものである。

従来の疾患別リハビリテーション同様，20分以上のリハビリテーションを行った場合を1単位として，1日につき6単位に限り算定可能である。一方，手術・放射線治療・化学療法などの治療を受ける予定の患者に対して行った場合も算定可能であることや，標準的算定日数が提示されていない点などは，従来の疾患別リハビリテーションとは異なる点である。

施設基準は，①がん患者リハビリテーションに関する経験を有する専任医師1名の配置，②がん患者リハビリテーションに関する経験を有する専従で常勤の理学療法士・作業療法士・言語聴覚士のなかから2名が配置，③100㎡以上の機能訓練室があり，必要な器具が常備されていることなどである。

がん患者リハビリテーションを行うに際しては，医師，訓練士，看護師に課せられる研修要件もある。医師に課せられる要件を表2-1にまとめた。

この研修条件は，具体的には一般財団法人ライフ・プランニング・センターが主催する「がんのリハビリテーション研究」，同研修修了者が主催する研修，公益社団法人日本理学療法士協会が主催する「がんのリハビリテーション研修会」を指す。

なお，もし，がんのリハビリテーションの施設基準等に合致しない場合でも，従来の疾患別リハビリテーションで算定できていた範囲のリハビリテーションは算定が可能で（例えば開腹術前後のリハビリテーション，廃用症候群のリハビリテーションなど），また，がんのリハビリテーションの施設基準を満たしてがんの

表2-1　がん患者リハビリテーションを行う医師の要件

がん患者リハビリテーションを行うにつき十分な経験を有する専任の常勤医師と認められるには，以下に掲げた要件をすべて満たさなければならない。
①リハビリテーションに関して十分な経験を有する
②がん患者のリハビリテーションに関し、適切な研修を修了している
★適切な研修とは次の(1)から(5)の要件を満たすものをいう
(1)「がんのリハビリテーション研修」(厚生労働省委託事業）その他の団体が主催するものである
(2) 研修期間は通算して14時間程度である
(3) 研修内容に次のイからへの内容を含む
イ．がんのリハビリテーションの概要
ロ．周術期リハビリテーションについて
ハ．化学療法・放射線療法中あるいは療法後のリハビリテーションについて
ニ．がん患者の摂食・嚥下・コミュニケーション障害に対するリハビリテーションについて
ホ．がんやがん治療に伴う合併症とリハビリテーションについて
ヘ．進行癌患者に対するリハビリテーションについて
(4) 研修にはワークショップや実際のリハビリテーションにかかわる手技についての実技などを含む
(5) リハビリテーションに関するチーム医療の観点から，同一の医療機関から，医師，病棟においてがん患者のケアに当たる看護師，リハビリテーションを担当する理学療法士等がそれぞれ１名以上参加して行われるものである

リハビリ

リハビリテーションを算定する施設でも，症例の状態に応じて，ふさわしい区分のリハビリテーションで算定することができる。

《保険請求》

①マッサージや温熱療法などの物理療法のみを行った場合には処置料の項で算定する。
②がん患者リハビリテーションを行う際には，定期的な医師の診察結果に基づき，医師，看護師，理学療法士，作業療法士等が共同してリハビリテーション計画を作成し，リハビリテーション総合計画評価料１を算定していること。なお，開始時およびその後３カ月に１回以上，患者または家族等に対してリハビリテーションの実施計画の内容を説明し，要点を診療録等に記載する。
③疾患別リハビリテーション料および障害児（者）リハビリテーション料は別に算定できない。

《適応》

がん患者リハビリテーション料の対象となる患者は，入院中のがん患者であって，以下のいずれかに該当する者をいい，医師が個別にがん患者リハビリテーションが必要であると認める者である。
ア　当該入院中にがんの治療のための手術，骨髄抑制を来しうる化学療法，放射線治療もしくは造血幹細胞移植が行われる予定の患者または行われた患者
イ　在宅において緩和ケア主体で治療を行っている進行がんまたは末期がんの患者であって，症状増悪のため一時的に入院加療を行っており，在宅復帰を目的としたリハビリテーションが必要な患者

レセプト摘要欄　算定単位数，実施日数及びがんの種類を記載する。また，当該入院中に提供した治療の種類について，特掲診療料の施設基準等別表第10の２の２の各号に掲げるものの中から該当するものを選択して記載する

適応疾患　▶食道癌 ▶肺癌 ▶縦隔腫瘍 ▶胃癌 ▶肝臓癌（肝癌）▶胆のう癌 ▶膵臓癌（膵癌）▶大腸癌 ▶舌癌 ▶口腔癌（口腔内癌）▶咽頭癌 ▶喉頭癌 ▶その他頚部リンパ節郭清を必要とする癌 ▶乳癌 ▶骨軟部の腫瘍 ▶癌の骨転移 ▶原発性脳腫瘍 ▶転移性脳腫瘍 ▶血液腫瘍 ▶骨髄抑制を来しうる化学療法が行われる予定または行われたがん患者 ▶緩和ケアを行っている進行癌または末期癌の患者

H007-3　認知症患者リハビリテーション料〔1日につき〕　240点

認知症患者に対しては，様々な精神的賦活や支持的な対応が，認知症の状態の進行予防や，BPSD（周辺症状）の軽減に功を奏することがわかっている。

認知症症例への個別リハビリテーションの個々のツールを挙げるとすれば，学習療法，作業療法，回想療法，音楽療法，運動療法等がある。例えば学習療法といっても，計算問題をすればよい，漢字の書き取りをすればよい――というものではない。学習そのものは精神的賦活のツールであり，個別に対応する対応自体にも治療的価値がある。患者のそれまでの人生歴に配慮した課題と難易度を選ぶことはもちろんであり，認知症症例の機能の程度と心理的状態・不安等に配慮し，訓練時間中の適切な言葉かけや言語以外の態度も重要である。

また，訓練の経過においては，できるだけ能動的に参加できるような工夫，課題の組合せと構成方法に関して，状況に応じた取捨選択を行っていく。

訓練者としては，訓練時間の反応だけでなく，訓練時間以外の過ごし方や，そこでの言動についても情報収集して計画を立てる必要があり，多職種との連携は欠かせない。

認知症のリハビリテーションとしては，集団的な種目（音楽療法・運動療法・レクリエーション療法など）もあるが，今回算定されることになったのは集中的な個別訓練（入院１カ月以内，週３回，１回20分以上）である。しかしながら，当然，認知症に関して適切の知識があり配慮が可能な専門病棟の入院症例であるから，個別訓練時間以外にも適切な配慮やスケジュールがあることが基本である。

《保険請求》

①医療施設が認知症治療病棟入院料を算定しているか，認知症疾患医療センターである必要がある。
②十分な経験を有する専任の常勤医師が１名以上勤務していること。なお，十分な経験を有する専任の常勤医師とは，「認知症患者の診療の経験を５年以上有する者」または「認知症患者のリハビリテーションに関し，適切な研修を修了した者」となっている。
③「専従の」常勤理学療法士，常勤作業療法士または常勤言語聴覚士が１名以上勤務していること。他の届出療法士との兼任はできないが，認知症患者リハ

ビリテーションが行われる日・時間帯として届け出た時間帯以外に他業務に就くことは差し支えない。

④専用の機能訓練室は，当該療法を実施する時間帯において「専用」ということであり，当該療法を実施する時間帯以外の時間帯において他の用途に使用することは差し支えない。

⑤対象者は，上記病棟に入院中の「重度認知症の患者」であり，『「認知症高齢者の日常生活自立度判定基準」の活用について』におけるランクMに該当するもの。ただし，重度の意識障害のある者〔JCS（Japan Coma Scale）でⅡ-3（または30）以上またはGCS（Glasgow Coma Scale）で8点以下の状態にある者〕は対象外。

⑥個別に20分以上のリハビリテーションを行った場合に算定し，専任の医師が直接訓練を実施した場合にあっても，理学療法士，作業療法士または言語聴覚士が実施した場合と同様に算定できる。

⑦認知症患者リハビリテーションを行う際には，定期的な医師の診察結果に基づき，医師，看護師，理学療法士，作業療法士，言語聴覚士，社会福祉士等の多職種が共同してリハビリテーション計画を作成し，H003-2リハビリテーション総合計画評価料1を算定していること。

⑧認知症患者リハビリテーション料の算定は週に3回，1回20分以上，1日1回の算定であるため，医療機関によっては週3コマを「認知症患者リハビリテーション実施時間」として届け出ることは可能。

⑨入院した日から起算して1年を限度として，週3回に限り算定する。他の疾患別リハビリテーション料を同じ患者に算定することはできない。

⑩従事者1人につき1日18人を上限とし，療法士の労働時間が適切なものになるよう配慮する。

⑪届出には専用の機能訓練室の平面図を添付する。

レセプト摘要欄 「認知症高齢者の日常生活自立度判定基準」のランク，診療時間及びリハビリテーション計画作成日を記載する。なお，「認知症高齢者の日常生活自立度判定基準」のランクについては，「基本診療料の施設基準等及びその届出に関する手続きの取扱いについて」別添6の別紙12におけるランクの中から該当するものを選択して記載する

適応疾患 ▶重度認知症

H007-4 リンパ浮腫複合的治療料

1	重症の場合	200点
2	1以外の場合	100点

リンパ浮腫に対する複合的治療とは，リンパ浮腫に対し用手的にリンパドレナージを行い，浮腫をできるだけ減らした状態で，弾性着衣や弾性包帯により圧迫し，圧迫下で運動し（運動させ），またスキンケアや日常生活，体重管理等について，患者に指導することまでも含めたものである（患者にも自宅で，リンパドレナージ・圧迫・圧迫下での運動・スキンケア，下肢挙上などの生活習慣の励行をしてもらう）。

リンパ浮腫とは，手術等によりリンパ管の輸送経路に機械的閉塞や機能的障害が生じた結果，タンパク質を多く含んだ体液（リンパ）が細胞の隙間に貯留したものである。B001-7リンパ浮腫管理指導料はその予防のためのもので，入院中に1回と退院後に1回（退院月か翌月）算定できる。しかし，リンパ輸送の低下が次第に累積され，手術などのあと数年かけて次第にリンパ浮腫が増悪し，重症化することがある。重症化したリンパ浮腫は，外観の不良，歩行障害，その他の動作障害の要因となるばかりではなく，蜂窩織炎（リンパ浮腫部分の皮膚からの感染症）をきたして危険である。本治療料は，そのような手術から時間の経過した患者であっても条件を満たせば算定することができる。

《適応》

適応は，鼠径部，骨盤部もしくは腋窩部のリンパ節郭清を伴う悪性腫瘍に対する手術を行った患者または原発性リンパ浮腫と診断された患者で，国際リンパ学会の病期分類Ⅰ期以降の患者が該当する。病期分類Ⅱ期以降の患者は「1　重症の場合」として200点が算定可能である。なお，「1」は40分以上，「2」は20分以上実施した場合に算定する。

国際リンパ学会の病期分類については，0期はリンパ液の輸送に障害があるが腫脹が明らかではなく，無症状の状態である。浮腫が顕在化するまで数カ月から何年にもわたって続くことがある。Ⅰ期は，疾患の発症初期にあたる。組織液の貯留（浮腫）を認めるが，挙上により軽減する段階で圧痕（押すと凹む）がある。Ⅱ期になると，挙上のみにより腫脹が軽減することはほとんどない。圧痕が明らかである。Ⅱ期後期は組織線維化が明らかになっているため，圧痕ができることもあれば，できないこともある。Ⅲ期になると組織が硬くなり（線維性），圧痕は生じない。肥厚，色素過剰，皮膚の皺襞の増生，脂肪沈着，疣贅過成長などの皮膚変化を認める。

《施設基準》

(1) 次の要件をすべて満たす専任の常勤医師1名および専任の常勤看護師，常勤理学療法士または常勤作業療法士1名が勤務している。
①資格取得後2年以上経過している。
②直近2年以内にリンパ浮腫を5例以上診療している（医師の場合）。
③リンパ浮腫の複合的治療について適切な研修（座学33時間以上，実習67時間以上で，修了時に試験が行われる）を修了している。

(2) 直近1年間にリンパ浮腫指導管理料を50回以上算定している。50例以上実施していない施設は，実施施設を連携施設として届出し，連携施設から，リンパ浮腫の診断とリンパ浮腫複合的治療料の実施を正式な診療情報提供書で依頼された場合のみ算定できる。

(3) 当該保険医療機関または連携医療機関が，入院施設を有し，内科，外科または皮膚科を標榜し，蜂窩織炎に対する診療を適切に行うことができる。

《算定できる職種》

専任の医師が直接行う場合，または専任の医師の指導監督の下，専任の看護師，理学療法士等が行うものについて算定する。あん摩マッサージ指圧師（当該医療機関に勤務する者で，資格取得後，保険医療機関で2年以上従事し，適切な研修を修了した者に限る）が

行う場合は，専任の医師，看護師，理学療法士等が毎回事前に指示し，事後に毎回報告を受ける場合に限る。

《保険請求》

患者１人１日につき１回算定する。１の場合は月１回（当該治療を開始した日の属する月から起算して２月以内は計11回）に限り，２の場合は６月に１回に限り，所定点数を算定する。

なお，「１」は40分以上，「２」は20分以上実施した場合に算定する。

＊　＊　＊

リンパ浮腫は，悪性腫瘍の手術後に多いが，悪性腫瘍以外の手術でも生じることはある。厚労省の現在の資料では，「悪性腫瘍以外の要因によるリンパ浮腫」については何も記載がない。

しかしながら，2008年の改定においてリンパ浮腫指導管理料が創設され，また圧迫療法等に用いる弾性着衣が療養費の支給対象となっていて，その欠点（以下の２点）を踏まえて，「リンパ浮腫複合的治療料」が新設された経緯がある。すなわち，①従来のリンパ浮腫指導管理料は入院中および退院月またはその翌月に算定できるが，がん術後からリンパ浮腫の発症まで10年以上かかる場合もあり，リンパ浮腫の重症化予防という目的を十分に果たせない可能性があること，②リンパ浮腫の治療において推奨されている「複合的治療」を継続して実施するための診療報酬上の評価がないこと――である。したがって，リンパ浮腫複合的治療料の適応疾患も，リンパ浮腫指導管理料，弾性着衣の適応疾患に準じたものであろう。

適応疾患　▶リンパ節郭清術を伴う悪性腫瘍（悪性黒色腫，乳腺をはじめとする腋窩部のリンパ節郭清を伴う悪性腫瘍，子宮悪性腫瘍，子宮附属器悪性腫瘍，前立腺悪性腫瘍および膀胱をはじめとする泌尿器系の骨盤内のリンパ節郭清を伴う悪性腫瘍）の術後に発生する四肢のリンパ浮腫 ▶原発性リンパ浮腫（ただし，上記に由来しないリンパ浮腫でも，症状詳記等で算定が認められる可能性はある）

H008　集団コミュニケーション療法料〔１単位〕　50点

《目的・方法》

かつて，リハビリテーション料は複雑と簡単（複数同時進行も可），あるいは個別と集団であった。2006年の改定で，心臓以外はすべて「個別対応」とされてしまった。しかし，現実には集団で訓練したほうが効果的である症例・病態もあり，これはその１つとして復活したものである。

脳血管疾患等リハビリテーション料または障害児（者）リハビリテーション料を算定する施設において，この２種に該当する対象者のうち，集団での訓練が可能な症状のものに対して，集団で行う言語聴覚療法が有効であると期待できる症例に対して施行・算定することができる。集団で行う長所としては，精神的賦活，楽しさや競争心の共有による機能の発揮，他者に注意を向けることによる多彩な脳機能の賦活などがあげられる。

《手順》

医師が定期的な評価をもとに実施計画を作成し，３カ月に１回以上その内容を説明し，要点を診療録に記載または添付する。

《保険請求》

①施設基準の届出が必要。言語聴覚士も兼務，療法室も共用できる。

②実施単位数は言語聴覚士１人につき１日54単位を限度とする。

③脳血管疾患等リハビリテーション，廃用症候群リハビリテーションまたは障害児（者）リハビリテーションを併用する場合には，集団コミュニケーション療法３単位を疾患別リハビリテーションの１単位とみなす。その場合は１日に概ね18単位，週に108単位を超えないものとする。

④患者１人につき１日３単位まで算定可能である。

《適応》

脳血管疾患等リハビリテーション料または障害児（者）リハビリテーション料に規定される患者であって，言語機能障害，聴覚機能障害を有するもの。

適応疾患　▶言語機能障害（言語発達遅滞，言語遅延，失語症など）▶聴覚機能障害（聴覚障害）▶脳血管障害またはその手術後 ▶脳梗塞 ▶脳出血 ▶くも膜下出血 ▶脳損傷 ▶脳炎 ▶急性脳症 ▶骨髄炎 ▶急性発症した中枢神経疾患またはその手術後 ▶脳膿瘍 ▶脳腫瘍 ▶慢性の神経筋疾患 ▶パーキンソン病 ▶脊髄小脳変性症 ▶失語症 ▶失認および失行 ▶高次脳機能障害 ▶難聴や人工内耳植込術などに伴う聴覚 ▶言語機能の障害 ▶喉頭摘出術後の言語障害 ▶聴覚障害 ▶言語聴覚障害（発声障害，発音障害）▶構音障害 ▶言語障害を伴う発達障害 ▶脳性麻痺 ▶胎生期または乳幼児期に生じた脳または脊髄の奇形および障害 ▶脳形成不全 ▶小頭症 ▶水頭症 ▶奇形症候群 ▶顎，口腔の先天異常

第3章

生体検査

Ⅰ 呼吸循環機能検査等

小林・樫田

D200　スパイログラフィー等検査

1	肺気量分画測定（安静換気量測定及び最大換気量測定を含む）	90点
2	フローボリュームカーブ（強制呼出曲線を含む）	100点
3	機能的残気量測定	140点
4	呼気ガス分析	100点
5	左右別肺機能検査	1,010点

１．肺気量分画測定〔安静換気量測定及び最大換気量測定を含む〕

スパイロメトリーとは口から出入りした空気の量を測定することで，肺活量や１秒量などを求める手法をいい，スパイログラフィーとはその記録を，スパイロメーターとは測定のための機器をいう。肺気量分画とは肺内の空気の容量を意味し，呼吸レベルによってさまざまな分画に分けられる。

肺気量は呼吸レベルによって４つの基本的要素（予備吸気量，１回換気量，予備呼気量，残気量）からなり，それらの組み合わせで最大吸気量，機能的残気量，肺活量，全肺気量などが定義される（図3-1）。スパイロメトリーでは残気量以外の肺気量分画，最大換気量，安静換気量などが測定でき，フローボリュームカーブ（次項目参照）が得られる。

肺活量は最大吸気位から最大呼気位までゆっくり呼出させたときの空気の量（気量）であり，被験者の年齢，身長から算出した標準の予測肺活量に対する割合を％肺活量として表す。最大換気量とは，12秒間あるいは15秒間，被験者に十分大きな呼吸をできるだけ早くさせたときの換気量で，１分間に換算して求める。スパイロメトリーでは気速計（ニューモタコメーター）や熱線流量計によって息を吐くスピード（気速）を測定し，これを積分して気量を求める方法が簡便で広く用いられている。

《保険請求》

①肺気量分画測定には予備吸気量，１回換気量および予備呼気量のすべての実測および実測値から算出される最大呼吸量の測定のほか，安静換気量および最大換気量が含まれる。

②肺気量分画測定とD202肺内ガス分布「１」指標ガス洗い出し検査を同時に実施した場合は，「３」の機能的残気量は算定できない。

適応疾患　**閉塞性換気障害**　▶気管支喘息 ▶慢性閉塞性肺疾患（COPD：慢性肺気腫，慢性気管支炎）▶びまん性汎細気管支炎 ▶閉塞性細気管支炎 ▶気管支拡張症

拘束性換気障害　▶特発性肺線維症 ▶間質性肺炎 ▶放射線肺臓炎 ▶過敏性肺臓炎 ▶塵肺症 ▶サルコイドーシス ▶肺胞蛋白症 ▶肺腫瘍 ▶胸膜炎 ▶胸膜中皮腫 ▶重症筋無力症 ▶神経筋疾患（ミオパチー，進行性筋ジストロフィー，筋萎縮性側索硬化症など）▶肥満による低換気症候群（肺胞低換気症候群）▶肺水腫 ▶肺結核後遺症

その他　▶左心不全 ▶肺動脈血栓症 ▶肺塞栓症

使用物品　電子スパイロメーター（図3-2），総合（精密）肺機能検査装置

２．フローボリュームカーブ〔強制呼出曲線を含む〕

努力性（強制）呼出曲線とは最大吸気位からできるだけ力いっぱいに急速に呼出したときの呼気量を時間スケール上に記録したもので，その際の最大吸気位から最大呼気位までの呼出量を努力性肺活量という。呼

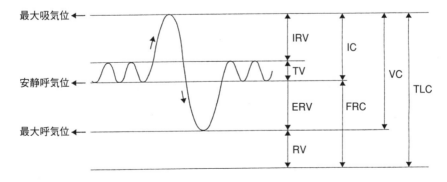

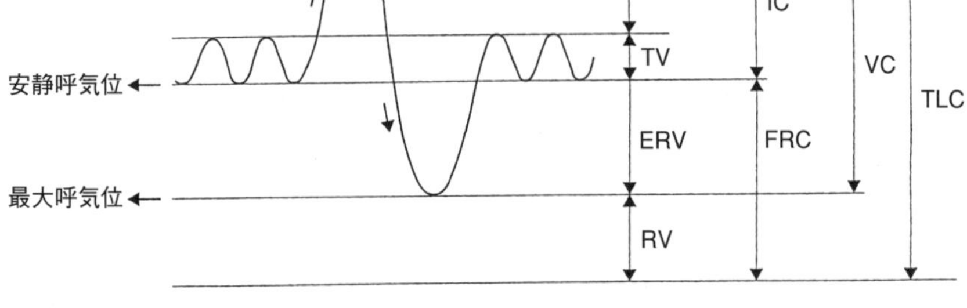

図3-1　肺気量分画

IRV：予備吸気量，TV：１回換気量，ERV：予備呼気量，RV：残気量，IC：最大吸気量，FRC：機能的残気量，VC：肺活量，TLC：全肺気量

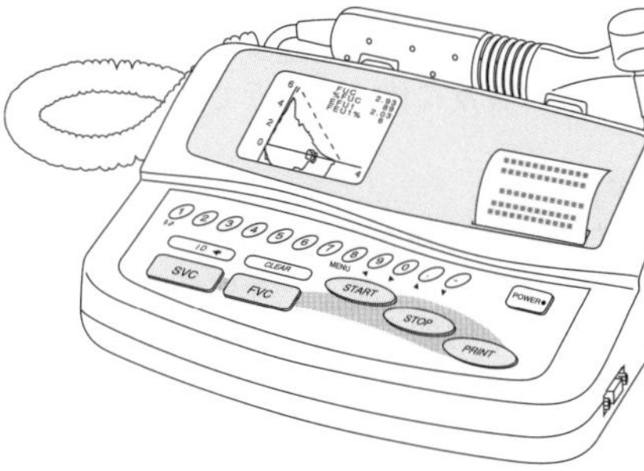

図3-2 電子スパイロメーター

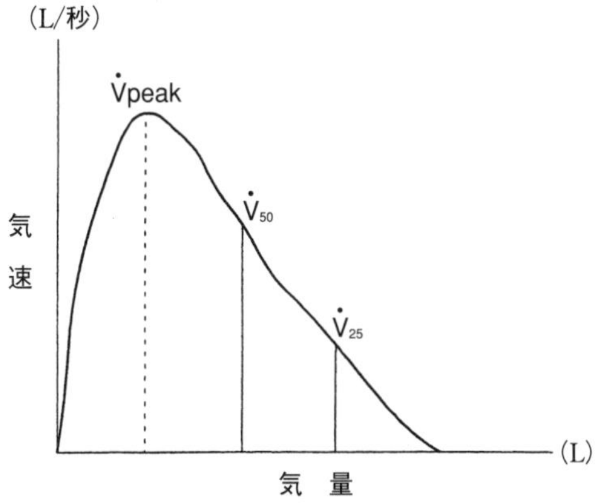

図3-3 フローボリューム曲線
V̇peak：ピークフロー
$\dot{V}_{50}$：50%肺活量での呼気速度
$\dot{V}_{25}$：25%肺活量での呼気速度

出はじめてから1秒間に吐き出した気量を1秒量といい，1秒量を努力性肺活量で割った値が1秒率である。努力性呼出曲線を描く際に，同時に気速と気量の変化を記録してフローボリュームカーブが得られる（図3-3）。

スパイログラフィーの検査結果のなかで最も重要な項目は%肺活量と1秒率である。この2つの結果により換気障害が分類され，1秒率が70%以下を閉塞性障害，%肺活量が80%以下を拘束性障害，両者が存在するものを混合性障害という。閉塞性障害の重症度は1秒率よりも1秒量のほうがより明確に反映されるため，肺機能が悪い患者の手術適応を検討する指標としては1秒量を使用することが多い。

気道閉塞が可逆性かどうかを評価する検査（気道可逆性試験）では，気管支拡張薬（吸入β_2刺激薬）の投与前後で1秒量を測定し，その増加の程度により判定する。気管支喘息では可逆性のある気道閉塞が診断上の特徴である。気管支平滑筋の収縮しやすさを検査する気道過敏性試験では，1秒量の変化を指標とする。気管支収縮刺激薬（メサコリン，アセチルコリン，ヒスタミン）を最低濃度より順次濃度を上げて吸入を反復し，1秒量が吸入前値の20%以上低下した時点で中止し，そのとき吸入した溶液の濃度を求める。気道過敏性の亢進を認めれば気管支喘息という診断に合致する。

《保険請求》

①「フローボリュームカーブ」は，曲線を描出し記録した場合のみ算定する。
②気道可逆性試験では「フローボリュームカーブ」の点数を，気管支拡張薬の吸入前後2回分を算定する。
③気道過敏性試験では「フローボリュームカーブ」の点数を2回分算定する。

適応疾患 **閉塞性換気障害** ▶気管支喘息 ▶慢性閉塞性肺疾患（COPD：慢性肺気腫，慢性気管支炎）▶びまん性汎細気管支炎 ▶閉塞性細気管支炎 ▶気管支拡張症

拘束性換気障害 ▶特発性肺線維症 ▶間質性肺炎 ▶放射線肺臓炎 ▶過敏性肺臓炎 ▶塵肺症 ▶サルコイドーシス ▶肺胞蛋白症 ▶肺腫瘍 ▶胸膜炎 ▶重症筋無力症 ▶神経筋疾患（ミオパチー，進行性筋ジストロフィー，筋萎縮性側索硬化症など）▶肺水腫 ▶膠原病肺 ▶肺結核後遺症

その他 ▶慢性心不全 ▶肺動脈血栓症 ▶肺塞栓症

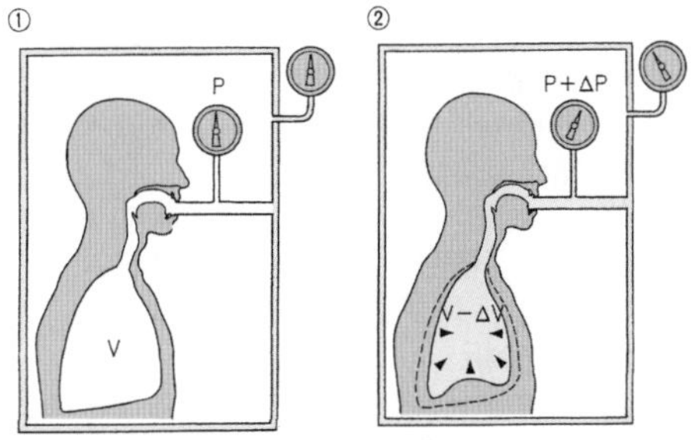

図3-4 体プレチスモグラフ法による肺気量分画の測定原理
①箱に入った被験者の胸郭内気量をV，箱内圧をPとする。
②口を閉じて呼出努力をさせると，口腔内圧はΔP増加し，胸郭内気量は圧縮によってΔV減少する。ΔVは箱内圧の変化より求められる。

使用物品 電子スパイロメーター，総合（精密）肺機能検査装置，ベネトリン吸入液（気道可逆性実施時），メサコリン，アセチルコリン，ヒスタミン（気道過敏性試験実施時）

3．機能的残気量測定

残気量とは最大呼気位で肺内に残存する気量をいい，機能的残気量とは残気量に予備呼気量を加えた肺気量である（図3-1参照）。残気量および機能的残気量は，ガス希釈法と体プレチスモグラフ法の2つの方法により測定される。

ガス希釈法には閉鎖回路内でヘリウムガスを反復呼吸させて，その希釈の程度によって機能的残気量を測定する方法（閉鎖回路法）と，肺内の窒素を純酸素で洗い流し，呼気の窒素の積算濃度から機能的残気量を測定する方法（開放回路法）がある。わが国では閉鎖回路法が広く用いられているが，指標ガスが肺胞から体内に吸収されないことが必要であり，不活性ガスであるヘリウムが用いられる。

体プレチスモグラフ法（図3-4）では，被験者をボッ

クス（箱）のなかに入れ，機能的残気量の呼吸レベルのときに口をシャッターで閉じて，早く浅い努力呼吸（パンティング）を行わせる。そして，口腔内圧の変化と箱内の圧変化から胸郭内の気流変化を測定することにより機能的残気量が求められる。

機能的残気量の増大する疾患としては肺気腫，気管支喘息，逆に減少する疾患としては肺線維症，肺切除後，胸膜肥厚，後側弯症，肥満などがあげられる。

《保険請求》

①体プレチスモグラフ法を用いる諸検査は「機能的残気量測定」により算定する。
②肺気量分画測定及びおよびD202肺内ガス分布「１」指標ガス洗い出し検査とを同時に実施した場合には，機能的残気量測定は算定できない。

適応疾患 **閉塞性換気障害** ▶気管支喘息 ▶慢性閉塞性肺疾患（COPD：慢性肺気腫，慢性気管支炎）▶びまん性汎細気管支炎 ▶閉塞性細気管支炎 ▶気管支拡張症

拘束性換気障害 ▶特発性肺線維症 ▶間質性肺炎 ▶放射線肺臓炎 ▶過敏性肺臓炎 ▶塵肺症 ▶サルコイドーシス ▶肺胞蛋白症 ▶肺腫瘍 ▶胸膜炎 ▶重症筋無力症 ▶神経筋疾患（ミオパチー，進行性筋ジストロフィー，筋萎縮性側索硬化症など）▶肺水腫 ▶膠原病肺 ▶肺結核後遺症

その他 ▶慢性心不全 ▶肺動脈血栓症 ▶肺塞栓症

使用物品 総合（精密）肺機能検査システム（２種混合ガスを使用），体プレチスモグラフ

４．呼気ガス分析

運動負荷試験では，実際に運動させることにより呼吸困難を発生させ，運動能力（運動耐容能）が健常者に比べてどの程度障害されているのかを客観的に評価することができる。

試験の方法は，自転車エルゴメーターまたはトレッドミルを用い，徐々に負荷を増大していき，患者が運動できなくなるまで運動を継続させる。運動中の呼吸数，心拍数，換気量，酸素飽和度を１分ごとに測定し，運動中の呼気ガスを採取して呼気ガス分析を行い，酸素摂取量（$\dot{V}O_2$）と炭酸ガス排泄量（$\dot{V}CO_2$）を測定する。運動が継続不能となる直前の酸素摂取量（$\dot{V}O_2max$）は運動能力の指標となり，正常予測値の80％以下であれば運動能力が低下しているといえる。

適応疾患 ▶慢性閉塞性肺疾患（COPD：慢性肺気腫，慢性気管支炎）▶びまん性汎細気管支炎 ▶気管支拡張症 ▶間質性肺炎 ▶肺塞栓症 ▶肺癌 ▶心臓弁膜症（僧帽弁狭窄症，僧帽弁閉鎖不全症，大動脈弁狭窄症，大動脈弁閉鎖不全症，肺動脈狭窄症など）▶心筋症 ▶慢性心不全 ▶肺線維症 ▶間質性肺炎 ▶肺動脈血栓症 ▶心室中隔欠損症 ▶心房中隔欠損症 ▶動脈管開存症 ▶ファロー四徴症

使用物品 呼気ガス分析装置，呼吸代謝測定装置

５．左右別肺機能検査

左右の肺機能を別々に測定するもので，主に肺切除後の残存肺の肺機能を知ることを目的とする。気管内チューブを用いて左右いずれかの主気管支をバルーンで閉塞し，対側肺の肺気量分画の測定や呼気ガス分析を行う。

しかし，①侵襲が大きい，②最大努力が得られにくい，③挿管チューブ自体の抵抗などの問題があり，肺換気シンチグラフィーや肺血流シンチグラフィーなどの核医学検査の普及に伴って最近では行われなくなっている。

《保険請求》

「５」左右別肺機能検査の所定点数には，カテーテル挿入およびスパイログラフィー等検査の「１」～「４」と，D201換気力学的検査，または側副換気の有無を検出する検査を実施する際，カテーテル挿入・側副換気の有無を検出する検査の費用を含む。

適応疾患 ▶肺癌など肺切除術予定症例 ▶慢性閉塞性肺疾患（COPD：慢性肺気腫，慢性気管支炎）▶肺結核 ▶肺線維症 ▶肺のう胞 ▶気胸 ▶胸膜炎 ▶肺結核後遺症 ▶間質性肺炎 ▶肺腫瘍

使用物品 電子スパイロメーター，総合（精密）肺機能検査装置，気管内チューブ

D201　換気力学的検査

１　呼吸抵抗測定	
イ　広域周波オシレーション法を用いた場合	150点
ロ　その他の場合	60点
２　コンプライアンス測定，気道抵抗測定，肺粘性抵抗測定，１回呼吸法による吸気分布検査	135点

１．呼吸抵抗測定

呼吸抵抗とは，口腔内と胸郭表面での圧差とした場合の抵抗であり，胸郭抵抗と肺抵抗を加えた抵抗で，強制オシレーション法により測定する。すなわち，安静換気中に正弦波（アストグラフ）や三角波（マスタースクリーンIOS-J）やハニング波（MostGraph-01）の振動を口腔からマウスピースを介して肺内に送り込み，口腔内圧とマウスピース内の気流速度を測定することによって呼吸抵抗を求める。MostGraph-01では，吸気および呼気時の呼吸抵抗が測定可能である。呼吸抵抗は閉塞性肺疾患で高値となることが多い。慢性閉塞性肺疾患（COPD）では，吸気時と比べ呼気時の呼吸抵抗が高く，周波数依存性として低周波数になるほど呼吸抵抗上昇が認められる。気管支喘息では，COPDと比べ周波数依存性や呼吸周期依存性が少ない。

また，連続測定が可能なため，気道過敏性試験（アストグラフ法）に利用されている。アストグラフ法では，メサコリンを低濃度より順次吸入させ，同時に呼吸抵抗を連続的に測定し，呼吸抵抗が上昇しはじめる時点のメサコリンの累積濃度を求める。

《保険請求》

アストグラフ法による気道過敏性検査では，「ロ」その他の場合の60点の２回分の点数が算定できる。

適応疾患 **閉塞性換気障害** ▶慢性閉塞性肺疾患（COPD：慢性肺気腫，慢性気管支炎）▶びまん性汎細気管支炎 ▶気管支拡張症 ▶気管支喘息 ▶閉塞性細気管支炎

拘束性換気障害 ▶肺線維症 ▶間質性肺炎 ▶膠原病肺 ▶放射線肺臓炎 ▶過敏性肺臓炎 ▶塵肺症 ▶サルコイドーシス ▶肺胞蛋白症 ▶肺水腫

その他 ▶慢性心不全 ▶肺動脈血栓症 ▶肺塞栓症

使用物品 マスタースクリーンIOS-J，MostGraph-01，アストグラフ

2．コンプライアンス測定，気道抵抗測定，肺粘性抵抗測定，1回呼吸法による吸気分布検査

肺コンプライアンスとは肺の膨らみやすさ（軟らかさ）を表す指標であり，コンプライアンスが低下していれば肺は膨らみにくく（硬く），上昇していれば膨らみやすい（軟らかい）ことを表わしている。気流のない状態における肺気量と圧の関係は，肺の「圧－量曲線」といわれるが，圧変化（ΔP）に対する肺気量の変化（ΔV）の割合がコンプライアンスである（C＝ΔV/ΔP）。肺気量の変化はスパイログラフィーなどで測定できるが，胸腔内圧の変化は直接測定できないため，胸腔内圧と下部食道内圧がほぼ等しいと仮定して，食道バルーンカテーテルを挿入して食道内圧の変化を測定する。

肺のコンプライアンスには気流を止めて記録する静肺コンプライアンスと，換気を行っている状態で記録する動肺コンプライアンスがある。静肺コンプライアンスは準静的呼出法や気流阻止法によって気流を停止したときの状態で，通常は機能的残気量レベルと機能的残気量＋500mLのレベルにおける食道内圧を測定することにより求める。静肺コンプライアンスの低下する疾患は肺線維症・間質性肺炎や肺水腫，逆に上昇する疾患は肺気腫がその代表である。一方，動肺コンプライアンスは換気運動中に吸気から呼気へ，呼気から吸気へ気流が変化するときに気流速度がゼロになる点があり，この2点間の胸腔内圧の変化と肺気量の変化から求められる。換気数を増やしたときに，換気量（ΔV）が減って動肺コンプライアンスが低下することがあり，このような場合を動肺コンプライアンスの換気数（周波数）依存性という。動肺コンプライアンスの換気数（周波数）依存性は，末梢気道病変（末梢気道閉塞）の検出法として重要視されている。

気道抵抗は換気運動に伴う気道内の気流に対する摩擦抵抗である。気道抵抗の測定には体プレチスモグラフを用い，ボックス内圧，口腔内圧，気流速度を測定することにより求められる。

肺粘性抵抗とは気道・肺胞を含めた粘性抵抗であり，気道抵抗に肺組織抵抗を加えたものである。肺粘性抵抗は気流量の測定と食道バルーン法による胸腔内圧の測定により求められる。

1回呼吸法による吸気分布検査は，一酸化炭素を含む混合ガスを吸入後，呼気のガス分析を行うものである。

《保険請求》

「2」のうち，コンプライアンス測定の所定点数には，動肺コンプライアンス測定および静肺コンプライアンス測定の双方を含む。

適応疾患 **閉塞性換気障害** ▶気管支喘息 ▶慢性閉塞性肺疾患（COPD：慢性肺気腫，慢性気管支炎）▶びまん性汎細気管支炎 ▶閉塞性細気管支炎 ▶気管支拡張症

拘束性換気障害 ▶特発性肺線維症 ▶間質性肺炎 ▶放射線肺臓炎 ▶過敏性肺臓炎 ▶塵肺症 ▶サルコイドーシス ▶肺胞蛋白症 ▶肺腫瘍 ▶重症筋無力症 ▶神経筋疾患（ミオパチー，進行性筋ジストロフィー，筋萎縮性側索硬化症など）▶肺水腫 ▶膠原病肺

その他 ▶肺動脈血栓症 ▶肺塞栓症 ▶慢性心不全（左心，右心）

使用物品 体プレチスモグラフ，食道内圧バルーン

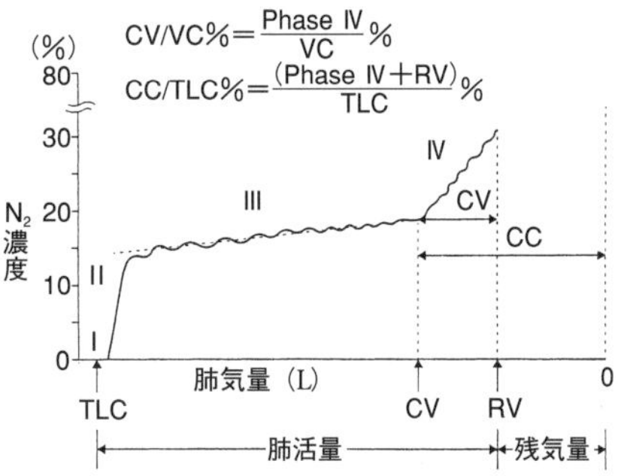

図3-5 呼気窒素曲線

CV：クロージングボリューム，CC：クロージングキャパシティ，RV：残気量，TLC：全肺気量，VC：肺活量

第Ⅰ相：気道内ガス，第Ⅱ相：気道内ガスと肺胞気との混合ガス，第Ⅲ相：平均肺胞気，第Ⅳ相：クロージングボリューム

D202 肺内ガス分布	
1 指標ガス洗い出し検査	135点
2 クロージングボリューム測定	135点

1．指標ガス洗い出し検査

換気分布の異常を検出する方法として開発された指標ガス洗い出し検査法には，1回呼吸洗い出し法と多呼吸洗い出し法がある。1回呼吸法では，最大呼気位から最大吸気位まで純酸素を吸入し，その後ゆっくりと一定の速度で呼出させ，呼気量（X軸）に対する呼気窒素濃度（Y軸）を連続的に測定する（図3-5）。吸入した酸素の肺内分布が不均等な場合は，換気不良の肺胞からの窒素の呼出が遅れて出現するため，第Ⅲ相の勾配（ΔN_2%/L）は大きくなる。多呼吸窒素洗い出し曲線では，安静換気をさせながら純酸素を7分間吸入させ，洗い出される窒素の濃度を呼吸ごとに連続的に測定する。健常者では7分後には1.5%以下になるが，肺気腫など換気機能の低下している患者では洗い出しの効率が悪いために，呼気窒素濃度は7分たっても1.5%以下にならない。

《保険請求》

指標ガス洗い出し検査およびD200「1」肺気量分画測定を同時に実施した場合には，機能的残気量測定は算定できない。

適応疾患 **閉塞性換気障害** ▶慢性閉塞性肺疾患（COPD：慢性肺気腫，慢性気管支炎）▶びまん性汎細気管支炎 ▶気管支拡張症 ▶気管支喘息 ▶閉塞性細気管支炎（特発性，続発性）

拘束性換気障害 ▶肺線維症 ▶間質性肺炎 ▶膠原病肺 ▶放射線肺臓炎 ▶過敏性肺臓炎 ▶塵肺症 ▶サルコイドーシス ▶肺胞蛋白症 ▶肺水腫

その他 ▶肺血栓塞栓症

使用物品 総合（精密）肺機能検査装置（酸素ガスを

使用)

2．クロージングボリューム測定

クロージングボリュームとは，呼気の過程において重力の影響により肺底部の末梢気道が閉塞をはじめる肺気量をいう。測定法（N_2-resident法）は，最大呼気位から100%酸素をゆっくりと全肺気量位まで吸入させ，次いでゆっくりと最大呼気位まで呼出させる。このときの呼気の窒素濃度（%）を縦軸に，肺気量を横軸に表示すると図3-5のような曲線（単一N_2呼出曲線）が得られ，窒素濃度が急峻に上昇する第Ⅳ相がクロージングボリュームである。純酸素の代わりにヘリウムなどの指示ガスをボーラスで50mL吸入させる方法もある。クロージングボリュームの増加は末梢気道病変（閉塞）の早期検出に有用である。また，クロージングボリュームは肺内の換気不均等分布に関連し，低酸素血症の成因と密接な関係がある。

適応疾患　閉塞性換気障害　▸慢性閉塞性肺疾患（COPD：慢性肺気腫，慢性気管支炎）▸びまん性汎細気管支炎 ▸気管支喘息 ▸気管支拡張症 ▸閉塞性細気管支炎

拘束性換気障害　▸肺線維症 ▸間質性肺炎 ▸膠原病肺 ▸放射線肺臓炎 ▸過敏性肺臓炎 ▸塵肺症 ▸サルコイドーシス ▸肺水腫

その他　▸慢性心不全 ▸肺動脈血栓症 ▸肺塞栓症

使用物品　総合（精密）肺機能検査装置（酸素ガスを使用）

生体検査
呼吸循環

D203　肺胞機能検査

1	肺拡散能力検査	180点
2	死腔量測定，肺内シャント検査	135点

1．肺拡散能力検査

吸気された酸素が分圧の差によって肺胞から肺胞壁を通過し，毛細血管内へ移動するのをみるのが肺拡散能力検査である。測定には酸素の代わりにヘモグロビンとの結合速度が速い一酸化炭素を用いる。

測定法にはシングルブレス法と恒常状態法があるが，主に前者が用いられる。シングルブレス法では，被験者は残気量位よりバッグ内の0.3%CO，10%Heを含む混合ガスを最大吸気位まで吸入し，10秒間の息こらえの後に努力性に呼出する。呼出はじめの750mL（死腔気）を捨て，残りの呼気をサンプルバッグに集めてCO濃度，He濃度を測定することにより肺拡散能力を求める。拡散能障害は肺のガス交換障害を表し，肺線維症，肺気腫などで肺拡散能の低下を認める。

適応疾患　閉塞性換気障害　▸気管支喘息 ▸慢性閉塞性肺疾患（COPD：慢性肺気腫，慢性気管支炎）▸びまん性汎細気管支炎 ▸閉塞性細気管支炎 ▸気管支拡張症

拘束性換気障害　▸肺線維症 ▸間質性肺炎 ▸膠原病肺 ▸放射線肺臓炎 ▸過敏性肺臓炎 ▸塵肺症 ▸珪肺症 ▸石綿肺 ▸サルコイドーシス ▸肺胞蛋白症 ▸アミロイドーシス ▸肺腫瘍（肺癌）▸肺梗塞 ▸胸膜炎（胸水貯留）▸胸膜病変 ▸胸膜中皮腫 ▸神経筋疾患（ミオパチー，進行性筋ジストロフィー，筋萎縮性側索硬化症など）▸胸郭異常 ▸肺水腫

その他　▸肺炎 ▸二酸化硫黄中毒（急性薬物中毒症，二酸化硫黄の毒作用）▸ガス中毒症 ▸亜硫酸ガス中毒（二酸化硫黄の毒作用）▸赤血球増多症（赤血球増加症）▸慢性心不全 ▸肺動脈閉塞（肺動脈血栓塞栓症）▸肺動脈血栓症 ▸肺塞栓症

使用物品　総合（精密）肺機能検査装置（4種混合ガスを使用）

2．死腔量測定，肺内シャント検査

死腔とは血流がないため，ガス交換にかかわらない吸気が占める呼吸システムの部分をいう。解剖学的死腔（ガス交換に関与しない導入気道の容積）の測定法としてはFowlerの方法がある。100%酸素を吸入し，そのまま呼出して呼気のN_2濃度を連続測定し，単一呼出N_2曲線を描くことから求める。解剖学的死腔換気率の正常値は1回換気量の0.3以下（約150mL）である。これに対して肺胞死腔は健常者では極めて少ないが，病的状態では増大する。

肺内シャントとは，肺血流のうちでガス交換に関与しない血流部分をいう。シャント率が増大すれば低酸素血症が惹起される。シャント率測定は簡便法を用いることが多い。すなわち，被験者に100%酸素を十分に吸入させてPaO_2を100Torr以上に保ち，動脈血ガス分析を行うことによりシャント率が求められる。健常者のシャント率は2～3%であり，この値が5%以上の場合は異常と考えてよい。

適応疾患　死腔量測定　閉塞性換気障害　▸気管支喘息 ▸慢性閉塞性肺疾患（COPD：慢性肺気腫，慢性気管支炎）▸びまん性汎細気管支炎

拘束性換気障害　▸肺線維症 ▸間質性肺炎 ▸塵肺症 ▸サルコイドーシス ▸肺結核 ▸肺腫瘍（肺癌）

その他　▸急性呼吸不全 ▸低酸素血症 ▸赤血球増多症（赤血球増加症）▸慢性心不全（左心，右心）▸心臓弁膜症（僧帽弁狭窄症，僧帽弁閉鎖不全症，大動脈弁狭窄症，大動脈弁閉鎖不全症，肺動脈狭窄症など）▸先天性心疾患（心房中隔欠損症，心室中隔欠損症，ファロー四徴症など）▸肺動脈閉塞（肺動脈血栓塞栓症）▸肺動脈血栓症 ▸肺塞栓症

肺内シャント検査　▸急性呼吸不全 ▸低酸素血症 ▸心臓弁膜症 ▸先天性心疾患（心房中隔欠損症，心室中隔欠損症，ファロー四徴症など）▸慢性閉塞性肺疾患

使用物品　O_2，^{99m}Tc-MAA（放射線ラベルしたアルブミン粒子）

D204　基礎代謝測定　85点

空腹，絶対安静の状態における新陳代謝を基礎代謝といい，生命維持に必要な最小限度の動作，すなわち心拍動，呼吸運動，体温保持用にエネルギーに要する代謝である。空腹安静時における酸素消費量を測定し，発生熱量を計算して基礎代謝率を求める。基礎代謝率は甲状腺機能亢進症などで増大する。

《保険請求》

患者に施用する窒素ガスまたは酸素ガスの費用を含む。

適応疾患　▸甲状腺機能亢進症 ▸甲状腺機能低下症 ▸先端巨大症 ▸クッシング症候群 ▸クッシング病

▶アジソン病 ▶褐色細胞腫 ▶発熱性疾患 ▶悪性腫瘍 ▶副甲状腺機能低下症 ▶下垂体機能低下症 ▶尿崩症 ▶本態性高血圧症 ▶栄養失調 ▶貧血（重症貧血）▶白血病 ▶多血症 ▶自律神経失調症 ▶糖尿病 ▶クレチン病

使用物品 総合（精密）肺機能検査装置，呼吸代謝測定装置

D205 呼吸機能検査等判断料 140点

呼吸機能検査等の項目・回数にかかわらず，測定結果をもとに診断すると，月に1回だけ算定可能である。

＊　＊　＊

《肺機能検査に関する保険請求上の留意点》

①D200～D203までの各検査において使用したガス（CO，CO_2，N_2，He等）の実費は請求できる。

②同一月で算定可能な回数については明記されていないが，必要に応じて2回までが一応の目安かと思われる。

③負荷試験や改善率検査では，測定の回数にかかわらず2回分を算定する。

④手術前の肺機能検査に関しては，地域により審査基準に差がある。

D206 心臓カテーテル法による諸検査〔一連の検査について〕

1	右心カテーテル	3,600点
2	左心カテーテル	4,000点
注1	新生児加算（右心カテーテル）	10,800点
注1	乳幼児加算（右心カテーテル）	3,600点
注1	新生児加算（左心カテーテル）	12,000点
注1	乳幼児加算（左心カテーテル）	4,000点
注2	卵円孔・欠損孔加算	800点
注2	ブロッケンブロー加算	2,000点
注2	伝導機能検査加算	400点
注2	ヒス束心電図加算	400点
注2	診断ペーシング加算	400点
注2	期外刺激法加算	800点
注2	冠攣縮誘発薬物負荷試験加算	800点
注2	冠動脈造影加算	1,400点
注3	血管内超音波検査加算	400点
注3	血管内光断層撮影加算	400点
注4	冠動脈血流予備能測定検査加算	600点
注5	冠動脈血流予備能測定検査加算（循環動態解析装置）	7,200点
注6	血管内視鏡検査加算	400点
注10	心腔内超音波検査加算	400点

心臓カテーテル室で行われる検査の対象になる心疾患は多様で，使用される器材も多様であるので，何が行われているのかを理解するのは大変である。したがって本項では以下の3つに分けて理解しやすいよう解説する。

《保険請求》

①新生児または3歳未満の乳幼児に行った場合は，新生児加算または乳幼児加算として，右心カテーテルは10,800点または3,600点を，左心カテーテルは12,000点または4,000点を，それぞれ加算する。

②❶卵円孔又は欠損孔を通しての左心カテーテル検査，❷経中隔左心カテーテル検査（ブロッケンブロー），❸伝導機能検査，❹ヒス束心電図，❺診断ペーシング，❻期外（早期）刺激法による測定・誘発試験，❼冠攣縮誘発薬物負荷試験または❽冠動脈造影を行った場合は，卵円孔・欠損孔加算，ブロッケンブロー加算，伝導機能検査加算，ヒス束心電図加算，診断ペーシング加算，期外刺激法加算，冠攣縮誘発薬物負荷試験加算または冠動脈造影加算として，それぞれ❶800点，❷2,000点，❸400点，❹400点，❺400点，❻800点，❼800点または❽1,400点を加算する。

③血管内超音波検査，血管内光断層撮影，心腔内超音波検査を実施した場合は，血管内超音波検査加算，血管内光断層撮影加算，心腔内超音波検査加算として，400点を加算する。

④冠動脈血流予備能測定検査を実施した場合は冠動脈血流予備能測定検査加算として，600点を加算する。

⑤循環動態解析装置を用いる冠血流予備能測定検査は，関連学会の定める指針に沿って行われた場合に限り算定する。ただし，本加算とE200-2血流予備量比コンピューター断層撮影は併せて算定できない。循環動態解析装置を用いる冠血流予備能測定検査を実施した場合，「注4」の冠動脈血流予備能測定検査に係る特定保険医療材料は算定できない。

⑥厚生労働大臣が定める施設基準に適合しているものとして地方厚生局長等に届けた医療機関で，血管内視鏡検査を実施した場合は血管内視鏡検査加算として，400点を加算する。

生体検査

呼吸循環

1．右心カテーテル検査，左心カテーテル検査，心筋生検

心臓弁膜症などの肺動脈圧，左房圧が上昇する疾患の診断では右心カテーテル検査が行われる。通常大腿静脈からカテーテルを挿入し右房圧，右室圧，肺動脈圧，肺動脈楔入圧を測定する。

心臓弁膜症はリウマチ熱の治療が徹底したことから症例数は激減し，現在は僧帽弁逸脱症や心室の拡大に伴う弁輪拡大による僧帽弁閉鎖不全，高齢者の大動脈弁狭窄症などが主となった。

肥大型心筋症，拡張型心筋症をはじめとする心筋症では，心筋の一部を採取し，病理学的検査を行うために心筋生検検査が行われる。鼠径部から長いシースを心室の中にまで入れ，消化管内視鏡検査で用いるのと同様の生検鉗子で心筋を採取する。

《保険請求》

心筋生検を行った場合は，D417組織試験採取，切採法の所定点数を併算定する。

適応疾患 **右心カテーテル検査** ▶心不全 ▶急性心筋梗塞 ▶先天性心疾患〔心房中隔欠損症，心室中隔欠損症，ファロー四徴症，エプスタイン奇形（肺動脈閉鎖症），肺動脈狭窄症など〕▶心臓弁膜症（三尖弁および肺動脈弁の狭窄と閉鎖不全）▶心臓悪性腫瘍 ▶肺高血圧症 ▶肺性心 ▶不整脈 ▶ペースメーカー移植術 ▶後天性弁膜疾患 ▶急性冠症候群，《亜急性心内膜炎，肥大型心筋症，拡張型心筋症，心臓術後（心臓術後循環異常症），収縮性心膜炎，陳旧性心筋梗塞，狭心症，大動脈弁狭窄症，大動脈弁閉鎖不全症，僧帽弁狭窄症，僧帽弁閉鎖不全症，心臓の良性

腫瘍，解離性大動脈瘤，動脈管開存症，高血圧性疾患》

左心カテーテル検査　▶狭心症 ▶不安定狭心症 ▶陳旧性心筋梗塞 ▶急性心筋梗塞 ▶先天性心疾患〔心室中隔欠損症，ファロー四徴症，エプスタイン奇形（肺動脈閉鎖症）など〕▶心臓弁膜症（大動脈弁および僧帽弁の閉鎖不全と狭窄）▶心筋疾患（亜急性心内膜炎，肥大型心筋症，拡張型心筋症など）▶心臓術後（心臓術後循環異常症）▶心不全 ▶後天性弁膜疾患 ▶急性冠症候群，《不整脈，心房中隔欠損症》

心筋生検　▶心筋疾患（肥大型心筋症，拡張型心筋症など）

2．電気生理学的検査

不整脈の診断のために，ヒス束心電図を撮ることからこの検査法ははじまり，期外刺激による誘発試験の普及に伴い伝導能の評価，発作性頻拍の診断，薬物治療効果の判定などが行われ，その結果をもとに心臓ペーシングやカテーテルアブレーションによる治療も盛んに行われるようになった（図3-6，3-7）。通常頸部の静脈から1本，鼠径部から3本の電極カテーテルを挿入し，検査を行う（図3-8）。

適応疾患　▶心房細動 ▶心房粗動 ▶洞房ブロック ▶房室ブロック ▶洞不全症候群 ▶上室性頻拍症 ▶心室頻拍 ▶不整脈

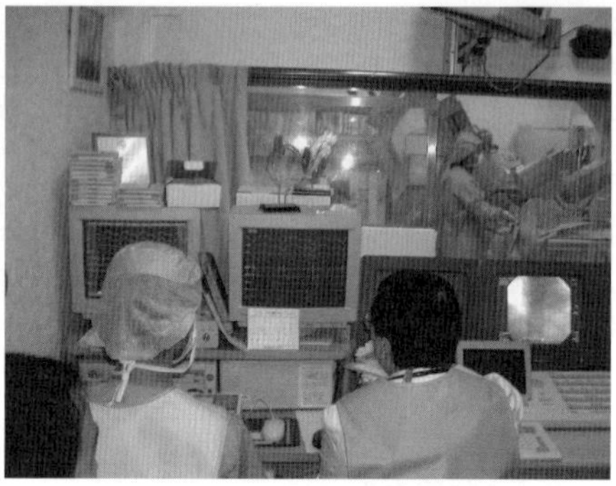

図3-6　電気生理学的検査
検査中，操作室から電気刺激を行っている。

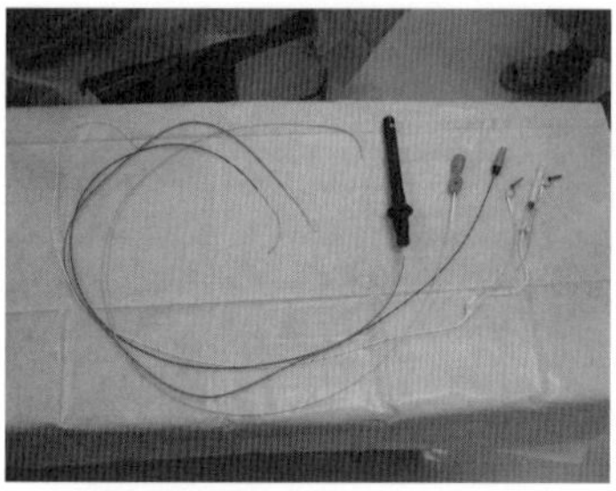

図3-7　電気生理学的検査に用いられるカテーテル

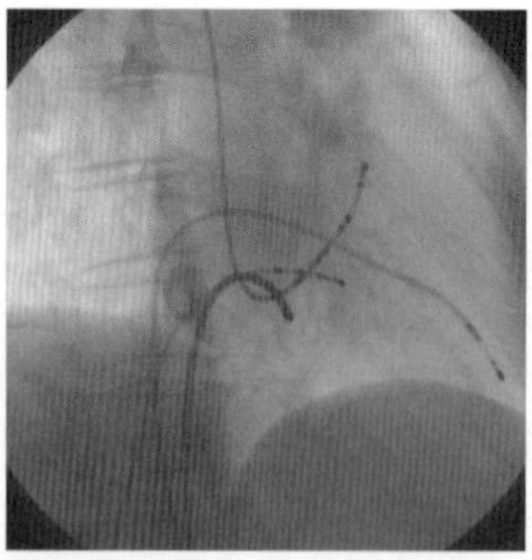

図3-8　電気生理学的検査中に，心臓内に留置されたカテーテルの透視像
電極が冠状静脈洞，右心室，ヒス束，右房に留置されている。

3．冠動脈造影検査

冠動脈の狭窄部位，狭窄度を診断し，内科治療，冠動脈形成術，冠動脈バイパス手術のいずれで治療するか治療方針の決定を行うための検査である。

現在，心臓カテーテル検査室（図3-9）で行われる検査の大部分を占めるのは，冠動脈造影による狭心症，心筋梗塞の診断である。カテーテルを用いた治療法である経皮的冠動脈形成術の進歩と相まって，冠動脈造影検査は増加の一途をたどっている。最近では同時に血管内超音波検査，血管内視鏡検査を冠動脈形成術の施行前後で施行することも多くなった。

カテーテルの挿入部位は，橈骨動脈（手首），上腕動脈（腕），大腿動脈（足の付け根）の3カ所があるが，最近は細いカテーテルが開発されたのに伴い（図3-10），手首から行われることが多くなった。動脈を穿刺した後，カテーテルを出し入れするためのシースを留置する。シースからカテーテルをガイドワイヤーを先行させて進め，冠動脈の入り口に固定し造影剤を注入して動画で画像を記録する。冠動脈の重なりを回避するため，通常左冠動脈で6方向，右冠動脈で3方向程度撮影する（図3-11，3-12）。冠動脈造影とあわせて左室造影を行い，左室の壁運動を評価する（図3-

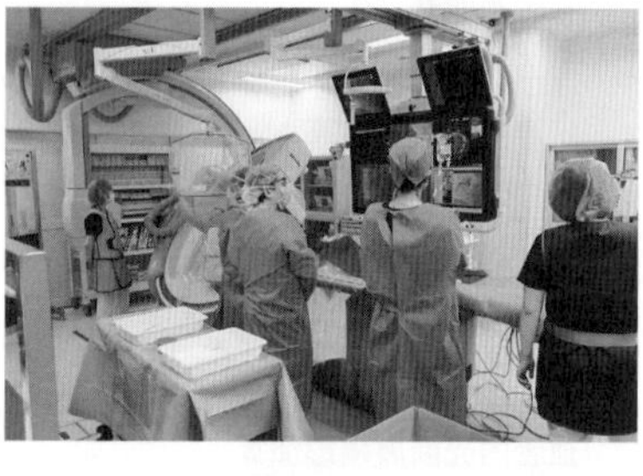

図3-9　心臓カテーテル検査室
術者と助手，外回りが検査室内に入り，心電図，血圧をモニターしながら造影を行う。
（外回り：心電図，血圧を監視しながら，血圧低下したときに薬剤を注射する役目の人）

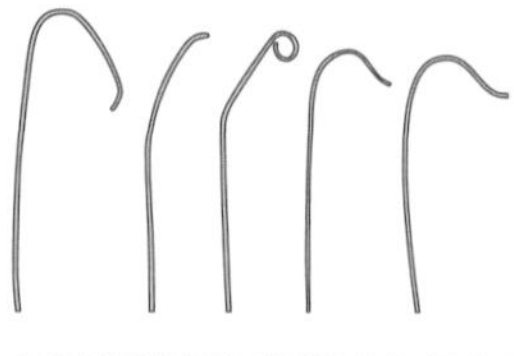

図3-10　冠動脈造影に使用されるカテーテル
左の2本がジャドキンス型（左用，右用），真ん中が左室造影検査に使用されるピッグテールカテーテル。通常はこの3本が使用される。右の2本は特殊な場合に用いられるアンプラッツ型。

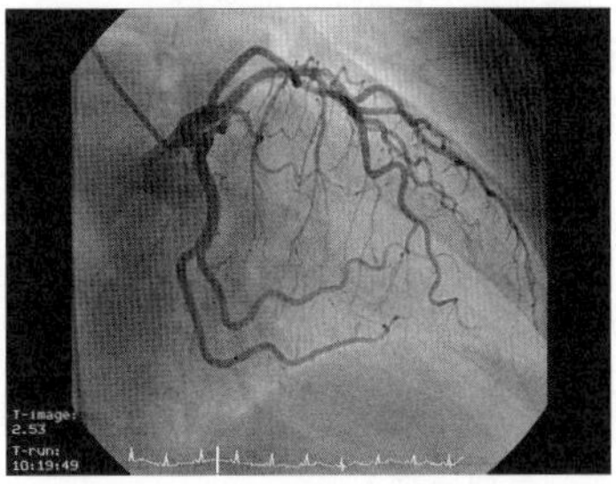

図3-11 左冠動脈造影像

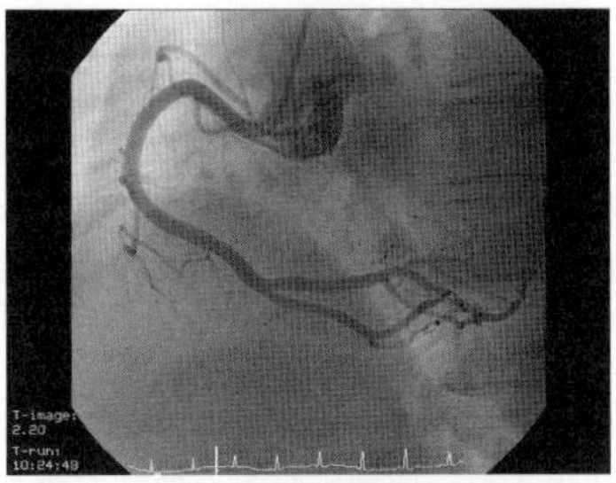

図3-12 右冠動脈造影像

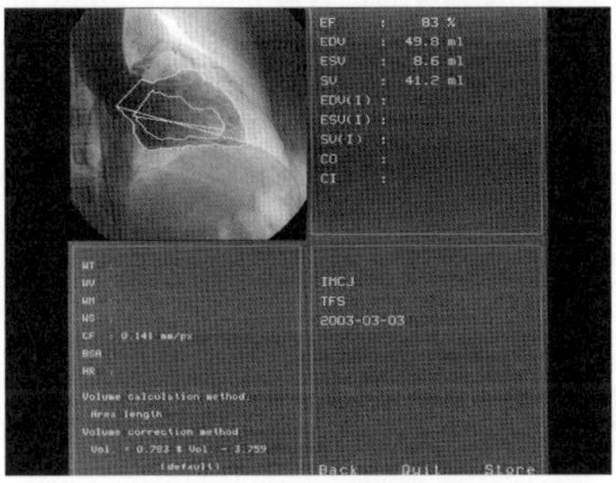

図3-13 左室造影で左室の壁運動を解析した図

13)。心筋梗塞を起こしていれば，その部位の壁の動きが低下しているのがわかる。なお，小児科領域では先天性心疾患の確定診断，川崎病の冠動脈瘤の診断のための冠動脈造影などが行われる。

適応疾患 ▸狭心症 ▸心筋梗塞

D207 体液量等測定

1 体液量測定，細胞外液量測定	60点
2 血流量測定，皮膚灌流圧測定，皮弁血流検査，循環血流量測定（色素希釈法によるもの），電子授受式発消色性インジケーター使用皮膚表面温度測定	100点
3 心拍出量測定，循環時間測定，循環血液量測定（色素希釈法以外によるもの），脳循環測定（色素希釈法によるもの）	150点
注1 心拍出量測定加算	1,300点
4 血管内皮機能検査（一連につき）	200点
5 脳循環測定（笑気法によるもの）	1,350点

この項目では現在ほとんど行われない検査があげられている。唯一行われているのが「3」心拍出量測定

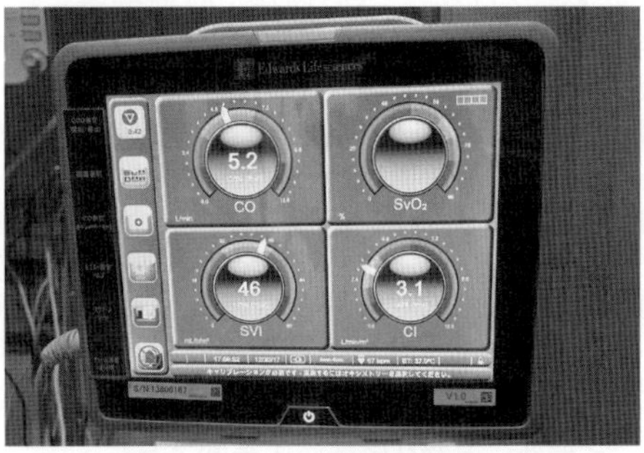

図3-14 心拍出量測定装置

肺動脈内に留置したカテーテルを接続し，心拍出量を測定する。

である。心拍出量は1分間に心臓が送り出す血液量のことであり，心臓の機能の評価を行う指標である。したがって，重症心不全の症例に対し，サーモダイリューションカテーテルを留置し，心拍出量測定を行うことがある。熱希釈法により，冷水を注入して心拍出量を専用測定器で計算する。最近では連続的に計測する装置も開発された（図3-14）。

《保険請求》

①心拍出量測定に際してカテーテルを挿入した場合は，心拍出量測定加算として，開始日に限り1,300点を加算する。

②「2」皮弁血流検査は，1有茎弁につき2回までを限度として算定する。

③「2」の皮膚灌流圧測定は，2箇所以上の測定を行う場合は，一連につき2回を限度として算定する。

④「4」血管内皮機能検査を行った場合は，1月に1回に限り，一連として算定する。

適応疾患 **体液量測定，細胞外液量測定** ▸脱水症（発熱性疾患，熱射病，尿崩症，過換気症，下痢症，嘔吐症，腸瘻，熱傷，麻痺性イレウス，副腎皮質機能低下症，甲状腺機能亢進症など）▸溢水（浮腫，うっ血性心不全，ネフローゼ症候群，肝硬変症，慢性腎不全，腹水症，胸水貯留など）▸副腎機能低下症

血流量測定 ▸閉塞性動脈硬化症 ▸バージャー病（閉塞性血栓血管炎）▸動静脈瘻 ▸脳動脈硬化症 ▸脳動脈循環不全 ▸末梢動脈塞栓症 ▸慢性動脈閉塞症（上肢・下肢）▸末梢動脈硬化症 ▸末梢動脈狭窄症 ▸深部静脈血栓症 ▸末梢動脈循環不全

皮弁血流検査 ▸皮膚移植後

循環血流量測定（色素希釈法） ▸脱水症 ▸腎不全 ▸心不全 ▸先天性心疾患 ▸多血症 ▸貧血 ▸褐色細胞腫 ▸末梢動静脈瘻（冠動静脈瘻）▸心臓弁膜症 ▸不整脈

電子授受式発消色性インジケーター使用皮膚表面温度測定 ▸皮膚移植後 ▸閉塞性動脈硬化症（術後）▸慢性動脈閉塞症（術後）▸四肢外傷後の血流障害（末梢血管外傷）（術後）▸四肢血行再建術後の血流障害，《レイノー病，振動病（エアハンマー症候群），糖尿病性血管障害，バージャー病（閉塞性血栓血管炎），閉塞性動脈硬化症》

心拍出量測定 ▸心不全 ▸肺性心 ▸心房細動 ▸心

生体検査
呼吸循環

膜炎 ▸脚ブロック,《心筋症, 心筋梗塞, 呼吸困難, 肺高血圧症, 脚気心, 甲状腺機能亢進症, 末梢動静脈瘻（冠動静脈瘻）》

循環時間測定 ▸心不全 ▸真性多血症 ▸先天性心疾患（心房中隔欠損症, 心室中隔欠損症, ファロー四徴症, エブスタイン奇形, 肺動脈閉鎖症, 肺動脈狭窄症など),《脱水症, 腎不全, 多血症, 貧血》

循環血液量測定（色素希釈法以外によるもの） ▸心不全 ▸出血 ▸貧血 ▸腎不全 ▸ショック ▸脱水症,《ネフローゼ症候群, 先天性心疾患, 褐色細胞腫, 多血症, 心臓弁膜症, 不整脈など》

脳循環測定（色素希釈法によるものおよび笑気法によるもの） ▸脳動脈硬化症 ▸脳梗塞 ▸シャイ・ドレーガー症候群,《心不全》

血管内皮機能検査 ▸動脈硬化症 ▸心血管疾患 ▸脳血管疾患 ▸冠攣縮性狭心症

D208　心電図検査

1	四肢単極誘導及び胸部誘導を含む最低12誘導	130点
2	ベクトル心電図, 体表ヒス束心電図	150点
3	携帯型発作時心電図記憶伝達装置使用心電図検査	150点
4	加算平均心電図による心室遅延電位測定	200点
5	その他（6誘導以上）	90点
注	他医描写心電図の場合	70点

12誘導心電図は循環器疾患の診断のための基本的検査である。四肢に4カ所, 胸部に心臓を取り囲むように6カ所の電極をつけ, 心電計に波形を記録する。虚血性心疾患では異常Q波の出現, ST-T変化などの所見で診断でき, 心肥大, 各種不整脈の診断も行われる。

《保険請求》

①他医療機関で描写した心電図について診断を行った場合は, 1回につき70点とする。

②当該保険医療機関以外の医療機関で描写した検査について診断を行った場合の算定については, 2回目以降においても100分の90の算定としない。

適応疾患 **四肢単極誘導および胸部誘導を含む最低12誘導** ▸心筋疾患 ▸心筋梗塞 ▸心肥大 ▸心筋症 ▸急性心筋梗塞 ▸先天性心疾患 ▸陳旧性心筋梗塞 ▸狭心症 ▸不整脈 ▸心室内伝導異常（非特異性心室内ブロック）▸肺性心 ▸高血圧症 ▸心膜炎 ▸原発性アルドステロン症 ▸続発性アルドステロン症 ▸副甲状腺機能亢進症 ▸甲状腺機能亢進症 ▸電解質異常（高カリウム血症, 低カリウム血症, 高カルシウム血症）▸房室ブロック ▸心室肥大 ▸急性冠症候群,《糖尿病, 慢性腎臓病, 脳梗塞, 脳出血》

ベクトル心電図 ▸心筋梗塞 ▸急性心筋梗塞 ▸陳旧性心筋梗塞 ▸不整脈 ▸右脚ブロック ▸左脚ブロック ▸急性冠症候群,《心筋疾患, 心肥大, 心筋症, 狭心症, 肺性心》

体表ヒス束心電図 ▸不整脈 ▸急性冠症候群,《急性心筋梗塞, 陳旧性心筋梗塞, 心筋疾患, 心肥大, 心筋症, 狭心症, 肺性心》

携帯型発作時心電図記憶伝達装置使用心電図検査 ▸狭心症 ▸急性心筋梗塞 ▸不整脈 ▸肥大型心筋症 ▸電解質異常（高カリウム血症, 低カリウム血症, 高カルシウム血症）▸急性冠症候群

心室遅延電位測定 ▸心筋梗塞 ▸心筋症 ▸ブルガダ症候群 ▸心室頻拍 ▸心室性不整脈 ▸欠神発作 ▸失神発作 ▸（重症）心不全 ▸虚血性心疾患 ▸QT延長症候群 ▸発作性心房細動 ▸持続性心房細動 ▸心房粗動 ▸発作性上室頻拍 ▸心室期外収縮 ▸心室細動 ▸WPW症候群 ▸原因不明の失神

その他（6誘導以上） ▸狭心症 ▸急性心筋梗塞 ▸不整脈 ▸急性冠症候群,《心肥大, 心筋症, 陳旧性心筋梗塞, 高血圧症》

D209　負荷心電図検査

1	四肢単極誘導及び胸部誘導を含む最低12誘導	380点
2	その他（6誘導以上）	190点
注1	他医描写負荷心電図の場合	70点

運動負荷心電図をとる目的は心筋虚血の診断であるが, ほかに不整脈の重症度評価, 運動耐容能評価にも用いられる。マスター2階段法は, 1段9インチの2段の階段を, 1分30秒（シングル）または3分（ダブル）の間に, 年齢, 性別, 体重により決められた回数を昇降し往復する。簡便に行える検査であるのでスクリーニングによく用いられる。

《保険請求》

①他医療機関で描写した負荷心電図について診断を行った場合は, 1回につき70点とする。

②D208心電図検査が, D209負荷心電図検査と同一日に行われた場合の費用は, 所定点数に含まれる。

③「負荷」は運動負荷, 薬剤負荷をいい, 負荷の種類および回数によらない。

④当該保険医療機関以外の医療機関で描写した検査について診断を行った場合の算定については, 2回目以降においても100分の90の算定としない。

適応疾患 ▸狭心症 ▸肥大型心筋症 ▸陳旧性心筋梗塞 ▸不整脈,《高血圧症, 糖尿病》

D210　ホルター型心電図検査

1	30分又はその端数を増すごとに	90点
2	8時間を超えた場合	1,750点

携帯型心電図, 長時間心電図, 24時間心電図とも呼ばれ, 前胸部に電極を貼り, 心電図波形をコードでつながった携帯型カセットテープレコーダーなどの磁気媒体に記録し, 解析する装置である（図3-15）。脈が遅

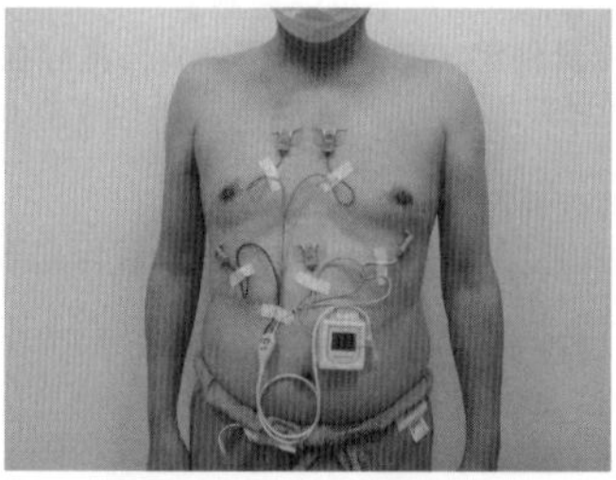

図3-15　ホルター型心電計
胸部に5つの電極をつけ, 24時間心電図を腰につけた器械で記録する。

くなる徐脈性不整脈，早くなる頻拍性不整脈の診断のほか，異型狭心症の診断にも役立つことがある。

《保険請求》

①解析に係る費用は，別に算定できない。

②やむを得ず不連続に記録した場合は，記録した時間を合算した時間により算定する。24時間を超えて連続して記録した場合であっても「2」により算定する。

適応疾患 ▶不整脈（洞機能不全症候群，房室ブロック，上室性頻拍，心室頻拍，WPW症候群，アダムス・ストーク症候群など）▶狭心症 ▶無症候性心筋虚血 ▶洞結節機能低下，《心筋症，心筋梗塞，高血圧症，糖尿病》

D210-2 体表面心電図，心外膜興奮伝播図 1,500点

胸壁上の広い範囲に100カ所以上の誘導点を設定し，心電図を記録する検査法。不整脈の発生機序や発生部位の検討などの研究に役立つ。

適応疾患 ▶不整脈 ▶狭心症 ▶急性心筋梗塞 ▶陳旧性心筋梗塞 ▶WPW症候群 ▶心室頻拍 ▶急性冠症候群，《先天性心疾患，心臓弁膜症など》

D210-3 植込型心電図検査 90点

植込型心電計は，以前のUSBサイズから1/6の重さに小型軽量化が図られ（大きさ44.8×7.2×4.0㎜，重さ2.5g），皮膚の小切開後専用の装置を使用して皮下に埋め込めるようになり，手術を行わなくても簡便に植え込むことができるようになった（図3-16）。

心電図を連続的にモニターする装置で，不整脈が検出された際の波形を記録保存することができる。原因が特定できない，失神または動悸などの不整脈を疑わせる症状を有する症例が植え込みの適応となる。また原因が不明の脳梗塞症例に発作性心房細動を検出する目的で使用されることもある。

植え込み後は，症状があった際に外来受診し，症状がなくても2～3カ月に1回外来受診してイベントのチェックを行う。電池の寿命は3年程度であり，小切開で取り出すことができる。

《保険請求》

①30分またはその端数を増すごとに算定する。

②解析に係る費用は，別に算定できない。

レセプト摘要欄 心電図が記録されていた時間を記載する

適応疾患 ▶不整脈の疑い（短期間に失神を繰り返すが，心電図，ホルター型心電図，心臓超音波検査，心臓電気生理学的検査等を行っても失神の原因が特定できない患者）▶心原性失神 ▶脳血管性失神 ▶原因不明の失神

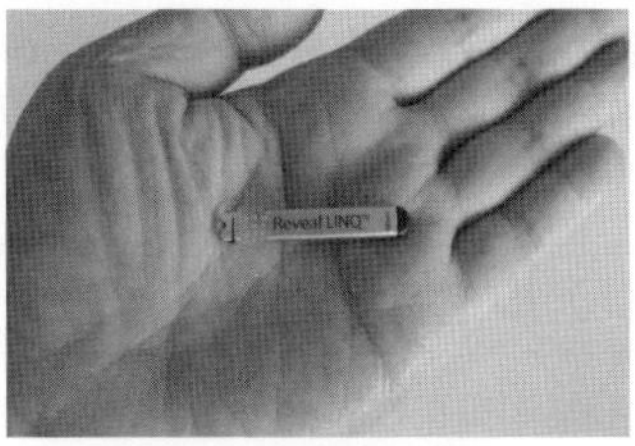

図3-16 植込型心電計

D210-4 T波オルタナンス検査 1,100点

T波オルタナンス（TWA）は，心電図のT波が1心拍ごとに（ABABパターンのように）交互に変化する波形を指し，これらを解析することで心停止と不整脈死のリスクを評価することができる。TWAの検査は，これまでスペクトル法が使用されてきた。この方法では専用の機械と専用の電極を使用する必要があり，運動負荷をかけて128心拍の記録をとることが必要で記録が煩雑であった。最近，タイムドメイン法が開発され，運動負荷に加え，ホルター心電図の記録から解析することが可能となった。

《保険請求》

当該検査にあたり行ったD208心電図検査，D209負荷心電図検査，D210ホルター型心電図検査，D211トレッドミルによる負荷心肺機能検査，サイクルエルゴメーターによる心肺機能検査は別に算定できない。

適応疾患 ▶心室頻拍 ▶心室性不整脈 ▶欠神発作 ▶失神発作 ▶（重症）心不全 ▶虚血性心疾患 ▶心筋梗塞 ▶心筋症 ▶ブルガダ症候群 ▶心室性不整脈 ▶QT延長症候群 ▶発作性心房細動 ▶持続性心房細動 ▶心房粗動 ▶発作性上質頻拍 ▶心室期外収縮 ▶心室細動 ▶WPW症候群 ▶原因不明の失神

D211 トレッドミルによる負荷心肺機能検査，サイクルエルゴメーターによる心肺機能検査 1,600点

注3 連続呼気ガス分析加算 520点

トレッドミルは，ベルトコンベヤーの上を歩く検査で，ベルトの速度と台の傾きを変え，急な坂道にすることで段階的に負荷量を増していく検査である。またサイクルエルゴメーターは固定された自転車をこぎ，ブレーキの調整により運動量を3分ごとに25ワットずつ増加する。

どちらも心電図と血圧の持続監視が可能であり安全性は高いが，検査に要する時間がかかるため，多くの症例をこなすことはむずかしく，虚血性心疾患の精密検査に用いられる。また，心筋シンチグラムとあわせて行われることも多くなった。

《保険請求》

①D200スパイログラフィー等検査またはD208心電図検査を，当該検査と同一日に行った場合の費用は，所定点数に含まれる。

②治療方針の決定・治療効果の判定などを目的に連続呼気ガス分析を行った場合，連続呼気ガス分析加算として，520点を加算する。

適応疾患 ▶不整脈 ▶狭心症 ▶急性心筋梗塞（後）▶心不全 ▶急性冠症候群，《心筋疾患，心筋症，陳旧性心筋梗塞，肺性心》

生体検査 呼吸循環

D211-2　喘息運動負荷試験　800点

運動により一時的に喘鳴や呼吸困難が起こる現象を運動誘発喘息という。その機序は，運動時の換気増大による気道の冷却と，水分喪失に伴う気道上皮の浸透圧の上昇によると考えられている。運動後に換気機能が最も低下するのは運動終了後5～10分であり，多くの場合，とくに治療をしなくても20～30分後には回復する。

運動誘発喘息を定量的に評価するには，バイシクルエルゴメーターやトレッドミルなどを用いて，被験者の年齢，体重および体力に適した負荷量を設定して運動負荷試験を行う。運動負荷前後に換気機能検査を行い，その最大低下率またはarea under the curve（AUC）を計算して評価を行うが，換気機能の指標としては，1秒量やピークフロー値が一般的に用いられる。

定量性と安全性に関しては，バイシクルエルゴメーターによる負荷試験のほうがトレッドミルによる負荷試験より優れている。バイシクルエルゴメーターでは，負荷強度2.1W/kgで開始し，持続時間は6分。評価方法は①負荷前，②負荷直後，③5分後，④15分後にそれぞれ1秒量を測定し，最大低下率が15％以上（ピークフローの場合は20％以上）であれば運動誘発喘息陽性と判定する。

《保険請求》

①喘息の気道反応性の評価，治療方針の決定等を目的として行った場合に算定する。

②喘息運動負荷試験は，運動負荷前後での換気機能の変化を観察した場合に算定できる。

③喘息運動負荷試験には，この検査を行うために一連として実施されたD208心電図検査，D200スパイログラフィー等検査を含むものであり，負荷の種類および回数にかかわらず，所定点数により算定する。

適応疾患　▶気管支喘息 ▶小児喘息 ▶運動誘発性喘息

使用物品　スパイロメーター，ピークフローメーター，バイシクルエルゴメーター，トレッドミル

D211-3　時間内歩行試験　200点

一定の時間内に歩くことができる最大距離を測定する検査。特別な機械を使用せず，病室の廊下など距離がわかっている場所で検査を行う。患者に「○分間で，これ以上歩くことができないと感じるまで歩いてください」と伝え，歩行してもらう。6分間歩行が一般的な検査時間となっている。歩行のペースは一定でなくてもよく，途中で休んでもよい。

対象は，在宅酸素療法の導入を検討している患者又は施行している患者である。検査の前後で血液ガス分析，呼吸循環機能検査等を行う必要がある。検査自体は，機械を用いないので簡便である反面，軽症の患者では負荷量が少なく評価ができないことがある，検者の励ましの程度が結果に影響するなどの欠点がある。

《保険請求》

①厚生労働大臣が定める施設基準に適合しているものとして地方厚生局長等に届け出た保険医療機関において行われる場合に限り算定する。

②D200スパイログラフィー等検査およびD220からD223-2を，D211-3時間内歩行試験と同一日に行った場合の費用は，所定点数に含まれる。

③年4回を限度として算定する。なお，検査の実施に係る時間を，リハビリテーションを実施した時間に含めることはできない。

④医師の指導管理の下に看護職員，臨床検査技師または理学療法士が6分間の歩行を行わせる場合は，医師が同一建物内において当該看護職員，臨床検査技師または理学療法士と常時連絡が取れる状態かつ緊急事態に即時的に対応できる体制であること。

⑤以下の事項を診療録に記載すること。

ア　当該検査結果の評価

イ　到達した距離，施行前後の動脈血酸素飽和度，呼吸・循環機能検査等の結果

レセプト摘要欄　過去の実施年月日を記載する

適応疾患　▶心不全 ▶呼吸不全 ▶慢性呼吸不全 ▶慢性腎不全 ▶疾病を有する小児・高齢者 ▶慢性閉塞性肺疾患（COPD）▶気管支拡張症 ▶慢性副鼻腔炎 ▶過敏性肺炎 ▶肺癌 ▶肺線維症 ▶慢性胸膜疾患 ▶塵肺症 ▶肺好酸球増多症 ▶肺性心 ▶肺高血圧症 ▶肺塞栓症 ▶アレルギー性鼻炎 ▶サルコイドーシス ▶睡眠時無呼吸症候群 ▶虚血性心疾患 ▶狭心症 ▶心筋梗塞

D211-4　シャトルウォーキングテスト　200点

10mの歩行コースの両端から50cmのところにコーンを置き，コーンの外側を回りながらその間を歩行し，歩行可能距離または歩行持続時間，動脈血酸素飽和度，心拍数をはじめとする呼吸循環機能検査等を測定する検査法である。

《保険請求》

①施設基準に適合している届出医療機関で行われる場合に限り算定する。

②D200スパイログラフィー等検査およびD220からD223-2を，シャトルウォーキングテストと同一日に行った場合の費用は所定点数に含まれる。

③D211-3時間内歩行試験を併せて実施した場合には，合わせて年に4回を限度として算定する。

④算定対象は，在宅酸素療法を施行している患者，C103在宅酸素療法指導管理料の算定要件を満たす患者，本試験により算定要件を満たす患者――に限定されている。

⑤検査には，医師または医師の指導管理下の看護師もしくは臨床検査技師が付き添い，上記測定値を記録し，医師が患者の運動耐容能等の評価および治療方針の決定を行った場合に年4回を限度に算定できる。

レセプト摘要欄　過去の実施年月日，在宅酸素療法の実施の有無又は流量の変更を含む患者の治療方針を記載する

D212　リアルタイム解析型心電図　600点

ホルター心電図をつけても，その24時間内には症状が起きなかったと訴える患者は多い。リアルタイム解析型心電図は心電図をモニターしながら同時に波形を

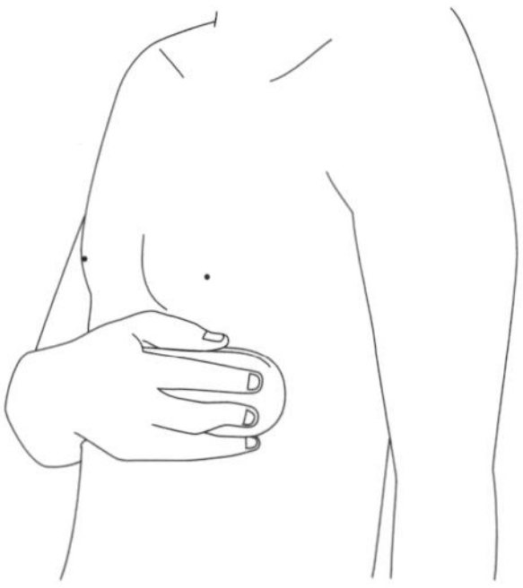

図3-17　携帯型発作時心電図記憶伝達装置

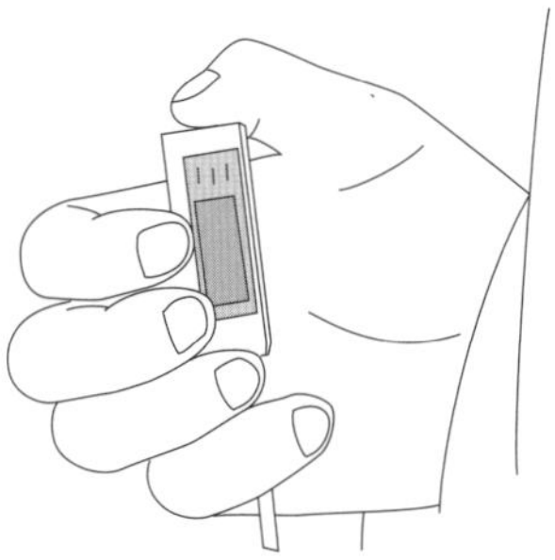

図3-18　携帯型発作時心電図記録計

解析し，異常波形が出現した際に記録を行う装置である。

《保険請求》

8時間以上心電図をモニターした場合，解析の費用を含め，一連につき1回として算定する。

適応疾患　▶不整脈 ▶急性心筋梗塞 ▶肥大型心筋症 ▶狭心症 ▶期外収縮性不整脈 ▶急性冠症候群，《電解質代謝異常（高カリウム血症，低カリウム血症，高カルシウム血症）》

D212-2　携帯型発作時心電図記録計使用心電図検査　500点

携帯型発作時心電図記録計は，患者が動悸などの自覚症状を感じたときに，心電図を記録する装置のこと。自覚症状があったときに装置を左胸に当てて30秒～2分の発作時心電図を記録する装置（図3-17）と，あらかじめディスポ電極を胸部に貼りつけておき，発作が起きたときにイベントスイッチを押す装置（図3-18）がある。ときどき起こる不整脈の診断に役立つ新しい検査法である。

《保険請求》

解析費用を含め，一連につき1回として算定する。

適応疾患　▶不整脈 ▶狭心症 ▶急性心筋梗塞 ▶電解質異常（高カリウム血症，低カリウム血症，高カルシウム血症）▶急性冠症候群，《肥大型心筋症》

D213　心音図検査　150点

通知　亜硝酸アミル吸入心音図検査　300点

聴診器で心雑音を聞くのと同様に，マイクロホンを胸に当て心雑音を記録する装置である。

防音した特殊な部屋で記録する必要があり，心エコー図の発達とともにその臨床的意義は薄れ，最近ではほとんど使用されなくなった。

《保険請求》

亜硝酸アミル吸入心音図検査では，薬剤負荷の前後の検査をそれぞれ1回としてD213心音図検査により算定する。

適応疾患　▶心臓弁膜症 ▶僧帽弁逸脱 ▶肥大型心筋症 ▶先天性心疾患 ▶心筋症，《急性心筋梗塞，心不全》

D214　脈波図，心機図，ポリグラフ検査

1	1検査	60点
2	2検査	80点
3	3又は4検査	130点
4	5又は6検査	180点
5	7検査以上	220点
6	血管伸展性検査	100点

循環器系の身体所見をグラフ化する検査法である。視診としての頚静脈拍動，触診としての頚動脈拍動，心尖拍動，聴診としての心音，心雑音をグラフで表す検査法である。ただし，最近ではほとんど行われなくなった検査法である。

《保険請求》

①数種目を行った場合でも同時に記録を行った最高検査数により算定する。

②D214脈波図，心機図，ポリグラフ検査の一部として記録した心電図は，検査数に数えない。

③「6」血管伸展性検査は，このために行った脈波図検査と併せて算定できない。

④閉塞性動脈硬化症は，「6」の血管伸展性検査により算定する。

適応疾患　▶動脈疾患〔冠動脈疾患，閉塞性動脈硬化症，バージャー病（閉塞性血栓血管炎），レイノー症候群，膠原病など〕▶下肢静脈血栓症 ▶心臓弁膜症 ▶動脈硬化症 ▶心筋症 ▶心房中隔欠損症 ▶心室中隔欠損症 ▶動脈管開存症 ▶肺高血圧症

血管伸展性検査　▶動脈硬化症 ▶大動脈狭窄症 ▶末梢性血管障害 ▶閉塞性動脈硬化症 ▶大動脈炎症候群 ▶成人型大動脈縮窄症，《高血圧症，脳梗塞，虚血性心疾患，糖尿病，高脂血症，慢性腎臓病》

D214-2　エレクトロキモグラフ　260点

エックス線検査により，心臓にビームを照射し心大血管の動きに伴う位置の変化，エックス線透過率の変化を記録し，各種心疾患の補助診断，心臓収縮の生理学的研究に使用される装置である。臨床的意義は少ない。

適応疾患　▶心筋梗塞 ▶虚血性心疾患 ▶心筋症 ▶心不全 ▶解離性大動脈瘤 ▶不整脈

生体検査
呼吸循環

2
超音波検査等

安田・正木・樫田・箕浦・鈴木・黒木

《超音波検査等の保険請求》

D215（「３」の「ニ」の場合を除く）およびD216に掲げる超音波検査等について，同一患者につき，同一月の同一検査２回目以降の費用は，所定点数の100分の90で算定する。

D215　超音波検査〔記録に要する費用を含む〕

1　Aモード法	150点
2　断層撮影法（心臓超音波検査を除く）	
イ　訪問診療時に行った場合	400点
ロ　その他の場合	
(1)　胸腹部	530点
(2)　下肢血管	450点
(3)　その他（頭頸部，四肢，体表，末梢血管等）	350点
3　心臓超音波検査	
イ　経胸壁心エコー法	880点
ロ　Mモード法	500点
ハ　経食道心エコー法	1,500点
ニ　胎児心エコー法	300点
注２　胎児心エコー法診断加算	1,000点
ホ　負荷心エコー法	2,010点
4　ドプラ法（１日につき）	
イ　胎児心音観察，末梢血管血行動態検査	20点
ロ　脳動脈血流速度連続測定	150点
ハ　脳動脈血流速度マッピング法	400点
5　血管内超音波法	4,290点
注１　造影剤使用加算	180点
注２　パルスドプラ法加算	150点
注７　微小栓子シグナル加算	150点

《保険請求》

①超音波検査（「３」の「ニ」の胎児心エコー法を除く）を算定するに当たっては，当該検査で得られた主な所見を診療録に記載する，または検査実施者が測定値や性状等について文書に記載する。なお，医師以外が検査を実施した場合は，その文書について医師が確認した旨を診療録に記載する。

②検査で得られた画像を診療録に添付する。また，測定値や性状等について文書に記載した場合は，その文書を診療録に添付する。

１．Aモード法

AはAmplitude（振幅）のAである。探触子（プローブ）から発射された超音波パルスが，音響インピーダンスの異なる境界面で反射され，再び探触子に検出されるまでの時間と超音波の音速から算出した反射源までの距離を横軸に，信号の振幅を縦軸にして表す。

脳外科でも使われていた時期があったが，現在では眼科領域で白内障術前検査，眼軸長の計測で行われている。とくに，白内障術前検査としては非常によく行われる。

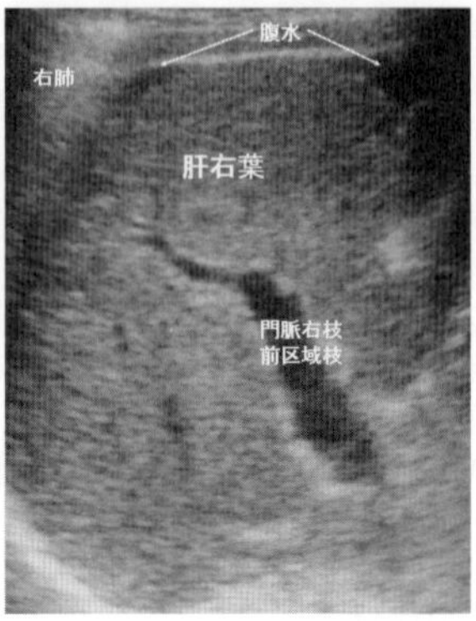

図3-19　超音波Bモード画像の典型例
肝硬変の患者の肝右葉で少量の腹水がある。

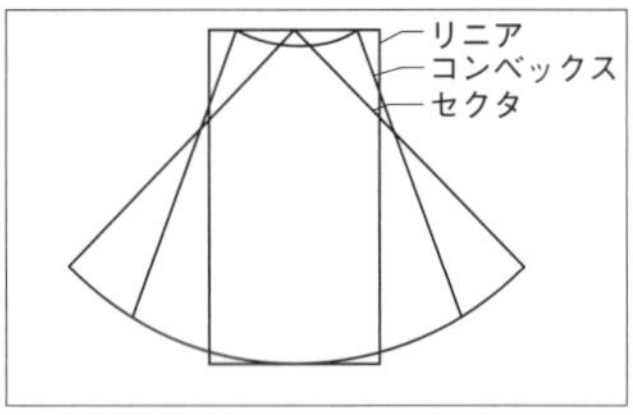

図3-20　リニア・コンベックス・セクタの視野

適応疾患　▶白内障（手術前検査）▶軸性近視（眼軸長の計測），《脳腫瘍，頭部外傷》

２．断層撮影法（心臓超音波検査を除く）

超音波断層撮影法（主としてBモード法）は，超音波の反射の強さを輝度で表示したもので，患者に侵襲をまったく与えずにリアルタイムかつダイナミックに病変を観察することが可能である（図3-19）。

ただし，本法は病変の局在診断に威力を発揮するが，質的診断能では他の画像診断に比べて若干劣る。また，超音波の伝播は気体によって遮られるため，肺や腸管ガスなどが手前に存在する部位の観察には適さない。施行部位として，胸腹部とその他（頭頸部，四肢，体表，末梢血管等）の２つに分かれている。

探触子として，シングルビームタイプのほかリニアタイプ，コンベックスタイプ，セクタタイプがあり，観察部位に適した視野の広狭を考えて使い分ける（図3-20）。特殊なものとして，術中検査用探触子，超音波内視鏡検査用探触子がある。

さらに，病変の深度に応じて，用いる超音波の周波数を選択する。すなわち，表在性の病変には５MHz以上（7.5～10MHz）の高周波が適しており，深部の病変には3.5～５MHzの低周波が適している。現在普及している大型超音波診断装置では，個々の探触子の周波数が可変式（通常３段階）になっているものが多い。

《保険請求》

①産科疾患への適応では，妊娠週数と回数に縛りがある（日本産婦人科医会発刊『医療保険必携』参照）。

②静脈内注射，動脈注射または点滴注射により造影剤を使用した場合は造影剤使用加算として，180点を加算する。この場合，造影剤注入手技料および麻酔料（L008マスク又は気管内挿管による閉鎖循環式全身麻酔に係るものを除く）は加算点数に含まれる。

③パルスドプラ法を行った場合はパルスドプラ法加算として，150点を加算する。

レセプト摘要欄　「2」の「ロ」の「⑴」の胸腹部を算定する場合は，検査を行った領域について診療報酬明細書の摘要欄に該当項目を記載する。また，カに該当する場合は，具体的な臓器または領域を診療報酬明細書の摘要欄に記載する。

ア　消化器領域
イ　腎・泌尿器領域
ウ　女性生殖器領域
エ　血管領域（大動脈・大静脈等）
オ　腹腔内・胸腔内の貯留物等
カ　その他

適応疾患　**胸腹部**　〔胸部疾患〕▶肺疾患（肺癌など）▶胸水（胸水貯留），〔腹部疾患〕①肝胆道系疾患：▶胆のう結石症 ▶胆のうポリープ ▶胆のう炎 ▶胆のう腺筋腫症 ▶胆のう癌 ▶肝のう胞 ▶肝硬変症 ▶脂肪肝 ▶肝癌 ▶肝血管腫 ▶肝炎，②膵疾患：▶膵癌 ▶慢性膵炎 ▶膵のう胞，③腎疾患：▶腎結石症 ▶水腎症 ▶腎不全 ▶腎癌 ▶腎のう胞，④泌尿器疾患：▶膀胱癌 ▶尿管・膀胱結石症 ▶副腎腫瘍 ▶前立腺癌 ▶前立腺肥大症，⑤消化器疾患：▶胃癌 ▶大腸癌 ▶イレウス ▶腸重積症 ▶虫垂炎，⑥産婦人科疾患：▶子宮筋腫 ▶子宮癌 ▶卵巣腫瘍 ▶子宮内胎児発育遅延 ▶胎児の成長観察 ▶切迫流産 ▶切迫早産 ▶子宮外妊娠，⑦その他：▶リンパ節腫大 ▶脾腫 ▶腹水症 ▶後腹膜腫瘍 ▶腹部大動脈瘤 ▶腎動脈狭窄症，《下大静脈疾患（下大静脈血栓症）》

その他　〔頭頸部〕▶リンパ節腫大 ▶甲状腺腫瘍 ▶甲状腺腫 ▶甲状腺炎 ▶唾液腺腫瘍 ▶頭蓋内疾患 ▶眼窩内疾患，〔四肢〕▶先天性股関節脱臼 ▶腱板損傷（肩腱板損傷）▶血腫 ▶滑液のう腫，《滑膜炎，腱断裂》，〔体表〕▶皮膚・皮下腫瘍 ▶表在リンパ節腫脹（リンパ節腫大）▶乳癌 ▶乳腺症 ▶乳腺のう胞（乳腺腫瘍）▶線維腺腫，〔末梢血管等〕▶動脈硬化症 ▶動脈血栓症 ▶静脈血栓症 ▶下肢静脈瘤 ▶動静脈瘻 ▶動脈炎 ▶大動脈炎 ▶側頭動脈炎 ▶精巣腫瘍 ▶睾丸捻転（精巣捻転症），《鼡径ヘルニア》

3．心臓超音波検査

心臓超音波検査には，アプローチの方法から，胸壁に探触子を置いて検査を行う経胸壁心エコー図法と，胃カメラのように探触子を口から飲んでもらい食道から心臓を観察する経食道心エコー図法に分けられる。

経胸壁心エコー図は，非侵襲的な検査法であり，胸骨左縁の肋間，心尖部，剣状突起下，鎖骨上窩などに探触子を置き，そこから発せられた2.5～7.5MHzの周波数の超音波が心臓から跳ね返り，その反射超音波を受信し画像化するしくみとなっている（図3-21）。

経食道心エコー図は，侵襲性を伴う検査である。左心耳の血栓を描出するなど，経胸壁心エコー図の機能を補い，治療方針に決定的な情報を提供する場合があり，適応を選んで検査が行われる。

検査のモードとしては，断層心エコー図法とMモード法，そして「４」のドプラ法に該当するカラードプラ法やパルスドプラ法，連続波ドプラ法がある。なお2010年の改定で，新たに胎児心エコー法（「３」ニ）も請求できるようになった。

断層心エコー図法では，心腔内の解剖像が示される。心室，心房，心筋，心膜などの形状と大きさ，および心周期に伴う形状の推移を実時間で観察できる。すなわち心筋の肥大，心筋梗塞，心筋症に伴う壁運動異常などが容易に診断できる。また，僧帽弁，大動脈弁，三尖弁の弁の性状，動態より弁膜症の診断に有用である（図3-22）。

経食道心エコー図では，空間分解能に優れ，感染性心内膜炎の診断に有用である。Mモード法は，断層心エコー図の１断面での時間経過を示す表示法であり，壁の厚さ，各腔の大きさを計測すると同時に時相も表示し，左室収縮能をはじめとする心機能の評価が行える（図3-23）。

《胎児心エコー法》

2010年に新設された胎児心エコー法は，超音波断層法（Bモード）やMモード，カラードップラー，４D超音波を駆使して胎児心臓の先天奇形，胎児不整脈，胎児心機能等を診断する方法である。日本胎児心臓病学会・日本小児循環器学会から胎児心エコーガイドラインが刊行されている。それによれば，胎児超音波検査はレベルⅠ（スクリーニング）とレベルⅡ（精密検査）に分けられ，レベルⅠでは原則としてすべての妊婦が対象になる。一般の妊婦よりも先天性心疾患（CHD）の発生率が高いリスクファクターを有する妊婦は胎児心エコー認証医によるレベルⅡ精査を受けるか，慎重なスクリーニングが求められる。

胎児心エコー法は厚生労働大臣が定める施設基準に適合するものとして，地方厚生局長等に届け出た保険医療機関において行われる場合に限り算定できる。胎児心エコー法の施設基準は次のとおり。

①循環器内科，小児科または産婦人科の経験を５年以上有し，胎児心エコー法を20症例以上経験している医師が配置されていること。

②当該保険医療機関が産婦人科を標榜しており，当該診療科において常勤の医師が２名以上配置されていること。ただし，胎児心エコー法を実施する医師が専ら循環器内科または小児科に従事している場合にあっては，当該診療科において常勤の医師が配置されていること。

③倫理委員会が設置されており，必要なときは事前に開催すること。

《保険請求》

①「３」心臓超音波検査で，造影剤を使用した場合は造影剤使用加算として，180点を加算する。

②「３」心臓超音波検査に伴って同時に記録した心電

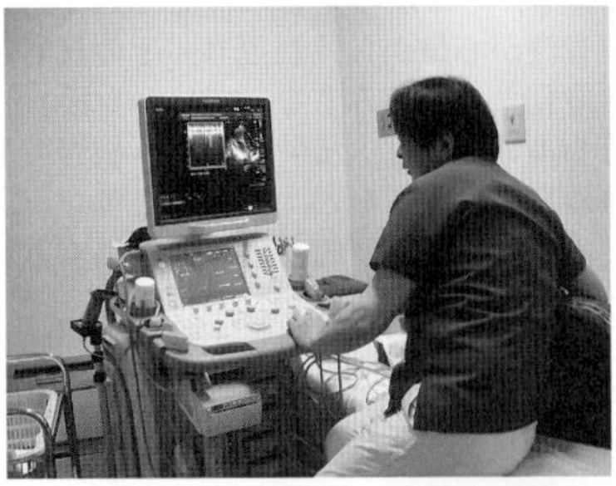

図3-21　心臓超音波装置での検査

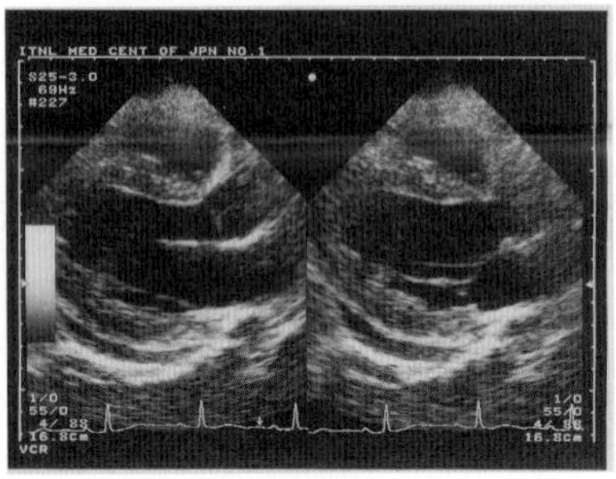

図3-22　断層心エコー図
左室長軸像（左が拡張期，右が収縮期）。

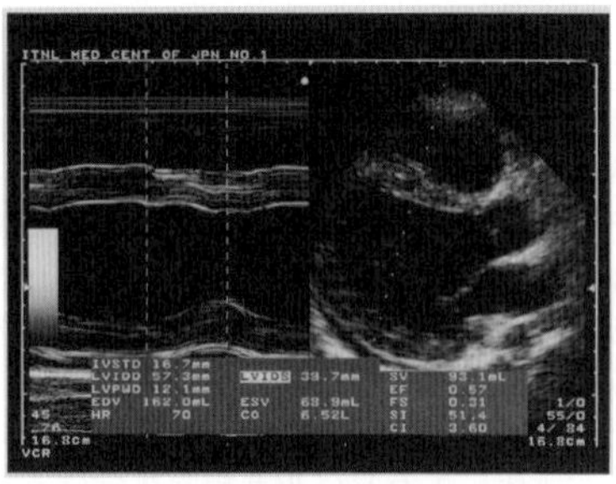

図3-23　Mモード心エコー図
左室収縮能の計測。

図，心音図，脈波図および心機図の検査の費用は，所定点数に含まれる。

③検査に伴って診断を行った場合は，胎児心エコー法診断加算として1,000点を加算することができる。

適応疾患　心臓弁膜症　▶僧帽弁狭窄症 ▶僧帽弁閉鎖不全症 ▶大動脈弁狭窄症 ▶大動脈弁閉鎖不全症 ▶三尖弁閉鎖不全症 ▶肺動脈弁狭窄症 ▶肺動脈弁閉鎖不全症

先天性心疾患　▶心室中隔欠損症 ▶心房中隔欠損症 ▶ファロー四徴症 ▶動脈管開存症

その他　▶心筋梗塞 ▶感染性心内膜炎 ▶心室瘤 ▶心筋症 ▶心膜液貯留 ▶心臓内血栓症 ▶心臓腫瘍 ▶左・右心不全 ▶肺高血圧症 ▶大動脈瘤 ▶大動脈解離（急性大動脈解離，慢性大動脈解離）▶胎児の心臓先天奇形 ▶肺性心 ▶ミトコンドリア心筋症 ▶心機能評価 ▶複雑心奇形

負荷心エコー　▶狭心症 ▶無症候性心筋虚血 ▶陳旧性心筋梗塞 ▶肺高血圧症 ▶虚血性心疾患

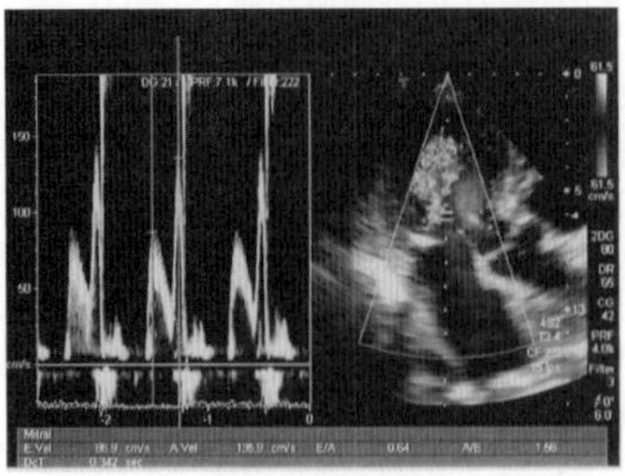

図3-24　パルスドプラ心エコー図
左室拡張能の計測。

4．ドプラ法〔1日につき〕

カラードプラ法は，断層心エコー図上に血流情報をカラー表示させる検査法であり，弁逆流ジェット，弁狭窄の通過血流ジェット，短絡血流ジェットが表示される。弁膜症の診断，先天性心疾患の診断にきわめて有用である。

パルスドプラ法では，僧帽弁口，三尖弁口に関心領域を設定することで，左心室，右心室の拡張能が評価される（図3-24）。

連続波ドプラ法は，高速で流れる血流の評価に用いられる。大動脈弁狭窄，肺動脈弁狭窄，肥大型心筋症による左室流出路狭窄などによる異常血流の速度から，圧格差の評価が行える。

《保険請求》

脳動脈血流速度連続測定について，微小栓子シグナル（HITS/MES）の検出を行った場合は，微小栓子シグナル加算として，150点を加算する。

適応疾患　胎児心音観察　▶胎児機能不全（軟産道強靱症，軟産道伸展不良，常位胎盤早期剥離，臍帯脱出，胎児胎盤機能低下，胎盤機能不全症，臍帯脱出による新生児の障害）▶胎児心音不良 ▶胎児ジストレス ▶胎児心拍数異常（胎児心拍異常症）▶妊娠の確定診断，《臍帯血流の証明（胎児臍帯巻絡），胎児心機能の解析（胎児心音異常）》

末梢血管血行動態検査　▶閉塞性動脈硬化症 ▶バージャー病（閉塞性血栓血管炎）▶下肢静脈瘤，《閉塞性血栓血管炎，動静脈瘻，レイノー症候群，膠原病，胸郭出口症候群，鎖骨下動脈盗血症候群》

脳動脈血流速度連続測定　▶くも膜下出血 ▶脳動脈血栓症（後大脳動脈血栓症，小脳動脈血栓症，前大脳動脈血栓症，中大脳動脈血栓症）▶脳動脈塞栓症（後大脳動脈塞栓症，小脳動脈塞栓症，前大脳動脈塞栓症，中大脳動脈塞栓症）▶脳手術後の経過観察 ▶脳動脈閉塞症 ▶脳血栓症

脳動脈血流速度マッピング法　▶くも膜下出血 ▶脳動脈血栓症（後大脳動脈血栓症，小脳動脈血栓症，前大脳動脈血栓症，中大脳動脈血栓症）▶脳動脈塞栓症（後大脳動脈塞栓症，小脳動脈塞栓症，前大脳動脈塞栓症，中大脳動脈塞栓症）▶脳動脈閉塞症 ▶脳血栓症 ▶脳手術後の経過観察

5．血管内超音波法

血管内超音波検査は，通常の心エコー図とはまったく異なり，心臓カテーテル検査の一環として行われる

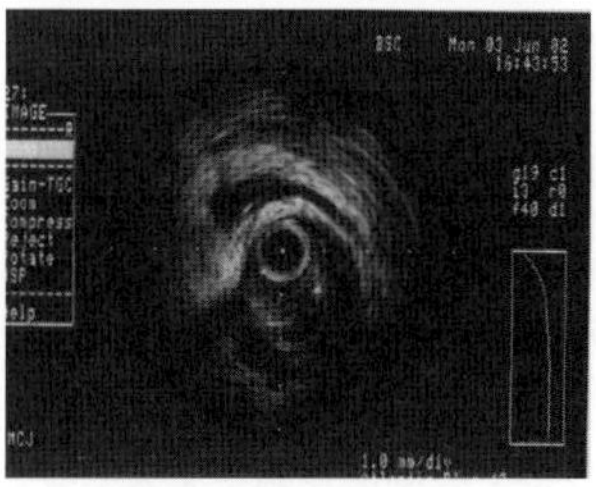

図3-25 血管内エコー
冠動脈内の動脈硬化を示す。

検査法である。冠動脈形成術に使用されるガイドワイヤーに沿って，カテーテル先端に探触子がついた超音波カテーテルを冠動脈内に挿入し検査を行う。冠動脈形成術前後で，冠動脈内の石灰化をはじめとする動脈硬化の性状，植え込み後の冠動脈ステントの拡張具合をはじめとする冠動脈形成術の仕上がり具合が評価される（図3-25）。

《保険請求》

「5」血管内超音波法と同一月中に行った血管内視鏡検査は所定点数に含まれる。

適応疾患 ▶狭心症 ▶心筋梗塞などの虚血性心疾患 ▶冠動脈形成（PTCA術後，ステント植え込み状態）術前・術後 ▶川崎病 ▶心内膜炎 ▶冠動脈静脈瘻 ▶解離性大動脈瘤 ▶大動脈血栓症 ▶大動脈炎症候群 ▶腎動脈疾患（腎動脈狭窄症）▶心臓弁膜症，《動脈硬化症》

D215-2 肝硬度測定 200点

慢性肝疾患で，肝臓の繊維化が進むと発癌のリスクが高くなるが，これまで肝繊維化の評価は肝生検で行われてきた。近年超音波診断装置の改良が進み非侵襲的に検査を行うことが可能になった。認可された超音波画像診断装置を用いて，肝硬変の患者の肝臓の硬さを測定した場合に算定可能である。

《保険請求》

原則として3月に1回に限り算定する。

レセプト摘要欄 （3月に2回以上算定する場合）**その理由及び詳細な医学的根拠を記載する**

（肝硬度測定，超音波エラストグラフィーについて，同一の患者につき，当該検査実施日より3月以内において，医学的な必要性から別に算定する必要がある場合）**その理由及び医学的根拠を詳細に記載する**

適応疾患 ▶肝硬変症 ▶肝硬変症が疑われるもの

D215-3 超音波エラストグラフィー 200点

超音波診断装置を用いて組織の弾性を画像化する検査。超音波検査のプローブで圧を加えた際の組織の変化を画像化して検査を行う。

固形癌である乳腺腫瘍の良性・悪性の質的診断の研究から，開発された。

《保険請求》

①肝臓の硬さを非侵襲的に計測する薬事承認または認証を得ている装置を使用し，肝硬変または疑いのある患者に対し，肝臓の線維化の程度を非侵襲的に評価した際に，3月に1回を限度に算定できる。
②検査実施日より3月以内にD215-2肝硬度測定を行った場合の費用は所定点数に含まれる。

レセプト摘要欄 （3月に2回以上算定する場合）**その理由及び詳細な医学的根拠を記載する**

（肝硬度測定，超音波エラストグラフィー及び超音波減衰法検査について，同一の患者につき，当該検査実施日より3月以内において，医学的な必要性から別に算定する必要がある場合）**その理由及び医学的根拠を詳細に記載する**

適応疾患 ▶肝硬変

D215-4 超音波減衰法検査 200点

超音波の減衰を利用して，これまでむずかしかった少ない量の肝臓の脂肪化を数値で示す検査。既存の腹部超音波検査のBモード検査用プローブを使用し，薬事承認または認証を受けた専用のアプリケーションを本体に入れることで検査が可能となる。メタボリックシンドロームに合併する脂肪肝のなかでも，非アルコール性脂肪肝NAFLD（ナッフルディ）のなかで，肝硬変や肝がんに進行することが知られている非アルコール性脂肪肝炎NASH（ナッシュ）の診断を行うことができる。これまでの診断法であった肝生検，MRIによる検査と比べ，時間や負担をかけずに簡便に行えることから，関係学会が定めたガイドラインに従って検査を行うことで，NASHの診断精度の向上，進行度の評価が期待されている。

《保険請求》

①汎用超音波画像診断装置のうち，超音波の減衰量を非侵襲的に計測し，肝臓の脂肪量を評価するための情報を提供するものとして薬事承認または認証を得ているものを使用し，脂肪性肝疾患の患者であり慢性肝炎または肝硬変の疑いがある者に対し，肝臓の脂肪量を評価した場合，3月に1回に限り算定する。
②検査の実施に当たっては，関係学会が定めるガイドラインを踏まえ適切に行う。
③D215-2肝硬度測定またはD215-3超音波エラストグラフィーについて，同一の患者に当該検査実施日より3月以内に行われたものの費用は，原則として所定点数に含まれる。

レセプト摘要欄 （肝硬度測定，超音波エラストグラフィー及び超音波減衰法検査について，同一の患者につき，当該検査実施日より3月以内において，医学的な必要性から別に算定する必要がある場合）**その理由及び医学的根拠を詳細に記載する**

（脂肪性肝疾患の患者であって慢性肝炎又は肝硬変の疑いがある者に対し，肝臓の脂肪量を評価した場合）**前回の実施年月日（初回の場合は初回である旨）を記載する**

適応疾患 ▶脂肪性肝疾患 ▶慢性肝炎 ▶肝硬変

D216 サーモグラフィー検査〔記録に要する費用を含む〕 200点

注 負荷検査加算 100点

皮膚温をカラー表示で示す装置であり，皮膚温の高いところから赤，黄，緑，青で表示される。レイノー症候群など四肢末梢の血流障害の診断に用いられる。

《保険請求》

負荷検査を行った場合は，負荷検査加算として，負荷の種類または回数にかかわらず100点を加算する。

適応疾患　血行障害　▶動脈狭窄・閉塞性疾患（慢性動脈閉塞症）▶静脈瘤 ▶動静脈瘻 ▶血管奇形（末梢性動静脈奇形）▶リンパ浮腫 ▶レイノー症候群

慢性疼痛性疾患　▶頭痛 ▶三叉神経痛 ▶内臓関連痛 ▶椎間板ヘルニア ▶間欠性跛行

炎症性疾患　▶リウマチ様関節炎

腫瘍　▶乳房腫瘍 ▶甲状腺腫 ▶皮膚腫瘍 ▶骨肉腫

体温異常症　▶神経性食欲不振症，《ショック》▶代謝障害 ▶自律神経障害 ▶血流に影響を及ぼす薬剤・治療法の経過観察 ▶移植皮膚片の活着状況の判定

D216-2　残尿測定検査

1	超音波検査によるもの	55点
2	導尿によるもの	45点

前立腺肥大症，排尿障害，神経因性膀胱の患者に対して超音波画像診断装置もしくは尿道カテーテルを用いて残尿測定した場合に算定する。

厳密な残尿測定は，まず通常の尿意が生じた後に十分な時間をかけて自然排尿を行い，その後の膀胱内の残尿を測定する。

尿道カテーテル挿入による測定は正確であるが，超音波画像診断装置による測定のほうが苦痛もなく簡便であるためより一般的に行われており，残尿測定専用の超音波残尿測定装置が普及している。装置も安価で，プローブを下腹部に当てるだけで測定できるので便利である。また，通常の超音波画像診断装置を用いて膀胱を縦・横２方向に描出しておおまかに算出できる。すなわち，楕円体の体積の計算式に準じて，直角に交わる３方向（cm）を乗じて0.52をかけあわせる。ただし，この残尿の概算だけではD215超音波検査「２」の断層撮影法は算定できない。

なお2010年の改定で，残尿測定検査は超音波による測定（「１」）と，カテーテルによる導尿測定（「２」）に分けて設定された。

残尿は通常ほとんどみられない。また，50mL未満であれば臨床上ほとんど問題とならない。100mL以上の場合は何らかの治療を必要とすることがある。

《保険請求》

①患者１人につき月２回に限り算定する。

②「１」と「２」を同一日に行った場合は，主たるもののみ算定する。

適応疾患　▶排尿困難をきたす疾患 ▶膀胱腫瘍 ▶前立腺肥大症 ▶前立腺癌 ▶膀胱結石症 ▶尿道結石症 ▶神経因性膀胱 ▶過活動膀胱 ▶膀胱尿管逆流，《遺尿症，夜尿症，膀胱結核》

D217　骨塩定量検査

1	DEXA法による腰椎撮影	360点
	注　大腿骨同時撮影加算	90点
2	REMS法（腰椎）	140点
	注　大腿骨同時検査加算	55点
3	MD法，SEXA法等	140点
4	超音波法	80点

本検査で骨量・骨密度を測定する。骨粗鬆症の診断と治療効果判定の目的で行う。骨粗鬆症の診断・治療開始基準の一部をなし，必須検査である。簡易型の検査は職場や地域での集団健診でも用いられる。

《保険請求》

①検査の方法にかかわらず，患者１人につき４月に１回に限り算定する。

②測定法と撮影部位により保険点数が大きく異なる。各医療施設で使用している骨塩定量検査法がどのカテゴリーに入るのか認識するとともに撮影部位の特定を要する。

③「１」については，同一日にDEXA法による腰椎撮影に加え大腿骨撮影を行った場合には，大腿骨同時撮影加算として90点を加算する。

④骨粗鬆症ガイドラインでは，腰椎と股関節の低いほうの値をその患者の骨密度として採用することとなり，腰椎と股関節を同時検査することが推奨されている。

⑤全身用DEXA（DXA）測定器を使用しても，股関節のみの測定ではD217「２」となる。

⑥MD法による骨塩定量検査を行うことを目的として撮影したフィルムを用いて画像診断を併施する場合は，「３」MD法，SEXA法等または画像診断の手技料（E001写真診断およびE002撮影）のいずれか一方により算定する。ただし，E400フィルムの費用は，手技料とは別に算定できる。

1．DEXA法による腰椎撮影

SEXA（SXA）法での水中検査のわずらわしさを改善したのが，波長の異なる２種類のエックス線を用いるDEXA（Dual Energy X-ray Absorptiometry）法で，最も普及している。DXA法とも呼ばれる。

この項目が適用できるのは大型の全身（体幹）用DEXA（DXA）装置を使用し，しかも腰椎で骨密度を測定した場合のみである。

DEXA（DXA）法では腰椎以外の部位（大腿骨頸部，橈骨など）での測定も可能であり，注意を要する。実際，腰椎でのDEXA（DXA）測定部位である第２～第４腰椎に高度の圧迫骨折や変形，動脈石灰化の強い場合は腰椎でなく大腿骨で検査する必要があるが，腰椎を検査しない場合，「２」のMD法，SEXA法に準じてで算定する。一方，同一日に腰椎と大腿骨を同時撮影した場合には，大腿骨同時撮影加算が加わる。

適応疾患　▶骨粗鬆症

2．REMS法（腰椎）

2022年３月から保険適応となった。腰椎の骨密度検査を行った場合に140点，腰椎と同日に大腿骨の骨密度を測定した場合は55点が加算される。

REMS（Radiofrequency Echographic Multi-spectrometry）法はBモードの超音波信号を視覚化す

る代わりに，生の超音波データを，蓄積されている健常者や骨粗鬆症者の超音波スペクトラムと自動的に比較解析し骨密度を導き出す検査法である。

《保険請求》

REMS 法（Radiofrequency Echographic Multi-spectrometry）による腰椎の骨塩定量検査を実施した場合に算定する。「２」の注は，REMS法により腰椎および大腿骨の骨塩定量検査を同一日に行った場合にのみ算定できる。

3．MD法，SEXA法等〔DEXA法，REMS法（腰椎以外），SPA法，DPA法，MD法，DIP法，SEXA法，pQCT法が含まれる〕

検査法のうち上記腰椎DEXA法，REMS法以外はここに含まれる。エックス線又はガンマ線を使用して検査を行う。

MD 法（Micro Densitometry）は，RA 法（Radiographic Absorptiometry）とも呼ばれ，エックス線フィルム上の骨陰影をアルミスコープと比較する古典的な方法。軟部組織陰影の影響を最小にするため，通常第２中手骨が選ばれる。検出法によりDIP法（Digital Image Processing），CXD法（Computed X-ray densitometry）と呼ばれることもある。MD法では手のエックス線フィルムを用いるので，このフィルムを使用して一般の画像診断も同時に可能だが，実際にはこのような事態はまれであろう。

SEXA法（Single Energy X-ray Absorptiometry）は，SXA法とも呼ばれる。水中において骨を透過したエックス線量を定量測定する。水中検査ということで，測定部位は踵骨と橈骨遠位端に限られる。

単一光子吸収測定法（SPA：Single Photon Absorptiometry），二重光子吸収法（DPA：Dual Photon Absorptiometry）は，エックス線の代わりにガンマ線を使用する。

定量的CT法ことpQCT（peripheral Quantitative Computed Tomography）は，CT装置を使用して骨塩量を測定する方法であるが，比較的曝射量が多い。橈骨，大腿骨，脛骨，顎骨などで測定する。

適応疾患 ▶骨粗鬆症

4．超音波法

REMS法以外の超音波を使用した骨密度検査に算定する。定量的超音波法（QUS：Quantitative Ultrasound）は簡便で被曝がなく，集団検診でのスクリーニングなどに広く用いられる。骨密度が高いほど低下する超音波の骨透過速度SOS（Speed of Sound）と，骨の抵抗による超音波減弱率BUA（Broadband Ultrasound）から骨密度指標Stiffnessを算出する。踵骨で測定する。内臓用の超音波とは使用する波長が異なる。

適応疾患 ▶骨粗鬆症

3 監視装置による諸検査

箕浦・大辻・秋山

D218　分娩監視装置による諸検査

1	1時間以内の場合	510点
2	1時間を超え1時間30分以内の場合	700点
3	1時間30分を超えた場合	890点

分娩監視装置は胎児心拍数と子宮収縮とを連続的にモニターし，記録する器械で，その記録を胎児心拍陣痛図（cardiotocogram：CTG）という。胎児機能不全，胎児のwell-beingの診断に用いられる。

臨床上広く用いられているのは，胎児心音信号を検出する超音波ドップラー端子と，子宮収縮（陣痛）を検出する陣痛計とを腹壁上にベルトで固定する方法（外測法）である。そのほか，経腟的に胎児先進部に電極を装着し，直接誘導胎児心電信号から心拍数を算出する方法や，陣痛については，子宮内（羊水腔）にカテーテルを挿入して子宮内圧を直接測定する内測法があるが，これらは破水後にしか使用できず，また感染の危険もある。

従来，fetal distress（胎児ジストレス）に対して胎児仮死という用語が用いられていたが，日本産科婦人科学会周産期委員会は，胎児仮死は実際の臨床データ以上に死に直結したり，中枢神経障害の原因になるかのような印象を与えるため，臨床的に死亡や神経学的障害を残すような児の状態に対しては胎児仮死は用いずに，asphyxiaをそのまま用いるのが妥当であり，また分娩監視装置による判定もfetal distressに代えて，non-reassuring fetal statusという英語をそのまま用い，その日本語訳は「胎児機能不全」とするとした。ただし当面，保険病名としての「胎児仮死」は残す。胎児仮死は顕性胎児仮死と潜在性胎児仮死に分類され，顕性の場合は胎児心拍数曲線の異常をきたすが，潜在性の場合は胎児発育不全を伴うことが多い。また母体尿中エストリオール値の低値など，化学的方法で推定される場合のほか，各種負荷試験（子宮収縮薬であるオキシトシン投与など）により顕性になるものをいう。

表3-1にCTGを読むときの用語と定義をまとめた。CTG上，①心拍数基線が正常（110〜160bpm），②基線細変動（バリアビリティ）が正常，③一過性頻脈を認め，④一過性徐脈がない場合は，胎児の状態は良好と診断できる。またその対極として，遅発一過性徐脈，変動一過性徐脈，遷延一過性徐脈が繰り返し出現し，かつ細変動が消失しているものはasphyxiaの可能性が高いパターンとされる。これら①〜④を満たしたものをreassuringとすると，それ以外のものがnon-reassuring fetal statusとなるが，asphyxiaを示唆するパターンに至るまでにはさまざまな胎児心拍パターンがみられ，未だそれだけでは確定的なことがいえないのが現状である。実際の臨床の現場では，胎児の予備能やそれまでの分娩経過を十分検討したうえで，その場その場で適切な判断を下すことが求められる。**図3-26**は分娩中にみられた遅発一過性徐脈である。

分娩監視装置はほとんどすべての分娩において，少なくとも1回は装着されるのが普通であるが，保険診療においては胎児仮死，潜在性胎児仮死および異常分娩の経過改善の目的で陣痛促進を行う場合にのみ算定できるものであり，陣痛曲線，胎児心電図及び胎児心音図を記録した場合も所定点数に含まれる。

適応疾患　▶胎児ジストレス（胎児機能不全）▶軟産道強靱症 ▶軟産道伸展不良 ▶常位胎盤早期剥離 ▶臍帯脱出 ▶胎児胎盤機能低下 ▶胎盤機能不全症 ▶潜在性胎児仮死 ▶異常分娩 ▶臍帯圧迫 ▶臍帯下垂 ▶臍帯巻絡 ▶臍帯真結節 ▶臍帯卵膜付着

D219　ノンストレステスト〔一連につき〕　210点

ノンストレステスト（nonstress test：NST）は，陣痛発来前に分娩監視装置を装着して，胎動や子宮収縮に対する胎児心拍数の反応性や，胎児心拍数基線細変動（バリアビリティ）の程度から，胎児の状態を診断する検査である。

NSTの判定は，胎児心拍数基線およびその細変動，一過性頻脈，一過性徐脈の有無について行う。20分間に2回以上の一過性頻脈（15bpm以上で15秒以上持続）がみられる場合（**図3-27**）をreactiveといい，胎児の状態は特に問題ないとする。一過性頻脈の数が少ないときは，触診などで胎児に刺激を与えた後にreactiveとなれば経過観察でよい。

胎児に対する刺激は音響刺激も用いることができる。これは母体腹壁上児頭に相当する部位に音響刺激装置（vibratory-acoustic stimulator）を当て，数秒間刺激を与えるもので，妊娠28週以降の大部分の胎児で，

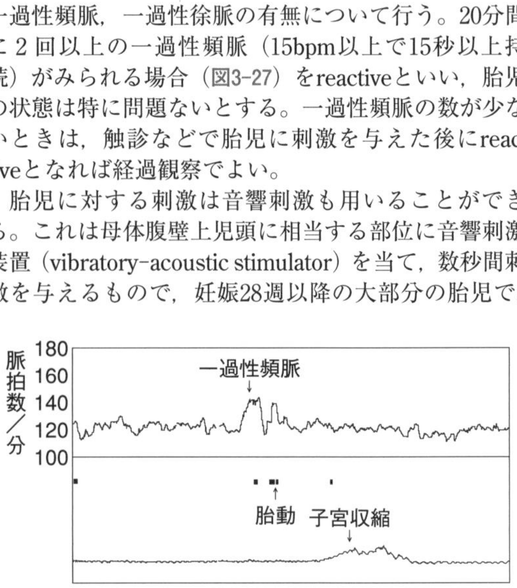

図3-27　ノンストレステスト

表3-1 CTGを読むときの用語と定義

胎児心拍数図の波形は，心拍数基線，細変動の程度，心拍数一過性変動をそれぞれ別個に判断する。

胎児心拍数基線（FHR baseline）	10分の区画におけるおおよその平均胎児心拍数であり，5の倍数で表す。 110～160bpm：正常（整）脈，110bpm＞：徐脈，160bpm＜：頻脈
胎児心拍数基線細変動（バリアビリティ）	1分間に2サイクル以上の胎児心拍数の変動で，振幅，周波数ともに規則性がないもの。 細変動消失：肉眼的に認められない，減少：5bpm以下，中等度：6～25bpm，増加：26bpm以上
一過性頻脈（acceleration）	心拍数の増加が15bpm以上，持続が15秒以上2分未満（32週未満では10bpm以上，持続が10秒以上）。 持続が2分以上，10分未満のものは遷延一過性頻脈，10分以上持続するものは基線が変化したものとみなす。
一過性徐脈（deceleration）	早発，遅発，変動，遷延に分けられ，早発一過性徐脈は児頭圧迫，遅発一過性徐脈は胎盤循環不全，変動一過性徐脈は臍帯圧迫に起因するとされている。一過性徐脈の波形は，心拍数の減少が急速であるか緩やかであるかにより肉眼的に区別することを基本とし，その判断が困難な場合は心拍数減少の開始から最下点に至るまでに要する時間を参考とし，両者の境界を30秒とする。 [早発一過性徐脈（early deceleration）] 子宮収縮に伴って心拍数が緩やかに減少し，緩やかに回復する波形で，一過性徐脈の最下点が子宮収縮の最強点とおおむね一致しているもの。 [遅発一過性徐脈（late deceleration）] 子宮収縮に伴って心拍数が緩やかに減少し，緩やかに回復する波形で，一過性徐脈の最下点が子宮収縮の最強点より遅れているもの。多くの場合，一過性徐脈の開始・最下点・回復がおのおの子宮収縮の開始・最強点・終了より遅れる。 [変動一過性徐脈（variable deceleration）] 15bpm以上の心拍数減少が急速に起こり，開始から回復まで15秒以上2分未満の波形をいう。その心拍数減少は直前の心拍数より算出される。子宮収縮に伴って発生する場合は一定の形を取らず，下降度，持続時間は子宮収縮ごとに変動することが多い。 [遷延一過性徐脈（prolonged deceleration）] 心拍数減少が15bpm以上で，開始から回復まで2分以上10分未満の波形をいう。その心拍数減少は直前の心拍数より算出される。10分以上の心拍数減少の持続は基線の変化と見なす。

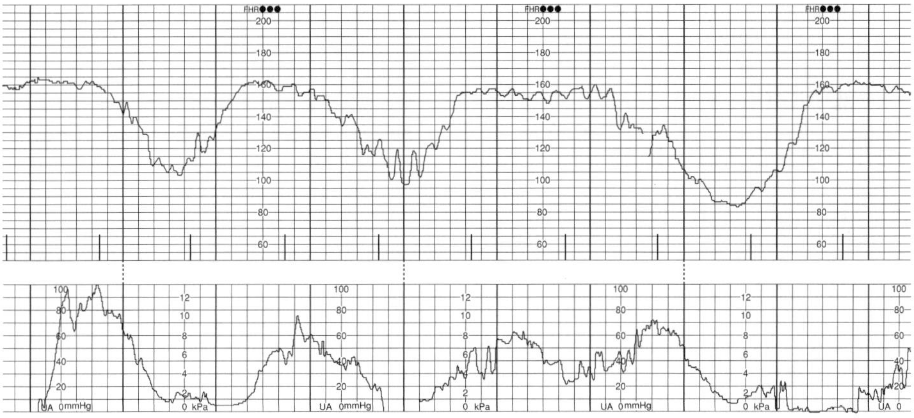

図3-26 遅発一過性徐脈の例

刺激後胎動や心拍数の増加，一過性頻脈を認め，これによりNSTの時間の短縮や，non-reactive NSTの頻度を減少させることができる。

実施に際しては，妊婦は上半身を挙上した仰臥位のsemi-Fowler位とし，仰臥位低血圧症候群に注意して，40～60分の記録をとる。

なお最近では，問題症例についてはNST所見に超音波断層検査による胎児の呼吸様運動，胎動，筋緊張，羊水量の所見を加えたバイオフィジカルプロファイルスコア（biophysical profile score，BPS，表3-2）に基づいて管理することが多い。

《保険請求》

①入院中の患者に対し行った場合には1週間につき3回，入院中以外の患者に対し行った場合には1週間につき1回に限り算定できる。なお，1週間の計算は暦週による。

②適応疾患のうち妊娠30週未満の切迫早産については，子宮収縮，子宮出血，頸管の開大，短縮または軟化のいずれかの切迫早産の兆候を示し，かつ以下のいずれかを満たすものについて算定する。

(イ) 前期破水を合併したもの

(ロ) 経腟超音波検査で子宮頸管長20mm未満のもの

表3-2　バイオフィジカルプロファイルスコア

項目	正常（2点）	異常（0点）
呼吸様運動	30分間に30秒以上続く運動が1回以上	30分間に30秒以上続く運動がない
胎動	30分間に躯幹か四肢の動きが3回以上	30分間に躯幹か四肢の動きが2回以下
筋緊張	30分間に躯幹か四肢の屈曲運動が1回以上，あるいは手の開閉を認める	30分間に躯幹か四肢の屈曲運動を認めない
羊水量	2cmより大きい羊水ポケットが1カ所以上	羊水ポケットが2cm未満
NST	20～40分間の観察で15bpm以上，15秒以上の一過性頻脈が2回以上	20～40分間の観察で15bpm以上，15秒以上の一過性頻脈が2回未満

(ハ)　切迫早産の診断で他院から搬送されたもの
(ニ)　早産指数（tocolysis index）が3点以上のもの

適応疾患　▶40歳以上の初産婦（高年初産婦）▶BMIが35以上の初産婦 ▶多胎妊娠 ▶子宮内胎児発育不全 ▶子宮収縮抑制剤使用中（切迫早産）▶妊娠高血圧症候群（重症）▶常位胎盤早期剥離 ▶前置胎盤〔妊娠22週以降で出血等などの症状を伴う場合（妊娠中出血）〕▶胎盤機能不全症 ▶羊水異常症（羊水過少症，羊水混濁など）▶切迫早産（妊娠30週未満）▶心疾患 ▶糖尿病 ▶妊娠糖尿病 ▶甲状腺疾患（甲状腺機能亢進症など）▶腎疾患 ▶膠原病 ▶特発性血小板減少性紫斑病 ▶白血病 ▶血友病 ▶出血傾向 ▶HIV陽性 ▶Rh不適合 ▶妊娠中に帝王切開術以外の開腹手術を行った患者または行う予定のある患者

D220　呼吸心拍監視，新生児心拍・呼吸監視，カルジオスコープ（ハートスコープ），カルジオタコスコープ

1　1時間以内又は1時間につき　50点
2　3時間を超えた場合（1日につき）
　イ　7日以内の場合　150点
　ロ　7日を超え14日以内の場合　130点
　ハ　14日を超えた場合　50点

重篤な心機能障害，もしくは呼吸機能障害を有する患者または，そのおそれのある患者に対して，常時監視（患者の心電図や心拍数，呼吸状態や呼吸回数）を行った場合に算定できる（図3-28）。

《保険請求》

①呼吸曲線の観察の有無にかかわらず，心電曲線と心拍数の両方を観察した場合は所定点数で算定可。
②観察した呼吸曲線，心電曲線，心拍数のそれぞれの観察結果を診療録に記載しなければならない。
③呼吸心拍監視，新生児心拍・呼吸監視，カルジオスコープ（胸壁に電極をつけて誘導し，心拍数を計測する機器），カルジオタコスコープ（単位時間ごとの心拍数を記録する機器），を同一日に行った場合は，主たるもののみを算定する。
④呼吸心拍監視，新生児心拍・呼吸監視，カルジオスコープ（ハートスコープ），カルジオタコスコープ

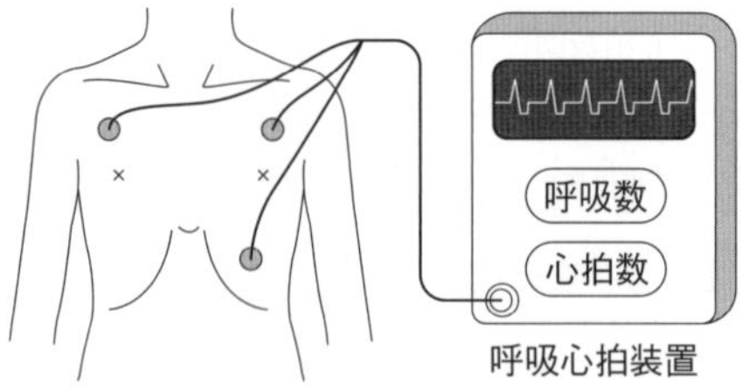

図3-28　呼吸心拍監視

を，重篤な心機能障害，もしくは呼吸機能障害を有する患者，またはそのおそれのある患者に対して，常時監視した場合に算定できる。
⑤呼吸心拍監視装置等の装着をいったん中止した後，30日以内に再装着が必要となった場合は，その日数の起算日は最初に呼吸心拍監視等を算定した日となる。特定入院料を算定した患者が引き続き呼吸心拍監視等を行う場合も，起算日は同様となり，中止している期間も実施日数に計算する。
⑥7日を超えた場合は，検査に要した時間にかかわらず「2」の「ロ」または「ハ」を上限として算定する。
⑦人工呼吸を同一日に行った場合は，呼吸心拍監視等に係る費用はJ045人工呼吸の所定点数に含まれる。
⑧L008マスク又は気管内挿管による閉鎖循環式全身麻酔と同一日に行われた場合は算定できない。

レセプト摘要欄　算定開始年月日を記載する

適応疾患　▶心不全 ▶急性心筋梗塞 ▶呼吸不全 ▶心臓カテーテル検査中の心疾患患者（心疾患，うっ血性心不全，狭心症，虚血性心疾患，心外膜炎，心筋梗塞，心筋疾患，心臓喘息，心臓弁膜症，心房細動，心房粗動，心膜炎，先天性心疾患，肺性心，肺性心疾患，発作性上室性頻拍など）▶全身麻酔中 ▶手術後 ▶ICU収容患者 ▶不整脈 ▶脳卒中 ▶急性冠症候群 ▶欠神発作

使用物品　呼吸心拍監視装置

D221-2　筋肉コンパートメント内圧測定

620点

上肢，下肢の筋肉は周囲を線維組織で覆われていて，1つの閉じた区画（コンパートメント）になっている。この構造をコンパートメント（compartment）あるいは筋区画と呼ぶ。骨折や外傷による筋肉内出血，長時間の圧迫又は動脈損傷等によりコンパートメント内圧が上昇し，筋や神経の循環障害や機能障害がおきることがある。この状態はコンパートメント症候群と呼ばれる。

内圧が上昇すると血流はさらに減少し，酸素の欠乏が長時間続くと筋肉の損傷が進み，腫れが増大し内圧もさらに上昇する。わずか数時間で筋肉や周囲の軟部組織に不可逆的な損傷や壊死が起こることがある。疑われる患者ではコンパートメント内圧測定を行い，内圧が30mmHgを超える症例ではコンパートメント症候群を合併する危険性が高く，筋膜切開を考慮する場合もある。

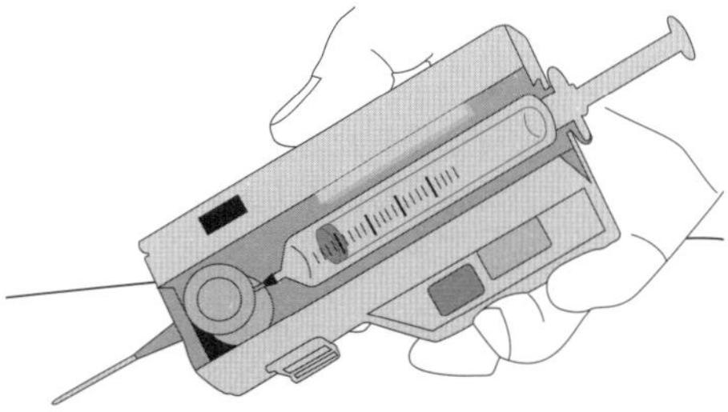

図3-29 Stryker Intracompartmental Pressure Monitor System®
筋肉に直接穿刺して圧を測定できる簡便な方法。

コンパートメント内圧の測定は，測定したい筋区画の筋内に針を刺し，圧トランスデューサに接続する方法や，専用の測定機器（図3-29）を用いる方法などで行われる。同一部位の診断を行う場合に，測定の回数にかかわらず１回のみ算定する。

《保険請求》

筋肉コンパートメント内圧測定は骨折，外傷部の筋肉内出血，長時間の圧迫または動脈損傷等により，臨床的に疼痛，皮膚蒼白，脈拍消失，感覚異常および麻痺を認める等，急性のコンパートメント症候群が疑われる患者に対して，同一部位の診断を行う場合に，測定の回数にかかわらず１回のみ算定する。

適応疾患 ▸コンパートメント症候群（四肢の骨折や圧挫傷などの筋挫傷を伴う外傷，四肢の急性動脈閉塞血行再建術後）

使用物品 Stryker 295-2 Quick Pressure Monitor Set（ディスポーザブルパウチ），滅菌ガーゼ，消毒薬，麻酔用品〔1％リドカイン（キシロカイン®），5 mL注射器，26G針〕

D222 経皮的血液ガス分圧測定，血液ガス連続測定

1	1時間以内又は1時間につき	100点
2	5時間を超えた場合（1日につき）	630点

新生児に対して酸素投与を含む呼吸管理を行う場合，血液の酸素化や換気状態を調べるために行う動脈血の採血方法は侵襲的であり，頻回の採血は困難である。経皮的血液ガス分圧測定（図3-30）は，皮膚を通して血液ガス分析を行うものである。皮膚面に経皮電極（酸素電極，炭酸ガス電極）を装着して皮膚面を加温し血管を拡張させると毛細血管内の血液が動脈血化し，皮膚角質のガスの透過性が高くなり，動脈血のガス分圧が測定できる。新生児では皮膚が薄く，動脈血ガス分析に近い値が得られる。成人にも用いられるが，新生児についてのみ算定できる。電極にヒーターを組み込んで加温するため，皮膚の熱傷に注意し，少なくとも４時間ごとに部位を変更する。

血液ガス連続測定（図3-31）は，血管内にガス分析用センサーを挿入して連続的に血液ガス分析を行うもので，橈骨動脈を穿刺し，血管内センサーを挿入して測定する。閉鎖循環式全身麻酔で分離肺換気中の血液ガス連続測定にのみ算定できる。

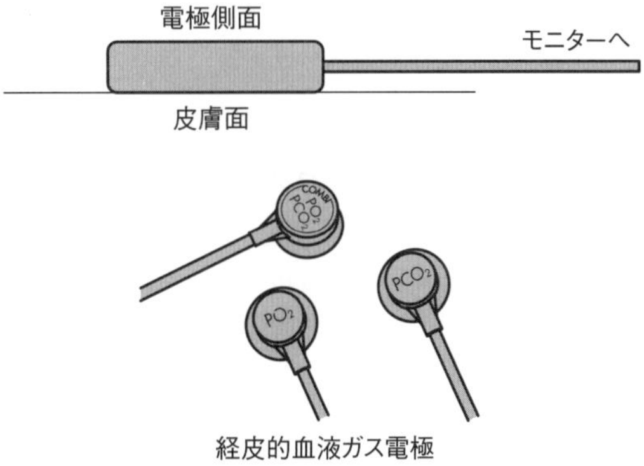

図3-30 経皮的血液ガス分圧測定

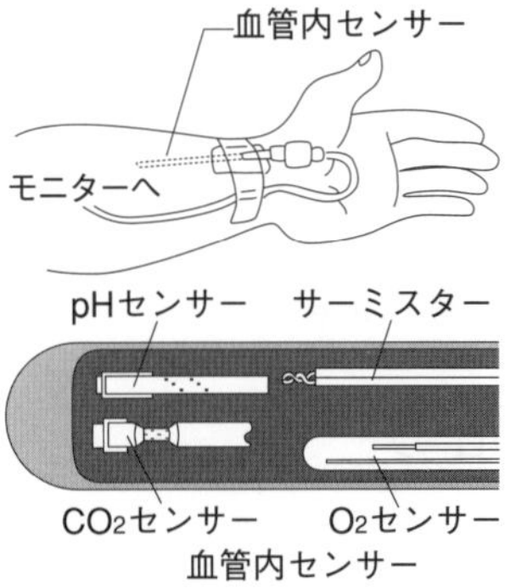

図3-31 血液ガス連続測定

《保険請求》

①経皮的血液ガス分圧測定は，以下のいずれかに該当する場合に算定する。

ア 循環不全および呼吸不全があり，酸素療法を行う必要のある新生児に測定を行った場合。その際は測定するガス分圧の種類にかかわらず所定点数で算定する。出生時体重が1000g未満または1000g以上1500g未満の新生児では，それぞれ90日または60日を限度に算定する。

イ 神経筋疾患，肺胞低換気症候群〔難病の患者に対する医療等に関する法律第５条第１項に規定する指定難病の患者であって，同法第７条第４項に規定する医療受給者証を交付されているもの（同条第１項各号に規定する特定医療費の支給認定に係る基準を満たすものとして診断を受けたものを含む）に限る〕または慢性呼吸器疾患の患者に，NPPVの適応判定および機器の調整を目的として経皮的に血中のPCO_2を測定した場合。その際は１入院につき２日を限度に算定できる。

②血液ガス連続測定は，閉鎖循環式全身麻酔で分離肺換気中の血中のPO_2，PCO_2，pHの観血的連続測定を行った場合に算定できる。

③血液ガス連続測定用血管内留置センサーは，材料価格基準から削除され，別に算定できない。

適応疾患 ▸呼吸不全 ▸心循環不全（急性循環不全，心原性ショック）▸貧血 ▸手術後 ▸ショック ▸新生児心循環不全 ▸新生児呼吸不全 ▸全身麻酔に

よる手術時 ▶神経筋疾患 ▶慢性呼吸器疾患 ▶肺胞低換気症候群,《敗血症，肝不全》

使用物品 経皮的血液ガス分圧測定，血液ガス連続測定器（本体，センサー）

D222-2　経皮的酸素ガス分圧測定〔1日につき〕　100点

皮膚表面に装着した経皮電極で皮膚面を加温して血管を拡張させると，毛細血管内の血液が動脈血化して皮膚角質のガスの透過性が高くなり，動脈血の酸素ガス分圧を測定できる。血流障害がなく血流が十分保たれていれば動脈血ガス分析に近い値が得られる。経時変化を追うと動脈血ガス分析の値と相関するので，PaO_2のモニタリングや血流や皮膚状態，皮下組織に病態がある場合の診断/評価に有効な指標となる。測定部位は，骨や太い皮下静脈の上を避け，皮膚潰瘍やびらんがないところを選ぶ。

重症下肢血流障害が疑われる患者に対し，虚血肢切断もしくは血行再建に係る治療方針の決定，治療効果の判定のために測定する。

《保険請求》

重症下肢血流障害が疑われる患者に対し，虚血肢の切断もしくは血行再建に係る治療方針決定または治療効果判定のため経皮的に血中のPO_2を測定した場合，3月に1回に限り算定する。

適応疾患 ▶末梢血流不全（ASO，バジャー病等）の診断/評価や治療効果の評価 ▶創傷（虚血や糖尿病等による）治療の評価 ▶重症虚血肢（壊疽肢等）の切断部位の予測や評価 ▶切断部位の予後評価/予測

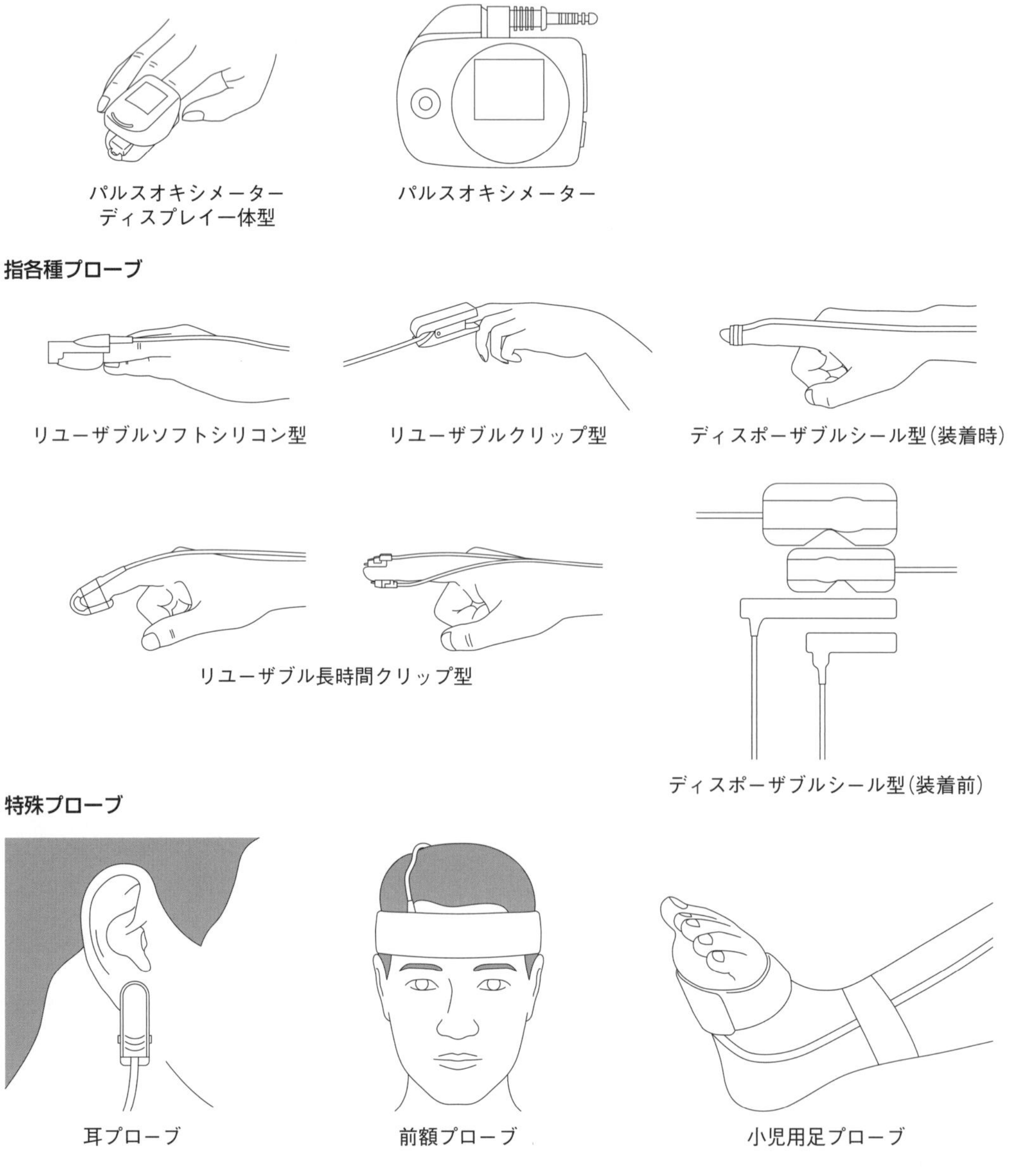

図3-32　経皮的動脈血酸素飽和度測定

▶高気圧酸素療法時の効果判定 ▶血管新生療法の効果判定

使用材料 経皮的血液ガス分圧測定器

D223 経皮的動脈血酸素飽和度測定〔1日につき〕 35点

経皮的に動脈血の酸素飽和度（SaO_2）を測定する方法（図3-32）であり，動脈を穿刺して血液ガス分析を行う方法に比べると簡単で非侵襲的な方法である。本測定装置はパルスオキシメーターと呼ばれ，本装置で測定された酸素飽和度はSpO_2で表示する。パルスオキシメーターは，発光部から赤色光と赤外光の２種類の波長を交互に発光させ，この光が拍動している部位を通過するときの光量の変化を受光部でとらえる。吸光度の比から動脈血の酸素飽和度を求めることができ，同時に脈拍数も計測される。

呼吸不全，循環不全，術後の患者で，酸素吸入を行っているか酸素吸入を行う必要がある場合，または硬膜外麻酔あるいは脊椎麻酔を実施中の患者に行った場合に算定できる。

《保険請求》

①呼吸不全もしくは循環不全または術後の患者で，酸素吸入もしくは突発性難聴に酸素療法を現在行っているもの，または酸素吸入もしくは突発性難聴に酸素療法を行う必要のあるもの。

②静脈麻酔，硬膜外麻酔または脊椎麻酔を実施中の患者に行った場合。

以上の①，②のいずれかに該当する場合に算定できる。閉鎖循環式全身麻酔を実施した際に，L008のマスク又は気管内挿管による閉鎖循環式全身麻酔を算定した日と同一日には算定できない。

③人工呼吸と同時に行ったD223経皮的動脈血酸素飽和度測定は，人工呼吸の所定点数に含まれる。

④C103在宅酸素療法指導管理料を算定している患者（在宅療養指導管理材料加算のみの算定患者を含み，医療型短期入所サービス費または医療型特定短期入所サービス費を算定する短期入所中の者を除く）は，経皮的動脈血酸素飽和度測定は算定不可。

適応疾患 ▶呼吸不全 ▶心循環不全（急性循環不全，心原性ショック）▶貧血 ▶手術後 ▶麻酔時 ▶ショック，《敗血症，肝不全》

使用物品 パルスオキシメーター

D223-2 終夜経皮的動脈血酸素飽和度測定〔一連につき〕 100点

睡眠時無呼吸症候群の疑われる患者の診断のために，数日間連続して測定する。

「無呼吸」とは10秒以上の呼吸停止と定義され，この無呼吸が１時間に５回以上または７時間の睡眠中に30回以上あると睡眠時無呼吸症候群（英語ではSleep Apnea Syndrome：SAS）と診断される。睡眠時無呼吸症候群は閉塞型と中枢型の２つのタイプに大別されるが，大多数は閉塞型で，睡眠中に空気の通り道である上気道が塞がり，呼吸が障害される。無呼吸の間に，動脈血の酸素が低下するので，指などにつけたセンサーで血液中の酸素飽和度を測定し，睡眠中に無呼吸がどの程度起こっているかを調べる。

《保険請求》

①数日間連続測定した場合でも一連として算定する。

②「一連」とは，診断が確定するまでの間とする。

③C103在宅酸素療法指導管理料を算定している患者（在宅療養指導管理材料加算のみの算定患者を含み，医療型短期入所サービス費または医療型特定短期入所サービス費を算定する短期入所中の者を除く）は，終夜経皮的動脈血酸素飽和度測定は算定不可。

適応疾患 ▶睡眠時無呼吸症候群

使用物品 パルスオキシメーター

D224 終末呼気炭酸ガス濃度測定〔1日につき〕 100点

赤外線を用いて呼気中の炭酸ガス濃度を測定する（図3-33）。終末呼気の炭酸ガス濃度（$PetCO_2$）が肺胞気の炭酸ガス濃度を代表するため，終末呼気炭酸ガス測定値は，動脈血炭酸ガス分圧を反映する。

測定器はカプノメーターと呼ばれ，曲線や値を表示する器械をカプノグラフと呼ぶ。呼吸器回路にサンプル吸引コネクターを組み込んで呼気を吸引測定するタイプ（サイドストリーム型）と，小型化された赤外線センサーを呼吸器回路に装着するタイプ（メインストリーム型）がある。

気管内挿管または気管切開している患者であって，①人工呼吸器を装着，②自発呼吸が不十分，③脳外傷など換気不全が生じる可能性が高いと判断される――のいずれかに該当する場合に算定する。

《保険請求》

閉鎖循環式全身麻酔を実施した際に，L008マスク又は気管内挿管による閉鎖循環式全身麻酔を算定した日と同一日には算定できない。

適応疾患 ▶呼吸不全 ▶心循環不全（急性循環不全，心原性ショック）▶貧血，《敗血症，肝不全》

使用物品 終末呼気炭酸ガス測定装置（カプノメーター）

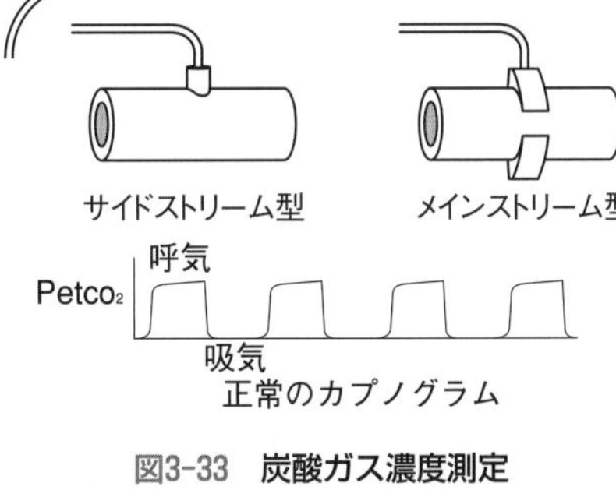

図3-33 炭酸ガス濃度測定

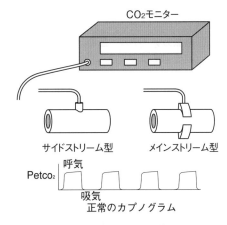

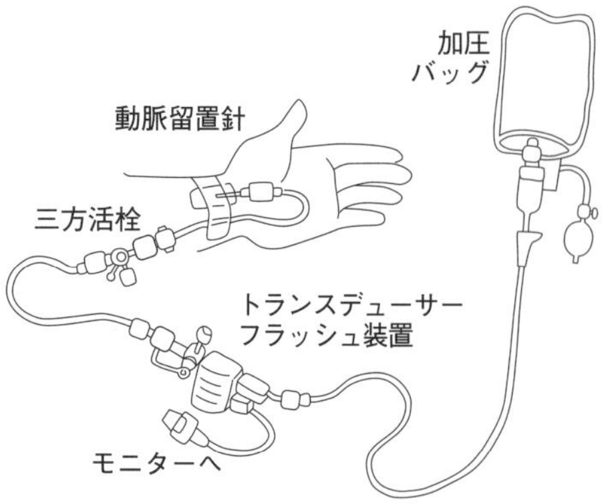

図3-34　観血的動脈圧測定

D225　観血的動脈圧測定〔カテーテルの挿入に要する費用及びエックス線透視の費用を含む〕

1	1時間以内の場合	130点
2	1時間を超えた場合（1日につき）	260点

生体検査

動脈内に直接カテーテルを挿入して動脈圧を測定する方法で，ヘパリン加生理食塩水で満たした回路内の圧をトランスデューサーで電気信号に変換し，モニター画面上に表示する（図3-34）。

監視装置

重症患者，ショック患者，呼吸不全や心臓手術など大手術患者で連続的な血圧波形の観察や頻回の血液ガス分析が必要な患者が適応となる。通常，橈骨動脈に挿入されるが，大腿動脈や足背動脈など他の動脈が選択されることもある。

《保険請求》

①カテーテルの交換の有無にかかわらず一連として算定する。

②穿刺部位のガーゼ交換等の処置料および材料料は別に算定できない。

適応疾患　▶先天性心疾患▶心臓弁膜症▶虚血性心疾患▶心不全▶心筋疾患および心筋炎（心筋疾患，心筋梗塞，ウイルス性心筋炎，特発性心筋炎，劇症型心筋炎，急性心筋炎，うっ血型心筋症，閉塞性肥大型心筋症，肥大型心筋症，心筋症，心筋炎）▶肺動脈異常▶ショック▶心臓手術中および手術後の血行動態の評価

使用物品　動脈カテーテル，圧測定トランスデューサーセット，圧測定器

D225-2　非観血的連続血圧測定〔1日につき〕　100点

非観血的連続血圧測定はトノメトリー法で行われる。比較的壁の薄い動脈を皮膚の外から小さいセンサー板で圧迫すると，丸い動脈壁の一部が平坦となり血管内圧が直接センサー板にかかる。このときの圧を測定し内圧を推定する方法がトノメトリー法である。

動脈が皮膚面近くにあり裏側に骨がある場合に圧迫による測定が容易となるため，橈骨動脈が選択される。このトノメトリー法は観血的血圧とよく相関し，連続測定が可能である（図3-35）。

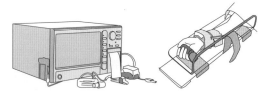

図3-35　トノメトリー法による患者監視装置

《保険請求》

①麻酔時に行われた場合のみ算定できるので，注意が必要である。

②D225観血的動脈圧測定と同一日に行った場合は主たるもののみ算定する。

③人工呼吸と同時に行った場合は，J045人工呼吸の所定点数に含まれる。

適応疾患　▶手術時

使用物品　非観血的連続血圧測定器（トノメトリー血圧測定器）

D225-3　24時間自由行動下血圧測定　200点

24時間血圧測定法は欧米ではambulatory blood pressure monitoring（ABPM）法と称されているが，日本では自由行動下血圧測定法と呼ばれる。

電池または圧縮空気を動力源として携帯型自動血圧計を用いて一定間隔（15分くらい）で24時間血圧を測定する検査である。血圧を測るときに腕に巻くカフを上腕に巻き，本体をポケットに入れて，時間ごとにカフを膨らませて血圧を測定し記録する。

入浴時を除いて，早朝や夜間，また就寝中の血圧，歩行中や仕事中の血圧測定が可能であり，普段の生活のなかでの実際の血圧の推移をみて治療の要否やコントロールの指標とする。

《保険請求》

①日本循環器学会，日本心臓病学会および日本高血圧学会の承認を得た「24時間血圧計の使用基準に関するガイドライン」に沿って行われた場合に算定する。

②1カ月に1回算定できる。

適応疾患　▶高血圧症▶白衣性高血圧症（白衣高血圧）▶夜間高血圧症（本態性高血圧症）▶仮面高血圧症（逆白衣性高血圧症）

使用物品　24時間携帯型血圧計，データ解析用ソフト，解析用コンピュータ

D225-4　ヘッドアップティルト試験　1,030点

Head-up Tilt Test（以下，ティルト試験）とは，足台の付いた傾斜台を用いて仰臥位から徐々に起こして，受動的に60～80度起立位として，心拍と血圧，症状を経時的に30～60分観察し，失神あるいは前失神症状を誘発する試験である（図3-36）。失神の原因の一つに自律神経の調節異常があり，ティルト試験は自律神経の調節異常がおこりやすいかどうかを確認する目的で行う。カテコールアミン，バソプレッシン（ADH）の採

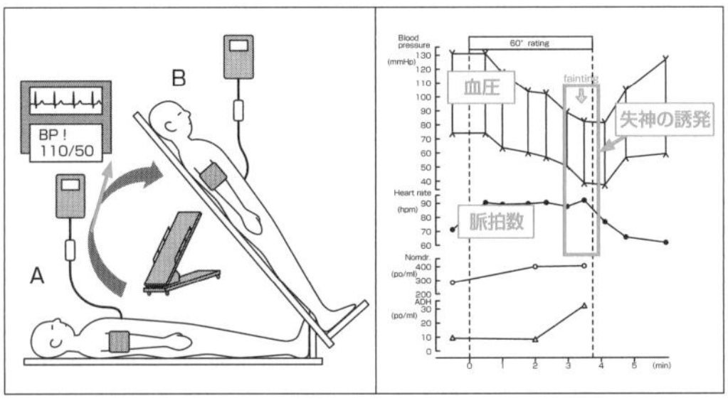

図3-36 ヘッドアップティルト試験

①Aの仰臥位からBの60～80度起立状態へ徐々に被験者を起こし，25～45分観察する。
②血圧，脈拍，症状を観察し徐脈，血圧低下，意識消失の有無を観察する。

血を追加して自律神経障害部位を診断することもある。

通常，横になった状態から立った場合，自律神経の作用で足の血管が収縮したり，心臓の鼓動を速くすることにより，脳の血流が減少するのを防ぎ，失神することはない。しかし自律神経の調節異常がある場合には，血圧・脈拍の調節がうまくいかず，一時的に脳血液が減少して失神が起こる。

《保険請求》

①施設基準として以下の２点を満たしている。
(1) 当該試験の経験を有し，脳神経内科，循環器内科または小児科（専ら神経疾患または循環器疾患に係る診療を行う小児科）の経験を５年以上有する常勤医師が配置されている。
(2) 急変時等の緊急事態に対応するための体制その他当該試験を行うための体制が整備されている。
②単に臥位および立位または座位時の血圧を測定するだけのものは該当しない。
③失神発作があり，他の原因が特定されず神経調節性失神が疑われる患者に，医師が行った場合に限り算定する。
④薬剤の費用は所定点数に含まれる。
⑤検査に伴い施行した心電図の経費は算定不可。
⑥診療録に検査中に測定された指標等を記載する。

適応疾患 ▶神経調節性失神 ▶欠神発作 ▶失神発作 ▶(原因不明の）一過性意識障害

D226 中心静脈圧測定〔1日につき〕

1	4回以下の場合	120点
2	5回以上の場合	240点

内頚静脈，鎖骨下静脈，大腿静脈，肘静脈からカテーテルを挿入し，上大静脈あるいは下大静脈の右心房近傍に先端を位置させて静脈圧を測定するものである（図3-37）。末梢静脈に対して中心静脈カテーテルと呼び，圧を測定する場合，中心静脈圧測定と呼ばれる。

中心静脈カテーテルは，高カロリー輸液を行う場合や中心静脈圧を測定する場合に挿入留置される。本項目の中心静脈圧測定は，循環血液量の推定や心臓機能の評価のための圧測定時に行われ，心不全では高い圧となり，出血や脱水状態では低い圧となる。

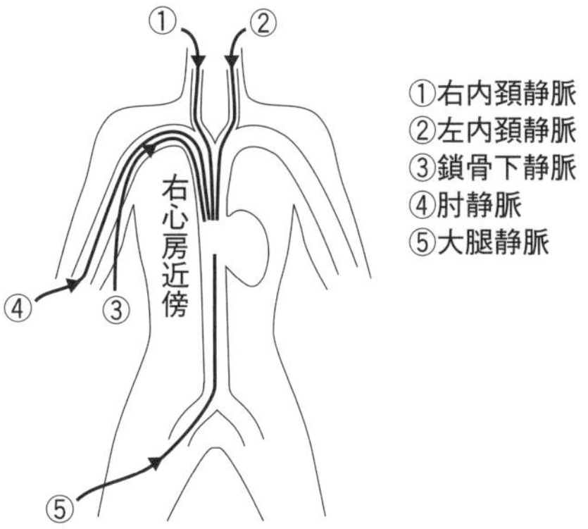

図3-37 中心静脈圧測定

《保険請求》

①穿刺部位のガーゼ交換などの処置料および材料料は，別に算定できない。
②中心静脈圧測定の算定中にカテーテル挿入手技を行った場合（手術に関連して行う場合を除く）は，G005-2中心静脈注射用カテーテル挿入に準じて算定する。この場合，カテーテル挿入に伴う画像診断および検査費用は算定できない。
③カテーテル交換の有無にかかわらず一連として算定する。

適応疾患 ▶心臓弁膜症（三尖弁閉鎖不全症）▶心不全 ▶不整脈 ▶肺性心（肺動脈血栓塞栓症，肺水腫）▶重症妊娠高血圧症候群

使用物品 中心静脈カテーテル，挿入セット，中心静脈圧測定セット

D227 頭蓋内圧持続測定

1	1時間以内又は1時間につき	200点
2	3時間を超えた場合（1日につき）	800点

頭蓋内圧モニターは，頭蓋内に圧測定用カテーテルを挿入して圧を測定する（図3-38）。

脳室内圧，くも膜下腔圧，脳実質内圧，硬膜下腔圧，硬膜外腔圧などの圧を測定する。頭蓋内圧亢進を早期にとらえ二次的脳障害を防ぎ，頭蓋内圧に対する治療効果の判定や予後の判定にも用いられる。脳浮腫（外傷，感染症，蘇生後脳症，劇症肝炎），頭蓋内出血や腫瘍など占拠性病変などが適応とされる。圧の測定には，特殊な光ファイバーセンサーやカテーテル，バルーンなどが用いられることがある。

《保険請求》

穿刺部位のガーゼ交換などの処置料および材料料は算定できない。

適応疾患 ▶頭部外傷 ▶くも膜下出血 ▶脳出血 ▶脳腫瘍 ▶正常圧水頭症 ▶頭蓋内手術中の監視および術後出血や脳浮腫の早期発見，《高血圧性脳症》

使用物品 脳圧測定用カテーテル，測定セット

D228 深部体温計による深部体温測定〔1日につき〕 100点

体温には，生体の核心部温度（核心温）と外殻部温

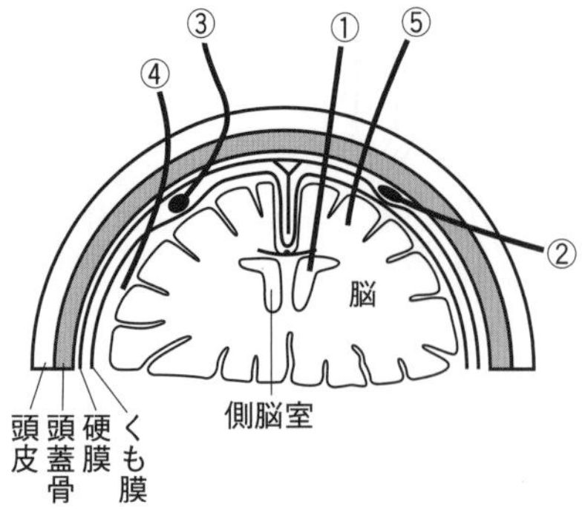

図3-38　頭蓋内圧持続測定とセンサーの位置
①脳室内圧，②硬膜外腔圧，③硬膜下腔圧，④くも膜下腔圧，⑤脳実質（組織）圧

度（外殻温・表面温）の２つがある。

核心部とは心臓，肝臓，脳，腎臓などで，核心温は体温調節の対象であり，ほぼ37℃に保たれている。一方，外殻部とは四肢や体表面であり，外殻温は環境温度に左右される。体温測定ではこの核心部の温度（核心温あるいは深部温）を知ることが重要となる。

深部体温計では，まず皮膚表面にプローブを密着させて周囲の温度を遮断する。プローブ内の温度を上部のサーミスターとヒーターによって一定に保ち，下部のサーミスターによって測定された温度を皮膚の下の温度，深部温として表示する。測定した皮膚の18mm以上深部の温度と一致するとされている。深部体温は表面温のように環境温に左右されず，正確な体温を測定できる。

直腸温，膀胱温は表面温とは異なるが，核心温より表面温に近いため深部体温とは区別される（直腸温，膀胱温の測定は，深部体温測定と異なるものであり，深部体温計による深部体温測定に該当しない）。

適応疾患　▶悪性高熱症 ▶頭蓋内病変 ▶脳卒中 ▶静脈瘤 ▶輸血・薬物に対する異常反応等（異型輸血後ショック，不適合輸血反応，薬物過敏症）▶体外循環・全身麻酔中・開心術中のモニター

使用物品　深部体温計

D229　前額部，胸部，手掌部又は足底部体表面体温測定による末梢循環不全状態観察〔1日につき〕　100点

ショック状態に陥ると，重要臓器の血流を維持するために末梢血管を収縮させ血流量を中枢へ集中させる。このため末梢の血流量は減少し末梢循環不全となり四肢末梢は冷たくなる。

温度変化を継続的にモニターすると，末梢循環不全の進行とともに前額部，胸部の体温と手掌部や足底の温度差は大きくなる。温度差の拡大は末梢循環不全の進行，心拍出量低下を反映する。出血性ショック，心原性ショックでは差が大きく，敗血症性ショックでは小さくなる。末梢循環の改善とともに温度差は減少する。

《保険請求》

D228深部体温計による深部体温測定を同一日に行った場合は主たるもののみ算定する。

適応疾患　▶動脈硬化症 ▶閉塞性血栓血管炎 ▶レイノー症候群 ▶内頸動脈閉塞症 ▶総頸動脈閉塞症 ▶深部静脈血栓症 ▶大動脈縮窄症 ▶冠動脈疾患 ▶末梢循環不全 ▶閉塞性動脈硬化症 ▶末梢動脈疾患

使用物品　前額部，胸部，手掌部，足底部体温測定器

D230　観血的肺動脈圧測定

1	1時間以内又は1時間につき	180点
2	2時間を超えた場合（1日につき）	570点
注1	バルーン付肺動脈カテーテル挿入加算	1,300点

循環不全状態の患者では中心静脈圧のみでは情報が不十分であり，心機能の評価が必要となる。心機能評価には肺動脈圧および肺動脈楔入圧（左心房圧に近似する）測定による左心機能の評価が必要であり，一般的にはバルーンつき肺動脈カテーテルとしてスワンガンツカテーテル（図3-39）を用いて直接肺動脈圧を測定する。カテーテルはバルーンを膨らませることで血流に乗って，中心静脈から右心房，右心室を経て肺動脈内に至り留置される（図3-40）。スワンガンツカテーテルを用いると，心拍出量，肺動脈圧，肺動脈楔入圧，中心静脈圧が測定でき，肺動脈楔入圧を持続的に測定する場合に算定する。心不全，各種ショック，肺動脈塞栓症，肺高血圧症の患者などが適応となる。

《保険請求》

①カテーテルの交換の有無にかかわらず，一連として算定する。
②バルーン付肺動脈カテーテルを挿入した場合は，バルーン付肺動脈カテーテル挿入加算として開始日に限り1,300点を加算する。ただし，挿入に伴う画像診断および検査の費用は算定できない。
③D230観血的肺動脈圧測定と右心カテーテル法による諸検査またはD226中心静脈圧測定を同一日に実施した場合は，主たるもののみ算定する。
④左心カテーテル法による諸検査を同一日に実施した場合は，別に算定できる。

適応疾患　▶肺梗塞 ▶心房中隔欠損症 ▶僧帽弁狭窄症 ▶心不全 ▶心原性ショック ▶肺高血圧症 ▶肺性心

使用物品　肺動脈カテーテルまたはスワンガンツカテーテル，カテーテル挿入セット，圧測定用トランスデューサー

D231　人工膵臓検査〔一連につき〕　5,000点

正常人の血糖はある範囲内で微妙に調節されているが，これは血糖レベルに応じて膵臓から分泌されるインスリンの作用による。糖尿病では，膵臓のインスリン分泌不全または末梢でのインスリン作用の減弱（インスリン抵抗性）のために，高血糖，尿糖をきたす。

現在使用されている人工膵臓は，血管内に留置された二重内腔カテーテルを通して，血糖値を連続的に計測し，インスリンおよびグルコース注入アルゴリズムにより適正な注入量を算出し，インスリン溶液およびグルコース溶液を注入ポンプで体内に注入する（図3-41）。

人工膵臓は，インスリン感受性を評価する正確な検

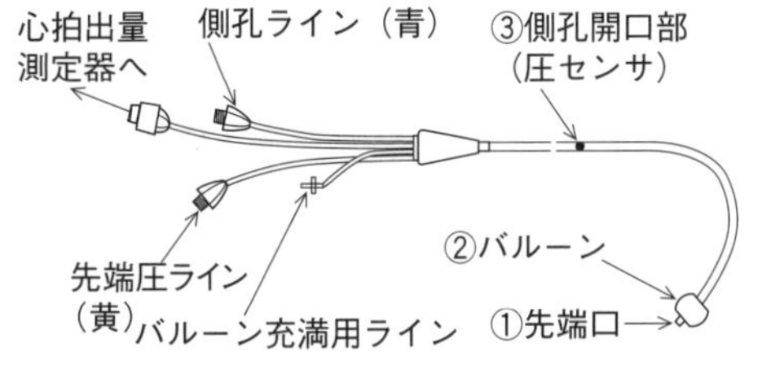

図3-39 スワンガンツカテーテル

①先端口：先端の圧を測定する。先端が肺動脈に位置すれば肺動脈圧。②バルーン：バルーンを空気または炭酸ガスで膨らませると血流によってカテーテルが肺動脈まで送り込まれる。③側孔開口部：先端から30cmの位置で開口し，右心房に位置する。心拍出量測定では冷水がここから注入される。

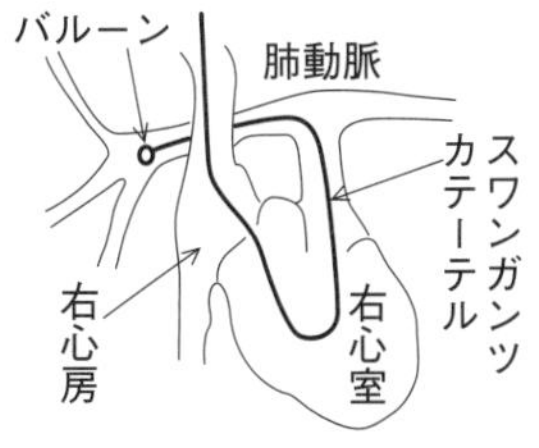

図3-40 スワンガンツカテーテル留置

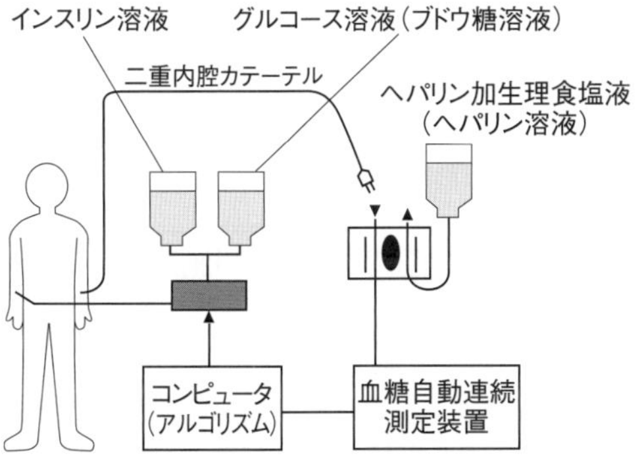

図3-41 人工膵臓のしくみ

査装置として使用される一方で，インスリノーマや褐色細胞の摘出術，糖尿病合併症妊娠の分娩時，糖尿病性昏睡などの血糖コントロールに使用されてきた。

最近では，糖尿病とは関係なく周術期に発生する高血糖や大きな血糖変動をコントロールする手段として活用する機会が増えている。

《保険請求》

①施設基準に適合しているものとして届け出た保険医療機関で行う場合にのみ算定できる。

②２日以上にわたり連続して実施しても，一連として１回の算定とする。

③D231人工膵臓検査と同一日に行った血中グルコース測定は別に算定できない。

適応疾患 ㋐高血糖時（糖尿病性昏睡等）における救急治療，㋑手術，外傷および分娩時の血糖管理，㋒インスリン産生腫瘍摘出術の術前，術後の血糖管理，㋓糖尿病性腎症に対する透析時の血糖管理，

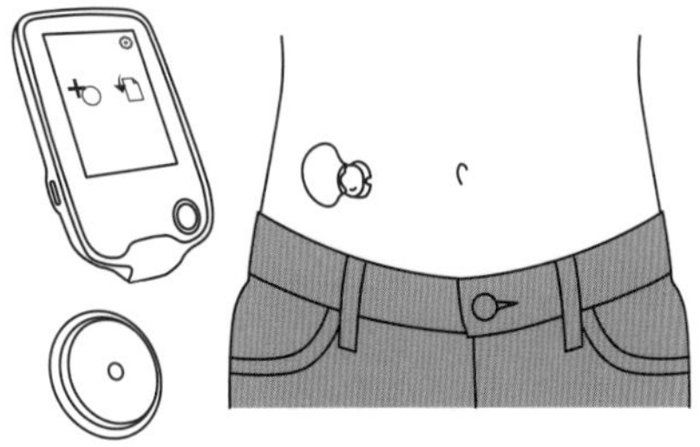

図3-42 皮下連続式グルコース測定器

㋔難治性低血糖症の治療のための血糖消費量決定，㋕インスリン抵抗性がみられる難治性糖尿病に対するインスリン感受性テストおよび血糖管理

使用物品 人工膵臓装置，専用消耗品（回路，薬液，グルコースセンサ）

D231-2 皮下連続式グルコース測定〔一連につき〕 700点

皮下に留置した電極から，時々刻々と変化する皮下組織中のグルコース値を連続して測定する（図3-42）。皮下グルコース測定用電極が保険適用となり，これに伴う技術料の算定を本項で行うものである。

糖尿病患者の治療に際してインスリン抵抗性の評価，至適インスリン用量の決定等を目的として連続してグルコース測定を行うものである。

《保険請求》

①施設基準として届け出た保険医療機関で行う場合にのみ算定できる。届出を行った診療所で行われる場合は，６月に２回に限り算定する。

②持続皮下インスリン注入療法を行っており，糖尿病治療経験５年以上の常勤医を１名以上配置している届出医療機関において算定可。

③２日以上にわたり連続して実施した場合においても，一連として１回の算定とする。

④皮下連続式グルコース測定と同一日に行った血中グルコース測定に係る費用は所定点数に含まれる。

⑤人工膵臓検査または人工膵臓療法を同一日に行った場合は，主たるもののみ算定する。

⑥穿刺部位のガーゼ交換等の処置料および材料料は別に算定できない。

レセプト摘要欄 D231-2皮下連続式グルコース測定（保医発通知）の(2)の「ア」又は「イ」に規定するもののうち，該当するものを選択して記載する

適応疾患 ▶治療方針策定のために血糖プロファイルを必要とする１型糖尿病患者 ▶低血糖発作を繰り返すなど重篤な有害事象が起きている血糖コントロールが不安定な２型糖尿病患者

使用物品 皮下連続式グルコース測定器，穿刺針

D232 食道内圧測定検査 780点

食道は上部食道括約筋（UES），食道体部，下部食道括約筋（LES）により構成される約20cmの管腔臓器で

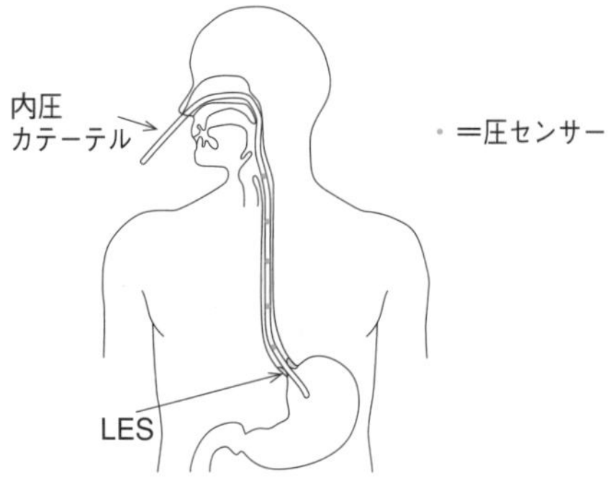

図3-43　内圧カテーテルの挿入

ある。静止状態ではUES，LESは収縮して閉じており，食道体部は弛緩しているが，食物を嚥下する際にはUESは弛緩し，食道体部は収縮し上部から下部食道へと順次伝播する蠕動運動が起こり，弛緩したLESは食物が通過すると収縮し閉鎖する。

食道内圧測定は①LES，UESの静止圧と嚥下性弛緩，②食道体部の収縮波の収縮圧と蠕動性について観察し，これらの食道運動機能に障害があるかどうか，あるとすればどの程度の機能障害があるのかを調べるために施行される。

測定方法としては，数cm間隔で数カ所の食道内圧を同時に測定できる内圧カテーテルを鼻腔より挿入し（図3-43），専用の測定装置につないで内圧波形を記録する。最近では咽頭から胃近位部までを1cm間隔の36個の圧センサーで測定し，カラー表示する高解像度食道内圧検査が開発され，容易に解析可能である。

使用するカテーテルにより，infused catheter法（カテーテル内に一定流量の水を灌流し，先端の開口部にかかる圧を感知して圧を記録する方法）とmicrotransducer法（圧トランスデューサーが埋め込まれているカテーテルを用いる方法）とに分けられる。

適応疾患　▶食道アカラシア ▶びまん性食道痙攣 ▶逆流性食道炎 ▶食道裂孔ヘルニア ▶胃食道逆流症

使用物品　内圧カテーテル，内圧波形記録機器

D233　直腸肛門機能検査

1	1項目行った場合	800点
2	2項目以上行った場合	1,200点

直腸肛門は，便を貯留させ必要なときに排出させる重要な機能を有しており，さまざまな筋肉および神経が協調して維持されている。排便時には直腸の筋肉は収縮するが，肛門括約筋は弛緩する。種々の原因により筋肉または神経の障害が起こると，直腸肛門機能障害が生じうる。直腸肛門機能検査は，この障害の有無とその程度につき調査するものである。左側臥位で内圧カテーテルまたはバルーンを経肛門的に直腸内へ挿入し測定する。

直腸肛門機能検査には，①直腸肛門内圧測定，②直腸感覚検査，③直腸コンプライアンス検査，④直腸肛門反射検査，⑤排出能力検査が含まれる。

①の直腸肛門内圧測定では，肛門内に直径5mmの細い管（圧力センサー）を入れて，肛門に力を入れない時（最大静止圧）や力一杯しめた時（最大随意圧）の肛門のしまる強さ（圧力）を測定する。

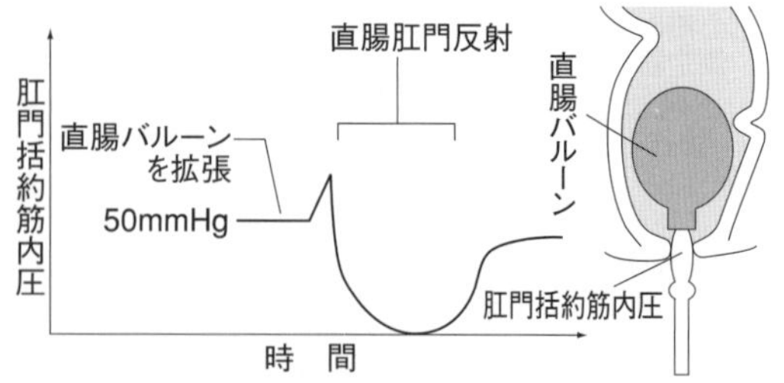

図3-44　バルーンによる直腸肛門反射検査

②の直腸感覚検査と③の直腸コンプライアンス検査では，直腸内にバルーンを入れて，少しずつ膨らませながら，最初に便意を感じた時（最小感覚閾値）と，便意を我慢できなくなった時のバルーンの大きさ（最大耐容量）を測定する。

④の直腸肛門反射検査では，直腸内にバルーンを入れて，膨らませた時の肛門の反応を調べる（図3-44）。機能が正常な場合は，腸内でバルーンが膨らんだときに，肛門は反射的に弛緩する。⑤の排出能力検査では，肛門内にバルーンを入れて膨らませ，どの位の量を力んで排出できるかを調べる。

《保険請求》

患者1人につき月1回に限り算定できる。

適応疾患　▶直腸肛門疾患〔排便困難症（排便障害），鎖肛，肛門括約筋不全，ヒルシュスプルング病〕

使用物品　直腸肛門内圧検査用バルーン，内圧カテーテル，内圧波形記録機器

D234　胃・食道内24時間pH測定　3,000点

通常，胃内のpHは分泌された胃酸によりpH1.5～2.0の強い酸性を示すが，食道内のpHはほぼ中性のpH6.0～7.0である。胃食道逆流が起こると胃酸が食道内へ逆流することによりpHは低下し，胸やけなどの症状や食道炎を引き起こす。24時間pH測定は下部食道の酸逆流の程度を定量化するために行う。

一般には，下部食道のpH4以下の時間比（24時間中pHが4以下となる時間の比率）を用いることが多い。高度の逆流性食道炎では，食道内酸逆流時間が延長しており，pH4以下の時間比も高値となる。

また，2チャンネルのpHカテーテルを用いることにより，胃と食道内のpHを同時に測定することも可能で，胃内酸環境と食道内酸逆流の関係を詳細に調査することができる。

測定方法としては，先端にpHセンサーの電極がついたカテーテルを鼻腔より挿入し，胃は噴門下5cmに，食道は噴門上5cmに固定し，専用の機器につないでpHの変化を記録する。pHセンサーには，ガラス電極とアンチモン電極がある。

さらに，食道内多チャンネルインピーダンス・pH測定検査では，インピーダンス（抵抗値）の変化から逆流（液体・気体）現象自体を捉えることができる。したがって，酸逆流のみならず，非酸逆流（pH4超の逆

流）や気体の逆流も評価可能である。

《保険請求》

①胃・食道内24時間pH測定検査は，胃食道逆流症の診断および治療方法の選択のために実施された場合に算定することができる。

②測定器やpHカテーテル，pH緩衝液などの費用は所定点数に含まれ，別途算定することはできない。

③食道内多チャンネルインピーダンス・pH測定検査を行った場合は所定点数を算定する。

適応疾患 ▶胃食道逆流症（逆流性食道炎）▶胃潰瘍▶胃手術後

使用物品 pHカテーテル（またはインピーダンス・pHカテーテル），波形記録機器

4 脳波検査等

椎尾

D235　脳波検査（EEG）〔過呼吸，光及び音刺激による負荷検査を含む〕　720点
注１　賦活検査加算　250点
注２　他医描写脳波の場合　70点

頭皮上にペーストで貼りつけた電極により脳から発生する微弱な電位を持続的に記録したもので，脳の覚醒状態の把握やてんかんの診断に用いられる（図3-45）。大脳皮質機能の反映であるが，知能を評価するものではない。脳梗塞や脳腫瘍により，その部分の脳機能が低下すると徐波（ゆっくりとした波）が出現する。また種々の程度の意識障害があると全般性の徐波が出現する。

けいれんや意識消失発作の場合はてんかんを疑って本検査を施行する必要がある。その場合，単純に記録したのみでは陽性率が低く，光刺激を与えたり過呼吸を行わせて脳波を賦活し，異常所見を出しやすくする。睡眠もてんかん性の異常波を出現しやすくさせる方法の１つで，通常40分ぐらいの検査では睡眠はⅡ度の睡眠深度である。脳波オーダー時に，医師からの指示が出ていて睡眠脳波を施行した場合は加算があるので，検査中に睡眠があったかどうかは患者の観察と脳波の波形から技師が確認する必要がある（脳波オーダー時に医師からの指示が出ていることが必要）。

《保険請求》

①検査に当たって睡眠賦活検査または薬物賦活検査を行った場合は，賦活検査加算として，250点を加算する。
②他医療機関で描写した脳波について診断を行った場合は，１回につき70点とする。
③８誘導未満の誘導数により脳波を測定した場合は，誘導数をD214脈波図，心機図，ポリグラフ検査の検査数と読み替えて算定する。

適応疾患　▶てんかんとその近縁疾患 ▶意識障害をきたす諸疾患（脳炎，代謝性脳症，とくに肝性脳症，低酸素脳症，その他の原因不明の意識障害）▶意識障害の程度の評価と予後診断および脳死判定（脳死状態）▶認知症をきたす諸疾患〔アルツハイマー型認知症，レヴィー小体型認知症，前頭側頭葉変性症，クロイツフェルト・ヤコブ病，亜急性硬化性全脳炎，（脳）血管性認知症，その他の認知症が疑われる神経変性疾患〕▶その他の脳内病変（脳腫瘍，脳血管障害）▶頭部外傷および頭部外傷後遺症 ▶精神発達遅滞 ▶知的障害をきたす諸疾患（ダウン症候群，フェニルケトン尿症）

使用物品　脳波用紙，インク（デジタル脳波計では不要），電極，ペースト

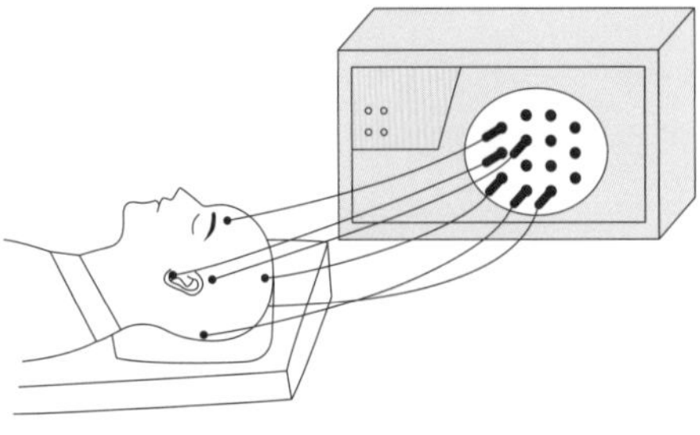

図3-45　脳波記録のイメージ

D235-2　長期継続頭蓋内脳波検査〔１日につき〕　500点

難治性のてんかん患者に対し，硬膜下電極もしくは脳深部電極を用いて長時間持続して脳波測定を行うものである。通常の脳波は脳表面の大脳皮質由来の脳波を記録しており，その間に皮膚・骨・脳脊髄液などがあるため振幅の低い脳波は記録できない。硬膜下電極による記録では脳表面上のより微細な異常脳波が記録でき，その出現部位を細かく同定できる。また，脳深部電極では脳表面からでは記録できないような，脳深部構造由来の異常脳波を記録できる（図3-46）。これらはてんかんに対する脳外科手術に際し，その切除部位の決定にとって有用な情報をもたらす。この検査手技は脳神経外科の常勤医師が１名以上いる施設（ただし非常勤医師の常勤換算可）でなければ請求できない（地方厚生局長等への届出が必要）。

《保険請求》

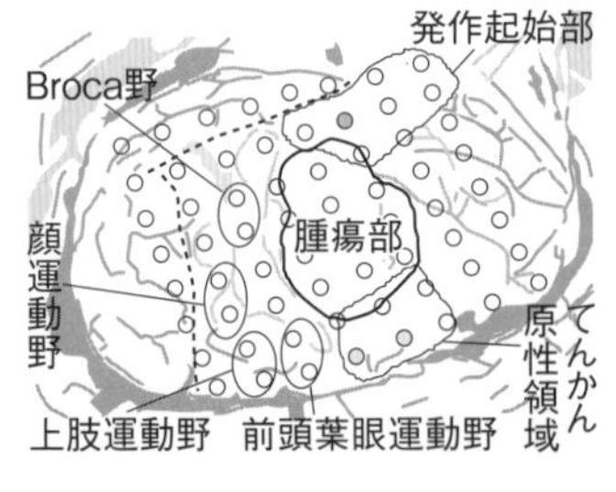

図3-46　硬膜下電極を置くために開頭した大脳皮質
小さな○が電極の位置を示す。これを埋め込んで生活させ，てんかん発作とそのときの発作性異常波の出現様式からてんかん原性領域を決定し，その焦点切除の手術を行う。

患者１人につき14日間を限度として算定する。

適応疾患 ▸難治性てんかん

使用物品 硬膜下電極，脳外科の開頭術に必要な手術材料，脳波を記録しておく電子媒体，解析用パソコン

D235-3 長期脳波ビデオ同時記録検査〔1日につき〕

1	長期脳波ビデオ同時記録検査 1	3,500点
2	長期脳波ビデオ同時記録検査 2	900点

難治性てんかん患者で，これから脳外科的手術により発作性異常波の起源となっている脳の部分を切除する前後において，その切除対象となる部分から真に発作性異常波が出ているかどうか，また切除後にその発作性異常波が消えたかどうかを調べるために，実際のてんかん発作が起きている状態で，脳波と発作のときの患者の状態をビデオで同時記録する検査。脳波記録は頭蓋内記録の場合と，頭皮上の場合がある。

臨床的観察により事前にどのような条件で発作が起こりやすいかを把握したのちに，そのような時期（月経や季節，気候など）を選んで入院し，脳波室やてんかんモニター室（epilepsy monitoring unit：EMU），さらには病棟あるいは手術室などで脳波とビデオ記録を行う。最近は脳波もビデオもデジタル化して記録されることが多い。

得られた記録は，脳波とビデオ記録を同時に表示して，実際のてんかん発作とその時の脳波の様子を観察する。これによって実際のてんかん発作と真に関係した脳波活動およびその出現部位を同定することが可能となる。一方で，発作と考えられていた動作が，実は発作性異常波を伴わないものであり，てんかんではなかったことがわかることもある。

得られたデータは膨大なものであり，その観察と解析には多大な労力を要する。そのため棘波や発作性異常波を自動検出してくれるプログラムもある。自動検出された波形をもとにその部分のビデオを同時再生することで，真に発作時脳波が記録されていたかどうかがわかる。保険請求は5日を上限として1日ごとに行うことができる。

《保険請求》

５日間を限度として算定する（「１」は地方厚生局長等への届出が必要）。

適応疾患 ▸てんかん ▸てんかん外科手術の適応判定 ▸発作性てんかん焦点の検索 ▸難治性てんかん（主として脳切除術前の診断目的）

使用物品 硬膜下電極，脳外科の開頭術に必要な手術材料，脳波を記録しておく電子媒体，解析用パソコン

D236 脳誘発電位検査〔脳波検査を含む〕

1	体性感覚誘発電位（SEP）	850点
2	視覚誘発電位（VEP）	850点
3	聴性誘発反応検査（ABR），脳波聴力検査，脳幹反応聴力検査，中間潜時反応聴力検査	850点
4	聴性定常反応	1,010点

1．体性感覚誘発電位（SEP）

末梢神経の電気刺激によって脳幹や大脳から出現する微弱な脳波の反応である。ひとつひとつの反応は非常に微弱であるが，これをコンピュータで繰り返し加算平均することで，ノイズを取り去り，信号を際立たせる。上肢では正中神経，下肢では脛骨神経がよく用いられる（図3-47）。

適応疾患 ▸多発性硬化症 ▸脳血管障害 ▸脊髄小脳変性症 ▸白質ジストロフィー ▸代謝性脳疾患（代謝性脳症）▸脳幹脳炎（脳炎）▸ミオクローヌスてんかん ▸変形性頚椎症 ▸変形性腰椎症 ▸椎間板ヘルニア ▸脊柱管狭窄症 ▸脊柱側弯症 ▸その他脊髄疾患 ▸慢性炎症性脱髄性多発根ニューロパチー（慢性炎症性脱髄性多発神経炎）▸糖尿病性ニューロパチー ▸その他末梢神経疾患（多発ニューロパチー，ギラン・バレー症候群）▸身体表現性障害（心因性感覚障害）▸意識障害・植物状態患者の予後判定 ▸脳死の判定（脳死状態）▸術中モニター

使用物品 脳波電極，ペースト，刺激電極用フェルト

2．視覚誘発電位（VEP）

光刺激や市松模様のパターン反転刺激を与えて，これによって後頭部中心に出現する光反応性の脳波をコンピュータで加算平均したものである。視覚の経路が正常に機能しているかどうかの判断材料となる。また半側視野ずつの刺激が与えられるので，半盲を呈する病態の客観的評価ともなる（図3-48）。

適応疾患 ▸球後視神経炎 ▸多発性硬化症 ▸白質ジストロフィー ▸脊髄小脳変性症 ▸（心因性）弱視 ▸廃用性弱視 ▸脳腫瘍などによる視神経圧迫症 ▸乳幼児の視機能評価（視力障害）▸視神経膠腫 ▸クロイツフェルト・ヤコブ病 ▸遺伝性視神経萎縮 ▸虚血性視神経障害（虚血性視神経症）▸緑内障

使用物品 脳波電極，ペースト

3．聴性誘発反応検査，脳波聴力検査，脳幹反応聴力検査，中間潜時反応聴力検査

〈聴性誘発反応検査〉（ABR）

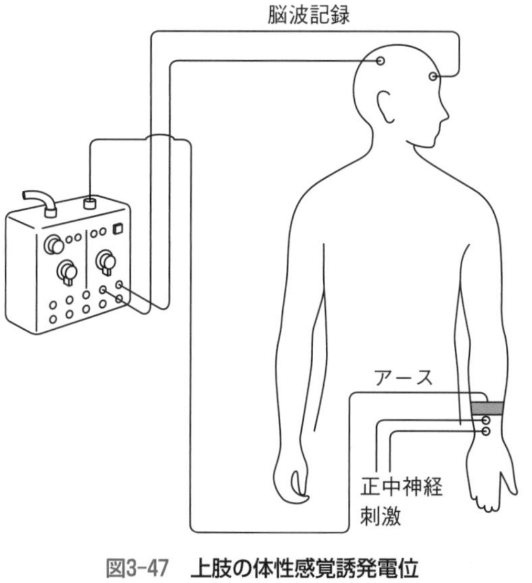

図3-47 上肢の体性感覚誘発電位

手首で正中神経を電気刺激し，大脳の感覚野に生じる電位を加算平均する

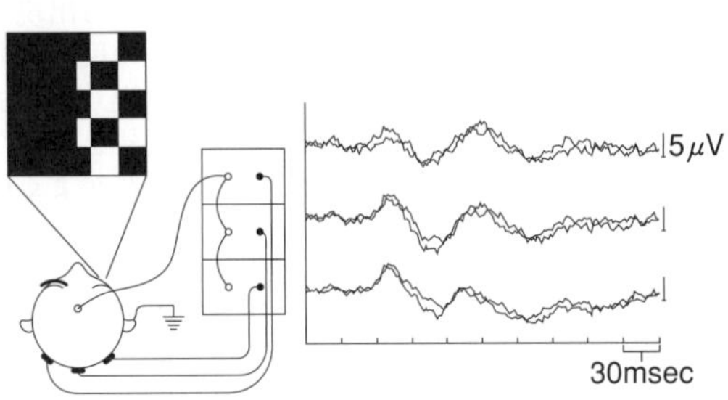

図3-48　視覚誘発電位
最もよく使われるのは，市松模様をみせて後頭部から記録する手法。半側視野ずつ刺激することで左右の視覚路を区別して調べられる。

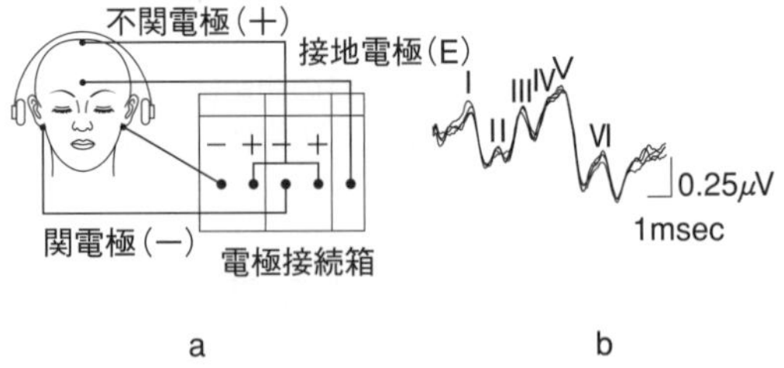

図3-49　聴性誘発反応検査の電極の置き方（a）と聴性誘発反応検査の記録（b）
bのうち，Ⅰは聴神経，Ⅲは脳幹の橋，Ⅳ・Ⅴは中脳から発現する波とされており，それらの消失により脳幹病変が推測される。

カチカチというクリック音を聞かせてそれによって脳幹の聴覚路から出現する微弱な脳波をコンピュータで繰り返し加算平均して得られる反応である。音の強さや与え方には種々の方法があるが，１秒間に10回の音刺激を与える方法が一般的である。橋から中脳にかけての脳幹を通る経路なので，脳幹機能の評価に用いられる。脳死判定の際の参考にされる（図3-49）。

適応疾患　▸難聴（の鑑別）▸詐聴 ▸（乳幼児の）聴覚障害 ▸多発性硬化症 ▸脊髄小脳変性症 ▸聴神経腫瘍 ▸脳幹部腫瘍 ▸シャルコー・マリー・トゥース病（Charcot-Marie-Tooth病）▸脳幹脳炎 ▸昏睡の原因と予後の判定 ▸脳死判定（脳死状態）▸術中モニター

使用物品　脳波電極，ペースト

〈脳波聴力検査〉

音刺激に対する脳幹からの脳波反応を用いた新生児に対する聴力のスクリーニング検査である。Natus社製のALGO等が用いられている。誘導は前額正中部に関電極，うなじに不関電極，肩に接地電極を用いて記録する。音刺激は専用のイヤーカップラーで35dBのクリック音で行い，自然入眠時に測定する。結果は，PASS（正常の波形と比較検定して一致）か，REFER（15000回刺激して不一致）として表示される。聴力正常の新生児は95％がPASSで，難聴児がREFERと判定される場合は100％近いとされている。しかしあくまでこれはスクリーニング検査でREFERは必ずしも難聴とは限らず，さらに脳幹反応聴力検査での精査となる。ほかに耳音響放射を用いる方法もある。

適応疾患　▸難聴（の鑑別）▸詐聴 ▸（乳幼児の）聴覚障害 ▸多発性硬化症 ▸脊髄小脳変性症 ▸聴神経腫瘍 ▸脳幹部腫瘍 ▸シャルコー・マリー・トゥース病（Charcot-Marie-Tooth病）▸脳幹脳炎 ▸昏睡の原因と予後の判定 ▸脳死判定（脳死状態）▸術中モニター

使用物品　イヤーカップラー，ディスポーザブルタブ電極

〈脳幹反応聴力検査〉

聴性誘発反応検査を用いたより詳細な脳幹誘発反応による聴力の検査。原理と測定法は聴性誘発反応検査と同様であるが，クリック音で行うものと，より刺激間隔の短い定常状態誘発反応（auditory steady state response：ASSR）がある。クリック音の刺激では，通常レベルの音圧で脳幹反応波が誘発されないときにさらに音圧を上げて施行する。本来，聴性誘発反応は主に脳幹機能を測定する検査として用いられるが，音圧を上げることで次第に脳幹反応波が誘発されてくる現象は末梢性難聴でみられる現象であるため，末梢性難聴を含め主に新生児・乳児の難聴の精査目的で行われる。

適応疾患　▸難聴（の鑑別）▸詐聴 ▸（乳幼児の）聴覚障害 ▸多発性硬化症 ▸脊髄小脳変性症 ▸聴神経腫瘍 ▸脳幹部腫瘍 ▸シャルコー・マリー・トゥース病（Charcot-Marie-Tooth病）▸脳幹脳炎 ▸昏睡の原因と予後の判定 ▸脳死判定（脳死状態）▸術中モニター

使用物品　脳波電極，ペースト

〈中間潜時反応聴力検査〉

方法は聴性誘発反応検査と同様であるが，解析対象とする波形が聴性誘発反応検査では通常10msec以内（最も大きなⅤ波が５～６msecに出現）を分析するのに対し，中間潜時反応聴力検査では10～50msecに出現する波形を分析する。聴性誘発反応検査が中脳上丘レベルまでの解剖学的構造に対応した波形と考えられるのに対し，中間潜時反応聴力検査では側頭葉の第１次聴覚中枢由来の波形ではないかと考えられている。しかしながら，この潜時では側頭筋を中心とした音に対する筋電図反応が大きく出現するために，覚醒時では重なってしまい波形が判別できず，睡眠時に行うことが推奨されている。

適応疾患　▸難聴（の鑑別）▸詐聴 ▸（乳幼児の）聴覚障害 ▸多発性硬化症 ▸脊髄小脳変性症 ▸聴神経腫瘍 ▸脳幹部腫瘍 ▸シャルコー・マリー・トゥース病（Charcot-Marie-Tooth病）▸脳幹脳炎 ▸昏睡の原因と予後の判定 ▸脳死判定（脳死状態）▸術中モニター

使用物品　脳波電極，ペースト

４．聴性定常反応

聴性定常反応（auditory steady state response：ASSR）とは，耳からの音刺激に対する脳波上の反応を記録して聴力を推定する検査で，主として通常の聴力検査が行えない乳幼児，発達障害児・者，詐聴の患者などを対象とする。１秒間に40回から100回の繰り返し頻度の高い聴覚刺激を与えることにより，誘発された脳波が干渉しあって正弦波の反応を示すものであ

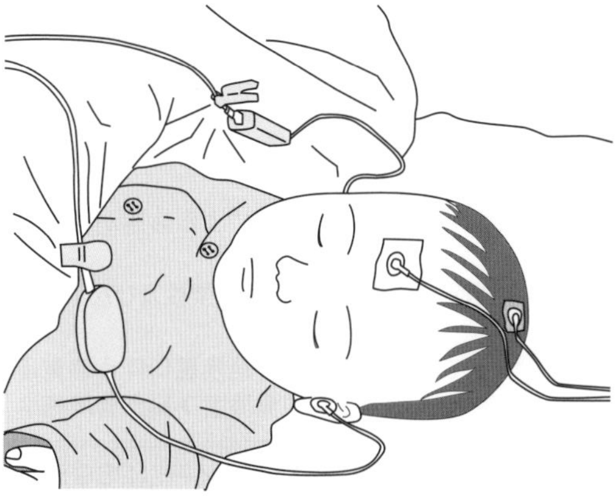

図3-50 聴性定常反応の記録の様子

る。

自然睡眠か薬物で鎮静して体動のない状態で検査する。左右のイヤフォンから音刺激を与え，前額部にアース，頭頂部と後頚部に導出用の電極を付ける。ここで使われる音刺激は，周波数特性が強いため，その周波数を500Hz，1kHz，2kHz，4kHzと変化させることで，さまざまな周波数に対する脳波反応の域値を決定することができる。

クリック音を用いる聴性脳幹反応では，2～4kHzの高周波数帯域への反応を診ているとされるが，この聴性定常反応ではより低周波数帯域への反応も調べることができ，会話レベルの音への反応も推測することができる（図3-50）。

適応疾患 ▶新生児・乳幼児の難聴の鑑別 ▶聴覚障害 ▶詐聴 ▶先天性難聴 ▶乳幼児の精密聴力検査 ▶人工内耳の適応検査

使用物品 脳波電極，イヤフォン

《保険請求》

①「3」の検査を2種類以上行った場合は，主たるもののみ算定する。

②「3」と「4」を両方行った場合は，主たるもののみ算定する。

③脳波聴力検査，脳幹反応聴力検査および中間潜時反応聴力検査は「3」により算定し，2種類以上行った場合でも，1回のみ算定する。

D236-2 光トポグラフィー（NIRS）

1 脳外科手術の術前検査に使用するもの 670点

2 抑うつ症状の鑑別診断の補助に使用するもの

イ 地域の精神科救急医療体制を確保するために必要な協力等を行っている精神保健指定医による場合 400点

ロ イ以外の場合 200点

注2 届出医療機関以外で行われた場合 100分の80

組織透過性の高い近赤外光（可視光より波長が長く，遠赤外光より短い電磁波）を使って，大脳の表面付近の血液量の変化を計測し，二次元的なマップに表すものである。

頭皮上に光ファイバーを通して近赤外光を照射し，血液中のヘモグロビンによる近赤外光の散乱を利用し

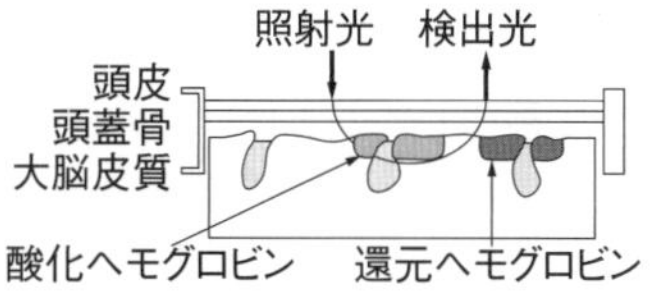

図3-51 光トポグラフィー計測の原理図
近赤外線が脳を通り抜けるときに，赤血球の中の酸化ヘモグロビンと還元ヘモグロビンがそれぞれ吸収する光の波長が異なることを利用する。

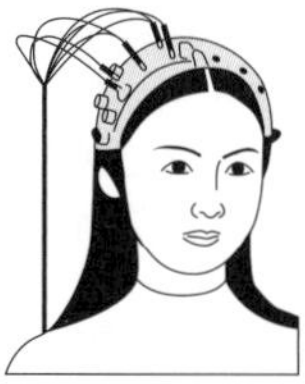

図3-52 光トポグラフィー計測の様子

てヘモグロビン量の変化を測ることで，演算により血液量の変化を算定する。計測と演算処理にかかる時間は短いため，リアルタイムの演算測定が可能である。装置が可搬性に優れ，頭皮上に置くものも可動性があるため，子どもなど動く対象にも用いることができる。もちろん非侵襲的な方法である（図3-51，3-52）。

《保険請求》

厚生労働大臣が定める施設基準に適合していない保険医療機関で行われる場合には，100分の80で算定する。

レセプト摘要欄 【1】手術実施年月日又は手術実施予定年月日を記載する

【1】【手術が行われなかった場合】その理由を記載する

【2】当該検査が必要な理由及び前回の実施年月日を記載する

適応疾患 ▶言語野関連病変（側頭葉腫瘍，構音障害など）における術前検査 ▶難治性てんかんの外科手術のための焦点計測 ▶抑うつ症状の鑑別診断 ▶治療抵抗性うつ病 ▶統合失調症 ▶双極性障害

D236-3 脳磁図（MEG）

1 自発活動を測定するもの 17,100点

2 その他のもの 5,100点

脳磁図（magnetoencephalography：MEG）を用いて，てんかんの焦点や感覚・運動の発現部位を診断するものである。脳外科手術の部位決定や手術方法の選択を行う場合に限り算定できる。

脳は神経細胞の活動により微弱な電位が生じ，そこからさらに微小な磁場を発生する。したがって脳波も脳磁図も，その信号源は同じ脳内の電気的活動である。ただし，脳波は電位差そのものをみているのに対し，脳磁図は電気軸の垂直方向に生じる磁場を測定している。また，骨や頭皮の影響を受けにくい。そのため，脳磁図は脳波でとらえにくい部位の異常の検出に威力を発揮する。

方法は，超伝導量子干渉素子（SQUID）と呼ばれる磁気センサーを多数備えたヘルメット型測定部に頭を置き，数十分安静にしておくだけの非侵襲的な検査である（図3-53）。頭皮とは接触せずに測定可能である。脳波を同時記録することにより両者の欠点を補いあえる。過呼吸や睡眠時の記録もできる。また，四肢の電気刺激により体性感覚誘発電位と同様に体性感覚誘発磁界が生じ，一次体性感覚野が同定できる。これを機能的MRIや術中脳表電気刺激と組み合わせて，機能温存のための安全な脳外科手術が可能となる。

《保険請求》

「1」はてんかんの患者に対する手術部位の診断や手術方法の選択を含めた治療方針決定のために行った場合，「2」は中枢神経疾患に伴う感覚障害もしくは運動障害，原発性てんかん又は続発性てんかんの鑑別診断のために行った場合に，患者1人につき1回に限り算定する。

「1」自発活動を測定するものの施設基準（届出必要）

①脳磁図に係る診療の経験を3年以上有する常勤医師が1名以上配置されている。なお，週3日以上常態として勤務しており，かつ所定労働時間が週22時間以上の勤務を行っている非常勤医師（脳磁図に係る診療の経験を3年以上有する医師に限る）を2名以上組み合わせて，常勤医師の勤務時間帯と同じ時間帯にこれらの非常勤医師が配置されている場合は基準を満たしているとみなす。

②他の保険医療機関からの依頼による診断が行われている。

③D235-3「1」長期脳波ビデオ同時記録検査1の施設基準に係る届出を行っている。

レセプト摘要欄　手術実施年月日又は手術実施予定年月日を記載する

（手術が行われなかった場合）その理由を記載する

「2」その他のものに関する施設基準（届出必要）

①脳磁図に係る診療の経験を3年以上有する常勤医師が1名以上配置されている。なお，週3日以上常態として勤務しており，かつ所定労働時間が週22時間以上の勤務を行っている非常勤医師（脳磁図に係る診療の経験を3年以上有する医師に限る）を2名以上組み合わせて，常勤医師の勤務時間帯と同じ時間帯にこれらの非常勤医師が配置されている場合は基準を満たしているとみなす。

②他の保険医療機関からの依頼による診断が行われている。

レセプト摘要欄　検査の医学的な必要性及び結果の概要を記載する

適応疾患　▶てんかん ▶中枢神経疾患に伴う感覚運動障害 ▶解離性運動障害 ▶視覚障害 ▶脳血管障害

D237　終夜睡眠ポリグラフィー（PSG）

1	携帯用装置を使用した場合	720点
2	多点感圧センサーを有する睡眠評価装置を使用した場合	250点
3	1及び2以外の場合	
	イ　安全精度管理下で行うもの	4,760点
	ロ　その他のもの	3,570点

夜間睡眠中に脳波とともに，呼吸や酸素飽和度，筋電図などを記録し，睡眠時無呼吸症候群やてんかん，様々の不随意運動の評価，解析を行う検査である。睡眠時無呼吸症候群では持続陽圧呼吸（CPAP）によって睡眠の質，日中の眠気などが改善されることから，その診断，評価のための検査が圧倒的に多い。

ホルター心電図のように携帯式で自宅で記録するものと，医師などが睡眠時間中付き添う本格的なポリグラフがあり，点数が大きく異なる。前者は睡眠時無呼吸症候群の診断に用いられるもので，アプノモニターと呼ばれる携帯型の機器により，鼻呼吸センサーなどを用いて呼吸状態をモニタしつつ，酸素飽和度を同時に測定する（図3-54）。後者ではさらに脳波，眼球運動，おとがい筋筋電図，胸腹部の換気運動記録も加えることで，睡眠時無呼吸症候群だけでなく，夜間に発作が起きるてんかん，ナルコレプシー，睡眠時ミオクローヌスなどの不随意運動の診断に有用である（図3-55）。眼球運動やおとがい筋筋電図を記録する理由は，レム睡眠と呼ばれる睡眠段階を判定するためであり，ナルコレプシー（日中の過眠，入眠時幻覚，脱力発作）

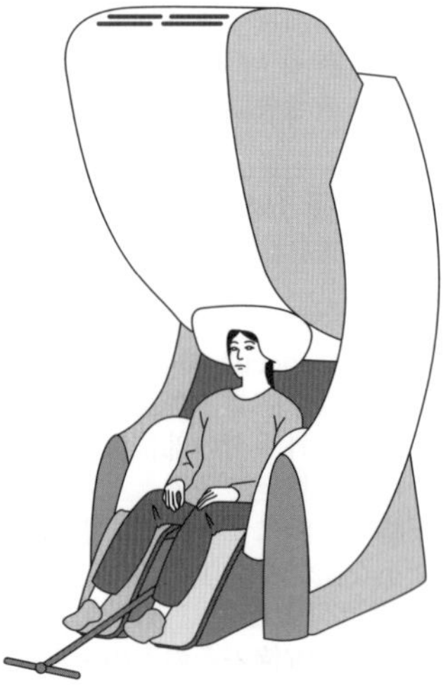

図3-53　脳磁図

上図のような磁気センサーを備えた装置に頭部をいれることで，神経細胞の電気活動を磁気として記録する装置

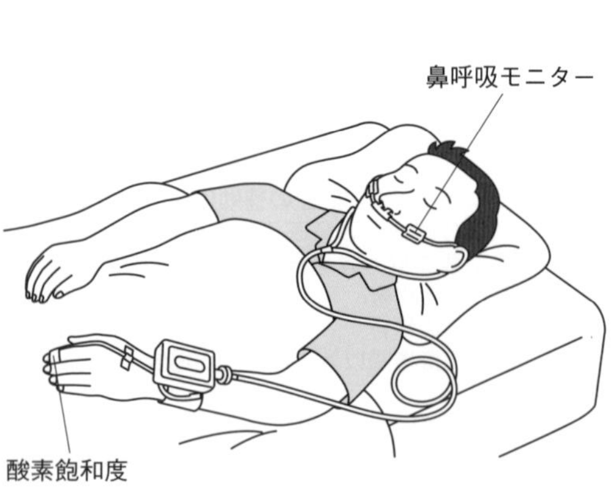

図3-54　携帯用装置

鼻呼吸センサーと動脈血酸素飽和度を終夜連続測定し，睡眠時無呼吸症候群を診断

生体検査
脳波

の患者では，入眠直後にレム睡眠が出現することが知られている。

《保険請求》

「1」携帯用装置を使用した場合

①問診，身体所見，他の検査所見から睡眠時呼吸障害が強く疑われる患者に対し，睡眠時無呼吸症候群の診断を目的として使用した場合に算定する。なお，C107-2在宅持続陽圧呼吸療法指導管理料の算定患者または当該保険医療機関からの依頼で睡眠時無呼吸症候群に対する口腔内装置を製作した歯科医療機関から検査依頼を受けた患者には，治療効果判定のため，6月に1回を限度として算定できる。

②鼻呼吸センサー，末梢動脈波センサー，気道音センサーによる呼吸状態および経皮的センサーによる動脈血酸素飽和状態を終夜連続して測定した場合に算定する。D214脈波図，心機図，ポリグラフ検査，D223経皮的動脈血酸素飽和度測定，D223-2終夜経皮的動脈血酸素飽和度測定の費用は所定点数に含まれる。

③数日間連続して測定した場合も一連のものとして算定する。

「2」多点感圧センサーを有する睡眠評価装置を使用した場合

①多点感圧センサーを有する睡眠評価装置を使用する場合はパルスオキシメーターモジュールを組み合わせて行い，問診，身体所見，他の検査所見から睡眠時呼吸障害が強く疑われる患者に対し，睡眠時無呼吸症候群の診断を目的として使用・解析を行った場合に算定する。

②C107-2の算定患者または当該保険医療機関からの依頼で睡眠時無呼吸症候群に対する口腔内装置を製作した歯科医療機関から検査依頼を受けた患者については，治療効果判定のため，6月に1回を限度として算定できる。

③D223およびD223-2の費用は所定点数に含まれる。

④数日間連続して計測した場合も一連のものとして算定する。

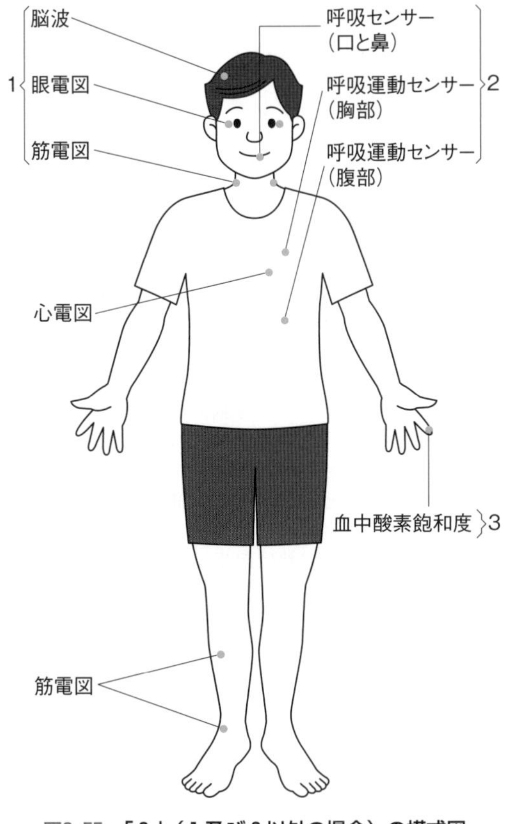

図3-55 「3」（1及び2以外の場合）の模式図

上記のような多数のモニターを行い，睡眠時無呼吸，てんかん，不随意運動，ナルコレプシーなどを評価する。

「3」1及び2以外の場合

①「イ」安全精度管理下で行うものに関する施設基準を届け出る必要がある。

(1) 睡眠障害または睡眠呼吸障害に係る診療の経験を5年以上有し，日本睡眠学会等が主催する研修会を受講した常勤医師が1名以上配置されている。

(2) 当該保険医療機関の検査部門に，常勤の臨床検査技師が3名以上配置されている。

(3) 終夜睡眠ポリグラフィーの「3」を年間50症例以上および反復睡眠潜時試験（MSLT）検査を年間5件以上実施している。

(4) 当該保険医療機関内で睡眠検査に関する安全管理マニュアルを策定し，遵守する。

(5) 日本睡眠学会から示されている指針等に基づき，検査が適切に実施されている。

②「イ」安全精度管理下で行うものは，次のいずれかに該当する患者等であって，安全精度管理下に当該検査を実施する医学的必要性が認められるものに該当する場合に，1月に1回を限度として算定する。なお，C107-2在宅持続陽圧呼吸療法指導管理料を算定している患者については，治療の効果を判定するため，初回月に限り2回，翌月以降は1月に1回を限度として算定する。

(イ) 睡眠関連呼吸障害の患者〔心疾患，神経筋疾患（脳血管障害を含む），呼吸器疾患（継続的に治療を行っている場合），BMI35以上の肥満，生活に常時介護を要する認知症機能障害――のいずれかの合併症を有する患者〕

(ロ) 睡眠障害の患者（中枢性過眠症，パラソムニア，睡眠関連運動障害，睡眠中多発するてんかん発作）

(ハ) 13歳未満の小児の患者

(ニ) C107-2在宅持続陽圧呼吸療法指導管理料を算定している患者であって，(イ)～(ハ)で治療の効果を判定するため，安全精度管理下にCPAPを用いて当該検査を実施する医学的必要性が認められる患者

(ホ) その他，安全精度管理が医学的に必要と主治医が認める場合

実施にあたっては，下記アからエまでに掲げる検査のすべて（睡眠時呼吸障害の疑われない患者についてはアのみ）を，当該患者の睡眠中8時間以上連続して当該医療機関内で測定し記録する。また，当該検査は，専ら当該検査の安全及び精度の確保を担

当する医師，看護師又は臨床検査技師の下で実施することとし，原則として当該検査の実施中に他の業務を兼任しない。
ア　8極以上の脳波，眼球運動およびおとがい筋筋電図
イ　鼻または口における気流の検知
ウ　胸壁および腹壁の換気運動記録
エ　パルスオキシメーターによる動脈血酸素飽和度連続測定

レセプト摘要欄　（「3」1及び2以外の場合）の(イ)から(ホ)までのいずれかの要件を満たす医学的根拠を記載する。
安全精度管理を要した患者の診断名（疑い病名を含む），検査中の安全精度管理に係る検査結果の要点を記載する。
（合併症を有する睡眠関連呼吸障害の患者に対して実施した場合）継続的な治療の内容，BMI又は日常生活の状況等の当該検査を実施する医学的な必要性について記載する

③「ロ」その他のものは，他の検査により睡眠中無呼吸発作の明らかな患者に対して睡眠時無呼吸症候群の診断を目的として行った場合および睡眠中多発するてんかん発作の患者またはうつ病もしくはナルコレプシーであって，重篤な睡眠，覚醒リズムの障害を伴う患者に対して行った場合に，1月に1回を限度として算定する。なお，C107-2の算定患者については，治療効果判定のため，初回月は2回，翌月以後は1月に1回を限度として算定できる。
　実施にあたっては，下記アからエの検査すべて（睡眠時呼吸障害の疑われない患者はアのみ）を患者の睡眠中8時間以上連続して測定し，記録する。
ア　脳波，眼球運動およびおとがい筋筋電図
イ　鼻または口における気流の検知
ウ　胸壁および腹壁の換気運動記録
エ　パルスオキシメーターによる動脈血酸素飽和度連続測定

④脳波等の記録速度は，毎秒1.5cm以上のものを標準とする。
⑤同時に行った検査のうち，D200スパイログラフィー等検査から本区分「2」までの検査およびD239筋電図検査は併算定できない。
⑥測定開始後，患者の覚醒等やむを得ない事情で検査を中絶した場合は，中絶までに行った検査に類似する検査項目によって算定する。

「1」～「3」共通
　診療録に検査結果の要点を記載する。

適応疾患　▶てんかん ▶睡眠時無呼吸症候群 ▶睡眠時ミオクローヌス ▶睡眠関連呼吸障害 ▶睡眠障害（中枢性過眠症，パラソムニア，睡眠関連運動障害，睡眠中多発するてんかん発作）▶restless legs syndrome（下肢静止不能症候群）▶アルコール性せん妄 ▶うつ病 ▶ナルコレプシー ▶（周期性）傾眠症 ▶特発性傾眠症 ▶睡眠随伴症候群（夜尿症，夢遊病，夜驚症，悪夢など）▶過眠症 ▶習慣性いびき ▶うつ状態

使用物品　脳波用紙，インク（デジタル脳波計では用紙とインクは不要），電極，ペースト，電極固定用テープ

D237-2　反復睡眠潜時試験〔MSLT〕　5,000点

　MSLTはmultiple sleep latency testの略で，他覚的に眠気度を測定するための1つの指標である。やり方は，患者を暗く静かな脳波記録室に寝かせ，リラックスして眠るように指示し，記録開始から入眠するまでの時間を計測する。これを1日2時間おきに，たとえば9時，11時，13時，15時，17時と4回以上繰り返し，患者ひとりひとりの睡眠するまでの潜時を測定してプロットする。これにより昼間の眠気度を客観的に計測し，評価することが可能である。
　脳波記録はα波を利用するために，主に後頭部から記録し，脳波を連続的に記録したまま閉眼させ，眠ってもよいと指示する。患者が眠くなるとα波が消失するので，その消失持続が30秒以上持続するまでの時間を計測し，これを睡眠潜時とする。計測時間は20分間で，その間に入眠が認められなかった場合は睡眠潜時を20分とする。このようにほぼ日中1日を要する検査であり，その判定には20分間，じっと脳波を観察し続けている必要がある。

《保険請求》
①1月に1回を限度として算定する。
②D237終夜睡眠ポリグラフィーを併せて行った場合には，主たるもののみ算定する。
③関連学会より示されている指針を遵守し，適切な手順で行われた場合に限り算定できる。

適応疾患　▶ナルコレプシー ▶（特発性）過眠症

使用物品　脳波用紙，インク（デジタル脳波計では用紙とインクは不要），電極，ペースト

D237-3　覚醒維持検査〔MWT〕 新　5,000点

　覚醒維持検査（maintenance of wakefulness test：MWT）は眠気を誘発される状況において，検査時間中にどれだけ長く起きていられるかという覚醒維持能力を客観的に評価する方法である。
　通常の記録モンタージュは脳波，眼球運動，オトガイ筋筋電図，心電図を含む。検査は被検者の通常起床時刻の約1.5～3時間後に開始され，2時間間隔で4回行い入眠潜時などを測定する。通常は40分法が推奨されており，検査室の照度は被検者の前額部で0.10～0.13ルクスとする。姿勢は起坐位とし，前を見てできるかぎり起きているように指示する。1エポック（30秒）において15秒以上の睡眠が出現した最初のエポックを入眠と定義する。入眠しなかった場合，測定は40分で終了する。または睡眠段階N1が連続して3エポック出現もしくはその他の睡眠段階が1エポック出現したあとに終了する。
　過眠症における治療効果の判定や運転など安全に関わる場面での覚醒維持能力の評価目的に行われる。

《保険請求》
①過眠症状を伴う睡眠障害の重症度または治療効果の判定を目的として，概ね2時間間隔で4回以上行った場合に1月に1回を限度として算定する。

②関連学会より示されている指針を遵守し，適切な手順で行われた場合に限り算定できる。

適応疾患 ナルコレプシー，特発性過眠症，睡眠時無呼吸症候群

使用物品 脳波電極，ペースト

D238 脳波検査判断料

1	脳波検査判断料 1	350点
2	脳波検査判断料 2	180点

D235脳波検査からD237-2反復睡眠潜時試験までの脳波検査等の判断料として，月１回に限り算定することができる。

《保険請求》

①「１」は施設基準に適合している届出医療機関で行われる場合に算定する。

②遠隔脳波診断を行った場合は，施設基準に適合している届出医療機関間で行われた場合に限り算定する。この場合，受信側が脳波検査判断料１の届出を行った医療機関であり，常勤の医師が脳波診断を行い，結果を送信側に文書等により報告した場合は，脳波検査判断料１を算定できる。

③「１」は脳波診断の担当経験５年以上の医師が診断を行い，結果を文書で担当医師に報告した場合に，月初の診断の日に算定する。なお，他施設に診断を委託した場合は算定できない（遠隔脳波診断により算定する場合をのぞく）。

④遠隔脳波診断を行った場合,「１」は受信側の医療機関にて脳波診断の担当経験５年以上の医師が診断を行い，その結果を文書で送信側の担当医師に報告した場合，月初の診断の日に算定する。担当医師はその文書または写しを診療録に添付する。

⑤遠隔脳波診断を行った場合，送信側の医療機関ではD235脳波検査および脳波検査判断料１を算定できる。受信側の診断等に係る費用は，受信側，送信側相互の合議に委ねる。

5 神経・筋検査

椎尾

D239　筋電図検査
1　筋電図〔1肢につき（針電極にあっては1筋につき）〕　320点
2　誘発筋電図（神経伝導速度測定を含む）（1神経につき）　200点
3　中枢神経磁気刺激による誘発筋電図（一連につき）　800点
4　単線維筋電図（一連につき）　1,500点
注1　複数神経加算　150点*
注2　届出医療機関以外で行われた場合　100分の80

1．筋電図〔1肢につき（針電極にあっては1筋につき）〕(EMG)

筋肉の活動状況を筋電計（図3-56）により，表面電極や針電極を用いて調べるもので，筋力低下や筋萎縮をきたす疾患に対して行う。通常，針を用いて行うものを指し（図3-57），この際は施行した筋ごとに算定が可能である。表面電極は各筋肉の上の皮膚表面に陽極陰極の各電極を置いて，筋肉の活動順序や活動時間などを調べる（図3-58）。不随意運動を有する疾患に対して行う。

《保険請求》

顔面および躯幹は，左右，腹背を問わずそれぞれを1肢として扱う。

適応疾患　▶筋萎縮性側索硬化症 ▶ポリオ ▶脊髄性筋萎縮症 ▶頚椎症 ▶腕神経叢障害（上腕神経叢障害）▶腰椎椎間板ヘルニア ▶腰部脊柱管狭窄症 ▶多発神経炎 ▶シャルコー・マリー・トゥース病（Charcot-Marie-Tooth病）▶多発性単神経炎 ▶単ニューロパチー（単神経炎，手根管症候群，坐骨神経障害）▶絞扼性ニューロパチー ▶末梢神経損傷 ▶末梢性顔面神経麻痺 ▶中毒性ニューロパチー ▶筋ジストロフィー ▶多発性筋炎 ▶重症筋無力症 ▶ランバート・イートン筋無力症候群（イートン・ランバート症候群）▶パーキンソン症候群 ▶舞踏病 ▶本態性振戦 ▶クロイツフェルト・ヤコブ病 ▶手根管症候群 ▶脊髄空洞症 ▶頚椎椎間板ヘルニア ▶ギラン・バレー症候群 ▶慢性炎症性脱髄性多発神経炎 ▶多巣性運動ニューロパチー ▶進行性筋ジストロフィー ▶その他の不随意運動をきたす疾患（アテトーシス，異常不随意運動）

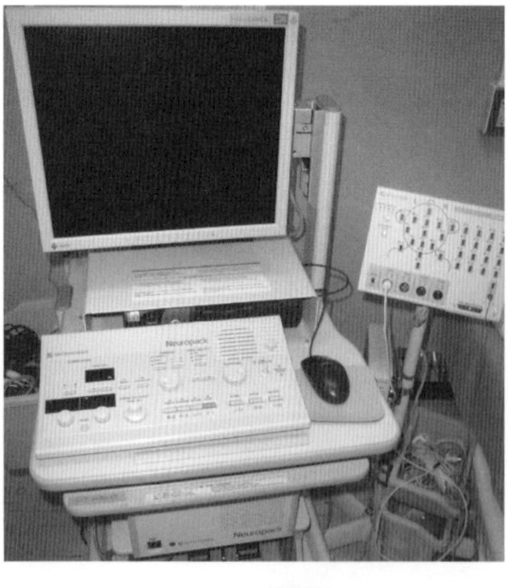

図3-56　筋電計

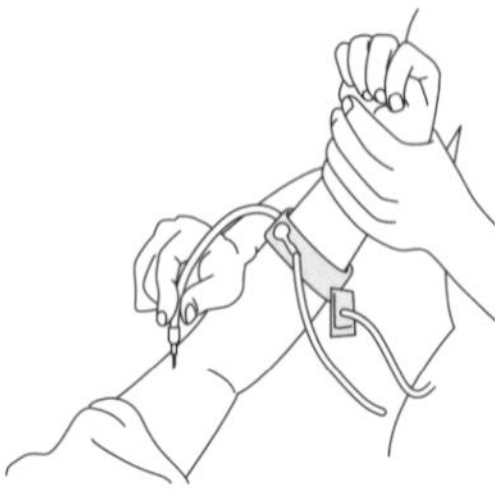

図3-57　筋電図の記録
筋電計を用いて右上腕二頭筋に針電極を刺入する。

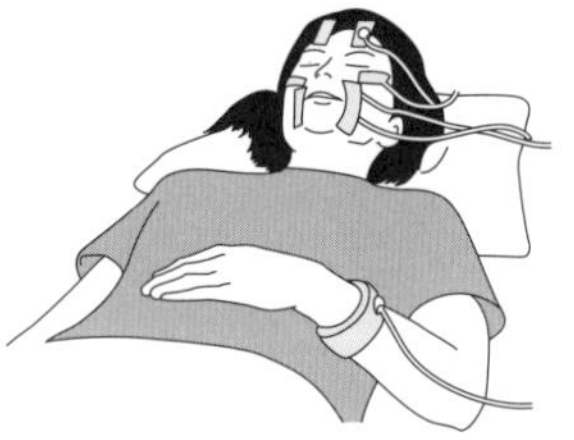

図3-58　表面筋電図による顔面筋の活動の記録
顔面に表面電極を貼りつけて記録している。

使用物品　ディスポーザブル針電極，アルコール綿，表面電極（固定用テープ，記録用紙）

2．誘発筋電図〔神経伝導速度測定を含む〕〔1神経につき〕(NCV)

末梢神経を電気刺激して筋肉を動かし，これを2点で行うことによりその間の運動神経伝導速度を求めたり，感覚神経の活動そのものを表面から記録して感覚神経伝導速度を求めたりする検査である（図3-59）。いずれも末梢神経障害の病態評価には不可欠なもので，最も利用が多いのは，糖尿病性ニューロパチーである。そのほか，整形外科の手根管症候群や肘部管・足根管症候群なども多い。神経内科では各種のニューロ

生体検査
神経・筋

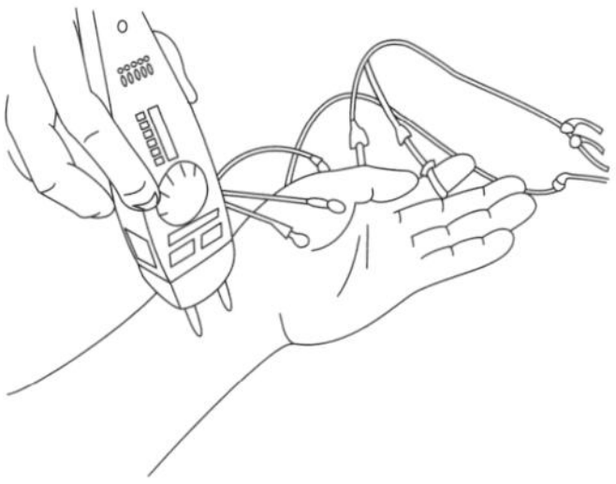

図3-59 神経伝導検査
筋電計により左手根部で正中神経を刺激して施行している。

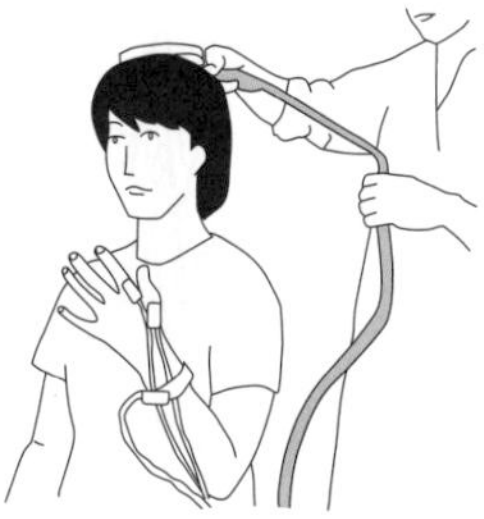

図3-60 運動神経伝導検査
経頭蓋磁気刺激により中枢内の運動神経伝導を検査している。

パチー（末梢神経の病気）や膠原病における末梢神経障害などの診断や評価に用いる。

また，重症筋無力症やランバート・イートン症候群の診断に用いられる反復刺激試験（RNS）も誘発筋電図に含まれる。

《保険請求》

①２神経以上に対して行う場合には，複数神経加算として，１神経を増すごとに所定点数に150点を加算する。ただし，加算点数は1050点を超えないものとする（＊）。

②混合神経について，感覚神経および運動神経をそれぞれ測定した場合には，それぞれを１神経として数える。また，左右の神経は，それぞれを１神経として数える。上肢の正中神経と尺骨神経は混合神経なので注意。なお，横隔神経電気刺激装置の適応の判定を目的として実施する場合は，当該検査を横隔膜電極植込術前に１回に限り算定できる。

レセプト摘要欄 検査を行った神経名を記載する（感覚・運動の別，左・右の別を記載する）

適応疾患 ▶腕神経叢障害（上腕神経叢障害）▶多発神経炎 ▶多発性単神経炎 ▶シャルコー・マリー・トゥース病（Charcot-Marie-Tooth病）▶手根管症候群 ▶絞扼性ニューロパチー ▶肘部管症候群 ▶末梢神経損傷 ▶末梢性顔面神経麻痺 ▶中毒性ニューロパチー ▶ギラン・バレー症候群 ▶フィッシャー症候群 ▶慢性炎症性脱髄性多発神経炎 ▶多巣性運動ニューロパチー ▶筋萎縮性側索硬化症 ▶白質ジストロフィー ▶脊髄小脳変性症 ▶頸椎症 ▶胸郭出口症候群 ▶腰部脊柱管狭窄症 ▶糖尿病性末梢神経障害 ▶重症筋無力症 ▶ランバート・イートン症候群

使用物品 表面電極，電極ペースト，固定用テープ，記録用紙

3．中枢神経磁気刺激による誘発筋電図〔一連につき〕（MEP）

頭蓋，脳幹，頸椎，腰椎を磁気刺激装置で刺激し上肢あるいは下肢に筋肉収縮を起こし，その誘発筋電図の立ち上がりまでの時間で，中枢内の伝導時間を調べる検査である（図3-60）。とくに大脳から脊髄までの中枢運動路を評価できる唯一の検査法である。中枢神経内での伝導が遅れる脳血管障害，多発性硬化症，頸椎症，脊髄腫瘍などが適応となる。この検査の場合は筋肉数がいくつであっても一連のものとして扱う。

この検査での保険請求には施設基準により違いがあり，施設共同利用率の基準をクリアしていれば所定点数で算定できるが，基準に達していなければ，所定点数の８割しか算定できない。

《保険請求》

多発性硬化症，運動ニューロン疾患等の神経系の運動障害の診断を目的として，単発もしくは二連発磁気刺激法による。検査する筋肉の種類および部位にかかわらず，一連として算定する。

適応疾患 ▶脳血管障害 ▶多発性硬化症 ▶頸椎症 ▶脊髄腫瘍 ▶筋萎縮性側索硬化症（運動ニューロン疾患）等の神経系の運動障害

使用物品 表面電極，電極ペースト（固定用テープ，記録用紙）

4．単線維筋電図（SFEMG）

前頭筋や総指伸筋を用い，同じ神経細胞に支配されている筋線維のペアの発火を筋電計で記録し，その時間的なばらつき（jitter現象）や発火の消失（block）を測定することで，神経筋接合部の伝導効率を評価する方法である。反復刺激試験（RNS）で異常が認められない重症筋無力症の診断には有用であるが，手技には熟練が必要であり，また20ペアほどの記録を行うのには時間がかかるため，ルーチンで行っている施設は少ない（図3-61）。

《保険請求》

①単一の運動単位の機能の評価を行った場合に，一連として所定点数により算定する。仮に複数筋で行った場合も一連として扱う。

②算定には以下の施設基準を届け出る必要がある。

(1) 脳神経内科，リハビリテーション科または小児科標榜保険医療機関である。

(2) 脳神経内科，リハビリテーション科または小児科を担当する常勤医師（専ら神経系疾患の診療を担当した経験を10年以上有するものに限る）が１名以上配置されている。

(3) 筋電図・神経伝導検査を100例以上実施した経験を有する常勤の医師が１名以上配置されている。当該医師は(2)の医師と同一の者でも差し支えない。

(4) 筋電図・神経伝導検査を年間50例以上実施している。

(5) 日本神経学会から示されている重症筋無力症に係る診療ガイドラインに基づき，検査が適切に実施されている。

適応疾患 ▶重症筋無力症など神経筋接合部疾患

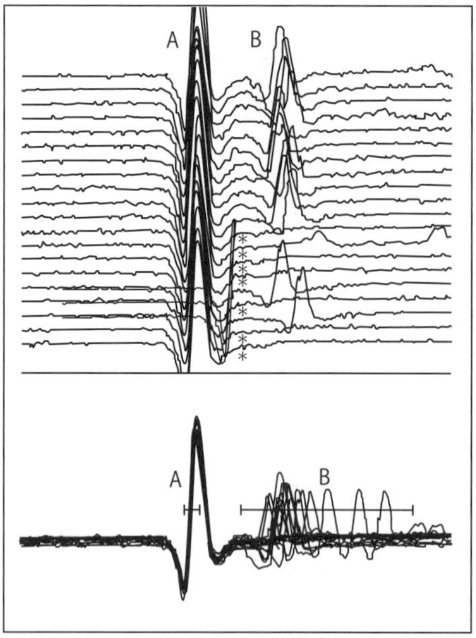

図3-61　単線維筋電図
同じ神経に支配されるAとBの2つの筋線維のペアの発火を記録すると，発火が大きくばらつく（jitter）ことがわかる。また＊のようにBの発火がみられない（block）現象もみられる。下段は上段の波形を重ね合わせたもの

使用物品　筋電図（針筋電図）と同じくディスポーザブル針電極，アルコール綿（単線維用の針は高価で再利用するため，現在は通常の同心針電極を用いる）

レセプト摘要欄　【単線維筋電図】検査実施年月日，実施医療機関の名称，診断名（疑いを含む）および当該検査を行う医学的必要性の症状詳記を記載する。ただし，記載可能であれば，「摘要」欄への記載でも差し支えない

D239-2　電流知覚閾値測定〔一連につき〕　200点

電流知覚閾値（Current Perception Threshold：CPT）検査とは，皮膚に微量の電流（２kHz，250Hz，５Hzの正弦波）を流して，感じることのできる最小電流を測定する検査である。

いろいろな病気や薬物による痛みに対する感受性の高まりあるいは低下を調べることができる。末梢神経には運動神経や触覚・圧覚などの太い神経線維と，温痛覚などを伝える細い神経線維がある。この検査では電流の周波数を変えることによって，どのような神経が障害を受けているかを推定することができる（図3-62）。

適応疾患　▶代謝異常による二次性ニューロパチー（糖尿病性ニューロパチー）▶中毒・感染・自己免疫疾患・遺伝性疾患による知覚障害 ▶手根管症候群 ▶脊髄神経根症 ▶末梢神経損傷による知覚障害

使用物品　電極固定用テープ

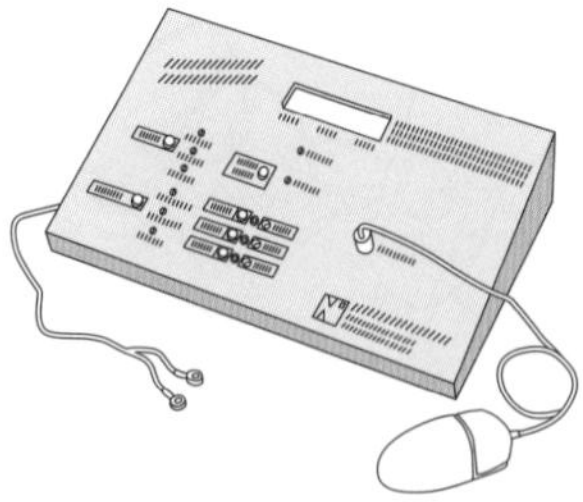

図3-62　電流知覚閾値測定器

D239-3　神経学的検査　500点

患者の意識状態，言語，脳神経，運動系，感覚系，反射，協調運動，髄膜刺激症状，起立歩行等の神経学的所見を取り，神経学的検査チャート（『診療点数早見表2024年度版』p.528参照）に従って記載し，それをもとに診察所見を患者や家族に説明する一連の行為を指す。

神経学的検査を請求するためには，施設基準として，神経内科，脳神経外科または小児科を標榜している保険医療機関で，神経内科，脳神経外科または小児科の常勤医で，専ら神経系疾患の診療に10年以上たずさわっている医師が１名以上配置されていることが要件である（ただし，10年以上の経験を有する非常勤医師の常勤換算可）。そして，この基準に適合していることを地方厚生局長等に届け出ておく必要がある。

神経学的検査チャートは通常の神経学的診察法に従って行っていくと順次埋められるようになっている。最低限の内容を示したもので，よりくわしく診て行く必要があるものについては当然さらなるくわしい診察が必要となる。また，一方では意識障害などのためにこちらが命ずることに応じてくれない場合もあるので，その際にはそれらの項目には「意識障害のために測定不能」などの記載を行う。各々の項目については個別には算定できず，これら全体を診察して評価したときにその一連の診察結果に対して１回算定できる。

《保険請求》

①専ら神経系疾患の診療を担当する医師（神経系疾患の診療を担当した経験を10年以上有するものに限る）として，地方厚生（支）局長に届け出ている医師が当該検査を行ったうえで，結果を患者およびその家族等に説明した場合に限り算定する。

②一連として実施された検査（眼振を検査した場合のD250平衡機能検査，眼底を検査した場合のD255精密眼底検査等）は，別に算定できない。

適応疾患　▶脳神経系の障害がある，もしくは疑われるすべての疾患・症例。すなわち分類項目のみあげると ▶認知症性疾患（認知症，アルツハイマー型認知症，血管性認知症，レヴィー小体型認知症，前頭側頭葉変性症など）▶脳血管障害 ▶脳梗塞 ▶脳出血 ▶くも膜下出血 ▶運動ニューロン疾患 ▶筋萎縮性側索硬化症 ▶脊髄性筋萎縮症 ▶若年性一側性上肢筋萎縮症 ▶小脳疾患 ▶脊髄小脳変性症 ▶アルコール性小脳性運動失調症 ▶腕神経叢損傷 ▶上腕神経叢障害

▶胸郭出口症候群 ▶神経痛性筋萎縮症 ▶多発ニューロパチー ▶糖尿病性ニューロパチー ▶シャルコー・マリー・トゥース病（Charcot-Marie-Tooth病）▶ギラン・バレー症候群 ▶慢性炎症性脱髄性多発神経炎 ▶多発性単神経炎 ▶手根管症候群 ▶肘部管症候群 ▶橈骨神経麻痺 ▶腓骨神経麻痺 ▶筋力低下 ▶しびれ感 ▶知覚障害 ▶振戦 ▶不随意運動症 ▶神経系感染症（脳炎，髄膜炎，クロイツフェルト・ヤコブ病など）▶脱髄疾患（中枢神経系免疫疾患，多発性硬化症，急性散在性脳脊髄炎など）▶機能性疾患〔頭痛，片頭痛，緊張型頭痛（筋収縮性頭痛），群発性頭痛，てんかん，めまい，失神など〕▶錐体外路系疾患（不随意運動，パーキンソン病，パーキンソン症候群，進行性核上性麻痺，多系統萎縮症，ハンチントン病，不随意運動症，痙性斜頸，書痙，ジストニア，本態性振戦など）▶脳神経系の奇形（アーノルド・キアリ奇形，脊髄空洞症など）▶脳腫瘍 ▶神経系の先天代謝異常疾患（ムコ多糖体症，リピドーシスなど）▶栄養・ビタミン欠乏性疾患（ウェルニッケ脳症，亜急性連合性脊髄変性症，脚気など）▶中毒性神経疾患（中毒性ニューロパチー，薬物誘発性多発ニューロパチーなど）▶脊椎脊髄疾患（変形性頚椎症，椎間板ヘルニア，脊柱管狭窄症など）▶末梢神経疾患 ▶自律神経疾患（ホルネル症候群，異常発汗など）▶神経筋接合部疾患〔重症筋無力症，ランバート・イートン筋無力症候群（イートン・ランバート症候群）など〕▶筋疾患（進行性筋ジストロフィー，ミオパチー，ステロイドミオパチー，多発性筋炎，皮膚筋炎，周期性四肢麻痺など）▶他臓器疾患に伴う神経障害（糖尿病，低血糖，甲状腺機能低下症，全身性エリテマトーデス，シェーグレン症候群，腫瘍随伴症候群など）

使用物品　歩行状態が観察できる診察室，患者を寝かせられる診察台，ペンライト，眼底鏡，舌圧子，感覚検査のための筆，痛覚刺激のための道具，ハンマー，音叉

D239-4　全身温熱発汗試験　600点

全身の皮膚における温熱性の発汗の有無を調べることにより，皮膚に分布する交感神経の機能を評価する検査。

発汗には体温調節のために暑いときに発汗する温熱性発汗と，手掌や足蹠で緊張時にかく精神性発汗がある。温熱性発汗は視床下部体温中枢の支配を受けて体温が一定以上に上昇すると生じてくる。しかし，多系統萎縮症，各種のニューロパチーなどでは発汗を促す交感神経の経路が障害され，発汗が低下してくる。それをヨウ素デンプン反応により視覚的に明確化するのが本検査である。

方法は，からだにヨウ素溶液を塗ってデンプンの粉を振り掛けるミノール原法と，糊に溶いたヨウ素をラップに塗り，それにオブラートを貼り付けるラップフィルム法がある。いずれにしてもからだの前面に（可能であれば背面にも）これらを付着させた状態で，人工気候室や電気毛布の中などで高温環境に置くと，発汗した部分がヨウ素デンプン反応で黒色に変化する（図3-63）。その発汗障害のパターンにより，発汗に関する交感神経の障害の程度，病状の強さ，体温調節機能の障害度などが評価できる。

また，特発性全身性無汗症はステロイド治療により発汗障害が改善するので，治療により状態が変化する対象については診断時に1回，治療効果判定時に1回算定が認められている。

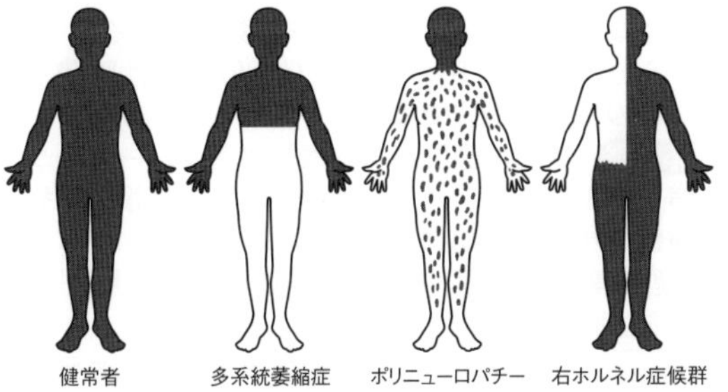

図3-63　全身温熱発汗試験による各疾患での発汗障害のパターン（黒い部分が発汗部）

《保険請求》

①診断時に1回，治療効果判定時に1回に限り算定できる。

②医師が直接監視を行うか，または医師が同一建物内において直接監視をしている他の従事者と常時連絡が取れる状態かつ緊急事態に即時に対応できる体制にあることが必要。

適応疾患　▶多系統萎縮症 ▶パーキンソン病 ▶ポリニューロパチー（糖尿病性，アルコール性，遺伝性等）▶特発性全身性無汗症 ▶ホルネル症候群 ▶ロス症候群など

使用物品　ミノール液はヨウ素液（ポピドンヨード），アルコールとデンプン末。発汗用紙はラップ，洗濯糊，ヨウ素液，アルコールとオブラート用紙

D239-5　精密知覚機能検査　280点

Semmes-Weinstein monofilament setと呼ばれる様々な太さのフィラメントを用いて皮膚を圧迫することで知覚の閾値を調べ，神経障害の範囲，程度を半定量的に評価する検査。

細いフィラメントから太いフィラメントの順に皮膚を刺激していき，どれくらい細いフィラメントによる刺激を感じることができるかで知覚の閾値を決め，マッピングする。刺激は末梢から中枢の順で行う（図3-64）。

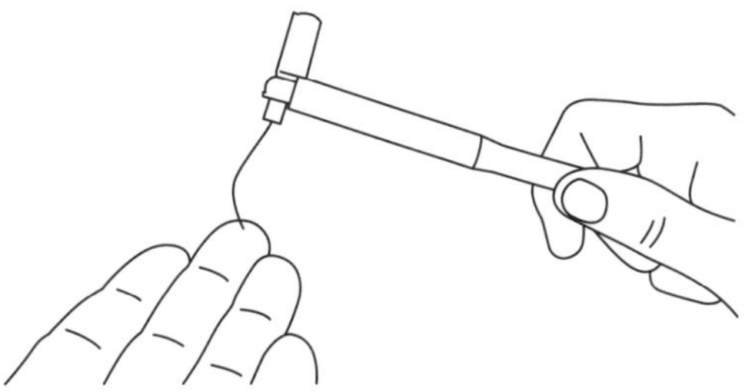

図3-64　精密知覚機能検査

《保険請求》

末梢神経断裂等の患者に対して，研修を受講した者がSemmes-Weinstein monofilament setを用いて知覚機能を定量的に測定した場合に算定できる。実施に当たっては，関係学会の定める診療に関する評価マニュアルを遵守する。

適応疾患　▶末梢神経断裂 ▶縫合術後 ▶絞扼性神経障害

使用材料　Semmes-Weinstein monofilament set

D240　神経・筋負荷テスト

1	テンシロンテスト（ワゴスチグミン眼筋力テストを含む）	130点
2	瞳孔薬物負荷テスト	130点
3	乏血運動負荷テスト（乳酸測定等を含む）	200点

1．テンシロンテスト〔ワゴスチグミン眼筋力テストを含む〕

アセチルコリン分解酵素を阻害するエドロフォニウムクロライド（以前，商品名をテンシロンといい，現在でもこの名前で呼ばれることがある。現在の商品名はアンチレックス）を静脈注射して，眼瞼下垂や顔面筋の筋力低下などの筋無力症の症状が著明に改善するかどうかを判断する診断的検査である。効果は数分間で消失する。

アンチレックス静注の前に，生理食塩水の静注で改善する場合（プラセボ効果）は，心因性が疑われる。

検査上，アセチルコリン優位の状況になるので，徐脈や腹痛，下痢，発汗過多などの副作用が出ることがある。急性の徐脈に対処するため，硫酸アトロピンの用意が推奨されている。

適応疾患　▶重症筋無力症

使用物品　表面電極，電極ペースト，固定用テープ，塩酸エドロフォニウム

2．瞳孔薬物負荷テスト

瞳孔支配の交感神経が障害されると縮瞳を起こす（ホルネル症候群）。その障害部位を診断する目的で，アドレナリン刺激薬（1％ネオシネジン点眼液），5％チラミン液，5％コカイン液を用いて瞳孔散大が認められるかどうかを判定する。交感神経が障害される部位としては中枢，交感神経節前，節後とあるので，この高位診断に役立つ。ただしチラミン液やコカイン液は薬剤部で調整してもらう必要がある。これには薬価が15円を超える場合，別途薬剤料として算定できる。

逆に瞳孔が散大してしまうアディー瞳孔では，副交感神経支配の障害のレベルをみるうえで，2.5％メコリール液を点眼し，縮瞳の有無をみる検査を行う。これはまた0.03％のピロカルピン点眼液でも代用できる。

適応疾患　▶ホルネル症候群 ▶アディー瞳孔

使用物品　検査に用いる各種点眼液

3．乏血運動負荷テスト〔乳酸測定等を含む〕

糖代謝異常による筋疾患を診断する目的で，圧迫帯で虚血状態にしておき，好気性代謝回路が回らないようにして筋肉運動を行わせ，その代謝産物としての乳酸やピルビン酸が上昇をするかどうかを判定する。

検査を行いやすい部位としては，前腕部をマンシェットで締めて手指の開閉運動を行わせるものがある。乳酸あるいはピルビン酸の測定としては負荷前後，とくに負荷後は2～3点で採血する必要があるが，この測定料も検査料に含まれる。

適応疾患　▶糖原病

使用物品　血圧計，採血用セット，採血管

D241　神経・筋検査判断料　180点

先述の筋電図検査，電流知覚閾値測定，神経学的検査，全身温熱発汗試験，神経・筋負荷テストに際して，施行した後の判断料として月1回に限り，算定可能である。検査の種類にかかわらずということで，筋電図検査と神経・筋負荷テストを施行しても月1回しか算定できない。

D242　尿水力学的検査

1	膀胱内圧測定	260点
2	尿道圧測定図	260点
3	尿流測定	205点
4	括約筋筋電図	310点

膀胱では，適当量まで尿を蓄積しておく蓄尿機能と，必要時に円滑に排出する排尿機能の両方が機能することが重要である。以下の検査はこの膀胱のもつ両面につき調べるものである。

《保険請求》

①排尿筋圧測定の目的で，膀胱内圧と併せて直腸内圧を測定した場合には，D242尿水力学的検査「1」膀胱内圧測定とD233直腸肛門機能検査「1」1項目行った場合の所定点数を併算定する。

②内圧流量検査の目的で，D242尿水力学的検査に掲げる検査を複数行った場合には，それぞれの所定点数を算定する。

1．膀胱内圧測定

尿道から膀胱へカテーテルを挿入し，1mL/秒の速度で生理食塩水を注入し（炭酸ガスで行うものもある），それに伴って膀胱内の圧がどれくらい上昇するかどうかをみる。正常では注入にあわせて膀胱が弛緩していくので200～300mL程度までは圧は上昇しない。最大蓄尿量（500mL前後）で圧は初めて上昇する。このとき排尿を命じると内圧はさらに上昇して排尿がはじまる。

膀胱容量が少ないと，少ない注入量で圧が上昇する。また膀胱弛緩の調節が効かなくなっていると，注入中に突発的に圧が上昇する無抑制収縮が起こる。このような例では臨床上，頻尿，尿失禁が生じる。一方，いくら注入しても圧の上昇しない低緊張性膀胱もあり，このような膀胱では残尿が多い（図3-65）。

適応疾患　▶前頭葉腫瘍 ▶脳血管障害 ▶パーキンソン病 ▶多系統萎縮症 ▶多発性硬化症 ▶脊髄損傷 ▶脊髄腫瘍 ▶椎間板ヘルニア ▶糖尿病性ニューロパチー ▶過活動膀胱 ▶尿失禁 ▶尿道狭窄 ▶前立腺肥大症 ▶前立腺癌 ▶前立腺炎 ▶下部尿路通過障害

使用物品　生理食塩水または炭酸ガス，膀胱カテーテル

2．尿道圧測定図

先述の内圧測定用カテーテルを膀胱から引き抜いて

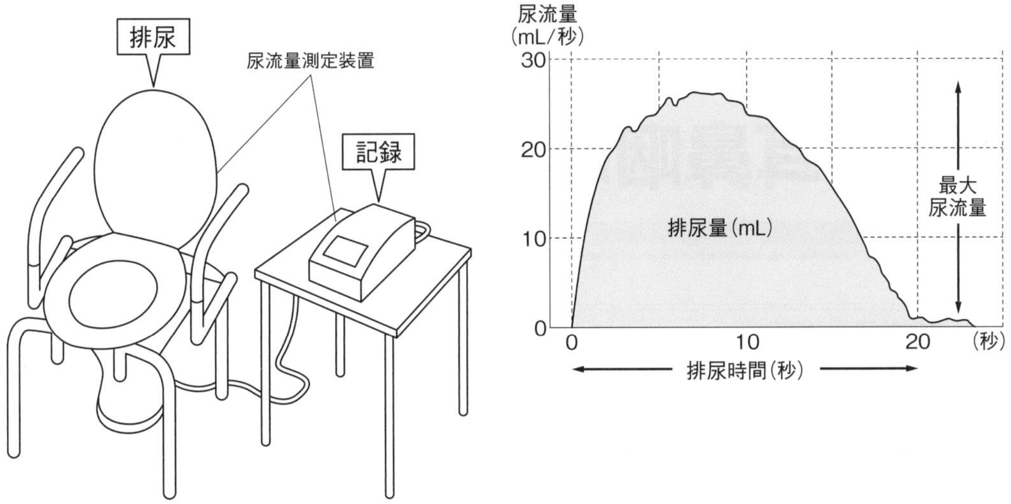

図3-66 **尿流測定**

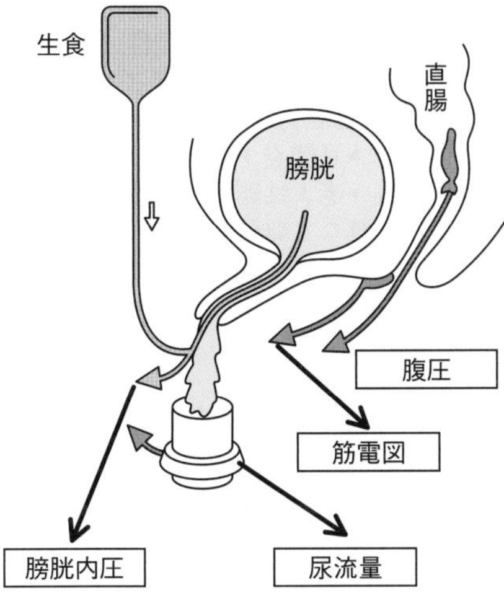

図3-65 **膀胱内圧測定**

尿道内にその先端を置いて，生理食塩水を注入すると尿道内の圧が測定できる。一定速度で引き抜いてくると尿道口から何cmのところで尿道内圧が高くなっているかがわかる。前立腺肥大症では前立腺部で圧が高い。

適応疾患 ▶前頭葉腫瘍 ▶脳血管障害 ▶パーキンソン病 ▶多系統萎縮症 ▶多発性硬化症 ▶脊髄損傷 ▶脊髄腫瘍 ▶椎間板ヘルニア ▶糖尿病性ニューロパチー ▶過活動膀胱 ▶尿道狭窄 ▶前立腺肥大症 ▶前立腺癌 ▶前立腺炎 ▶下部尿路通過障害

使用物品 生理食塩水または炭酸ガス，膀胱カテーテル

3．尿流測定

膀胱内に溜まった量を測定する蓄尿量測定と，排尿の動態を観察する尿流量測定がある。蓄尿量測定は蓄尿あるいは残尿をカテーテル挿入によって直接測定するものと，腹壁から超音波を用いて計測測定するものがある（商品名ブラッダースキャン）。尿流量測定は集尿器に通常の状態で排尿してもらうもので，時間経

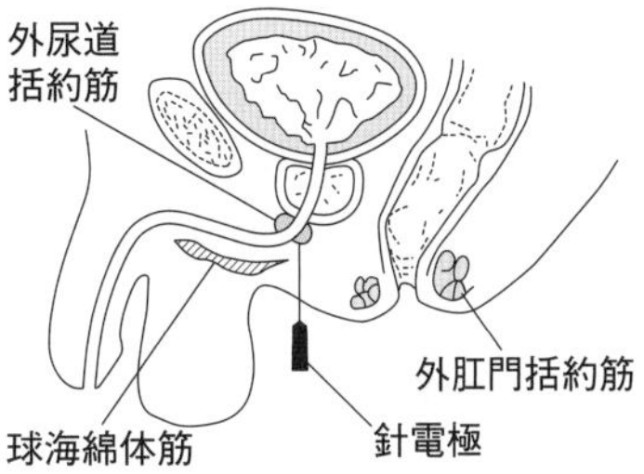

図3-67 **外尿道括約筋への針筋電図刺入方法**

過とともに排尿量が表示される排尿曲線が描ける。これによって排尿の遅延，尿線の細さ，中断，排尿の遷延などが定量化される。前立腺肥大症，神経因性膀胱などの診断に必要である（図3-66）。

適応疾患 ▶前頭葉腫瘍 ▶脳血管障害 ▶パーキンソン病 ▶多系統萎縮症 ▶多発性硬化症 ▶脊髄損傷 ▶脊髄腫瘍 ▶椎間板ヘルニア ▶糖尿病性ニューロパチー ▶過活動膀胱 ▶尿道狭窄 ▶尿道損傷 ▶前立腺肥大症 ▶前立腺癌 ▶前立腺炎 ▶下部尿路通過障害

使用物品 膀胱カテーテル

4．括約筋筋電図

膀胱は排尿しようと収縮してもその出口である括約筋部が弛緩しない状態では排尿がスムーズに行われない。これを排尿筋括約筋協調不全（detrusor sphincter dyssynergia：DSD）といい，神経因性膀胱における排尿障害の原因の１つである。これを証明するには括約筋に針筋電図を行い，膀胱内圧測定検査の途中では括約筋筋電図の活動が高まり，排尿を命じると括約筋の筋活動が停止するか否かをみることが必要である（図3-67）。先に述べたDSDの病態では，排尿が命じられてもなお括約筋の筋電図放電が残存する。

適応疾患 ▶前頭葉腫瘍 ▶脳血管障害 ▶パーキンソン病 ▶多系統萎縮症 ▶多発性硬化症 ▶脊髄損傷 ▶脊髄腫瘍 ▶椎間板ヘルニア ▶糖尿病性ニューロパチー ▶過活動膀胱 ▶尿失禁 ▶尿道狭窄 ▶前立腺肥大症 ▶前立腺癌 ▶前立腺炎 ▶下部尿路通過障害

使用物品 ディスポーザブル電極，ゴム手袋，ガーゼ

6 耳鼻咽喉科学的検査

田山

D244　自覚的聴力検査
1　標準純音聴力検査，自記オージオメーターによる聴力検査　350点
2　標準語音聴力検査，ことばのききとり検査　350点
3　簡易聴力検査
イ　気導純音聴力検査　110点
ロ　その他（種目数にかかわらず一連につき）　40点
4　後迷路機能検査（種目数にかかわらず一連につき）　400点
5　内耳機能検査（種目数にかかわらず一連につき），耳鳴検査（種目数にかかわらず一連につき）　400点
6　中耳機能検査（種目数にかかわらず一連につき）　150点

1．標準純音聴力検査，自記オージオメーターによる聴力検査

標準純音聴力検査とは，JIS規格を満たした診断用オージオメーターを用いて行う気導聴力と骨導聴力の測定検査を指す。

防音室内で患者にヘッドホンを着用させ，125Hz，250Hz，500Hz，1000Hz，2000Hz，4000Hz，8000Hzの周波数における聴域値を測定する。測定結果は聴力図として，横軸に周波数を，縦軸には聴力レベルをdBで示し，気導（右○－○，左××），骨導（右［　，左　］）で記載する（図3-68）。

一方，自記オージオメーターによる聴力検査とは，可聴閾値曲線を自動的に描記できるBekesy型オージオメーターでの検査法を指す。

本装置は検査音の周波数および音の強さを連続的に変化させることができ，被験者がスイッチを押すと音が小さくなり，スイッチを離すと音が大きくなるように設定されている。被験者が音を聴取している間はスイッチを押し続け，音感覚の消失した時点でスイッチを離すと，可聴閾値の最大値と最小値が鋸歯状に記録される。

内耳性難聴の診断として音の補充現象（レクルートメント現象）陽性所見（図3-69）が役立つ。後迷路性難聴の診断や聴覚の疲労現象検査などが可能である。Jergerは刺激音を断続音と連続音で行った閾値曲線を比較し5型に分類している（図3-70）。Ⅰ型は正常や伝音難聴，Ⅱ型は内耳障害，Ⅲ型は後迷路障害，Ⅳ型は内耳障害や後迷路障害，Ⅴ型は機能性（心因性）難聴で認められる。

適応疾患　**標準純音聴力検査**　▶感音難聴 ▶伝音難聴 ▶突発性難聴 ▶耳管炎 ▶不全型ハント症候群 ▶鼓膜穿孔 ▶中耳炎 ▶老人性難聴 ▶音響外傷 ▶メニエール病 ▶中毒性難聴など難聴が疑われる疾患全般
自記オージオメーターによる聴力検査　▶迷路性難聴 ▶後迷路性難聴 ▶心因性難聴 ▶詐聴 ▶内耳性難聴 ▶機能性難聴

使用物品　防音室，オージオメーター

2．標準語音聴力検査，ことばのききとり検査

標準語音聴力検査は，ことばのききとり，聴き分けの程度を調べる検査で，言語聴取能力を反映する。レベルに関する測定として，語音聴取閾値，語音聴取の不快レベルと快適レベルが，ことばの弁別能力として語音弁別検査がある。語音聴取閾値には数字のリストが，弁別検査には単音節リストが使われる。検査結果はスピーチオージオグラムとして表す。

一方，ことばのききとり検査では，難聴者の語音明瞭度を測定し，補聴器および補聴訓練の効果の評価を行った場合に算定する。D244-2補聴器適合検査と異なり，施設基準は指定されていない。

適応疾患　**標準語音聴力検査**　▶難聴 ▶補聴器の適用範囲など

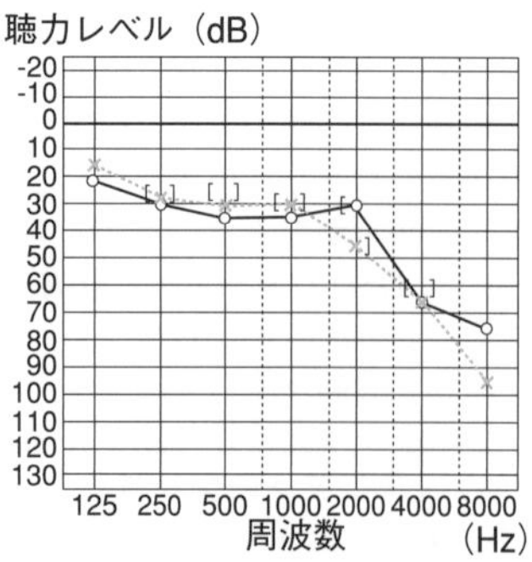

図3-68　オージオグラム

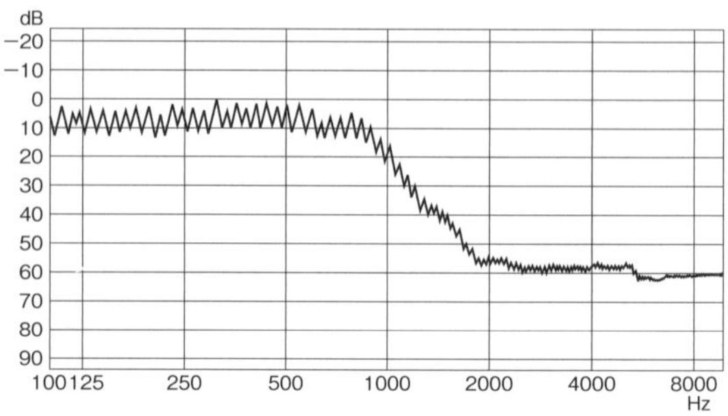

図3-69　レクルートメント現象の陽性所見

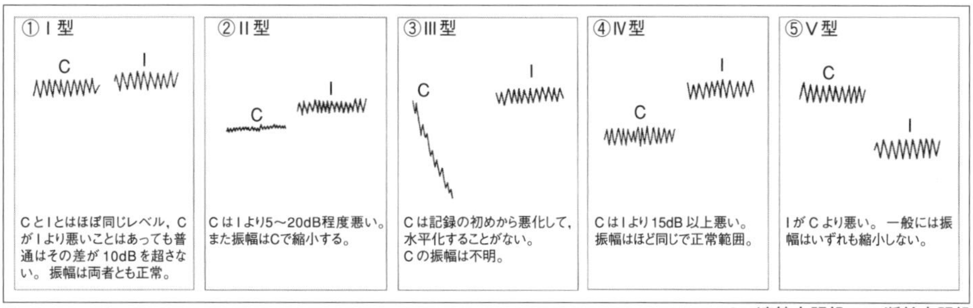
①Ⅰ型
C
I
CとIとはほぼ同じレベル，CがIより悪いことはあっても普通はその差が10dBを超さない。振幅は両者とも正常。
②Ⅱ型
C
I
CはIより5～20dB程度悪い。また振幅はCで縮小する。
③Ⅲ型
C
I
Cは記録の初めから悪化して，水平化することがない。Cの振幅は不明。
④Ⅳ型
I
C
CはIより15dB以上悪い。振幅はほど同じで正常範囲。
⑤Ⅴ型
C
I
IがCより悪い。一般には振幅はいずれも縮小しない。
C：連続音記録，I：断続音記録

図3-70 Jergerによる閾値曲線の5分類

ことばのききとり検査 ▶難聴（補聴器の効果判定）

3．簡易聴力検査

音叉を用いた聴力検査あるいはオージオメーターを用いた聴力検査である。音叉を使った検査は，オージオメーターによる検査ができない場合，またオージオメーターによる検査を補完する意味においても重要である。高音（3 kHz前後）を出すものと低音（125～500Hz前後）を出すものがある。

聴力正常な検者と比較することで，ある程度の難聴の区別ができる。また低音用の音叉を用いたWeber法やRinne法は，伝音・感音難聴の鑑別に役立つことがある。

《保険請求》

簡易聴力検査の区分のうち，「ロ」のその他は，音叉を用いた検査とオージオメーターを用いた検査を一連として行った場合に算定する。

適応疾患 ▶難聴（のスクリーニングとして。主として健康診断など）

4．後迷路機能検査

短音による検査，方向感機能検査，ひずみ語音明瞭度検査および一過性閾値上昇検査（TTD）などがあるが，代表的なものを解説する。

音の方向感は左右の耳に入る音の時間差と強度差より決定されるが，後迷路性難聴では方向感の低下がみられる。方向感機能検査は，左右のヘッドホンから同一音の間に時間差と強度差を一定の速度で変化させたときに生じる音像の移動認知により，音の方向感を検査するものである。

語音明瞭度検査で用いられる語音をひずませて検査すると，後迷路性難聴の場合には語音明瞭度検査では正常範囲内であっても，ひずみ語音検査では異常を示す場合が多い。

自記オージオメーターで，断続音曲線は水平であるが連続音曲線が急速に閾値上昇する現象は後迷路障害に特有のものである。これが一過性閾値上昇である。

《保険請求》

2種以上組み合わせても所定点数で算定する。

適応疾患 ▶聴神経腫瘍 ▶脳幹機能障害（脳幹部腫瘍，脳幹部出血，老人性脳変性）▶脳皮質障害（末梢迷路障害，側頭葉腫瘍，頭部外傷，老人性脳変性）

5．内耳機能検査，耳鳴検査

内耳性難聴においては，患側耳と健側耳で交互に音を聴かせ，検査音のレベルを上げていくと，次第に両者の感じる音に大きさの差がなくなり，ついには同じ大きさに聴こえるようになる。音の強さに対応する音の大きさに感覚が比例せず，ある強さのレベルで急に大きく感じるこの現象をレクルートメント（補充現象）という。内耳機能検査は，この現象を利用して内耳性難聴を鑑別するもので，レクルートメント検査（ABLB法），SISIテスト，音の強さおよび周波数の弁別域検査などがある。

ABLB法（両耳交代性音の大きさ平衡試験）はレクルートメント現象を直接測定する検査であり，一側性難聴で，他側が正常聴力のときに可能である。

SISIテストは両側感音難聴でも施行可能な補充現象の検査であり，連続的に一定の大きさで聴こえる音の途中で1 dBだけ強めた検査音を挿入する。内耳性難聴では識別する割合が多くなることから診断する。

また，耳鳴検査には，次の①～③の検査がある。いずれの検査も耳鳴検査装置にて行われるが，純音オージオメーターを用いて検査することもできる。

①ピッチ・マッチ検査：耳鳴が純音またはバンドノイズ，ホワイトノイズのどれに最も似ているかを調べる方法。

②ラウドネス・バランス検査：ピッチ・マッチ検査で得られた周波数純音（または雑音）を用いて，耳鳴と一致する音圧を測定する。

③遮蔽検査：ピッチ・マッチ検査で得られた耳鳴周波数のバンドノイズを用いて耳鳴を遮蔽し，耳鳴音を遮蔽できる最小のレベルを求める。

《保険請求》

内耳機能検査は，内耳障害の鑑別にかかわるすべての検査を，数にかかわらず所定点数で算定する。

適応疾患 内耳機能検査 ▶内耳炎 ▶ウイルス性内耳炎 ▶メニエール病 ▶突発性難聴 ▶老人性難聴 ▶頭部外傷 ▶頭部外傷後遺症 ▶音響外傷 ▶騒音性難聴 ▶その他内耳性難聴（迷路性難聴，感音難聴など）

耳鳴検査 ▶耳鳴症 ▶難聴 ▶中耳炎 ▶内耳炎 ▶メニエール病 ▶聴神経腫瘍 ▶外耳道異物 ▶耳硬化症など耳鳴を伴う疾患

6．中耳機能検査

気導聴力と骨導聴力に閾値差がある伝音難聴で鼓膜に穿孔がある場合には，穿孔部分を和紙などで閉鎖して聴力検査を行い，気導聴力の改善があるか否かを確認する鼓膜穿孔閉鎖検査（パッチテスト）を行う。

それにより聴力改善があれば耳小骨連鎖は正常と考えられる。

《保険請求》

骨導ノイズ法，鼓膜穿孔閉鎖検査（パッチテスト），気導聴力検査等を２種以上組み合わせて行う場合に算定可能である。

適応疾患　▶鼓膜穿孔を伴った疾患（慢性中耳炎，外傷性鼓膜穿孔など）▶中耳先天奇形 ▶滲出性中耳炎 ▶中耳炎 ▶耳硬化症 ▶鼓膜癒着症（癒着性中耳炎）▶中耳癒着症 ▶鼓室硬化症

D244-2　補聴器適合検査

1	1回目	1,300点
2	2回目以降	700点

成人では純音聴力検査・語音弁別能検査，乳幼児では条件詮索反応聴力検査・遊戯聴力検査・聴性脳幹反応などで補聴器の適応と装用耳を決定し，補聴器を選択する。

不快レベル検査にて最大音量を決定し，快適レベル検査で増幅の目安を求める。補聴器を装着した後に，音場にて裸耳と装着耳での閾値改善度や語音明瞭度の改善度チェックを行う。

《保険請求》

①施設基準に適合しているものとして届け出た医療機関において行われる場合に，患者１人につき月２回に限り算定できる。

②施設基準は以下のとおりである。

・耳鼻咽喉科標榜医療機関であり，厚労省主催補聴器適合判定医師研修会を修了した耳鼻咽喉科を担当する常勤の医師が１名以上配置されている（日本耳鼻咽喉科学会認定の補聴器相談医は補聴器適合検査の基準を満たさない）。

・本検査に必要な，次の装置・器具を備えること。

ア．音場での補聴器装着実耳検査に必要な機器・装置（スピーカー法による聴覚検査が可能なオージオメーター等）

イ．騒音・環境音・雑音などの検査用音源または発生装置（検査用音源は日本聴覚医学会より有料で頒布されている）

ウ．補聴器周波数特性測定装置

適応疾患　▶補聴器を必要とする難聴をきたす疾患〔先天性耳介奇形，外耳道奇形，中耳先天奇形，耳硬化症，蝸牛障害，蝸牛神経性難聴，小児感音難聴（感音難聴），老人性難聴など〕

D245　鼻腔通気度検査　300点

定量的に気流速度と圧差を測定し，算出される鼻腔抵抗で評価するRhinomanometryがその代表である。

圧導出用のキャップを外鼻孔につけ，圧および気流測定用のマスクを装着する。マスクを通して一側鼻腔の呼気流速と圧を測定，他側外鼻孔より経鼻的に上咽頭圧測定し，通気度を得る（図3-71）。これを両側に行い，総合通気度を計算で求める。

《保険請求》

本検査に関連する手術日の前後３カ月以内に行った場合に算定できる。また，手術に関係なくとも睡眠時無呼吸症候群または神経性（心因性）鼻閉症の診断の目的で行った場合も算定できる。

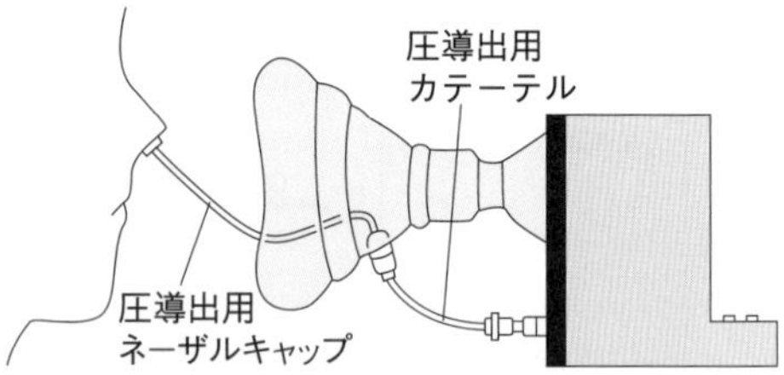

図3-71　鼻腔通気度検査

レセプト摘要欄　当該検査に関連する手術名及び手術実施年月日（手術前に当該検査を実施した場合においては手術実施予定年月日）を記載する

適応疾患　▶鼻中隔弯曲症 ▶肥厚性鼻炎 ▶アレルギー性鼻炎 ▶慢性副鼻腔炎 ▶神経性鼻閉症など鼻閉をきたす疾患（鼻閉感）▶睡眠時無呼吸症候群

D246　アコースティックオトスコープを用いた鼓膜音響反射率検査　100点

Endeco Medical社のアコースティックオトスコープは滲出性中耳炎の診断目的に開発されたインピーダンス測定器の１つである。インピーダンスとは，エネルギーの流れに対する抵抗で，エネルギーが音の場合に音響インピーダンスと呼ばれる。

鼓膜面での音の反射が大きいほど１/４波長の位置での音圧の下降が著しくなることを利用して，中耳インピーダンスを測定する。ただし，現在では本機器は製造・販売されていない。

《保険請求》

①アコースティックオトスコープを用いて鼓膜音響反射率検査と耳鏡検査および鼓膜可動性検査をあわせて行い，リコーダーで記録を診療録に残した場合のみ算定可能となる。

②耳鏡検査および鼓膜可動性検査の手技料は，別に算定できない。

適応疾患　▶中耳疾患（中耳炎，滲出性中耳炎など）

D247　他覚的聴力検査又は行動観察による聴力検査

1	鼓膜音響インピーダンス検査	290点
2	チンパノメトリー	340点
3	耳小骨筋反射検査	450点
4	遊戯聴力検査	500点
5	耳音響放射（OAE）検査	
イ	自発耳音響放射（SOAE）	100点
ロ	その他の場合	300点

１．鼓膜音響インピーダンス検査

中耳伝音の音響特性を測定し，音響インピーダンスをレジスタンス成分とリアクタンス成分を分解，抽出して評価する。現在は本検査に対応する検査機器が少なく，臨床的に用いられることは少なくなっている。

適応疾患　▶鼓膜癒着症 ▶外傷性耳小骨離断 ▶中耳炎（滲出性中耳炎）▶耳硬化症 ▶耳管開放症 ▶迷路性難聴

２．チンパノメトリー

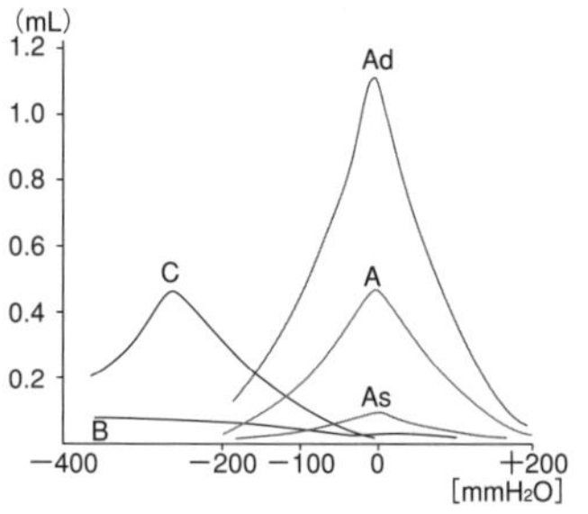

図3-72 チンパノグラム（グラフ化した検査結果）

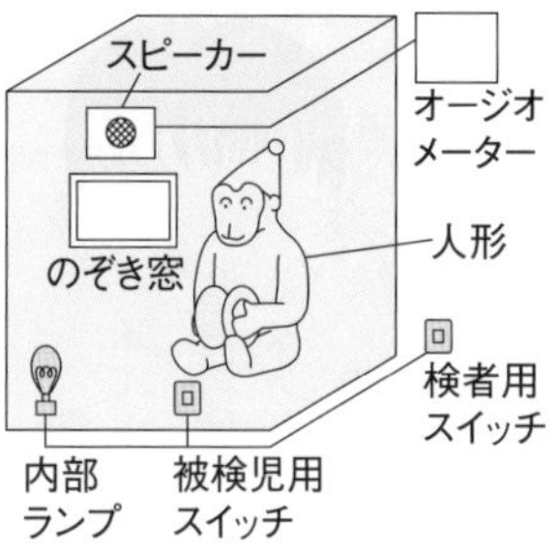

図3-73 遊戯聴力検査（ピープショウテスト）

外耳道を密閉し，圧を変化させたときのプローブ音の音圧変化を測定して，鼓膜ならびに中耳コンプライアンスの変化を測定する（図3-72）。

外耳道圧が大気圧付近でピークを示すA型が正常波形であるが，A型でもピークが小さいAs型は鼓膜の肥厚や耳小骨固着などでみられ，ピークが大きいAd型は耳小骨離断などでみられる。ピークが平坦なB型は，滲出性中耳炎や癒着性中耳炎でみられる。また，ピークが－100daPa以下のものはC型とされ，滲出性中耳炎や耳管狭窄症などでみられる。

適応疾患 ▶鼓膜癒着症 ▶外傷性耳小骨離断 ▶滲出性中耳炎 ▶癒着性中耳炎 ▶耳硬化症 ▶耳管機能低下 ▶耳管開放症 ▶耳管狭窄症

3．耳小骨筋反射検査

大きな音が耳から入ると，耳小骨筋は反射的に収縮し，鼓膜のインピーダンスが増加し，コンプライアンスは低下する。中耳には顔面神経支配のあぶみ骨筋と三叉神経支配の鼓膜張筋があるが，通常はあぶみ骨筋の反射を検出する。チンパノメトリーによって中耳圧を測定し，最大ピークの外耳道圧にてあぶみ骨筋反射を測定する。刺激音には500～4000Hzまでを用いる。

適応疾患 ▶後迷路性難聴 ▶心因性難聴 ▶耳硬化症 ▶聴神経障害 ▶下部脳幹障害（脳幹機能障害）▶重症筋無力症 ▶伝音難聴 ▶顔面神経障害 ▶癒着性中耳炎

4．遊戯聴力検査

音が聴こえると遊べるように工夫して，純音聴力を検査する方法であり，３歳以上の幼児に適している。ピープショウテスト（図3-73）とその他の遊戯聴力検査（狭義の遊戯聴力検査）に分けられる。

ピープショウテストはスピーカーから音が聴こえたときにスイッチを押すと箱が明るくなり，のぞき窓から玩具がみえるようになっている。狭義の遊戯聴力検査は音が聴こえたとき，玩具を一方の容器から他方の容器に移すなどの遊戯を用いて聴力を測定する方法である。

適応疾患 ▶（幼児の）難聴

5．耳音響放射（OAE）検査

耳音響放射（otoacoustic emission：OAE）検査は内耳（蝸牛）より生じる音響反応を外耳道で測定する他覚的・非侵襲的な検査であり，自発耳音響放射（spontaneous OAE：SOAE），誘発耳音響放射〔transiently evoked OAE：TEOAE（＝EOAE）〕，歪成分（結合音）耳音響放射（distortion product OAE：DPOAE）がある。

SOAEは，音刺激に関係なく蝸牛より放射される音響現象であり，正常者で検出されるためスクリーニング検査などへ応用できるが，高感度の検出装置が必要であり，臨床検査としての有用性は低い。

TEOAEは，音響刺激により10ms前後の潜時で記録される反応で，反応が認められると内耳は正常と考えてよく，少なくとも30dB以上の聴力レベルが期待できる。低音域の聴覚評価として有用性がある。

DPOAEは，異なる周波数の純音を同時に刺激する際に記録される歪成分であり，高音域での聴覚評価として有用性が高い。

《保険請求》

「５」耳音響放射（OAE）検査の「イ」および「ロ」の両方を同一月中に行った場合，「イ」は算定不可。

適応疾患 自発耳音響放射 ▶感音難聴 ▶耳鳴症
その他 ▶メニエール病 ▶難聴 ▶新生児難聴（先天性聾）のスクリーニング ▶一側性感音性難聴 ▶突発性難聴 ▶迷路性難聴

D248 耳管機能測定装置を用いた耳管機能測定 450点

音響耳管法，耳管鼓室気流動体法，加圧減圧法などがある。

1．音響耳管法（図3-74）

前鼻孔から音を入れて嚥下させると，耳管を通して外耳道でモニターすることができる。この原理を利用して，嚥下などの際にその音圧の変化をみることで耳管の能動的換気能，すなわち嚥下で耳管が開いて中耳が換気調圧できたかを調べる検査法である。自然な嚥下運動に伴う生理的な耳管機能が評価でき，鼓膜穿孔の有無にかかわらず検査でき，幼児でも検査が可能である。鼻閉や鼻汁の影響を受けるため，検査前に鼻処置が必要となる。また中耳に貯留液があるときには判定が困難になる。

2．耳管鼓室気流動体法（図3-75）

鼻をつまんでいきむバルサルバ通気と，それに引き続いて数回嚥下を行わせ，中耳圧の変化を外耳道圧，あるいは鼓膜インピーダンスの変化としてとらえることで耳管機能を評価する。バルサルバ通気により耳管の通気度（通過性）を，上昇した圧が嚥下により下降するかどうかで耳管の能動的評価ができる。

バルサルバ通気がうまくできない症例や，中耳に貯留液がある症例では検査できない。

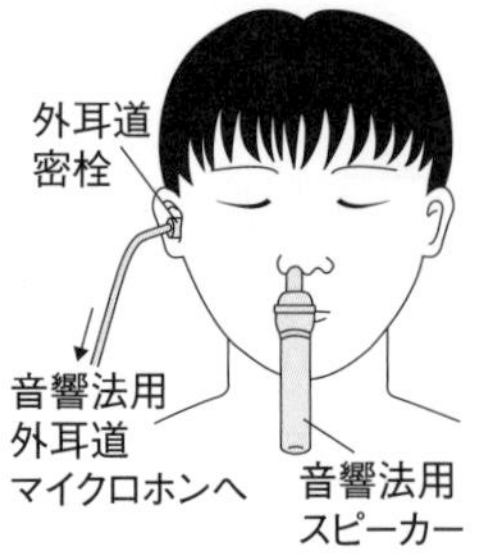

図3-74　**耳管機能検査（音響耳管法）**

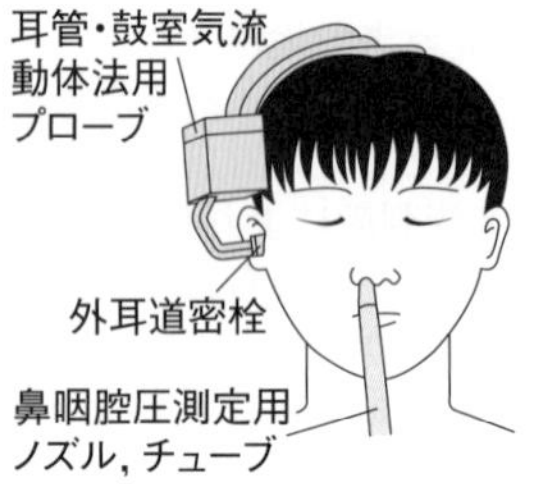

図3-75　**耳管機能検査（耳管鼓室気流動体法）**

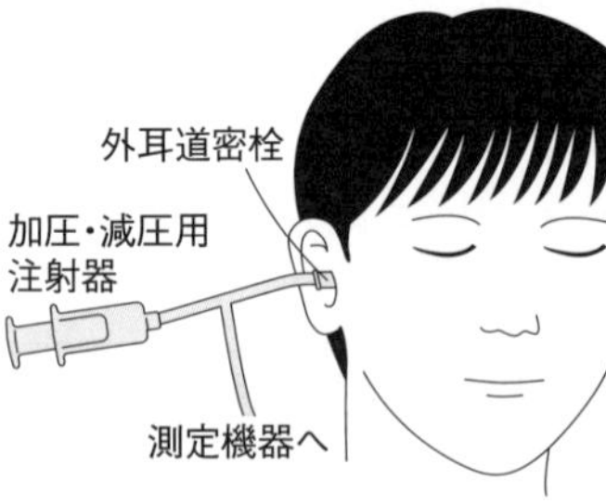

図3-76　**耳管機能検査（加圧減圧法）**

3．加圧減圧法（図3-76）

鼓膜穿孔，鼓膜切開孔，留置チューブ症例を対象とした耳管機能検査で，耳栓にて外耳道を気密し，中耳腔にゆっくり加圧し，耳管が開いて鼻咽腔に空気が漏れるときの圧で耳管の通過性（受動的耳管開大圧）を測定する。中耳腔に±200〜300mmH_2Oの陽圧・陰圧をかけておき，数回の嚥下動作で，その圧力がどの程度まで解除されるかで能動的耳管換気能を調べる。

《保険請求》

耳管機能測定装置を用いた耳管機能測定において，先に述べた「1」〜「3」のいずれかまたは複数を行った場合に算定する。

適応疾患　▸耳管機能低下 ▸耳管開放症 ▸耳管狭窄症 ▸滲出性中耳炎 ▸慢性中耳炎 ▸真珠腫

D249　蝸電図　750点

音刺激によって誘発される蝸牛の電気反応（蝸牛音誘発電位）は，蝸牛マイクロフォン電位（cochlear microphonics：CM），加重電位（summating potential：SP），蝸牛神経複合活動電位（action potential：AP）があり，これらの電気現象の記録図が蝸電図（electrocochleogram：ECochG）と呼ばれる。

鼓膜を穿通して針電極を中耳岬角に固定する鼓室内誘導法と，銀ボール電極や針電極を鼓膜あるいは外耳道に固定する鼓室外誘導法があり，両者とも耳垂との間での電位を記録する。刺激音はクリック音や短音を使用し，加算波形を得る。

適応疾患　▸感音難聴

D250　平衡機能検査

1	標準検査（一連につき）	20点
2	刺激又は負荷を加える特殊検査（1種目につき）	120点
3	頭位及び頭位変換眼振検査	
イ	赤外線CCDカメラ等による場合	300点
ロ	その他の場合	140点
4	電気眼振図（誘導数にかかわらず一連につき）	
イ	皿電極により4誘導以上の記録を行った場合	400点
ロ	その他の場合	260点
5	重心動揺計，下肢加重検査，フォースプレート分析，動作分析検査	250点
6	ビデオヘッドインパルス検査	300点
注	パワー・ベクトル分析加算	200点
注	刺激又は負荷加算	120点

1．標準検査

上肢偏倚検査（遮眼書字検査，指示検査，上肢偏倚反応検査，上肢緊張検査など），下肢偏倚検査（歩行検査，足踏み検査など），立ちなおり検査（ゴニオメーター検査，単脚起立検査，両脚起立検査など），自発眼振検査（正面，右，左，上，下の注視眼振検査，異常眼球運動検査，眼球運動の制限の有無および眼位検査を含む検査）が含まれる。

立ちなおり検査は平衡障害のスクリーニングとして，偏倚検査は平衡神経系の左右差を検出するために行われる。眼振検査は客観的なめまい・平衡障害の指標となる。図3-77に注視眼振の表記法を示す。

《保険請求》

項目数にかかわらず一連として算定する。

適応疾患　▸めまい・平衡障害（の鑑別）▸下肢深部知覚系障害（下肢知覚異常）▸末梢前庭障害 ▸小脳性運動失調症 ▸脳幹機能障害 ▸メニエール病

2．刺激又は負荷を加える特殊検査

温度眼振検査，視運動眼振検査，回転眼振検査，視標追跡検査，迷路瘻孔症状検査などがある。

温度眼振検査（カロリックテスト）は，現在では温

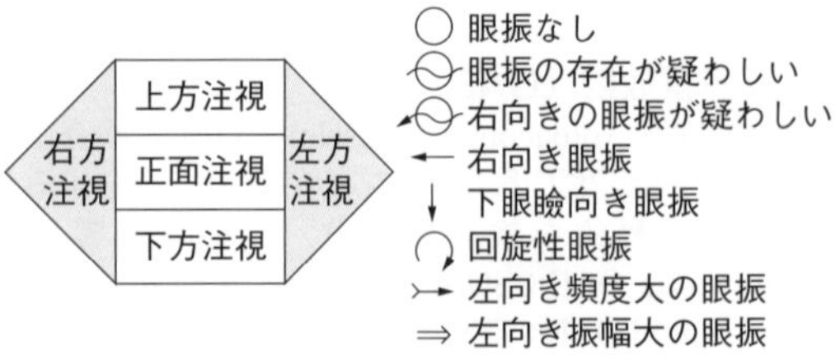

図3-77　**注視眼振**

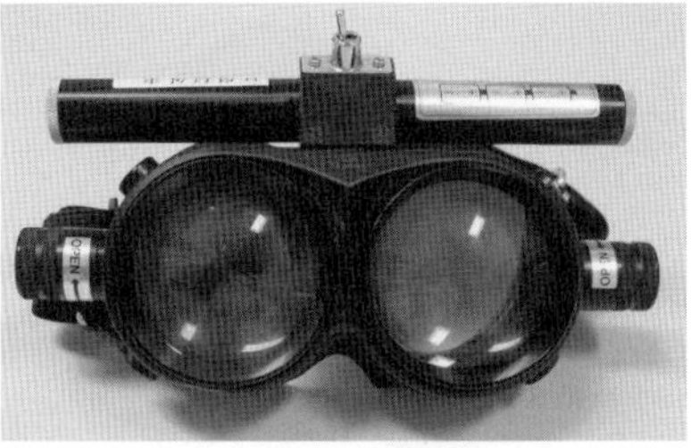

図3-78 フレンツェル眼鏡

度刺激検査と呼ばれている。体温より高温もしくは低温の温度刺激を，外耳道を経由して一側の外側半器官に加えることにより，左右の前庭神経活動に差をもたらし眼振を誘発する。外側半器官とこれに連動する前庭～動眼反射にかかわる神経系の機能を，左右個別に調べることができる。

視運動眼振検査は，連続的に眼前を通り過ぎていく対象を追跡するときの特殊な眼球の動き（視運動性眼振，optokinetic nystagmus：OKN）を定量化し，眼球運動系の機能を評価する。

回転眼振検査は，生理的な加速度刺激である回転刺激を迷路に与え，それによる眼球運動を記録・解析することで前庭機能を評価する検査である。回転の向きは，回転軸が垂直な垂直軸回転（EVAR）と回転軸が傾いている偏垂直軸回転（OVAR）がある。

視標追跡検査（eye tracking test：ETT）は，スクリーン上で正弦波運動や三角波運動させた視標を追跡させたときの眼球運動を解析することで，眼球運動系の機能を評価する。

迷路瘻孔症状検査は，外側半器官に瘻孔が存在するとき，外耳道内圧の変化で半器官に向膨大部流が生じ眼振を誘発する現象により，迷路瘻孔の有無を判定するものである。外リンパ瘻でもみられる。迷路梅毒やメニエール病では瘻孔がないにもかかわらず，瘻孔症状が陽性となる場合がある（Hennebert徴候）。

《保険請求》

それぞれ検査1回につき算定可能である。

適応疾患 ▸めまい・平衡障害（の鑑別）▸迷路障害 ▸メニエール病 ▸突発性難聴 ▸前庭障害 ▸耳帯状疱疹 ▸小脳性運動失調症 ▸脳幹機能障害 ▸一側半規管機能低下（末梢前庭障害）▸脳腫瘍 ▸脊髄小脳変性症 ▸アプラタキシン欠損症 ▸不全型ハント症候群，《てんかん》

3．頭位及び頭位変換眼振検査

フレンツェル眼鏡（図3-78）は，15～20° ジオプトリーの凸レンズと照明ランプからなり，被験者の固視機能を除去し，非注視下に生ずる眼振を観察することができる。これを装着し，頭位の変化によって出現する眼振（頭位眼振）や頭位を急に変化させたときに出現する眼振（頭位変換眼振）を観察する。赤外線光を使用し，CCDカメラで眼球を観察することのできるフレンツェル眼鏡を使用すると，完全暗視下での眼球運動の観察や記録が可能となる（図3-79）。

《保険請求》

①イ．赤外線CCDカメラを使用した場合と，ロ．その他の場合にわけて算定する。その他の場合は，項目数にかかわらず一連として算定する。

②頭位及び頭位変換眼振検査と併せて行った浮遊耳石置換法は，別に算定できない。

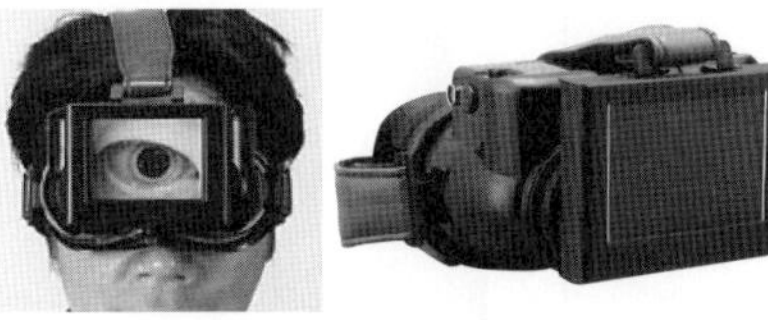

図3-79 フレンツェル赤外線眼鏡

適応疾患 ▸めまい・平衡障害（の鑑別）▸末梢前庭障害 ▸小脳性運動失調症 ▸脳幹機能障害 ▸良性発作性頭位めまい症 ▸メニエール病 ▸内耳炎 ▸前庭神経炎 ▸めまいを伴う突発性難聴 ▸外リンパ瘻 ▸遅発性内リンパ水腫 ▸聴神経腫瘍

4．電気眼振図〔誘導数にかかわらず一連につき〕

眼球の網膜と角膜の間の電位差（角膜網膜電位）を利用して，眼振などの眼球運動を記録する電気眼振計（electronystagmography：ENG）により，めまいや平衡障害を診断する検査である。これを記録したものを電気眼振図という。頭位および頭位変換眼振や刺激試験の記録および解析に用いられる。

《保険請求》

①皿電極により4誘導以上の記録を行った場合と，②その他の場合に分けて算定する。具体的には，眼球電位図による検査のみでは②で算定し，①とあわせて行った場合には①のみ算定すると解釈される。D278眼球電位図とあわせて行った場合は主たる検査の点数を算定する。

適応疾患 ▸めまい・平衡障害（の鑑別）▸メニエール病 ▸末梢前庭障害

5．重心動揺計，下肢加重検査，フォースプレート分析，動作分析検査

重心動揺計は，被験者の直立時の床反力中心点の変化を記録する装置で，その重心動揺軌跡を記録し，その面積（外周・矩形・実効値面積），軌跡長（総軌跡長・単位軌跡長・単位面積軌跡長），動揺中心変位，ロンベルグ率を計測する。

また，刺激（電気刺激，視運動刺激，傾斜刺激，水平運動刺激，振動刺激）により姿勢反射を誘発させて測定することもあり，このような刺激または負荷をかけた場合は加算ができる。

さらに，下肢加重検査（図3-80），フォースプレート分析（図3-81），動作分析検査（図3-82）などの歩行分析検査も算定項目として追記された。医師，もしくは医師の指示に基づいて臨床検査技師，理学療法士等が施行した場合にそれぞれ算定できる。

《保険請求》

①重心動揺計による検査は，D250「1」標準検査を行い，必要が認められるものについてのみ算定する。

②パワー・ベクトル分析を行った場合にはパワー・ベクトル分析加算を，刺激または負荷を加えた場合には刺激又は負荷加算を1種目につき算定する。

③「5」に掲げる別の検査を行った場合には，それぞれ算定できる。

適応疾患 重心動揺計 ▸めまい・平衡障害の病巣

生体検査

耳鼻咽喉

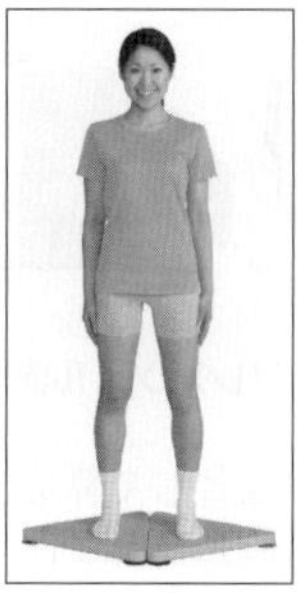

図3-80　**下肢加重検査**

靴式足圧測定装置，シート式足圧接地足跡計測装置，プレート式足圧計測装置などにより足圧を測定する。下肢荷重や足裏の圧力分布，重心軌跡などよりバランスを評価できる。

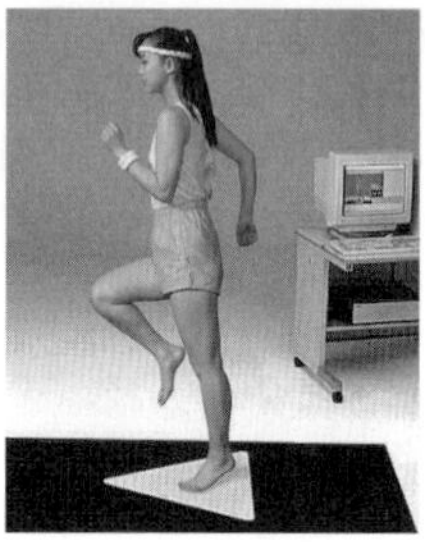

図3-81　**フォースプレート分析**

歩行計測路に埋め込まれたフォースプレート（床反力計測プレート）上を歩行した際の床反力を計測する。足にかかる力の左右差，歩行中の推進力，制動力，一歩ごとのばらつき，歩幅などを知ることができる。

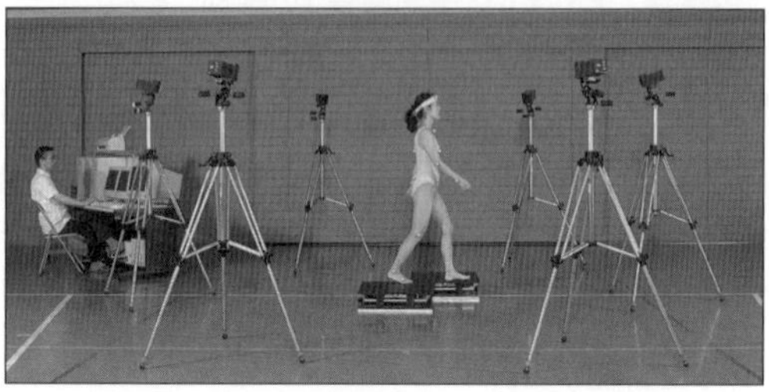

図3-82　**動作分析検査（三次元動作分析）**

主要な関節にマーカーを貼りつけ，その位置変化を1/60秒などの間隔で計測することで，歩行中の体節や関節角度の変化，動きの速さ，体の重心位置変化などを三次元座標として計算する。

診断 ▶一側および両側前庭障害（末梢前庭障害）▶小脳性運動失調症 ▶平衡機能の発達や加齢現象の評価 ▶メニエール病

下肢加重検査　▶末梢性めまい症 ▶中枢性めまい症 ▶脳血管障害 ▶パーキンソン病 ▶運動失調 ▶変形性関節症 ▶膝内障

フォースプレート分析　▶末梢性めまい症 ▶中枢性めまい症 ▶メニエール病 ▶良性発作性頭位めまい，《整形外科疾患》

動作分析検査　▶末梢性めまい症 ▶中枢性めまい症 ▶メニエール病 ▶良性発作性頭位めまい，《整形外科疾患》

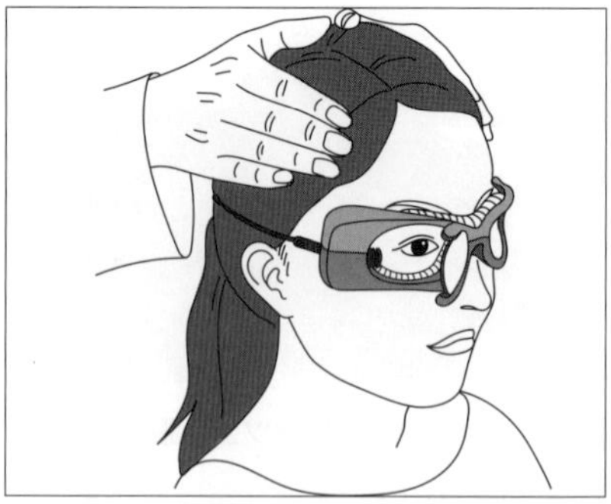

図3-83　**ビデオヘッドインパルス検査**

6．ビデオヘッドインパルス検査

ビデオヘッドインパルス検査（v-HIT：video Head Impulse Test）は，ハイスピードカメラと頭位センサーを備えたゴーグルを用いて，急速に頭部を動かしたときの眼球運動をPCで解析することにより，半規管麻痺の有無について定量的に評価を行う検査である。

被験者に測定用ゴーグルを装着し，固定した指標を注視するよう指示したうえで，頭部を急速に10～20°程度回転させる（図3-83）。半規管機能が正常であれば，前庭動眼反射が働くため指標を固視したままでいられるが，半規管障害を有する場合，患側方向へ頭を回転させると，前庭動眼反射が働かず，指標と眼位にずれを生じ，指標をとらえるための急速眼球運動（corrective saccade：CS）が生じる。また，頭部の運動に対する眼球運動速度（ゲイン：眼球運動速度÷頭部運動速度）が小さくなる。頭部の回転方向により，左右6つの半規管を個別に評価することが可能である。

頸部を受動的に素早く回転させるため，頸椎疾患のある患者への施行には注意を要する。首の硬い患者や，ゴーグルがフィットしない場合には，アーチファクト（ノイズ）が生じやすい。また，瞳孔を正確にとらえ続けることが重要なため，眼裂狭小や睫毛の下垂，マスカラ，カラーコンタクトなどはアーチファクトの原因となる。

《保険請求》

眼球運動記録用のCCDカメラと頭部運動を検出するセンサーが内蔵されたゴーグルを用いて，定量的に平衡機能の評価を行った場合に算定する。

適応疾患　▶めまい・平衡障害の鑑別 ▶良性発作性頭位めまいなどの半規管障害

D251　音声言語医学的検査

1	喉頭ストロボスコピー	450点
2	音響分析	450点
3	音声機能検査	450点

1．喉頭ストロボスコピー

喉頭直下の頚部正中にコンタクトマイクロフォンを当てて音声の基本周波数を抽出し，その周期と若干位相をずらしたストロボ光を喉頭側視鏡や喉頭ファイバーの観察光にすることで，声帯がゆっくりと振動しているように観察できる。通常内視鏡にCCDカメラを接続し，モニターで観察したり，VTRに記録する。

基本周波数，両側声帯振動の対称性，声帯振動の規

生体検査

耳鼻咽喉

則性，声門閉鎖，振幅，粘膜波動，非振動部位，その他特殊な所見などを評価する。

適応疾患 ▶声帯溝症 ▶声帯のう胞 ▶声帯ポリープ ▶声帯結節症 ▶声帯癌（声門癌，声帯腫瘍）▶声帯萎縮（萎縮性声帯炎）▶声帯瘢痕形成 ▶声帯麻痺 ▶痙攣性発声障害 ▶喉頭麻痺など音声障害をきたす喉頭疾患

2．音響分析

音声の物理学的パラメーターを用いて，嗄声に対して客観的に定量的評価を行うことを目的とした検査である。録音した音声をパソコンに取り込み，音響分析ソフトで以下のような項目を解析する。

波形の分析：基本周波数のゆらぎと振幅のゆらぎ。周期のゆらぎを表すパラメーターとしてJitterや周期変動指数（PPQ）があり，振幅のゆらぎを表すものにはShimmerや振幅変動指数（APQ）がある。

喉頭雑音：信号対雑音比（SNR）や調波対雑音比（HNR），規格化雑音エネルギー（NNE）などを音声の評価に用いる。

スペクトル分析：音声的性質として，声の高さが一定でない，声の強さが一定でない，雑音が混じるなどがある。音声の強度や基本周波数の変化を分析する。

《保険請求》

音声障害および発音，構音，話しことば等の障害がある患者に対して，音声パターン検査または音声スペクトル定量検査のうちの一方または両方行った場合に算定する。

適応疾患 ▶声帯溝症 ▶声帯のう胞 ▶声帯ポリープ ▶声帯結節症 ▶声門癌 ▶声帯萎縮（萎縮性声帯炎）▶声帯瘢痕形成 ▶声帯麻痺 ▶痙攣性発声障害 ▶喉頭麻痺 ▶鼻咽腔閉鎖不全症 ▶鼻咽頭閉鎖不全症 ▶口蓋裂 ▶軟口蓋麻痺など音声障害をきたす疾患，《耳管開放症》

3．音声機能検査

発声機能検査装置（図3-84）を用いて，発声状態の総合的分析を行う検査。音域検査，声の強さの測定，発声時呼吸流率の測定，発声持続時間の測定などがある。

《保険請求》

種類，回数にかかわらず一連として1回算定する。

適応疾患 ▶声帯機能不全 ▶声帯溝症 ▶声帯のう胞 ▶声帯ポリープ ▶声帯結節症 ▶声帯癌（声門癌，声帯腫瘍）▶声帯萎縮（萎縮性声帯炎）▶声帯瘢痕形成 ▶痙攣性発声障害 ▶喉頭麻痺など音声障害をきたす疾患

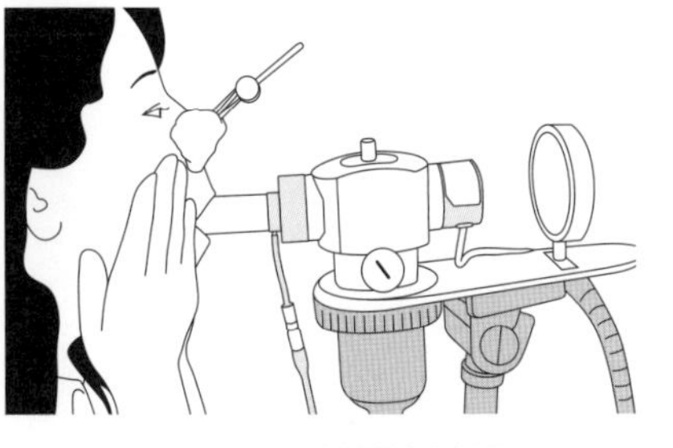

図3-84 発声機能検査装置

D252 扁桃マッサージ法 40点

病巣感染を疑う場合に行われる検査法の1つ。病巣感染を疑った際の検査には，誘発試験と打消し試験があるが，扁桃マッサージ法は誘発試験の1つである。口蓋扁桃を片側5分指や綿棒でマッサージし，15分後に体温が0.55℃以上上昇し，3時間後に白血球数が1200以上増加，赤血球沈降速度が12mm以上更新するものを陽性とする。

《保険請求》

慢性扁桃炎に対する病巣誘発試験として行われた場合に算定する。

適応疾患 ▶慢性扁桃炎 ▶扁桃病巣感染症

D253 嗅覚検査

1 基準嗅覚検査	450点
2 静脈性嗅覚検査	45点

1．基準嗅覚検査

T&Tオルファクトメーターを用いて調べる検査であり，5種の基準臭について，初めて何かのにおいを感じられたときの濃度（検知閾値）と，何のにおいであるかを判断できる濃度（認知閾値）を測定する。

適応疾患 ▶嗅覚障害 ▶副鼻腔炎 ▶鼻ポリープ（鼻茸，後鼻孔ポリープ，副鼻腔ポリープ）▶鼻中隔弯曲症 ▶鼻副鼻腔骨折 ▶鼻腔腫瘍 ▶中枢神経性嗅覚障害（嗅神経障害）▶カルマン症候群 ▶シアン化水素中毒 ▶ストリキニン中毒（薬物中毒症），《アジソン病》など嗅覚障害をきたす疾患

2．静脈性嗅覚検査

アリナミンを静脈注射した際の嗅覚を検査する。肺から呼気中ににおいの分子が排出され，それが後鼻孔から嗅粘膜に到達することでにおいを感じる。

アリナミン注射液10mg（2mL）を等速度で左肘正中静脈から20秒間で注射する。安静呼吸をさせ，注射開始からニンニク臭が感じられた時点までを潜伏期，発現から消失までの時間を持続時間とする。

適応疾患 ▶嗅覚障害 ▶副鼻腔炎 ▶鼻ポリープ（鼻茸，後鼻孔ポリープ，副鼻腔ポリープ）▶鼻中隔弯曲症 ▶鼻副鼻腔骨折 ▶鼻腔腫瘍 ▶中枢神経性嗅覚障害（嗅神経障害）▶アジソン病 ▶カルマン症候群 ▶シアン化水素中毒 ▶ストリキニン中毒（薬物中毒症）な

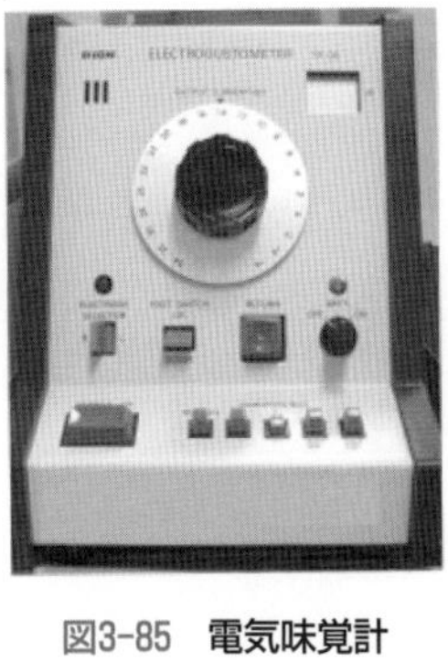

図3-85 電気味覚計

生体検査

耳鼻咽喉

ど嗅覚障害をきたす疾患

D254　電気味覚検査〔一連につき〕　300点

味覚は，酸味・苦味・甘味・塩味の基本要素を味蕾で受容することで感じられる。この味蕾は舌を中心に口腔・咽頭に分布しており，顔面神経（鼓索神経），舌咽神経，大錐体神経により支配される。電気味覚計（図3-85）により電気刺激を加えると金属味や酸味が感じられるが，これを神経支配領域ごとに行う定量的検査である（図3-86）。

《保険請求》

①検査の対象とする支配神経領域に関係なく所定点数を一連につき1回算定する。

②濾紙ディスク法による味覚定量検査は電気味覚検査により算定する。

適応疾患　▶味覚障害 ▶亜鉛欠乏症

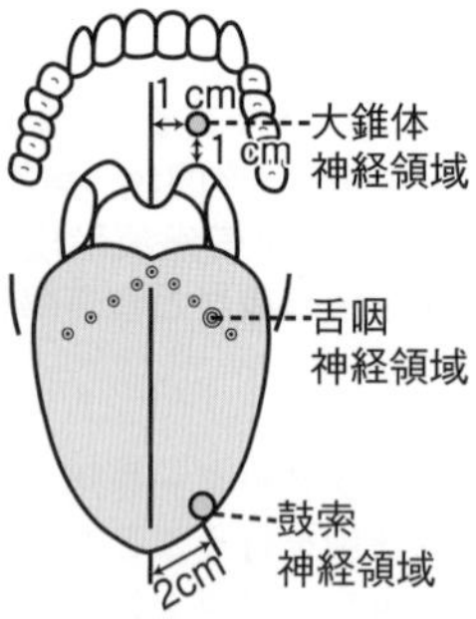

図3-86　味覚神経領域の味覚測定部位

7 眼科学的検査

武田

D255 精密眼底検査〔片側〕 56点

名前のとおり眼底の検査である。「精密」とついているが，眼底検査はD255-2汎網膜硝子体検査以外はこの項目となる。

眼底検査で検査する部位は，網膜血管を含めた網膜・視神経乳頭・網膜の外側に存在する脈絡膜である。また硝子体の状態も観察できる。眼底写真を図3-87に示す。眼底の周辺部までを十分検査するには，散瞳薬を使用して散瞳した状態で検査する。散瞳薬を使用すると数時間見にくくなるため，仕事や車の運転に支障をきたす場合もある。眼底検査をするときは運転してこないほうがよいというのはこのためである。

眼底の検査法には倒像鏡検査・直像鏡検査のほかに，細隙灯顕微鏡（図3-88）と専用の前置レンズやコンタクトレンズ（図3-89）を使用して行う方法などがある。倒像鏡検査には単眼倒像鏡（図3-90）および双眼倒像鏡（図3-91）を使用する方法などがある。最近は眼科では直像鏡検査はあまり行われない。

《保険請求》

①片眼ずつ算定可能であり，両眼の場合は点数は2倍となる。
②D255-2汎網膜硝子体検査を行った場合は精密眼底検査は算定できない。
③眼底カメラ撮影のみでは精密眼底検査は算定できない。
④1カ月の検査回数は疾患の進行速度や重症度などにより異なる。
⑤見解の相違するところもあるが，適応疾患でなくとも初診時のルーチン検査として，また適応でなくとも疾患によっては経過観察のため月1回程度認められることもある。

適応疾患 ▶網膜疾患 ▶脈絡膜疾患 ▶硝子体疾患 ▶ぶどう膜炎 ▶緑内障 ▶視神経疾患 ▶その他眼底に病変が波及する疾患など（網膜動脈閉塞症，網膜静脈閉

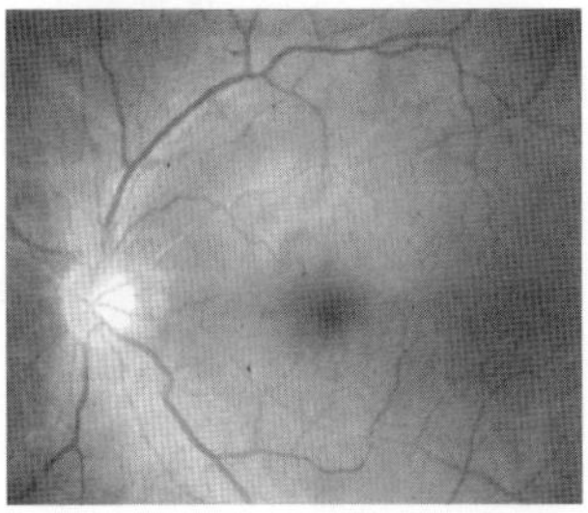

図3-87 眼底の中心部を撮影した眼底写真
（原図はカラー写真）

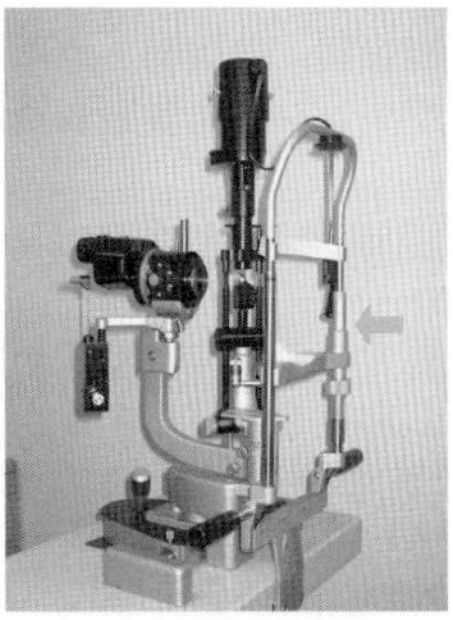

図3-88 細隙灯顕微鏡
矢印の部位に顔を乗せてもらい検査する。

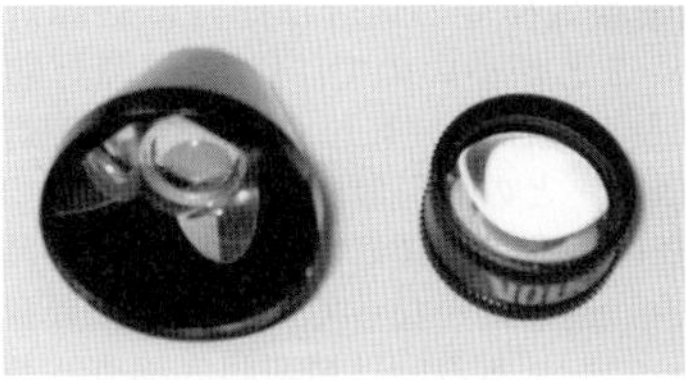

図3-89 細隙灯顕微鏡で眼底を観察するときに使用するコンタクトレンズ（左）と前置レンズ（右）

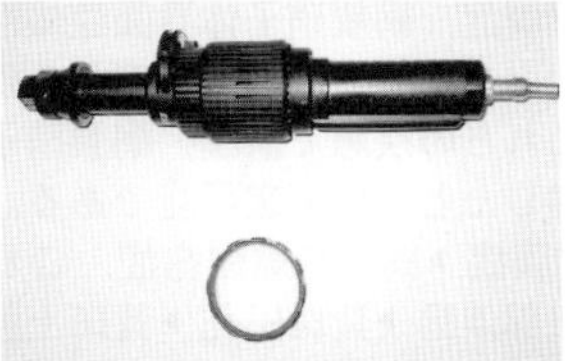

図3-90 単眼倒像鏡と眼底検査に使用するレンズ

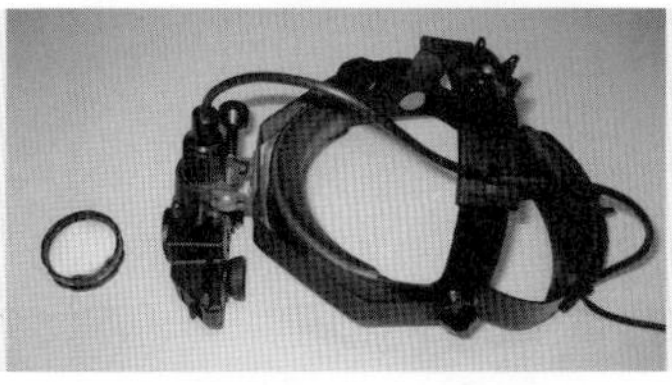

図3-91 額帯式の双眼倒像鏡と眼底検査に使用するレンズ

塞症，黄斑変性，加齢黄斑変性，変性近視，中心性漿液性網脈絡膜症，網膜色素上皮症，網膜色素変性，網膜剥離，網膜裂孔，網膜円孔，網膜格子状変性，増殖性硝子体網膜症，黄斑上膜，黄斑円孔，黄斑部浮腫，糖尿病網膜症，高血圧性網膜症，未熟児網膜症，脈絡膜剥離，脈絡膜腫瘍，網膜振盪，硝子体出血，硝子体混濁，後部硝子体剥離，眼球内異物，虹彩毛様体炎，ベーチェット病，フォークト・小柳・原田病，サイトメガロウイルス網脈絡膜炎，眼内炎，高眼圧症，乳頭浮腫，うっ血乳頭，視神経炎，視神経症，虚血性視神経症，視神経萎縮，強膜炎など）

使用物品　単眼倒像鏡，双眼倒像鏡，細隙灯顕微鏡，専用レンズ，直像鏡，散瞳薬，点眼麻酔薬，スコピゾル（コンタクトレンズ角膜装着補助剤）など

D255-2　汎網膜硝子体検査〔片側〕　150点

眼底検査の一種であるが，とくに網膜と硝子体の関係を精密に検査したときに算定する。

D255精密眼底検査の項で説明した細隙灯顕微鏡（図3-88参照）と特殊レンズ（専用の前置レンズやコンタクトレンズ，図3-89参照）を使用し，散瞳して行う。

《保険請求》

①算定は患者1人につき月1回に限られている。

②片眼ずつの算定が可能で，両眼の場合は点数が2倍となる。

③D255精密眼底検査の場合は同時に細隙灯顕微鏡検査も行うことが多いので，D257細隙灯顕微鏡検査（前眼部及び後眼部）もしくはD273細隙灯顕微鏡検査（前眼部）との同時算定となるが，この汎網膜硝子体検査の場合は細隙灯顕微鏡検査は同時に算定はできない。適応にかなっていれば汎網膜硝子体検査で算定しても，あるいは精密眼底検査＋細隙燈顕微鏡検査（前眼部および後眼部）で請求してもかまわない。

適応疾患　▶増殖性網膜症 ▶網膜硝子体界面症候群または ▶硝子体混濁を伴うぶどう膜炎

増殖性網膜症，網膜硝子体界面症候群とは硝子体が網膜に牽引などの力を加えて起こる疾患群のことである。これらの疾患で網膜・網膜硝子体界面・硝子体を観察したときに算定可能である。具体的には ▶糖尿病網膜症 ▶網膜静脈閉塞症，これらの疾患に伴う ▶黄斑部浮腫 ▶黄斑円孔 ▶黄斑上膜 ▶網膜裂孔 ▶網膜剥離 ▶増殖性硝子体網膜症 ▶増殖性網膜症などが代表的な疾患としてあげられる。

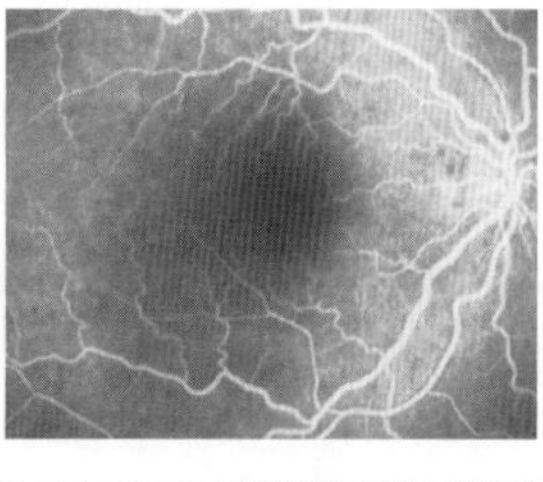

図3-92　フルオレセイン蛍光眼底造影検査による眼底の中心部

使用物品　細隙燈顕微鏡，専用レンズ，散瞳薬，点眼麻酔薬，スコピゾル（コンタクトレンズ角膜装着補助剤）など

D256　眼底カメラ撮影

1　通常の方法の場合	
イ　アナログ撮影	54点
ロ　デジタル撮影	58点
2　蛍光眼底法の場合	400点
3　自発蛍光撮影法の場合	510点
注1　フィルム費用加算	購入価格／10
注2　広角眼底撮影加算	100点

眼底カメラで眼底写真を撮影することであり，「1」**通常の方法の場合**とは普通に眼底写真（図3-87参照）を撮影する場合である。「1」のなかでも，フィルムカメラで撮影した場合が「イ　アナログ撮影」である。デジタルカメラで撮影した場合，すなわち画像情報をデジタル処理して管理および保存することが可能な撮影方法が「ロ　デジタル撮影」である。「2」**蛍光眼底法の場合**とは蛍光眼底造影検査を施行した場合である。蛍光眼底造影検査とは造影剤を注射して行う，眼底の血管造影検査である。造影剤の種類により，フルオレセイン蛍光眼底造影検査とインドシアニングリーン蛍光眼底造影検査の2種類がある。フルオレセイン蛍光眼底造影検査の写真を図3-92に示す。「3」**自発蛍光撮影法の場合**とは眼底の自発蛍光を撮影する場合である。眼底の自発蛍光は造影剤を注射しなくとも観察され，網膜色素上皮細胞に蓄積するリポフスチンなどに由来するため，網膜色素上皮の病態を検査できる。

「通常の方法の場合」は眼底カメラ（図3-93）で撮影する。通常散瞳して行うが，無散瞳眼底カメラで散瞳しないで行う場合もある。「蛍光眼底法の場合」は他の部位の血管造影検査と同様にショックの問題があるので，点滴による血管確保を行って施行することが多い。通常は散瞳して検査する。また皮内反応などアレルギーの有無のチェックも行うが，最近では不必要との意見もある。点滴をまず確保し前述の造影剤を注入する。この造影剤が網膜および脈絡膜の血管に入るので，図3-93の眼底カメラなどを使用して撮影する。「自発蛍光撮影法の場合」は眼底自発蛍光撮影機能を有する走査型レーザー検眼鏡や眼底カメラで撮影する。

《保険請求》

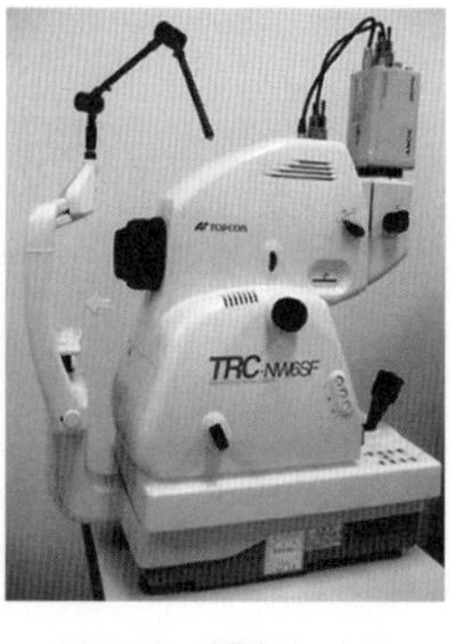

図3-93　眼底カメラ
矢印の部位に顔を乗せてもらい撮影する。

生体検査
眼科

①片眼，両眼の区別はない。
②「1」通常の方法の場合，「2」蛍光眼底法の場合又は「3」自発蛍光撮影法の場合のいずれか複数の検査を行った場合においては，主たる検査の所定点数により算定する。
③「1」の「ロ デジタル撮影」の場合を除き，使用したフィルムおよび現像の費用は，10円で除して得た点数を加算することができる。インスタントフィルムを使用した場合は，フィルムの費用として10円で除した点数を加算するが，1回当たりの上限は16点に決まっている。ただし，デジタル撮影したものをフィルムへプリントアウトした場合は，「ロ デジタル撮影」を算定できるが，当該フィルムの費用は別に算定できない。また，アナログ撮影を行ったものをデジタルに変換した場合は，「イ アナログ撮影」を算定する。
④造影剤と血管確保に使用した点滴などの薬剤料は別に算定可能である。
⑤広角眼底撮影を行った場合は，所定点数に100点を加算する。ただし広角眼底撮影加算は，次のいずれかに該当する場合に限り加算する。
ア 3歳未満の乳幼児で未熟児網膜症，網膜芽細胞腫または網膜変性疾患が疑われる患者に対して広角眼底撮影を行った場合
イ 糖尿病網膜症，網膜静脈閉塞症またはコーツ病の患者に対して蛍光眼底法による観察のために行った場合
⑥それほど頻回に行う必要はないが，病変の進行が早いときには月2回以上算定することもありうる。

適応疾患 **通常の方法の場合** ▶網膜疾患 ▶脈絡膜疾患 ▶硝子体疾患 ▶ぶどう膜炎 ▶緑内障 ▶視神経疾患 ▶その他眼底に病変の波及する疾患など（網膜動脈閉塞症，網膜静脈閉塞症，黄斑変性，加齢黄斑変性，変性近視，中心性漿液性網脈絡膜症，網膜色素上皮症，網膜色素変性，網膜剥離，網膜裂孔，網膜円孔，網膜格子状変性，増殖性硝子体網膜症，黄斑上膜，黄斑円孔，黄斑部浮腫，糖尿病網膜症，高血圧性網膜症，未熟児網膜症，脈絡膜剥離，脈絡膜腫瘍，網膜振盪，硝子体出血，硝子体混濁，後部硝子体剥離，眼球内異物，ベーチェット病，フォークト・小柳・原田病，サイトメガロウイルス網脈絡膜炎，眼内炎，高眼圧症，乳頭浮腫，うっ血乳頭，視神経炎，視神経症，虚血性視神経症，視神経萎縮，強膜炎など）

蛍光眼底法の場合 「通常の方法の場合」のなかでも ▶血管からの漏出 ▶血管の閉塞 ▶新生血管 ▶網脈絡膜萎縮の有無およびその程度などの判定が診断・治療に必要な場合

代表的疾患としては ▶網膜動脈閉塞症 ▶網膜静脈閉塞症 ▶黄斑変性 ▶加齢黄斑変性 ▶新生血管黄斑症 ▶中心性漿液性網脈絡膜症 ▶網膜色素上皮症 ▶網膜色素変性 ▶黄斑部浮腫 ▶脈絡膜腫瘍 ▶ぶどう膜炎 ▶ベーチェット病 ▶フォークト・小柳・原田病 ▶視神経炎 ▶視神経乳頭炎 ▶視神経症 ▶虚血性視神経症 ▶糖尿病網膜症などがあげられる。

自発蛍光撮影法の場合 ▶加齢黄斑変性 ▶網膜色素変性 ▶黄斑ジストロフィーなどが代表的な疾患であるが，まだ研究途上であり，今後適応疾患が拡大していくと思われる。

広角眼底撮影加算 ▶未熟児網膜症 ▶網膜芽細胞腫 ▶網膜変性疾患疑い ▶糖尿病網膜症 ▶網膜静脈閉塞症 ▶コーツ病

使用物品 眼底カメラ，走査型レーザー検眼鏡，造影剤，点滴セット，散瞳薬など

D256-2 眼底三次元画像解析 190点

眼底三次元画像解析装置を使用して，通常の眼底検査では不可能な，網膜・脈絡膜や視神経乳頭の断層面を観察したり，三次元的すなわち立体的に観察したりすることなどが可能である。

またコンピュータで処理することにより，眼底の解剖学的部位や病変部位などをわかりやすくカラー表示したり，網膜の厚みや視神経乳頭陥凹の程度などを定量的に評価できるなど，客観性にも優れている。

眼球に非接触で施行可能，まぶしさが少ないなど非侵襲的な検査である。

網脈絡膜疾患，とくに黄斑疾患においては診断，病変部位の同定，治療効果の判定や経過観察などに有用である（図3-94）。緑内障では網膜神経線維層の厚みや視神経乳頭陥凹の程度などを判定し，早期発見や経過観察などに有用である〔光干渉断層計（OCT）は図3-95参照〕。

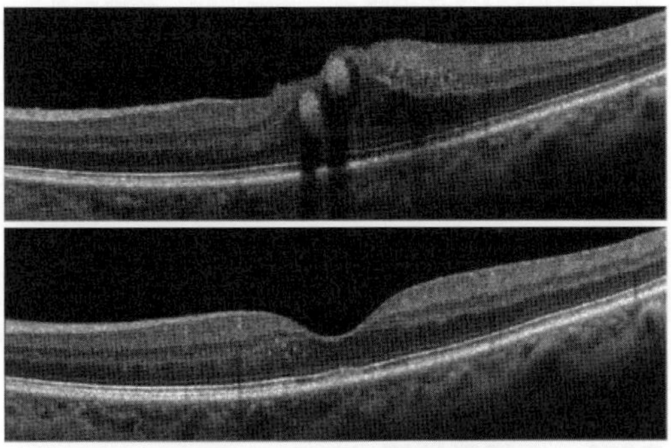

図3-94 光干渉断層計の画像
上は網膜静脈閉塞症に伴う黄斑浮腫。下はVEGF阻害剤硝子体内注射後で，黄斑浮腫は軽快している。

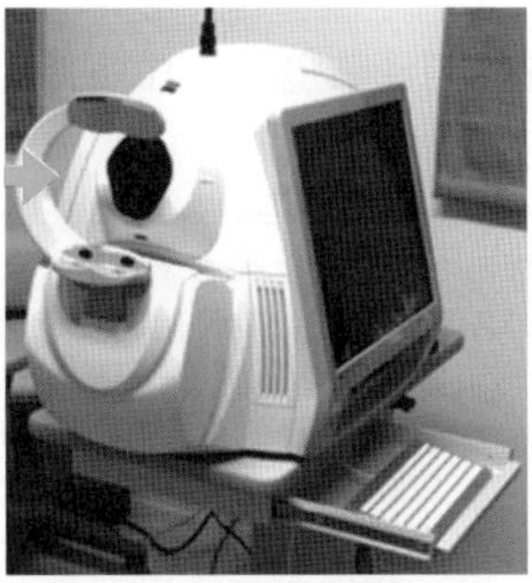

図3-95 光干渉断層計装置
矢印の部位に顔を乗せてもらい検査する。

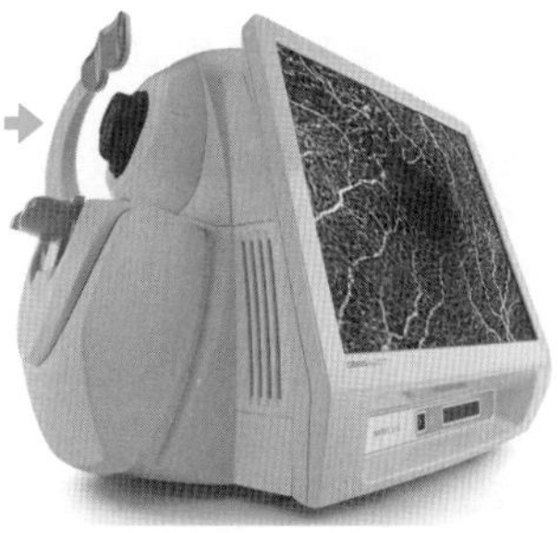

図3-96　光干渉断層計と撮影された画像
矢印の部位に顔を乗せてもらい検査する。右側が撮影された画像〔カールツァイスメディテック(株)提供〕。

《保険請求》

①患者１人につき月１回に限り算定する。

②眼底三次元画像解析と併せて行ったD256「１」通常の方法の場合に係る費用は，所定点数に含まれる。

適応疾患　▶糖尿病黄斑症 ▶黄斑円孔 ▶黄斑上（前）膜 ▶網膜剥離 ▶加齢黄斑変性 ▶緑内障など

使用物品　光干渉断層計（OCT），走査レーザー眼底鏡，走査レーザーポラリメーター

D256-3　光干渉断層血管撮影　400点

光干渉断層計を用いて眼底の網膜・脈絡膜の血管を毛細血管まで描出する検査であり（図3-96），D256眼底カメラ撮影の「２」蛍光眼底法の場合と同様，血管の閉塞所見や新生血管の有無などを検査できる。蛍光眼底法では描出できない所見を検出できることもあり，造影剤を使用しないため副作用であるショックの心配はないが，撮影できる範囲が狭い，蛍光漏出の所見はわからないなど一長一短がある。

《保険請求》

①患者１人につき月１回に限り算定する。

②光干渉断層血管撮影と併せて行ったD256眼底カメラ撮影に係る費用は，所定点数に含まれる。

適応疾患　▶加齢黄斑変性 ▶新生血管黄斑症 ▶黄斑変性 ▶糖尿病網膜症 ▶網膜静脈閉塞症 ▶網膜動脈閉塞症 ▶緑内障 ▶視神経炎 ▶視神経症 ▶虚血性視神経症など

使用物品　光干渉断層計（血管撮影のできるもの）

D257　細隙灯顕微鏡検査〔前眼部及び後眼部〕　110点

注　フィルム費用加算　購入価格／10

眼部を顕微鏡で拡大して観察する検査で，眼球表面および眼内のみならず，結膜・眼瞼などの眼球周囲も拡大して観察可能である。眼球も表面の角膜から前房・虹彩・水晶体など，さらに散瞳して専用のレンズ（図3-91参照，p.175）を併用することにより硝子体・眼底まで観察できる。また斜めに細い光を入れて観察することにより，断面の所見，すなわち横から見た所見を得ることができる。

散瞳しないで検査した場合がD273細隙灯顕微鏡検査（前眼部）であり，散瞳して奥まで検査した場合が本項である。細隙灯顕微鏡による前眼部写真を図3-97に示す。またフルオレセインなどの色素で角膜や結膜の表面を染色して，上皮欠損すなわち傷の範囲や形状を検査するのが生体染色での細隙灯顕微鏡検査である。

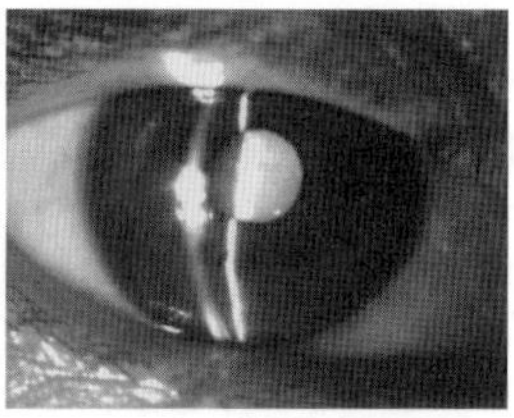

図3-97　細隙灯顕微鏡写真
（原図はカラー写真）

眼球表面および眼内の疾患のみならず，結膜・眼瞼疾患など，眼で見て変化の起こる疾患が細隙灯顕微鏡検査の適応となるが，本項は散瞳薬を使用して検査を行った場合であるので，後述する適応疾患にあげた病名が必要となる。生体染色を行う場合は，上皮欠損を起こす角膜疾患や結膜疾患などの病名が必要である。

《保険請求》

①検査回数にかかわらず，１回の受診で１回算定する。

②細隙灯顕微鏡写真を撮影した場合，使用したフィルムおよび現像の費用は，10円で除して得た点数を加算することができる。

③本項を行ったあと，生体染色を施して再検査を行った場合は，再検査１回に限りD273細隙灯顕微鏡検査（前眼部）により算定する。生体染色に使用したフルオレセイン試験紙は別に算定できる。

④１カ月の検査回数は病変の進行度や重症度に応じて異なってくる。

適応疾患　▶水晶体疾患 ▶硝子体疾患 ▶網膜脈絡膜疾患 ▶ぶどう膜炎 ▶緑内障 ▶視神経疾患など ▶中間透光体から後眼部に病変の起こる疾患（白内障，無水晶体眼，眼内レンズ挿入眼，後発白内障，水晶体脱臼，硝子体出血，硝子体混濁，後部硝子体剥離，眼球内異物，網膜動脈閉塞症，網膜静脈閉塞症，黄斑変性，中心性漿液性網脈絡膜症，網膜色素上皮症，網膜剥離，網膜裂孔，網膜円孔，網膜格子状変性，増殖性硝子体網膜症，黄斑上膜，黄斑円孔，黄斑部浮腫，糖尿病網膜症，高血圧性網膜症，未熟児網膜症，脈絡膜剥離，脈絡膜腫瘍，網膜振盪，ベーチェット病，フォークト・小柳・原田病，サイトメガロウイルス網脈絡膜炎，眼内炎，高眼圧症，乳頭浮腫，うっ血乳頭，視神経炎，視神経症，視神経萎縮，強膜炎など）

使用物品　細隙灯顕微鏡，専用レンズ，散瞳薬，点眼麻酔薬，スコピゾル（コンタクトレンズ角膜装着補助剤），フルオレセイン試験紙など

D258　網膜電位図〔ERG〕　230点

図3-98のような機器を使用する。検査の種類によっては，まず部屋を完全な暗室にして暗順応を行う。仰

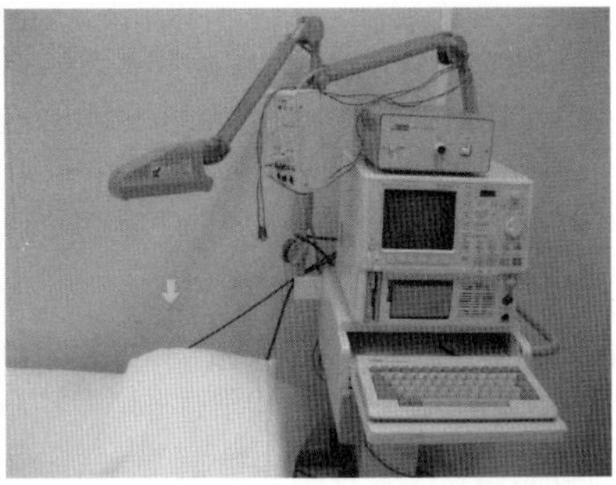

図3-98 網膜電位図（ERG）の測定装置
網膜電位図のみならず，他の電気生理学的な検査も施行できる。仰臥位で行い，矢印の部位に顔を乗せる。

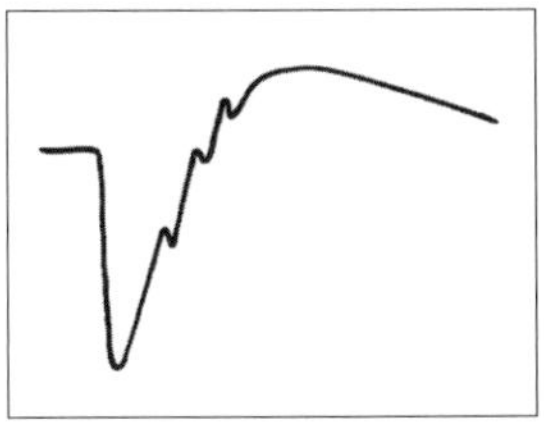

図3-99 網膜電位図（ERG）の正常波形

臥位で点眼麻酔を施行後，角膜にコンタクトレンズのような電極をのせ，前額部や耳朶にも電極を装着して光刺激を与えて波形を記録する検査である。いってみれば網膜に関係した脳波のようなものである。正常な場合には図3-99のような波形が得られるが，網膜に障害があるとその波形が減弱したり，波形がまったく出なくなる。

網膜疾患などの眼底疾患に加え，角膜混濁・白内障・硝子体混濁などで眼底が透見不可能な場合に，網膜疾患の有無を検査する場合も適応となる。

《保険請求》

頻回に行う検査ではない。

適応疾患 ▶網膜疾患などの眼底疾患（網膜動脈閉塞症，網膜色素変性など）▶眼底が透見不可能な場合（成熟白内障，硝子体出血，硝子体混濁など）

使用物品 網膜電位図測定装置，専用電極，電極糊，散瞳薬，点眼麻酔薬，アルコール綿，スコピゾル（コンタクトレンズ角膜装着補助剤）など

装置には，D278眼球電位図（EOG），D236の「2」視覚誘発電位も検査できるものもある。

D258-2 網膜機能精密電気生理検査〔多局所網膜電位図〕 500点

D258網膜電位図（ERG）が網膜全体，すなわち視野全体を評価するのと異なり，網膜の中心部の特定部位，すなわち視野の特定部位の評価が可能であり，多数の網膜の特定部位を検査することにより病変部位を同定できる。そのため網膜の中心部である黄斑部の疾患に使用される。眼底検査などで異常がみられない場合にはとくに有用である。

《保険請求》

D258網膜電位図（ERG）では十分な情報が得られないと医師が認め，かつ次に掲げる場合に算定できる。

①前眼部または中間透光体に混濁があって，眼底検査が不能な黄斑疾患が疑われる患者に対して診断を目的として行う場合。初回診断時1回，以降3カ月に1回に限る。この場合は前眼部もしくは中間透光体に混濁のあることがわかる病名をつけるか，その旨を注記することが望ましい。

②黄斑ジストロフィーの診断を目的とした場合。初回診断時1回，以降3カ月に1回に限る。

③網膜手術の前後。それぞれ1回ずつに限る。

レセプト摘要欄 上記①～③までに規定するものの中から該当するものを選択して記載する。(1)又は(2)を記載した場合は，直近の算定月日（初回であればその旨）を，(3)を記載した場合は手術施行（予定を含む）年月日を記載する

適応疾患 ▶黄斑部疾患および黄斑部疾患の疑い（眼底検査が不可能な場合。黄斑変性，黄斑部浮腫など）▶黄斑ジストロフィー ▶網膜手術の術前 ▶網膜手術の術後など

使用物品 多局所網膜電位図測定装置，専用電極，電極糊，散瞳薬，点眼麻酔薬，アルコール綿，スコピゾル（コンタクトレンズ角膜装着補助剤）など

D258-3 黄斑局所網膜電図，全視野精密網膜電図 800点

光刺激を与えて波形を記録する検査であり，網膜に関係した脳波のようなものである。D258網膜電位図（ERG）は網膜全体，すなわち視野全体を評価し，D258-2網膜機能精密電気生理検査（多局所網膜電位図）は網膜の中心部の特定部位，すなわち視野の特定部位を評価し，病変部位を同定する。本項の黄斑局所網膜電図も網膜の中心部すなわち黄斑部の局所の特定部位を評価するが，D258-2とは異なり，網膜電図の各波形を測定できるため，黄斑部網膜の機能を網膜の層別（外層・中層・内層など）に評価可能である。

本項の全視野精密網膜電図は網膜全体を評価するが，例えば，D258が網膜の視細胞の錐体応答と杆体応答の混合応答であるのとは異なり，測定条件を変化させることにより，錐体応答と杆体応答を区別して測定できるなどの利点があり，疾患の鑑別に役に立つ。

《保険請求》

施設基準に適合しているものとして地方厚生局長等に届け出た医療機関に限り算定する。また，D258網膜電位図（ERG）では十分な情報を得られないと医師が認める場合に算定できる。

①黄斑局所網膜電図は，黄斑ジストロフィーの診断を目的に，網膜の層別機能解析を行った場合に，患者1人につき年1回に限り算定できる。

②全視野精密網膜電図は，網膜色素変性疾患の鑑別と視機能の評価または黄斑ジストロフィーの診断を目的に行った場合に，原則として患者1人につき年1回に限り算定できる。

③D258またはD258-2網膜機能精密電気生理検査（多局所網膜電位図）を併せて実施した場合は，主たる

ものの所定点数を算定する。

レセプト摘要欄　（黄斑局所網膜電図又は全視野精密網膜電図を年2回以上算定する場合）その医学的必要性を記載する

適応疾患　▶黄斑ジストロフィー▶網膜色素変性疾患

使用物品　網膜電位図測定装置，黄斑部局所網膜電図測定装置，専用電極，電極糊，散瞳薬，点眼麻酔薬，アルコール綿，スコピゾル（コンタクトレンズ角膜装着補助剤）など

D259　精密視野検査〔片側〕　38点

視野とは一般的には眼を動かさずに見ることのできる範囲をいう。疾患によっては視野が狭くなったり，視野のなかに見えない部分（暗点）が出現したりする。これらを検査するのが視野検査である。

最近では，ほとんどの視野検査はD260量的視野検査（片側）に該当する。本項目に該当するのは旧式の視野計を使用して行った視野検査である。たとえば黒板視野計を使って，同じ視標を上下左右に360°動かして，見える範囲のみを検査する場合などである。

《保険請求》

①片眼ずつ算定可能であり，両眼の検査を行った場合は点数は2倍となる。

②暗点計により，紙に書かれた物を見て，見えない部分があるかどうかを検査する場合などには算定できない。

③機器を使用せずに検者の指などで対面検査を行った場合も算定できない。

④病変の進行が急激な場合を除き，頻回に行う検査ではない。

適応疾患　▶視野に異常をきたす網膜疾患などの眼底の疾患▶緑内障▶視神経疾患▶視野に異常の起こる脳の疾患，器質的な疾患がなく心因性に視覚障害をきたす場合など（網膜動脈閉塞症，黄斑変性，網膜色素変性，網膜剥離，視神経炎，視神経症，視神経萎縮，脳梗塞，脳出血，脳腫瘍，心因性視覚障害，詐盲など）

使用物品　黒板視野計など

D260　量的視野検査〔片側〕

1	動的量的視野検査	195点
2	静的量的視野検査	290点

D259で述べたように，視野とは一般的には眼を動かさずに見ることのできる範囲をいう。ただし，見えている部位にも，よく見えている部位と見え方が劣る部位があり，感度が異なる部位が混在している。したがって，最近では視野とは視覚の感度分布であると定義されている。このように視野の各部位における感度を測定するのが量的視野検査である。

「1」**動的量的視野検査**では，視標を動かして，見えるようになった部位を測定する。これを上下左右に360°行い，それらの点を結んで視野の範囲を求める。さらに視標の大きさを小さくしたり，輝度を下げる，すなわち暗くしたりして計測する。これが量的視野検査である。視標が小さく，暗くなると視野の範囲も狭くなるので，図3-100のようにほぼ同心円のような視野が得られる。

「2」**静的量的視野検査**では視標が固定されており，視標の強さを変化させて各測定部位における感度を量的に測定する。図3-101に結果を示す。このような図での表示以外に，各測定点における結果を数値でも同時に表示する。

一般的に，動的量的視野検査は視野全体を検査し，静的量的視野検査は視野の中心部（中心視野）を主に検査する。疾患の種類や病変の進行度に応じてこれらの検査を使い分ける。

動的量的視野検査にはゴールドマン視野計（図3-102）が使用される。静的量的視野検査には視野の測定がプログラム化されている自動視野計が使用され，代表的なものにハンフリー視野計（図3-103）やオクトパス視野計などがある。いずれの検査も，暗室で片眼ずつ行う。

《保険請求》

①片眼ずつ算定可能であり，両眼の検査を行った場合は点数は2倍となる。

②動的量的視野検査と静的量的視野検査を同時に検査した場合などでも所定点数のみ，通常は静的量的視野検査のみの算定となる。

③病変の進行が急激な場合を除き，頻回に行う検査ではない。

適応疾患　▶視野に異常をきたす網膜疾患などの眼底の疾患▶緑内障▶視神経疾患▶脳の疾患▶心因性疾患など（網膜動脈閉塞症，黄斑変性，中心性漿液性網脈絡膜症，網膜色素変性，網膜剥離，黄斑上膜，黄斑円孔，黄斑部浮腫，高眼圧症，乳頭浮腫，うっ血乳頭，視神経炎，視神経乳頭炎，視神経症，視神経萎縮，視神経損傷，視神経管骨折，脳梗塞，脳出血，脳腫瘍，心因性視覚障害，詐盲など）

使用物品　ゴールドマン視野計，ハンフリー視野計，オクトパス視野計など

D261　屈折検査

1	6歳未満の場合	69点
2	1以外の場合	69点
注	小児矯正視力検査加算	35点

屈折度数，すなわち近視の度数・遠視の度数・乱視の度数および軸を検査するのが屈折検査である。乱視の軸とはどの方向に乱視があるかということで，45°，180°などと表現する。

屈折検査には自覚的屈折検査と他覚的屈折検査がある。自覚的屈折検査とは矯正視力を測定し，最高視力の得られたレンズの度数で屈折度を決定する方法である。他覚的屈折検査とは，機器を使用して屈折度を求める方法である。

自覚的屈折検査では視力表を見せながら検眼用の眼鏡枠とレンズ（図3-104）などを使用して測定する。このレンズを交換していき，最高視力の得られた度数により屈折度を決定する。クロスシリンダーという特殊なレンズを使用することもある。

他覚的屈折検査には検影器とレンズを使用して行う検影法と，レフラクトメーター（レフケラトメーター）という機器により測定する方法がある。最近では後

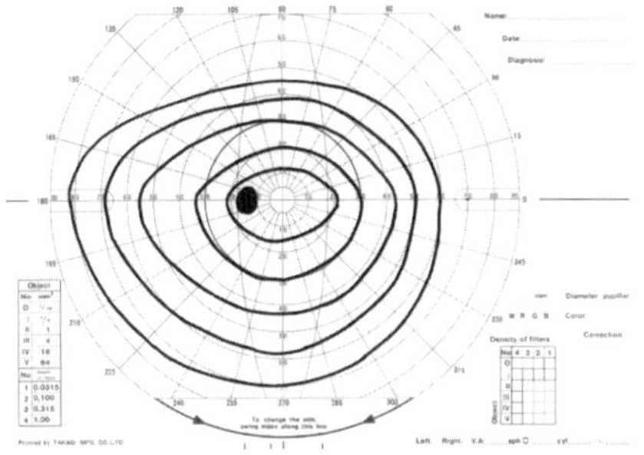

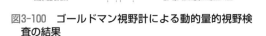

図3-100 ゴールドマン視野計による動的量的視野検査の結果

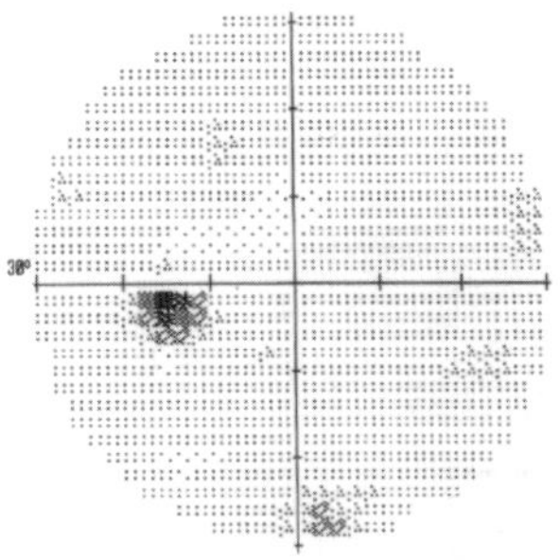

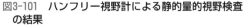

図3-101 ハンフリー視野計による静的量的視野検査の結果

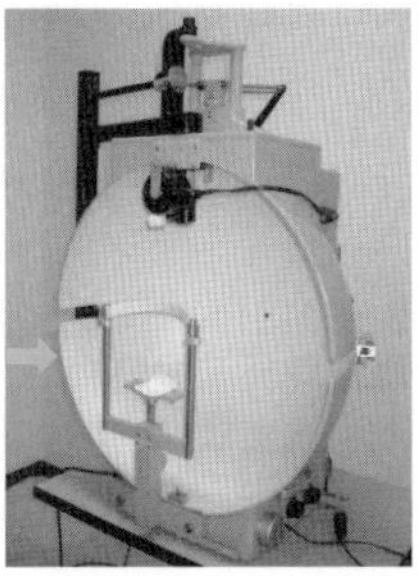

図3-102 ゴールドマン視野計
矢印の部位に顔をのせてもらい検査する。

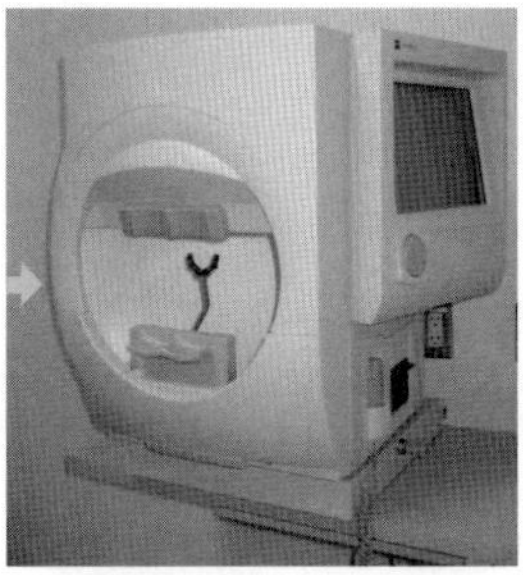

図3-103 ハンフリー視野計
矢印の部位に顔をのせてもらい検査する。

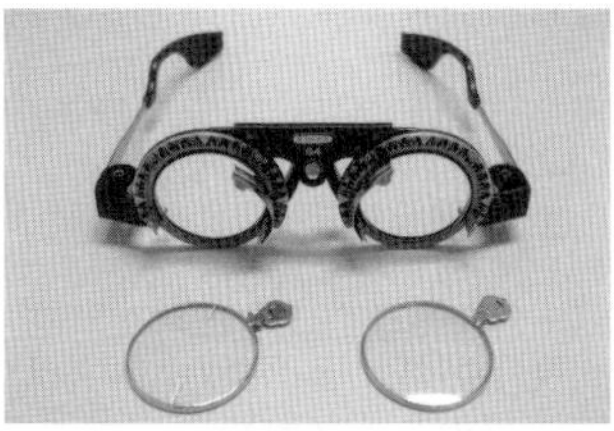

図3-104 検眼用の眼鏡枠と検眼用のレンズ

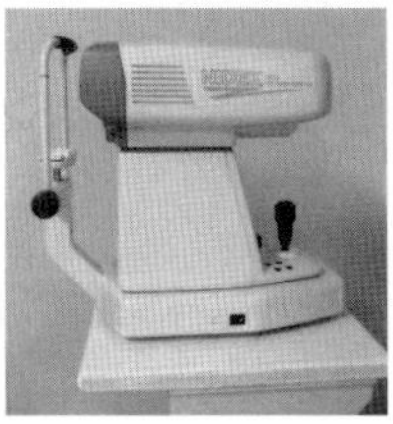

図3-105 オートレフラクトメーター
矢印の部位に顔をのせてもらい検査する。この機器は角膜曲率半径も測定可能で，オートレフケラトメーターともいう。

者，とくに自動的に屈折度を測定するオートレフラクトメーター（図3-105）を使用する方法が一般的である。

調節力の強い若年者などの場合には，調節力の影響を受け屈折度が正確に測定できないことがある。そのような場合には，正確に測定するため，散瞳薬や調節麻痺薬を使用して調節力を取り除いた状態で検査することもある。

《保険請求》

①両眼検査でも片眼検査でも，また検査方法の種類にかかわらず所定点数により算定する。

②散瞳剤または調節麻痺剤を使用して，その前後の屈折の変化を検査した場合には，前後各１回，すなわち２回を限度として所定点数を算定できる。その際にはレセプトにその旨記載したほうがよい。

③D261屈折検査とD263矯正視力検査を同時に算定できるのは，屈折異常の疑いがあるとして初めて検査を行った場合，すなわち屈折異常の病名が初めてついた日と，眼鏡処方箋を交付した日に限られる。ただし，「1」6歳未満の場合については，弱視または不同視が疑われる場合に限り，３月に１回に限り併せて算定できる。

④「1」6歳未満の場合について，弱視または不同視と診断された患者に対して，眼鏡処方箋の交付を行わずに矯正視力検査を実施した場合には，３月に１回に限り，小児矯正視力検査として35点を所定点数に加算する。この場合において，D263矯正視力検査は算定しない。

⑤白内障の術後など屈折が変動する場合を除き，頻回に行う検査ではない。

適応疾患 ▶屈折異常の疾患（近視，遠視，近視性乱視，遠視性乱視，混合乱視など）

使用物品 視力表，検眼用眼鏡枠，検眼用レンズ，クロスシリンダー，検影器，レフケラトメーター，オートレフケラトメーター，散瞳薬，調節麻痺薬など

D262 調節検査 70点

調節とはピント合わせのことである。若いうちは遠くのものを見たり，本や新聞などの近くのものを見たりしてもピントが合う。これは無意識のうちに調節力が働くからである。しかし中年以降になると調節力が低下し，近くのもの，とくに本や新聞などを読むのに支障が出るようになる。これが老視である。調節検査とはこの調節力を測定する検査である。検査を反復して行うなど負荷を与えて検査するのが負荷調節検査である。

遠点，すなわちはっきり見ることのできる遠くの距

離と，近点，すなわちはっきり見ることのできる近くの距離より調節力を計算する。調節力測定に使用される機器には石原式近点計，定屈折近点計，アコモドポリレコーダー，他覚的に検査可能なアコモドメーターなどがある。

《保険請求》

①両眼検査でも片眼検査でも，また調節力検査および調節時間検査などを含めた検査方法の種類にかかわらず，所定点数で算定する。
②負荷調節検査を行って，負荷の前後に検査を行った場合には2倍の点数を限度として算定できる。
③頻回に行う検査ではない。

適応疾患　▶調節に異常をきたす疾患（老視，調節麻痺，調節緊張症など）

使用物品　石原式近点計，定屈折近点計，アコモドポリレコーダー，アコモドメーターなど

D263　矯正視力検査

1	眼鏡処方箋の交付を行う場合	69点
2	1以外の場合	69点

文字どおり矯正視力，すなわち近視・遠視・乱視を検眼用のレンズで矯正して測定する視力検査である。ちなみに矯正を行わないで測定した視力は裸眼視力という。5 mの距離で測定する遠見視力測定と30cmの距離で測定する近見視力測定がある。

検眼用の眼鏡枠に検眼用のレンズを装着し，遠見視力と近見視力はそれぞれ別の視力表で測定する。

《保険請求》

①矯正視力検査とD261屈折検査を同時に算定できるのは，屈折異常の疑いがあるとして初めて検査を行った場合，すなわち屈折異常の病名が初めてついた日と，眼鏡処方箋を交付した日に限られる。後者の場合は「1」**眼鏡処方箋の交付を行う場合**で算定する。その他の矯正視力検査は「2」**1以外の場合**で算定する。
②レンズメーターによる眼鏡の検査は矯正視力検査に含まれる。
③眼内疾患の急性期や眼内手術後で，視力の変動があり得る場合は月2回以上の検査もあり得る。
④眼内疾患で通院中の場合は，病名にもよるが，ルーチン検査として定期的な検査が認められる場合もある。

適応疾患　▶屈折異常の疾患（近視，遠視，近視性乱視，遠視性乱視，混合乱視など）

使用物品　遠見視力表，近見視力表，検眼用眼鏡枠，検眼用レンズなど

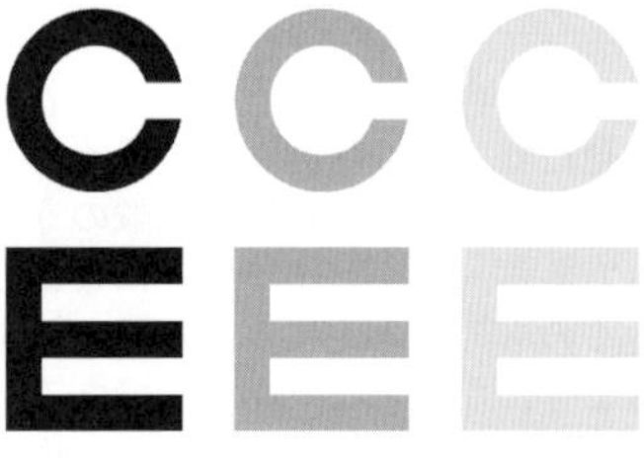

図3-106　コントラスト感度
左がコントラストが高く，右がコントラストが低い。

D263-2　コントラスト感度検査　207点

空間周波数特性（MTF）を用いた視機能検査である。コントラスト感度とは対比感度のことである。図3-106においては左のほうがコントラストが高く，右のほうがコントラストが低い。コントラストの高いほうが見た物の識別が容易である。

通常の視力表は白地に黒色のランドルト環や文字などが書かれており，コントラストが高い状態で視力を測定している。しかし，日常生活ではむしろコントラストの低い物を見ることのほうが多い。白内障患者などにおいては，通常の矯正視力は良好でも，日常生活では不便を感じており，コントラスト視力を測定すると低下していることもよくみられる。すなわちコントラスト視力は，実用視力（quality of vision：視覚の質）を反映していると言える。

コントラスト感度は白内障・白内障術後・角膜疾患・屈折矯正術後・緑内障・視神経炎・網膜剥離・黄斑疾患などで低下するが，保険請求上は白内障患者に限られている。

《保険請求》

①水晶体混濁があるにも関わらず矯正視力が良好な白内障患者であって，K282水晶体再建術の手術適応の判断に必要な場合に算定する。
②手術の前後にそれぞれ1回に限り算定する。

適応疾患　▶白内障 ▶白内障術後

使用物品　コントラスト視力表，コントラスト感度検査装置など

D264　精密眼圧測定　82点

注　負荷測定加算　55点

眼圧とは眼球の内圧のことである。眼内では房水という眼球の栄養や代謝などに関与する水分が産生され，眼外へ流出して眼圧の維持にも関与している。眼圧を測定するのが精密眼圧測定であるが，旧式の検査法では算定できないこともある。

眼圧上昇をきたす疾患としては緑内障が有名であるが，最近では正常眼圧緑内障がかなりの割合を占めており，必ずしも眼圧が上昇するとは限らない。逆に外傷後の低眼圧症のように眼圧の低下する疾患も存在する。また誘発試験，もしくは負荷試験といって，ある特定の状態で眼圧が上昇するかどうかを調べる検査がある。これには飲水試験，ステロイド点眼試験，暗室試験，うつむき試験，散瞳試験などがある。

最近よく使用される機材は，アプラネーショントノメーターであるゴールドマン眼圧計（図3-107）とノンコンタクトトノメーターすなわち非接触眼圧計（図3-108）である。ゴールドマン眼圧計は細隙灯顕微鏡に組み込まれている。点眼麻酔を行い，フルオレセイン試験紙で涙液を染色し，眼圧計の先端部を角膜に接触させて測定する。同様の原理で測定する手持ち式の眼圧計もあり，往診用などで使用される。非接触眼圧計

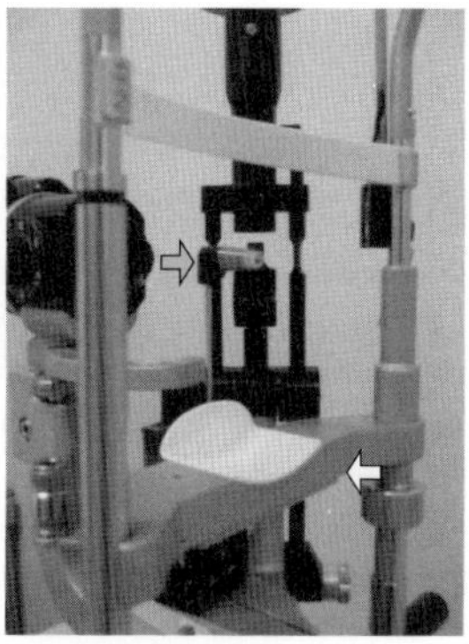

図3-107 細隙灯顕微鏡に組み込まれているゴールドマン眼圧計
白矢印の部位に顔を乗せてもらい，眼圧計（青矢印）を角膜に接触させて眼圧を測定する。

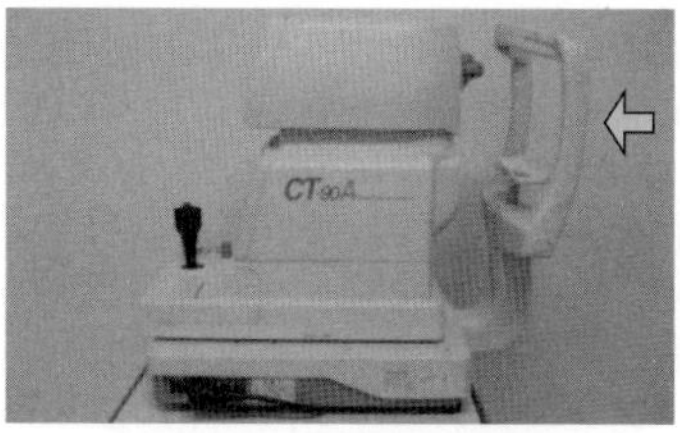

図3-108 非接触眼圧計
矢印の部位に顔を乗せてもらい検査する。

は空気を角膜に噴射して測定する。測定および結果の表示は自動的に行われる。

点数表に記載のある「ディファレンシャル・トノメトリーにより眼内圧を測定する場合（眼球壁の硬性測定検査を行った場合を含む）」とは，シェッツ眼圧計で重錘（おもり）を変えて測定した場合などである。仰臥位で点眼麻酔後，眼圧計を角膜に接触して測定するシェッツ眼圧計は最近はあまり使用されない。

また，シェッツ眼圧計と同様のミューラー電気眼圧計を使用して房水の流出率を求めるのがトノグラフィーであるが，これも最近ではあまり行われない。

《保険請求》

①水分の多量摂取，薬剤の注射，点眼，暗室試験等の負荷により誘発試験もしくは負荷試験を行った場合，トノグラフィーを行った場合は，負荷測定加算として，55点を加算する。
②シェッツ眼圧計で1種類の重錘のみで測定した場合は算定できない。
③D276網膜中心血管圧測定に際しての精密眼圧測定は別に算定できない。
④眼内疾患の急性期や眼内手術後で眼圧の変動があり得る場合は，頻回に検査することもあり得る。
⑤眼内疾患で通院中の場合は，病名にもよるが，ルーチン検査として月1回程度は認められる場合もある。
⑥ステロイド薬の副作用に緑内障があるが，そのチェックのための眼圧測定などの場合はその旨レセプトに記載するほうが望ましい。

適応疾患 ▸正常眼圧緑内障や高眼圧症などを含めた緑内障関連の疾患 ▸続発性緑内障を起こす疾患 ▸外傷による低眼圧など眼圧の低下する疾患（緑内障，高眼圧症，ぶどう膜炎，虹彩炎，虹彩毛様体炎，ベーチェット病，フォークト・小柳・原田病，ポスナーシュロスマン症候群，ステロイド薬使用時の副作用チェック，隅角後退，低眼圧黄斑症，網膜剥離，脈絡膜剥離など）

また眼球自体の疾患であれば，経過観察のために認められることが多い。

使用物品 ゴールドマン眼圧計，細隙燈顕微鏡，点眼麻酔薬，フルオレセイン試験紙，非接触眼圧計など

D265 角膜曲率半径計測 84点

角膜前面の曲率半径と主経線方向の測定である。角膜，特に角膜前面がどのようにカーブしているかを検査する。これらは眼の屈折，すなわち近視・遠視・乱視を決定する1つの要素である。

コンタクトレンズを処方する場合には，コンタクトレンズのベースカーブを決定するために測定する。また白内障手術の際に挿入する眼内レンズの度数は，この角膜曲率半径の値とD215超音波検査「1」Aモード法，もしくはD269-2光学的眼軸長測定で測定した眼軸長の値から計算する。

測定はケラトメーターもしくはオフサルモメーターという機器で行う。最近では自動的に測定するオートケラトメーター，さらに1つの機器で屈折検査も行えるオートレフケラトメーター（図3-105参照，p.181）が主流になってきている。

《保険請求》

①白内障の術前検査などで行う場合は，その旨がわかる病名や記載のあることが望ましい。
②白内障手術や角膜移植などで角膜曲率半径が変化する場合を除けば，頻回に行う検査ではない。

適応疾患 ▸屈折異常の疾患（近視性乱視，遠視性乱視，混合乱視など）▸白内障の術前検査など

使用物品 ケラトメーター，オフサルモメーター，オートケラトメーター，オートレフケラトメーターなど

D265-2 角膜形状解析検査 105点

D265角膜曲率半径計測は角膜の中央部を測定しているのに対し，この角膜形状解析検査は角膜全体の形状を検査する。乱視，とくに不正乱視という角膜前面の形状が不規則な場合や，角膜形状が変化する疾患，たとえば円錐角膜といって，角膜の中央部が前方に突出する疾患などでこの検査が有用である。また角膜の形状自体を変化させる手術の場合や，手術後に角膜の形状が変化する可能性のある場合などに行われる。

角膜形状解析装置という機器で行う。コンピュータ処理を行い，角膜の形状をカラーで表示したりすることができる（図3-109）。

《保険請求》

①角膜移植後の患者の場合は2カ月に1回を限度として算定する。
②高度角膜乱視を伴う白内障患者の場合は手術前後各

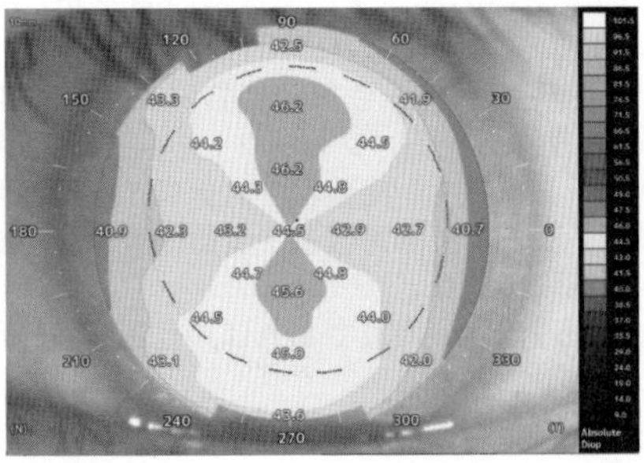

図3-109　角膜形状解析の画像
〔原図はカラー写真。トーメーコーポレーション（株）提供〕

１回に限り算定する。
③検査は月１回と定められており，同一月内に行ったD265角膜曲率半径計測は所定点数に含まれる。
④不正乱視，前述の適応以外の白内障手術，その他手術後に角膜の形状が変化する可能性のある場合，コンタクトレンズ処方時などにも行われるが，それらは算定できない。
⑤角膜の屈折矯正手術，いわゆる近視の手術など，角膜の形状を変化させる手術の場合も算定できない。
⑥上記⑤に関連して，レーザーでの屈折矯正手術はそれ自体が保険外診療となっている。

適応疾患　▶角膜の中央部が前方に突出する円錐角膜など角膜形状が変化する疾患 ▶角膜移植術後の患者 ▶２ジオプトリー以上の角膜乱視を伴う白内障患者の手術前後

使用物品　角膜形状解析装置

D266　光覚検査　42点

明るい場所から暗い部屋へ入ると最初は見にくいが，時間がたつと見えるようになってくる。これが暗順応である。網膜色素変性などの夜盲性疾患ではこの暗順応が障害される。この暗順応を検査するのが光覚検査である。アダプトメーターすなわち暗順応計という機器を使用して検査する。

《保険請求》

頻回に行う検査ではない。

適応疾患　▶先天夜盲症（小口病，白点状眼底など） ▶後天夜盲症（網膜色素変性）

使用物品　暗順応計

D267　色覚検査

１　アノマロスコープ又は色相配列検査を行った場合	70点
２　１以外の場合	48点

色覚異常の検査である。色覚異常には先天色覚異常と後天色覚異常がある。先天色覚異常は遺伝性である。

「１」アノマロスコープ又は色相配列検査を行った場合とは，アノマロスコープという機器を使用して行った場合と，色相配列検査，すなわちいろいろな色のついたキャップ（図3-110）を順番に並べてもらい検査した場合である。

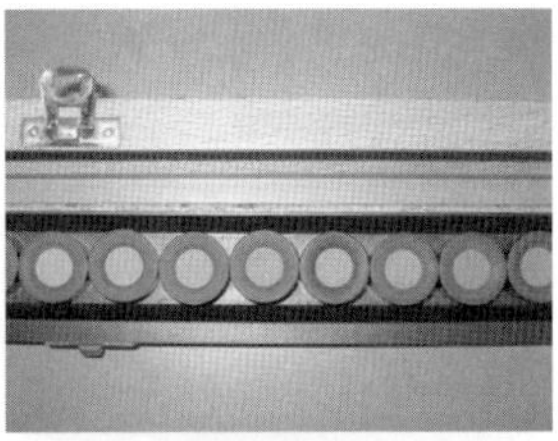

図3-110　色相配列検査に使用されるパネルD-15
（原図はカラー写真）
いろいろな色がついたキャップが15個あり，このキャップを似た色の順番に並べてもらい検査する。

「２」１以外の場合とは，ランタンテストというランタン型の機器を使用して行った場合と，色覚検査表を使用して定量的検査（程度判定）を行った場合である。

《保険請求》

①色覚検査表により単にスクリーニング検査，すなわち色覚異常の有無の検査を行ったのみでは算定できない。
②頻回に行われる検査ではない。

適応疾患　▶先天色覚異常 ▶後天色覚異常（網膜・脈絡膜疾患，視神経疾患，脳疾患など）

使用物品　アノマロスコープ，パネルD-15，ランタン（型検査器），色覚検査表など

D268　眼筋機能精密検査及び輻輳検査　48点

眼球には６つの筋肉（外眼筋）が付着しており，眼窩という顔面の骨の窪みのなかに存在する。この外眼筋は脳の神経の支配を受けて眼球の運動に関与している。これにより上下左右などあらゆる方向を見ることが可能となる。輻輳とは近くの物を見るときに両眼を内側に寄せて見ることをいう。

検査にはマドックス正切尺（正切スカラ）などを使う。マドックス正切尺とは大きなメジャーのようなものである。赤いレンズを装用してマドックス正切尺の中央にある光源を見ると，縦に赤色の線が見える。この赤い線と光源とのずれ具合を測定するのが，マドックスによる複像検査や正切スカラによる眼位の検査である。なお，複像とは物が２つ以上に見えること，つまり物がだぶって見えることである。

遮閉試験も眼位の検査である。一点を固視した状態で片眼を遮閉したり遮閉をとったりして眼の動きを観察し，内斜視や外斜視の有無などを調べる。片眼を遮閉し，ついでその眼の遮閉をとって他眼を遮閉するのが交代遮閉試験であり，眼位のずれを最大限に引き出すことができる。いろいろな度数のプリズムを使用してこれらの検査を行うことにより，眼位のずれの程度，すなわち斜視角を定量することが可能である。これがプリズムを用いた遮閉試験（交代遮閉試験）である。

ヘス赤緑試験は図3-111のような機器を使用して行う。スクリーンに赤色のスポットが投影され，患者は片眼に赤色，他眼に緑色のレンズを装用し，緑色のスポットを動かして重ねるようにする。スクリーンの赤

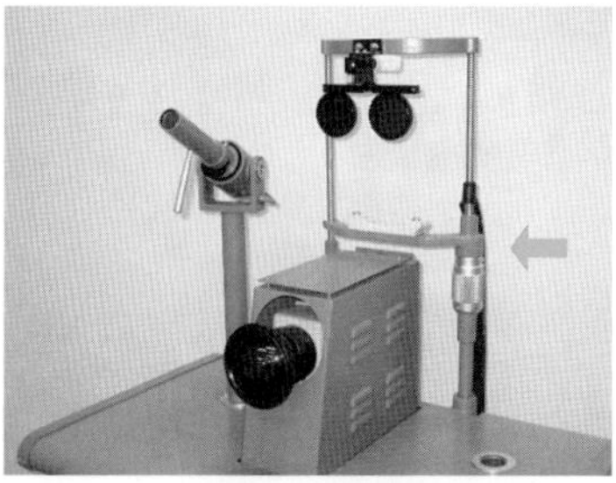

図3-111 ヘス赤緑試験を行う機器
矢印の部位に顔を乗せてもらい，片眼に赤色，他眼に緑色のレンズを装用して検査する。

色のスポットは緑色のレンズを装用したほうの眼でしか見えず，患者が重ねる緑色のスポットは赤色のレンズを装用したほうの眼でしか見えない。すなわち片眼で見えたスポットと他眼で見えたスポットのずれの程度を9方向（正面・上・下・右・左・右上・右下・左上・左下）において記録する（図3-112）。このパターンにより麻痺している外眼筋や神経を判定する。

輻輳近点検査とは，最大に輻輳を行った場合の近点の検査である。すなわち，どのくらい近くまで眼を内側に寄せて，物をだぶらないで見ることができるかの検査である。

その他，単なる遮閉－遮閉除去試験，9方向における眼位検査，固視検査，頭部を傾斜させたりして眼位を検査するBielschowsky頭部傾斜試験及びParksの3ステップテストなど，機器や器具を使用しない視診での眼球運動検査でも算定可能である。

《保険請求》

疾患の急性期には1カ月に2回以上の算定もあり得るが，その旨注記することが望ましい。

適応疾患 ▶眼筋麻痺・眼窩の疾患・脳の疾患・甲状腺眼症など眼筋やその支配神経が障害され眼球運動が制限される疾患 ▶斜視など片眼ずつの眼球運動は正常だが両眼の視線のずれる疾患 ▶複視（物が二重に見える）などの症状があり原因を検索する場合など（動眼神経麻痺，外転神経麻痺，滑車神経麻痺，上斜筋麻痺，眼窩腫瘍，眼窩蜂巣炎，眼窩壁骨折，脳梗塞，脳出血，脳腫瘍，甲状腺眼症，内斜視，外斜視，上下斜視，下斜筋過動，複視など）

使用物品 マドックス正切尺（正切スカラ），プリズム，ヘス赤緑試験検査機器

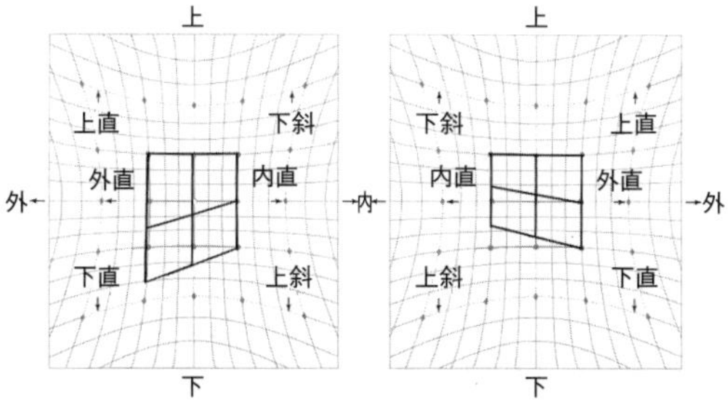

図3-112 ヘス赤緑試験を記録したもの
この場合は右上斜筋麻痺と診断される。

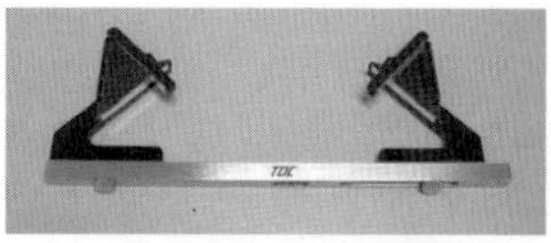

図3-113 ヘルテルの眼球突出計
眼の前に固定して眼球突出度を測定する。

D269 眼球突出度測定 38点

眼球は顔のなかで窪んだ部位，すなわち眼窩という骨に囲まれた部位に位置している。ちなみに眼窩の上は骨を隔てて脳であり，眼窩の下と内側は骨を隔てて副鼻腔である。この眼窩には，眼球のみならず眼を動かす筋肉（外眼筋）・神経・血管・脂肪などさまざまな組織が存在する。

眼窩内，とくに眼球の後部に炎症や出血などが起こったり腫瘍などが存在したりすると，眼球が圧迫されて前方に移動する。これが眼球突出である。眼窩内の疾患のみならず，副鼻腔の炎症や腫瘍などが眼窩内に波及して眼球突出をきたすこともある。また，甲状腺機能亢進症（バセドー病）なども眼球突出を起こす。これを甲状腺眼症という。

逆に眼球が後方に移動することを眼球陥凹という。たとえば，外傷で眼窩下壁の骨折（眼窩吹き抜け骨折）が起こると眼窩内組織が下の上顎洞に落ち込んで眼球陥凹を来す。

測定には，ヘルテルの眼球突出計（図3-113）がよく使用される。

《保険請求》

疾患の急性期を除き，頻回に行われる検査ではない。

適応疾患 ▶眼窩の炎症性ならびに腫瘍性疾患 ▶副鼻腔疾患の眼窩内波及 ▶甲状腺眼症 ▶眼窩壁の骨折 ▶その他眼球突出・眼球陥凹をきたす疾患（眼窩蜂巣炎，眼窩腫瘍，副鼻腔炎・副鼻腔のう胞・鼻副鼻腔腫瘍などの眼窩内波及，眼窩骨折，眼窩吹き抜け骨折など）

使用物品 ヘルテルの眼球突出計など

D269-2 光学的眼軸長測定 150点

白内障手術の術前検査として，手術時に挿入する眼内レンズの度数を決めるために眼軸長を測定する。眼軸長測定は従来，D215超音波検査「1」Aモード法しか方法がなかったが，最近では本項の光学式測定法も行われるようになった。超音波による測定と違い角膜に接触しないという利点があり，また光学式測定のほうが測定精度が高い。測定装置を図3-114に示す。

《保険請求》

非接触型機器を用いて眼軸長を測定した場合に算定する。接触型Aモード法で測定した場合はD215超音波検査「1」Aモード法により算定する。

適応疾患 ▶白内障の術前検査など

使用物品 光学式眼軸長測定装置

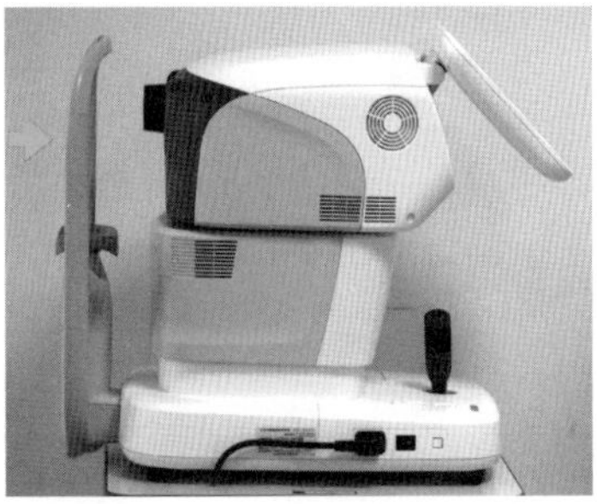

図3-114　光学式眼軸長測定装置
矢印の部位に顔を乗せてもらい検査する。

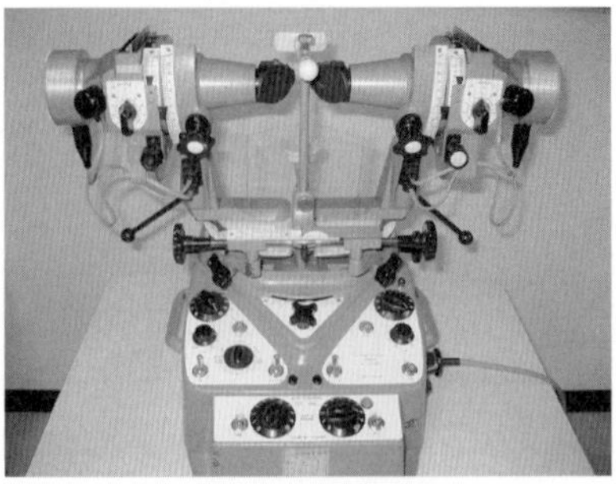

図3-115　大型弱視鏡
奥に顔を乗せ，右眼・左眼で別々に黒い筒のような部位をのぞき込んでもらい検査する。

D270-2　ロービジョン検査判断料　250点

ロービジョンとは生活に何らかの支障を来す視覚の障害である。身体障害者福祉法別表に定める障害程度の視覚障害を有するもの（ただし身体障害者手帳の所持の有無を問わない）に対して，D282-3のコンタクトレンズ検査料を除く眼科学的検査を行い，その結果を踏まえ，患者の保有視機能を評価し，それに応じた適切な視覚的補助具（補装具を含む）の選定と，生活訓練・職業訓練を行っている施設等との連携を含め，療養上の指導管理を行った場合に限り算定する。

《保険請求》

①厚労省主催視覚障害者用補装具適合判定医師研修会（眼鏡等適合判定医師研修会）を修了した医師が，D282-3コンタクトレンズ検査料を除く眼科学的検査を行い，その結果を判断した際に算定する。
②施設基準に適合しているものとして届け出た保険医療機関において行われる場合に算定する。
③月に1回に限り算定する。

適応疾患　▶先天網膜疾患▶視神経疾患▶弱視など▶ロービジョンとなる可能性のある視覚障害

使用物品　眼科検査に使用する機器，拡大読書器・ルーペ・点字関連機器などのリハビリテーションに使用する機器

D271　角膜知覚計検査　38点

角膜は知覚が非常に敏感な組織であり，このことが自己防御に役立っている。角膜には三叉神経が来ており，三叉神経麻痺では知覚が低下する。また角膜ヘルペス，角膜移植手術，白内障手術，コンタクトレンズ長期装用などで角膜知覚が低下する。

検査には，コシェ・ボネ角膜知覚計というペン型の角膜知覚計がよく使用される。ナイロン糸が先端についており，このナイロン糸で角膜の知覚を検査する。ナイロン糸の長さを変えることで定量的な検査も可能である。

《保険請求》

①頻回に行われる検査ではない。
②白内障手術・角膜移植術の術後の場合やコンタクトレンズ長期装用時の場合は，検査が必要である理由を注記するほうが望ましい。

適応疾患　▶三叉神経麻痺▶ヘルペス角膜炎▶白内障手術や角膜移植術の術後など

使用物品　角膜知覚計など

D272　両眼視機能精密検査，立体視検査（三杆法又はステレオテスト法による），網膜対応検査（残像法又はバゴリニ線条試験による）　48点

物を見るときには右眼と左眼とでそれぞれ別々に同じ物を見ているが，実際には1つの物として感じている。これが両眼視機能であり，無意識のうちに行っている。立体視，すなわち立体的に見られたり遠近感がわかるのも両眼視機能があるからである。正常な場合は網膜の中心窩という網膜の中心の部分で，両眼とも物を見ている。これが網膜正常対応で，そうでない場合が網膜異常対応である。

両眼視機能は大型弱視鏡・Worth 4灯法・赤フィルター法などで，立体視は三杆法・ステレオテスト法などで，網膜対応は残像法・バゴリニ（バゴリーニ）線条（線状）試験などで検査する。

大型弱視鏡（図3-115）は，右眼と左眼に別々の物，たとえば右眼に動物，左眼に檻を見せて動物が檻に入っているように見えるかどうかを検査する。この大型弱視鏡は立体視や網膜対応も検査できる。

Worth 4灯法では，患者に赤色や緑色の眼鏡を装用させ，赤1つ・緑2つ・白1つの円形の光を見せて，何色の光がいくつ見えるかを答えさせて検査する。

赤フィルター法では，片眼に赤色のガラスを装用して電球を見せ，その電球がどこに見えるかで検査する。

三杆法とは，3本の棒を並べておき，真ん中の棒を前後に動かしてその棒が左右の棒と並んだ瞬間を答えさせるもので，二種免許や大型免許などの運転免許試験でも行われている。

ステレオテスト法には，たとえば図3-116のようなチトマスステレオテストがある。これは専用の偏光眼鏡を装用し，図3-116のなかで飛び出して見える丸や動物などを答えてもらう。いわば3D映画のようなものである。

残像法では，片眼に縦方向，他眼に横方向の残像をつくり，両眼での見え方を検査する。網膜正常対応であれば「＋」の字に見える。

バゴリニ線條（線状）試験とは，専用の眼鏡を装用

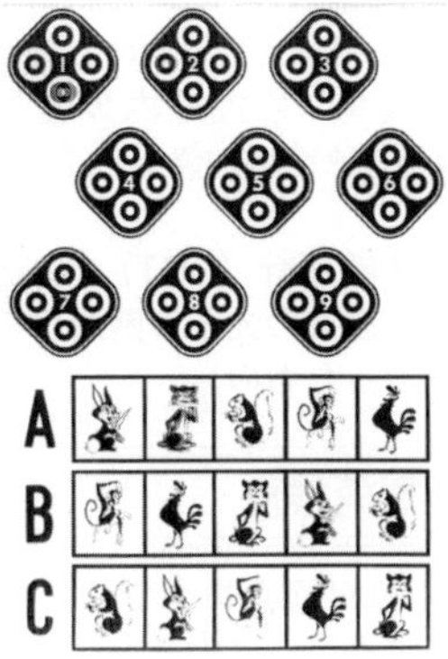

図3-116 チトマスステレオテスト
専用の眼鏡を装用し，飛び出して見える丸や動物を答えてもらう。

させて光を見せると「×」の線が見えるが，この見え方により判定を行う。

両眼視機能検査・立体視検査・網膜対応検査には他にも種々の検査法がある。また1つの検査法で両眼視機能・立体視・網膜対応など複数の検査が可能な検査法も多い。

《保険請求》

斜視視能訓練や弱視視能訓練を行っている場合などは月2回以上の請求もあり得る。

適応疾患 両眼視機能精密検査 ▶斜視や弱視など両眼視機能に異常をきたす疾患（内斜視，外斜視，上下斜視，下斜筋過動，不同視，弱視など）
立体視検査 ▶斜視や弱視など両眼視機能に異常をきたす疾患（内斜視，外斜視，上下斜視，下斜筋過動，不同視，弱視など）
網膜対応検査 ▶斜視や弱視など両眼視機能に異常をきたす疾患（内斜視，外斜視，上下斜視，下斜筋過動，不同視，弱視など）

使用物品 大型弱視鏡，Worth 4 灯器，専用眼鏡（赤緑眼鏡，偏光眼鏡など），三柱深径覚計，チトマスステレオテスト，電光残像装置，バゴリニレンズなど

D273 細隙灯顕微鏡検査〔前眼部〕 48点
注 フィルム費用加算 購入価格／10

眼部を細隙灯顕微鏡（図3-88参照，p.175）で拡大して観察する。眼球表面および眼内のみならず，結膜・眼瞼などの眼球周囲も拡大して観察可能である。眼球も表面の角膜から前房・虹彩・水晶体など，さらに散瞳して専用のレンズを併用することにより硝子体・眼底まで観察できる。また斜めに細い光を入れて観察することにより，断面の所見，すなわち横から見た所見を得ることができる。散瞳しないで検査した場合が本項で，散瞳してさらに奥の硝子体・眼底まで検査した場合がD257細隙灯顕微鏡検査（前眼部及び後眼部）となる。またフルオレセインなどの色素で角膜や結膜の表面を染色して，上皮欠損すなわち傷の範囲や形状を検査するのが生体染色での細隙灯顕微鏡検査である。

細隙灯顕微鏡写真は図3-97（p.178）を参照のこと。生体染色を行う場合はフルオレセイン試験紙などを使用する。

《保険請求》

①検査回数にかかわらず，1回の受診で1回算定する。
②D257細隙灯顕微鏡検査（前眼部及び後眼部）と同時には算定できない。
③細隙灯顕微鏡写真を撮影した場合，使用したフィルムおよび現像の費用は，10円で除して得た点数を加算することができる。インスタントフィルムを使用した場合は，フィルムの費用として10円で除した点数を加算するが，1回当たりの上限は16点に決まっている。
④細隙灯顕微鏡検査（前眼部）を行った後，生体染色を施して再検査を行った場合は，再検査1回に限り本項により算定する。
⑤生体染色に使用したフルオレセイン試験紙は別に算定できる。
⑥1カ月の検査回数は病変の進行度や重症度に応じて異なってくる。
⑦生体染色を行う場合は，上皮欠損を起こす角膜疾患や結膜疾患などの病名が必要である。

適応疾患 ▶眼球表面および眼内の疾患のみならず▶結膜・眼瞼疾患など▶目で見て変化の起こる疾患（内反症，睫毛乱生症，麦粒腫，霰粒腫，マイボーム腺梗塞，結膜炎，結膜下出血，結膜浮腫，アレルギー性結膜炎，春季カタル，流行性角結膜炎，瞼裂斑，翼状片，結膜結石，結膜腫瘍，結膜異物，結膜裂傷，角膜炎，角膜症，ドライアイ，角膜びらん，角膜潰瘍，ヘルペス角膜炎，円錐角膜，角膜混濁，角膜腐蝕，角膜異物，角膜裂傷，上強膜炎，強膜炎，緑内障，高眼圧症，白内障，眼内レンズ挿入眼，後発白内障，水晶体脱臼，ぶどう膜炎，虹彩炎，涙管断裂，前房出血など）

使用物品 細隙灯顕微鏡，フルオレセイン試験紙など

D274 前房隅角検査 38点

角膜と虹彩の交叉する部位（外から見ると角膜と結膜・強膜の境界部のすぐ奥）に存在するのが前房隅角である。ここは眼内で分泌される房水が眼外へと流出する部位で，いってみれば眼内の水の出口に当たる。この部位が詰まったり閉塞したりすると眼内の水が外へ流出できなくなり，眼内にたまって眼圧が上昇する。これが緑内障である。

前房隅角検査はこの前房隅角の検査であるが，通常の細隙燈顕微鏡検査では見えない部位であるため，角膜に専用のレンズ（隅角鏡，図3-117）をのせて光を反射させて観察する。隅角が広いか狭いかに加えて隅角の所見も検査する。あわせて眼底観察も可能なレンズもある。また角膜表面とレンズの裏面に空気が入らな

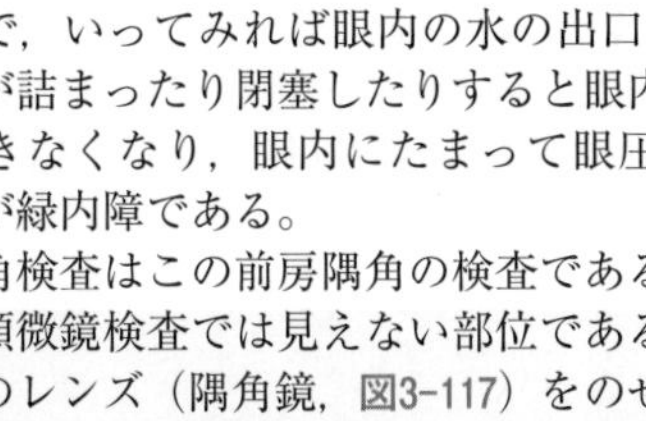

図3-117 前房隅角検査に使用する隅角鏡
レンズを角膜に乗せて細隙燈顕微鏡で観察する。

生体検査

眼 科

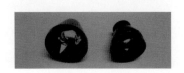

いよう粘性のある液体を使用する。

《保険請求》

①眼底検査を行う際には散瞳して行うが，狭隅角の患者を散瞳すると閉塞隅角緑内障を起こすことがある。したがって，前房隅角検査を行って開放隅角であることを確認してから散瞳すべきであるが，この場合は算定できないことが多い。

②適応疾患の病名が必要となる。

③頻回に行う検査ではないが，疾患の急性期には1カ月2回以上の算定もあり得る。

適応疾患 ▶開放隅角緑内障・閉塞隅角緑内障の鑑別 ▶特殊な緑内障の診断時 ▶浅前房もしくは狭隅角で閉塞隅角緑内障を起こしやすい状態 ▶ぶどう膜炎 ▶眼球打撲などの眼外傷（緑内障，高眼圧症，浅前房，狭隅角，ぶどう膜炎，虹彩炎，虹彩毛様体炎，ポスナーシュロスマン症候群，眼球打撲傷，隅角後退など）

使用物品 細隙燈顕微鏡，隅角鏡，点眼麻酔薬，スコピゾル（コンタクトレンズ角膜装着補助剤）

D274-2 前眼部三次元画像解析 265点

D256-2眼底三次元画像解析は後眼部である眼底を検査するが，本検査は前眼部（角膜，前房隅角，虹彩など）の断層面を三次元的すなわち立体的に観察したり（図3-118），コンピュータで処理することにより定量的に評価したりする。眼球に非接触で施行可能で，非侵襲的な検査である。特に角膜混濁症例において，角膜の厚みや虹彩前癒着などの前房隅角の状態を検査する場合に有用であり，手術適応や手術術式の決定に役立つ。

角膜混濁・角膜ジストロフィー・角膜変性・水疱性角膜症・円錐角膜といった角膜に混濁をきたす疾患，角膜移植術前後における前眼部観察，閉塞隅角緑内障・狭隅角といった緑内障関連疾患などで行われるが，保険請求上は急性緑内障発作を疑う狭隅角眼，角膜移植術後または外傷後毛様体剥離の患者に限られている。

《保険請求》

①患者1人につき月1回に限り算定する。

②前眼部三次元画像解析と併せて行ったD265-2角膜形状解析検査およびD274前房隅角検査の費用は，所定点数に含まれる。

③急性緑内障発作を疑う狭隅角眼，角膜移植術後または外傷後毛様体剥離の患者に対して算定する。

適応疾患 ▶狭隅角（急性緑内障発作を疑う場合） ▶角膜移植術後（急性緑内障発作を疑う場合） ▶外傷後毛様体剥離

使用物品 光干渉断層計（OCT）（前眼部用の光干渉断層計もしくは通常の光干渉断層計に前眼部用のオプションを装着したもの）

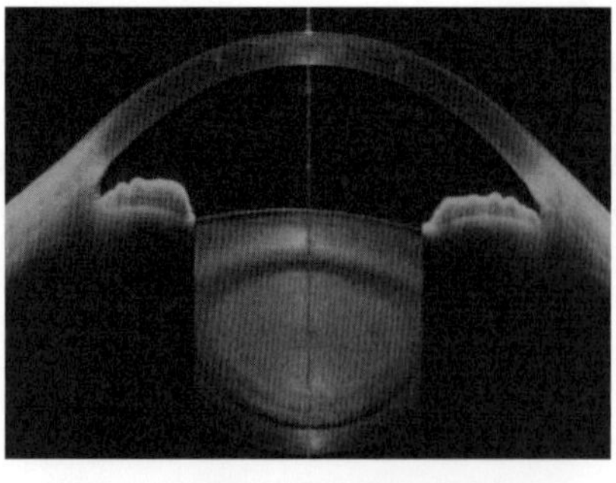

図3-118 前眼部三次元画像解析の画像
〔トーメーコーポレーション（株）提供〕

D275 圧迫隅角検査 76点

D274の通常の前房隅角検査では狭隅角の場合，隅角をすべて観察することはできない。通常の隅角鏡もしくは専用の隅角鏡（圧迫隅角鏡）などを使用して，角膜を圧迫することにより，隅角を広げて隅角の底部までを観察する。

《保険請求》

頻回に行う検査ではないが，疾患の急性期には1カ月2回以上の算定もあり得る。

適応疾患 ▶閉塞隅角緑内障 ▶狭隅角（緑内障，高眼圧症，狭隅角など）

使用物品 細隙燈顕微鏡，隅角鏡，圧迫隅角鏡，点眼麻酔薬，スコピゾル（コンタクトレンズ角膜装着補助剤）など

D275-2 前房水漏出検査 149点

白内障・緑内障などの眼内手術術後や角膜裂傷などの眼外傷後に，創口の閉鎖が良好であるかどうかを判断するために，創口からの前房水漏出の有無を調べる検査である。Seidel試験とも言われる。フルオレセイン試験紙で涙液を染色して細隙燈顕微鏡で観察する。前房水も涙液も透明であるためそのままではわかりにくい前房水漏出が，涙液を染色することにより判定しやすくなる。

白内障術後・緑内障術後・角膜移植術後・穿孔性眼外傷術後・眼球破裂術後といった眼内手術術後，穿孔性眼外傷・眼球破裂といった眼外傷などにおいて行われることが多いが，保険請求上は緑内障術後に限られている。

《保険請求》

①緑内障濾過手術後の患者であって，術後1年を経過していないものについて，前房水漏出が強く疑われる症例に対して行った場合に限り算定する。

②当該検査について十分な経験を有する医師により実施された場合に算定する。

適応疾患 ▶緑内障術後（濾過手術後）

使用物品 細隙燈顕微鏡，フルオレセイン試験紙など

D277 涙液分泌機能検査，涙管通水・通色素検査 38点

涙液は眼球の上外方に存在する涙腺で分泌され，角膜や結膜を潤している。そのため涙液が少なくなると角膜や結膜が乾燥して障害が起こる。涙液分泌機能検査とはこの涙液の分泌量を調べる検査である。一方，涙液は内眼角部（眼瞼の鼻側の部位）にある涙点より

生体検査

眼 科

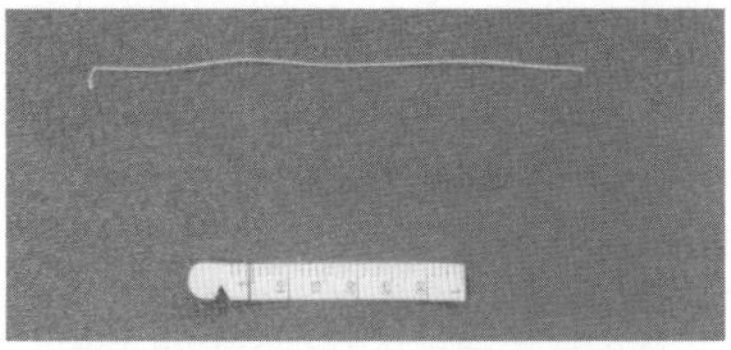

図3-119 涙液分泌機能検査に使用するシルマー(Schirmer)試験紙(濾紙，下)と綿糸(上)

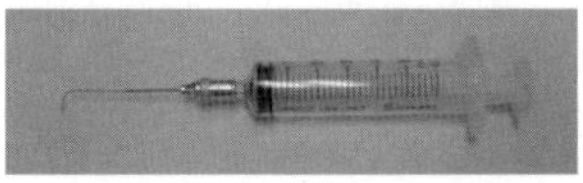

図3-120 涙管通水検査に使用する注射筒と涙管洗浄針
左側の注射筒の先についているのが涙管洗浄針。

涙小管・涙嚢・鼻涙管といった涙道を通り鼻内に排出される。この涙道に閉塞があると流涙，すなわち涙が多いという症状が起こる。涙道の閉塞の有無を調べるのが涙管通水・通色素検査である。

涙液分泌機能検査とは涙液の分泌量を調べる検査であり，代表的なものとしてシルマー(Schirmer)試験がある。これは細長い短冊状の濾紙(図3-119，下)を眼瞼結膜と球結膜の間にはさみ，一定時間後に濾紙がどれだけ湿るかを計測するものである。また綿糸(図3-119，上)を使用して行う方法もある。

涙道の閉塞の有無を調べるのが涙管通水・通色素検査である。涙点より生理食塩液などを注射筒と涙管洗浄針(図3-120)で注入し鼻内に流れるかどうかを検査する。通色素検査とはフルオレセインなどの色素で涙液を染色し，染色された液が鼻内に出てくるかどうかを調べる検査である。

《保険請求》

①涙液分泌機能検査は頻回に行う検査ではない。
②涙管通水・通色素検査は疾患の急性期には月2回以上の算定もあり得る。

適応疾患 涙液分泌機能検査 ▶乾性角結膜炎やドライアイといった涙液の分泌が減少する疾患 ▶乾性角結膜炎を起こす全身疾患であるシェーグレン症候群

涙管通水・通色素検査 ▶鼻涙管閉鎖症・涙のう炎などの涙道の閉塞や狭窄に関係した疾患 ▶流涙の原因検索

使用物品 シルマー(Schirmer)試験紙，綿糸，生理食塩液，注射筒，涙管洗浄針，フルオレセイン試験紙など

D277-2 涙道内視鏡検査 640点

涙液は涙点より涙小管・涙嚢・鼻涙管といった涙道を通り鼻内に排出される。涙道は細い管状の構造をしているため，涙道内を観察するためには専用の涙道内視鏡が必要となる。涙点から専用の内視鏡を挿入して，涙道閉塞部位・涙石の有無などを検査する。頻度は少ないが腫瘍が発見されることもある。

本検査は単独で行われるよりも，涙管チューブ挿入術・涙嚢鼻腔吻合術・涙小管形成手術といった手術時に併用されることが多い。

《保険請求》

同一日にK202涙管チューブ挿入術を実施した場合には算定できない。

適応疾患 ▶涙小管閉塞 ▶涙小管狭窄 ▶涙小管炎 ▶涙小管断裂 ▶鼻涙管閉塞 ▶鼻涙管狭窄 ▶涙小管結石 ▶涙石 ▶涙のう部腫瘍など

使用物品 涙道内視鏡，涙点拡張・切開関連(涙点拡張針・メス)，麻酔関連(麻酔薬・注射筒・涙洗針・注射針など)など

D278 眼球電位図〔EOG〕 280点

眼球には6つの筋肉(外眼筋)がついており，おのおのの筋肉の作用により上下左右などあらゆる方向を向くことができる。さらにこれらの筋肉は脳神経の支配を受けている。すなわち外眼筋のみならず，脳のさまざまな病変により眼球運動は障害される。この眼球運動を電気生理学的に記録するのが眼球電位図(EOG：electrooculogram)である。この検査はまた，眼球の網膜の外側で脈絡膜の内側に存在する網膜色素上皮の機能を調べる電気生理学的検査でもある。ちなみに電気眼振図も眼球電位図とほぼ同様の検査である。

たとえば左右の眼球運動を記録する際には，左右それぞれの眼球の鼻側と耳側の皮膚に電極を装着し，固視眼により左側を見たり右側を見たりさせて電位を記録する。

《保険請求》

①D250平衡機能検査「4」電気眼振図と併せて行った場合は，主たる検査の点数のみを算定する。
②頻回に行われる検査ではない。

適応疾患 ▶脳疾患も含めた眼球運動に障害の起こる疾患 ▶網膜色素上皮の疾患 ▶網膜色素上皮に障害を及ぼす網膜疾患・脈絡膜(ぶどう膜)疾患など

使用物品 眼球電図測定装置，電極，電極糊，アルコール綿

D258網膜電位図(ERG)，D236「2」視覚誘発電位も検査できる装置もある。

D279 角膜内皮細胞顕微鏡検査 160点

角膜は透明な組織で角膜が混濁すると視力低下をきたす。角膜は5層の構造をしているが，その一番内側が角膜内皮であり，角膜の透明性維持に重要な役割を果たしている。角膜内皮細胞顕微鏡検査で角膜内皮細胞の大きさや形状などを観察する。内皮細胞密度(1 mm^2当たり細胞数)は臨床上重要である。

たとえば内皮細胞密度の少ない眼で白内障手術などの眼内手術を行えば，術後にさらに内皮細胞が減少して角膜混濁を起こし，水疱性角膜症となるので注意が必要である。角膜の中央部が円錐形に前方に突出する円錐角膜も，進行すると内皮細胞密度が減少する。

また角膜移植の際に提供角膜の内皮細胞密度が少ないと，術後に移植片が混濁するので，手術前に検査が必要となる。コンタクトレンズの長期装用でも内皮細

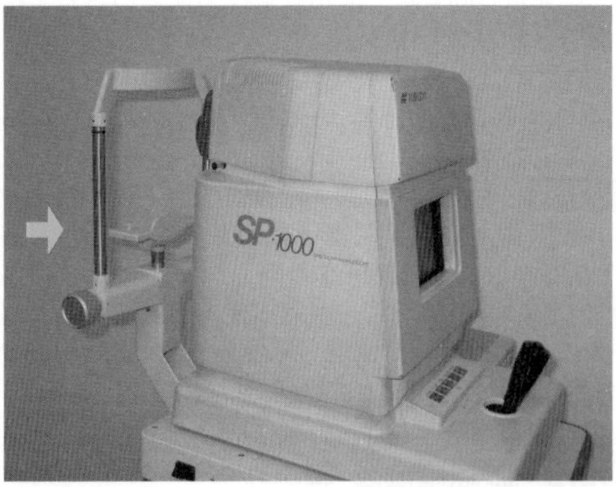

図3-121　スペキュラーマイクロスコープ
矢印の部位に顔を乗せてもらい検査する。

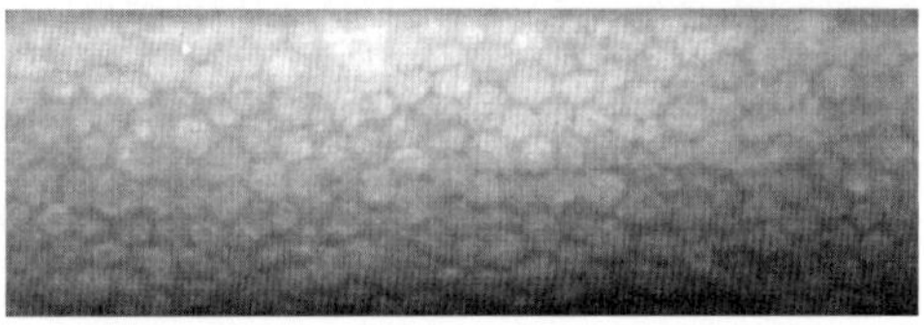

図3-122　スペキュラーマイクロスコープで撮影した角膜内皮細胞

胞数が減少することがある。

スペキュラーマイクロスコープ（図3-121）という機器などを使用して検査する。その撮影写真を図3-122に示す。

《保険請求》

①眼内手術・角膜手術における手術の適応の決定および手術後の経過観察の際，もしくは円錐角膜または水疱性角膜症の患者に対する角膜状態の評価の際に算定する。
②とくに白内障手術の術前検査としては必須の検査となってきている。
③手術後の検査は，都道府県により異なるが，月１回，術後３～６カ月くらいまで認めるというところが多いようである。
④円錐角膜や水疱性角膜症以外の角膜疾患やコンタクトレンズ装用者の検査は適応にはなっていない。

適応疾患　▶眼内手術・角膜手術における手術の適応の決定および手術後の経過観察 ▶円錐角膜 ▶水疱性角膜症

使用物品　スペキュラーマイクロスコープ，接触型の場合は点眼麻酔薬

D280　レーザー前房蛋白細胞数検査　160点

眼内の炎症であるぶどう膜炎や眼内の手術後には，前房（角膜と虹彩・水晶体の間の空間で房水で満ちている）内の蛋白や細胞が増加する。この所見は通常は細隙燈顕微鏡検査（D257，D273）で観察するわけであるが，レーザー前房蛋白細胞測定装置を用いて，前眼部炎症の程度を診断するために，前房内の蛋白濃度および細胞数を定量的に測定するのが，レーザー前房蛋白細胞数検査である。ぶどう膜炎や眼内手術後の前房内炎症の程度を評価するのが目的である。

レーザーフレアメーターあるいはレーザーフレアセルメーターといった機器で測定する。

《保険請求》

①疾患の急性期には月２回以上の検査もあり得る。
②手術後の検査は，都道府県により異なるが，術後３～６カ月後くらいまで認めるというところが多いようである。

適応疾患　▶前眼部炎症の起こる疾患（ぶどう膜炎，虹彩炎，虹彩毛様体炎，眼内手術の術後など）

使用物品　レーザーフレアメーター，レーザーフレアセルメーター

D281　瞳孔機能検査〔電子瞳孔計使用〕　160点

角膜・前房の後方で水晶体の前方に位置するのが虹彩である。日本人では茶色をしている。この虹彩の中央に空いている円形の孔が瞳孔である。物を見る場合の光の通路となっており，明るいところでは小さくなり（縮瞳），暗いところでは大きくなる（散瞳）。ペンライトなどで光を当てると縮瞳するが，これを対光反射という。自律神経である交感神経と副交感神経の支配を受けており，視神経疾患・脳疾患・自律神経疾患などで異常が見られる。

ビデオカメラで撮影し，コンピュータで解析する電子瞳孔計を使用して行う。なお通常の瞳孔検査はペンライトなどを使用して行う。

《保険請求》

①視神経炎，視神経症等の求心性疾患（網膜・視神経疾患），動眼神経麻痺，ホルネル症候群，アディー症候群，糖尿病による自律神経障害等の遠心性疾患（自律神経疾患）または変性疾患および中毒による疾患の診断を目的として行った場合に算定できる。
②電子瞳孔計を使用しないと算定できない。
③頻回に行う検査ではない。

適応疾患　▶視神経炎 ▶視神経症 ▶動眼神経麻痺 ▶ホルネル症候群 ▶アディー瞳孔 ▶糖尿病性自律神経性ニューロパチー ▶変性疾患 ▶中毒など

使用物品　電子瞳孔計

D282　中心フリッカー試験　38点

光を点滅させた場合，点滅の速度がゆっくりであると点滅していると感じるが，点滅の速度が速くなると点滅しているとは感じずに光がつきっぱなしであると感じる。視神経疾患では通常より点滅の速度が遅くなっても点滅を感じなくなるため，視神経疾患の診断に用いられる。

フリッカー測定装置（図3-123）を用いて測定する。光の点滅を早くして点滅を感じなくなった点と，光の点滅を遅くして点滅を感じるようになった点の１秒間の点滅回数を測定する。また視野計で測定することもある。

《保険請求》

①視神経疾患の診断のために行った場合に算定する。
②疾患の急性期には月２回以上の算定もあり得る。

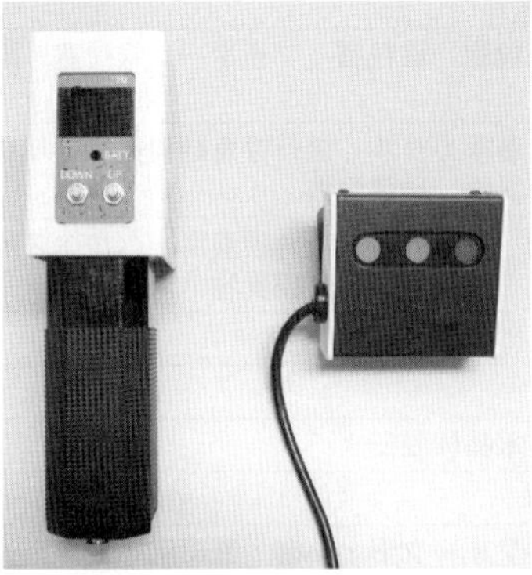

図3-123 **フリッカー測定装置**
左側が操作する部分。右側の円形の部位で光が点滅する。

適応疾患 ▶視神経疾患（乳頭浮腫，うっ血乳頭，視神経炎，視神経乳頭炎，視神経症，虚血性視神経症，視神経萎縮，視神経損傷，視神経管骨折
使用物品 フリッカー測定装置，視野計など

D282-2 行動観察による視力検査

1	PL（Preferential Looking）法	100点
2	乳幼児視力測定（テラーカード等によるもの）	60点

視力は一般的には文字を読んでもらったり，ランドルト環という環の切れ目を答えてもらったりして測定する。しかしこの方法は3～4歳以下程度の乳幼児では不可能である。そこで乳幼児の視力を測定するために考えられたのが本項目の行動観察による視力検査「1」PL法である。

PL法はスクリーン中央の2つの円形の窓に，それぞれ縞模様の画面と模様のない画面を投影し，乳幼児の反応を観察したり，指で示させたりすることにより視力を測定する。

テラーカードとは片側に縞模様が書かれているプレートで，PL法と同様に視力を測定する。

《保険請求》

①4歳未満の乳幼児または通常の視力検査で視力測定ができない患者に対して，視力測定を行った場合に算定する。
②PL法は粟屋-Mohindra方式等の測定装置を用いて視力測定を行った場合に，乳幼児視力測定はテラーカード等による簡易視力測定を行った場合に算定する。
③診療録に検査結果の要点を記載する。
④4歳以上の患者に行った場合は理由がわかるような病名をつけるか，理由を注記するのが望ましい。
⑤PL法と乳幼児視力測定を併せて行った場合には，主たるもののみ算定する。
⑥頻回に行う検査ではない。

適応疾患 ▶視力低下をきたす可能性のある疾患（通常の視力検査が不可能な乳幼児の場合，大人でも精神遅滞などで通常の視力検査が不可能な場合）
使用物品 PL視力検査器，テラーカードなど

D282-3 コンタクトレンズ検査料

1	コンタクトレンズ検査料1	200点
2	コンタクトレンズ検査料2	180点
3	コンタクトレンズ検査料3	56点
4	コンタクトレンズ検査料4	50点

《コンタクトレンズの処方時》

コンタクトレンズ処方時には次のような検査が行われる。

①D261屈折検査，D263矯正視力検査によりコンタクトレンズの度数を決定する。老視の起こる年齢層や遠近両用コンタクトレンズ作成時にはD262調節検査も必要となることがある。
②D265角膜曲率半径計測によりコンタクトレンズのベースカーブを決定する。
③D273細隙燈顕微鏡検査（前眼部）により，眼疾患がなくコンタクトレンズ装用が可能か判断する。またフィッティング，すなわちコンタクトレンズの位置や動きや直径が適切かを観察する。ハードコンタクトレンズの場合はフルオレセイン試験紙で涙液を染色し，角膜とコンタクトレンズの間の涙液のパターンを観察しフィッティングの参考にする。
④眼疾患がないことを確認するためにはD255精密眼底検査（片側），D264精密眼圧測定を行う。
⑤従来保険請求は認められていなかったが，角膜形状を正確に把握しよりよいフィッティングを行うためにD265-2角膜形状解析検査，角膜知覚が低下していると眼障害時の発見が遅れるためD271角膜知覚計検査，涙液分泌量の減少があると眼障害の原因となるためD277涙液分泌機能検査，コンタクトレンズ長期装用により角膜内皮細胞数減少が起こり得るためD279角膜内皮細胞顕微鏡検査などが行われることもある。

《コンタクトレンズの装用時》

またコンタクトレンズ装用時の経過観察としては次のような検査が行われる。

①D261屈折検査，D263矯正視力検査により，コンタクトレンズの度数が適切かどうかを検査する。
②D273細隙燈顕微鏡検査（前眼部）により，コンタクトレンズによる眼障害が起こっていないか，フィッティングは適切か検査する。
③従来保険請求は認められていなかったが，D279角膜内皮細胞顕微鏡検査により角膜内皮細胞数減少が見られないか検査することもある。

以上，コンタクトレンズ診療における検査の例を示したが，コンタクトレンズの装用を目的に受診した患者（既装用者の場合を含む。以下同）に対して眼科学的検査を行った場合は，コンタクトレンズ検査料により算定する。別に厚生労働大臣が定める施設基準に適合しているものとして地方厚生局長等に届け出た保険医療機関においては「1」**コンタクトレンズ検査料1**，「2」コンタクトレンズ検査料2または「3」コンタクトレンズ検査料3を算定し，当該保険医療機関以外の保険医療機関であって，別に厚生労働大臣が定める施設基準に適合しているものにおいては「4」**コンタクトレンズ検査料4**を算定する。別に厚生労働大臣が定める施設基準を満たさない保険医療機関においては

表3-3　代表的な眼科疾患の例

眼瞼疾患	内反症　外反症　睫毛乱生症　眼瞼下垂　眼瞼痙攣　麦粒腫　霰粒腫　マイボーム腺梗塞　眼瞼炎　眼瞼腫瘍　眼瞼裂傷
結膜疾患	結膜炎　結膜下出血　結膜浮腫　アレルギー性結膜炎　春季カタル　流行性角結膜炎　フリクテン性角結膜炎　瞼裂斑　翼状片　結膜結石　結膜腫瘍　結膜異物　結膜裂傷
角膜疾患	角膜炎　角膜症　乾性角結膜炎　ドライアイ　角膜浸潤　角膜びらん　角膜潰瘍　ヘルペス角膜炎　糸状角膜炎　円錐角膜　角膜混濁　角膜ジストロフィー　角膜腐蝕　角膜異物　角膜裂傷
強膜疾患	上強膜炎　強膜炎　強膜裂傷
緑内障	緑内障　高眼圧症
水晶体疾患	白内障　無水晶体眼　眼内レンズ挿入眼　後発白内障　水晶体脱臼
硝子体疾患	硝子体出血　硝子体混濁　後部硝子体剥離　眼球内異物
ぶどう膜炎	ぶどう膜炎　虹彩炎　虹彩毛様体炎　ベーチェット病　フォークト・小柳・原田病　ポスナーシュロスマン症候群　急性網膜壊死　サイトメガロウイルス網脈絡膜炎　眼内炎
網膜脈絡膜疾患	網膜動脈閉塞症　網膜静脈閉塞症　黄斑変性　加齢黄斑変性　新生血管黄斑症　ドルーゼン　変性近視　中心性漿液性網脈絡膜症　網膜色素上皮症　網膜色素変性　網膜剥離　網膜裂孔　網膜円孔　網膜格子状変性　増殖性硝子体網膜症　黄斑上膜　黄斑円孔　黄斑部浮腫　糖尿病網膜症　高血圧性網膜症　未熟児網膜症　脈絡膜剥離　脈絡膜腫瘍　網膜振盪　脈絡膜破裂
視神経疾患	乳頭浮腫　うっ血乳頭　視神経炎　視神経乳頭炎　視神経症　虚血性視神経症　視神経萎縮　視神経損傷　視神経管骨折
眼窩疾患	眼窩腫瘍　眼窩蜂巣炎　甲状腺眼症　眼窩底骨折
涙道疾患	鼻涙管閉鎖症　涙のう炎　涙管断裂
その他の疾患	遠視　近視　乱視　老視　弱視　不同視　斜視　眼筋麻痺　色覚異常　視野異常　閃輝暗点　調節麻痺　調節緊張症　眼精疲労　心因性視覚障害　詐盲　前房出血　隅角後退

「1」,「2」,「3」または「4」のほか，D255の精密眼底検査からD282-2の行動観察による視力検査までに掲げる眼科学的検査についても算定できない。

《保険請求》

①コンタクトレンズ検査料を算定する場合は，A000初診料の「注9」およびA001再診料の「注7」に規定する夜間・早朝等加算は算定できない。

②当該保険医療機関または特別の関係にある保険医療機関において，過去にコンタクトレンズ検査料を算定した患者に対してコンタクトレンズ検査料を算定する場合はA000初診料は算定せず，A001再診料またはA002外来診療料を算定する。

③コンタクトレンズの装用を目的に受診した患者に対して眼科学的検査を行った場合は，「1」,「2」,「3」または「4」を算定し，D255精密眼底検査からD282-2行動観察による視力検査までに掲げる眼科学的検査は別に算定できない。

④ただし，(1)新たな疾患の発生（屈折異常以外の疾患の急性増悪を含む）によりコンタクトレンズの装用を中止し，コンタクトレンズの処方を行わない場合，(2)円錐角膜，角膜変形もしくは高度不正乱視の治療を目的としてハードコンタクトレンズの処方を行った場合，(3)9歳未満の小児に対して弱視，斜視もしくは不同視の治療を目的としてコンタクトレンズの処方を行った場合，(4)緑内障または高眼圧症の患者（治療計画を作成し診療録に記載するとともに，アプラネーショントノメーターによる精密眼圧測定および精密眼底検査を実施し，視神経乳頭の所見を詳細に診療録に記載した場合に限る），(5)網膜硝子体疾患もしくは視神経疾患の患者〔治療計画を作成し診療録に記載するとともに，散瞳剤を使用し，汎網膜硝子体検査または精密眼底検査，細隙灯顕微鏡検査（前眼部および後眼部）ならびに眼底カメラ撮影を実施し，網膜硝子体または視神経乳頭の所見を図示して詳細に診療録に記載した場合に限る〕，(6)度数のない治療用コンタクトレンズを装用する患者，(7)眼内の手術（角膜移植術を含む）前後の患者，(8)スティーヴンス・ジョンソン症候群又は中毒性表皮壊死症の眼後遺症に対する治療用コンタクトレンズを装用する患者等にあっては，コンタクトレンズ検査料を算定せず，D255精密眼底検査からD282-2行動観察による視力検査までに掲げる眼科学的検査により算定する。

⑤前述した④の場合においてもA000初診料は算定せず，A001再診料またはA002外来診療料を算定する。

⑥コンタクトレンズ検査料3または4を算定する医療機関のうち，コンタクトレンズに係る診療の割合が，7.5割を超える医療機関においては，病態により個別の検査を実施する必要がある場合には，適切な治療が提供されるよう，速やかにより専門的な医療機関へ転医させるよう努める必要がある。

適応疾患 ▶屈折異常の疾患（近視，遠視，近視性乱視，遠視性乱視，混合乱視など）

使用物品 D255精密眼底検査（片側），D261屈折検査，D262調節検査，D263矯正視力検査，D264精密眼圧測定，D265角膜曲率半径計測，D265-2角膜形状解析検査，D271角膜知覚計検査，D273細隙燈顕微鏡検査（前眼部），D277涙液分泌機能検査，涙管通水・通色素検査，D279角膜内皮細胞顕微鏡検査の項を参照

＊　＊　＊

なお，眼科全体の適応疾患の参考として，代表的な眼科疾患の例を表3-3で示す。

8 皮膚科学的検査

玉木

D282-4 ダーモスコピー 72点

病変部に超音波用ゼリーをつけて角質の乱反射を防いだ状態で，拡大鏡（通常は10倍）による詳細観察を行う検査である。肉眼的には認識が困難な真皮表層までのさまざまな構造を透見することができる。良性の色素性母斑と悪性黒色腫の鑑別など，さまざまな色素性・血管性等の皮膚病変の診断に有用である。直接観察か撮像による観察か，画像記録機能の有無などにより種々の機器を選択して用いる（図3-124）。

《保険請求》

色素性皮膚病変，円形脱毛症もしくは日光角化症の診断または経過観察の目的で行った場合に，検査の回数または部位数にかかわらず4月に1回に限り算定する。なお，新たに他の病変で検査を行う場合であって，医学的な必要性から4月に2回以上算定する場合も1月に1回を限度とする。

レセプト摘要欄 （新たに他の病変で検査を行う場合）医学的な必要性から4月に2回以上算定するときはその理由を記載する

適応疾患 ▸悪性黒色腫 ▸基底細胞癌 ▸ボーエン病 ▸色素性母斑（母斑細胞母斑）▸老人性色素斑 ▸脂漏性角化症 ▸エクリン汗孔腫 ▸血管腫などの色素性皮膚病変 ▸円形脱毛症 ▸光線角化症 ▸日光角化症

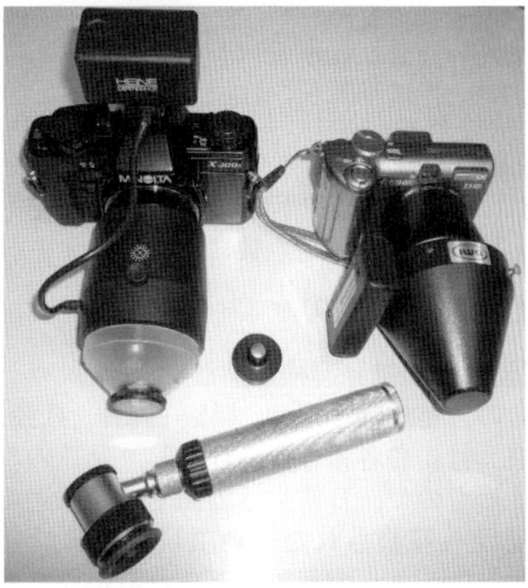

図3-124 さまざまなダーモスコピー関連機器

9 臨床心理・神経心理検査

笠原

D283　発達及び知能検査	
1　操作が容易なもの	80点
2　操作が複雑なもの	280点
3　操作と処理が極めて複雑なもの	450点

《保険請求》

同一日に複数の検査を行った場合であっても，主たるもの１種類のみの所定点数により算定する。

１．操作が容易なもの

〈津守式乳幼児精神発達検査〉

子どもの日常生活を運動，探索・操作，社会，食事・生活習慣，言語の各領域から理解し，発達の状態を明らかにするもので，日常生活場面での乳幼児の育児や保育日誌から収集された行動項目から構成されている。子どもにこれらの行動がみられるか養育者に質問することによって，子どもの発達の状態を明らかにすることができる。

行動項目は年齢ごとにそれぞれ異なる。０～３歳向けは運動70項目，探索・操作60項目，社会47項目，食事・排泄・生活習慣54項目，理解・言語33項目，３～７歳向けは運動27項目，探索40項目，社会42項目，生活習慣22項目，言語39項目からなる。

養育者への質問によって情報を得るため，起きてから寝るまでの幅広い日常的行動が情報として用いられる。そのため，子どもの体調や気分などに左右されることなく，平均的・日常的な状況から情報を得て，道具を使用しないで簡便に短時間で実施できる。

それぞれの領域でどの程度の年齢の項目まで通過できるか発達輪郭表に表して，子どもの発達の特徴を明らかにしたり，通過した項目数の総計から発達年齢や発達指数を算出し，子どもの発達の状態を把握する。

適応疾患　▶（０～７歳の）発達障害▶知的障害（精神遅滞）

〈牛島乳幼児簡易検査〉

精神面・身体面のさまざまな領域にわたる項目を組み合わせてみることで，子どもの精神発達の程度を総合的に把握する検査で，感覚知覚・身体運動・社会性・学習・材料処理・精神的生産の６つの機能を測定する項目からなる。項目は年（月）齢系列ごとに配置されている。簡便にできるように各年（月）齢系列は２項目から構成されており，言語性検査と作業検査が交互に配置されている。

検査は静かな部屋で検査者・被検査者・母親とで行う。年齢に応じた問題からはじめ，その前後の問題を行う。下限は１年（月）齢系列内の２問とも合格するまで行い，上限は１年（月）齢系列内の２問とも不合格となるまで行う。全体で６～７問行うことになり，実施に要する時間は10分程度である。

合格した問題の合計点から換算表を用いて発達年齢を算出。それをもとに，現在の発達が暦年齢に対してどの程度であるかを表す発達指数や発達段階を算出し，子どもの発達の程度や遅れを把握する。

適応疾患　▶（０～８歳の）発達障害▶知的障害（精神遅滞）

使用物品　乳幼児簡易検査用具，記録用紙，ストップウォッチ

〈日本版ミラー乳児発達スクリーニング検査〉

感覚統合，運動協応性，言語・非言語，複合能力に注目し，幼児の発達における軽度の遅れをスクリーニングする検査である。

感覚運動能力，認知能力，複合能力に関する下位検査を含む。感覚運動能力は体のバランス，抗重力姿勢，身体両側運動，運動感覚および触覚の統合状態に関する基礎指標10項目と，手指や舌の巧緻動作，目と手の協応動作に関する協応性指標検査７項目によって測定する。認知能力はことばに関する言語指標検査４項目と，視覚的認知に関する非言語指標検査４項目によって測定する。複合能力は感覚運動と認知能力の結合した能力に関する複合課題指標４項目によって測定する。

年齢に応じたすべての検査項目を実施し，検査中の行動を詳細に記録する。換算表を用い，得点から，同じ発達年齢集団内での位置を示す評価点を算出し，発達プロフィールを作成することを通して，子どもの発達の度合いを評価する。

実施時間は30～40分程度。子どもの最大の能力を引き出すよう，十分なラポール（疏通性）を形成したうえで実施することが重要である。また，発達の軽度の遅れを早期に発見することが目的で，能力の高低を評価するためや，医学的診断のための検査ではない。

適応疾患　▶（２歳９カ月～６歳２カ月の）発達障害▶知的障害（精神遅滞）

使用物品　用具一式，検査マニュアル，キューカード，検査用紙，採点用紙，記録用紙，ストップウォッチ

〈遠城寺式乳幼児分析発達検査〉

乳幼児の発達を，運動（移動運動，手の運動），社会性（基本的習慣，対人関係），言語（発語，言語理解）の各領域ごとに評価し，発達上の特徴を明らかにする。脳性麻痺や知的障害，特発性言語発達障害などの鑑別診断や，発達の度合いを把握するのに役立つ。

すべての問題は容易に実施でき，特別な器具や技能を要しないものが選ばれており，所要時間は15分程度である。

家族から見た子どもの状態を聞きながら，子どもを実際に観察し，問題点を把握する。子どもの暦年齢相当のところから検査をはじめる。できないものが3個続いたらそこで検査を終了とする。各領域ごとに検査することもできる。年齢ごとの通過率が示されている。

検査結果に従い発達のプロフィールを図示し，現在の発達水準や領域別の発達のバランス，発達障害の部位や障害の程度を把握する。また，これまでの発達過程を把握し，次の段階を発達課題として理解し，それらを参考にして治療計画を立てる。

適応疾患 ▶（0～4歳7カ月の）発達障害 ▶知的障害（精神遅滞）

使用物品 検査手引き，検査手引きに記されている用具，記録用紙

〈デンバー式発達スクリーニング〉

明らかな症状を呈さない発達上の問題をスクリーニングするための検査である。発達上の問題を客観的に把握でき，ハイリスク児の経過観察や，具体的な支援を行ううえで有用な情報を得るために活用できる。

新生児から満6歳までの子どもに観察される行動項目（個人－社会領域23項目，微細運動－適応領域30項目，言語領域20項目，全体運動領域31項目）からなる。一部の項目は養育者からの聞き取りによって行われるが，大部分の項目は検査者が子どもに対して直接に実施する。

子どもの最大の能力を引き出すように十分なラポールを形成したうえで実施する。子どもの暦年齢よりも低いものから実施し，次第に高い暦年齢の項目を実施する。それぞれの領域で3項目不可能になるまで続けていく。

被検査者の暦年齢を基準として遅れの項目がどの領域にいくつあるかによって，異常，疑問，正常，不能の4種類に解釈する。同じ年齢の多くの子どもができる行動項目のうち，未だできないものが一定以上観察されたとき，発達に遅れがあるととらえられる。あくまでもスクリーニング検査であり，診断目的ではないことに留意する必要がある。

適応疾患 ▶（0～6歳の）発達障害 ▶知的障害（精神遅滞）

使用物品 デンバー式発達スクリーニング用具，検査手引き，検査用紙

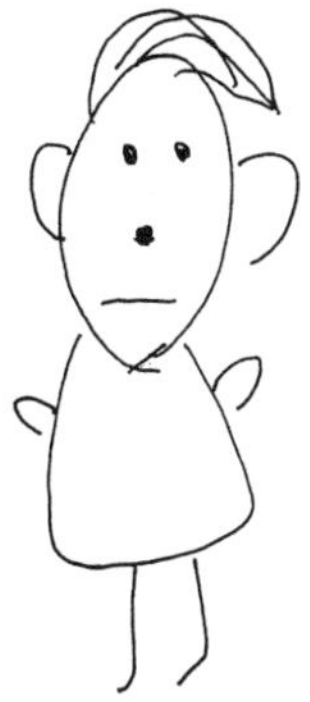

図3-125 男子像の例

〈DAMグッドイナフ人物画知能検査〉

幼児，小学校低学年児および知的障害児（者）を対象として，協応性・ボディイメージ・空間認知など動作性の知的発達水準を測定する。

画用紙を2つ折りにした縦に長い紙を，被検査者の前に置く。「人を1人描いて下さい。頭の先から脚の先まで全部描いて下さい」と指示を与える。描き終えたら，その人物の性別を尋ねる。女の子の場合は「男の子を描いて下さい」とさらに教示する。評価は原則的に男子像について行うため，最初に男子像を描出したときにはそこで終了としてもよい（図3-125）。

採点基準に従い，各項目ごとに採点する。採点対象は人物像の部分，人物像の部分の比率，人物像や部分の明細化などである。「頭」「目」「胴」から「拇指の分化」「横向きB」「描線B」などの50の採点項目が設けられている。その総計点から精神年齢が把握でき，さらに被検査者の暦年齢との比較でIQを算出できる。

なお，本検査は動作性の発達検査であるため，アセスメントにあたっては他の検査と組み合わせて実施する必要がある。

適応疾患 ▶（3～10歳までの）発達障害 ▶知的障害（精神遅滞）

〈フロスティッグ視知覚発達検査〉

子どもの視知覚能力において，困難のある領域，困難の程度を測定する。障害に対する援助の手がかりをつかむことを目的とする。

視覚と運動の協応，図形と素地，形の恒常性，空間における位置，空間関係に関する5つの下位検査からなる。所要時間は30～40分である。

作業はすべて，子どもの利き手に関係なく左から右に進め，子どもには検査用紙を回転してはいけないことを注意する。

個々の項目を採点し，子どもがどのくらいの知覚発達をしているかを示す知覚年齢，同じ年齢集団内でどのくらいの位置にあるかを示す評価点，知覚指数を算出する。それにより，子どもの視知覚能力の特徴や遅れの目立つ領域を診断する。また，これをもとにした指導プログラムの作成や具体的指導も明示してあるので，その後の治療の参考にできる。

適応疾患 ▶（4～7歳11カ月までの）視知覚障害（視覚障害，知覚障害）

使用物品 35ページの検査用紙と11枚の絵カード，採点盤3枚，4色（赤・青・黄・緑）の色鉛筆またはクレヨン

〈脳研式知能検査〉

知的障害および認知症を見い出し，その程度を判定することを目的とした，文字を使わない知能検査である。立方体の計算，絵の充填，絵の誤りの発見，時間的秩序の把握，類推の5種類の下位検査からなる。

知的障害や認知症の有無，その程度を把握する。

適応疾患 ▶発達障害 ▶知的障害（精神遅滞）▶認知症

使用物品 検査用紙，筆記用具，ストップウォッチ，検査手引き

〈コース立方体組み合わせテスト〉

図版と立方体を用いた動作性の知能検査で，目的達成のために問題を分析したり総合する能力を測定す

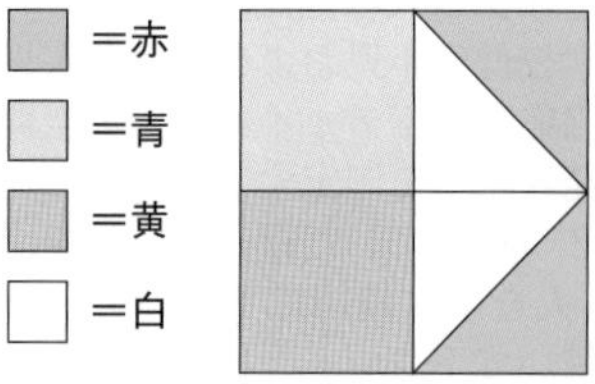

図3-126　コース立方体組み合わせ例

る。

図版は17枚あり，一辺が2～4 cmの正方形がそれぞれ1つずつ，赤・青・黄・白の4色で印刷されている。立方体は一辺が3 cmの木製で，その表面もまた赤・青・黄・白に塗られている。提示された図版の図形と同じ模様を，決められた数の立方体を使ってどれだけ早く構成することができるかを調べる（図3-126）。図版はやさしいものからむずかしいものの順になっており，立方体の数は検査が進むにつれて，4個，9個，16個と増えていく。

言語を介さなくても見よう見まねで教示の理解ができ，回答の際も言語の介入を必要としないので，言語性の知能検査の適用が困難な被検査者に対しても比較的容易に実施できる。

まず練習用図版と4個の立方体を用いて練習する。3回やってできなければ検査を中止する。練習後の本検査では，17枚の図版について順に行う。各図版ごとに使用する立方体の数と制限時間が定められている。制限時間を超えた場合には打ち切って次の図版に進む。記録用紙には図版ごとの構成の所要時間と必要に応じて構成過程を記入する。得点から精神年齢を求め，それに基づき知能指数（IQ）を算出する。所要時間は20～50分である。

動作性検査であり，知能の一側面を測定していることや，手の器用さが結果に影響することを考慮して解釈する必要がある。

適応疾患　▶発達障害 ▶知的障害（精神遅滞）▶認知症 ▶器質性精神障害

使用物品　練習用図版1枚，テスト用図版17枚，立方体16個，記録用紙，ストップウォッチ，筆記用具

〈レーヴン色彩マトリックス〉

子ども，障害児および老人や失語症の患者の知的障害や認知症をスクリーニングする検査である。

個別式としても集団式としても実施できる非言語性検査である。検査用テキストは3セット（A，Ab，C）から構成され，1セット12問からなる。検査内容は同じだが，A→Ab→Cの順に難易度が増す。一部が欠如している幾何学図案（標準刺激）と，小図案（選択刺激）を用いる（図3-127）。

被検査者は，標準刺激の欠如部に合致する選択刺激を1つだけ選ぶことを求められる。被検査者が最初の5問を正しく回答できなかった場合は検査を中止する。所要時間をセットごとに記録し，総所要時間を算出する。各問題への制限時間は設けないが，実施時間は約10～15分である。

結果が出たら，合計点をパーセンタイルと知能段階に換算する。視知覚に訴える同時的情報処理能力という知能の限定された側面を測定している点に留意して

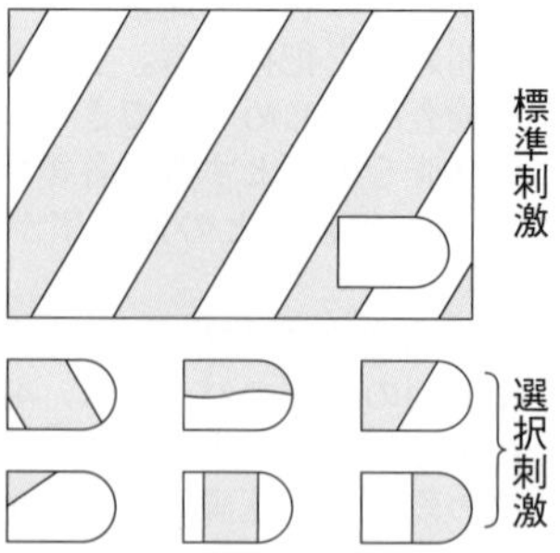

図3-127　レーヴン色彩マトリックス例

結果を解釈する。

適応疾患　▶認知症 ▶失語症

使用物品　レーヴン色彩マトリックス検査用テキスト，記録用紙，筆記用具，ストップウォッチ

〈JART（日本語版NART：Japanese Adult Reading Test）〉

統合失調症や認知症の発症に伴うIQ（知能指数）の減退の有無や程度を見極め，診断や治療に役立てようとする際に問題となるのは，多くの場合，発症前IQの測定値がないことである。JARTは，発症後も比較的よく維持されている知的機能を，漢字2～3文字からなる100個の単語の読み方を答える課題によって測定する。その結果から，人口統計学的データに基づいて発症前IQを推定し，この問題の解決を目指す。

適応疾患　▶認知症 ▶知的障害（精神遅滞）

2．操作が複雑なもの

〈MCCベビーテスト〉

2～30カ月の乳幼児の精神発達を測定・診断する。月齢に応じた問題項目119項目（例：7カ月「紙きれをいじる」「鏡に映った自分に話しかける」など）からなる検査で，検査月齢は12カ月までの各月とそれ以降の隔月からなり，それぞれ5つの問題項目と1つの代替項目で構成されている。項目は領域による分類はなく，月齢年齢段階別に配列されている。

明るく物音のしない室内で検査を行う。母親が同席してもよいが，検査は検査者が直接子どもに実施し，その問題解決の過程や結果から合否を判定する。いくつかの項目では母親の報告をもとに判断を行う。検査は子どもの月齢に応じたところからはじめるが，発達の遅れが推測される場合は，より下の月齢段階から開始してもよい。下限は5問全問合格する月齢段階まで，上限は5問全問が不合格となる月齢段階まで実施する。問題を拒否したり失敗した場合には，その月齢の代替問題を行う。

得点をもとに精神年齢と発達指数を求め，発達段階を判定する。また，検査内容を詳しくみて，どの点で遅れがあるかなど全般的な精神発達状況を把握する。

適応疾患　▶知的障害（精神遅滞）

使用物品　MCCベビーテスト用具，毛布・防水布・肘掛のついた椅子か足台，記録用紙，ストップウォッチ，検査手引き

〈PBTピクチュア・ブロック知能検査〉

言語に頼らず，動作性検査（絵画完成と積み木）で

実施する個別式知能検査である。知的発達に遅れがみられたり，そのおそれのある子ども，聴覚障害・言語障害・肢体不自由・情緒障害などの障害をもつ子どもの知能を評価し，指導に役立てる。

ピクチュア（絵画完成）検査とブロック（積み木）検査からなる。それぞれ簡単な問題からはじまり，だんだん複雑な問題になる。ピクチュア検査は「組み合わせ検査」と「はめ込み検査」の計32題で構成されている。ブロック検査は34題で，ブロック16個，提示カード28枚を使用する。

子どもが検査で十分な能力が発揮できるようラポールをつくることが重要である。生活年齢相当の問題からはじめ，正しくできれば次の問題に進み，できなければ1つ前の年齢段階の問題に戻る。続けて4題以上解決できない場合に検査を終了する。制限時間は設けられていないが，検査所要時間は30分程度である。

得点から精神年齢を求め，それに基づきIQを算出する。結果分析の際，検査場面に慣れていない，感覚器官の障害などで検査の指示が受け取れないなど，結果に影響しかねない点に配慮するため，情緒障害チェックリスト・身体障害チェックリスト・その他（テスト結果に影響のあると思われる条件を記録する）からなる行動観察も行う。検査の得点，IQ，行動観察を総合的に検討し，子どもの知的発達状態を診断する。

適応疾患 ▶（4～7歳11カ月までの）発達障害 ▶知的障害（精神遅滞）

使用物品 ピクチュア・ブロック知能検査用具，検査手引き

〈新版K式発達検査〉

精神発達のさまざまな側面にわたって，全般的な進みや遅れ，バランスの崩れなどを調べる。

検査は，①姿勢：運動領域，②認知：適応領域，③言語：社会領域からなる324項目で構成されている。

被検査者と十分なラポールがとれた状態で検査を行う。子どもの暦年齢に該当する検査項目から実施する。ただし，発達の遅れが予測される場合には，より下の年齢に相当する項目から開始してもよい。検査問題の合否だけでなく，動作，言語応答，感情・情緒，社会的・対人的行動など反応全般を観察し記録する。

得点をもとにプロフィールを作成し，領域別発達年齢，全領域の発達年齢，領域別発達指数，全領域発達指数をそれぞれ算出し，各機能の相対的な遅れやゆがみなどを理解する。

適応疾患 ▶（生後100日～12歳までの）発達障害 ▶知的障害（精神遅滞）

使用物品 新版K式発達検査用具，検査用紙，乳幼児検査用寝台，寝台用机，寝台用座椅子，補助机，検査用机・椅子，ストップウォッチ

〈WPPSI知能診断検査〉

幼児・児童の知能を把握するための個別式検査で，知能構造を明らかにする。また，知的障害の診断と指導に役立てる。

複数の下位検査によって多面的な知的能力を測定するが，すべての下位検査を統合すると，子どもの一般知能が測定できる。主として言語的機能（耳，口）を働かせて行う言語性検査と，主として手先の作業（目，手）を行う動作性検査が各5種類，補充問題が1種類，計11種類の下位検査から構成されている。

言語性検査は知識・単語・算数・類似・理解・文章（補充問題），動作性検査は動物の家・絵画完成・迷路・幾何図形・積木模様の下位検査からなる。

子どもとラポールをつくり興味を失わないようにすることが重要である。各下位検査とも第1問から実施し，下位検査によって2～5問題連続してできなくなったときに中止する。検査所要時間は45分～1時間である。記録用紙には回答だけでなく，被検査者の言動をできる限り正確に記入する。

採点基準に従って下位検査の合計点を算出し，換算表によって同一年齢集団での位置を示す評価点を求める。各下位検査の評価点の合計から言語性IQ，動作性IQ，全IQの3種類を求める。言語性IQは言語性下位検査から，動作性IQは動作性下位検査から求められ，全IQは全下位検査から求められる。ここで算出されるIQはどの年齢集団においても，平均100，標準偏差15となる。したがってどの年齢集団においてもIQの値は同一の意味をもつ。

求めた3種類のIQから被検査者の知能水準，知能段階を判定する。また，下位検査評価点のプロフィールなどから知能構造や人格構造についても考察する。

適応疾患 ▶（3歳10カ月～7歳1カ月までの）発達障害 ▶知的障害（精神遅滞）

使用物品 WPPSI知能診断検査用具一式，検査手引き，記録用紙3種類，ストップウォッチ

〈田中ビネー知能検査Ⅴ〉

全訂版田中ビネー知能検査の改訂版として2003年に出版された個別式知能検査。幼児から成人の知能を把握できる。検査内容はほぼ前版を踏襲しているが，現代の子どもの発達に即した調整がなされ，用具が刷新されたほか，①2歳から13歳までの子どもは，従来どおり知能指数（IQ），精神年齢（MA）を算出，②14歳以上では原則として精神年齢は算出せず，偏差知能指数（DIQ）を算出，③成人の知能を分析的に算出，という新たな特徴が加わった。

検査結果を従来のIQやMAではなく，DIQによって同年齢集団内での相対評価で知能発達を捉えるようになったこと，さらに成人では「結晶性領域」「流動性領域」「記憶領域」「論理推理領域」の各領域別に知能を分析しプロフィール表示を行うようになったことは，従来の版に比べ大きな方向転換であるといえる。

適応疾患 ▶（2歳～成人の）知的障害（精神遅滞） ▶学習障害 ▶器質性精神障害

〈鈴木ビネー式知能検査〉

個別式知能検査であり，幼児から成人までの知能の全体像を個別的にとらえる。知的障害の診断や生活上の支援に役立つ情報が得られる。言語・数字・用具などを媒介とした問題が，やさしいものからむずかしいものに順に並べられている。

被検査者の生活年齢の2歳程度下の問題から開始する。被検査者の発達状態や予想される知能によって，より下の年齢に相当する問題から開始してもよい。年齢の低いほうへ検査を進めていき，合格が5つ続いたら，それ以下の問題はすべて合格とみなし，そこで止める。次に年齢の高いほうへ検査を進めていき，不合格が5つ続くまで行う。検査時間は約60分である。

検査用紙や行動観察記録用紙に，被検査者の言語反応や行動などを正確に記入しておく。

生活年齢と知能指数を算出し，次に，合格項目，不合格項目から基底年齢と上限年齢および両年齢の差を求め，知能診断書を作成する。精神年齢，知能指数から被検査者の知能水準，知能段階について判定する。そのうえで，項目分析を行い，被検査者の知能構造上の特徴や潜在能力について考察する。

適応疾患　▶（2歳～成人の）知的障害（精神遅滞）▶学習障害 ▶器質性精神障害 ▶聴覚障害 ▶言語障害 ▶情緒の障害（情緒障害，思春期情緒障害など）

使用物品　鈴木ビネー式知能検査，記録用紙，ストップウォッチ，検査手引き

〈WAIS－R成人知能検査〉

WAIS（Wechsler Adult Intelligence Scale，ウエクスラー成人知能検査）は，臨床的によく使われている知能検査である。6種類の言語性下位検査（知識・数唱・単語・算数・理解・類似）と6種類の動作性下位検査（絵画完成・絵画配列・積木模様・組合せ・符号）で構成されていて，言語性IQと動作性IQおよび全検査IQを測定できる。

日本では2006年に，さらに多面的な把握や解釈ができると言われているWAIS－Ⅲが発売され，WAIS－R成人知能検査は絶版となった。

適応疾患　▶（16～74歳までの）知的障害（精神遅滞）▶発達障害 ▶認知症 ▶器質性精神障害

〈大脇式盲人用知能検査〉

動作性中心の個人用知能検査で，全盲の児童・生徒および成人の一般知能を測定する。

17の課題からなり，問題により決められた個数のブロック（4個，9個，16個）を用いて，手本と同じ模様をつくる作業を行わせる。各ブロックの側面には，それぞれ別の模様を示す布（木綿，ネル，麻，絹の4種類）が貼ってあり，手触りで模様がわかるようになっている。

各問題ごとに完成までの時間を測定して点数化し，粗点を精神年齢（MA）に換算して知能指数（IQ）を算出する。手先の器用さがIQの高低に影響するので，結果の解釈には注意が必要である。

適応疾患　▶発達障害 ▶知的障害（精神遅滞）▶認知症

使用物品　大脇式盲人用知能検査用具一式，使用手引き，記録用紙，ストップウォッチ

〈ベイリー発達検査〉

乳幼児期の子どもを，①精神尺度，②運動尺度，③乳児行動尺度――の3つから診断する。精神尺度は記憶・学習能力や感覚・知覚行動，運動尺度は運動能力の質，乳児行動尺度は対人関係や持続性等の面から診断する。

適応疾患　▶知的障害（精神遅滞）▶発達障害

〈Vineland－Ⅱ日本版〉

ヴァインランド・ツー適応行動尺度は，同年齢の一般人の適応行動をもとに，発達障害，知的障害，精神障害の人たちの適応行動の水準を客観的に数値化する。標準得点で相対的な評価を行うとともに，「強み（S）と弱み（W）」「対比較」等で個人内差を把握でき，支援計画作成に役立つ検査である。適用範囲は0歳～92歳。

適応疾患　▶発達障害 ▶知的障害（精神遅滞）▶神経症 ▶統合失調症 ▶躁うつ病（双極性障害）▶うつ病

3．操作と処理が極めて複雑なもの

〈WISC－Ⅲ知能検査，WISC－Ⅳ知能検査〉

児童・生徒の知能を個別に評価し，知能構造を明らかにする。また，知能障害の診断と支援に役立てる。適用年齢は5歳0カ月～16歳11カ月である。

複数の下位検査からなり，それぞれに異なる多種の知的能力を測定するが，すべての下位検査を統合すると，子どもの一般知能が測定できるように構成されている。主として言語的機能（耳，口）を働かせて行う言語性検査と，手先の作業（目，手）を中心に所定の用具を用いて行われる動作性検査がそれぞれ5種類，補充問題が3種類の計13種類から構成されている。

言語性検査は知識・類似・算数・単語・理解・数唱（補充問題）の下位検査からなり，動作性検査は絵画完成・符号・絵画配列・積木模様・組み合わせ・迷路（補充問題）・記号探し（補充問題）からなる。

検査手引きに従って進めていくが，子どもとのラポールを維持し，興味を失わないようにすることが重要である。開始する問題番号は年齢によって異なるが，発達に遅れがあると思われる子どもはすべて第1問から開始する。検査所要時間は45分～1時間である。記録用紙には，回答だけでなく被検査者の言動をできる限り正確に記入する。

採点基準に従って下位検査の合計点を算出し，同一集団内での位置を表す評価点を求める。各下位検査の評価点の合計から換算表によって言語性IQ，動作性IQ，全IQの3種類を求める。言語性IQは言語性下位検査から，動作性IQは動作性下位検査から求められ，全IQは全下位検査から求められる。ここで算出されるIQはどの年齢集団においても平均100，標準偏差15となるため，どの年齢集団においてもIQの値は同一の意味をもつ。求めた3種類のIQから被検査者の知能水準，知能段階について判定する。また，下位検査評価点のプロフィールなどから知能構造の特徴も把握でき，生活支援に役立つ情報として活用できる。

なお，WISC－Ⅳ知能検査はWISC－Ⅲの改訂版。3つの下位検査が削除され，新しい下位検査が5つ取り入れられた。10の基本検査から，全検査IQと4つの指標得点の算出が可能となった。

適応疾患　WISC－Ⅲ知能検査　▶（5歳～16歳11カ月の）知的障害（精神遅滞）▶学習障害 ▶発達障害 ▶器質性精神障害

WISC－Ⅳ知能検査　▶（5～16歳の）知的障害（精神遅滞）▶学習障害 ▶発達障害 ▶器質性精神障害

使用物品　WISC－ⅢまたはWISC－Ⅳ知能検査用具一式，検査手引き，記録用紙2種類，ストップウォッチ

〈WISC－Ⅴ知能検査〉

ウェクスラー児童用知能検査WISCの最新日本語版である。5歳0カ月から16歳11カ月の子どもの知能を測定する包括的な臨床検査である。Ⅳ版に対して，検査の構成が大きく変わり，全般的な知能を表す合成得点（FSIQ），特定の認知領域の知的機能を表す5つの

主要指標得点（VCI, VSI, FRI, WMI, PSI）と，子どもの認知能力やWISC-Ⅴの成績について付加的な情報を提供する５つの補助指標得点（QRI, AWMI, NVI, GAI, CPI）を算出できる。すべての主要指標得点を得るための実施時間はおよそ65～80分である。

適応疾患 ▶（５～16歳11カ月の）知的障害（精神遅滞）▶学習障害 ▶器質性精神障害 ▶発達障害など

〈WAIS－Ⅲ成人知能検査〉

成人の知能を個別に精密に診断し，知能構造を明らかにする。また，知的障害の診断と支援に役立てる。適用年齢は16～89歳である。

複数の下位検査からなり，それぞれに異なる多種の知的能力を測定するが，すべての下位検査を統合すると，一般知能が測定できるように構成されている。主として言語的機能を働かせて行う言語性検査７種類と，手先の作業を中心として所定の用具によって検査が行われる動作性検査７種類から構成されている。言語性検査は単語・類似・算数・数唱・知識・理解・語音整列の下位検査からなり，動作性検査は絵画完成・符号・積木模様・行列推理・絵画配列・記号探し・組み合わせ検査からなる。

検査は，下位検査ごとに決められた問題から開始する。所要時間は60～90分である。

採点基準に従って下位検査の合計点を算出し，換算表から同一年齢集団での位置を表す評価点を求める。各下位検査の評価点の合計から換算表によって言語性IQ，動作性IQ，全IQの３種類を求める。言語性IQは言語性下位検査から，動作性IQは動作性下位検査から求められ，全IQは全下位検査から求められる。求めた３種類のIQから被検査者の知能水準，知能段階について判定する。また，下位検査評価点のプロフィールなどから知能構造の特徴も把握でき，生活上の支援に役立つ情報として活用できる。

なお，WAIS－R成人知能検査はWAIS－Ⅲの発売に伴い，絶版となった。

適応疾患 ▶知的障害（発達遅滞）▶認知症 ▶発達障害 ▶器質性精神障害 ▶学習障害

使用物品 WAIS－Ⅲ知能検査用具一式，検査手引き，記録用紙，ストップウォッチ

〈WAIS-Ⅳ成人知能検査〉

臨床的に広く使われている知能検査であるWAISの第３版の後継として2018年に第４版が出た。10の基本検査を実施することで，全検査IQ（FSIQ），言語理解指標（VCI），知覚推理指標（PRI），ワーキングメモリー指標（WMI），処理速度指標（PSI）の５項目の合成指標が出せる。実施時間は60～90分。適用範囲は16歳０か月～90歳11か月。

適応疾患 ▶知的障害（発達遅滞）▶学習障害 ▶発達障害 ▶認知症 ▶器質性精神障害

D284 人格検査

1	操作が容易なもの	80点
2	操作が複雑なもの	280点
3	操作と処理が極めて複雑なもの	450点

《保険請求》

同一日に複数の検査を行った場合であっても，主たるもの１種類のみの所定点数により算定する。

１．操作が容易なもの

〈パーソナリティイベントリー〉

個別式の質問紙であり，精神医学的性格類型に基づき，気質・性格などパーソナリティの情意的側面を測定する。

分裂性気質（S），循環性気質（Z），粘着性気質（E），ヒステリー性格（H），神経質（N）の５類型の性格の各特徴に，具体的な場面をつけて作成された質問項目からなる。項目は各類型それぞれ10問，合計50問の質問文である。被検査者は，それぞれの項目をみて，その程度によって０（あまりない）から３（非常にある）のいずれかに丸をつけて回答する。

まず，50項目の性格特性の点数を評価用紙の特性欄に転記し，各性格類型の属性をみる。次に，その結果をヒストグラムに記入し，母集団の分布でどの位置を占めるのかを把握し，被検査者の属する性格類型を考える。

適応疾患 ▶神経症 ▶パーソナリティ障害（人格障害）▶統合失調症 ▶躁うつ病（双極性障害）▶うつ病 ▶器質性精神障害

使用物品 パーソナリティイベントリー検査用紙，手引き

〈モーズレイ性格検査〉

質問紙法により，内向性－外向性，神経症的傾向の２つの性格特性を同時に測定する。また，それぞれの尺度得点の組み合わせによって，いくつかの性格像を描き出す。

内向性－外向性尺度（E尺度）と神経症的尺度（N尺度）がそれぞれ24項目，虚偽発見尺度（L尺度）20項目，E・N尺度の項目に似た内容だが矛盾した回答を検出するために設けられた採点されない項目12項目の，計80項目からなる。

質問例
自分が　気に入った　わずかな人としか
つきあわない　方ですか（E尺度）
気分がくしゃくしゃすることが
ありますか（N尺度）

それぞれの項目に，被検査者は「はい」「いいえ」「どちらでもない」の３件法で答える。

採点は所定の採点盤を用いて，N・E・L尺度別に得点を求め，その得点を判定チャートに記入する。まずL尺度に注目し，結果が信頼できるものであるかを判断する。信頼できる結果の場合には，判定チャートに現れる性格像を判断する。性格像は，E・N尺度の高低によって９類型に分類されており，その分類に従って被検査者のパーソナリティを把握する。

適応疾患 ▶神経症 ▶パーソナリティ障害（人格障害）▶統合失調症 ▶躁うつ病（双極性障害）▶うつ病 ▶器質性精神障害

使用物品 モーズレイ性格検査用紙，検査手引き，採点盤，筆記用具

〈Y－G矢田部ギルフォード性格検査〉

自己記入式の質問紙で，性格特性の質問項目を用いて，個人の性格の全体構造を把握する。

特性論に基づき，因子分析の手法を用いて抽出され

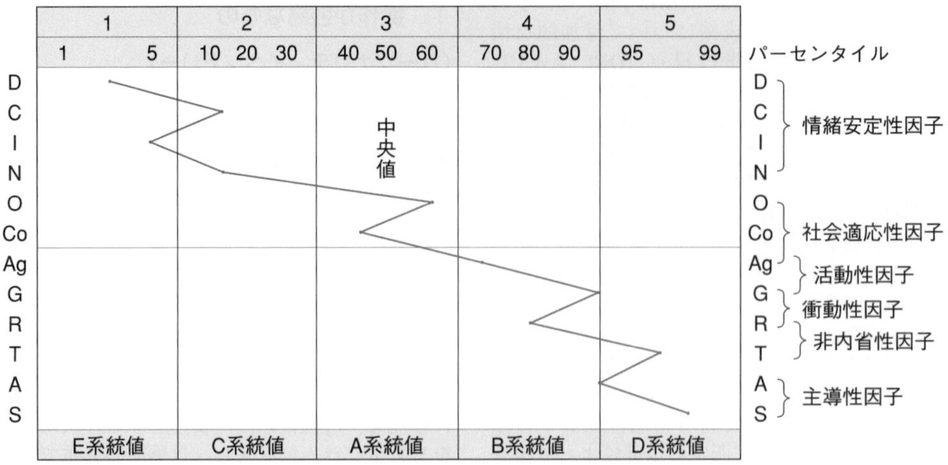

図3-128　**プロフィール欄（D型の例）**

表3-4　**性格類型**

	平均型	右寄り型	左寄り型	右下がり型	左下がり型
典型	A型	B型	C型	D型	E型
準型	A'	B'	C'	D'	E'
混合型	A''	AB''	AC	AD	AE

た12の性格特性についての120の質問項目から構成されている。

性格特性尺度は，抑うつ性（D），回帰性傾向（C），劣等性（I），神経質（N），客観性の欠如（O），協調性の欠如（Co），愛想の悪さ（Ag），一般的活動性（G），のんきさ（R），思考的外向（T），支配性（A），社会的外向（S）からなり，前半の6尺度は情緒安定性を，後半の6尺度は向性を示している。

検査は個人にも集団にも施行できる。質問紙には，小学生用，中学生用，高校生用，大学生・一般用があるので，被検査者の年齢によって適したものを使用する。教示は規定の方法に従い，検査者が質問項目を読み上げて，被検査者に回答を求めていく。回答は「はい」「わからない」「いいえ」から選ぶものである。実施時間は約30〜40分である。

整理の際には各尺度の粗点を合計し，性格尺度12尺度が記載されているプロフィール欄に転記する（図3-128）。次に，プロフィール欄より5つの系統値を算出し，性格類型を判定する。5つの類型は「平均型（A型）」「非行型（B型）」「鎮静型（C型）」「適応者型（D型）」「ノイローゼ型（E型）」（表3-4）である。

性格類型をとらえたのち，12の性格特性とそれらの組み合わせからなる「情緒安定性因子」「社会適応性因子」「活動性因子」「衝動性因子」「非内省性因子」「主導性因子」の各因子内の得点から，被検査者に特徴的な性格特性について，より詳細に考察する。

適応疾患　▸神経症▸パーソナリティ障害（人格障害）▸統合失調症▸躁うつ病（双極性障害）▸うつ病▸器質性精神障害

使用物品　検査用紙（小学生，中学生，高校生，成人用），児童用手引（小学生用），手引（中学生〜成人用），診断マニュアル

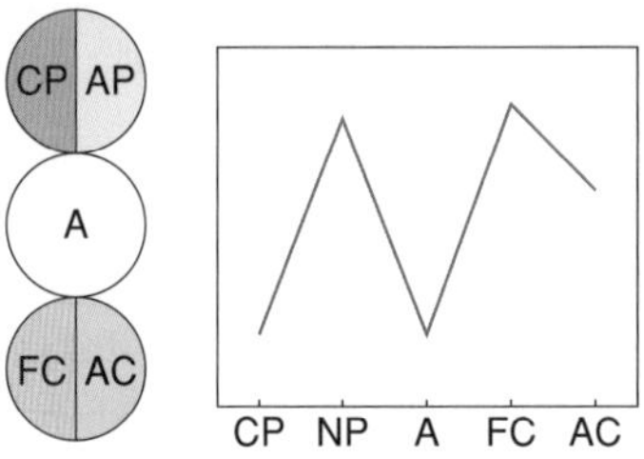

図3-129　**自我状態と結果例**

〈新版TEG－Ⅱ〉

交流分析における各自我状態へのエネルギーの割り振りを視覚的につかみ，対人関係におけるあり方等を明らかにする。

自己記入式の質問紙は60項目からなり，交流分析の3つの自我状態（親の自我状態・大人の自我状態・子どもの自我状態）の配分を測定する。

「親の自我状態」は幼いときに親から与えられた態度や行動の部分であるが，それを父親のような「批判的な親」（CP）と母親のような「養育的な親」（NP）に分ける。「大人（A）の自我状態」は事実に基づいて物事を判断しようとする理性的な自我状態である。「子どもの自我状態」は子どもの頃の状態のように本能や感情そのままの部分であり，創造性などを有する。これをもって生まれたままの「自由な子ども」（FC）と，いい子でいようとする「適応した子ども」（AC）に分ける。

これら5つの自我状態にそれぞれ10問の質問があり，妥当性項目の10問と合わせて質問総数は60項目となる。

規定の教示によって施行し，被検査者は質問項目に「はい」「どちらでもない」「いいえ」の3件法で答える。時間は10分程度である。

検査用紙の採点の仕方に従って，得点を合計する。それをプロフィール欄に転記し，各自我状態のあり方を見る（図3-129）。解釈の際には，妥当性尺度を考慮に入れ，結果が信頼できるものであれば，各自我状態やそれぞれのバランスにより被検査者の性格構造を考

察する。本検査は結果が視覚的に把握しやすいので，被検査者本人の自己理解にも役立てやすい。

TEGは，TEG（1984年）→TEG－Ⅱ（1993年）→新版TEG（2000年）→新版TEG－Ⅱ（2006年）のように改訂を重ねている。

適応疾患 ▸神経症 ▸パーソナリティ障害（人格障害）▸統合失調症 ▸躁うつ病（双極性障害）▸うつ病 ▸器質性精神障害

〈TEG 3〉

2019年12月に刊行された，新版TEGⅡの改定版である。TEG 3では項目反応理論が用いられている。実施時間は回答20分，自己採点5分。適用範囲は15歳以上。

適応疾患 ▸神経症 ▸パーソナリティ障害 ▸統合失調症 ▸躁うつ病（双極性障害）▸うつ病 ▸器質性精神障害

使用物品 新版TEG－Ⅱ検査用紙，実施マニュアル

2．操作が複雑なもの

〈バウムテスト〉

投影法検査であり，木の描画を通して精神発達や人格特徴をとらえる。

「1本の（実のなる）木」を描いてもらう（図3-130）。描画後は，そのバウム（木）について被検査者に質問する。描かれたバウムの全体的印象，樹木の形態，鉛筆の動き，樹木の位置の4側面から60項目余りにわたって，自己像，自己表現，欲求，環境との接触，行動，感情，情緒，思考などの性格特徴について診断的解釈を行うこともできる。

施行時間は3～20分であり，簡便で適用範囲も広く，描画可能なすべての人に施行できるのが特徴である。しかし，バウムテストだけではなく，テストバッテリーの1つとして用いることが望ましい。

適応疾患 ▸神経症 ▸パーソナリティ障害（人格障害）▸統合失調症 ▸躁うつ病（双極性障害）▸うつ病 ▸器質性精神障害

使用物品 やわらかい鉛筆，消しゴム，A4用紙

〈SCT〉

Sentence Completion Test，文章完成法ともいわれる。被検査者本人の自発的表現により，人格の力動的側面とパーソナリティの特性を総合的に分析・把握する。投影法検査であるとともに，自己報告的な面から

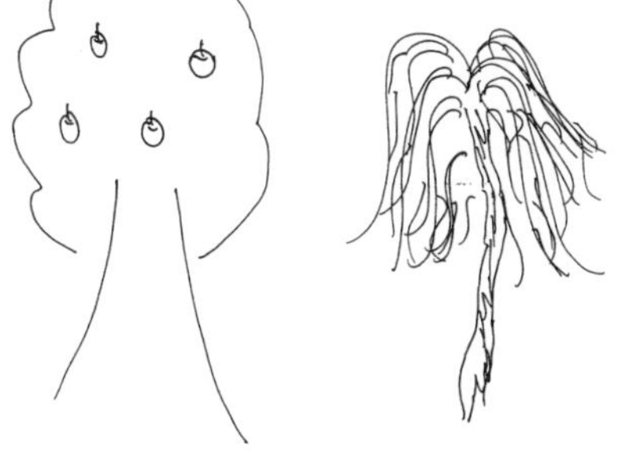

図3-130 バウムテストの例：右例は抑うつ状態

は質問紙法的側面をもつ検査でもある。書きかけの不完全な文章（刺激文）を被検査者に示して，それを自由に完成させる。

パーソナリティは「社会・生物的基礎」「性格」「指向」の3側面，「社会」「家庭」「身体」「知能」「気質」「力動」「指向」の7項目によって特徴づけられると捉え，それぞれに対応した60の刺激文から構成される。

例
子どもの頃，私は
もし私の母が
死

被検査者が記入した文章を，①パーソナリティ，②決定要因の二つに大別して分析する。

パーソナリティの評価項目には，「知的側面」「情意的側面」「指向的側面」「力動的側面」がある。情意的側面では被検査者の性格特性，指向的側面ではどのような価値領域を目標として生きているか，力動的側面では心的葛藤やコンプレックス，不安・攻撃性の存在などが推測できる。

決定要因は，被検査者とその環境に関するもので，「身体的要因」「家庭的要因」「社会的要因」の3つの領域について評価する。

さらに，筆蹟もまた重要な情報源である。

SCTは被検査者の自己記入であり，被検査者の主観が入るので，被検査者が自分自身と自分の周りの人・物・事をどのように捉えているかをみるのに有用である。対人関係，家族関係，異性関係，対社会的態度，過去・現在・未来における自己概念やそれらの領域での情動や葛藤のあり方，知的能力，防衛機制，自我機能など，パーソナリティを全体的に把握できる。他の検査との組合せで病態水準や疾患の診断にも用いる。

適応疾患 ▸神経症 ▸パーソナリティ障害（人格障害）▸統合失調症 ▸躁うつ病（双極性障害）▸うつ病 ▸器質性精神障害

使用物品 SCT用紙（小学生用，中学生用，高校生・成人用），解説書（小・中学生用，高校生・成人用）

〈P−Fスタディ〉

投影法検査であり，欲求不満場面に対する反応様式から，攻撃性の方向や型の理解と自我防衛機制を検討し，人格を力動的に理解する。

日常生活で経験するような24の欲求不満場面が，2人の人物が登場する漫画風の絵によって呈示される。各場面で左側の人物が右側の人物を欲求不満に陥れるような発言をしている。

被検査者は，右側の人がどのようにいうか，最初に思いついた言葉をふきだしに書き入れることを求められる。検査用紙を被検査者に手渡して教示を行い，回答を求める。

欲求不満場面は2種類あり，他者または非人為的な障害が原因となって欲求不満が起きている自我阻害場面と，欲求不満の原因が自己にあって相手から非難や叱責を受けている超自我阻害場面である。

被検査者の書いた発言を，アグレッションの型（障害優位型，自我防衛型，要求固執型）と方向（他責的，自責的，無責的）の組み合わせの9つの評点因子（他責逡巡反応E'，自責逡巡反応I'，無責逡巡反応M'，他責

生体検査

臨床心理

表3-5　P-Fスタディ：フラストレーション反応の分類

アグレッションの型 ＼ アグレッションの方向	障害優位型 O-D	自我防衛型 E-D	要求固執型 N-P
他責的 E-A	E’	E E̲	e
自責的 I-A	I’	I I̲	i
無責的 M-A	M’	M	m

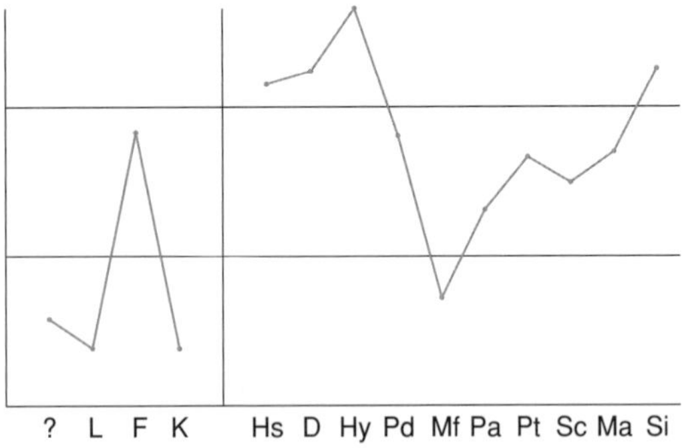

図3-131　MMPIの例：抑うつ状態の一例

反応E，自責反応I，無責反応M，他責固執反応e，自責固執反応i，無責固執反応m）によって評点する。評点をもとにプロトコルをまとめ，被検査者特有の行動様式や自我防衛水準，パーソナリティなどを分析・把握する（表3-5）。

質問紙は児童用（４～14歳），成人用（15歳以上），青年用（12～20歳）の３種類があるので，年齢に応じたものを使用する。

適応疾患　▶神経症 ▶パーソナリティ障害（人格障害）▶統合失調症 ▶躁うつ病（双極性障害）▶うつ病 ▶器質性精神障害

使用物品　P－Fスタディ用紙（児童用，青年用，成人用），解説書

〈MMPI〉

臨床的観点に立ってパーソナリティ特徴を叙述したり，臨床的介入方針を策定するための情報を得る査定手段として用いる質問紙である。

550項目から構成され，内容は精神的・身体的健康および家族・職業・教育・性・社会・政治・宗教・文化等についての態度に関する自己叙述文である。

> **質問**
> 私の立場を，人に分かってもらいたい
> 以前に比べて，読んだことがよく理解できない

これらの項目は，妥当性尺度，臨床尺度および追加尺度の３尺度からなる。検査には４個の妥当性尺度と，10個の臨床尺度の基礎尺度が必ず用いられる。妥当性尺度（？，L，F，K）は被検査者の受検態度の偏りを検出する目的をもつ。

被検査者は，個々の項目内容に「当てはまる」「当てはまらない」「どちらでもない」の３件法で答えることを求められる。所要時間は50分程度である。

採点盤を用いて各尺度得点の粗点を算出する（図3-131）。所定の手続きにより粗点から各尺度について，一般正常人集団のなかのどの位置に来るかを表すT得点を算出し，プロフィールを描く。まず，妥当性尺度を吟味し，回答に著しいゆがみがなく信頼できる結果だと判断されたら，臨床尺度について解釈する。

臨床尺度は心気症（Hs）・抑うつ（D）・ヒステリー（Hy）・人格障害的偏倚（Pd）・男性性女性性（Mf）・パラノイア（Pa）・精神衰弱（Pt）・統合失調症（Sc）・軽躁病（Ma）・社会的内向性（Si）からなる。各々の尺度はそれぞれの臨床群の特徴を反映するものであり，主としてパーソナリティ特徴を査定する目的で作成されている。そのほか，それぞれの研究者が開発した500個程度の追加尺度があり，目的に応じ利用することができる。

各臨床尺度の相対的位置関係により，被検査者の疾患や社会適応能力，自我機能を含め対人関係，情緒的側面などパーソナリティ特徴を総合的に把握する。

適応疾患　▶神経症 ▶パーソナリティ障害（人格障害）▶統合失調症 ▶躁うつ病（双極性障害）▶うつ病 ▶器質性精神障害

使用物品　MMPI質問票，MMPI解答用紙，MMPI採点盤，MMPIマニュアル

〈MMPI－３〉

アメリカで2020年に公刊されたMMPIの最新版で，DSM-5に対応したパーソナリティ障害の尺度をもつ。質問項目は335項目でoriginal MMPIの550項目より大幅に減っている。

適応疾患　▶摂食障害 ▶心的外傷 ▶強迫症 ▶物質関連症 ▶嗜癖症等

〈TPI〉

質問紙検査で，精神障害者・心理的不適応者の測定，診断あるいはスクリーニングを目的とする。

500項目からなる質問紙である。その質問項目はMMPIから採ったものが多いが，その他の性格検査や精神科医の用いる問診項目などを参考に集められ，日本人の精神障害者の識別により合うようにつくられている。尺度は被検査者の検査に対する応答の姿勢・態度をチェックし，結果がどの程度妥当性のあるものかを確認するための有効性尺度（５つ）と臨床尺度，付加尺度からなる。

臨床尺度はうつ病・心気症・ヒステリー・強迫神経症・妄想型統合失調症・破瓜型統合失調症・反社会性人格障害・てんかん・躁病の９尺度からなる。付加尺度は社会的内向性などがある。

質問項目に対し，被検査者は「はい」「いいえ」で答える。「どちらでもない」は多くても１割以内にするよう求められる。

採点盤を用い，各尺度の粗点を計算し，所定の手続きによって修正尺度得点を求める。その得点をプロフィールに描く。それらの相対的位置関係により，被検査者の社会適応力，自我機能などを含めたパーソナリティ特徴を総合的に把握する。

適応疾患　▶神経症 ▶パーソナリティ障害（人格障害）▶統合失調症 ▶躁うつ病（双極性障害）▶うつ病

▶器質性精神障害

使用物品 質問票，解答用紙，採点盤，プロフィール，手引書

〈EPPS性格検査〉

質問紙による性格検査であり，人間として誰もがもっている欲求を背景にした人格特性を測定し，自己理解および他者理解に役立てる。

1対の叙述文（AとB）からなる225項目について，どちらかを選択する強制選択法で回答する。社会的な望ましさを同程度にした文章から選ばせることで，被検査者が自分をよく見せようとする傾向を抑えたのが特徴である。

個人または集団で行い，実施時間は30～40分程度である。被検査者が記入したものを採点盤を用いて採点し，プロフィールを作成する。プロフィールから，達成，追従，秩序，顕示，自律，親和，他者認知，救護，支配，内罰，養護，変化，持久，異性愛，攻撃の15特性が測定される。これらの高低から，被検査者内での特徴を把握し，人格特性を理解する。これらの特性は比較的顕在化されやすい欲求を背景としているので，測定される特徴は被検査者の行動との関連を考えるうえでも有用であり，被検査者の自己理解にも役立つ。

適応疾患 ▶神経症 ▶パーソナリティ障害（人格障害）▶統合失調症 ▶躁うつ病（双極性障害）▶うつ病 ▶器質性精神障害

使用物品 EPPS用紙（大学生・成人用，高校生用），手引き（大学生・成人用，高校生用），採点盤，筆記用具

〈16P－F人格検査〉

成人の人格構造を16の人格因子を測定することで明らかにし，臨床上の診断に役立てる。

自己回答式の質問紙で，性格特性を16の因子で分類し測定することで個人の人格をとらえる。16因子は両極性をもち，得点の高低で因子ごとの特性が決まる。各因子それぞれに10～13の質問が配当されている。16因子は，情感・知能・自我強度・支配性・衝動性・公徳心・大胆・繊細・猜疑心・空想性・狡猾・罪責感の12個の一次因子と，抗争性，自己充足，不安抑制力，浮動性不安の4つの二次因子からなり，合計187の質問項目で構成される。各質問項目に対する回答は，「はい」「いいえ」「どちらでもない」の3肢選択である。質問紙は，高校生用，大学生用，成人用があるので，被検査者の年齢に応じたものを使用する。

所定事項を回答用紙に記入させ，注意事項を読み上げて練習問題と本番を施行する。制限時間はないが，所要時間は約40～60分である。

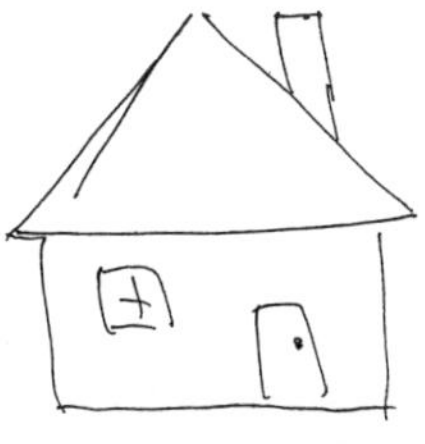

図3-132 描画テストの例

採点は，所定の手続きに基づき各尺度ごとに行い，プロフィールを作成する。そのプロフィールパターンによって，人格特性を因子それぞれについて考察し，総合的に理解する。

適応疾患 ▶神経症 ▶パーソナリティ障害（人格障害）▶統合失調症 ▶躁うつ病（双極性障害）▶うつ病 ▶器質性精神障害

使用物品 16P－F用紙，手引き，筆記用具

〈描画テスト〉

被検査者の描いた描画（図3-132）から，精神発達や人格特徴，心的状態，知的水準などを分析・把握する投影法検査。家，木，人を描かせるHTP，所定の手続きで風景を描かせる風景構成法，動物で家族を描かせる動物家族画，人物画テストなどがある。

検査ごとに所定の手続きに従って量的分析・質的分析を行い，被検査者の精神力動，感受性や柔軟性，環境との関係などパーソナリティや病態水準，知的水準を総合的に把握する。いずれも施行時間は3～20分であり，簡便で適用範囲も広く，描画可能なすべての人に施行できるのが特徴である。しかし，描画テストだけで診断するのではなく，人格診断の補助手段として活用することが重要であり，テストバッテリーの1つとして用いることが薦められる。検査としてだけではなく，治療的効果ももつような配慮をして行うことが大切である。

適応疾患 ▶統合失調症 ▶躁うつ病（双極性障害）▶神経症 ▶パーソナリティ障害（人格障害）▶器質性精神障害

使用物品 描画用紙，鉛筆，サインペン，クレヨン・色鉛筆など彩色できる筆記用具

〈ゾンディーテスト〉

投影法検査で，被検査者の深層心理にある衝動・欲求や性格傾向を分析する。また，心理療法の適応可能性や適応の力などを含めた可能性を探る。

1組8枚の精神疾患患者や人格障害者の顔写真6組から構成されている48枚の顔写真を，1組ずつ被検査者に提示する。各組の顔写真を所定の位置に配列して，「好きな写真2枚」と「嫌いな写真2枚」を選ばせる。6組まで同様に行う。次に，残った各組それぞれの4枚の写真から「比較的嫌いな写真2枚」を選ばせる。これも6組まで行う。検査施行時間は1回5～30分程度である。この方法で，原則として1日（24時間）以上～10日以内の間隔をおいて，10回反復する。

結果は，選ばれたカードから得点化し，衝動プロフィールを作成する。それをもとに傾向緊張票を作成し，性衝動，感情衝動，自我衝動，接触衝動の4つの衝動領域について考察し，被検査者の衝動や欲求を理解し，それに基づいてパーソナリティを総合的に解釈する。

適応疾患 ▶神経症 ▶パーソナリティ障害（人格障害）▶統合失調症 ▶躁うつ病（双極性障害）▶うつ病 ▶器質性精神障害

使用物品 ゾンディーテスト用具（48枚の顔写真），記録用紙，検査手引き

〈PILテスト〉

実存的欲求不満の程度を測定して，人生の意味・目的をどのように体験しているかを分析的に明らかにす

る。

3部構成となっており，Part Aは「人生の意味・目的意識」の程度を問う20の質問項目からなる「態度スケール」で，被検査者を7段階で評価する。Part Bは13項目の文章完成法，Part Cは自由記述方式で人生の意味・目的，それをどのように体験しているか，達成しているかについての記述を求めるものとなっている。

個別式としても集団式としても実施可能。実施に要する時間は30分程度であり，被検査者が自分で記入する。Part Aは各項目の点数を加算して総得点を出す。B・Cは，①人生に対する態度（過去受容，現在受容，未来受容，人生に対する主体性），②人生の意味・目的意識（意味・目的意識の明確度と統合度，達成感），③実存的空虚感，④態度価値（死生観，病気・苦悩観，自殺観）の観点の評定基準に基づき，7段階の評価点により数量的に評価する。

それらの評価点と，⑤その他（知的・情緒的側面で特に問題が感じられる点）を総合的にみて，被検査者の現在の心的状態，生きる意味や目的意識，体験様式を包括的に把握する。

適応疾患　▶神経症 ▶パーソナリティ障害（人格障害）▶統合失調症 ▶躁うつ病（双極性障害）▶うつ病 ▶器質性精神障害

使用物品　PILテスト用紙，手引き，筆記用具

3．操作と処理が極めて複雑なもの

〈ロールシャッハテスト〉

ロールシャッハ図版を用いて，パーソナリティと心理的機能の把握を目指す投映法検査である。

図版には左右対称のインクブロット（インクのしみ）が描かれており，無彩色図版5枚，有彩色図版5枚の計10枚から構成されている。

検査は，自由反応段階，質問段階，限界吟味段階の3つのプロセスをおって行われる。

自由反応段階は，図版を1枚ずつ提示し，何に見えるかを被検査者に問う。検査者は被検査者の言語反応を逐語記録すると同時に反応時間を計測する。

質問段階は，自由反応段階で出された反応について，スコアリングに必要な情報を得るために行う。1つひとつの反応について検査者の質問に被検査者が答える。ここでも被検査者の言語反応を逐語記録する。

限界吟味段階は必要に応じて補足的に行う追加の質問である。所要時間は90分前後である。

各反応を反応領域，決定因，反応内容という3つの構成要素に分けてスコアリングし，形態水準，平凡反応という側面からも評価を行う。すべての反応をスコアリングしたあと，整理用紙に記入して，Summary Scoring Tableを作成する。それに基づき，量的解釈を行う。そのうえで，個々の反応や図版だけでなく全体の流れも考慮して，継起分析とよばれる質的解釈を行う。

被検査者の知的能力，対人関係，社会適応能力や外界への対応の仕方，自己概念，自我機能，情緒機能，防衛機制などを総合的に把握し，被検査者のパーソナリティを包括的にとらえることができる。病態水準や疾患の鑑別にも用いられ，その後の治療可能性や社会適応力などの判断にも有用である。

適応疾患　▶神経症 ▶パーソナリティ障害（人格障害）▶統合失調症 ▶躁うつ病（双極性障害）▶うつ病 ▶器質性精神障害

使用物品　ロールシャッハテスト図版，ストップウォッチ，反応記録用紙，整理用紙

〈CAPS（PTSD臨床診断面接尺度：Clinician-Administered PTSD Scale for DSM-Ⅳ）〉

災害，犯罪，事件，事故など，強いストレスを伴う外傷的出来事によって個人に引き起こされた心的外傷後ストレス障害（PTSD）の診断を目的とした構造化面接法である。一定の訓練を受けた専門家が実施するもので，回答者の主観や意図的操作に影響されず正確な診断が期待でき，最も精度の高い評価法として広く使用されている。DSM-Ⅳの基準に合わせ改定されたCAPS-DXは，PTSD症状17項目と関連症状5項目について，頻度と強度の2側面から評価を行う。

適応疾患　▶PTSD（外傷後ストレス障害）▶神経症 ▶パーソナリティ障害（人格障害）

〈TAT絵画統覚検査〉

具体的な場面が描かれた図版を提示し，物語を語らせることを通じて，被検査者の潜在的な要求・情緒・感情・コンプレックス・葛藤，心的発達状態等を明らかにし，パーソナリティをとらえる。

図版は29枚の絵と1枚の白紙図版からなる。図版は，どの対象に対しても施行する共通図版11枚と性別・年齢別に使い分ける図版に分けられ，さらに，図版1～10の地上的な場面に近い絵からなる第一系列の図版と，図版11～20のかなり非現実的で多義性の高い絵が多く含まれる第二系列の図版にも分けられる。

図版を1枚ずつ提示し，物語をつくることを求める。絵の場面の前にあったこと，現在の状況，これからどうなるか，登場人物がどのようなことを考えたり感じたりしているかについて被検査者に自由に話させる。1回の所要時間は90分前後であり，第一系列と第二系列の施行は1日以上の間隔をあける。施行に時間がかかるため，9枚法，10枚法などの短縮版もある。

被検査者の作成した物語を分析リストで分析する。分析リストには，**欲求**（対人関係，社会関係，圧力排除，防衛逃避），**圧力**（社会対人関係，環境，自己内），**水準分析**（現実行動水準，期待，知覚など），**解決行動様式**（肯定的，否定的，情動的，現実的など），**結末**（幸福，不幸，成功，失敗，非現実的など）などがある。

これらの分析により，それぞれの要因が被検査者の行動と人格にとってどのような意味があるかを，生活史などのほかの資料と比較検討したうえで吟味する。それにより，被検査者の潜在的な要求・情緒・感情・コンプレックス・葛藤等をとらえ，全体的なパーソナリティ構造や現在の状況，適応状態，予後などを総合的に判断する。

適応疾患　▶神経症 ▶パーソナリティ障害（人格障害）▶統合失調症 ▶躁うつ病（双極性障害）▶うつ病 ▶器質性精神障害

使用物品　TAT図版，検査手引き，記録用紙，筆記用具，ストップウォッチ

〈CAT幼児児童用絵画統覚検査〉

具体的な場面が描かれた図版を提示し，物語を語らせることを通じて，被検査者の潜在的な要求・情緒・

感情・コンプレックス・葛藤，心的発達状態等を明らかにし，パーソナリティをとらえる。

図版は練習用図版1枚を含む17枚で構成されている。各図版とも必ず1匹以上のリスが登場しており，リスのみによって構成されている図版と，リスと他の動物によって構成されている図版がある。絵の内容も，家庭や幼稚園など子どもの生活に関係したテーマが選ばれている。

図版を1枚ずつ提示し，どのリスを主人公・チロにするかを決め，各図版についてチロの物語をつくることを求める。そのうえで，絵の場面の前にあったこと，現在の状況，これからどうなるか，チロと他の登場動物がどのようなことを考えたり感じたりしているかについて自由に話させる。1回の所要時間は60分前後であり，第一系列と第二系列の施行は1日以上の間隔を空ける。通常は17枚すべての図版を用いるが，必要に応じて図版を選択して用いてもよい。

被検査者の作成した物語を分析リストに基づいて分析する。分析リストには，欲求（対人関係，社会関係，圧力排除，防衛逃避），圧力（社会対人関係，環境，自己内），水準分析（現実行動水準，期待，知覚など），解決行動様式（肯定的，否定的，情動的，現実的など），結末（幸福，不幸，成功，失敗，非現実的など）などがある。

これらの分析をしたうえで，それぞれの要因が被検査者の行動と人格にとってどのような意味があるかを，生活史などのほかの資料と比較検討したうえで吟味する。それにより，被検査者の潜在的な要求・情緒・感情・コンプレックス・葛藤等をとらえ，全体的なパーソナリティ構造，精神発達の程度や現在の状況，適応状態，予後などを総合的に判断する。

適応疾患 ▶発達障害 ▶学習障害 ▶神経症 ▶統合失調症

使用物品 CAT図版，検査手引き，記録用紙，筆記用具，ストップウォッチ

D285 認知機能検査その他の心理検査

1 操作が容易なもの		
	イ 簡易なもの	80点
	ロ その他のもの	80点
2 操作が複雑なもの		280点
3 操作と処理が極めて複雑なもの		450点

《保険請求》

同一日に複数の検査を行った場合であっても，主たるもの1種類のみの所定点数により算定する。

1．操作が容易なもの

「イ」簡易なもの

「簡易なもの」とは，主に疾患（疑いを含む）の早期発見を目的とするものをいう。原則として3月に1回に限り算定する。

レセプト摘要欄 （3月以内に2回以上算定する場合）その理由及び医学的根拠を詳細に記載する。前回の実施年月日（初回の場合は初回である旨）を記載する

〈MAS不安尺度〉

患者が比較的常態としてもっているさまざまな不安傾向を包括的に測定し，その程度を明らかにする。スクリーニング検査として用いられる。

検査は50項目の不安尺度と15項目の妥当性尺度の計65項目からなる。不安尺度には焦燥感，疲労感，不適応感，対人的緊張などの心理的指標と，頭・腕・首などの痛み，指先などの震え，四肢の冷え，食欲不振，吐き気などの生理的指標が含まれている。

本検査は身体的反応を重視しており，日常生活で漠然と抱いている慢性的不安のうち，被検査者が意識している顕在的な慢性不安の全体的水準をとらえるのに有効である。

被検査者は「そう」「ちがう」「どちらでもない」の3件法で回答する。どちらかに決定できないときのみ「どちらでもない」と回答することが許される。実施時間は15分程度で，簡便に実施できる。

結果はまず妥当性尺度を検討し，妥当性のある結果であれば，不安尺度について検討する。妥当性尺度得点が高かったり，無回答が多い場合には再検査することが望ましい。点数の低下が臨床的改善を意味するので，治療経過の一指標としても使用できる。ただし，再検査までの間隔は1カ月以上空けることが望ましい。

適応疾患 ▶神経症 ▶パーソナリティ障害（人格障害）▶うつ病 ▶躁うつ病（双極性障害）▶統合失調症 ▶器質性精神障害

使用物品 MAS検査用紙，手引き，筆記用具

〈MEDE多面的初期認知症判定検査〉

初期認知症の症状をとらえ，早期対応することを目的とする。

知的機能検査（A式），自己評価質問検査（B式），他者評価質問検査（C式）からなる認知症の判定検査である。認知症の介護や行動援助の立場から，早期発見・早期対応のために，記憶能力（知的能力）に関する尺度24項目と，認知症に関連する症状をとらえる尺度70項目からなる。障害を顕在化させる周辺機能情報がとらえられる検査である。

適応疾患 ▶認知症 ▶器質性精神障害

使用物品 マニュアル，本人用検査用紙，他者評価用紙，筆記用具

〈AQ日本語版〉

AQ（自閉症スペクトラム指数）は，16歳以上で知的障害のない成人を対象にした，自閉症スペクトラム障害のスクリーニングに用いる自記式質問紙。「社会的スキル」「注意の切換え」「細部への注意」「コミュニケーション」「想像力」について各10問，全50問から構成される。スクリーニングツールであり，診断に用いることはできない。

適応疾患 ▶自閉症スペクトラム障害 ▶広汎性発達障害

〈日本語版LSAS－J（6月に1回に限る）〉

Liebowitz Social Anxiety Scale（リーボビッツ社交不安障害尺度）。社会不安障害の重症度，薬物療法や精神療法の治療効果を評価する際に参考となる自記式質問紙。社会不安障害患者が苦手とする13項目，社交場面11項目の，合計24項目の質問について，それぞれにどれだけ恐怖を感じるか，どれだけ回避するかを回答する。

適応疾患 ▶社交不安障害

生体検査

臨床心理

〈M-CHAT〉

乳幼児期自閉症チェックリスト修正版。2歳前後の幼児に対して，自閉症スペクトラム（Autism Spectrum Disorders：ASD）のスクリーニング目的で使用される，親記入式の質問紙である。

「他の子どもに興味がありますか」「あなたが名前を呼ぶと，反応しますか」など，はい・いいえで答えられる全23項目から成る。

適応疾患 ▶乳幼児において自閉スペクトラム症が疑われる場合

〈長谷川式知能評価スケール〉

1974年に長谷川和夫氏が開発し，1991年の改訂を経て，その簡易さから日本で主流の認知症スクリーニングテストである。

日付，年齢，計算などを問うことで構成された，全9項目から成る簡易的な認知症尺度。30点満点で，20点以下で認知症の疑いが高いと言われるが，あくまでも「認知症」と診断できるわけではない。

適応疾患 ▶種々の原因により認知症が疑われる場合

〈MMSE〉

ミニメンタルステート検査（Mini-Mental State Examination）。認知症のスクリーニングに用いられ，時間の見当識，場所の見当識，記憶力，計算力，言語的能力，図形的能力など11の質問から成る。30点満点で，23点以下は認知症が疑われ，27点以下は軽度認知障害が疑われる。

適応疾患 ▶種々の原因により認知症が疑われる場合

「ロ」その他のもの

〈CAS不安測定検査〉

顕在的な不安徴候を測定する質問紙である。

信頼性の高い6項目（精神的緊張・筋緊張・刺激反応・心配・不安・落ちつかなさ）から構成され，「はい」「いいえ」「どちらでもない」の3件法によって回答が求められる。

各下位尺度ごとに粗点を求め，合計得点を標準点に換算する。それをもとにプロフィールを作成し，被検査者の不安の全体的水準を示す不安得点を算出したうえで，不安の構造的特徴を因子別プロフィールから判定する。これらを総合的にみて，被検査者の全般的な不安状態や不安の特徴をとらえる。

適応疾患 ▶神経症 ▶パーソナリティ障害（人格障害）▶統合失調症 ▶躁うつ病（双極性障害）▶うつ病 ▶器質性精神障害

使用物品 CAS不安測定検査検査用紙（中学生用・高校～成人用），筆記用具，検査手引き

〈SDSうつ性自己評価尺度〉

患者の自己評価により抑うつ状態を測定する簡便な質問紙検査である

質問は20項目で，「主感情」「生理的随伴症状」「心理的随伴症状」を評価するものからなる。被検査者は，各項目に対して，ここ1週間の状態で「ない」「ときどき」「かなりのあいだ」「ほとんどいつも」の4段階に自己評価する。項目数が少ないため，適用可能範囲が幅広く，昏迷状態，強い制止もしくは抑制状態，認知機能障害等の患者を除き，ほとんどの人に実施できる。結果は得点が高いほど抑うつの度合いが強い。

健常者，神経症患者，うつ病患者の得点の分布が示されているので，それを参考に合計得点から被検査者の抑うつ状態をとらえる。

適応疾患 ▶躁うつ病（双極性障害）▶うつ病 ▶神経症 ▶パーソナリティ障害（人格障害）▶器質性精神障害

使用物品 SDSテスト用紙，筆記用具，検査手引き

〈CES－Dうつ病（抑うつ状態）自己評価尺度〉

過去1週間の症状出現のありように注目してうつ状態の評価を行う。

検査は，うつに関する質問20項目からなる。被検査者は各質問に対して「ない」「1～2日」「3～4日」「5日以上」のいずれかで，過去1週間の状態を自己評価する。実施も判定も簡便に行える。

正常対照群と気分障害群の基準が示されており，合計得点から判定する。

適応疾患 ▶躁うつ病（双極性障害）▶うつ病 ▶神経症 ▶パーソナリティ障害（人格障害）▶器質性精神障害

使用物品 CES－D検査用紙，筆記用具，検査手引き

〈HDRS（ハミルトンうつ病評価尺度）〉

うつ病の程度を評価するための質問紙で，17項目版，21項目版，24項目版の3種類が存在する。総得点によってうつ病の重症度が簡易に評価できる。

適応疾患 ▶うつ病 ▶躁うつ病（双極性障害）

〈STAI状態・特性不安検査〉

現在の不安状態と，不安になりやすい性格傾向を分けて測定する質問紙検査である。

状態不安（脅威的状況に置かれたときに喚起される一過性の不安状態）と特性不安（不安になりやすい性格傾向）を評価する項目のそれぞれ20項目，計40項目からなる。

被検査者は，状態不安検査では現在の気持ちについて「まったくあてはまらない」から「非常によくあてはまる」の4件法で回答し，特性不安検査では普段の気持ちについて「ほとんどない」から「ほとんどいつも」の4件法で回答する。目的に応じて状態不安検査，特性不安検査のいずれかのみ施行することもある。状態不安と特性不安を区別して把握できるため，臨床上観察される不安をより正確に理解でき，的確な介入法を検討するうえで役立つ。

適応疾患 ▶神経症 ▶うつ病 ▶パーソナリティ障害（人格障害）▶躁うつ病（双極性障害）▶器質性精神障害

使用物品 STAIテスト用紙，筆記用具，テスト使用手引き

〈POMS〉

過去1週間の気分状態を評価する質問紙法で，治療前後の変化や治療経過をみるのに有効である。

性格傾向を評価するのではなく，その人が置かれた条件下での一時的な気分・感情の状態を測定する検査である。6つの下位尺度（緊張と不安，抑うつと落胆，怒りと敵意，活力と積極性，疲労と無気力，混乱と当惑）から構成され，全部で65項目の質問がある。30項目の短縮版もある。

被検査者は，人が示す感情を述べた単語リストを1つ1つ読み，今日を含む過去1週間に感じた気持ちについて，0（まったくない）～4（非常に多い）の選

択肢から選ぶ。実施時間は15分である。

適応疾患 ▶神経症 ▶うつ病 ▶パーソナリティ障害（人格障害）▶躁うつ病（双極性障害）▶器質性精神障害

〈POMS 2（Profile of Mood States 2）〉

1週間の気分の状態を5段階で回答する気分プロフィール検査。受検者の年齢，目的により4種類のシートがある。実施時間は回答10分，採点5分。適用範囲は，成人用が18歳以上，青少年用が13～17歳。

適応疾患 ▶神経症 ▶うつ病 ▶躁うつ病（双極性障害）▶パーソナリティ障害（人格障害）▶器質性精神障害

使用物品 POMSテスト用紙，筆記用具，検査手引き

〈IES－R（改訂版出来事インパクト尺度：Impact of Event Scale revised)〉

災害，犯罪，事件，事故など，強いストレスを伴う外傷的出来事によって個人に引き起こされた心的外傷後ストレス障害（PTSD）を診断し，程度を把握するために用いられる。過去1週間におけるPTSDの中核症状，すなわち侵入，回避，過覚醒の各症状の程度を，過去1週間について把握することができる。全22項目の質問に対して「全くない」から「非常に」までの5段階で回答する自記式質問紙法である。

適応疾患 ▶PTSD（外傷後ストレス障害）

〈PDS（心的外傷後ストレス障害診断尺度)〉

災害，犯罪，事件，事故など，強いストレスを伴う外傷的出来事によって個人に引き起こされた心的外傷後ストレス障害（PTSD）を診断するために，DSM－IVに基づいて作成された質問紙法である。

適応疾患 ▶PTSD（外傷後ストレス障害）

〈TK式診断的新親子関係検査〉

親が子どもに対して示している態度と，子ども自身の問題となっている態度・行動のチェックを，親と子どものそれぞれの立場から検討する。

子どもと父親・母親それぞれに実施する質問紙形式の調査で，それぞれ80項目からなり，「ぴったりあてはまる」から「ぜんぜんあてはまらない」までの4件法で回答する。子どもの項目は「不満」「非難」「厳格」「期待」「干渉」「心配」「溺愛」「盲従」「矛盾」「不一致」の下位項目からなり，「不一致」以外は父親と母親のそれぞれについて評定する（図3-133)。「不一致」については，子どもから見て両親間の不一致を評定する。親の項目は子どもと同じ下位尺度に相当する項目からなるが，「不一致」に関しては，父親から見た母親との不一致，母親から見た父親との不一致をそれぞれ評定する。

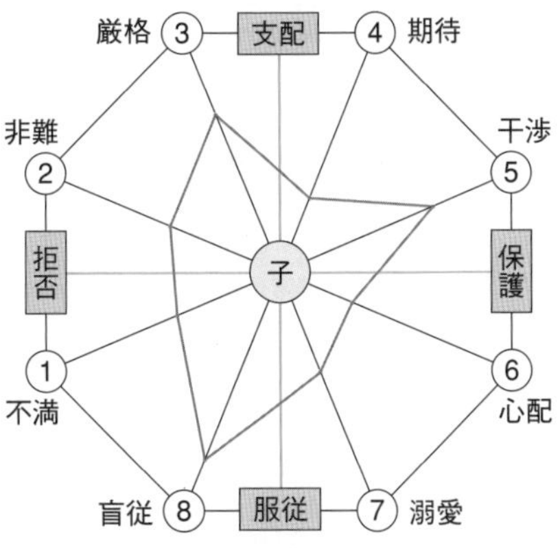

図3-133 TK式診断的新親子関係の評定例

子どもから見た親の評価（小学校3，4年生以上）と，親から見た子どもの評価（小学校1年生～中学生まで）がある。父親，母親，子どもそれぞれに質問紙で回答を求める。所要時間は10分程度である。

80項目の質問から，下位項目の度合いをチェックし，ダイヤグラムに記入する。その結果から，(A) 安全地帯，(B) 中間地帯，(C) 危険地帯の判定をする。まず，父親・母親のダイヤグラムを作成し，両親の共通点・相違点を明らかにして，その養育態度を把握する。次に，子どものダイヤグラムから子どもがとらえた両親の養育態度を読み取り，親の自己評価と比較しながら問題点を明確にする。

両親それぞれの自己評価とずれ，子どもがどう感じているかが図示されるため，親子関係の傾向を知るのに便利である。

適応疾患 ▶発達障害 ▶神経症 ▶パーソナリティ障害（人格障害）▶統合失調症

使用物品 検査用紙〔親用，子用（小・中学生)，幼児用〕，筆記用具，手引き（小・中学生用，幼児用）

〈CMI健康調査票〉

被検査者の心身両面にわたる自覚症状を短時間のうちに評価することを目的とした質問紙検査であり，神経症的傾向の把握に用いられる。

調査票は，12項目の身体的自覚症状（目と耳，呼吸器系，心臓脈管系，消化器系，筋肉骨格系，皮膚，神経系，泌尿生殖器系，疲労度，疾病と頻度，既往症，習慣）についての質問（男性160問，女性162問）と，6項目の精神的自覚症状（不適応，抑うつ，不安，過敏，怒り，緊張）についての質問51問からなる。被検査者は「はい」「いいえ」でそれぞれの質問に答える。所要時間は約20分である。

結果は神経症判別図に記入し，領域Ⅰ（心理的正常）～Ⅴ（神経症傾向大）までの4領域に整理する。それをもとに，肯定反応数や下位尺度ごとの得点，回答の仕方の特徴などを参考に被検査者の健康状態や神経症的傾向を把握する。

適応疾患 ▶神経症 ▶パーソナリティ障害（人格障害）▶統合失調症 ▶うつ病 ▶躁うつ病（双極性障害）▶器質性精神障害 ▶心身症

使用物品 検査用紙（男性用・女性用)，筆記用具，検査手引き

〈GHQ精神健康評価票〉

主として神経症者の症状把握，評価およびスクリーニングを目的として作成された質問紙法である。精神的健康度測定の有効な指標として，WHO（世界保健機関）でも用いられている。

身体症状，不安と不眠，社会的活動障害，うつ状態の4因子に関する質問60項目からなる。被検査者は「まったくあてはまらない」から「非常によくあてはまる」までの4件法で回答する。実施時間は15分程度である。

30項目版，28項目版もあり，妥当性はいずれも同等

とされる。30項目版は一般的疾患傾向，身体的症状，睡眠障害，社会的活動障害，不安と気分変調，希死念慮とうつ傾向の把握，28項目版は身体的症状，不安と不眠，社会的活動障害，うつ傾向の把握が可能である。

合計点から被検査者の精神的健康度を判定し，因子ごとの得点からどの側面での適応水準が低下しているかを判定する。

適応疾患 ▶神経症 ▶パーソナリティ障害（人格障害）▶統合失調症 ▶うつ病 ▶躁うつ病（双極性障害）▶器質性精神障害

使用物品 GHQ60検査用紙，GHQ30検査用紙，GHQ28検査用紙，筆記用具

〈ブルドン抹消検査〉

精神作業能力テストの1つで，被検査者の注意力をみる。文字や図形を並べておき，そのなかから一定の文字や図形のみチェックさせる。達成された数やその正解数から，被検査者の注意力を判断する。

適応疾患 ▶統合失調症 ▶躁うつ病（双極性障害）▶うつ病 ▶神経症 ▶パーソナリティ障害（人格障害）▶器質性精神障害

使用物品 検査用紙，筆記用具

〈WHO QOL26〉

WHO（世界保健機関）が作成した5段階式の質問紙法によるQOL評価票である。疾病の影響を測定する評価票ではなく，より包括的で患者自身の主観的なQOLが測定できるように工夫されている。身体的領域，心理的領域，社会的関係，環境領域の4領域のQOLを問う24項目と，QOL全体を問う2項目の，全26項目で構成されている。

適応疾患 ▶神経症 ▶パーソナリティ障害（人格障害）▶統合失調症 ▶躁うつ病（双極性障害）▶うつ病 ▶器質性精神障害

〈COGNISTAT〉

認知機能には多様な要素が含まれる。日本語版COGNISTAT認知機能検査は，これらの要素を見当識，注意，語り，理解，復唱，呼称，構成，記憶，計算，類似，判断という下位検査を通して得点化したもので，プロフィール様の図式で把握することができる評価尺度である。

生活のなかで困難を覚えやすい場面とその理由が把握できるので，リハビリやケアの方針を具体的に検討するうえで有用な情報として活用できる。所要時間は15～25分程度である。

適応疾患 ▶器質性精神障害 ▶認知症 ▶統合失調症 ▶うつ病 ▶アルコール性障害（アルコール性認知症，アルコール性持続性認知障害）

使用物品 検査用具セット，ストップウオッチ，消しゴムつき鉛筆

〈SIB〉

高度アルツハイマー病が認知機能に与えている影響の程度を把握する評価尺度。社会的相互行為，記憶，見当識，注意，実行，視空間能力，言語，構成，名前への志向の9項目を3段階で評価する構造化面接の形式をとる。間隔をあけて繰り返し実施し，各項目ごとの得点の変化を観察することで，時間の経過や治療の進行に伴う障害程度の推移を把握することに優れる。アルツハイマー治療薬の効果測定実験にもしばしば活用される。

適応疾患 ▶高度アルツハイマー病 ▶認知症 ▶器質性精神障害

〈CogHealth〉

認知機能を，判断，短期記憶，精神疲労など複数の側面から測定するためのPCソフトウエアである。5種類のトランプゲームを行うと反応時間が逐一記録され，すべて終了するなりデータが暗号化のうえ，サーバに送信されて解析結果が検査者に返送されるという一連のシステムも提供されている。健康診断の一環として繰り返し定期的に実施し，得点の経時的変化を観察することで軽度認知機能障害をスクリーニングするなどの使用場面が想定されている。所要時間は15～30分程度である。

適応疾患 ▶軽度認知機能障害（MCI）▶認知症 ▶器質性精神障害

使用物品 PC，インターネット環境

〈NPI〉

脳病変に伴う精神症候の評価尺度で，日常的な被験者の様子を把握している介護者を対象に構造化面接の形式をとる。まず妄想，幻覚，興奮，抑うつ，不安，多幸，無為，脱抑制，易刺激性，異常行動の有無を確認し，存在する場合は重症度と頻度を確認する。所要時間は10～20分程度である。睡眠，食欲の異常を追加した拡大版，介護者の心理的負担度を追加したNPI-D，施設入所者の精神症候を職員から聴取するNPI-NH，質問紙によるNPI-Qもある（表3-6）。

適応疾患 ▶認知症 ▶認知症〔に伴う行動・心理症候（BPSD）〕▶器質性精神障害

〈BEHAVE-AD〉

アルツハイマー病に伴い日常生活において観察できる行動・心理症候の評価尺度。直近2週間の行動観察に基づく他者評価票で，妄想観念，幻覚，行動障害，攻撃性，日内リズム障害，感情障害，不安および恐怖の7側面，全25項目を得点化する。各側面の得点および総合得点から症候の程度が把握できる。元来は薬物療法の効果測定を目的に開発された。定期的に繰り返

表3-6　発表されているNPIの各バージョン

バージョン	対象精神症候	対象者	方法	評価内容
オリジナル日本語版NPI	妄想，幻覚，興奮，うつ，不安，多幸，無為，脱抑制，易刺激性，異常行動	介護者	インタビュー	頻度 重症度
12項目版NPI	妄想，幻覚，興奮，うつ，不安，多幸，無為，脱抑制，易刺激性，異常行動，睡眠異常，食行動の異常	介護者	インタビュー	頻度 重症度
NPI-D版NPI	妄想，幻覚，興奮，うつ，不安，多幸，無為，脱抑制，易刺激性，異常行動	介護者	インタビュー	頻度 重症度 負担度(NPI-D)
NPI-NH	妄想，幻覚，興奮，うつ，不安，多幸，無為，脱抑制，易刺激性，異常行動，食行動の異常	施設職員	インタビュー	頻度 重症度
NPI-Q	妄想，幻覚，興奮，うつ，不安，多幸，無為，脱抑制，易刺激性，異常行動，睡眠異常，食行動の異常	介護者	アンケート	頻度 重症度 負担度

し実施し，得点の推移を観察することにより症候の経時的変化を評価できる。

適応疾患 ▸アルツハイマー病〔に伴う行動・心理症候（BPSD）〕▸認知症 ▸器質性精神障害

〈音読検査（特異的読字障害を対象にしたもの）〉

視覚提示された短文，長文を音読させ，流暢性，音韻意識などを調べる検査。ひらがな50文字を連続して音読する「単音連続読み検査」，有意味語・無意味語を各30個連続して音読する「単語速読検査」，3つの文章を音読する「単文音読検査」からなる。音読に要する時間（音読時間），読みの正確性や流暢性を評価する。

適応疾患 ▸特異的読字障害

〈WURS〉

Wender Utah Rating Scale（ウェンダー・ユタ評価尺度）。成人の注意欠陥・多動性障害（ADHD）のスクリーニングに用いる自記式質問紙。61項目のうち25項目を抽出して採点に用いる。スクリーニングツールであるため，面接で確認することが重要。

適応疾患 ▸注意欠陥・多動性障害（ADHD）

〈MCMI－Ⅱ〉

Millon Clinical Multiaxial Inventory（ミロン臨床多軸目録）。パーソナリティと精神医学的症状を測定するための自記式質問紙。一部の人格障害の診断の参考になるといわれているが，慎重に用いる必要がある。

適応疾患 ▸人格障害

〈MOCI邦訳版〉

Maudsley Obsessional Compulsive Inventory（モーズレイ強迫神経症質問紙）。しばしば見受けられる30項目の強迫観念と強迫行為の有無を評価する自記式質問紙。適切な診断のためには，面接で確認することが重要である。

適応疾患 ▸強迫性障害

〈DES－Ⅱ〉

Dissociative Experience Scale（解離体験尺度）。正常範囲の解離現象から精神病的な解離現象まで，28項目について尋ねる自記式質問紙。解離現象の頻度を0％から100％まで，10％ずつの11段階で評価する。スクリーニングツールであり，これによって診断することはできない。

適応疾患 ▸解離性障害

〈EAT－26〉

Eating Attitudes Test（摂食態度検査）。摂食行動や態度に関する質問からなる自記式質問紙。摂食制限・大食と食事支配・肥満恐怖の3つの尺度から，26項目の質問に答える。診察の参考情報が得られる程度と理解すべき。

適応疾患 ▸摂食障害

〈STAI-C状態・特性不安検査（児童用）〉

State-Trait Anxiety Inventory for Children。従来用いられているState-Trait Anxiety Inventoryを基にして，子供の不安を測定するために開発された。STAI-Cの不安に関する基礎的な構想や尺度構成は，基本的にはSTATと同一である。

小児の状態不安（C1）と特性不安（C2）を測定する2つの検査で構成されている。各20問の質問項目に対し，不安の程度に応じて3段階で回答。合計得点が高いほど不安が高いとされる。

適応疾患 ▸児童の状態および特性不安

〈DSRS-C〉

バールソン児童用抑うつ性尺度（Depression Self-Rating Scale for Children）。18項目の質問項目から成り，最近1週間の自分の気持ちについて，「いつもそうだ」，「ときどきそうだ」，「そんなことはない」の3段階で答えてもらい，児童の抑うつ性を自己評価する。

適応疾患 ▸小学生～中学生の抑うつ

〈前頭用評価バッテリー〉

a Frontal Assessment Battery at bedside（FAB）。前頭葉の機能を中心に評価する検査であり，言葉の概念化，言語流暢性，運動プログラミング，干渉への感受性，抑制性制御，理解行動を調べる6つの項目から成る。前頭側頭型認知症の鑑別などに用いる。

適応疾患 ▸前頭葉障害が疑われる場合 ▸脳損傷に伴う高次脳機能障害

〈ストループテスト〉

Stroop Test。遂行機能や選択的注意機能を評価する検査のひとつ。色名を表す単語がそれとは異なる色のインクで印刷されている時に，その単語ではなくインクの色を読んでいくような方法をとる。

適応疾患 ▸主に選択的注意を評価する

〈MoCA-J〉

Japanese version of Montreal Cognitive Assessment。視空間・遂行機能，命名，記憶，注意力，復唱，語想起，抽象概念，遅延再生，見当識からなり，軽度認知障害をスクリーニングする検査。

適応疾患 ▸軽度認知障害が疑われる場合

〈Clinical Dementia Rating（CDR）〉

臨床認知症評価尺度（Clinical Dementia Rating：CDR）は認知症の重症度を判定するための国際的に広く使われている評価指標のひとつである。本人への問診のほか，同居者を中心とした身近な周囲の人からの情報を基に，趣味や社会活動，家事などの日常生活の状態から評価する。下位項目には，記憶，見当識，判断力と問題解決，地域社会活動，家庭生活および趣味・関心，介護状況の6項目が含まれる。実施時間は回答10～15分。

適応疾患 ▸認知症 ▸器質性精神障害

2．操作が複雑なもの

〈ベントン視覚記銘検査〉

視覚性注意，視覚認知，視覚記銘および視覚構成能力を評価し，あわせて脳疾患の診断に活用する。

被検査者には描画用紙・鉛筆・消しゴムのみを与える。それぞれ1個または3個の幾何学的図形が描かれた10枚のカードを被検査者に提示し，そのつど模写あるいは記憶によって再生させる（図3-134）。

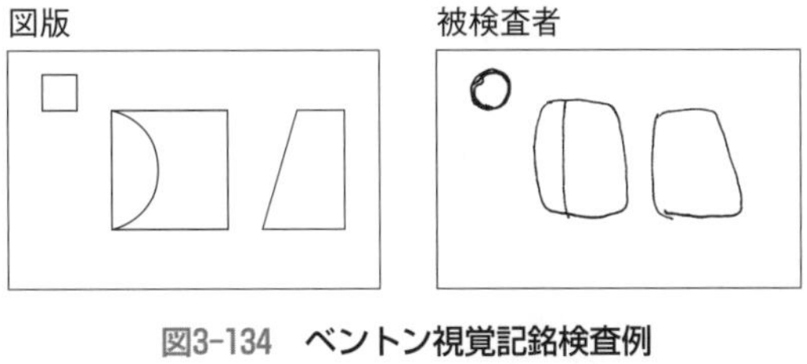

図3-134 ベントン視覚記銘検査例

方法は以下の4とおりである。
A. 10秒間提示してすぐに再生させる
B. 5秒間提示してすぐに再生させる
C. 模写
D. 10秒間提示して15秒経過後に再生させる

A～Dの方法は被検査者の能力や年齢によって1つ選び，図版カード10枚すべて同じように行う。

結果は正確数と誤謬数によって採点する。誤謬は①省略・追加，②ゆがみ，③保続，④回転，⑤置き違い，⑥大きさの誤りの6つの型に分類される。点数を被検査者の年齢によって補正し，この結果に基づいて知能水準，脳の損傷部位などを把握する。

現在はCTなどが発達したため，脳疾患の診断よりは視覚認知力や視覚記銘力，視覚構成能力の評価のために用いられることが多い。

適応疾患　▶認知症▶器質性精神障害
使用物品　検査カード（形式Ⅰ・Ⅱ・Ⅲ），描写用紙，鉛筆，消しゴム，ストップウォッチ

〈内田クレペリン精神検査〉

仕事ぶりや性格についての診断を行い，職業面での適性配置や性格診断の基礎資料を得る。

検査では，印刷されている隣り合わせにある2つの1桁の数字を加算し，合計の1の位の数字をその間に記入させる。被検査者には，「できるだけ早く，正確に」行うよう指示する。

練習2分，前期本検査15分，休憩5分，後期本検査15分の順で行う。練習では，答えの書き方の練習を40秒，進み方の練習を20秒ずつ4行，計2分行う。練習は検査方法の説明とウォーミングアップを兼ねているので，方法を知っている被検査者に対しても必ず実施する。所要時間は50分である。

各行の加算された最終活字（課題達成数）を結び，作業曲線を描く。健常者常態定型曲線からのずれの程度と作業量段階から，定められている曲線類型により判定を行う。曲線類型は定型，上昇型，中高型，下降型，水平型，波状型，混合型の7つである。次に，作業曲線の特徴を初頭努力率，動揺率，V字型落ち込み，平均誤謬率，休憩効果率から判定する。これらの結果を総合して，情報処理速度，意思的緊張の強さ，課題に取り組む積極的な姿勢，対人関係，作業の安定性，性格傾向などを把握する。

適応疾患　▶統合失調症▶神経症▶パーソナリティ障害（人格障害）▶器質性精神障害
使用物品　内田クレペリン精神検査用紙，ストップウォッチ，鉛筆

〈三宅式記銘力検査〉

認知症の評価を目的に，聴覚刺激で被検査者の記銘力を判断する検査である。

「人－猿」などの有関係対語，「谷－鏡」などの無関係対語がそれぞれ10対で構成されている。検査者が対語を読み聞かせた後，対語の一方を検査者が言って，被検査者がもう一方の対語を再生できるかどうかで評価を行う。単語の即時再生を行うことにより，短期記憶の機能を測定する。

適応疾患　▶認知症▶器質性精神障害
使用物品　検査用紙

〈標準言語性対連合学習検査（S-PA）〉

言語性記憶を把握するための検査であり，時代を考慮した対語の選択，年齢別の判定基準などが特徴。単語の組合せを検査者が読みあげ，被検査者に記憶してもらう。その後，検査者が単語の組合せのうち初めに読みあげた単語を提示して，被検査者がその語と対をなしていたもう一方の単語を答えるものである。

適応疾患　▶（16歳～84歳）記憶障害が疑われる場合

〈ベンダーゲシュタルトテスト〉

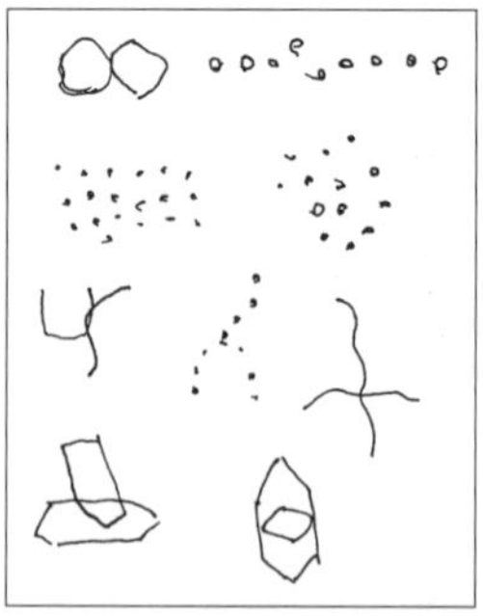
図3-135　ベンダーゲシュタルトテストの模写例

視覚・運動ゲシュタルト機能の成熟度や機能的器質的障害の様相，被検査者の心理過程やパーソナリティの偏りなどを臨床的に診断する。

9枚の図形を被検査者に1枚ずつ提示し，模写させる（図3-135）。図形模写の経過の臨床的観察と一定基準による結果の得点化から，視覚・運動ゲシュタルト機能の発達の状態，脳損傷や情緒障害についての診断を行う。

模写された図形を，視覚・運動ゲシュタルト機能の発達程度を示す発達項目，脳損傷の診断項目，情緒障害の診断項目に基づき採点し，その総得点を算出する。診断項目は図形のゆがみや回転，固執，統合の失敗，角や点の過不足，大きさなどからなる。総得点が高いほど発達の障害または未熟，脳損傷の可能性，情緒障害の可能性を示す。また，障害が機能的か器質的かを判断する資料にもなる。

適応疾患　▶器質性精神障害▶統合失調症▶躁うつ病（双極性障害）▶発達障害
使用物品　9枚の図版カード，模写用紙，記録用紙，鉛筆，消しゴム

〈WCSTウイスコンシン・カード分類検査〉

前頭葉機能検査として用いられる。赤，緑，黄，青の1～4個の三角形，星形，十字形，丸形からなる図形のカードを示して分類させ，被験者の反応をみる。

適応疾患　▶器質性精神障害▶脳損傷に伴う高次脳機能障害

〈SCID構造化面接法〉

アメリカ精神医学会の精神疾患診断基準（DSM）に含まれる精神障害を診断するための面接方法。

適応疾患　▶あらゆる精神疾患

〈遂行機能障害症候群の行動評価（BADS）〉

前頭葉損傷に伴う遂行機能障害を，日常生活で出会うさまざまな場面を模した課題への対処行動を通して，実際的・包括的に評価する検査。規則変換カード検査，行為計画検査（図3-136），鍵探し検査，時間判断

生体検査
臨床心理

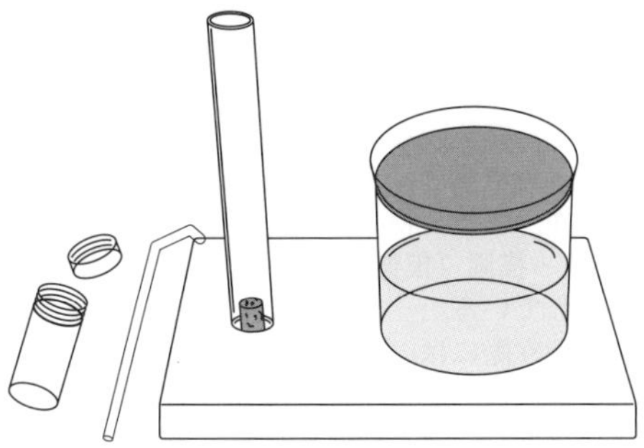

図3-136 行為計画検査に用いる材料

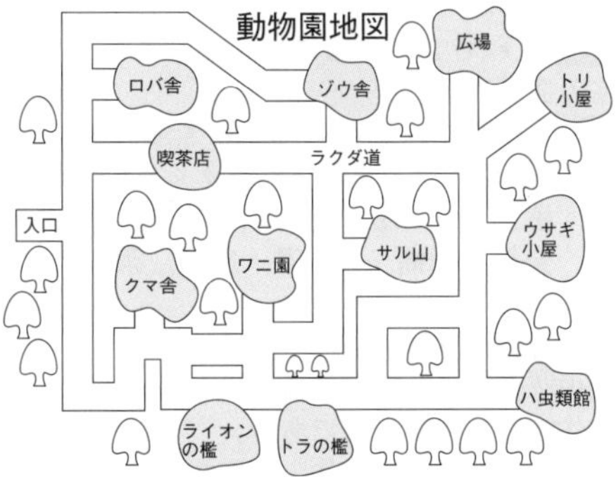

図3-137 動物園地図検査

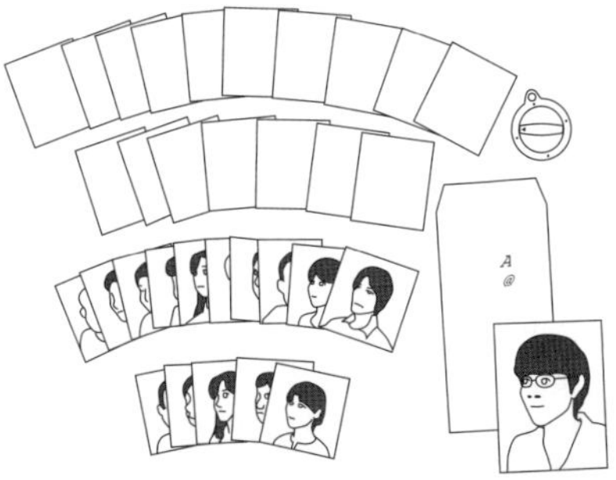

図3-138 日本版RBMT検査用具（A版）

検査，動物園地図検査（図3-137），修正６要素検査，およびDEX質問表（本人用，介護者用）から構成される。DEX質問表は，遂行機能障害による感情や人格，動機づけ，行動，認知の変化の程度を評価する。リハビリテーションやケア計画の策定にも活用できる。

適応疾患 ▶前頭葉（とくに前頭前野領域）損傷に伴う遂行機能障害 ▶器質性精神障害 ▶認知症

使用物品 検査用具セット，水

〈リバーミード行動記憶検査（RBMT）〉

脳損傷などに伴う記憶障害の有無および重症度を評価する検査。姓名，持ち物，約束，絵，物語，顔写真，道順，要件の記憶，見当識に関する下位検査から構成される。いずれも日常生活場面を模した検査項目なので，実際の行動が推測でき，リハビリやケア計画の策定に活用できる。同程度の難易度である４セットが用意されており，短期間で繰り返し実施できる。課題が平易なので重症例にも適応可能。所要時間は30分程度である〔日本版RBMT検査用具（A版）は図3-138参照〕。

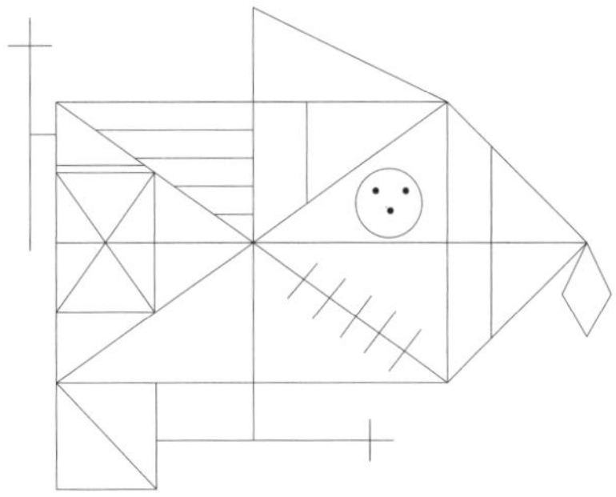

図3-139 Reyの複雑図形（Osterrieth，1944）

適応疾患 ▶成人の記憶障害 ▶軽度認知機能障害（MCI）▶軽度アルツハイマー病 ▶器質性精神障害 ▶認知症

使用物品 検査用具セット

〈Ray-Osterrieth Complex Figure Test（ROCFT）〉

高次脳機能障害のうち，とくに非言語性・視覚性の記憶障害を評価する検査。「Reyの複雑図形」（図3-139）と呼ばれる刺激図形を用いて，模写課題，即時再生課題，遅延再生課題を実施する。模写・再生された図の特徴，得点，行動観察を通し，視覚性記憶，視空間構成，運動機能に関する症状の有無を把握するとともに，病変の所在部位が推測できる。他の視覚性認知検査や画像検査と併用すると，脳損傷の診断に有効である。

適応疾患 ▶脳損傷に伴う高次脳機能障害 ▶器質性精神障害 ▶認知症

使用物品 刺激図形，筆記具

3．操作と処理が極めて複雑なもの

〈ITPA〉

コミュニケーション過程の面から知的能力を明らかにする。知的能力，とくに認知能力に遅れや偏りをもつ子どもの認知構造や情報処理特性の理解に役立つため，学習障害児の診断と支援プログラムの作成に用いられる。

回路（聴覚－音声，視覚－運動），過程（受容，連合，表現），水準（表象，児童）の３次元からなる臨床モデルに基づき作成されている。ことばの理解，絵の理解，ことばの類推，絵の類推，ことばの表現，動作の表現，文の構成，絵さがし，数の記憶，形の記憶の10の下位検査からなる。本検査では子どもの精神発達の全体的な知的水準を知るだけでなく，１人の子どものなかでどの領域の能力が優れており，どの領域の能力が劣っているかという個人内差を明らかにできる。

検査は落ち着いた雰囲気の部屋で１対１で行い，子どもとのラポールを十分にとる。検査は手引きどおり正確に行う。下位検査ごとに決められている上限と下限に従い検査を実施する。所要時間は60～80分である。

各下位検査の粗点から年齢的な発達のずれを示す言語学習年齢（PLA）と能力の全体的な水準を示す評価点を求め，プロフィールを記入する。プロフィール全体から子どものコミュニケーション能力の発達や障害の程度，認知構造の特徴をつかむ。

適応疾患　▶知的障害（精神遅滞）▶学習障害

使用物品　ITPA用具一式，検査手引き，記録用紙，ストップウォッチ，テープレコーダー，筆記用具

〈標準失語症検査〉

失語症の有無，重症度，失語タイプの鑑別診断をする。また，失語治療効果，自然回復について継時的な言語能力の変化を把握する。リハビリテーションの立案にも役立つ。

聞く力，話す力，読む力，漢字・ひらがな・文章を書く力，計算の5つの項目から成り立っており，総合的な言語機能を測定する。下位検査は26項目に及ぶ。

検査内容は日常の言語活動であまり使わない項目で構成されているために，日常生活上ではわかりにくい症状の把握に役立つ。施行時間は1時間半～2時間程度と長いので，被検査者の状態によって，何回かに分けて施行したほうがよい場合もある。

課題を正答できるかできないかだけでなく，その後の治療に生かせるように，できなかったとすれば常にできないのか，時間をかければできるのか，何かヒントを与えればできるのか――などさらに詳しく反応を調べ，患者の言語がどの程度実用的に使用できるのかという観点から6段階で評価する。結果はプロフィールに書き表し，総合的に失語症のタイプや重症度を判定する。また，残存能力の評価や改善の予測をすることも可能である。

適応疾患　▶（さまざまな病因に基づく）失語症

使用物品　標準失語症検査セット一式，筆記用具，記録用紙，計算用紙，標準失語症検査マニュアル

〈標準失語症検査補助テスト〉

標準失語症検査の難易度だけではカバーできない軽度の失語症の症状把握や，特定の項目に関してより詳細な情報を得ることを目的として作成された。

発声発語器官の機能および構音の検査，はい－いいえ応答，金額および時間の計算，まんがの説明，長文の理解，呼称の6項目からなる。これらの補助テストが加わることにより，聴覚的理解の程度や語想起能力，日常生活上の時間，計算能力などがより詳細に把握でき，リハビリテーションプログラムの作成，言語症状の評価などに役立つ。

採点は6段階評価および2段階評価を用いたものと正答数のみを算出したものに分けられる。

適応疾患　▶（さまざまな病因に基づく）失語症

使用物品　検査マニュアル，図版，記録用紙，検査用CDおよび再生機器，ストップウォッチ

〈標準高次動作性検査〉

高次動作性障害の臨床像の客観的把握，要素的運動障害，高齢者の痴呆，全般的精神障害などと失行症との境界症状の把握，行為を完了するまでの動作過程の詳細な記録と分析を可能にすることを目的として作成された。

課題は動作・行為を，主として物品を使う他動詞的動作，慣習的なしぐさやジェスチャーなど自動詞的動作，図形描画や積み木などの構成的動作の3つに区分し，それに基づいて，顔面動作，物品を使う顔面動作，上肢（片手）慣習的動作，上肢（片手）手指構成模倣，上肢（両手）客体のない動作，上肢（片手）連続的動作，上肢・着衣動作，上肢・物品を使う動作，上肢・系列的動作，下肢・物品を使う動作，上肢・描画（自発），上肢・描画（模倣），積み木テストの13の大項目が設定されている。

検査を行う際には，運動機能障害，失語症，失認症，全般的精神機能，感覚障害，視覚および聴覚障害などの有無，程度，状態を把握しておく必要がある。

評価は，誤り得点，反応分類，失語症と麻痺の影響の3点から行い，記録用紙に反応とともに記入し，プロフィール用紙に誤反応項目数，修正誤反応率を記入して整理する。

適応疾患　▶（さまざまな原因に基づく）運動障害を有する症例

使用物品　検査マニュアル，図版，記録用紙，WAISの積木8個，ライターまたはろうそく，ろうそく立て，浴衣，歯ブラシ，櫛，板，鋸，板に釘を半分打ったもの，金槌，茶筒，茶，湯，急須，茶碗，マッチ，ボール

〈標準高次視知覚検査〉

視覚失認を臨床的かつ包括的にとらえることを目的として作成された検査法である。

視知覚の基本機能，物体・画像認知，相貌認知，色彩認知，シンボル認知，視空間の認知と操作，地誌的見当識の7つの大項目からなり，視知覚に関連する機能が網羅されている。実施方法は，標準高次視知覚検査マニュアルに詳細に記述されており，健常者では約20分で実施可能である。

各問題は原則として3段階で評価され，即反応は0点，遅延反応は1点，無反応・誤答は2点とする。視力や視野検査，色覚検査などの眼科的所見を考慮したうえで，成績プロフィールのパターンから総合的に障害構造を判断する。半定量的な検査であるため，重症度を知ることも可能であり，リハビリテーションへの導入や効果測定にも有用である。

適応疾患　▶（さまざまな原因に基づく）高次視知覚機能障害（視覚失認，視空間失認など）を有する症例

使用物品　検査マニュアル，検査図版，評価用紙，ストップウォッチ，金槌，鍵，櫛，スプーン，コップ，ろうそく，ボール，アイマスク，呼笛，ハーモニカ，鈴，家族の顔写真，色鉛筆（12色用），鉛筆（黒，赤）

〈標準注意検査法・標準意欲評価法〉

脳損傷に伴う注意の障害や意欲・自発性の低下を臨床的かつ定量的に検出・評価することを目的とした検査である。プロフィール表を用いて，障害のパターンと重症度を簡潔に知ることができる。

標準注意検査法（CAT）は，7つのサブテストから成り，感覚モダリティを考慮した記憶容量や選択性注意，注意の分配能力や変換能力，制御能力，葛藤条件の監視機能，持続性注意に関する能力の検討が可能である。成績は正答数や正答率で表わされ，得点が高いほど注意機能が良好である。

標準意欲評価法（CAS）は，面接による意欲評価ス

注 文 書

2024.6

※この面を弊社宛にFAXして下さい。あるいはこのハガキをそのままご投函下さい。

医学通信社・直通 FAX → 03-3512-0250

お客様コード	□□□□□□□ (わかる場合のみで結構です)		
ご住所 〔ご自宅又は医療機関・会社等の住所〕	〒	電話番号	
お名前 〔ご本人又は医療機関等の名称・部署名〕	(フリガナ)	ご担当者	(法人・団体でご注文の場合)

〔送料〕 1～9冊：100円×冊数，10冊以上何冊でも1,000円(消費税別)

書籍	ご注文部数	書籍	ご注文部数
		医療事務100問100答 2024年版 〔2024年4月刊〕	
診療点数早見表 2024年度版 〔2024年5月刊〕		入門・診療報酬の請求 2024-25年版 〔2024年7月刊予定〕	
DPC点数早見表 2024年度版 〔2024年5月刊〕		レセプト請求の全技術 2024-25年版 〔2024年6月刊予定〕	
薬価・効能早見表 2024年4月版 〔2024年4月刊〕		プロのレセプトチェック技術 2024-25年版 〔2024年8月刊予定〕	
受験対策と予想問題集 2024年版 〔2024年7月刊予定〕		在宅診療報酬Q＆A 2024-25年版 〔2024年8月刊予定〕	
診療報酬・完全攻略マニュアル 2024-25年版 〔2024年6月刊予定〕		労災・自賠責請求マニュアル 2024-25年版 〔2024年8月刊予定〕	
医療事務【実践対応】ハンドブック 2024年版 〔2024年5月刊〕		医師事務作業補助・実践入門BOOK 2024-25年版 〔2024年8月刊予定〕	
窓口事務【必携】ハンドブック 2024年版 〔2024年5月刊〕		"保険診療＆請求"ガイドライン 2024-25年版 〔2024年7月刊予定〕	
最新・医療事務入門 2024年版 〔2024年4月刊〕		介護報酬早見表 2024-26年版 〔2024年6月刊〕	
公費負担医療の実際知識 2024年版 〔2024年4月刊〕		介護報酬パーフェクトガイド 2024-26年版 〔2024年6月刊予定〕	
医療関連法の完全知識 2024年版 〔2024年6月刊〕		介護報酬サービスコード表 2024-26年版 〔2024年5月刊〕	
最新 検査・画像診断事典 2024-25年版 〔2024年5月刊〕		特定保険医療材料ガイドブック 2024年度版 〔2024年7月刊予定〕	
手術術式の完全解説 2024-25年版 〔2024年6月刊〕		標準・傷病名事典 Ver.4.0 〔2024年2月刊〕	
臨床手技の完全解説 2024-25年版 〔2024年6月刊〕		外保連試案 2024 〔2023年12月刊〕	
医学管理の完全解説 2024-25年版 〔2024年6月刊予定〕		診療情報管理パーフェクトガイド 2023年改訂新版 〔2023年9月刊〕	
在宅医療の完全解説 2024-25年版 〔2024年7月刊予定〕		【電子カルテ版】診療記録監査の手引き 〔2020年10月刊〕	
レセプト総点検マニュアル 2024年版 〔2024年6月刊〕		"リアル"なクリニック経営―300の鉄則 〔2020年1月刊〕	
診療報酬・完全マスタードリル 2024-25年版 〔2024年5月刊〕		医業経営を"最適化"させる38メソッド 2021年新版 〔2021年4月刊〕	
医療事務【BASIC】問題集 2024 〔2024年5月刊〕		(その他ご注文書籍)	

電子辞書BOX『GiGi-Brain』申込み ※折返し，契約・ダウンロードのご案内をお送りいたします

□『GiGi-Brain』を申し込む (□欄に ✓ を入れてください)

メールアドレス(必須)

『月刊／保険診療』申込み(番号・文字を○で囲んで下さい) ※割引特典は支払い手続き時に選択できます

① 定期購読を申し込む 〔　　〕年〔　　〕月号から 〔 1年 or 半年 〕

② 単品注文する (　　年　　月号　　冊)　③『月刊／保険診療』見本誌を希望する (無料)

料金受取人払郵便

神田局
承認

3123

差出有効期間
2026年 4 月
20日まで

101-8795

308

(受取人)
東京都千代田区神田神保町 2-6
(十歩ビル)

医 学 通 信 社 行

TEL. 03-3512-0251　FAX. 03-3512-0250

【ご注文方法】

①裏面に注文冊数，氏名等をご記入の上，弊社宛に FAX して下さい。
　このハガキをそのまま投函もできます。

②電話(03-3512-0251)，HP でのご注文も承っております。
→振込用紙同封で書籍をお送りします。(書籍代と，別途送料がかかります。)

③または全国の書店にて，ご注文下さい。

(今後お知らせいただいたご住所宛に，弊社書籍の新刊・改訂のご案内をお送りいたします。)

※今後，発行してほしい書籍・CD-ROM のご要望，あるいは既存書籍へのご意見がありましたら，ご自由にお書きください。

ケール，質問紙法による意欲評価スケール，日常生活行動の意欲評価スケール，自由時間の日常行動観察，臨床的総合評価の５つのサブスケールからなり，他覚的，自覚的，行動観察的視点からの評価を総合し，意欲の低下や自発性欠乏のレベルを評価する。得点や評価点が高いほど成績が悪く，意欲・自発性の障害が重度となる。

適応疾患 ▸（注意の障害を認める）脳損傷症例 ▸意欲 ▸（自発性の低下を認める）脳損傷症例

使用物品 【CAT】検査マニュアル，図版，検査用紙，評価用紙，採点用透明シート，検査用CDおよび再生機器，パソコン，ストップウォッチ，筆記用具
【CAS】検査マニュアル，記入用紙，評価用紙，筆記用具

〈WAB失語症検査〉

失語症患者の言語症状をとらえたり，失語症の有無，失語症のタイプ診断，失語症と認知症の鑑別などの目的で用いる。失語症の症状を正確にとらえることができ，リハビリテーションへの導入や効果測定にも有用である。

Ⅰ．自発語，Ⅱ．話しことばの理解，Ⅲ．復唱，Ⅳ．呼称，Ⅴ．読み，Ⅵ．書字，Ⅶ．行為，Ⅷ．構成行為・視空間行為・計算から構成されており，言語性検査と非言語性検査が含まれる。

検査者と被検査者が対面し，手引きに従って行う。検査者は被検査者の反応を記録用紙に記入する。教示は，口頭・カード・絵や文字・身振りなどによって行われ，患者も口頭・書字・身振りなどによって反応する。施行時間は約２時間と長いので，被検査者の状態によって何回かに分けて施行する場合もある。

結果については，８つの下位検査それぞれについて得点を算出する。次に失語症の重症度を示す目安となる失語指数（AQ）と，大脳の認知機能全般を把握する目安となる大脳皮質指数（CQ－右手，CQ－左手）を算出する。そのうえで，全失語，ブローカ失語，ウェルニッケ失語，健忘失語の４タイプの分類基準に基づき，算出した指数をもとに失語症のタイプ診断をする。また，各下位検査の得点のばらつきから患者の失語のタイプを詳細にとらえる。

適応疾患 ▸（さまざまな病因に基づく）失語症

使用物品 WAB検査カード一式，検査手引き，記録用紙，WAB検査物品，筆記用具，テープレコーダー，ストップウォッチ，できればビデオカメラ

〈老研版失語症検査〉

失語症の鑑別診断を目的とする検査である。周辺領域の疾患との鑑別，同一疾患内のタイプ，重症度，正常との差などの測定が可能である。

音声言語と文字言語の理解と表出の各側面におけるさまざまなレベルの機能を総合的に検索できるように構成されており，話す過程，聞く過程，書く過程，読む過程，数と計算過程の５尺度，それぞれ５～７項目からなる。

各尺度得点から一般集団のなかでの位置を示す評価点を算出し，プロフィールを作成する。そのうえで，問題の中心が言語機能なのか見当識や記憶の障害なのかをまず判断する。言語機能の問題であれば，表現機能の問題か音声言語の問題か，その両方かを特定し，その問題が実際のコミュニケーションにどの程度支障を来しているかを把握する。

適応疾患 ▸（さまざまな病因に基づく）失語症

使用物品 老研版失語症検査用具，記録用紙，ストップウォッチ，テープレコーダー

〈K－ABC〉

子供の知的活動を，認知処理過程（心理尺度）と知識・技能の習得度（教育尺度）の両方面から評価し，知的活動の水準を測定する。教育・指導に直結させるための評価方法である。

適応疾患 ▸発達障害 ▸知的障害（精神遅滞）

〈K－ABCⅡ〉

２歳６カ月から18歳11カ月までに対して，認知能力と学力の基礎となる習得度を測定する検査。認知尺度には11の下位検査，習得尺度には９の下位検査がある。教育的な働きかけに利用できるといわれる。

適応疾患 ▸２歳６か月から18歳11カ月までの知的障害 ▸発達障害

〈WMS－R〉

別称は「ウエクスラー記憶検査」である。記憶のさまざまな側面を測定できるため，種々の疾患の記憶障害の評価に用いられる。言語を使った問題と図形を使った問題で構成されている。

適応疾患 ▸認知症 ▸器質性精神障害 ▸記憶障害

〈ADAS〉

アルツハイマー病における各症状の経時的変化を評価するための検査。重症度の評価が目的ではない。記憶，言語，行為を通して認知機能を評価する認知機能検査（ADAS cog.）と，気分や精神症状を評価する非認知機能検査（ADAS non cog.）から構成される（表3-7）。臨床場面においては認知機能検査だけが使用される例が多い。検査者により結果にばらつきが出やすいので，本検査を熟知した検査者が実施することが特に望ましい。実施時間は40分程度である。

適応疾患 ▸アルツハイマー型認知症 ▸認知症

使用物品 単語カード，鉛筆，時計，白い紙，便せん，封筒，切手，検査表

〈DN－CAS認知評価システム〉

Luriaの神経心理学モデルから導き出された知能のPASS理論を基礎とする心理検査。提示された情報に対して，効果的な解決方法を決定したり選択したりす

表3-7 ADASの検査・評価項目と得点
（大塚俊男，本間昭監修『高齢者のための知的機能検査の手引き』p.44，ワールドプランニング，1991）

認知機能（cog.）	得点範囲	非認知機能（non cog.）	得点範囲
1．単語再生	0～10	1．涙もろさ	0～5
2．口頭言語能力	0～5	2．抑うつ気分	0～5
3．口語の聴覚的理解	0～5	3．集中力の欠如	0～5
4．自発話における喚語困難	0～5	4．検査に対する協力度	0～5
5．口頭命令に従う	0～5	5．妄想	0～5
6．手指および物品呼称	0～5	6．幻覚	0～5
7．構成行為	0～5	7．徘徊	0～5
8．観念運動	0～5	8．多動	0～5
9．見当識	0～8	9．振戦	0～5
10．単語再認	0～12	10．食欲の亢進・減少	0～5
11．テスト教示の再生能力	0～5		
合計	0～70	合計	0～70

る「プランニング（P）」，不要なものには注意を向けず必要なものに注意を向ける「注意（A）」，提示された複数の情報をまとまりとして統合する「同時処理（S）」，系列順序として統合する「継時処理（S）」の4つの認知機能（PASS）の側面から発達を評価する。5～17歳が対象。

12種類の下位検査を行う標準実施が基本である。プランニングの下位検査は数の対探し・文字の変換・系列つなぎ，同時処理は図形の推理・関係の理解・図形の記憶，注意は表出の制御・数字探し・形と名前，継時処理は単語の記憶・文の記憶・発語の速さ（5～7歳のみ）/統語の理解（8～17歳のみ）。

LDやADHD，高機能自閉症などにおける認知の偏りを捉え，援助の手がかりを得る。

適応疾患　▸学習障害▸注意欠陥・多動性障害（ADHD）▸高機能自閉症などの発達障害

〈小児自閉症評定尺度〉

小児自閉症評価尺度（CARS）はE・ショプラーによって開発され，自閉症治療教育プログラム（TEACCH）で用いられている評定尺度。

①人との関係，②模倣，③感情，④身体の使い方，⑤物との関係，⑥環境変化に対する適応，⑦視覚による反応性，⑧聴覚による反応性，⑨近受容器による反応性，⑩不安反応，⑪言語性のコミュニケーション，⑫非言語性のコミュニケーション，⑬多動あるいは寡動，⑭知的機能，⑮全体的な印象――の15項目について評価する。総得点が30点以上で自閉症と診断する。対象は3～12歳。

CARSは対象者が自閉症であるかどうか，軽重がどの程度であるかを確認するためのもの。自閉症であることが確認された場合は，内容をPEP（Psycho-educational Profile，自閉症・発達障害児教育診断検査）等で吟味し，個人に合った治療や療育を決めることになる。

適応疾患　▸自閉症▸発達障害

〈発達障害の要支援度評価尺度（MSPA）〉

当事者家族や医師，周囲の人々に対して，広汎性発達障害と注意欠陥多動性障害の特性をよりわかりやすく示す評価方法。当事者と医師，心理士などの専門スタッフによって，コミュニケーション・社会適応・睡眠リズム・反復行動といった14項目を5段階（その中間を含めると9段階）で評価し，特性チャートを作成する。

適応疾患　▸発達障害

〈親面接式自閉スペクトラム症評定尺度改訂版（PARS-TR）〉

自閉スペクトラム症のアセスメントに特化された6領域（対人，コミュニケーション，こだわり，常同行動，困難性，過敏性）の57項目からなる面接式の質問票。

適応疾患　▸自閉スペクトラム障害

〈子ども版解離評価表〉

Child Dissociation Checklist（CDC）。「あったはずの苦痛な体験を思い出せなかったり，なかったと否定することがある」など20項目から成る質問紙。親や親に代わる保護者など，過去1年以上にわたってその子どもに養育者として関わりをもっている成人が質問項目に答える。

適応疾患　▸解離性障害▸反応性愛着障害▸心的外傷後ストレス障害

10 負荷試験等

寺島・勝田・原・安田・梶尾・秋山・箕浦・鈴木・玉木・松下

D286　肝及び腎のクリアランステスト 150点

肝または腎から特異的に排泄される色素を負荷し，投与後の血中濃度を測定することより得られる色素除去能（クリアランス）から，臓器の機能を知る検査である。

1．肝クリアランステスト

色素としては，ICG（indocyanine green）とBSP（bromosulfonphtalein）が主に使用されている。

〈ICG試験〉

ICGは暗緑色の色素であり，血中に投与すると大部分がα_1−リポ蛋白と結合し，肝に到達した後は肝細胞に移行，そのまま胆汁中へと抱合されることなく排泄される。投与後の血中濃度を経時的に測定し，肝のICG排泄能を求めることから肝の機能を知る。ICGの血中から胆汁への移行量は，有効肝血流量と肝細胞の色素摂取量に影響されるため，どちらが減少してもICGの血中消失は延長する。

通常はICG静注後15分での血中濃度を測定し，血中停滞率（R15）を算出する。消失率を測定する場合は５分，10分，15分後の血中濃度から血中消失率（K）を求める。肝の最大色素排泄機能を知る目的でICG最大除去率（Rmax）の算出も行われるが，これには負荷量を変えて２回以上ICG試験を行う必要があり，最近では簡便な　R_{15}が多用されている。

R_{15}の正常値は10％以下で，急性・慢性肝炎，肝硬変などで上昇する。とくに肝切除術前や侵襲的治療前（肝動脈塞栓術など）の予備能判定に広く用いられるほか，急性肝炎の回復判定や，慢性肝炎の予後判定などにも利用される。

〈BSP試験〉

BSPは経静脈的に投与されるとアルブミンと結合し，肝に到達すると肝細胞によりグルタチオンと抱合され胆汁中に排泄される。過敏症を呈する例があるため現在はあまり行われていないが，体質性黄疸の一種であるデュビン・ジョンソン症候群では再上昇がみられることから診断に有用とされている。また，肝機能自体に問題がなくてもICG試験で異常高値を示す体質性ICG排泄異常症ではBSP試験で正常値が得られ，鑑別に用いられている。通常は投与45分後の停滞率により判断され，正常値は５％以下。

《保険請求》

①検査に伴って行った注射，採血および検体測定の費用は，所定点数に含まれる。
②施用した薬剤の費用は，別途算定できる。

適応疾患　▶肝炎 ▶肝硬変症 ▶体質性黄疸〔クリグラー・ナジャー症候群，ジルベール症候群，Rotor型高ビリルビン血症（ローター症候群），デュビン・ジョンソン症候群〕の鑑別 ▶体質性ICG排泄異常症（肝障害）▶外科手術前の肝機能障害評価

使用物品　肝機能検査薬（ICG，BSPなど）

2．腎クリアランステスト

腎臓は生体の体液量や電解質の組成を一定に保つ働きをしているが，その機能は，腎血流量（または血漿流量），糸球体機能（濾過量），尿細管機能などにより決定される。そのうち最も重要な機能は糸球体濾過量である。糸球体濾過量を知るためには，内因性の尿素やクレアチニン，外因性のPSP（phenolsulfonphthalein），チオ硫酸ナトリウム，イヌリンなどが用いられる。本項ではそのうち外因性のPSP，チオ硫酸ナトリウムのみが算定される。イヌリンクリアランスに関してはD286-2イヌリンクリアランス測定で算定される。

片腎のみの検査も可能で，その際には尿管までカテーテルを挿入する必要があり，ファイバースコピーも使用されることがある。

〈PSP試験〉

PSPは投与後，血中でアルブミンと結合するため，ほとんど糸球体から濾過されず，大部分が近位尿細管から排泄される。したがってPSP試験は尿細管機能検査の１つだが，腎血行，尿路通過状態も反映する。正常値は25～50％。

〈チオ硫酸ナトリウムクリアランス〉

チオ硫酸ナトリウムは体内で代謝されることなく，糸球体よりほとんどすべて濾過され，尿細管から排泄されることも再吸収されることもない。１分間に尿中に排泄される量は１分間に糸球体において濾過される量に等しい。したがって，チオ硫酸ナトリウムクリアランス値は糸球体濾過量を表す。ただし，測定法が煩雑で，自動測定に向かないため，現在ではほとんど行われていない。

《保険請求》

①検査に当たり，尿管カテーテル法，膀胱尿道ファイバースコピーまたは膀胱尿道鏡検査を行った場合は，D317膀胱尿道ファイバースコピーやD318尿管カテーテル法またはD317-2膀胱尿道鏡検査の所定点数を併せて算定できる。
②検査に伴って行った注射，採血および検体測定の費用は，所定点数に含まれる。
③使用した薬剤の費用は，別途算定できる。
④内因性の尿素やクレアチニンを用いたクリアランステストは本項で算定できない。

適応疾患　PSP試験　▸一般的腎機能評価（外科手術前を含む）▸腎機能低下
チオ硫酸ナトリウムクリアランス　▸糸球体腎炎 ▸糖尿病性腎症 ▸腎硬化症 ▸腎動脈閉塞症 ▸尿路閉塞など
使用物品　腎機能検査薬（PSP，チオ硫酸ナトリウムなど）

D286-2　イヌリンクリアランス測定 1,280点

イヌリンは主としてキク科の植物によりつくられる多糖類で，生体内に投与されると，全量が糸球体で濾過されて尿細管で再吸収されることがなく，かつ尿細管再分泌もないため，糸球体濾過量の測定には最適であるといわれている。しかし，これまで国内では静脈注射用イヌリンが使用できなかったため，また，イヌリンを正確かつ容易に測定できる方法がなかったため，クレアチニンクリアランスで代用されてきた。最近両者ともに開発がなされ，保険が適用されたため，この方法も可能となり，正確な糸球体濾過量が把握できるようになった。通常は500mLの水分補給後，イヌリン投与前に採尿，採血し，投与後30，60，90，120分に採尿と60mLの水分補給，45，75，105分に採血しておのおのイヌリン量を測定，計算式より算出する。30-60，60-90，90-120分の各30分の値の平均からイヌリンクリアランス（Cin）を得る。正常値は100mL/min。採尿と採血を２回にする簡便法もある。

《保険請求》
①検査に伴って行った注射，採血及び検体測定の費用は，所定点数に含まれる。
②使用した薬剤は別途算定できる。
③６月に一回に限り算定できる。
④PSP試験，チオ硫酸ナトリウム試験と，本検査を併せて行った場合は，いずれか主たるもののみ算定する。

適応疾患　▸腎機能低下〔急性腎炎，慢性糸球体腎炎の早期，二次性腎障害（薬剤性腎障害など），慢性腎不全，糖尿病性腎症，腎硬化症，ネフローゼ症候群〕 ▸高血圧症
使用物品　イヌリン注射液（イヌリード®注）

D287　内分泌負荷試験

1　下垂体前葉負荷試験	
イ　成長ホルモン（GH）（一連として）	1,200点
ロ　ゴナドトロピン（LH及びFSH）（一連として月１回）	1,600点
ハ　甲状腺刺激ホルモン（TSH）（一連として月１回）	1,200点
ニ　プロラクチン（PRL）（一連として月１回）	1,200点
ホ　副腎皮質刺激ホルモン（ACTH）（一連として月１回）	1,200点
2　下垂体後葉負荷試験（一連として月１回）	1,200点
3　甲状腺負荷試験（一連として月１回）	1,200点
4　副甲状腺負荷試験（一連として月１回）	1,200点
5　副腎皮質負荷試験	
イ　鉱質コルチコイド（一連として月１回）	1,200点
ロ　糖質コルチコイド（一連として月１回）	1,200点
6　性腺負荷試験（一連として月１回）	1,200点

《保険請求》
①１月に3,600点を限度として算定する。
②負荷試験に伴って行った注射，採血および検体測定の費用は，所定点数に含まれる。ただし，D419「５」副腎静脈サンプリングを行った場合は，当該検査の費用は別に算定できる。
③「１」の「イ」は患者１人につき月２回に限り算定する。

１．下垂体前葉負荷試験

下垂体前葉ホルモンには，成長ホルモン（GH：growth hormone），ゴナドトロピン〔黄体ホルモン（LH：luteinizing hormone）および卵胞ホルモン（FSH：follicle stimulating hormone）〕，甲状腺刺激ホルモン（TSH：thyroid stimulating hormone），プロラクチン（PRL：prolactin），副腎皮質刺激ホルモン（ACTH：adrenocorticotropic hormone）の６種のホルモンがある。これらのホルモンについて負荷をかけて，分泌の変化を経時的に追ったものが負荷試験である。通常，負荷前，負荷後15・30・60・90・120分の血清ホルモン値を測定することが多いが，種類によっては検査時間の間隔をさらに広げる。負荷試験には，以下のようなものがある。

〈成長ホルモン（GH）〔一連として月２回まで〕〉

GHの分泌を促す刺激を与える試験と，分泌を抑制する刺激を与える試験がある。

前者としては，GRH（growth hormone releasing hormone）負荷，レボドパ（L-dopa：ドーパミン受容体を介してGHを分泌させる）負荷，アルギニン負荷，インスリン負荷，グルカゴン-プロプラノロール（グルカゴン投与後の低血糖とβアドレナリン受容体の遮断薬を併用してGHを分泌させる）負荷，クロニジン（αアドレナリン受容体を刺激してGHを分泌させる）負荷，睡眠負荷などがある。後者としては，ブドウ糖負荷，ソマトスタチン負荷がある。

また，刺激試験として，ブロモクリプチン負荷試験

が知られているが，先端巨大症ではGHが低下する。ブドウ糖負荷試験でも先端巨大症の場合はGHの上昇がみられるので注意する。さらに，インスリン負荷試験では検査中に過度な低血糖を生じるおそれがあるので，高齢者や心疾患の既往等のある患者には相対的禁忌である。

適応疾患 ▶下垂体機能低下症 ▶成長ホルモン分泌不全性低身長症 ▶末端肥大症（先端肥大症）▶下垂体性巨人症 ▶GH産生腫瘍（異所性GHRH産生腫瘍）▶下垂体腫瘍 ▶クッシング病 ▶成長ホルモン分泌不全

〈ゴナドトロピン（LH及びFSH）〔一連として月１回〕〉

基本的に刺激試験を施行する。LH-RH（luteinizing hormone releasing hormone）刺激が代表的である。間接的に刺激反応を起こす試験として，クロミフェン試験（クロミフェンがエストロゲン受容体に結合し，視床下部に作用するエストロゲンが低下し，LH-RH分泌が増加する）等がある。LH，FSHは性周期・妊娠・加齢等で変化するため，個々の患者の状態で正常値が異なるので注意を要する。

適応疾患 ▶下垂体機能低下症 ▶下垂体腫瘍 ▶シーハン症候群 ▶性腺機能異常〔性腺機能不全症（停留精巣，原発性無月経，続発性無月経，低ゴナドトロピン性性腺機能低下症など），性腺機能低下症，ゴナドトロピン分泌異常〕▶思春期遅発症（遅発思春期）などで不妊症や思春期障害などを呈する場合

〈甲状腺刺激ホルモン（TSH）〔一連として月１回〕〉

TRH（thyrotropin releasing hormone）負荷による刺激試験がある。抑制試験としては，トリヨードサイロニン（リロチロニン：通常T_3製剤といわれる）の投与などがあるが，この試験は核医学検査になるので，通常はTRH負荷試験のみが本負荷試験の対象と考えられる。

適応疾患 ▶甲状腺機能低下症 ▶下垂体機能低下症 ▶下垂体腫瘍 ▶シーハン症候群 ▶甲状腺機能亢進症 ▶TSH 産生下垂体腺腫 ▶粘液水腫 ▶橋本病など

〈プロラクチン（PRL）〔一連として月１回〕〉

プロラクチンは乳汁分泌ホルモンであり，ほかに性腺抑制作用がある。刺激試験としては，TRH負荷試験がある。抑制試験としては，ブロモクリプチン負荷やL-dopa負荷がある。とくにプロラクチン産生下垂体腺腫の場合は薬物療法が第一選択となることが多く，ブロモクリプチン負荷試験は薬剤の治療効果判定のために重要である。

適応疾患 性機能異常 ▶汎下垂体機能低下症 ▶間脳-下垂体機能異常（下垂体障害，下垂体機能低下症）▶乳汁漏出無月経症候群 ▶プロラクチン産生腫瘍（下垂体腫瘍）▶キアリ・フロンメル症候群 ▶シーハン症候群 ▶高プロラクチン血症 ▶潜在性高プロラクチン血症など

〈副腎皮質刺激ホルモン（ACTH）〔一連として月１回〕〉

刺激試験としてはCRH（corticotropin releasing hormone）負荷（試験）がある。さらに，インスリン負荷（インスリンによる低血糖を生じさせて，CRHを介してACTH分泌を刺激する），メチラポン（メトピロン）負荷（メチラポンを投与して副腎でのコルチゾール産生が低下することでACTHが上昇する）が間接的刺激試験としてあげられる。抑制試験としてはデキサメタゾン抑制試験（合成糖質コルチコイドのデキサメタゾンを投与してACTHおよびコルチゾールの抑制状態をみる）がある。

《保険請求》

①測定回数および負荷する薬剤の種類にかかわらず，一連のものとして月１回に限り算定する。ただし「１」の「イ」の成長ホルモンに限り月２回まで所定点数を算定できる。

②負荷試験に伴って行った注射・採血および検体測定の費用は，採血回数および測定回数にかかわらず所定点数に含まれる。

適応疾患 ACTH分泌刺激試験 ▶下垂体機能低下症 ▶ACTH単独欠損症 ▶副腎腫瘍 ▶副腎皮質過形成症 ▶アジソン病 ▶ネルソン症候群

ACTH分泌抑制試験 ▶副腎皮質機能亢進症（クッシング症候群，クッシング病）▶副腎腫瘍 ▶異所性ACTH産生腫瘍 ▶アジソン病 ▶ネルソン症候群

２．下垂体後葉負荷試験〔一連として月１回〕

下垂体後葉ホルモンには，抗利尿ホルモン（ADH：antidiuretic hormone）であるバソプレッシン（ピトレシン）と射乳ホルモンのオキシトシンとがあるが，後葉疾患で問題になるのは通常ADHに関係する多尿や電解質異常（とくに血清ナトリウム）の場合である。

ADHの刺激試験では水制限試験がある。検査前に体重測定と採血・採尿を行い，水制限を開始して30分ごとに採尿と体重測定，１時間ごとに採血を行って体重が前値から３％低下した時点，または検査後６時間30分経過した時点で中止する。引き続き水溶性ピトレシン５もしくは10単位を皮下注し，１時間後に採血・採尿する。これをピトレシン負荷試験という。また，高張食塩水負荷（Carter-Robins）試験では，５％食塩水を0.05mL/kg/分の割合で120分点滴して，その前後で採血・採尿する。

抑制試験としては水負荷試験がある。治療後のADH不適合分泌症候群（SIADH：syndrome of inappropriate secretion of ADH）患者に，水利尿不全が残存するか否かの判定に用いる。

《保険請求》

①測定回数および負荷する薬剤の種類にかかわらず，一連のものとして月１回に限り算定する。

②負荷試験に伴って行った注射・採血および検体測定の費用は，採血回数および測定回数にかかわらず所定点数に含まれる。

適応疾患 抗利尿ホルモン（ADH）負荷試験 刺激試験：▶尿崩症 ▶心因性多飲症など低張多尿をきたす病態（低張尿）

抑制試験：▶抗利尿ホルモン不適合分泌症候群

オキシトシン負荷試験 刺激試験：▶尿崩症 ▶汎下垂体機能低下症

３．甲状腺負荷試験〔一連として月１回〕

〈T_3抑制試験〉

T_3（チロナミン）75～100μg/日を７日間服用して，

ヨード摂取率を投与前と比較する。摂取率（正常値10〜35％）が前値の1/2以下または正常化した場合に抑制ありと判断する。

バセドウ（Basedow）病，プランマー（Plummer）病では低下しない。TSH不適合分泌症候群でも抑制されにくい。甲状腺機能正常グレーブス病（Euthyroid Graves'disease）でも抑制されない。

〈TSH負荷試験〉

ヨード制限を1週間行ったのちに，TSHを10単位筋注後，3・6・24時間後の放射線ヨード摂取率，T_3，T_4，PBI（蛋白結合ヨード）などを前値と比較する。3日連続して行い，正常では10％以上の増加を認めれば陽性を示す。

原発性甲状腺機能低下症では陰性を示す。続発性甲状腺機能低下症では，3〜10％の増加を示す。甲状腺が萎縮している場合にはTSH 1回投与では不十分で，2〜3回投与しないと反応しない場合がある。慢性甲状腺炎，亜急性甲状腺炎では陰性であることが多い。

〈TRH負荷試験（下垂体前葉の負荷試験）〉

TRH500 μgを30秒以内に静注し，TSHの検査前値と検査後30・60・90・120分値を測定する。静注後20〜30分でピークに達し（男性9.2±5.8 μu/mL，女性15.3±7.8 μu/mL），3時間後に正常値に戻る。

慢性甲状腺炎進行期の潜在性甲状腺機能低下症（慢性甲状腺炎による機能低下状態に対して代償性にTSHの分泌が増加して，結果として甲状腺機能が正常の場合）は過大反応を示す。

原発性甲状腺機能低下症では一般的にT_3，T_4が低値でTSHが高値である。TRH負荷試験は必要ないが，行った場合は過大遅延反応を示す。

下垂体性甲状腺機能低下症では，TRH負荷試験は低〜無反応である。視床下部性甲状腺機能低下症ではTRH負荷試験に反応するが，ピークは60分と遅延する。バセドウ病はTRH低反応である。

適応疾患　▶甲状腺機能亢進症（バセドウ病，結節性甲状腺腫）▶甲状腺腫瘍▶プランマー病など

そのほか，先天性甲状腺のヨード有機化障害を調べるPerchlorate discharge Testがある。

4．副甲状腺負荷試験〔一連として月1回〕

副甲状腺機能低下症には，PTH（副甲状腺ホルモン）の分泌が低下した原因が不明な原発性副甲状腺機能低下と，甲状腺・副甲状腺などの術後，放射線照射，癌転移，自己免疫など原因が明らかな続発性のものがある。

また，PTHの欠乏はないが，PTHに対する反応性が低下した偽性副甲状腺機能低下症がある。特徴のある遺伝的な身体異常を合併する例が約半数にみられる。偽性副甲状腺機能低下症と共通した特徴のある遺伝的な身体異常を有しながら，Ca（カルシウム）代謝が正常なのが偽性副甲状腺機能低下症（偽性上皮小体機能低下症）である。

〈カルシウム負荷試験〉

高度の高Ca血症があるとき，本試験は施行しないほうが望ましい。

Caが静注されると，PTHの分泌が正常者では抑制され，尿中の無機Pの排泄が減少し，血清Pが上昇する。

〈PTH負荷試験〔エルスワースハワードテスト（Ellsworth Howard Test）：EH試験〕〉

副甲状腺ホルモンに対して腎組織の反応性を検討する試験である。

検査前3日間，乳製品などP（リン）の多い食事を摂らないように気をつける。検査当日も乳製品を含まない朝食を摂ってから，検査終了まで絶食とする。

午前9時に水200mLを飲む。10時に完全に排尿する。以後，午後3時まで1時間ごとに採尿し，排尿直後に水200mLを飲む。午後1時にヒトPTH100単位を3分ほどかけてゆっくり静脈注射する。

尿中Pは正常では2〜4倍に増加する。特発性では4〜10倍，偽性副甲状腺機能低下症（偽性上皮小体機能低下症）では1型，2型ともに明らかな増加は認められない（注射前後2時間の排泄量の差が35mg以下となる）。尿中cAMPは正常では10倍以上となるが，偽性副甲状腺機能低下症1型では反応がみられない。2型では増加する。

また，尿中cAMP，尿中リン酸排泄の増加がともにみられないⅠ型と，尿中cAMPは増加するがリン酸反応の欠如するⅡ型に分けられる。前者はcAMP産生障害，後者はcAMP産生以降の過程の障害と考えられる。

〈EDTA負荷試験〉

EDTA（Ethylene Diamine Tetraacetic Acid）は血清Caと結合して，血中のCaを低下させる。この変化からの回復が副甲状腺機能低下症（上皮小体機能低下症）では遅延する。

EDTA-2ナトリウム70mg/kgを5％ブドウ糖液500mLに溶解し，EDTAによる血管痛予防のため2％の塩酸プロカイン20mLを加え，2時間かけて点滴する。注射直前と注射後2・4・8・12・24時間後の血清Ca，PTHを定量する。

正常者は，注射直後にCaが2〜3 mg/dL低下し，PTHは上昇する。12時間で元に回復する。副甲状腺機能低下症ではCaはさらに低下し，PTHは変わらない。Caの回復に12〜24時間以上を要する。偽性副甲状腺機能低下症（偽性上皮小体機能低下症）でも回復が遅延する。

〈Howard Ca負荷試験〉

Ca-P一定食（Ca400mg，P650mg程度）を3日間摂り，検査前日の24時間尿を対照尿とする。

検査当日の午前9時，グルクロン酸カルシウム15mg/kgを5％グルコース500mLに入れて，4時間点滴静注する。点滴前，午前11時，点滴終了の午後1時，午後5時，翌日の午前9時に採血し，血清無機P，Ca，PTHなどを測定する。点滴当日の午前9時から翌日の午前9時までの24時間尿をとり，尿中の無機Pを測定する。

正常者では尿中の無機Pは著明に減少する。血清Pは上昇し，注射4時間後にピーク，注射20時間後に正常化する。血清Caは注射終了時に上昇し，注射4時間後から減少して注射20時間後に正常化する。副甲状腺機能低下症（上皮小体機能低下症）では尿中の無機Pは増加する。血清P，PTHは不定となる。原発性副甲状腺機能亢進症（原発性上皮小体機能亢進症）では尿中の無機Pは変わらない。

〈Goldsmith急速Ca負荷法〉

Ca-P一定食（Ca400mg，P650mg程度）を３日間摂る。検査前日には午前８時に排尿し，以降１時間ごとに４回採尿する。

検査当日は午前７時55分に，グルクロン酸カルシウム（カルチコール8.5%20mL）を５分かけて静注する。午前８時に排尿，以降１時間ごとに４回採尿する。尿中のPとCrを測定し，P/Crを計算する。

正常者は，検査前日午前中にはP/Crは１時間ごとに上昇し続けるが，検査日にはPTH分泌抑制によりP/Crは減少する。原発性副甲状腺機能亢進症（原発性上皮小体機能亢進症）では，検査前日にはP/Crは１時間ごとに上昇し続けるが，検査日でもCa負荷の効果はみられずにP/Crは増加する。

適応疾患 ▶副甲状腺機能亢進症 ▶副甲状腺機能低下症 ▶偽性副甲状腺機能低下症

５．副腎皮質負荷試験

〈鉱質コルチコイド〔一連として月１回〕〉

レニン，アルドステロン系の精査において，血中アルドステロン濃度とともに血漿レニン活性を同時に測定することが重要である。両者の測定により病態の解明が容易となる。下記の各種負荷試験は，主に原発性アルドステロン症の存在診断や特殊な疾病，病態を診断するうえで用いられる。

①レニン刺激試験（フロセミド立位負荷試験，カプトプリル試験）

フロセミド立位負荷試験はフロセミド40mgの静注前と60分，120分後で採血する。カプトプリル試験はACE阻害薬であるカプトプリル50mgの内服前と60分，90分後で採血する。健常者ではレニン活性が基礎値の２～３倍程度に上昇するが，原発性アルドステロン症のような鉱質コルチコイド過剰状態では，レニン活性がほとんど刺激されない。一方，腎血管性高血圧症では基礎値の血漿レニン活性も上昇しているが，カプトプリル試験により過大反応を示す。

②レニン抑制試験（生理食塩水負荷試験，経口食塩負荷試験，アンギオテンシンⅡ負荷試験）

生理食塩水負荷試験は原発性アルドステロン症の診断に用いる。生理食塩水２Lを４時間で点滴し，点滴前と１，２，３，４時間後で採血する。健常者のレニン活性は抑制され，アルドステロン分泌も抑制されるが，原発性アルドステロン症のアルドステロン分泌は抑制されない。

経口食塩負荷試験では，食塩負荷（食塩負荷10～12g/日，３日間）を経口的に行い，循環血液量を増加させる。健常者ではレニン活性，アルドステロン分泌は抑制されるが，原発性アルドステロン症の尿中アルドステロン排泄量は増加する。24時間尿中Na排泄量≧170mEq/dayを有効刺激とする。アンギオテンシンⅡ負荷試験では，健常者のアルドステロン分泌は増加し，レニン活性は抑制されるが，原発性アルドステロン症では反応がみられない。

適応疾患 ▶高血圧症（本態性高血圧症，腎血管性高血圧症など）▶原発性アルドステロン症 ▶特発性アルドステロン症 ▶偽性低アルドステロン症 ▶副腎腫瘍〔DOC産生腫瘍（内分泌性高血圧症），ACTH産生腫瘍〕▶低アルドステロン症 ▶バーター症候群 ▶アジソン病 ▶クッシング症候群 ▶リドル症候群（低レニン性低アルドステロン症）▶下垂体機能低下症 ▶下垂体腫瘍 ▶シーハン症候群

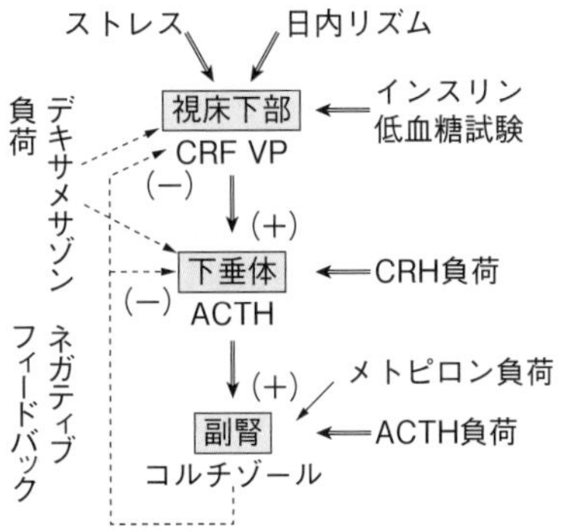

図3-140 視床下部・下垂体・副腎皮質系の調節因子と負荷試験の作用部位

〈糖質コルチコイド〔一連として月１回〕〉

下垂体・副腎皮質系の精査に各種負荷試験が用いられる。前述の血中アルドステロン濃度や血漿レニン活性と同様に血中コルチゾール濃度，血漿ACTH濃度，血清DHEA-S濃度などのホルモン値測定精度が向上したため，スクリーニング診断の精度が上がっている。また，原発性アルドステロン症，クッシング症候群，クッシング病，副腎不全のガイドラインが整備されており，下垂体・副腎皮質系の各疾患を診断するうえで内分泌負荷試験は必須のものとなっている。

参考に視床下部・下垂体・副腎皮質系の調節因子と各種負荷試験の作用点を示す（図3-140）。

①ACTH負荷

ⅰ．迅速ACTH（コートロシン）負荷試験

合成１-24ACTH製剤（コートロシンZ筋注0.25mg）１Aを急速静注または筋注して負荷前と，負荷30分，60分後に採血する。健常者の血中コルチゾール濃度は18μg/dL以上に増加するが，副腎機能低下症では低～無反応である。

ⅱ．ACTH連続負荷試験

副腎皮質機能低下症の鑑別（原発性または続発性）に用いる。持続性合成１-24ACTH製剤（コートロシンZ筋注0.5mg）１Aを３～５日間，連日筋注する。筋注終了の翌日（計５～７日間）まで蓄尿して尿中コルチゾール濃度を測定する。健常者では負荷初日から増加するが，続発性副腎皮質低下症では負荷後のホルモン排泄が遅延する。原発性では一貫して有意なホルモン排泄の増加はない。

②デキサメサゾン負荷

クッシング症候群，クッシング病の診断に必須である。血中コルチゾールやACTHの早朝基礎値あるいはその日内変動の測定と，デキサメサゾン0.5mg（下垂体性）または１mg（副腎性），８mg単回投与（異所性）のovernight法で診断する。

overnight法は午後11時にデキサメサゾンを内服し，翌朝の血中コルチゾール値を測定するもので，外来でも行え，コルチゾール過剰症の診断には極めて有用で

ある。近年コルチゾールの自律性分泌はあるもののクッシング兆候を欠いたサブクリニカルクッシング病，症候群という概念が確立しており，この診断にも有用である。

③CRH負荷

CRH（corticotropin-releasing hormone）負荷は，下垂体前葉ACTH分泌細胞のCRFレセプターを介したATCH分泌刺激試験で，下垂体前葉機能検査の１つである〔CRHとCRF（corticotropin-releasing factor）は同義〕。下垂体，副腎皮質ともに正常であれば，CRH100μgを静注すると血漿ACTHは，30～60分を頂値として前値の２倍以上増加し，血中コルチゾールの頂値は18μg/dL以上に上昇する。

④インスリン低血糖試験

速効型インスリンを静注すると低血糖ストレスにより視床下部を介したATCH-コルチゾール系の分泌が促進される。高齢者や虚血性心疾患を有する患者やけいれん発作の既応がある患者では禁忌である。

適応疾患　▶副腎皮質機能亢進症 ▶副腎皮質機能低下症 ▶クッシング症候群 ▶クッシング病 ▶アジソン病 ▶下垂体機能低下症 ▶下垂体障害 ▶副腎腫瘍 ▶異所性ACTH産生腫瘍など

生体検査

6．性腺負荷試験〔一連として月１回〕

〈hCG負荷（男性）〉

精巣のLeydig細胞からのテストステロンの産生分泌予備能を調べる検査である。筋注用hCG5000単位を３日間連続筋注して血中テストステロン値を測定する。正常男性では，４日目には負荷前値の２～４倍を示す。血中テストステロン値は日内変動が大きいため，採血は午前中（できれば９時まで）が望ましい。

〈hMG負荷（女性）〉

卵胞におけるエストラジオール産生予備能を調べる卵巣機能検査の１つである。hMG製剤１日150単位を１日１回，７日間連続筋注し，hMG製剤投与後に超音波検査と血中エストラジオール値を測定する。卵巣性無月経では卵胞発育はみられず，エストラジオール値も低いままである。

〈エストロゲン・プロゲステロン負荷試験（女性）〉

エストロゲン，プロゲステロンを投与することで，消退出血があると第二度無月経と診断される。陽性の場合，卵巣の卵胞発育停止と機能性子宮が確認される。陰性の場合は子宮性無月経と診断される。

負荷試験

適応疾患　▶性腺機能異常〔性腺機能不全症（停留精巣，原発性無月経，低ゴナドトロピン性性腺機能低下症など），ゴナドトロピン分泌異常，不妊症，思春期障害など〕▶クラインフェルター症候群 ▶精巣機能不全症 ▶下垂体機能低下症 ▶思春期早発症 ▶思春期遅発症

D288　糖負荷試験

1　常用負荷試験（血糖及び尿糖検査を含む）　200点

2　耐糖能精密検査（常用負荷試験及び血中インスリン測定又は常用負荷試験及び血中C-ペプチド測定を行った場合），グルカゴン負荷試験　900点

ブドウ糖負荷後の血糖値の変化を調べるもので，糖代謝異常の検出では最も鋭敏な検査法である。一般には，空腹時血糖値が軽度異常を示す場合や糖尿病疑いの場合が対象となる。

糖質150g以上を含む食事を３日以上摂取し，朝まで10時間～14時間絶食の後，早朝空腹時にブドウ糖（トレーランGを用いることが多い）を経口負荷し，30，60分，120分に血糖値を測定する。必要があれば血中インスリン値やCペプチド値も測定する。通常は日本糖尿病学会の基準に従い，75gのブドウ糖を負荷する。小児では，体重（kg）×1.75g（最大75g）のブドウ糖を負荷する。

空腹時血糖値が110mg/dL未満かつ２時間血糖値が140mg/dL未満を正常型，空腹時血糖値が126mg/dL以上または２時間血糖値が200mg/dL以上を糖尿病型，正常型にも糖尿病型にも属さないものを境界型として判定する。さらに，随時血糖値が200mg/dL以上の場合やHbA１c 6.5％以上の場合も糖尿病型とみなす。なお，空腹時血糖値が100～109mg/dLは正常域ではあるが，「正常高値」としている。負荷検査が推奨される。

糖尿病診断のポイントは次のとおり。

①血糖値とHbA１cがともに糖尿病型の場合

「糖尿病」と診断される。

②血糖値のみ糖尿病型の場合

糖尿病の典型的な症状や確実な糖尿病網膜症のいずれか１つでもあるときは「糖尿病」と診断される。

一方，糖尿病の典型的な症状や確実な糖尿病網膜症がないときは再検査を行い，⑴血糖値とHbA１cのいずれか１つでも糖尿病型に該当すれば「糖尿病」，⑵血糖値やHbA１cがいずれも糖尿病型でない場合は「糖尿病疑い」と診断される。

③HbA１cのみ糖尿病型の場合

再検査を行い，⑴血糖値が糖尿病型に該当すればHbA１cに関係なく「糖尿病」，⑵血糖値が糖尿病型に該当しなければHbA１cに関係なく「糖尿病疑い」と診断される。

④「糖尿病疑い」と診断された場合

３～６カ月以内に，血糖値とHbA１cをもう一度検査する。

負荷後30分，１時間血糖値は糖尿病の診断には必ずしも必要ないが，ハイリスク群の検出に有用である。また，血中インスリンやCペプチド値の測定によって，インスリン分泌能やインスリン抵抗性，発症リスクの評価を行う。

《保険請求》

①注射，採血および検体測定の費用は，採血回数および測定回数によらず所定点数に含まれる。

②施用した薬剤の費用は，別途算定する。

③負荷前後のホルモン等測定の算定は，測定回数および測定間隔等によらず，一連のものとして当該負荷試験の項によって行う。

④負荷後に血糖値は測定せず，血中インスリン値あるいはCペプチド値の測定のみの場合は内分泌学的検査により算定する。

⑤血糖値あるいは尿糖検査のみであれば常用負荷検査として扱い，常用負荷検査に加えて血中インスリン

値あるいは血中Cペプチド値を負荷前後に測定した場合には耐糖能精密検査として扱う。
⑥乳糖服用による耐糖試験は，糖負荷試験により算定する。使用した薬剤はD500により算定する。
⑦ブドウ糖等を１回負荷し，前後の血糖値等の変動を把握する検査は糖負荷試験により算定する。
⑧グルカゴン負荷試験は，グルカゴン１mg静注前後の血清Cペプチド値からインスリン分泌能を評価するものであり，保険請求上，耐糖能精密検査と同様に扱う。
⑨妊娠糖尿病患者が，出産後12週以降であって，血糖測定等で糖尿病が疑われた場合には実施可能。

適応疾患 ▶耐糖能障害（耐糖能異常）▶糖尿病 ▶糖尿病疑い ▶妊娠糖尿病疑い

D289 その他の機能テスト

1	膵機能テスト（PFDテスト）	100点
2	肝機能テスト（ICG１回又は２回法，BSP２回法），ビリルビン負荷試験，馬尿酸合成試験，フィッシュバーグ，水利尿試験，アジスカウント（Addis尿沈渣定量検査），モーゼンタール法，ヨードカリ試験	100点
3	胆道機能テスト，胃液分泌刺激テスト	700点
4	セクレチン試験	3,000点

１．膵機能テスト〔PFDテスト〕

PFDテスト（pancreatic function diagnostant test）は膵外分泌機能検査の１つである。

経口投与された合成ペプタイド，安息香酸・チロジン・PABA（N-benzoyl-L-tyrosyl-P-aminobenzoic acid：BT-PABA）はキモトリプシンにより分解されてPABAとなり，小腸で吸収され，肝で抱合を受け，尿中へ排泄される。PABAの６時間全尿中排泄率を求めることにより，キモトリプシンの分泌能を推測することができる。セクレチン試験より精度は劣るが，簡便でスクリーニングに適している。

65％以上を正常とする。

適応疾患 ▶慢性膵炎 ▶膵癌 ▶膵外分泌機能異常（吸収不良症候群）▶腸管吸収障害（消化不良症）

使用物品 膵機能検査薬（BT-PABA）

２．肝機能テスト〔ICG１回又は２回法，BSP２回法〕，ビリルビン負荷試験，馬尿酸合成試験，フィッシュバーグ，水利尿試験，アジスカウント〔Addis尿沈渣定量検査〕，モーゼンタール法，ヨードカリ試験

D286の肝クリアランステストを簡便に，ICGの場合１回または２回の採血で，BSPの場合２回の採血で施行した際，本区分で算定される。ICG R_{15}は本項目で算定される。

ビリルビン負荷試験は肝クリアランステストであるが，試料が高価なため現在ではまったく行われていない。また，馬尿酸合成試験は，静脈内投与された安息香酸が肝で代謝され，馬尿酸として尿中に排出される割合をみる肝解毒機能評価試験であるが，操作が煩雑であるため現在では行われていない。

フィッシュバーグテスト，水利尿試験は腎の濃縮能を見る検査であり，現在も時に行われている。

アジスカウント（Addisは本方法を提唱した人の名前）は尿沈渣の定量的検査法であるが，煩瑣なためほとんど行われていない。

モーゼンタール法は経時的に測定した尿量と比重から腎機能を知る検査である。

ヨードカリ試験は，腎クリアランステストであるが，現在はほかの方法に取って代わられ，まったく行われていない。

適応疾患 肝機能テスト ▶肝炎 ▶慢性肝炎 ▶肝硬変症 ▶体質性黄疸〔クリグラー・ナジャー症候群，ジルベール症候群，Rotor型高ビリルビン血症（ローター症候群），デュビン・ジョンソン症候群〕の鑑別 ▶体質性ICG排泄異常症 ▶外科手術前の肝機能障害評価

ビリルビン負荷試験 ▶体質性黄疸など肝の色素排泄異常を疑う場合（ビリルビン代謝障害）▶ジルベール症候群 ▶肝炎 ▶アルコール性肝障害

馬尿酸合成試験 ▶肝解毒機能評価が必要な場合（馬尿酸尿症，肝障害，高アンモニア血症，肝炎，肝機能障害など）

フィッシュバーグ，モーゼンタール法 ▶腎疾患（腎機能低下，慢性腎盂腎炎，尿細管間質性腎炎，腎不全など）▶尿崩症，《心因性多飲症》

水利尿試験 ▶抗利尿ホルモン不適合分泌症候群（SIADH）▶副腎皮質機能低下症〔アジソン病，続発性副腎皮質機能低下症，急性副腎不全（副腎クリーゼ）〕▶腎不全

アジスカウント ▶腎疾患（糸球体腎炎，ネフローゼ症候群など）

ヨードカリ試験 ▶腎炎 ▶腎不全 ▶腎機能評価（腎機能低下）

３．胆道機能テスト，胃液分泌刺激テスト

〈胆道機能テスト〉

胆道機能テストは十二指腸ゾンデを経口的に十二指腸乳頭付近まで挿入し，胆道機能刺激剤（硫酸マグネシウムなど）投与前と投与後経時的に採取した十二指腸内容の量，性状などを調べることにより，胆道系の異常の有無を調べる検査である。同時に細菌学的検査や細胞診も施行される。

適応疾患 ▶胆のう結石症 ▶胆のう炎 ▶胆管炎（腸チフス保菌者の検索），《胆のう癌，胆管癌，胆道ジスキネジア，胆のう管症候群（胆のう管狭窄症，胆のう機能障害）など》

使用物品 胆汁分泌刺激薬（硫酸マグネシウムなど），十二指腸ゾンデ（胃管）

〈胃液分泌刺激テスト〉

胃液分泌刺激テストは胃液分泌刺激物質を投与し，胃液を採取して胃の分泌能を検査するものである。胃液は胃管を用い経時的に分画採取し，胃液分泌量，酸分泌量，ペプシン分泌量などが測定される。分泌刺激物質として経口的にカフェイン（Katsch-Kalk法），皮下また筋肉内にヒスタミン（ヒスタミン法），塩酸ベタゾール（ヒスタローグ法），テトラまたはペンタガストリン（ガストリン法）などが投与される。カフェインは刺激効果が弱く，またヒスタミンは副作用が強いた

め現在はヒスタローグ法かガストリン法が主として行われている。

適応疾患　▶胃潰瘍 ▶十二指腸潰瘍 ▶ゾリンジャー・エリソン症候群 ▶萎縮性胃炎 ▶慢性胃炎など

使用物品　胃液分泌刺激剤（ヒスタミン，塩酸ベタゾール，ペンタガストリンなど），胃管

4．セクレチン試験

セクレチンは十二指腸粘膜から分泌される膵液産生刺激ホルモンで，十二指腸液採取用二重管を十二指腸まで挿入した後，セクレチンを静脈内投与することにより分泌された膵液の液量，重炭酸濃度およびアミラーゼ値を測定することから，膵の機能を知る検査である。膵の機能検査のうちで最も鋭敏なものとされているが，現在，日本ではセクレチン試薬が販売中止になり，施行されていない。

適応疾患　▶慢性膵炎 ▶膵癌

使用物品　セクレチン，十二指腸ゾンデ

《保険請求》

①検査に伴って行った注射，検体採取，検体測定およびエックス線の費用は，すべて所定点数に含まれる。

②施用した薬剤の費用は別途算定する。

D290　卵管通気・通水・通色素検査，ルビンテスト　100点

いずれも卵管疎通性の検査で，子宮内にヒスキャス（図3-141）などの特殊なカテーテルを挿入し，それぞれ炭酸ガス（通気），生理食塩液（通水），色素を溶かした滅菌蒸留水（通色素）などを注入することにより，卵管の通過性を検査するものである。卵管通気検査のことをルビンテストともいう。

卵管通気検査は，卵管通気装置を用いて子宮内に留置したカテーテルから炭酸ガスを子宮内に送り込み，卵管の通りをチェックする。左右の卵管を経て腹腔内に排出される空気音を聴診器で聴き取ると同時に子宮内の圧を記録し，卵管通過障害の有無を判定する。

卵管通水は，通気と同じく外来で行う検査で，カテーテルから滅菌蒸留水や生理食塩液を注入する。通水は卵管の軽度の通過障害を改善させる目的で，抗生物質や酵素製剤とともに連日数日間行う治療としても行われる。

通色素検査は，インジゴカルミンやメチレンブルーなどの色素を滅菌蒸留水や生理食塩液に溶かしたものを注入し，卵管采からこれらの色素が流出する状況を直接見ることにより，卵管の通過性を確認する方法で，開腹手術や腹腔鏡手術時に行われる。

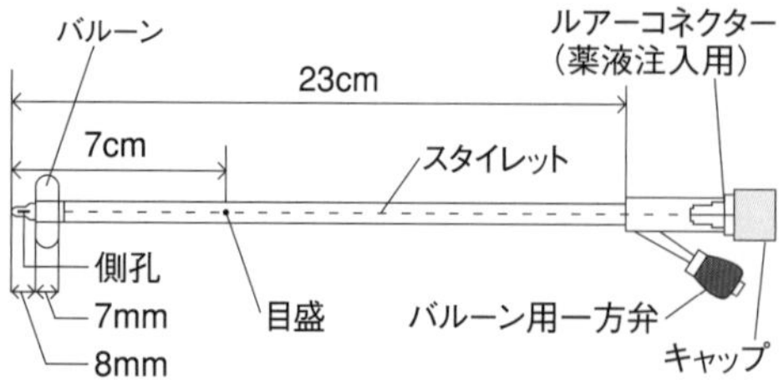

図3-141　ヒスキャス

適応疾患　▶女性不妊症 ▶卵管閉塞 ▶卵管狭窄症 ▶卵管炎 ▶卵巣炎 ▶先天性卵管奇形 ▶卵管性不妊症 ▶卵管通過障害 ▶卵管留水症

使用物品　子宮内に留置するバルーンカテーテル（ヒスキャスなど），インジゴカルミン，生理食塩水，蒸留水，シリンジ

D290-2　尿失禁定量テスト〔パッドテスト〕　100点

尿失禁の重症度判定の目安に行う検査である。国際禁制学会（ICS）により提唱されたものが広く行われている。

検査法を簡単に示すと以下のようになる。急速に飲水を行い，それなりに膀胱に尿が貯まった状態でパッドを装着し，しばらくいろいろと運動する。30分間歩行を続けた後，階段の上り下り，椅子に座る・椅子から立ち上がるの繰り返し，少し走る，立ちしゃがみなど，決められた運動をあわせて60分行い，最後に流水で手を洗う。そして，装着したパッドの重量を測定し，失禁した尿量を測定して判定を行う。あくまで目安であるが2g以下は正常，10g以上は高度の尿失禁と判定される。

装着するパッドのほかは特別の用具は必要でないが，検査の実際を十分に説明することも含めて時間のかかる検査である。

《保険請求》

月に1回に限り算定できる。パッドの費用は算定できない。

適応疾患　▶各種の尿失禁症 ▶夜尿症 ▶神経因性膀胱 ▶過活動膀胱など

D291　皮内反応検査，ヒナルゴンテスト，鼻アレルギー誘発試験，過敏性転嫁検査，薬物光線貼布試験，最小紅斑量〔MED〕測定

1	21箇所以内の場合（1箇所につき）	16点
2	22箇所以上の場合（1箇所につき）	12点

皮内反応検査は，各種アレルゲンに対するアレルギー反応の有無の判定・薬疹の原因薬剤同定・各種感染症の診断・抗生剤や造影剤などの薬剤使用前の過敏性検査などで用いられる。検査対象となる抗原や薬剤の負荷の形式により，以下のようなものがある。

(1)皮内テスト：抗原や薬剤を皮内注射する。

(2)プリックテスト：針で表皮を引っ掻き上げるように刺してはね，その上に抗原や薬剤を滴下する。

(3)スクラッチテスト：針で表皮に2～3mmの傷をつけ，その上に抗原や薬剤を滴下する。

(4)パッチテスト（貼布試験，図3-142）：パッチテスト用絆創膏もしくはフィンチャンバーを用いて皮膚に抗原や薬剤を貼布する。

抗原や薬剤を負荷した部分について，膨疹・紅斑・浮腫・丘疹・小水疱等の形成について判定する。判定時間は，検査対象が即時型アレルギーであるか遅延型

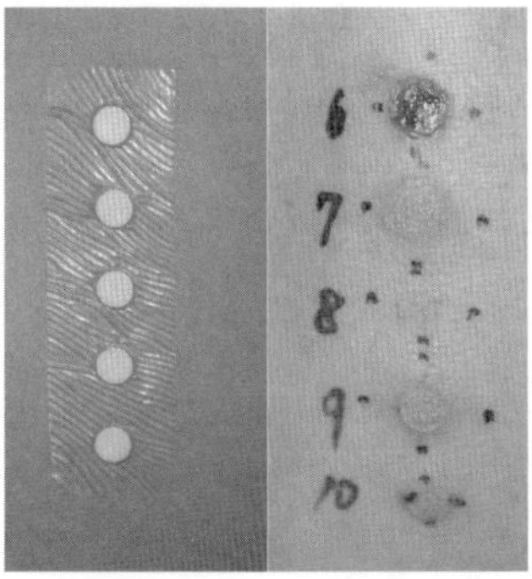

図3-142 パッチテスト
左が貼布したところ，右が48時間後の判定時。

アレルギーであるかにより異なる。

即時型の場合には15〜20分後に判定する。遅延型の場合には48時間後に判定するが，次いで72時間後にも判定し，場合により１週間後にも判定を行う。

《保険請求》

①１箇所目から21箇所目までは，１箇所につき「１」の所定点数により算定する。22箇所目以降は，１箇所につき「２」の所定点数により算定する。
②傾向的に，多種にわたる検査が目立つ場合，査定・返戻の対象となる。
③数種のアレルゲンまたは濃度の異なったアレルゲンを用いて皮内反応検査を行った場合は，それぞれにつき１箇所として所定点数を算定する。
④検査に使用した薬剤はD500薬剤により算定する。一般的に１種類あたり0.05mLが目安となる。
⑤薬物光線貼布試験・最小紅斑量（MED）測定は，１照射を単位として皮内反応検査により算定するが，光線照射・ブラックライト・長波長紫外線照射を行ってもいずれか１つのみ算定する。
⑥抗生剤・造影剤等の薬物投与に当たり行われる過敏性検査は，保険上の皮内反応検査としては算定できない。
⑦同一日における皮内反応検査とIgE RASTとの併施は原則的には不可とされる。

適応疾患 **皮内反応検査** ▶気管支喘息 ▶アレルギー性鼻炎 ▶食物アレルギー ▶アレルギー性結膜炎 ▶アトピー性皮膚炎 ▶じんま疹 ▶接触皮膚炎 ▶薬疹 ▶結核 ▶細胞性免疫不全症（悪性リンパ腫など）など

鼻アレルギー誘発試験 ▶アレルギー性鼻炎

最小紅斑量測定 ▶日光じんま疹 ▶光線過敏性薬疹（薬物性光毒性反応，薬物性光アレルギー性反応）▶慢性光線皮膚障害（慢性光線性皮膚炎）▶全身性エリテマトーデス（SLE）など

D291-2 小児食物アレルギー負荷検査

1,000点

食物アレルギーは，「食物によって引き起こされる抗原特異的な免疫学的機序を介して生体にとって不利益な症状が惹起される現象」と定義され，臨床的にはある特定の食物を食べたあとにアレルギー症状が見られる。乳幼児期には，鶏卵，乳製品，小麦によることが多い。症状は，かゆみを伴う発疹などの皮膚症状や咳嗽・喘鳴などの呼吸器症状，嘔吐下痢などの腹部症状を認め，ときに，喉頭浮腫による呼吸困難や血圧低下などの重症な状態（急激に全身状態が悪化するような状態）となる。診断は，特定の食物摂取によりアレルギー症状が誘発され，血液検査や皮膚検査などでそれが特異的IgE抗体など免疫学的機序を介する可能性を確認することによって確定される。検査所見が陰性であっても特に乳児期にはアレルギーを否定はできない。食物経口負荷試験は，アレルギーが確定しているかもしくは疑われる食品を単回または複数回に分割して摂取させ誘発症状の有無を確認する検査である。

食物経口負荷試験は，食物アレルギーの最も確実な診断法であり，「１．確定診断（原因アレルゲンの同定）」と「２．耐性獲得」の診断を主目的として実施される。誤食時のリスク評価や安全摂取可能量を決める目的で実施される場合もあるが，アナフィラキシーのような重篤な症状が誘発される恐れがあるので検査に当たっては十分な注意が必要であり，専門施設で行われることが望ましい。

《検査の目的》

１．食物アレルギーの確定診断（原因アレルゲンの同定）
　①感作されているが未摂取の食物の診断
　②即時型反応を起こした原因として疑われる食物の診断
　③食物アレルギーの関与を疑うアトピー性皮膚炎での確定診断（除去試験に引き続き行う）
　④症状誘発閾値の評価
２．安全摂取可能量の決定及び耐性獲得の診断
　①安全摂取可能量の決定（少量〜中等量）
　②耐性獲得の確認（日常摂取量）

《手技の内容》

①１回の入院で１項目の検査が行われる。
②体調の悪いときには検査を行わない。症状がないときに行う。抗アレルギー剤の投与は原則として，中止して行う。負荷試験前に中止する薬剤は表3-8のとおり。
③検査に使用される食物は，少量から開始し，時間をかけて摂取し，症状の出現に注意する。摂取間隔は20〜60分が一般的とされている。最終摂取から２時間は経過を観察する（表3-9）。
④検査中，終了時に，何らかの症状が出ないか注意し，万一，症状のみられるときには，検査は中止し，適

表3-8 負荷試験前に中止する薬剤

ヒスタミンH1受容体拮抗薬	72時間
β_2刺激薬	12時間
テオフィリン	48時間
DSCG（経口クロモグリケイト）	48時間
Th２サイトカイン阻害薬	12時間
ロイコトリエン受容体拮抗薬	24時間
経口ステロイド	７〜14日

生体検査
負荷試験

表3-9　負荷試験食品の種類と総負荷量，分割摂取方法

方法例	摂取間隔	分割摂取の例
単回		1/1
2回	60分	1/4➡ 3/4，1/3➡ 2/3
3回	30-60分	1/8➡ 3/8➡ 1/2
5回	20-40分	1/16➡ 1/16➡ 1/8➡ 1/4➡ 1/2

食品	負荷食品	ステップ	総負荷量
鶏卵	ゆで卵	少量	卵黄１個，加熱全卵1/32個相当
		中等量	加熱全卵1/8～1/2個相当
		日常摂取量	加熱全卵50g（１個）
牛乳	生牛乳	少量	３mL相当
		中等量	15～50mL相当
		日常摂取量	200mL
小麦	ゆでうどん	少量	２～３g
		中等量	15～50g
		日常摂取量	うどん200g，食パン１枚
魚	焼魚，煮魚		魚50～100g
大豆	豆腐，煮豆		豆腐50～100g，豆乳200mL，煮豆５～10g
エビ			20～40g
そば			２～80g
ピーナッツ，ごま，ナッツ類			0.1～10g

切な処置をとる。急変時の緊急事態に対応するための体制その他該当検査を行うための体制が整備されていること。

⑤最近は，検査用食品が市販されはじめている。

《保険請求》

①小児科を標榜している保険医療機関（小児食物アレルギーの診断および治療の経験を10年以上有する小児科を担当する常勤の医師が１名以上配置されている）で，問診および血液検査等から，食物アレルギーが強く疑われる16歳未満の患者に対し，原因抗原の特定，耐性獲得の確認（除去していた食物を食べることができるか）を目的として，除去食の程度の確認（食品により加工すれば食べることができることがあるか）のために，食物負荷試験を実施した場合に年３回を限度として算定する。

②検査を行うに当たっては食物アレルギー負荷検査の危険性，必要性，検査法その他の留意事項について，患者またはその家族に対して，文書により説明のうえ交付するとともに，その文書の写しを診療録に添付する。

③負荷試験食の費用は所定点数に含まれる。

④小児食物アレルギーの診療に当たっては，「AMED研究班による食物アレルギーの診療の手引き2020」を参考とする。

⑤小児食物アレルギー負荷検査に含まれる注射の費用とは，注射実施料（医科診療報酬点数表の第６部注射第１節第１款）のことであり，施用した薬剤の費用は別途算定できる。

⑥入院負荷試験では，入院期間が５日間までの場合，短期滞在手術等基本料３「ホ」として5,278点を算定する。

適応疾患　▶食物アレルギー（卵アレルギー，乳製品アレルギー，小麦アレルギー，甲殻類アレルギー，果物アレルギー，そばアレルギー，大豆アレルギーなど）▶アトピー性皮膚炎 ▶じんま疹

D291-3　内服・点滴誘発試験　1,000点

薬疹の診断や原因薬剤の同定は，症状の推移と薬剤投与歴の詳細な聴取のみで容易に確定することもあるが，とくに複数の薬剤を投与されている場合などでは困難となる場合も多い。その場合まず，貼付試験・皮内反応・リンパ球幼若化検査などの比較的安全で非侵襲的な検査が試みられる。しかし，これらの検査においても偽陽性・偽陰性となる場合は多く，診断確定の最終的な方法として被疑薬を再投与する試験（内服・点滴誘発試験）が行われることがある。

通常のタイプの薬疹においては，本来の投与量の１/10程度から開始することが多いが，重症型の薬疹では１/100程度からなど，さらに慎重を期して行われる。薬疹のタイプが即時型か遅延型かなどにより観察期間も異なる。また予期せぬアナフィラキシー反応などに備え，試験開始前に血管確保を行い，エピネフリンなどの緊急時薬剤を準備しておく。

本試験は実際の薬剤投与に最も近い試験であるため確度も高いが，本試験によっても複数の薬剤の組み合わせによって起こる薬疹や，光への暴露が関与する薬疹などでは正確に診断できない場合がある。

《保険請求》

貼付試験，皮内反応，リンパ球幼若化検査等で診断がつかない薬疹の診断を目的に，入院中の患者に対して被疑薬を内服もしくは点滴・静注した場合に，２月に１回に限り算定できる。本試験の算定のためには別に厚生労働大臣が定める施設基準に適合するものとして地方厚生局長等への届出が必要である。

適応疾患　▶薬疹（貼付試験，皮内反応，リンパ球幼若化検査などで診断がつかないもの）

11 ラジオアイソトープを用いた諸検査

窪田

D292 体外からの計測によらない諸検査

1	循環血液量測定，血漿量測定	480点
2	血球量測定	800点
3	吸収機能検査，赤血球寿命測定	1,550点
4	造血機能検査，血小板寿命測定	2,600点

《保険請求》

①同一のラジオアイソトープを用いてD292体外からの計測によらない諸検査もしくはD293シンチグラムに掲げる検査またはE100からE101-4までに掲げる核医学診断のうちいずれか2以上を行った場合の検査料または核医学診断料は，主たる検査または核医学診断に係るいずれかの所定点数により算定する。

②数日を要した場合でも同一のラジオアイソトープを用いた検査は，一連として1回の算定とする。

③核種が異なる場合であっても同一の検査とみなす。

1．循環血液量測定，血漿量測定

多血症が，真の血液量増加か見かけの増加かを鑑別するために用いる。指標となる物質の既知量を血管内へ注射し，一定時間後に採血し，投与量と希釈率から循環血液の総量を算出する検査である。

ヨード（ヨウ素）131標識ヒト血清アルブミンの一定量の放射能を測定し，静脈注射する。10分後に注射した腕とは反対の腕から採血する。この間に，投与されたヨード131標識ヒト血清アルブミンは循環血液中で均一に希釈されているので，血液の放射能濃度を測定し，循環血液量を計算する。血液の放射能濃度はシンチレーションカウンターで測定する。

適応疾患 ▶赤血球増加症（とくに真性赤血球増加症，ヘモグロビン異常症など）▶多血症 ▶二次性赤血球増加症 ▶偽性赤血球増加症 ▶貧血 ▶うっ血性心不全 ▶水中毒 ▶脱水症 ▶原発性アルドステロン症 ▶ADH不適合症候群

2．血球量測定

多血症が，真の血液量増加か見かけの増加かを鑑別するために用いる。通常，赤血球量が測定対象である。被検査者の血液20～30mLを採取し，ACD液とクロム51標識クロム酸ナトリウム注射液を加え，加温攪拌し赤血球を^{51}Crで標識する。これにアスコルビン酸を加え標識を停止させる。一定量の標識赤血球を静脈注射し，20～30分後に採血する。

採血した血液と投与した血液の一定量を，生理食塩水で洗浄した後，放射能を測定する。両者の放射能の比と投与量から，循環血液量が計算される。これにヘマトクリット値を掛けて，赤血球量が求められる。

現在，赤血球増加因子のエリスロポエチンが測定できるため，真性赤血球増加症の診断が主目的となる。

適応疾患 ▶赤血球増加症（とくに真性赤血球増加症，ヘモグロビン異常症など）▶多血症 ▶二次性赤血球増加症 ▶偽性赤血球増加症 ▶貧血

3．吸収機能検査，赤血球寿命測定

〈吸収機能検査〉

古くは脂肪の腸管からの吸収を調べ，吸収障害の有無を調べる検査が行われた。しかし，放射性薬剤が製造中止されたこと，測定の手間が煩雑なことから，脂肪吸収試験は現在行われていない。

最近まで行われていたのは，ビタミンB_{12}の吸収試験〔シリングテスト（Shilling Test）〕である。これはビタミンB_{12}欠乏症（悪性貧血など）が，吸収障害によるものかどうかを診断するために行われた。コバルト57標識内因子結合ビタミンB_{12}（B_{12}IF）と，コバルト58標識ビタミンB_{12}（B_{12}）を同時に経口投与する。1時間後に非放射性のビタミンB_{12}を1mg筋注して肝臓を飽和させる。

24時間尿を集め，それぞれの尿中排泄量を求める。尿中B_{12}が低くB_{12}IFが正常なら内因子の欠乏，B_{12}もB_{12}IFも低ければ吸収不全，B_{12}もB_{12}IFも10%以上尿中に排泄されれば正常である。ただし，シリングテスト用の放射性薬剤も現在入手困難となっている。

適応疾患 ▶ビタミンB_{12}欠乏症 ▶大球性貧血（悪性貧血，巨赤芽球性貧血，葉酸欠乏症）▶吸収不良症候群 ▶鉄欠乏性貧血 ▶ヘモクロマトーシス

〈赤血球寿命測定〉

前項で述べた標識赤血球を投与後，30分および1日後・2日後と日を追って採血し，一定量の放射能を測定する。投与30分後の放射能を100%とし，赤血球の生存率を算出する。生存率の時間経過をグラフにプロットし，半分になるまでの時間，赤血球の生存半減期を求める。

溶血性貧血など赤血球寿命の短縮が疑われる場合に行われる。

適応疾患 ▶溶血性貧血（自己免疫性溶血性貧血，遺伝性球状赤血球症，発作性夜間ヘモグロビン尿症）▶赤血球の機械的破壊をきたす病態で他検査で診断困難な場合（後天性溶血性貧血など）▶鎌状赤血球症 ▶G6PD欠乏性貧血 ▶再生不良性貧血

4．造血機能検査，血小板寿命測定

〈造血機能検査〉

放射性鉄を投与するとトランスフェリンと結合し，

多くがヘモグロビン合成に利用されることを利用し，鉄の動態（フェロキネティックス）を調べる検査である。鉄59を投与後に，血漿および赤血球の放射能，肝，骨髄，脾などの臓器の放射能を経時的，経日的に測定し，血漿鉄消失率，血漿鉄交替率，赤血球鉄利用率，放射性鉄の分布などを求める。

適応疾患　▶溶血性貧血 ▶悪性貧血 ▶再生不良性貧血 ▶鉄欠乏性貧血 ▶骨髄線維症 ▶骨髄異形成症候群（MDS）▶ヘモクロマトーシスなど他の検査で診断困難な場合

〈血小板寿命測定〉

血小板減少症が，寿命の短縮（破壊，消費の亢進）によるものかどうかの判定に用いる。赤血球寿命測定と同様に被検査者の血液を採取して血小板を分離し，血小板浮遊液を作成し，インジウム111で標識する。

標識には，インジウム・トロポロンまたはインジウム・オキシンなどのキレート化合物に結合した標識インジウムを使用する。インジウム111標識血小板を被検査者に投与し，経時的に採血，放射能を測定する。投与前放射能に対する残存血小板放射能（%）をグラフにプロットし，0%に達する日数を血小板寿命とする。また%リカバリーと血小板交替率を求める。投与後，経時的にシンチレーションカメラで標識血小板の体内分布，血小板の崩壊部位，血栓への集積の有無などを画像診断することができる。

適応疾患　▶鉄欠乏性貧血 ▶血小板減少症〔特発性血小板減少性紫斑病（ITP），脾機能亢進症，再生不良性貧血，無効造血（骨髄機能低下，巨赤芽球性貧血，骨髄異形成症候群など）〕

D293　シンチグラム〔画像を伴わないもの〕

1	甲状腺ラジオアイソトープ摂取率（一連につき）	365点
2	レノグラム，肝血流量（ヘパトグラム）	575点

《保険請求》

核種が異なる場合であっても同一の検査とみなす。

1．甲状腺ラジオアイソトープ摂取率〔一連につき〕

甲状腺は，甲状腺ホルモンの合成原料としてヨードを選択的に取り込む性質があり，ヨード（ヨウ素）131の摂取率をシンチレーションカウンターで測定する検査が早くから甲状腺機能検査として定着していた。現在は被曝を少なくし，画像情報を同時に得るために，ヨード123とシンチカメラを使用する検査が一般的である。

ヨード131またはヨード123（カプセル）を経口投与し，3時間後および24時間後に測定し，投与量に対する摂取率（%）を求める。高摂取率を示す代表的疾患はバセドウ病である。低摂取率を示すのは，甲状腺機能低下症，進行した橋本病，亜急性甲状腺炎，無痛性甲状腺炎などである。

負荷試験として，ヨードの有機化障害による甲状腺ホルモン合成障害の診断で，過塩素酸などを経口投与し，有機化されていないヨードの放出による放射能の低下を診る検査がある。また，バセドウ病におけるTSH非依存性の摂取率を診るために，トリヨードサイロニン抑制試験が行われる。

適応疾患　▶甲状腺機能亢進症（バセドウ病，破壊性甲状腺炎，一過性甲状腺機能亢進症，亜急性甲状腺炎など）▶甲状腺腫瘍 ▶甲状腺機能低下症 ▶慢性甲状腺炎（橋本病）▶無痛性甲状腺炎 ▶原発性甲状腺機能低下症 ▶続発性甲状腺機能低下症 ▶プランマー病

2．レノグラム，肝血流量（ヘパトグラム）

〈レノグラム〉

レノグラムは，ヨード131ヒプラン，テクネシウム99mDTPA，テクネシウム99mMAG 3などの薬剤を静脈注射し，両腎部の放射能をシンチレーション検出器で測定し，その記録（レノグラム）から，分腎機能を知る検査である。現在は，シンチカメラにより動態撮影を行い，腎に関心領域を設定してレノグラムを描き，画像とともに診断する検査が一般的である。

使用薬剤により糸球体濾過率，腎血流，尿細管機能，腎盂尿管排泄機能などが評価できる。

適応疾患　▶片腎性疾患（腎摘出術後，単腎症，腎腫瘍など）▶腎血管性高血圧症 ▶急性腎不全 ▶腎移植後 ▶水腎症 ▶上部尿路通過障害（尿路結石症，尿管腫瘍，尿管癌，腎盂尿管移行部狭窄）▶腎盂腎炎 ▶無機能腎など

〈肝血流量（ヘパトグラム）〉

以前はテクネシウム99m標識フチン酸などコロイド製剤を投与し，肝への集積をシンチレーションカウンターで測定し，肝血流量としていた。現在は，肝細胞に特異的に取り込まれるテクネシウム99mガラクトシル人血清アルブミンを投与し，シンチカメラの動態撮影で，肝細胞の機能画像と肝機能の評価を行うのが一般的である。

また，テクネシウム99mPMTを使用すれば，肝より胆道への排泄機能を画像診断できる。なお，肝血流を見るには超音波ドップラー法が行われる。

適応疾患　▶肝硬変症 ▶肝癌 ▶肝部分切除術の術前評価 ▶胆道閉鎖 ▶特発性門脈圧亢進症

D294　ラジオアイソトープ検査判断料 110点

ラジオアイソトープを用いた諸検査の種類または回数にかかわらず，月1回に限り算定する。

12 内視鏡検査

桂川・田山・柳谷・丸岡・小林・上村・箕浦・鈴木・安田・樫田・寺島

D295 関節鏡検査〔片側〕 760点

関節鏡検査は外傷や加齢性疾患，リウマチ等の炎症性疾患による関節の異常を，皮膚の小さな孔から入れた内視鏡で直接モニターに写して検査するものである（図3-143，3-144，3-145）。主として膝，肩，肘，手関節，股関節，足関節に適用されるが（図3-146），ときに指関節，顎関節など非常に小さな関節に極小の関節鏡を挿入して行われることもある。

関節を大きく切開することなく，1 cm前後の小さな傷を数カ所あけるだけで手術ができるので，体への侵襲が少なく，回復も早い。スポーツ外科の発展と相まって，特に膝，肩の件数が多い。施設によっては日帰り手術（Day Surgery）として行っていることもある。

《保険請求》

関節鏡は通常，検査のみを目的として行われることは少なく，関節内の病変を詳しく調べた後，同時に病変部の切除や損傷した靱帯などの縫合，形成などの処置を行うことが多い。その際は表3-10のように追加した手術操作の点数として請求する。

変形性関節症に対して，関節鏡下に変性した軟骨や半月板を切除する手術は比較的軽症な例でしばしば行

表3-10 関節鏡検査に伴う手術

手術術式	適応疾患
K060-3化膿性又は結核性関節炎掻爬術	化膿性関節炎，関節結核
K065-2関節鏡下関節内異物（挿入物を含む）除去術	関節内異物
K066-2関節鏡下関節滑膜切除術 K066-4関節鏡下滑液膜摘出術 K066-6関節鏡下膝蓋骨滑液嚢切除術 K066-8関節鏡下掌指関節滑膜切除術	関節棚，変形性関節症，関節リウマチ，痛風性関節炎，偽痛風性関節炎，滑膜炎，滑液包炎
K067-2関節鏡下関節鼠摘出手術	関節内遊離体（関節鼠）
K068-2関節鏡下半月板切除術 K069-3関節鏡下半月板縫合術	半月板損傷
K069-2関節鏡下三角線維軟骨複合体切除・縫合術	TFCC損傷
K073-2関節鏡下関節内骨折観血的手術	脛骨高原骨折，関節内骨折
K074-2関節鏡下靱帯断裂縫合術 K079-2関節鏡下靱帯断裂形成手術	前十字靱帯損傷，後十字靱帯損傷
K076観血的関節授動術 K076-2関節鏡下関節授動術	関節拘縮
K080関節形成手術	習慣性肩関節脱臼，肩腱板損傷，離断性骨軟骨炎
K080-4関節鏡下肩腱板断裂手術	肩腱板損傷
K080-5関節鏡下肩関節唇形成術	肩関節損傷，肩関節脱臼，肩関節亜脱臼
K080-6関節鏡下股関節唇形成術	股関節損傷，変形性股関節症

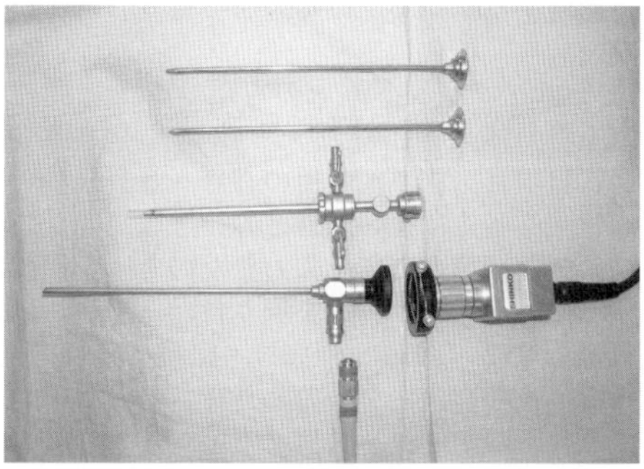

図3-143 関節鏡器具（1）

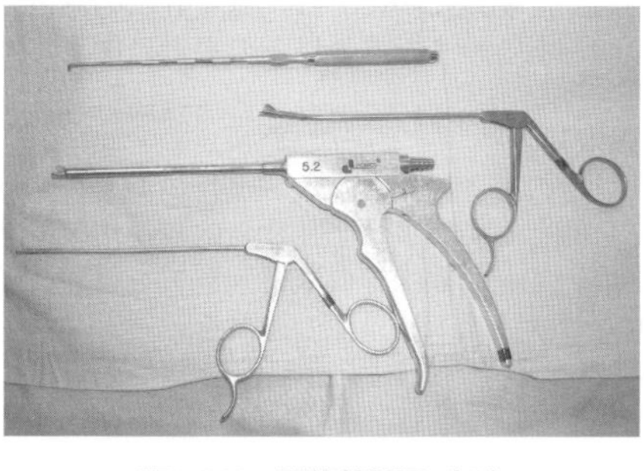

図3-144 関節鏡器具（2）

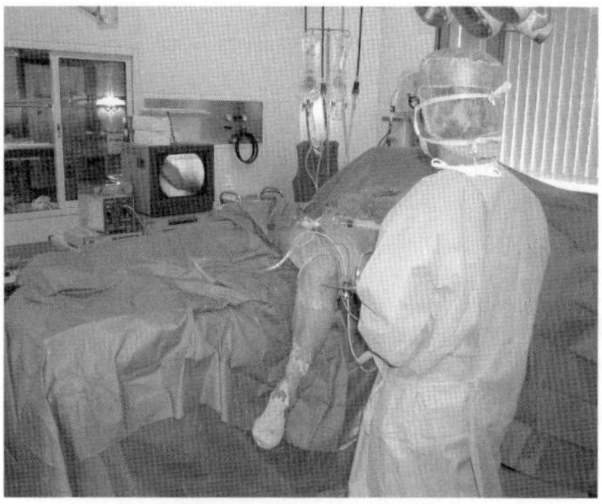

図3-145 関節鏡検査

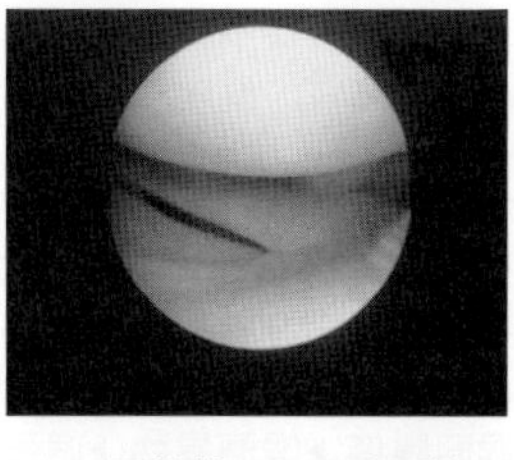

図3-146 関節鏡による膝関節の内部

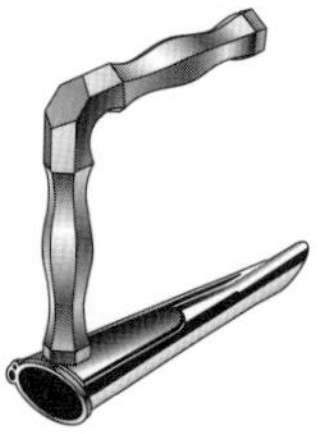

図3-147 喉頭直達鏡

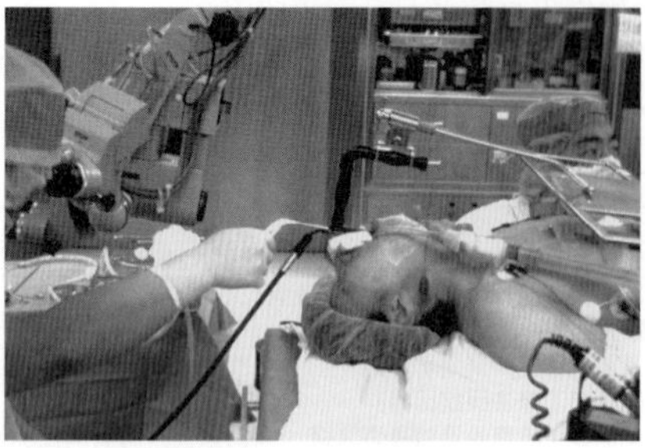

図3-148 喉頭微細手術

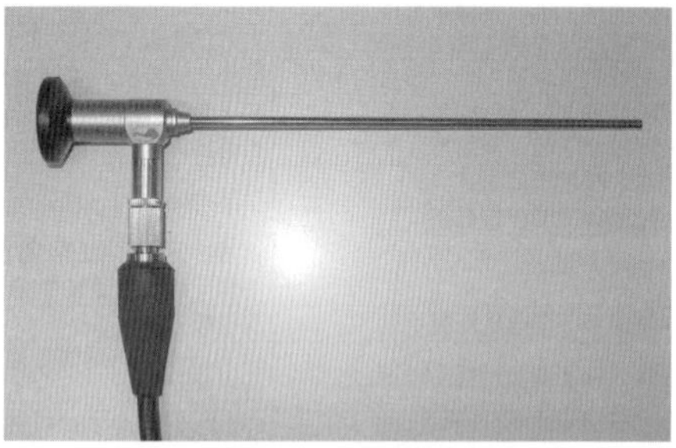

図3-149 鼻咽腔直視鏡

われるが，ちょうど該当する項目がなく，滑膜切除術か半月板切除術を適用する。

適応疾患 ▶関節内異物（関節血腫，関節水腫など）▶関節棚（滑膜肥厚）▶変形性関節症 ▶関節リウマチ ▶痛風性関節炎 ▶偽痛風性関節炎（結晶性関節症，偽痛風）▶化膿性関節炎 ▶関節性結核（肩関節結核，関節結核）▶滑膜炎 ▶滑液包炎 ▶関節内遊離体（関節鼠）▶半月板損傷 ▶TFCC損傷 ▶脛骨骨折 ▶前十字靱帯損傷 ▶後十字靱帯損傷 ▶関節拘縮 ▶習慣性肩関節脱臼 ▶肩腱板損傷 ▶離断性骨軟骨炎 ▶関節内骨折（関節骨折）

D296 喉頭直達鏡検査 190点

喉頭直達鏡（図3-147）を喉頭に挿入し，喉頭内を観察する検査である。通常，喉頭の観察には間接喉頭鏡や喉頭ファイバースコープが用いられるが，幼児や咽頭反射が高度な場合，さらに詳細な観察や生検が必要な場合などに適応となる。局所麻酔下でも可能だが，患者の苦痛を考慮して全身麻酔下に行い，観察には顕微鏡を用いることが多い（喉頭微細手術，図3-148）。

適応疾患 ▶喉頭腫瘍 ▶喉頭異物 ▶喉頭炎 ▶喉頭軟化症 ▶声帯ポリープなど声帯性腫瘍疾患の識別

D296-2 鼻咽腔直達鏡検査 220点

前鼻鏡や後鼻鏡では観察が不十分と思われる場合には，鼻咽腔直視鏡（図3-149）を用いて鼻腔や上咽頭が詳細に観察可能である。接眼部にCCD（charged coupled device：電荷結合素子）カメラを装着すればモニターにて患者に画像を供覧できる。ただし，高度の鼻中隔彎曲が存在する場合の観察や，上顎洞自然口などの観察はむずかしい。

《保険請求》

①内視鏡検査一般の留意事項として，「写真診断を行った場合は，使用したフィルムの費用として，購入価格を10円で除して得た点数を所定点数に加算する」とあるため，画面を写真としてプリントする際には，この費用が算定可能である。

②D296-2鼻咽腔直達鏡検査は，D298嗅裂部・鼻咽腔・副鼻腔入口部ファイバースコピーと同時に行った場合は算定できない。

適応疾患 ▶鼻咽喉疾患 ▶鼻腔・上咽頭の観察範囲に病変を認めるすべての疾患

D296-3 内視鏡用テレスコープを用いた咽頭画像等解析〔インフルエンザの診断の補助に用いるもの〕 新 305点

注 時間外加算 200点

インフルエンザに感染した疑いのある患者を対象に，咽頭撮影用カメラにより撮影されたリンパ組織（扁桃やリンパ濾胞を含む）等の咽頭所見と体温や問診などの診療情報を併せAI技術を用いて解析することで，インフルエンザに特徴的な所見や症状を検出し，診断を補助する。なお，確定診断を行う目的では使用できない。

PCまたはタブレット端末の専用ソフトに問診情報として患者の体温（受診時，ピーク時），脈拍，発症日時，症状11項目，解熱剤使用の有無，3日以内のインフルエンザもしくは疑い患者との接触歴，インフルエンザワクチン接種の有無を入力したのち，咽頭撮影用カメラに使い捨てのカバーを取り付け，患者の咽頭を複数枚撮影する（図3-150，151）。扁桃の所見（発赤，白苔，扁桃炎の有無）を入力した後，メーカーのサーバーにこれらのデータを送信すると，インフルエンザ感染の判定結果が通知される。

発症早期（12時間以内）に関しては抗原検査法より感度が高く，晩期にかけては抗原検査法の感度が高くなる傾向がある。また5歳以下の患者に関して本検査は推奨されない。

《保険請求》

①6歳以上の患者に対し，インフルエンザの診断の補助を目的として薬事承認された内視鏡用テレスコープを用いて咽頭画像等の取得・解析を行い，インフルエンザウイルス感染症の診断を行った場合に算定する。

②発症後48時間以内に実施した場合に限り算定できる。

③時間外加算は，外来患者に対して診療を行った際，

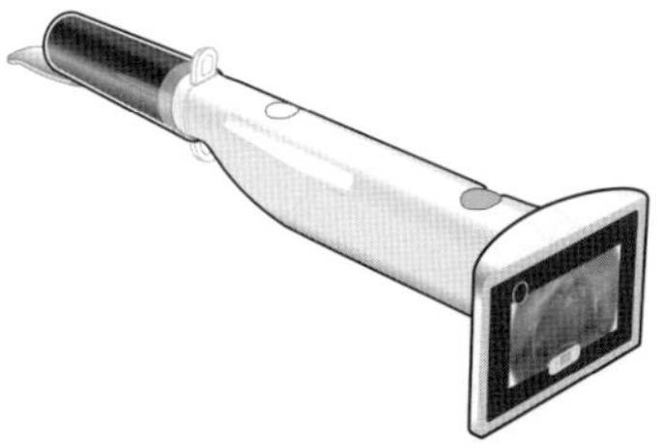

図3-150 内視鏡用テレスコープ

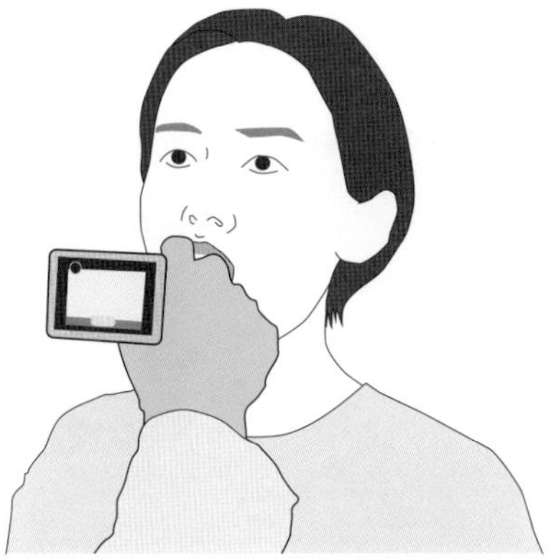

図3-151 内視鏡用テレスコープによる咽頭の撮影

医師が緊急に本検査を行う必要性を認め実施した場合で，開始時間が診療時間以外の時間，休日，深夜の場合に算定する。

④時間外加算を算定する場合は，A000初診料「注９」，A001再診料「注７」の夜間・早朝等加算，検体検査実施料の時間外緊急院内検査加算および外来迅速検体検査加算は算定できない。

⑤一連の治療期間において別に実施したD012感染症免疫学的検査「22」インフルエンザウイルス抗原定性は併算定できない。

適応疾患 ▶インフルエンザ感染症疑い

D298 嗅裂部・鼻咽腔・副鼻腔入口部ファイバースコピー〔部位を問わず一連につき〕 600点

前鼻鏡や後鼻鏡では観察が不十分と思われる場合には，鼻咽腔喉頭ファイバースコープ（図3-152）が用いられる。ファイバーの接眼部にCCDカメラを装着しモニターにて観察することにより，患者に画像を用いた説明が可能になる。電子内視鏡を用いた場合も本項目で算定する。また，処置用チャンネルのあるファイバースコープを用いれば生検や処置が行える（図3-153）。

適応疾患 ▶鼻咽頭異物 ▶上咽頭癌 ▶鼻腔の観察範囲に病変を認めるすべての疾患

D298-2 内視鏡下嚥下機能検査 720点

内視鏡（ファイバースコープや電子内視鏡）を用い

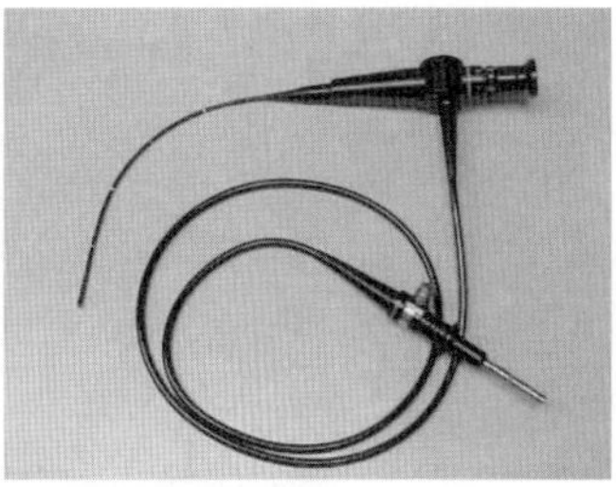

図3-152 鼻咽腔喉頭ファイバースコープ

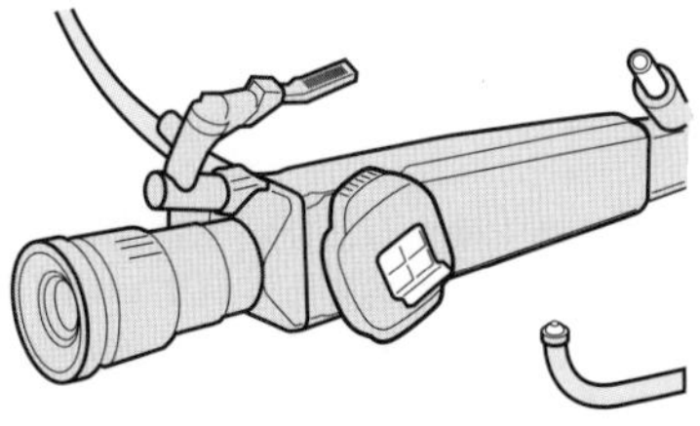

図3-153 処置チャンネルのあるファイバースコープ

て行われる嚥下機能検査であり，「嚥下内視鏡検査」と呼ばれることが多い。内視鏡を鼻腔より挿入し，咽頭や喉頭の器質的・機能的異常を診断した後，着色水や嚥下訓練食などの検査食による嚥下状態を観察することで嚥下機能を評価する。侵襲も少なく機動性に富むため，移動困難な患者の嚥下機能検査にきわめて有用であるが，口腔期をはじめ，嚥下機能全般を評価できないという不利な面もある。

内視鏡とその光源があれば施行可能であるが，詳細な評価と記録，および患者や家族への供覧を目的として，ビデオ記録装置やモニターを用いることが推奨される。また誤嚥に対し，吸引装置等の準備も必要である。

《検査方法》

検査食を嚥下させる前に，器質的異常の有無，鼻咽腔閉鎖，咽頭・喉頭の運動，唾液貯留や食物残渣，咽頭・喉頭の知覚などの基本的な項目を評価する必要がある。次に着色水などのテストフードを用いて嚥下状態を評価するが，観察項目としては，咽頭流入，嚥下反射惹起のタイミング，咽頭残留，喉頭流入・誤嚥などである。

単なる嚥下機能の評価にとどまらず，代償的方法やリハビリテーション手技の確認など治療的な意味をもつようになってきている。ただし，咀嚼を伴う検査食を用いる場合には，単純に嚥下させる場合と所見が異なる点に留意する。

《保険請求》

①D298-2内視鏡下嚥下機能検査，D298嗅裂部・鼻咽腔・副鼻腔入口部ファイバースコピーおよびD299喉頭ファイバースコピーを２つ以上行った場合は，主たるもののみ算定する。

②D310小腸内視鏡検査「３」カプセル型内視鏡によるものを実施する前に，カプセル型内視鏡と形・大きさが同一の造影剤入りカプセルを患者に内服させ，消化管の狭窄や狭小化を評価した場合は，D298-2内視鏡下嚥下機能検査の所定点数に準じて算定す

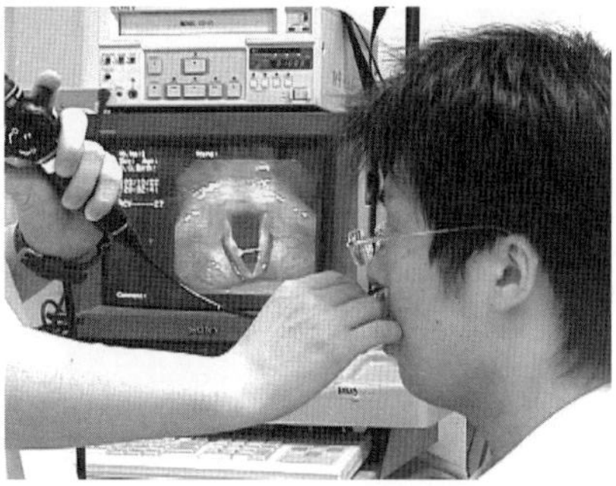

図3-154　鼻咽腔喉頭ファイバースコープによる観察

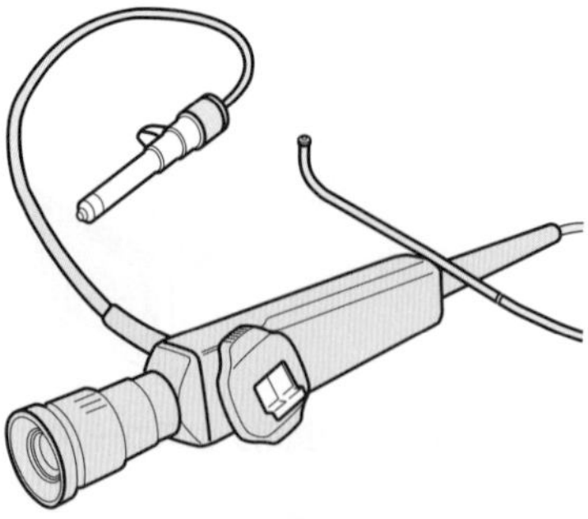

図3-155　中耳ファイバースコープ

る。

③内視鏡下嚥下機能検査および嚥下造影検査は胃瘻造設術の術前検査として必要とされている。検査をしていない場合には，胃瘻造設術の保険点数減額があり，また検査をするための資格も定められている。胃瘻造設術の術前検査に関しては，『診療点数早見表2020年版』p.1306（医科点数表第2章第10部手術通則第16号に掲げる手術における適合しない場合には所定点数の100分の80に相当する点数により算定することとなる施設基準）を参照。

適応疾患　▶嚥下障害 ▶嚥下性肺炎 ▶誤嚥 ▶嚥下機能低下 ▶舌悪性腫瘍 ▶咽頭悪性腫瘍 ▶喉頭悪性腫瘍 ▶脳血管障害 ▶脳梗塞 ▶脳出血 ▶パーキンソン病 ▶食道腫瘍 ▶縦隔腫瘍

D299　喉頭ファイバースコピー　600点

間接喉頭鏡検査は手軽に行えるが，画像の提示や記録ができず，また咽喉頭反射の強い患者には施行自体がむずかしい。しかし，経鼻的に鼻咽腔喉頭ファイバースコープを挿入することで，喉頭が容易に観察できる（図3-154）。また，電子内視鏡を用いたシステムが活用されるようにもなっている。

さらに，処置用チャンネルのあるファイバースコープ（図3-153参照）を用いれば生検や処置も可能となる。電子内視鏡を用いた場合も本項目で算定する。

適応疾患　▶喉頭癌 ▶喉頭炎などすべての喉頭疾患 ▶下咽頭腫瘍 ▶声帯ポリープ

D300　中耳ファイバースコピー　240点

径約2mm程度の極細のファイバースコープ（図3-155）や針状鏡を用いて，中耳病変を観察する。慢性中耳炎などの場合は鼓膜穿孔を通して，穿孔がない場合には鼓膜切開を施行してファイバースコープを挿入する。極細のファイバースコープであれば，耳管を通して中耳内に挿入し，観察することも可能である。

適応疾患　▶中耳炎 ▶滲出性中耳炎 ▶真珠腫 ▶中耳腫瘍など

D300-2　顎関節鏡検査〔片側〕　1,000点

顎関節鏡検査は，全身のさまざまな関節を内視鏡で直接観察する検査法の応用として，1970年代半ばから導入された。使用器具は顎関節鏡と穿刺のための付属器具，外套管，光源装置，内視鏡モニター装置などからなる（図3-156）。

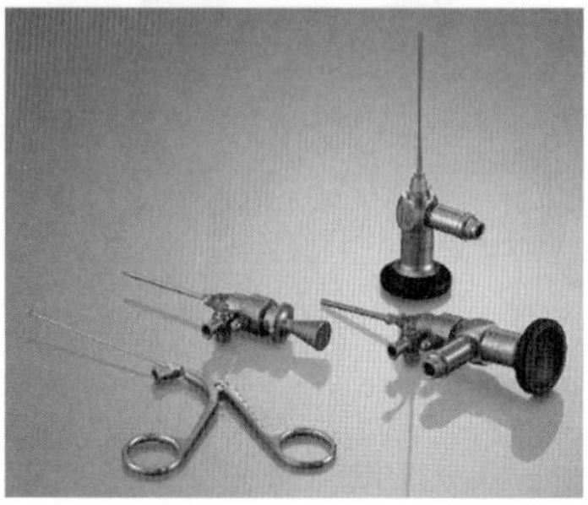

図3-156　顎関節鏡（Karl Storz社）

対象疾患である顎関節症は，顎関節や咀嚼筋の疼痛，顎関節雑音，開口障害ないし顎運動異常を主要症候とする障害の包括的診断名であり，その病態は咀嚼筋痛障害，顎関節痛障害，顎関節円板障害および変形性顎関節症の4つの病型に分類されている。

顎関節腔内の病態診断には従来の単純X線，CT撮影などのほかに，関節軟部組織の情報を得るために関節造影やMRI検査を行うが，関節腔内壁面を構成する関節円板，滑膜，下顎窩，結節の表面軟骨など肉眼による直接的な観察が必要な場合に，顎関節鏡検査法が用いられる。

顎関節鏡視は関節腔の上下腔とも可能であるが，主に上関節腔が観察対象になる。顎関節腔への穿刺には外側皮膚からのアプローチ（外側穿刺法）を用いる。関節腔内へ刺入した穿刺針の方向をガイドとし関節鏡の套管針を腔内に刺入してから，針状硬性鏡に差し替え，滅菌した生理食塩水の灌流下で腔内を拡大しながら腔内壁各部を鏡視していく。本法により①顎関節腔内の直接的観察のみならず，②関節腔内の動的観察，さらには③腔内壁組織の生検なども可能となり，実際の顎関節症臨床における役割は重要である。

こうした検査によって，滑膜の発赤や腫脹を伴う滑膜炎，裂創，挫創などの損傷のほか，線維性癒着，線維性強直症などの関節腔狭窄，円板穿孔，円板欠損など従来の画像診断方法では不明であった顎関節円板障害等の様々な所見を観察することができるだけでなく，関節鏡下手術（剥離，洗浄等）を行うことも可能

生体検査
内視鏡

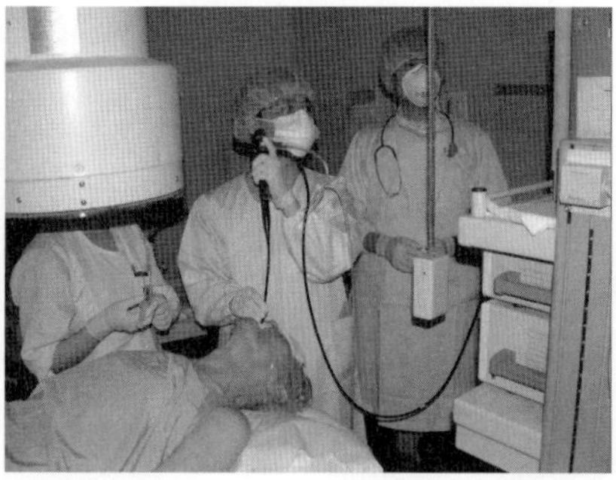

図3-157 気管支鏡検査

である。

適応疾患 ▶顎関節症 ▶顎関節炎

使用物品 針状硬性鏡（Karl Storz社），生理食塩水

D302 気管支ファイバースコピー	2,500点
注 気管支肺胞洗浄法検査同時加算	200点

《機材の種類と機能》

軟性気管支鏡には，気管支ファイバースコープと電子気管支鏡の２種類がある。どちらを用いても「気管支ファイバースコピー」によって保険請求を行う。

気管支ファイバースコープでは光ファイバーを用いて画像を導き観察するのに対し，電子気管支鏡では挿入部先端にある超小型のcharge coupled device（CCD）により光信号を電子信号に変換し，スコープ内を電導した信号をビデオプロセッサー内で再合成し，テレビモニター上で画像を観察する（図3-157）。

電子気管支鏡ではファイバースコープと比べて解像度が高く，画像の拡大率も大きいため，気管支粘膜の微細な構造の詳細な観察が可能であり，年々先端部外径の細いものが開発され，観察および処置性能が向上している。新しい気管支内視鏡システムとしては，中心型肺癌の気管支壁深達度診断や縦隔・肺門リンパ節腫大の評価が可能な経気管支超音波検査，癌病巣の浸潤範囲の同定や前癌病変の発見に有用な蛍光内視鏡システムが開発されている。また，極細内視鏡検査では内径２mm以下の末梢気道の直接観察および細胞採取が可能であり，末梢型肺癌の診断に有用である。

気管支鏡の可視範囲は硬性鏡では葉枝から限られた区域枝程度まで，軟性鏡でも４～５次気管支程度であるが，ガイドシース併用気管支腔内超音波断層法（EBUS-GS）で病変を確認し，鉗子孔から鉗子やブラシなどの器具を挿入することで末梢病変の診断を行うことが可能である。

《適応》

気管支鏡の適応としては診断的適応と治療的適応がある。診断的な適応として最も多いのが胸部エックス線やCTにおける異常陰影の精査である。肺野のみに結節などの陰影を認める場合は，気管支鏡で可視範囲に異常を認める可能性は低いので，エックス線透視やエコーを用いて検査を行う。

標本の採取のためには，鉗子や針を用いた生検による組織診，キュレットやブラシ，洗浄による細胞診が行われる。

症状による気管支鏡の適応としては，血痰・喀血，呼吸困難などがあげられる。とくに血痰は肺門部癌の初発症状として認められることが多く，画像診断で異常がなくても適応となる。さらに肺癌検診などで喀痰細胞診が陽性の場合は，胸部エックス線が正常であっても気管支鏡検査の適応となる。

一方，気管支鏡の治療的適応としては，気道内分泌物・痰の吸引除去が最もしばしば行われ重要である。高齢者の肺炎などで気道内に痰・分泌物や誤嚥物が貯留して喀出困難な場合，多量の喀血により血液が気道内に入り気道閉塞をきたしている場合に適応となり，また，頻度は少ないが気道異物の摘出のためにも気管支鏡が使用される。腫瘍による中枢気道の閉塞は直接生命にかかわる問題であり，迅速な対応が必要である。治療方法に，YAGレーザー（強力な赤外線を放出するレーザー）による焼灼とステントによる拡張がある。レーザー治療はファイバースコープでも可能であるが，確実性や安全性から硬性鏡を使用することも多い。

《手技》

気管支鏡検査の基本手技としては，まず前処置としてミダゾラムなどの鎮静剤を静脈内に投与し，リドカインにより咽頭・喉頭の局所麻酔を行った後に，気管支鏡を気管内に挿入し，気管から気管支粘膜をリドカインで麻酔しながらスコープを奥に進めていく。そして，気管支の分岐，気管支粘膜の性状，縦走襞，輪状襞，血管所見，気管支内腔の狭小化・閉塞などを観察する。気管支鏡検査はモニター画面で観察しながら行い，スチール撮影やビデオ録画により記録する。

観察時に肺癌あるいはその疑い病変などを認めた場合，確定診断を目的として，直視下に生検鉗子を用いた生検，あるいはブラシを用いた擦過細胞診を行う。気管分岐部などの腫大したリンパ節の診断には吸引生検針による細胞採取（TBAC）やコンベックス走査式超音波気管支鏡針生検（EBUS-TBNA）を行う。

気管支鏡で可視範囲外の末梢病巣の診断には，エックス線透視下においてキュレット（先端を曲げることができる）やブラシを用いた末梢病巣擦過，生検鉗子を用いた経気管支（腫瘍）生検（TBB），経気管支肺生検（TBLB）などの検査を行う。肺末梢病変の診断に関しては，EBUS-GSを用いることで肺癌の正診率は向上している。TBLBはびまん性肺疾患（サルコイドーシス，過敏性肺臓炎，粟粒結核など）の診断を目的として行うが，十分な適切な検体が採取できない場合は胸腔鏡下の肺生検を行うこともある。

気管支肺胞洗浄（BAL）は，気管支鏡を適切な気管支（通常はS^4あるいはS^5）に正確に楔入後，鉗子口を介して適量（50mLを４回）の生理食塩水を注入し，これを吸引回収する方法である。BALにより採取された肺胞上皮の細胞成分や液性成分を解析することにより，肺局所で生じている炎症・免疫反応が明らかとなり，呼吸器疾患の診断（好酸球性肺炎，肺胞蛋白症など）や病態解析（サルコイドーシス，過敏性肺臓炎など）に有用である。

《合併症》

気管支鏡検査による合併症は，リドカインによる中毒・ショック，低酸素血症，出血，気胸などであるが，最も重要な合併症は出血である。出血のほとんどは生検時に起こるもので，生検前に病変部の十分な観察が必要である。

《保険請求》

①同一月に2回以上実施した場合は2回目以降の費用は所定点数×0.9により算定する。

②D415経気管肺生検法を施行する場合は，D302気管支ファイバースコピーの点数は別に算定不可。

③気管支狭窄拡張術（K508），気管・気管支ステント留置術（K508-2），気管支熱形成術（K508-3），気管支瘻孔閉鎖術（K509-4），気管支腫瘍摘出術（K510），気管支鏡下レーザー腫瘍焼灼術（K510-3）は別に定められている。

④使用した薬剤（ボスミン，トロンビン，麻酔薬）は別に算定する。

⑤「注」の気管支肺胞洗浄法検査加算（200点）は，肺胞蛋白症やサルコイドーシスなどの診断のために気管支肺胞洗浄を行い，洗浄液を採取した場合に算定する。

⑥D415-2超音波気管支鏡下穿刺吸引生検法（EBUS-TBNA）（コンベックス走査方式に限る），D415-3経気管肺生検法（ナビゲーションによるもの），D415-4経気管肺生検法（仮想気管支鏡を用いた場合），D415-5経気管支凍結生検法は別に定められている。

適応疾患　▶肺感染症（肺炎，肺膿瘍）▶間質性肺炎 ▶びまん性汎細気管支炎 ▶気管支拡張症 ▶肺癌 ▶気管異物 ▶肺出血 ▶肺結核 ▶サルコイドーシス ▶過敏性肺臓炎

使用物品　気管支ファイバースコープ，電子内視鏡システム，生検鉗子，擦過細胞診用ブラシ，穿刺吸引生検針，鋭匙（キュレット），異物鉗子，リドカイン，ボスミン，トロンビン，生理食塩水

D302-2　気管支カテーテル気管支肺胞洗浄法検査　320点

気管支ファイバースコピーを使用せずに気管支肺胞洗浄用カテーテルを用いて気管支肺胞洗浄を実施した場合に算定する。人工呼吸器使用中の患者であって，浸潤影が肺の両側において，びまん性を示すことを胸部X線画像等で確認した患者に対して，肺炎の診断に関連した培養検体採取のために実施した場合に限り算定できる。

J023気管支カテーテル薬液注入法の所定点数（120点）およびD302気管支ファイバースコピーの「注」の気管支肺胞洗浄法検査加算の所定点数（200点）を合算した点数を準用する項目として追加された。

《保険請求》

本検査とD302の「注」の気管支肺胞洗浄法検査を同一入院期間中にそれぞれ行った場合は，主たるもののみ算定する。

D303　胸腔鏡検査　7,200点

胸腔鏡検査の目的は，胸腔内病変を直視下に観察し，病巣の切除や生検を行うことにより，確定診断を得ることにある。病変が壁側胸膜，臓側胸膜のいずれにあろうと，上縦隔，心嚢周囲，横隔膜付近，さらに微細な胸膜病変については，解剖学的構造および生理学的な動きのために，経皮的穿刺針生検などにより確定診断を得ることは困難である。胸腔鏡検査の意義はこの欠点を克服し，直視下に病巣に到達し得ることである。

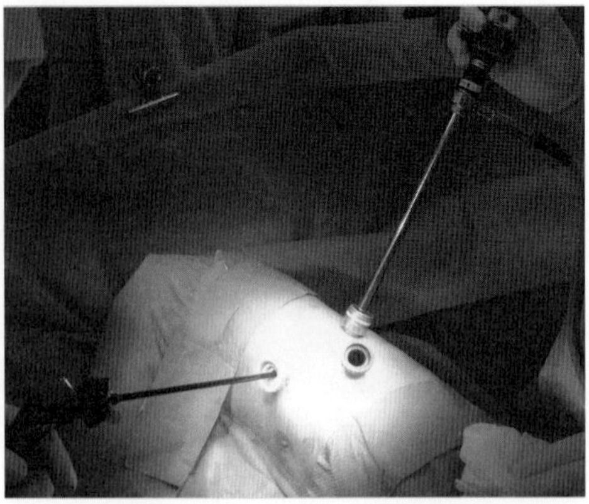

図3-158　胸腔鏡検査

胸腔鏡検査では一般的には硬性鏡を用いるが，先端がフレキシブルになった胸腔ビデオスコープの使用が増加している。全身麻酔下に片肺換気用気管内チューブの挿管下で，胸腔鏡のモニター画面を見ながら検査を行う。まず，観察用のトロカールを胸壁に挿入し，そこから胸腔鏡を挿入して肺表面や胸壁などの胸腔内を観察する（図3-158）。さらに，胸腔鏡で観察しながら第2，第3のトロカールを胸壁に挿入し，その処置用のトロカールを通して鉗子類や自動縫合器などを挿入して肺の部分切除を行う。

胸腔鏡の視野下に行う手術を胸腔鏡下手術（video-assisted thoracic surgery：VATS バッツ）という。VATSの利点としては侵襲が少ない，術後疼痛が軽度，術後合併症が少ない，術後の回復が早く入院期間が短い，などがあげられる。欠点としては視野が狭い，触覚による判断ができない，手術可能な病変や部位が限られる，術中合併症への対応が困難なことがある――などである。

胸腔鏡検査は生検すなわち組織学的診断を目的に行うことが多く，びまん性肺病変（間質性肺炎，サルコイドーシスなど）や確定診断が得られない孤立性の肺結節や腫瘤，限局性のスリガラス影がVATSによる肺生検の適応となる。また，縦隔や胸膜にある病変の生検あるいは切除も胸腔鏡検査の適応となる。胸膜癒着が広範囲にある場合，硬い線維性癒着がある場合はVATS肺生検の適応とならず，胸腔鏡下手術の途中でも小開胸術に移行することもある。

なお，胸腔鏡の治療的適応としては，自然気胸，肺嚢胞症，原発性肺癌，転移性肺腫瘍などの手術があげられ，開胸手術に代わる侵襲の少ない手術法として，その頻度は増加傾向にある。

胸腔鏡検査では一般的には硬性鏡を用いるが，先端がフレキシブルになった胸腔ビデオスコープの使用が増加しており，局所麻酔下に行うことができる。主

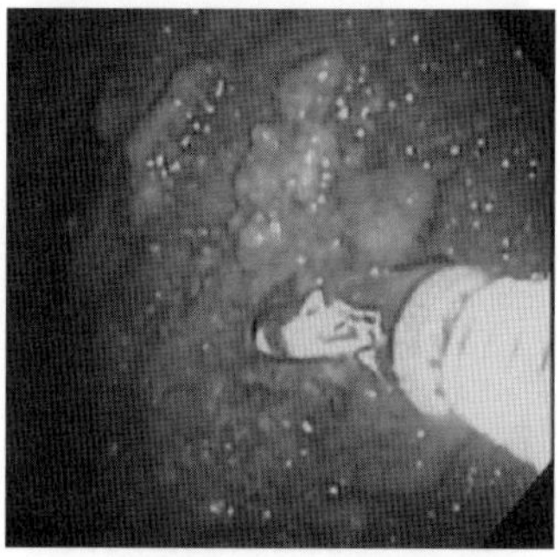

図3-159 胸腔鏡で見られる壁側胸膜の病変
生検鉗子により胸膜病変の生検を行っている。

に，原因不明の胸水貯留の精査目的に行われ，観察用のイントロデューサーを挿入し胸水を除去する。そうすることにより，胸腔内は大気圧に開放され，肺はある程度虚脱するため胸腔内を観察しやすくなる。局所麻酔下で行う場合は生検できるのは壁側胸膜のみである（図3-159）。

《保険請求》

①胸腔鏡検査の適応となるのは，主に胸腔鏡による診断を目的としたものであり，肺内病変（末梢肺野の結節病変とびまん性病変），胸膜病変（胸水貯留を来す疾患）の生検が適応となる。
②胸腔鏡下肺生検および胸膜生検は，D414内視鏡下生検法により算定する。

適応疾患 ▸びまん性肺疾患（間質性肺炎，びまん性肺炎）の生検 ▸肺癌 ▸胸膜中皮腫 ▸結核性胸膜炎 ▸肺のう胞 ▸癌性胸膜炎 ▸中皮腫 ▸肺結核 ▸胸膜炎など

使用物品 胸腔鏡，トロカール，鉗子類（把持，鋏，結紮），自動縫合器，胸腔ドレーン

D304 縦隔鏡検査 7,000点

縦隔鏡検査は，縦隔内の腫瘍性病変の検索や肺癌の縦隔内リンパ節転移の有無の確認を目的に施行する。縦隔内病変の評価は，より侵襲の少ないCTやMRI，さらに最近ではPETによる画像診断の進歩により，縦隔鏡検査の施行頻度は減少しているが，本検査法では生検により組織診断が得られることに意義がある。

用意すべき器具は，光学視管，内視鏡，剥離用鉗子，吸引管，生検鉗子などである。近年，ビデオ縦隔鏡が開発され，カメラ，テレスコープが一体型となったビデオ縦隔鏡システムを導入している施設もある。被験者は仰臥位，全身麻酔下にて検査を行う。胸骨上窩に横切開を約3 cm加え，気管固有層から気管前壁に達した後，外套管となる光学視管を挿入し，剥離を進めながら観察を行う。

縦隔鏡検査の適応は，縦隔腫瘍，サルコイドーシス，結核性リンパ節炎，腫瘍の縦隔リンパ節転移が疑われる場合などで，とくに肺癌の縦隔リンパ節転移，縦隔悪性リンパ腫の確定診断のために有用である。本法によって，気管傍リンパ節，気管前リンパ節，気管気管支リンパ節，気管分岐部リンパ節の観察および生検が可能である。

《保険請求》

①縦隔鏡検査は主に肺および縦隔の疾患の鑑別，肺癌の転移の有無，手術適応の決定のために用いられるものをいう。
②縦隔鏡下のリンパ節生検や腫瘍生検は，D414内視鏡下生検法により算定する。

適応疾患 ▸縦隔腫瘍（主として奇形腫，胸腺腫など）▸肺癌 ▸縦隔血腫

使用物品 縦隔鏡システム，鉗子類

消化器内視鏡検査（D306・D308〜D315）

消化器内視鏡検査とは，消化管（食道・胃・十二指腸・小腸・大腸・肛門）および胆管と膵管に関する内視鏡検査を総称した名称である。内視鏡の種類や観察する部位の違いにより異なった名称（D306・D308〜D315）が用いられている。ここでは最初に，消化器内視鏡検査（D306・D308〜D315）全般に共通する保険請求上のポイントを示す。

①超音波内視鏡検査を実施した場合は，超音波内視鏡検査加算として，300点を所定点数に加算する。
②同一患者につき同一月において同一検査を2回以上実施した場合，2回目以降の当該検査の費用は，所定点数の100分の90に相当する点数により算定する。
③当該保険医療機関以外の医療機関で撮影した内視鏡写真について診断した場合は，1回につき70点を算定する。
④写真診断を行った場合は，使用したフィルムの費用として購入価格の10分の1点を加算する。
⑤緊急内視鏡加算として以下に示す点数を所定点数に加算する。なお，本加算の算定は，初診および再診に引き続き内視鏡検査が必要不可欠な場合および入院中の患者の急変時に伴う緊急内視鏡検査に限る。
　イ　休日加算：所定点数の100分の80に相当する点数
　ロ　時間外加算：所定点数の100分の40に相当する点数
　ハ　深夜加算：所定点数の100分の80に相当する点数
⑥内視鏡検査に際して，麻酔を行った場合，麻酔の費用を別に算定する。なお，麻酔手技料を算定できない麻酔を行った場合は使用した薬剤料のみを算定する。
⑦処置または手術と同時に行った内視鏡検査は別に算定できない。また，内視鏡検査当日に，検査に関連して行う注射実施料は別に算定できない。
⑧ERCP等の内視鏡検査をエックス線透視下で行った場合でも透視診断は算定できない。
⑨生検用内視鏡を使用して組織の採取を行った場合は，採取した組織の個数にかかわらず1回の内視鏡検査についてD414内視鏡下生検法に掲げる所定点数（310点）を別に算定する。例えば1回の内視鏡検査で複数の臓器からの生検を行った場合は各臓器ごとに所定点数を算定できる（1臓器につき310点）。なお，消化管の臓器区分は，食道，胃および十二指腸，小腸，盲腸，上行結腸＋横行結腸＋下行結腸，

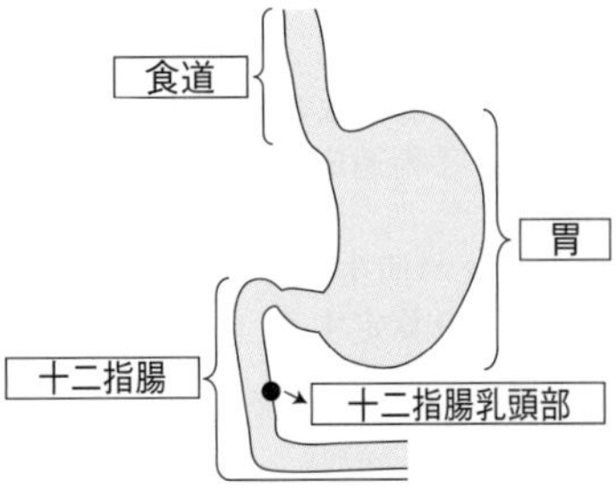

図3-160　**上部消化管：食道・胃・十二指腸および乳頭部**

S状結腸，直腸の７区分である。また，生検鉗子などの使用材料は所定点数に含まれる。

⑩ファイバースコピーを用いた消化管内視鏡検査を行う際に，インジゴカルミン，メチレンブルー，トルイジンブルー，コンゴレッド，ヨード等による色素内視鏡法を行った場合は，粘膜点墨法に準じて算定する。ただし，使用される色素の費用は所定点数に含まれる。

⑪内視鏡検査を行うに当たっては，関連学会のガイドライン等に基づき，必要な消毒および洗浄を適切に行う。

⑫鎮静下に内視鏡検査を実施する場合には，モニター等で患者の全身状態の把握を行う。

上部消化管内視鏡検査（D306・D308）

上部消化管（図3-160）とは，食道・胃・十二指腸を総称した名称であり，上部消化管を種々の内視鏡を使用して病変を観察する検査法を上部消化管内視鏡検査という。内視鏡の種類や観察する部位の違いにより異なった名称（D306・D308）が用いられているが，最初に共通する保険請求上のポイントについて紹介し，その後，個々の検査について説明する。

《上部消化管内視鏡検査（D306・D308）に共通する保険請求上の留意点》

①経口的ないしは経鼻的に内視鏡を挿入して上部消化管を観察する検査であるため，検査の前処置として，咽頭麻酔や鼻腔麻酔のための局所麻酔薬および蠕動を抑える目的で使用する抗コリン薬に加えて鎮静薬を使用することがある。使用する麻酔法や薬剤については検査に加えて算定可能である。

②生検用内視鏡を使用して組織の採取を行った場合は，採取した組織の個数にかかわらず１回の内視鏡検査についてD414内視鏡下生検法に掲げる所定点数を別に算定する。

例えば１回の内視鏡検査で食道と胃からの生検を行った場合は各臓器ごとに所定点数を算定できる（１臓器につき310点）。なお，臓器区分は食道と胃・十二指腸の２区分である。また，生検鉗子などの使用材料は所定点数に含まれる。

③生検による病理組織学的検査や手術前の治療範囲決定に必要な色素（インジゴカルミン・ヨード剤・メチレンブルーなど）を用いた色素内視鏡を行うことがある。色素を用いた場合は粘膜点墨法の追加加算（60点）が可能である。なお，使用色素の費用は所定点数に含まれる。

④関連学会の消化器内視鏡に関するガイドラインを参考に消化器内視鏡の洗浄消毒を実施していることが望ましい。

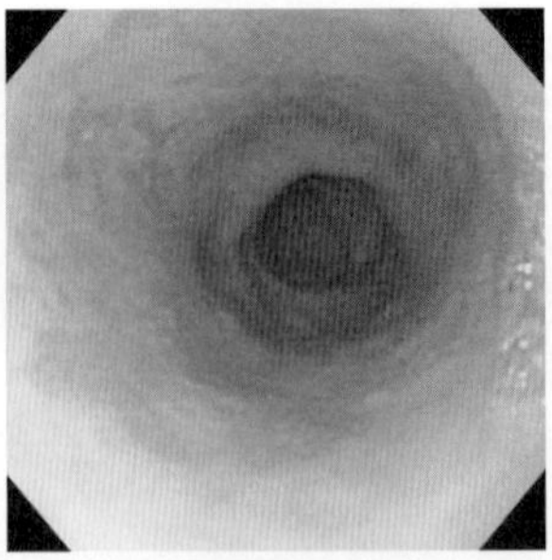

図3-161　**食道の内視鏡写真**

中央食道から下部食道を見下ろした写真である。中央・黒い穴のように見える部分が，胃・食道接合部である。

D306　食道ファイバースコピー		800点
注１	粘膜点墨法加算	60点
注２	狭帯域光強調加算	200点

グラスファイバーを用いたファイバースコープないしはCCDカメラを用いた電子スコープを使用して食道のみを検査する方法である。しかし現在では，胃・十二指腸までスコープを挿入して上部消化管病変をスクリーニングする検査方法が主流であり，食道のみの検査頻度は少なく限定されている。

そのため，本区分に分類されるのは食道癌の術前検査・局所治療後の反復検査や，食道の狭窄病変による肛門側へのスコープの挿入が困難な場合などに限定される〔参考：食道の写真（図3-161）〕。

《保険請求》

①検査中に手術前の治療範囲決定に必要な墨汁注入やヨード染色を同時に行うことがある。この際には粘膜点墨法の加算（60点）が可能である。使用色素の費用は所定点数に含まれ，別に算定できない。

②検査中に悪性病変を疑い，狭帯域光強調内視鏡（NBI，FICE，BLI）やLCIなどの画像強調観察内視鏡：Image-enhanced endoscopy（IEE）を用いて拡大内視鏡検査を行うことがある。この場合，狭帯域光強調加算として200点の追加加算が算定可能である。

③本検査を施行中に止血術・異物除去術・拡張術などの内視鏡的手術を行うこともあるが，その際にはそれぞれの内視鏡手術の診療報酬点数に本区分を加算することはできない。

適応疾患　▶食道疾患全般（食道炎，食道癌，食道静脈瘤，食道潰瘍など）

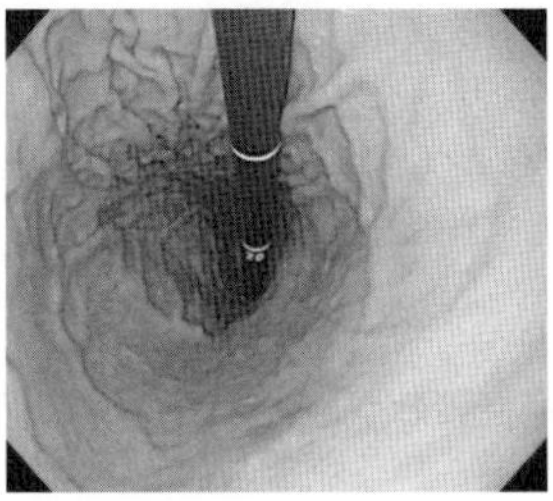

図3-162 胃の近位側
胃角部よりスコープを反転させて，胃の近位側を観察している（右側が小弯側，左側が大弯側）。食道から胃へ挿入されたスコープが中央に見えている。

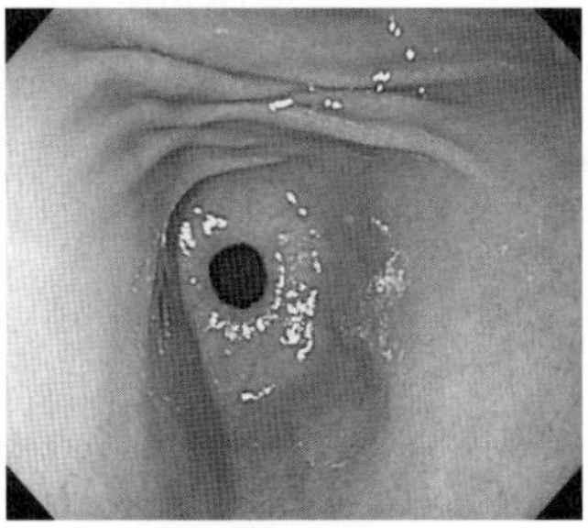

図3-163 胃の遠位側
胃の前庭部（遠位側）を観察している。中央に円形として見えるのが胃と十二指腸の境界部すなわち幽門部である。

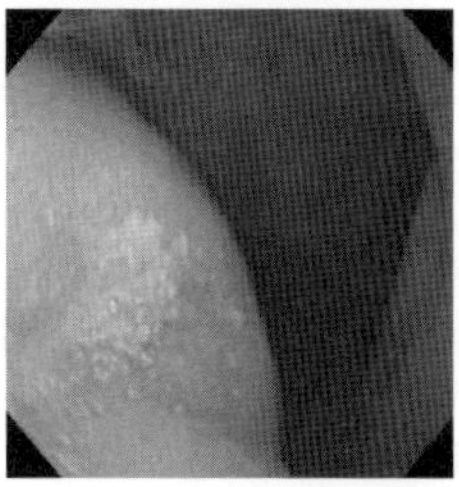

図3-164 十二指腸の内視鏡写真
幽門部を越えて十二指腸球部を観察している像であり，左側に十二指腸びらんを認めている。

D308 胃・十二指腸ファイバースコピー

		1,140点
注1	胆管・膵管造影法加算	600点
注2	粘膜点墨法加算	60点
注3	胆管・膵管鏡加算	2,800点
注4	狭帯域光強調加算	200点

ファイバースコープないしは電子スコープを経口的に挿入して，食道から十二指腸までの上部消化管病変をスクリーニングするパンエンドスコープ検査法である。本検査による胃の写真を図3-162，3-163に，十二指腸の写真を図3-164に示す。

通常，上部消化管内視鏡検査といえば本検査法を意味する。さらに，十二指腸乳頭部を直視して，乳頭部の開口から胆管または膵管に造影剤を注入したり（内視鏡的逆行性膵胆管造影：ERCP），さらに細径のスコープを胆管・膵管（図3-165参照）に挿入して病変の観察を行うことができる（経口的膵胆管内視鏡検査：PCPS）。

《保険請求》

①観察の際に，生検による病理組織学的検査や手術前の治療範囲決定に必要な色素（インジゴカルミン液・メチレンブルーなど）を用いた色素内視鏡法を同時に行うことがある。色素を用いた場合は粘膜点墨法の追加加算（60点）が可能である。なお，使用色素は所定点数に含まれる。

②生検用内視鏡を使用して組織を採取した場合は，採取した組織の個数にかかわらず1回の内視鏡検査について，D414内視鏡下生検法に掲げる所定点数（310点）を別に算定する。例えば，1回の内視鏡検査で食道と胃からの生検を行った場合は，それぞれの臓器の所定点数（310点）を別々に算定できる。なお，臓器区分は，食道と胃・十二指腸の2区分である。

③検査中に悪性病変を疑い，狭帯域光強調内視鏡（NBI，FICE，BLI）やLCIなどの画像強調観察内視鏡：Image-enhanced endoscopy（IEE）を用いて拡大内視鏡検査を行うことがある。この場合，狭帯域光強調加算として200点の追加加算が算定可能である。

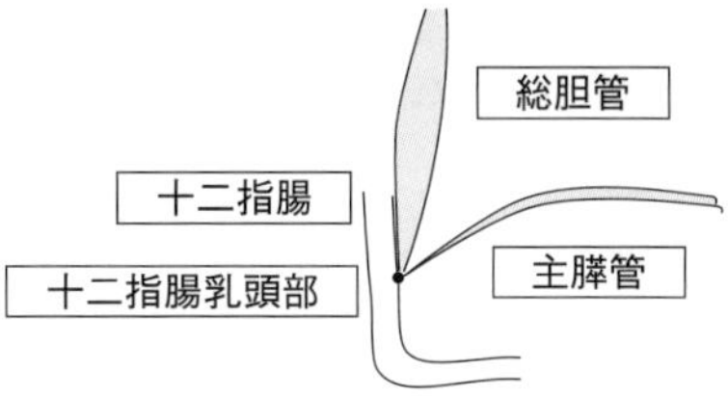

図3-165 十二指腸乳頭部と総胆管および主膵管の位置関係

④十二指腸乳頭部から逆行性に胆管や膵管に造影剤を注入して造影検査を行った場合には，本検査区分に加えて，内視鏡的逆行性胆管膵管造影（ERCP）を加算可能である（胆管・膵管造影法加算，600点）。ただし，諸監視，透視，造影剤注入手技，造影剤使用撮影，エックス線撮影およびエックス線診断の費用は所定点数に含まれる。なお，フィルムの費用は加算可能である。

⑤ERCPに引き続き，K682-3経鼻的胆管ドレナージ術・K685内視鏡的胆道結石除去術・K686内視鏡的胆道拡張術・K687内視鏡的乳頭切開術・K688内視鏡的胆道ステント留置術などの内視鏡的手術を施行した場合は，それぞれの内視鏡的手術の所定点数により請求し，本区分を加算して請求することはできない。

⑥十二指腸乳頭部から逆行性に胆管鏡・膵管鏡を用いて総胆管や主膵管の観察を行った場合（PCPS）には，本検査区分に加えて，胆管・膵管鏡を加算して請求することが可能である（胆管・膵管鏡加算，2,800点）。なお，本検査法による胆管鏡は，D309胆道ファイバースコピーとは異なる区分であることに注意を要する。

適応疾患 **すべての胃・十二指腸疾患** ▶急性胃炎 ▶慢性胃炎 ▶急性胃粘膜病変 ▶胃潰瘍 ▶十二指腸潰瘍 ▶胃ポリープ ▶胃癌 ▶十二指腸乳頭部癌（膵癌，胆管癌）▶粘膜下腫瘍 ▶寄生虫症（アニサキス症）▶異物誤飲など

胆管鏡・膵管鏡 ▶膵炎 ▶膵癌など膵疾患 ▶胆のう・胆管結石症 ▶胆道系悪性腫瘍（胆管細胞癌，肝門部胆管癌，胆道癌など）

狭帯域光強調加算 ▶胃癌 ▶胃腺腫 ▶過形成病変

▶カルチノイド ▶上皮内癌 ▶食道癌

D309　胆道ファイバースコピー　4,000点

ファイバースコープないしは電子スコープを用いて胆道（総胆管・肝内胆管を含む）を観察する検査法であるが，次に示すように，十二指腸乳頭部からの胆管鏡は本区分とは異なる区分（D308胃・十二指腸ファイバースコピー参照）として算定される。

胆道に対する内視鏡の挿入方法としては，
①経口的に十二指腸下行脚までスコープを挿入して，十二指腸乳頭口から逆行性に胆管鏡を挿入して総胆管や肝内胆管の観察を行う方法
②経皮的に肝を穿刺して，経皮経肝的に胆管ドレナージを施行した後，スコープを用いて肝内胆管から胆管を観察する方法
③胆嚢摘出術後に経胆嚢管的（Tチューブなど）に総胆管や肝内胆管を観察する方法
――の３種類があるが，本区分に含まれる検査法は，②および③の挿入方法により胆道の観察を行うものであり，経口的に内視鏡を挿入して行うD306・D308の上部消化管内視鏡検査法とは異なる。

《保険請求》
①胆管ドレナージ作成術や胆嚢摘出術の直後に本検査法を行った場合，本区分を併算定して請求できないが，本検査法を後日施行した場合は独立して算定する。
②本区分に分類される内視鏡検査法による観察の際に，手術前の治療範囲決定に必要な色素による病変範囲の決定を同時に行うことがあるが，加算はできない。生検を施行した際はD414内視鏡下生検法（310点）などの併算定が可能である。
③関連学会の消化器内視鏡に関するガイドラインを参考に消化器内視鏡の洗浄消毒を実施していることが望ましい。

適応疾患　▶肝内結石症 ▶胆管結石症 ▶胆管癌 ▶十二指腸乳頭部腫瘍

D310　小腸内視鏡検査

1	バルーン内視鏡によるもの	6,800点
2	スパイラル内視鏡によるもの	6,800点
3	カプセル型内視鏡によるもの	1,700点
4	その他のもの	1,700点
注２	内視鏡的留置術加算	260点
注３	粘膜点墨法加算	60点

ファイバースコープや電子スコープを用いて食道から十二指腸を経由して小腸病変をスクリーニングする検査する方法や，バルーン内視鏡により経肛門的に大腸を経由して小腸を観察する内視鏡検査法である。さらに，最近開発されたカプセル型内視鏡およびスパイラル内視鏡もこの区分に分類されている。

小腸は６mの長さのある臓器であり，内視鏡検査は技術的にむずかしいために検査の頻度が少なかったが，最近になって，ダブルバルーン（DB）内視鏡，シングルバルーン（SB）内視鏡やカプセル型内視鏡などの内視鏡機器の発達に伴う検査技術の向上が著しく，検査件数も増加している。2014年改定からDB内視鏡の有用性が臨床治験により証明されたために，SB内視鏡よりDB内視鏡の診療点数が高く設定されていたが，2020年度改定においてDBとSBの診療報酬点数が6,800点と同一になっていることに注意が必要である。さらに2022年度改定においてスパイラル内視鏡が保険収載され，バルーン内視鏡と同一の診療報酬点数6,800点となっている。

これらの小腸内視鏡は，主に小腸造影やCT検査により描出される病変の確定診断や原因不明の消化管出血の精査を目的として使用される。さらに，カプセル型内視鏡を実施する前に消化管の狭窄が疑われる場合に，事前に通過可能状態を確認するためのパテンシーカプセルも保険適用となっている（D310-2消化管通過性検査）。

１．バルーン内視鏡によるもの

ダブルバルーンとシングルバルーン内視鏡がある。従来の小腸スコープとは異なる原理を有したもので，小腸を短縮することを可能とするために，バルーンを備えたオーバーチューブをスコープの外側に設置したもので，経口的にも経肛門的にも小腸の観察をできるようになっている。

２．スパイラル内視鏡によるもの

電動回転可能なスパイラル形状のフィンを備えたオーバーチューブを装着した内視鏡を用いた小腸内視鏡検査でバルーン内視鏡によるものと同じ所定点数6800点を準用して加算する。スパイラル形状のフィンを備えたオーバーチューブが電動で回転することで，長い小腸を連続的に手繰り寄せることができる手技である。

３．カプセル型内視鏡によるもの

図3-166に示すカプセル型の内視鏡を内服して，小腸全般を観察する方法である。図3-167に示す解析装置より小腸の病変を観察できる。小腸等の狭窄によりカプセルが滞留することがあることに注意が必要である。特にクローン病についてはパテンシーカプセルによる事前の通過状態の確認が望ましい。

４．その他のもの（略）

《保険請求》
①以前はダブルバルーン内視鏡とシングルバルーン内視鏡とは異なる手技として異なる保険点数請求となっていたが，2020年度改定においてDBとSBの診療報酬点数が6,800点と同一になっているが，2022年の改定によりスパイラル内視鏡の診療報酬点数も6,800点となっている。
②D310小腸内視鏡検査を２種類以上行った場合は，主たるもののみ算定する。ただし，カプセル型内視鏡によるものを行った後に，診断の確定または治療を目的としてバルーン内視鏡やスパイラル内視鏡によるものを行った場合においては，いずれの点数も算定できる。
③前述した「１」「２」または「４」の検査で経口的にスコープを挿入して小腸を観察する場合，検査の前処置として，咽頭麻酔のための局所麻酔薬および蠕動を抑える目的で使用する抗コリン薬に加えて鎮静薬を使用することがある。一方，経肛門的に大腸を経由して小腸を観察する場合は，D313大腸内視鏡検査の前処置と同様に，下剤および腸管洗浄液を使

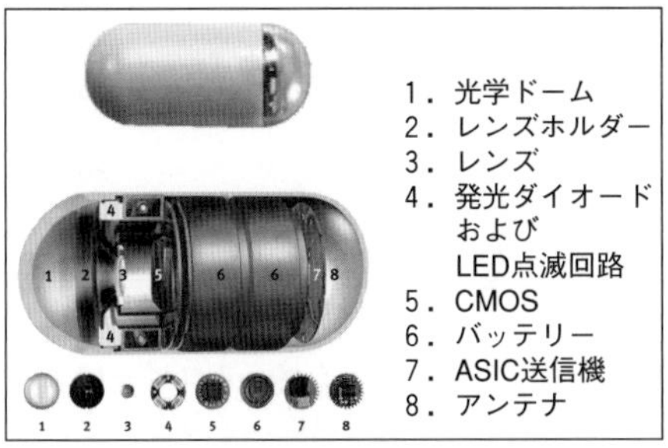

図3-166　カプセル型内視鏡の構造

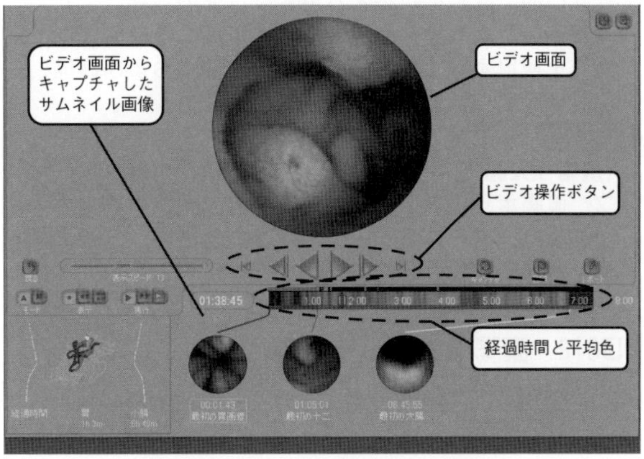

図3-167　カプセル型内視鏡の解析

用することがある。また，本区分に分類される内視鏡検査法による観察の際に，生検による病理組織学的検査や手術前の治療範囲決定に必要な色素（インジゴカルミン液，メチレンブルーなど）による病変範囲の決定を同時に行うことがある。生検を施行した際はD414内視鏡下生検法などが，色素を用いた場合は粘膜点墨法加算（60点）が可能である。なお，使用色素は所定点数に含まれる。生検用内視鏡を使用して組織を採取した場合は，採取した組織の個数にかかわらず１回の内視鏡検査について，D414内視鏡下生検法に掲げる所定点数（310点）を別に算定する。

④カプセル型内視鏡による検査に関する注意点

(1) カプセル型内視鏡は，消化器系の内科または外科の経験を５年以上有する常勤医師が１人以上配置されている場合に限り算定可。カプセル型内視鏡の滞留に適切に対処できる体制が整っている保険医療機関において実施すること。

(2) 事前に上部消化管検査と下部消化管検査を実施し，原因不明の消化管出血を伴う小腸病変の診断を行うために使用した場合に算定する。

(3) 15歳未満の患者に対して，内視鏡的挿入補助具を用いて行った場合は，内視鏡的留置術加算として260点を所定点数に加算する。小児の麻酔および鎮静に十分な経験を有する常勤医が１人以上配置されている医療機関で，消化器内視鏡を経口的に挿入し，カプセル内視鏡の挿入および配置に用いるものとして薬事承認または認証を得ている内視鏡的挿入補助具を用いてカプセル型内視鏡を十二指腸に誘導し，「３」のカプセル型内視鏡によるものを実施した場合に算定する。適応の判断・実施に当たっては，関連学会が定めるガイドラインを遵守する。ただし，内視鏡的挿入補助具を使用した患者については，診療報酬明細書に症状詳記を添付する。D308胃・十二指腸ファイバースコピーの点数は別に算定できない。

⑤関連学会の消化器内視鏡に関するガイドラインを参考に消化器内視鏡の洗浄消毒を実施していることが望ましい。

レセプト摘要欄　【カプセル型内視鏡によるもの】当該患者の症状詳記を添付する。ただし，記載可能であれば，「摘要」欄への記載でも差し支えない

【内視鏡的留置術加算】当該患者の症状詳記を添付する。ただし，記載可能であれば，「摘要」欄への記載でも差し支えない

適応疾患　「１」バルーン内視鏡「２」スパイラル内視鏡および「４」その他のもの　▶小腸疾患全般〔すべての小腸炎，小腸潰瘍（クローン病，薬剤性など），小腸ポリープ，小腸癌，小腸良性腫瘍，粘膜下腫瘍，消化管出血，小腸出血など〕

「３」カプセル型内視鏡　▶原因不明の消化管出血を伴う小腸疾患 ▶小腸潰瘍（クローン病，薬剤性など）▶小腸ポリープ ▶小腸癌 ▶粘膜下腫瘍 ▶小腸出血

D310-2　消化管通過性検査　600点

PillCam™ SB 3カプセル内視鏡を実施する際，クローン病など消化管の狭窄や狭小化が疑われる場合に，事前にカプセル内視鏡と同じサイズの崩壊性カプセル（パテンシーカプセル）を用いて消化管の開通性を調べる検査である。

《保険請求》

保険請求にあたっては，PillCam™ SB 3カプセル内視鏡を施行する前の一連の検査につき１回に限られていることに注意を要する。

D311　直腸鏡検査　300点
D311-2　肛門鏡検査　200点

直腸鏡（D311）ないしは肛門鏡（D311-2）を用いて，経肛門的に肛門と直腸病変の有無を観察する検査法である。簡便な検査であるために，救急部や外来において血便を主訴として来院した患者に用いられることが多い。

《保険請求》

①D311-2肛門鏡検査をD311直腸鏡検査と同時に行った場合は主たるもののみを算定する。しかし，肛門部の観察のみを行った場合はD311-2肛門鏡検査を算定する。

②経肛門的に直腸を観察する場合は，便の残存により観察不能となる場合があるために下剤および腸管洗浄液を使用することがある。なお，浣腸および高位浣腸は所定点数に含まれ，算定できない。

適応疾患　▶すべての大腸疾患〔腸炎，炎症性腸疾患（潰瘍性大腸炎，クローン病），腸結核，大腸ポリープ，直腸ポリープ，大腸癌，直腸癌，大腸腫瘍，結腸憩室症，アミロイドーシス，虚血性腸炎，直腸潰瘍，痔核，痔瘻，肛門部病変など〕

D312　直腸ファイバースコピー　550点

注　粘膜点墨法加算	60点

ファイバースコープまたは電子スコープを用いて，経肛門的に直腸を観察する検査法である。簡便な検査であるために，救急部や外来において血便を主訴として来院した患者に用いられることが多い。

《保険請求》

①経肛門的に直腸を観察する場合は，便の残存により観察不能となる場合があるために下剤および腸管洗浄液を使用することがあり，その薬剤料は算定できる。なお，浣腸および高位浣腸は所定点数に含まれ，算定できない。

②本区分に分類される内視鏡検査法による観察の際に，生検による病理組織学的検査や手術前の治療範囲決定に必要な色素（粘膜点墨法）による病変範囲の決定を同時に行うことがある。生検を施行した際はD414内視鏡下生検法などが，色素を用いた場合は粘膜点墨法加算（60点）が算定可能である。なお，使用色素は所定点数に含まれる。

③関連学会の消化器内視鏡に関するガイドラインを参考に消化器内視鏡の洗浄消毒を実施していることが望ましい。

適応疾患　▶すべての大腸疾患〔腸炎，炎症性腸疾患（潰瘍性大腸炎，クローン病），腸結核，大腸ポリープ，直腸ポリープ，大腸癌，直腸癌，大腸腫瘍，結腸憩室症，アミロイドーシス，虚血性腸炎，痔核，痔瘻など〕▶直腸潰瘍 ▶直腸腺腫

D312-2　回腸嚢ファイバースコピー　550点

潰瘍性大腸炎や家族性大腸腺腫症に対する標準術式は自然肛門からの排便を可能とする大腸全摘・回腸嚢肛門吻合術（IPAA）であるが，術後の回腸嚢（回腸パウチ）に炎症の再燃や腫瘍の発生を認めることがある。本区分はファイバースコープまたは電子スコープを用いて，経肛門的に術後の回腸嚢に生ずる病変を観察する検査法である。

《保険請求》

①本区分に分類される内視鏡による生検を施行した際はD414内視鏡下生検法（310点）などの加算が可能である。

②関連学会の消化器内視鏡に関するガイドラインを参考に消化器内視鏡の洗浄消毒を実施していることが望ましい。

適応疾患　▶炎症性腸疾患（クローン病・潰瘍性大腸炎）▶回腸嚢炎 ▶肛門部病変など

D313　大腸内視鏡検査

1　ファイバースコピーによるもの	
イ　S状結腸	900点
ロ　下行結腸及び横行結腸	1,350点
ハ　上行結腸及び盲腸	1,550点
2　カプセル型内視鏡によるもの	1,550点
注1　粘膜点墨法加算	60点
注2　狭帯域光強調加算	200点
注3　バルーン内視鏡加算	450点
注4　内視鏡的留置術加算	260点

《保険請求》

①同一患者につき，「1」のファイバースコピーによるものと「2」のカプセル型内視鏡によるものを併せて2回以上行った場合には，主たるもののみ算定する。ただし，腹腔内の癒着等のためにファイバースコピーで回盲部まで到達できなくてカプセル型内視鏡を施行した場合は，併せて2回に限り算定可能である。

②「2」のカプセル型内視鏡は，消化器系の内科または外科の経験を5年以上有する常勤の医師が1人以上配置されている場合に限り算定できる。カプセル型内視鏡の滞留に適切に対処できる体制が整っている保険医療機関において実施する。

③「2」のカプセル型内視鏡において，15歳未満の患者に対して，内視鏡的挿入補助具を用いて行なった場合は，内視鏡的留置術加算として260点を所定点数に加算する。

1．ファイバースコピーによるもの

従来からのファイバースコピーによる大腸内視鏡検査は，経肛門的にファイバースコープないしは電子スコープ（図3-168）を挿入して，直腸・S状結腸・下行結腸・横行結腸・上行結腸および盲腸の病変を観察する検査法であり，便潜血陽性者に対する大腸癌のスクリーニング検査法の主流となっている。また，注腸造影法で異常を指摘された場合の精密検査法でもある。さらに，本検査に引き続いてポリープや早期癌の内視鏡手術が施行される場合も多くなっている。

《保険請求》

①経肛門的に大腸を観察する場合は，便の残存により観察不能となる場合があるために，下剤および腸管洗浄液を使用することがある。さらに，蠕動を抑える目的で使用する抗コリン薬に加えて鎮静薬を使用することがある。ただし，浣腸および高位浣腸は所

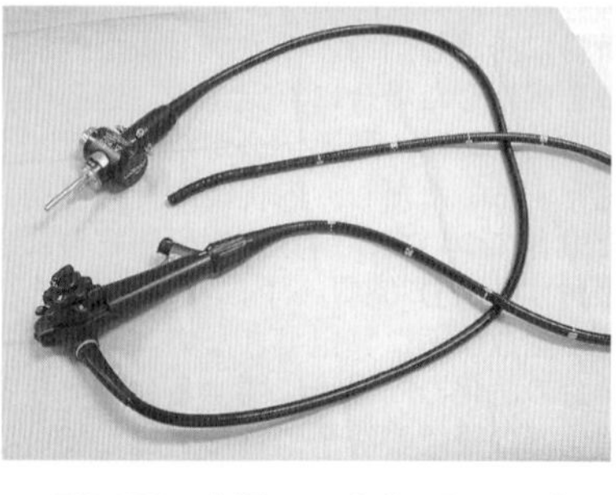

図3-168　大腸ファイバースコープ

生体検査
内視鏡

定点数に含まれており算定できない。
②スコープの到達観察部位により算定される点数が異なることに注意する必要がある。
③バルーン内視鏡を用いた大腸内視鏡検査において到達部位が上行結腸および盲腸の場合は，バルーン内視鏡加算として450点を所定点数に加算することが可能である。大腸内視鏡検査が必要であり，大腸ファイバースコピーを実施したが，腹腔内の癒着等により回盲部まで到達できなかった患者に大腸ファイバースコピーを用いた場合に限り算定できる。
④本区分に分類される内視鏡検査法による観察の際に，生検による病理組織学的検査や手術前の治療範囲決定に必要な色素（インジゴカルミン液，メチレンブルー，トルイジンブルー，コンゴーレッドなど）による病変範囲の決定を同時に行うことがある。生検を施行した際はD414内視鏡下生検法などが，色素を用いた場合は粘膜点墨法加算（60点）が可能である。なお，使用色素は所定点数に含まれる。
⑤検査中に悪性病変を疑い，狭帯域光強調内視鏡（NBI，FICE，BLI）やLCIなどの画像強調観察内視鏡：Image-enhanced endoscopy（IEE）を用いて拡大内視鏡検査を行うことがある。この場合，狭帯域光強調加算として200点の追加加算が算定可能である。
⑥生検用内視鏡を使用して組織の採取を行った場合は，採取した組織の個数にかかわらず1回の内視鏡検査について，D414内視鏡下生検法の所定点数（310点）を別に算定する。例えば，1回の内視鏡検査で盲腸と直腸からの生検を行った場合は，それぞれの臓器の所定点数を別々に算定できる。なお臓器区分は，①盲腸，②上行結腸，横行結腸および下行結腸，③S状結腸，④直腸の4区分である。
⑥関連学会の消化器内視鏡に関するガイドラインを参考に消化器内視鏡の洗浄消毒を実施していることが望ましい。

2．カプセル型内視鏡によるもの

新たに開発されたカプセル型大腸内視鏡検査は，小腸と同様にカプセル型内視鏡を内服して，小腸を通過したのち，大腸全域を観察する検査法である。

小腸の場合と異なり，大腸カプセル内視鏡を行う際には前処置が重要である。ファイバースコピーによる内視鏡検査の前処置に比べて多量の前処置液の内服による残便の除去が必要である点に注意を要する。さらに，本検査にはファイバースコピーとは異なる保険請求上のきびしい指導がされている。

《保険請求》

保険請求上，本検査を算定できる対象は下に示す条件に合致する場合に限定されている。
①大腸内視鏡検査が必要であり，大腸ファイバースコピーを実施したが，腹腔内の癒着等により回盲部まで到達できなかった患者に用いた場合
②大腸内視鏡検査が必要であるが，腹部手術歴があり癒着が想定される場合等，器質的異常により大腸ファイバースコピーが実施困難であると判断された患者に用いた場合
③大腸内視鏡検査が必要であるが，以下のa）もしくはb）のいずれかに該当し，身体的負担により大腸ファイバースコピーが実施困難であると判断された患者に用いた場合
a）以下のイ）からニ）のいずれかに該当する患者の場合
イ）3剤の異なる降圧剤を用いても血圧コントロールが不良の高血圧症（収縮期血圧160mmHg以上）
ロ）慢性閉塞性肺疾患（1秒率70％未満）
ハ）6カ月以上の内科的治療によっても十分な効果が得られないBMIが35以上の高度肥満患者であって，糖尿病，高血圧症，脂質異常症または慢性睡眠時無呼吸症候群のうち1つ以上を合併している患者
ニ）左室駆出率低下（LVEF 40％未満）
b）放射線医学的に大腸過長症と診断されており，かつ慢性便秘症で，大腸内視鏡検査が実施困難であると判断された場合。なお，大腸過長症とはS状結腸ループが腸骨稜を超えて頭側に存在，横行結腸が腸骨稜より尾側の骨盤内に存在または肝弯曲や脾弯曲がループを描いている場合とし，慢性便秘症はRome Ⅳ基準とする。また診断根拠となった画像を診療録に添付する。
④カプセル型大腸内視鏡において，15歳未満の患者に対して，内視鏡的挿入補助具を用いて行なった場合は，内視鏡的留置術加算として260点を所定点数に加算する。小児の麻酔および鎮静に十分な経験を有する常勤医が1人以上配置されている医療機関で，消化器内視鏡を経口的に挿入し，カプセル内視鏡の挿入および配置に用いるものとして薬事承認または認証を得ている内視鏡的挿入補助具を用いてカプセル型内視鏡を十二指腸に誘導し，「2」のカプセル型内視鏡によるものを実施した場合に算定する。適応の判断・実施に当たっては，関連学会が定めるガイドラインを遵守する。D308胃・十二指腸ファイバースコピーの点数は別に算定できない。

適応疾患 ▶すべての大腸疾患〔腸炎，炎症性腸疾患（潰瘍性大腸炎，クローン病），腸結核，大腸ポリープ，直腸ポリープ，大腸癌，直腸癌，大腸腫瘍，結腸憩室症，アミロイドーシス，虚血性腸炎など〕
カプセル型内視鏡 ▶腹腔内の癒着 ▶高血圧症 ▶慢性閉塞性肺疾患 ▶高度肥満症の患者であって，糖尿病，高血圧症，脂質異常症又は閉塞性睡眠時無呼吸症候群のうち1以上を合併している患者 ▶左室駆出率低下 ▶大腸過長症 ▶慢性便秘症
バルーン内視鏡加算 ▶腹腔内の癒着

レセプト摘要欄 【カプセル型内視鏡によるもの】当該患者の症状詳記を添付する。さらに，上記①から③までに規定するもののうち，該当するものを選択して記載するとともに，①の場合は実施日を，②又は③の場合は実施困難な理由を記載する。症状詳記については，記載可能であれば，「摘要」欄への記載でも差し支えない。
【バルーン内視鏡加算】当該患者の症状詳記を添付する。ただし，記載可能であれば，「摘要」欄への記載でも差し支えない。
【内視鏡的留置術加算】当該患者の症状詳記を添付する。ただし，記載可能であれば，「摘要」欄への記載でも差し支えない。

D314　腹腔鏡検査　2,270点

腹腔鏡とは，腹腔内および骨盤内の臓器を直接見るための直径1cm，長さ40cmほどの望遠鏡のような医療器具である。通常，全身麻酔下に人工気腹を行い，腹壁を穿刺して腹腔内に腹腔鏡を挿入して，肝臓や腹腔内臓器を直接観察する。直視下にて狙撃生検が可能であり，体外からの画像診断法ではとらえきれない微小な病変や局在病変を観察できる。さらに，本検査法のもとに行う超音波検査により肝内深部病変の観察や狙撃生検も可能となっている。

なお，腹腔鏡自体は胆石症や胃腫瘍などの内視鏡的手術や婦人科領域での卵採取や不妊手術にも応用されている。

《保険請求》

①D315腹腔ファイバースコピーと同時に行った場合，主たるものの所定点数を算定する。

②人工気腹術は腹腔鏡検査に伴って施行される際は別に算定できない。

③腹腔鏡下胆嚢摘出術などと併施した場合は別に算定できないが，肝悪性腫瘍に対するマイクロ波凝固法やラジオ波焼灼療法を腹腔鏡下で行った場合は，本検査法も同時に算定可能であるとする解釈もある〔各都道府県の地方厚生（支）局に確認されたい〕。

④前処置として，全身麻酔が必要とされる場合が多く，さらに腸管蠕動を抑える目的で抗コリン薬などを使用することがある。必要に応じて施行した麻酔法および薬剤の算定が可能である。

適応疾患　▶すべての肝疾患（慢性肝炎，肝硬変症，肝癌，肝腫瘍，アミロイドーシス，サルコイドーシス，結核，悪性リンパ腫など）▶脾腫 ▶その他の腹腔内臓器の病変 ▶婦人科領域の疾患〔不妊症，卵巣腫瘍，付属器腫瘍，付属器炎症（急性付属器炎），子宮内膜症，卵管妊娠など〕

D315　腹腔ファイバースコピー　2,160点

局所麻酔ないしは全身麻酔下に人工気腹を行い，腹壁を穿刺して腹腔内にファイバースコープ（腹腔鏡）を挿入して，肝臓や腹腔内臓器を観察する検査法である。直視下にて狙撃生検が可能であり，体外からの画像診断法ではとらえきれない微小な病変や局在病変を観察できる。さらに，本検査法のもとに行う超音波検査により肝内深部病変の観察や狙撃生検も可能となっている。

《保険請求》

本検査法の前処置として，全身麻酔が必要とされる場合が多く，さらに腸管蠕動を抑える目的で抗コリン薬などを使用することがある。必要に応じて施行した麻酔法および薬剤の算定が可能である。

適応疾患　▶すべての肝疾患（慢性肝炎，肝硬変症，肝癌，肝腫瘍，アミロイドーシス，サルコイドーシス，結核，悪性リンパ腫など）▶脾腫 ▶胆のう癌 ▶その他の腹腔内臓器の病変 ▶婦人科領域の疾患〔不妊症，卵巣腫瘍，付属器腫瘍，付属器炎症（急性付属器炎），子宮内膜症，卵管妊娠など〕

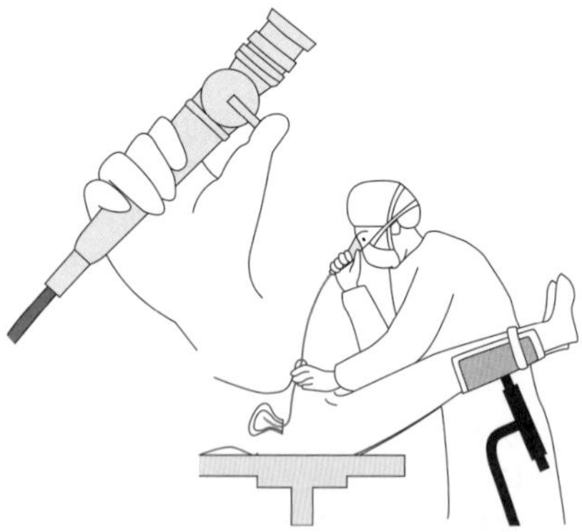

図3-169　軟性膀胱尿道鏡による検査

D316　クルドスコピー　400点

後腟円蓋からダグラス窩にクルドスコープを挿入して，子宮，卵巣，卵管およびその周囲組織を観察する方法であるが，腹腔鏡が一般化したため最近ではまず行われることはない。

適応疾患　▶小骨盤腔内病変（不妊症，付属器腫瘍，多のう胞性卵巣症候群，卵管卵巣周囲癒着症，卵巣癌，卵管癌，付属器腫瘤，子宮付属器癒着など）

D317　膀胱尿道ファイバースコピー　950点

注　狭帯域光強調加算　200点

膀胱尿道鏡には硬性鏡と軟性鏡（ファイバースコープ）の2種類のスコープがある。軟性鏡による検査のみを本項で請求し，硬性鏡による検査は新設された次項，D317-2膀胱尿道鏡検査で請求する。適応疾患は両者とも同一で差はない。

軟性鏡は挿入時の苦痛が少なく，広く普及している。また，硬性鏡の場合は砕石位型の専用検査台で行われるのに対し，軟性鏡は普通のベッド上で手軽に行えることも多い（図3-169）。血尿や尿混濁が強い場合は膀胱灌流を併用するとよい。

おもに尿路上皮腫瘍の検査として行われるが，その他の良性疾患や尿路結石，また上部尿路出血の左右の部位診断などにも用いられる。

《保険請求》

①検査中にインジゴカルミン静注を行った場合はD289その他の機能テスト「2」を併せて算定できるが，最近ではあまり行われない。

②検査の疼痛前処置としてキシロカインゼリーなどを使用するが，男性で30mL以下，女性で10mL以下が目安である。

③狭帯域光による観察を行った場合には，狭帯域光強調加算として200点を加算する。上皮内癌（CIS）と診断された患者に対し，治療方針決定を目的に実施した場合に限り算定する。

適応疾患　▶尿道炎 ▶尿道結石症 ▶尿道腫瘍 ▶膀胱炎 ▶膀胱結石症 ▶膀胱腫瘍

生体検査

内視鏡

D317-2 膀胱尿道鏡検査 890点
注 狭帯域光強調加算 200点

硬性膀胱鏡は耐久性，操作性が高く安価のため，以前は広く使用されていた。しかし，軟性膀胱鏡に比べて挿入時に苦痛を伴う欠点があり，使用頻度は大幅に減少している。尿道の短い女性の場合に多く使用されている。使用に当たっては，男性の場合はキシロカインゼリー20～30mLを使用して優しく挿入するように心掛ける。

《保険請求》

①検査中にインジゴカルミン静注を行った場合は，D289その他の機能テスト「２」を併せて算定できるが，最近ではあまり行われない。

②検査の疼痛前処置としてキシロカインゼリーなどを使用するが，これはD500薬剤に定められた計算式により加算する。

③狭帯域光による観察を行った場合には，狭帯域光強調加算として200点を加算する。上皮内癌（CIS）と診断された患者に対し，治療方針決定を目的に実施した場合に限り算定する。

適応疾患 ▸尿道炎 ▸尿道結石症 ▸尿道腫瘍 ▸膀胱炎 ▸膀胱結石症 ▸膀胱腫瘍 ▸尿道癌 ▸尿路系腫瘍 ▸尿路結石症 ▸尿路結核 ▸尿路奇形 ▸前立腺炎 ▸前立腺肥大症 ▸前立腺癌

D318 尿管カテーテル法〔ファイバースコープによるもの〕〔両側〕 1,200点

尿管カテーテル法は操作用膀胱尿道ファイバースコープを用いて尿管の通過障害・結石・腫瘍などの検索を行った場合に算定する。操作用膀胱鏡のチャンネルを通して，４～６Fr（フレンチ）の尿管カテーテルを尿管口に挿入する。主に造影剤を使用して逆行性腎盂尿管造影を行うが，エックス線検査以外でも左右腎盂尿管尿の採取検査（細胞診など）を行うことがある。

《保険請求》

①同時に行うD317膀胱尿道ファイバースコピーおよびD317-2膀胱尿道鏡検査は同時に算定できない。

②ファイバースコープ以外の膀胱鏡による場合には算定できない。

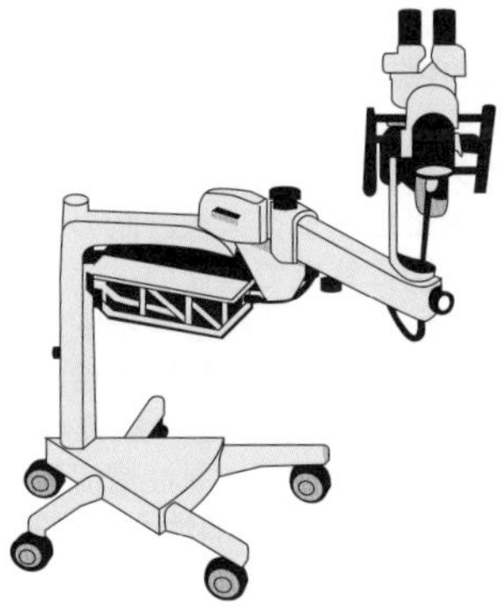

図3-170 コルポスコープ

適応疾患 ▸尿管の通過障害：尿管炎や先天異常，尿管狭窄など
▸上部尿路の結石：腎尿管結石，尿管結石症
▸上部尿路の腫瘍：腎盂腫瘍，尿管腫瘍

D319 腎盂尿管ファイバースコピー〔片側〕 1,800点

腎盂尿管ファイバースコープにも硬性鏡と軟性鏡がある。中部・下部尿管の検索には操作性に優れた硬性鏡が用いられる。超細径の硬性尿管鏡が普及しているので，尿管口の拡張やガイドワイヤーなしに挿入，観察できることが多い。上部尿管，腎盂，腎杯の検索には柔軟な軟性鏡が低侵襲でよい。ただし，操作性，耐久性などに問題があり，手技の習熟が必要である。通常麻酔下，透視下に行う。

《保険請求》

①検査中に尿管の拡張や組織の採取を行った場合は，K783経尿道的尿管狭窄拡張術，K785経尿道的腎盂尿管腫瘍摘出術などが算定できることがある。その場合は，腎盂尿管ファイバースコピーは算定できない。

②多くの場合，操作用膀胱尿道ファイバースコープを併用して行うが，D317膀胱尿道ファイバースコピーは別途算定できない。

適応疾患 ▸腎盂腫瘍 ▸尿管腫瘍 ▸尿管結石症 ▸腎尿管結石 ▸尿管炎 ▸先天異常

D320 ヒステロスコピー 620点

子宮鏡検査のことで，子宮鏡という内視鏡を用いて子宮内腔および内膜の状態を検査するものである。子宮異常出血または分泌物，子宮の形態，機能異常などがあって，病変の存在するときに適応となる。最近ではD322子宮ファイバースコピーが主流である。

適応疾患 ▸子宮頸管筋腫 ▸子宮粘膜下筋腫 ▸子宮内腔癒着症（アッシャーマン症候群）▸子宮体癌 ▸胎盤遺残 ▸胎盤部分残留 ▸胎盤ポリープ ▸子宮内異物 ▸腺腫性子宮内膜増殖症 ▸子宮内膜ポリープ ▸絨毛性疾患 ▸子宮奇形 ▸子宮内膜増殖症 ▸異形子宮内膜増殖症 ▸腺腫性子宮内膜増殖症 ▸子宮内膜腫瘍など

D321 コルポスコピー 210点

コルポスコープ（図3-170）という拡大鏡を用いて子宮腟部を詳細に観察する検査である。子宮腟部細胞診で異形成や子宮頸癌が疑われたときに行うもので，観察の最後に病変部位と考えられる箇所の組織片を採取する（狙い組織診）。

《保険請求》

採取料として，子宮腟部組織採取（D418「２」）または内視鏡下生検法（D414）を算定する。

適応疾患 ▸子宮癌 ▸子宮腟部癌 ▸子宮頸癌 ▸子宮頸部異形成 ▸子宮頸部上皮異形成・異形度１ ▸子宮頸部上皮異形成・異形度２ ▸子宮頸部上皮異形成・異形度３ ▸子宮頸上皮内癌 ▸子宮頸部腺癌 ▸子宮頸部微小浸潤癌 ▸尖圭コンジローマ ▸ヒトパピローマウ

生体検査

内視鏡

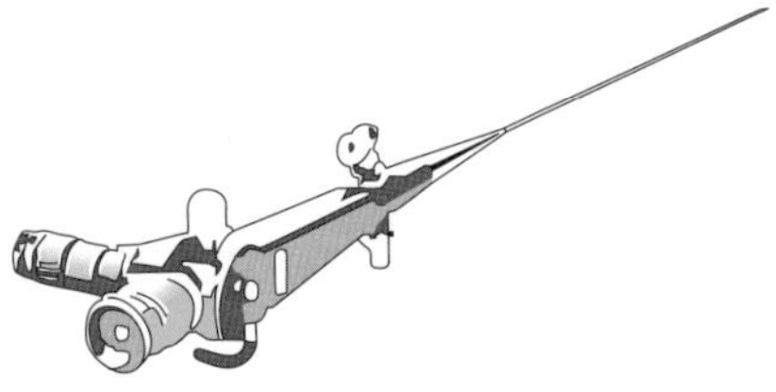

図3-171　子宮ファイバースコープ

イルス感染症 ▶その他子宮腟部の病変（子宮腟部筋腫，子宮腟部肥大，子宮腟部びらんなど）

D322　子宮ファイバースコピー　800点

直径3～4 mmの子宮ファイバースコープ（図3-171）を用いて子宮内腔を観察する検査である。観察に際しては，生理食塩液や5％ブドウ糖液で腔内を灌流すると観察が容易になる。この場合の薬剤料はD500薬剤により算定するが，注入手技料は算定しない。

適応疾患　▶子宮筋腫 ▶子宮癌 ▶絨毛性疾患 ▶子宮内膜ポリープ ▶子宮奇形 ▶子宮内腔癒着症（アッシャーマン症候群）▶子宮粘膜下筋腫 ▶子宮体癌 ▶胎盤遺残 ▶胎盤部分残留 ▶胎盤ポリープ ▶子宮内異物 ▶腺腫性子宮内膜増殖症 ▶子宮内膜症 ▶子宮内膜増殖症 ▶異形子宮内膜増殖症 ▶子宮内膜腫瘍 ▶中隔子宮 ▶不全中隔子宮など

使用物品　生理食塩液，または5％ブドウ糖液（子宮腔灌流用）

D323　乳管鏡検査　960点

乳癌患者の主訴には，乳房痛，腫瘤触知，異常乳汁分泌がある。異常乳汁分泌が白色や透明な場合には，悪性疾患によることは少ない。淡褐色の乳汁分泌は必ずしも精密検査を必要とするとは限らないが，潜血反応により血性であるかどうかを確認できる。血性の乳汁分泌は，乳管内視鏡の適応となる。このなかで，とくに他の検査でも腫瘤の同定ができないような症例に対して，乳管内視鏡は病因を究明するのに有用である。

乳管造影で乳管径の広狭不整が認められるとき，乳癌が疑われる。それに相応して，乳管内視鏡で見た際に乳管に沿って不規則な易出血性の隆起を認めれば，悪性を疑う。

乳管内乳頭腫の典型像は，表面平滑で内腔に向かって突出する限局性の病変である。乳管内乳頭腫には，乳頭近傍に発生する単発性のものと，より末梢に多発するものとがある。乳管乳頭腫症は，乳管の過形成であり，腫瘍性変化ではない。病変の広がりを知るためには，乳管造影の併用が有効である。

適応疾患　▶乳癌 ▶乳汁異常分泌 ▶乳管内乳頭腫 ▶乳管乳頭腫症（乳腺症）▶乳管拡張症 ▶乳管内癌（乳管内上皮内癌）

D324　血管内視鏡検査　2,040点

狭心症・心筋梗塞の検査では，冠動脈造影が広く行われているが，冠動脈の狭窄度の判定しかできず，動脈硬化の質的診断は不可能である。そこで最近，冠動脈インターベンション療法（PCI）に際し，血管内エコーが広く用いられ，壁の石灰化，粥腫内の脂質の存在などの判定に役立っている。血管内視鏡は血管内エコーと同様に冠動脈内にPCI用の細いガイドワイヤーに沿ってファイバーカテーテルを冠動脈内に進め，冠動脈の内壁の構造を観察する装置である。当初より，臨床使用より研究的使用法が多い検査装置である。

光ファイバーでできたファイバーカテーテルを，PCI用のガイドカテーテルのなかに通したガイドワイヤーに沿わせて，冠動脈内に進める。照明用のファイバーを通じて光源から得た光を用いた画像を，観察用の画像ファイバーを通じてモニターに映し，血管内の構造を観察する。

装置は，ファイバーカテーテルと画像収集装置で構成される。画像収集装置は，照明用ファイバー，CCDカメラ，モニターテレビ，画像記録用装置で構成され，ラックにのせてある。ファイバーカテーテルは冠動脈内に入れて観察するため，血管内腔を損傷しないよう柔軟性が求められる。鮮明な画像を得るために，多くのファイバーが必要になるが，ファイバーが多いと，カテーテル径が太くなる欠点がある。

以前は，血液を一時的に排除するために，観察する血管の手前側で風船を低圧で拡張し，血流が遮断されたら，観察する冠動脈内に生理食塩水を満たして観察した。最近では，細い筒状の管を通しておき，そのなかにファイバーを進めることで，血管壁の損傷を少なくし，観察する血管壁の部位を安定化させ，風船による血流遮断をせずに，生理食塩水のフラッシュだけで観察が可能なカテーテルが使用されるようになった。

不安定狭心症では，主に白色で壁在性の血栓と黄色プラークを認め，急性心筋梗塞では赤色の閉塞性の血栓と黄色プラークを認める。そのほか，黄色プラークではPCI後の再狭窄が多いこと，PCI後に血栓や冠動脈解離を認める例では再狭窄が多いことなどが知られている。最近では薬剤溶出ステント留置後の新生内膜の出現の経過観察に用いられている。

《保険請求》

①患者1人につき月1回に限り算定する。

②D220呼吸心拍監視，新生児心拍・呼吸監視，カルジオスコープ（ハートスコープ），カルジオタコスコープや血液ガス分析，心拍出量測定，脈圧測定，造影剤注入手技およびエックス線診断の費用（フィルムを除く）は，別に算定できない。

適応疾患　▶狭心症 ▶心筋梗塞 ▶不安定狭心症 ▶閉塞性動脈硬化症 ▶静脈閉鎖 ▶静脈塞栓症 ▶静脈血栓症 ▶脳動脈瘤 ▶解離性大動脈瘤 ▶脳血栓症 ▶頚動脈硬化症 ▶腎血管性高血圧症 ▶急性冠症候群 ▶肺動脈血栓症 ▶肺動脈塞栓症，《陳旧性心筋梗塞》

D325 肺臓カテーテル法，肝臓カテーテル法，膵臓カテーテル法 3,600点
注１ 新生児加算 10,800点
注１ 乳幼児加算 3,600点

カテーテル法とは，カテーテルを血管内に挿入し，血流量，圧，血管抵抗などの，主として循環動態を決定するパラメーターを測定することにより，各臓器の機能評価を行う方法である。また，カテーテル先端の位置を変えて，各部位での採血を行うことにより，その位置での特定物質の濃度測定などにも用いることができる。

１．肺臓カテーテル法

肺臓カテーテル法では，右心カテーテル検査と同様な手技で，カテーテルを大腿静脈，頚静脈，肘静脈などから右心まで挿入し，心拍出量，肺血流量，肺動脈圧，肺血管抵抗，肺動脈楔入圧，血液中の酸素量，炭酸ガス量などを測定することにより，肺の病態を知る。

肺血管抵抗の増加は肺高血圧症，肺線維症，肺血栓などで認められ，肺静脈内の二酸化炭素濃度の異常な増加は肺動静脈瘻などのシャントの存在を表している。

適応疾患 ▶原発性肺高血圧症 ▶肺静脈狭窄症（静脈狭窄症）▶肺静脈血栓症 ▶肺静脈血栓塞栓症 ▶肺静脈先天異常 ▶肺動脈異常 ▶肺動脈血栓症 ▶肺動脈血栓塞栓症 ▶肺動静脈奇形 ▶肺摘出術前の評価 ▶肺水腫 ▶アイゼンメンゲル症候群

２．肝臓カテーテル法

肝臓カテーテル法は主に，肝静脈カテーテル法と門脈カテーテル法の２つの方法が行われている。

肝静脈カテーテル法は，大腿静脈，頚静脈，肘静脈などからカテーテルを挿入し，下大静脈から肝静脈まで進め，血流量，圧測定，血液採取などを行い，同時に造影も行う。

門脈カテーテル法では，開腹して門脈に直接カテーテルを挿入する方法もあるが，侵襲の問題から，経皮経肝的に直接門脈を穿刺する方法が一般的である。カテーテルは門脈内に置き，同様に血流量，圧測定，血液採取を行う。造影に関しても同様である。

肝硬変症では門脈圧，肝静脈圧ともに増加するが，特発性門脈圧亢進症では肝静脈圧は軽度増加するのみである。

適応疾患 ▶肝硬変症 ▶特発性門脈圧亢進症 ▶日本住血吸虫症 ▶慢性肝炎

３．膵臓カテーテル法

膵臓カテーテル法は，主として膵内分泌腫瘍の局在診断に用いられる。代表的な方法は経皮経肝門脈採血法と選択的動脈内注入法である。

経皮経肝門脈採血法はカテーテルを経皮経肝的に門脈内に挿入し，脾静脈，上腸間膜静脈，門脈内の血液を１cm間隔で採取し，そのなかのホルモン量を測定することにより内分泌腫瘍の局在を診断する。

選択的動脈内注入法は大腿静脈や頚静脈，肘静脈などから挿入したカテーテルを肝静脈に留置しておく一方で，別のカテーテルを大腿動脈から挿入し，インスリノーマの場合はカルシウム製剤，ガストリノーマの場合はセクレチン（現在，日本では入手困難）などの分泌刺激剤を脾動脈，胃・十二指腸動脈，上腸間膜動脈から急速注入し，その後，適当な時間間隔で肝静脈内に留置したカテーテルから採血，ホルモン量を測定する。ホルモン量が急増した刺激部位の近傍に内分泌腫瘍が局在すると推定できる。

適応疾患 ▶良性膵内分泌腫瘍 ▶悪性膵内分泌腫瘍（インスリノーマ，グルカゴノーマなど）

使用物品 血管造影用カテーテル，ガイドワイヤー，血管造影用シース，血管造影剤，カルチコール，セクレパンなど

《保険請求》

①新生児，３歳未満の乳幼児には，新生児加算または乳幼児加算としてそれぞれ10,800点または3,600点の加算が可能。
②患者監視，各パラメーター測定にかかる費用は，すべて所定点数に含まれる。
③造影費用は算定できない。
④縫合処置などの費用は別に算定できない。
⑤フィルムの費用は算定できる。

第 4 章

注射

G000　皮内，皮下及び筋肉内注射〔１回につき〕　25点

　薬物を体内に投与する方法には，薬を内服する経口的な方法とそれ以外の非経口的な方法がある。胃や小腸で変化を受ける薬物や，そのまま吸収されても肝臓で変化を受けて効果が失われてしまう薬物，あるいは内服すると胃や腸に障害を起こす薬物は非経口的な方法で投与することが多い。

　注射は非経口的に体内に薬物を投与する代表的な方法で，経口投与に比べて薬を速やかに作用させることができる。内服ができない患者にも薬を投与することができ，臨床で多く行われている最も基本的な手技の１つである。薬物を注入する場所によって皮内注射，皮下注射，筋肉内注射，静脈内注射（図4-1），動脈注射に分かれる。

　皮内注射は真皮組織内に薬物を注入する方法で，26～27G（ゲージ）の細い針を用いて前腕の前面の皮膚のような観察しやすい部位に，少量の薬物（0.1cc程度まで）を注入する。主にアレルギー反応やツベルクリン反応などの検査の際に行う。

　皮下注射は皮下組織内に薬物を注入する方法で，上腕や腹部など，ある程度厚みのある部位の皮下組織に，23～25Gの針で薬物（２cc程度まで）を注入する。糖尿病患者のインスリン注射，G-CSF（顆粒球コロニー刺激因子）製剤などの投与，またインフルエンザなどの予防接種の際に行う。

　筋肉内注射は経皮的に薬物を筋肉内に注入する方法で，主に肩の三角筋やおしりの中殿筋に22～27Gの針で薬物（５cc程度まで）を注入する。静脈内投与をすると塞栓を起こすおそれがあるホルモン剤などの懸濁液（デポ製剤）や油性の薬剤は，筋肉内注射で行う。また，静脈内注射に比べて作用の発現が遅いため，鎮痛剤の投与や，消化管検査のときに腸管の蠕動を抑える目的で使う抗コリン剤の投与などでも行う。

　新型コロナウイル感染症のワクチンをはじめとするmRNAワクチンの接種も筋肉内注射で行う。

《保険請求》

①入院中以外の患者に対して行った場合に算定する。

②涙のう内薬液注入，鼓室内薬液注入，局所・病巣内薬剤注入，子宮腟部注射，咽頭注射（軟口蓋注射，口蓋ヒヤリー氏点の注射を含む），腱鞘周囲注射および血液注射については，皮内，皮下および筋肉内注射に準じて算定する。ただし，涙のう内薬液注入については，両眼にそれぞれ異なる薬剤を使用した場合は，片眼ごとに所定点数を算定する。

③C101在宅自己注射指導管理料，C108在宅麻薬等注射指導管理料，C108-2在宅腫瘍化学療法注射指導管理料またはC108-4在宅悪性腫瘍患者共同指導管理料を算定している患者については，C001在宅患者訪問診療料（Ⅰ）またはC001-2在宅患者訪問診療料（Ⅱ）を算定する日に患家で行った場合は算定できない。

適応疾患　▶ほとんどすべての疾患

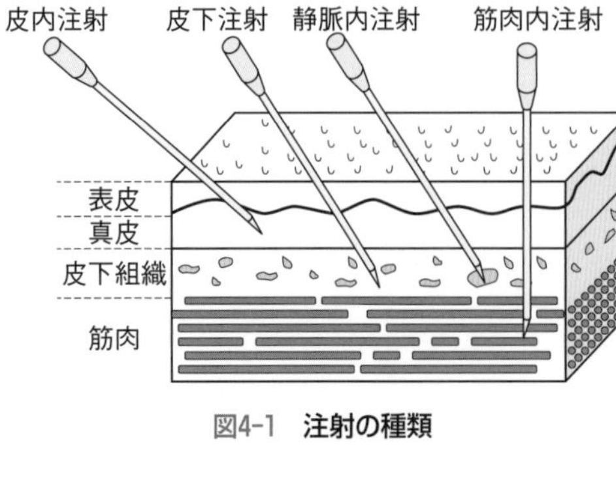

図4-1　注射の種類

G001　静脈内注射〔１回につき〕　37点

注２　乳幼児加算　52点

　静脈内注射は，静脈に針〔通常21～23G（ゲージ）〕を刺して血管内に薬物を直接注入する方法である。薬物を速やかに作用させたい場合や，適正な血中濃度を正確に維持したい場合に行う。抗菌薬，鎮静剤など数多くの薬物の投与に用いられる方法である。注射する部位は，採血でもよく使われる上肢の皮静脈が多い。静脈内注射には，点滴注射と50～60mL以下の薬物を１回だけ注射するワンショットがあるが，この項目はワンショットのことを示す。

《保険請求》

①入院中以外の患者に対して行った場合に算定する。

②C101在宅自己注射指導管理料，C104在宅中心静脈栄養法指導管理料，C108在宅麻薬等注射指導管理料，C108-2在宅腫瘍化学療法注射指導管理料，C108-3在宅強心剤持続投与指導管理料またはC108-4在宅悪性腫瘍患者共同指導管理料を算定している患者については，C001在宅患者訪問診療料（Ⅰ）またはC001-2在宅患者訪問診療料（Ⅱ）を算定する日に患家で行った場合は算定しない。

③６歳未満の乳幼児に対して行った場合は，乳幼児加算として，52点を加算する。

適応疾患　▶ほとんどすべての疾患

G002　動脈注射〔１日につき〕

１　内臓の場合　155点

２　その他の場合　45点

　動脈注射は動脈に針を刺し，動脈内に直接薬物を注入する方法である。通常は大腿動脈や上腕動脈など，体表近くの動脈を穿刺してカテーテルを挿入し，エックス線の透視下で目的とする部位の血管にカテーテルを誘導して薬物を注入する。

　薬物が全身にまわって作用する静脈内注射とは異なり，目的とする部位（臓器）に薬物を選択的に送り込むことができるので，高い濃度のまま薬物が作用する。そのため，効率よく薬物を作用させることができ

る。

《保険請求》

①G002「1」の「内臓の場合」とは，肺動脈起始部，大動脈弓および腹部大動脈など深部動脈に対して行う場合で，「2」の「その他の場合」は頸動脈，鎖骨下動脈，股動脈，上腕動脈などに対して行う場合をいう。

②皮下植込型カテーテルアクセス等を用いた抗癌剤の動脈注射はG003抗悪性腫瘍剤局所持続注入，肝動脈塞栓に伴う場合はG003-3肝動脈塞栓を伴う抗悪性腫瘍剤肝動脈内注入として算定する。

適応疾患 ▶頭頸部癌 ▶消化器癌（肝癌，膵癌など）▶乳癌 ▶子宮癌など：抗癌剤
▶重症膵炎（重症急性膵炎など）：蛋白酵素阻害剤や抗菌薬
▶動脈血栓症：血栓溶解剤
▶潰瘍性大腸炎：ステロイド

G003 抗悪性腫瘍剤局所持続注入〔1日につき〕 165点

何回も繰り返し投与できるようにカテーテルを留置して，動脈，静脈，腹腔内など，目的とする部位に抗悪性腫瘍剤を持続的に注入する方法である。カテーテルと薬剤を注入するリザーバーは，感染を防ぐため皮下に埋め込んでおく〔皮下植込型カテーテルアクセス，ポート（図4-2）〕。抗悪性腫瘍剤はリザーバーに針を刺して注入する。

《保険請求》

①ポンプを利用して注入する場合，ポンプの費用および当該注入に必要なカテーテル等の材料費の費用は，所定点数に含まれ別に算定できない。

②C108在宅麻薬等注射指導管理料またはC108-2在宅腫瘍化学療法注射指導管理料を算定している月に，抗悪性腫瘍剤局所持続注入に係る費用（薬剤料は除く）は算定できない。

適応疾患 ▶頭頸部癌 ▶消化器癌（肝細胞癌，転移性肝癌，膵癌など）▶乳癌 ▶子宮癌など

G003-3 肝動脈塞栓を伴う抗悪性腫瘍剤肝動脈内注入〔1日につき〕 165点

肝動脈塞栓は，肝腫瘍に対して酸素や栄養を供給している動脈を人工的にふさいで，腫瘍を壊死させる治療法である。効果を高めるために，抗悪性腫瘍剤を，ゼラチン・スポンジなど血管を詰めるもの（塞栓材）とともに注入する。

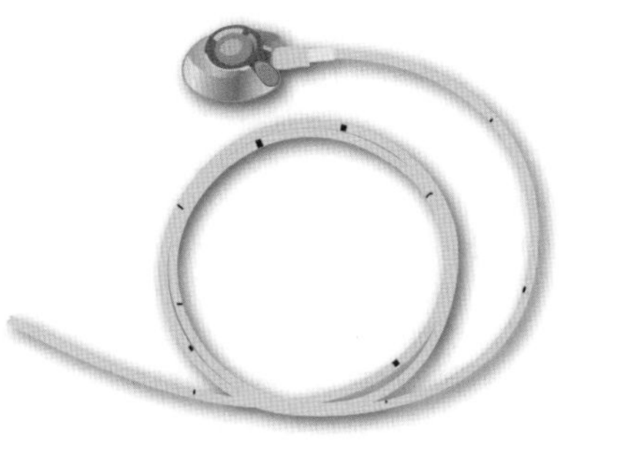

図4-2 皮下植込型カテーテルアクセス，ポート

《保険請求》

①抗悪性腫瘍剤注入用肝動脈塞栓材（商品名「スフェレックス」等）と抗悪性腫瘍剤を混和して，注入する場合に算定できる。なお，当該注入に必要なカテーテル等の材料の費用は所定点数に含まれ，別に算定できない。

②抗悪性腫瘍剤注入用肝動脈塞栓材の使用量を決定する目的で塞栓材のみを注入する場合は，その必要性が高い場合に限り，月1回に限り算定できる。

適応疾患 ▶肝腫瘍（肝細胞癌，転移性肝腫瘍など）

G004 点滴注射〔1日につき〕

1 6歳未満の乳幼児に対するもの（1日分の注射量が100mL以上の場合） 105点
2 1に掲げる者以外の者に対するもの（1日分の注射量が500mL以上の場合） 102点
3 その他の場合（入院中の患者以外の患者に限る） 53点
注2 乳幼児加算 48点
注3 血漿成分製剤加算 50点

点滴注射は静脈内に針を留置し，血管内に一定量の薬物を持続的に注入する方法である。大量に薬物を投与することもできるので，水分や電解質の補給，栄養剤の投与，また緊急時の血管確保などを目的に行われる。

《保険請求》

①点滴注射，中心静脈注射および植込型カテーテルによる中心静脈注射の回路に係る費用並びに穿刺部位のガーゼ交換等の処置料及び材料料については，別に算定できない。

②要件を満たしていれば，血漿成分製剤の注射を行う際，1回目の注射に当たって，患者に対して注射の必要性や危険性等について文書による説明を行ったときは，血漿成分製剤加算50点が当該注射を行った日に限りできる。血漿成分製剤とは新鮮液状血漿及び新鮮凍結人血漿等をいい，血漿分画製剤（アルブミン製剤，グロブリン製剤等）は含まない。

③6歳未満の乳幼児に対して行った場合は，乳幼児加算として，48点を加算する。

④C101在宅自己注射指導管理料，C104在宅中心静脈栄養法指導管理料，C108在宅麻薬等注射指導管理料，C108-2在宅腫瘍化学療法注射指導管理料，C108-3在宅強心剤持続投与指導管理料またはC108-4在宅悪性腫瘍患者共同指導管理料を算定している患者については，C001在宅患者訪問診療料（Ⅰ）またはC001-2在宅患者訪問診療料（Ⅱ）を算定する日に併せて行った点滴注射の費用は算定できない。

⑤注射量は次のように計算する。

点滴回路より薬物を注入するいわゆる「管注」を行った場合は「管注」に用いた薬剤および補液に用いた薬剤の総量。

同一の者に対して，点滴注射を1日に2回以上行った場合には，それぞれの注射に用いた薬剤の総量。

⑥静脈内注射，点滴注射，中心静脈注射または植込型カテーテルによる中心静脈注射の併施

G001静脈内注射，G004点滴注射，G005中心静脈注射またはG006植込型カテーテルによる中心静脈注射のうち2以上を同一日に併せて行った場合は，主たるものの所定点数のみ算定する。

レセプト摘要欄　【血漿成分製剤加算】1回目の注射の実施年月日を記載する

適応疾患　▶ほとんどすべての疾患

G005　中心静脈注射〔1日につき〕		140点
注1	血漿成分製剤加算	50点
注5	乳幼児加算	50点

体のなかで最も太い静脈である中心静脈（上大静脈，下大静脈）にカテーテルを留置して，中心静脈内に薬物を注入する方法である。中心静脈は血流が豊富であるため，通常の末梢静脈からの点滴注射では静脈炎を起こしてしまうような薬物（高カロリー輸液など濃度の高いもの）でも投与が可能である。また，点滴もれや静脈炎を起こすことが少ないので，抗悪性腫瘍剤を繰り返し投与する場合にも用いられる方法である。

中心静脈注射は，心臓に最も近い所より薬剤を注入することになるので，速やかに全身に薬剤を行き渡らせることができる。また，末梢静脈が確保できないような患者でも可能であるため，緊急時の血管確保にも用いられる。

上大静脈にカテーテルを留置する場合は内頸静脈または鎖骨下静脈より，下大静脈に留置する場合は大腿静脈より穿刺する。

《保険請求》

①中心静脈注射により，高カロリー輸液を行っている場合であっても，必要に応じて食事療養または生活療養を行った場合は，入院時食事療養（Ⅰ）か（Ⅱ）もしくは入院時生活療養（Ⅰ）か（Ⅱ）の費用を別に算定できる。

②血漿成分製剤の注射を行う際，1回目の注射に当たって，患者に対して注射の必要性，危険性等について文書による説明を行った場合は，注射を行った日に限り，血漿成分製剤加算50点が加算できる。

③C104在宅中心静脈栄養法指導管理料を算定している患者に対して行った中心静脈注射の費用は算定しない。

④C108在宅麻薬等注射指導管理料，C108-2在宅腫瘍化学療法注射指導管理料，C108-3在宅強心剤持続投与指導管理料またはC108-4在宅悪性腫瘍患者共同指導管理料を算定している患者については，C001在宅患者訪問診療料（Ⅰ）またはC001-2在宅患者訪問診療料（Ⅱ）を算定する日に併せて行った中心静脈注射の費用は算定しない。

⑤6歳未満の乳幼児に対して行った場合は，乳幼児加算として，50点を加算する。

⑥G005中心静脈注射を算定した患者は，同一日に行われたG004点滴注射の費用は算定しない。

レセプト摘要欄　【血漿成分製剤加算】1回目の注射の実施年月日を記載する

適応疾患　▶長期間（約1週間以上）にわたり，経口摂取や経管栄養ができない状態。▶消化管の閉塞（十二指腸閉塞，食道閉塞症，食道閉鎖など）▶瘻孔（難治性瘻孔など）▶消化管穿孔（胃穿孔，急性十二指腸潰瘍穿孔など）▶胃潰瘍 ▶急性出血性胃潰瘍 ▶急性胃潰瘍穿孔 ▶急性胃潰瘍 ▶出血性胃潰瘍 ▶慢性胃潰瘍 ▶穿孔性十二指腸潰瘍 ▶短腸症候群 ▶末期癌 ▶嚥下障害など

G005-2　中心静脈注射用カテーテル挿入		1,400点
注2	乳幼児加算	500点
注3	静脈切開法加算	2,000点

穿刺が可能な比較的太い静脈よりカテーテルを挿入し，先端を中心静脈（上大静脈，下大静脈）に留置する手技である。穿刺する部位は頸部（内頸静脈→上大静脈），鎖骨下（鎖骨下静脈→上大静脈），鎖骨上窩（鎖骨下静脈→上大静脈），上腕（上腕皮静脈→上大静脈），鼠径部（大腿静脈→下大静脈）がある。

動脈の誤穿刺による出血や血腫などの合併症があり，鎖骨下や鎖骨上窩よりの穿刺は気胸・血胸などの合併症もあるため，今日では超音波ガイド下で行われる。

静脈に穿刺ができず，経皮的に静脈内にカニューレを挿入することが不可能な場合は静脈切開法を行う。くるぶしの上（伏在静脈），鼠径部（大腿静脈），肘関節の屈側（肘前静脈），頸部（内頸静脈）など部位で，皮下に局所麻酔を行った後，静脈の直上をメスで切開する。静脈を剥離し，周囲の組織より遊離させ，露出した静脈に直視下にカテーテルを挿入する。

カテーテルの挿入法には，穿刺した針の外筒を一時的に留置して，外筒のなかにカテーテルを通して挿入するカニューレ法と，まずガイドワイヤーを留置し，これを用いてカテーテルを誘導するセルジンガー法がある。

《保険請求》

①カテーテルの挿入に伴う検査および画像診断の費用は所定の点数に含まれる。

②6歳未満の乳幼児に対して行った場合は，乳幼児加算として，500点を加算する。

③厚生労働大臣が定める患者に対して静脈切開法を用いて行った場合は，静脈切開法加算として，2,000点を加算する。

④長期の栄養管理を目的として，中心静脈注射用カテーテル挿入を行う際には，中心静脈注射用カテーテルによる療養の必要性，管理の方法および終了の際に要される身体の状態等，療養上必要な事項について患者または家族等への説明を行う。

⑤中心静脈圧測定の目的でカテーテルを挿入した場合は，G005-2中心静脈注射用カテーテル挿入に準じて算定する。中心静脈注射および中心静脈圧測定を同一の回路より同時に行った場合は，どちらか一方のみを算定する。ただし，別の回路から別のカテーテルを用いて同時に行った場合は，それぞれ材料料・手技料を算定できる。

⑥カテーテルの詰まり等によりカテーテルを交換する

場合は，カテーテルの材料料と手技料はそのつど算定できる。
⑦C104在宅中心静脈栄養法指導管理料，C108在宅麻薬等注射指導管理料，C108-2在宅腫瘍化学療法注射指導管理料，C108-3在宅強心剤持続投与指導管理料またはC108-4在宅悪性腫瘍患者共同指導管理料の算定患者について，C001在宅患者訪問診療料（Ⅰ）またはC001-2在宅患者訪問診療料（Ⅱ）の算定日に，患家で訪問診療と併せて中心静脈注射用カテーテル挿入を行った場合は，材料料と手技料は別に算定できる。
⑧緊急時ブラッドアクセス用留置カテーテル（カフ型緊急時ブラッドアクセス用留置カテーテルを除く）を挿入した場合は，G005-2中心静脈注射用カテーテル挿入に準じて算定する。

適応疾患 ▶長期間（約１週間以上）にわたり，経口摂取や経管栄養ができない状態。▶消化管の閉塞（十二指腸閉塞，食道閉塞症，食道閉鎖など）▶瘻孔（難治性瘻孔など）▶消化管穿孔（胃穿孔，急性十二指腸潰瘍穿孔など）▶胃潰瘍 ▶急性出血性胃潰瘍 ▶急性胃潰瘍穿孔 ▶急性胃潰瘍 ▶出血性胃潰瘍 ▶慢性胃潰瘍 ▶穿孔性十二指腸潰瘍 ▶先天性小腸閉鎖症 ▶鎖肛 ▶ヒルシュスプルング病 ▶短腸症候群 ▶末期癌 ▶嚥下障害など

G005-3 末梢留置型中心静脈注射用カテーテル挿入 700点

注２ 乳幼児加算 500点

中心静脈注射用カテーテルは太い静脈（内頚静脈，鎖骨下静脈，大腿静脈）から挿入することが多いが，末梢留置型中心静脈注射用カテーテルは末梢血管から挿入することを目的とした専用のカテーテルである。PICC（peripherally inserted central catheter）とも呼ばれる。

通常は上腕の肘静脈や上腕皮静脈から挿入する。中心静脈圧は測定できないという欠点はあるが，挿入手技は簡便で，気胸，血胸などの重篤な合併症なく安全に行うことができる。

《保険請求》

①カテーテル挿入に伴う検査および画像診断の費用は所定の点数に含まれる。
②６歳未満の乳幼児に対して行った場合には，乳幼児加算として，所定点数に500点を加算する。
③長期の栄養管理を目的として，末梢留置型中心静脈注射用カテーテル挿入を行う際には，末梢留置型中心静脈注射用カテーテルによる療養の必要性，管理の方法および終了の際に要される身体の状態等，療養上必要な事項について患者または家族等への説明を行う。
④カテーテルの詰まり等によりカテーテルを交換する場合は，カテーテルの材料料および手技料はそのつど，算定できる。
⑤カテーテル挿入時の局所麻酔の手技料は別に算定できず，使用薬剤の算定料は別に算定できる。
⑥C104在宅中心静脈栄養法指導管理料，C108在宅麻薬等注射指導管理料，C108-2在宅腫瘍化学療法注射指導管理料，C108-3在宅強心剤持続投与指導管理料またはC108-4在宅悪性腫瘍患者共同指導管理料を算定している患者に対して，C001在宅患者訪問診療料（Ⅰ）またはC001-2在宅患者訪問診療料を算定する日に，患家において当該訪問診療とあわせて末梢留置型中心静脈カテーテル挿入を行った場合は，カテーテルの材料料および手技料は別に算定できる。

適応疾患 ▶長期間（約１週間以上）にわたり，経口摂取や経管栄養ができない状態。▶消化管の閉塞（十二指腸閉塞，食道閉塞症，食道閉鎖など）▶瘻孔（難治性瘻孔など）▶消化管穿孔（胃穿孔，急性十二指腸潰瘍穿孔など）▶胃潰瘍 ▶急性出血性胃潰瘍 ▶急性胃潰瘍穿孔 ▶急性胃潰瘍 ▶出血性胃潰瘍 ▶慢性胃潰瘍 ▶穿孔性十二指腸潰瘍 ▶短腸症候群 ▶末期癌 ▶嚥下障害など

G005-4 カフ型緊急時ブラッドアクセス用留置カテーテル挿入 2,500点

注２ 乳幼児加算 500点

緊急時ブラッドアクセス用留置カテーテルは血液透析，CHDF（continuous hemodiafiltration：持続的血液濾過透析），血漿交換，エンドトキシン吸着などの血液浄化療法を行うのに必要なカテーテルである。カテーテルは，同時に脱血（血液を体外へ送る）と送血（体外から血液を送る）ができるように，やや太くダブルルーメンになっている。通常は大腿静脈を穿刺して，下大静脈に留置する。

カフ型は皮下トンネルを作成しなければいけないため，手技がやや煩雑であるが，感染が少ないため通常のもの（カフなし）にくらべ長期留置が可能である。

《保険請求》

①通常の緊急時ブラッドアクセス用留置カテーテル挿入（カフ型でないもの）は，中心静脈注射用カテーテル挿入に準じて算定する。
②カテーテル挿入に伴う検査および画像診断の費用は，所定の点数に含まれるものとする。
③６歳未満の乳幼児に対して行った場合には，乳幼児加算として，所定点数に500点を加算する。
④本カテーテルの材料料および手技料は，１週間に１回を限度に算定できる。
⑤カテーテル挿入時の局所麻酔の手技料は別に算定できず，使用薬剤の薬剤料は別に算定できる。

適応疾患 ▶急性腎不全 ▶肝不全 ▶敗血症など

G006 植込型カテーテルによる中心静脈注射〔１日につき〕 125点

注３ 乳幼児加算 50点

中心静脈にカテーテルを留置後に，カテーテルに細菌が付着し，感染を起こすことがある。カテーテルの感染は敗血症となり危険である。カテーテルの留置期間が長くなるほど感染を起こす可能性は高くなる。そのため，長期間カテーテルを留置する必要がある場合，感染を防ぐためにカテーテルを皮下に埋め込んで留置する。

カテーテルには，カテーテルと薬剤を注入するリザ

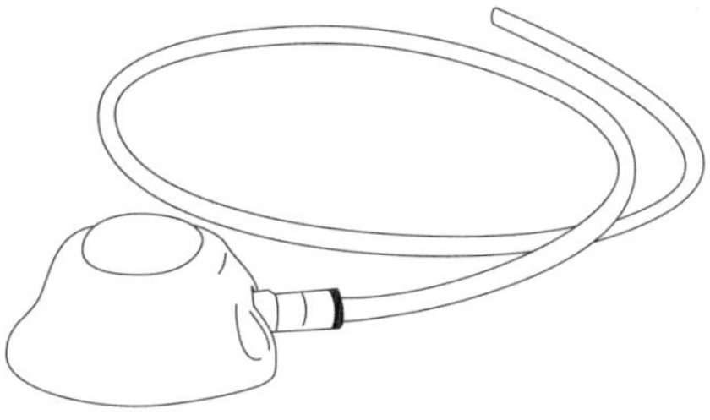

図4-3　完全皮下植込型カテーテル，ポート

ーバーを完全に皮下に埋め込んで留置し，薬剤は体外から針を刺して注入するもの〔完全皮下植込型カテーテル，ポート（図4-3)〕や，体外の接続部で点滴の回路につなぐもの（ブロビアックカテーテル，ヒックマンカテーテル）がある。

植込型カテーテルによる中心静脈栄養は，長期間（数カ月以上）静脈栄養が必要な例や在宅静脈栄養に行う。

《保険請求》

①6歳未満の乳幼児の場合は乳幼児加算として，50点を加算する。

②C108在宅麻薬等注射指導管理料，C108-2在宅腫瘍化学療法注射指導管理料，C108-3在宅強心剤持続投与指導管理料またはC108-4在宅悪性腫瘍患者共同指導管理料を算定している患者について，C001在宅患者訪問診療料（Ⅰ）またはC001-2在宅患者訪問診療料（Ⅱ）を算定する日に併せて植込型カテーテルによる中心静脈注射を行った場合は算定しない。

適応疾患　▶長期間（数カ月以上）にわたり，経口摂取や経管栄養ができない状態。▶消化管の閉塞（十二指腸閉塞，食道閉塞症，食道閉鎖など）▶瘻孔（難治性瘻孔など）▶消化管穿孔（胃穿孔，急性十二指腸潰瘍穿孔など）▶短腸症候群▶末期癌▶嚥下障害など

G007　腱鞘内注射　42点

腱が腱鞘内を滑動する部分での物理的炎症に対し，局所麻酔薬，生食または少量の副腎皮質ホルモン剤を細い針で注入する。

腱鞘や類似機構の存在部位が限局していることや狭窄性腱鞘炎の頻発部位が限られることから，ほぼ適応部位は限定される。手指のMP関節部屈側（ばね指），手関節部橈側（ドゥ・ケルバン病），手関節背側（指伸筋腱炎），上腕骨頭前面（上腕二頭筋長頭腱炎），足関節内踝（脛骨筋腱炎），外踝（腓骨筋腱炎）が適応となる。部位によっては，超音波検査の併用（D215）により，手技が正確・容易となった。

手根管症候群で手根管内に注入する場合は腱鞘内注入としてもよいし，神経幹内注射（L102）としてもよい。筋付着部炎（テニス肘，上腕骨内側上果炎，上腕骨外側上果炎）では局所注入として扱う。

適応疾患　▶狭窄性腱鞘炎▶関節リウマチによる腱鞘炎▶ばね指▶ドゥ・ケルバン腱鞘炎▶上腕二頭筋腱炎▶腓骨筋腱炎（腓骨腱炎）▶脛骨筋腱炎（後脛骨腱炎）など

G008　骨髄内注射

1	胸骨	80点
2	その他	90点

小児において点滴ルート確保が困難な状況下で，下腿骨などの骨髄内へ針を留置することで細胞外液などの輸液や輸血を行うことがある。骨髄穿刺針と点滴回路を用いる。

成人の場合は中心静脈や静脈切開法を用いることができるので適応は少ない。血管確保の困難な例での注射が適応となる。

骨髄内輸血の場合は，D404骨髄穿刺を算定するので，G008は算定しない。骨髄内輸液も初回はD404骨髄穿刺を算定する。本項は骨髄内留置針を利用する2回目以降のみが適応となる。

G009　脳脊髄腔注射

1	脳室	300点
2	後頭下	220点
3	腰椎	160点
注	乳幼児加算	60点

抗菌薬，抗癌剤，筋弛緩剤などの薬剤や脊髄造影などの際に造影剤を脳脊髄腔内に直接投与することで，略して髄注とも呼ばれる。投与経路として3つの方法があるので，それぞれの手技についてまず述べる〔詳細はJ005の脳室穿刺（p.12），J006の後頭下穿刺（p.12），J007の頚椎，胸椎又は腰椎穿刺（p.13）の項参照〕。

1．脳室

通常穿頭孔（burr hole）に挿入された脳室ドレナージチューブより薬剤や造影剤が投与される。穿頭孔は脳室の拡大，形状の程度に応じて頭蓋骨のどこに設けるかを決定する。通常よく用いられるのは非優位側（通常右）の傍正中前頭部で，そのほかに側方後頭部，傍正中後頭部などがある。

一般には頭皮に局所麻酔を浸潤させ，線状もしくは弧状に皮膚を切開する。骨膜を剥離後，手回しの穿頭器により頭蓋骨に直径約1cmほどの穿頭孔を設ける。硬膜を露出後，これを電気凝固しメスで十字に切開する。次いで露出した大脳表面を電気凝固し，脳室穿刺針を用いて脳室を穿刺する。

皮質表面に対して大体垂直方向に穿刺を行えば，いずれの穿頭孔からでも脳表から約5～6cmほどで脳室に到達する。脳室壁を貫通する際にやや抵抗があり，いったん脳室内に入ると急激にその抵抗がなくなる。

頭蓋内圧が高い場合には髄液が勢いよく流出するが，逆に低い場合には注射器にて吸引しなければ髄液の排出が困難なことがある。継続して髄液の採取や排除，薬剤の注入が必要な場合には，ドレナージ用の細いチューブを脳室穿刺針のガイド下に脳室内に挿入・留置する。

2．後頭下

後頭下穿刺（大槽穿刺）による髄注である。

「3．腰椎」が困難な場合や，頚髄腫瘍，胸髄腫瘍などで脊柱管内くも膜下腔のブロックが疑われ，脊髄造

影やその後の脊髄CTが必要な場合に考慮される。天幕下腫瘍が疑われる場合には本法は絶対的禁忌である。高解像度MRIが急速に進歩した現在では，本法は以前ほど行われていないが，以下のように行う。

あらかじめ外後頭隆起より下部を剃髪しておく。髄液採取の場合は左側臥位で行われることが多く，肩は垂直に保ち頚部を正しく正中位にすることが重要で，頚部は十分に前屈させる。

正中線上で触診により軸椎（第２頚椎）の棘突起を触れ，この付近に局所麻酔をする。この部位より両外耳孔を通る平面を想定し，針をやや上方に向けて刺入する。まず後頭骨に針先を当て，次いで針を少し引き抜き，やや下方に向け再び針を進め，後頭骨の直下で大槽に入る。これを間接法という。

これに対し，直接大槽に入る直接法がある。間接法は大後頭孔周辺の静脈叢を損傷して出血することがあり，直接法が好まれる。いずれにしてもエックス線透視下で行うことがより安全で望ましい。

穿刺針は腰椎穿刺と同じものでよい〔通常は22G（ゲージ）〕が，ストッパーつきのもののほうが安全である。一般に日本人男性の場合，平均５cmで後環椎後頭膜と硬膜を同時に破る抵抗を感じ取ることができる。

３．腰椎

1891年Quinckeにより開発された，髄液の採取，排除の方法として最も基本的かつ重要な手技である。脳圧亢進が疑われるときや穿刺部付近に感染性病変がある場合には本法は絶対的禁忌である。

穿刺針は18～24G（ゲージ）のものを用いるが，術後の髄液漏を最小限にするためにはできるだけ細い針で行うことが望ましい。通常側臥位で行う。肥満者や高齢者，脊柱の変形がある患者の場合には，座位で行うと穿刺が容易になることがある。

穿刺部位は通常第３～第５腰椎間で行う。腰椎間腔を知る目安として両側腸骨稜の最上点を結ぶ線があり，これをヤコビ線（Jacoby line）という。この線は第４棘突起上を通るので，この線の上下で穿刺すればよい。穿刺部位を決定したらこの部に局所麻酔を行い，脊椎に対して垂直またはやや頭側に向け穿刺を行う。穿刺方向が矢状面からずれないように注意する。

皮膚，皮下，棘上靱帯，棘間靱帯，硬膜を貫通しくも膜下腔に入ると，それまでの抵抗がスーッと抜けるのがわかる（平均４～５cm）。この段階で針の進入を止め，内筒を静かに引き抜き髄液の流出を確認する。穿刺の途中で硬い構造物に遭遇したら，穿刺の方向が誤っているので速やかに針を皮下まで戻し，穿刺の方向を修正する。施行後は２時間程度仰臥位にて安静臥床させておく。術後立位で頑固な頭痛を訴えることがあるが，通常１週間程度で軽快する。

一般的には「３．腰椎」による方法が最も多く用いられる。髄液の排除だけでなく薬剤の投与を行う場合には，その投与量，投与速度，投与濃度に十分注意する。適応を誤ると痙攣やショック状態（血圧の低下，呼吸停止など）をきたし，ときに患者の死亡という大変不幸な事態に陥る。

《保険請求》

①本法を６歳未満の乳幼児に対して行った場合は，乳幼児加算として，60点を加算する。

②検査（D401の脳室穿刺，D402の後頭下穿刺，D403の腰椎穿刺，胸椎穿刺，頚椎穿刺）や処置（J005の脳室穿刺，J006の後頭下穿刺，J007の頚椎，胸椎又は腰椎穿刺）を目的とする穿刺と同時に本法を実施した場合は，当該検査，処置または本法のいずれかの所定点数しか算定できない。

適応疾患 ▶白血病 ▶中枢神経系の重症感染症（髄膜炎，脳室炎など）▶悪性脳腫瘍（神経膠腫，髄芽腫，悪性リンパ腫など）▶脳性麻痺や脊髄損傷などに伴う重度の痙性麻痺

整形外科や腹部外科，産科などでは日常的に腰椎穿刺による局所麻酔薬の髄腔内投与，すなわち脊椎麻酔（例：分娩時，虫垂炎など）も行われる。

G010　関節腔内注射　80点

通常は疼痛や炎症のある関節に対し，鎮痛や抗炎症目的に薬剤を注入する。関節水腫が存在する場合，穿刺排液後に代わりに薬剤を注入することが多い。この場合穿刺については請求できない。

注入する部位は大部分は膝，肩だが，関節のある部位ならばどこでも注入可能である。肘，手関節，足関節，指間関節，顎関節，仙腸関節などにも注入する。股関節，椎間関節は深部なのでややむずかしいが，超音波検査により手術が容易・正確になった。D215超音波検査請求もれ注意。

関節リウマチでは，とくに炎症，滑膜増殖の激しい関節に局所麻酔薬と副腎皮質ホルモン剤を，変形性関節症では局所麻酔薬のほかにヒアルロン酸を定期的に注入することがある。偽痛風，石灰沈着性腱板炎，肩関節周囲炎などでも局所麻酔薬，副腎皮質ホルモン剤（懸濁性または水溶性）を，化膿性関節炎で抗菌薬を直接注入することがある。

使用薬剤は局所麻酔薬，副腎皮質ホルモン剤（懸濁性または水溶性），ヒアルロン酸，抗菌薬などで，別途請求できる。ヒアルロン酸は肩関節と膝関節以外は適応外である。

《保険請求》

検査，処置を目的とする穿刺と同時に実施した場合は，当該検査，処置またはG010関節腔内注射のいずれかの所定点数を算定する。

適応疾患 ▶変形性関節症 ▶関節リウマチ ▶偽痛風（仮性痛風，軟骨石灰化症）▶石灰沈着性腱板炎（石灰性腱炎など）▶肩関節周囲炎 ▶化膿性関節炎

G010-2　滑液嚢穿刺後の注入　100点

滑液嚢は滑液包とも呼び，足関節部，肘頭，股関節外側の大転子部，膝蓋前部などにみられる。超音波検査により注入が正確・容易になった。請求もれ注意（D215参照）。

適応疾患 ▶（物理的刺激による）滑液包炎：副腎皮質ホルモン剤または局所麻酔薬との混注 ▶化膿性滑液嚢炎（足化膿性滑液のう炎など）：抗菌薬

G011　気管内注入　100点

気管内挿管チューブあるいは気管支内視鏡を介して気管内に薬剤を注入する方法をいう。

気管内注入の適用となる主な薬剤は，新生児呼吸窮迫症候群（RDS）の治療として用いられる肺サーファクタント製剤（サーファクテン®）である。RDSは肺サーファクタント欠乏を主因とし，肺虚脱による進行性の呼吸不全を呈する未熟児の重症肺疾患である。

サーファクテン®を生理食塩水によく懸濁して，120mg/kgの量を気管内挿管チューブを介して気管内に注入する。全肺野に薬剤を行きわたらせるため4～5回に分け，1回ごとに体位変換する。初回投与の時期は生後8時間以内が望ましい。追加投与は症状に応じて決定する。

サーファクテン®の気管内注入以外には，抗真菌薬であるアムホテリシンB（ファンギゾン®）が気管内注入により投与される。ファンギゾン®は，アスペルギルス症など肺真菌症の治療として，注射用水で1～2mg/mLに希釈し，初回は少量（1～5mg）より開始し，漸次増量して1日10～20mgを隔日1回気管内注入する。適応となる肺アスペルギローマ（菌球）は成人でみられ，菌球の存在する空洞内に，気管支内視鏡を介して直接注入することが多い。

《保険請求》

①サーファクテン®は，成人型呼吸促迫症候群（ARDS）には保険適応がない。

②サーファクテン®の追加投与は1回まで認められる。

適応疾患　▶新生児呼吸窮迫症候群 ▶肺真菌症（肺アスペルギルス症など）

G012　結膜下注射　42点

結膜下注射は細い鋭針を使用して結膜下，すなわち眼球周囲に行う。点眼・内服・点滴による投与では治療効果不十分と思われる場合などに，眼内への薬剤の移行を良好にするためと，より長期間の効果の持続を目的として行われる。薬剤は抗生物質やステロイド薬などが使用される。内眼手術の手術終了時に行われることが多い。また，眼瞼結膜下に行うこともある。

《保険請求》

両眼に行った場合は，それぞれに片眼ごとの所定点数を算定する。

適応疾患　▶眼感染症（眼内炎など）▶ぶどう膜炎 ▶アレルギー性疾患（春季カタルなど）など

G012-2　自家血清の眼球注射　27点

以前は角膜疾患などに対して行われたが，現在では行われることはあまりない。本項を算定するときは理由を注記することが望ましい。

《保険請求》

眼球注射に際し，患者の血液を採取する場合は所定点数に採血料を加算して算定する。

適応疾患　▶眼結核（1930年代の報告）など

G013　角膜内注射　35点

以前は薬剤の眼内移行を高めるなどの目的で行われたが，現在では行われることはあまりない。本項を算定するときは理由を注記することが望ましい。

適応疾患　▶角膜真菌症（ただし薬剤の用法が適応外使用とみなされることがある）など

G014　球後注射　80点
G015　テノン氏嚢内注射　80点

手術時の麻酔として局所麻酔薬を注射することが多いが，後眼部病変の場合に治療目的でステロイド薬などを注射することもある。手術時の麻酔として行う場合は，疼痛の軽減と眼球運動の抑制を目的とする。

球後注射は球後針という比較的長めの鋭針を使用して，文字どおり眼球の後部に行う注射である。下眼瞼外側部の眼瞼皮膚から行う場合と経結膜的に行う場合がある。

テノン氏嚢内注射（テノン嚢内注射ともいう）は，球後針よりも細く短い注射針を使用して結膜を切開して鈍針で行う場合と，鋭針で経結膜的に行う場合がある。一般的には注射部位は球後注射よりも前方となる。

球後注射のほうが確実に球後に注射できるが，眼球穿孔や球後出血などの合併症も多い。手技によってはテノン氏嚢内注射でも球後注射とほぼ同様の効果が得られるため，最近ではテノン氏嚢内注射を行うことが多い。

《保険請求》

手術時の麻酔は，L006球後麻酔及び顔面・頭頚部の伝達麻酔で請求する。

適応疾患　▶糖尿病黄斑浮腫 ▶網膜静脈閉塞症に伴う黄斑浮腫 ▶非感染性ぶどう膜炎に伴う黄斑浮腫，に対するテノン氏嚢内注射

G016　硝子体内注射　600点

注　未熟児加算 新　600点

加齢黄斑変性，病的近視における脈絡膜新生血管，網膜静脈閉塞症に伴う黄斑浮腫，未熟児網膜症，血管新生緑内障の治療としてVEGF（血管内皮細胞増殖因子）阻害剤・Ang-2（アンジオテンシン2）阻害剤の硝子体内注射，糖尿病網膜症や網膜静脈閉塞症に伴う黄斑浮腫の治療としてVEGF阻害剤・Ang-2阻害剤や副腎皮質ホルモン（ステロイド）剤の硝子体内注射が行われる。これらの薬剤を硝子体内へ注射する場合に，本項で算定する。

《保険請求》

①両眼に行った場合は，それぞれに片眼ごとの所定点数を算定する。

②現在数種類の薬剤が認可されているが，それぞれ適応疾患が異なるので注意が必要である。

③未熟児加算は，出生時体重が2500g未満の新生児に対し，出生後90日以内に硝子体内注射が行われた場合に限り算定できる。

適応疾患 ▶加齢黄斑変性 ▶近視性脈絡膜新生血管 ▶網膜静脈閉塞症に伴う黄斑浮腫 ▶糖尿病黄斑浮腫 ▶未熟児網膜症 ▶血管新生緑内障

G017 腋窩多汗症注射〔片側につき〕 200点

腋窩多汗症注射は，A型ボツリヌス毒素（ボトックス®）を腋窩の発汗部位に皮内投与するものであり，重度の原発性腋窩多汗症に対する治療である。

具体的には，片腋窩あたり50単位を複数の部位（10〜15箇所）に１〜２cm間隔で皮内投与する。投与前にMinor'sヨウ素デンプン反応等の染色法を使用して目標とする発汗部位を同定する。効果のない部分を最小限にとどめるため，注射位置を図4-4のごとく等間隔でジグザグ状に配置することが推奨されている。注射針は針先端の斜め部分を上にして，皮膚表面に対し45度の角度で約２mmの深さへの皮内注射が推奨されている。通常４〜９カ月で効果が消失するので，投与を繰り返す必要がある。

ボトックス®添付文書の警告欄に「講習を受けた医師で，本剤の安全性及び有効性を十分理解し，本剤の施注手技に関する十分な知識・経験のある医師が行うこと」との記載があり，規定の講習・実技セミナーの受講等により，修了医師として認定された医師のみが本治療を行うことができる。

使用上の注意としても，「国内外のガイドライン等の情報を参考にして慎重に行うこと」とあり，日本では現在「原発性局所多汗症診療ガイドライン2023年改訂版」〔日本皮膚科学会雑誌：133(13)，3025-3056，2023〕が一般に用いられている。同ガイドラインでは，本治療を診療アルゴリズムにおいて外用抗コリン薬および塩化アルミニウム外用剤に次ぐ第２選択治療と位置付けている。

「毒素」であるため廃棄時にも留意が必要で，残った薬液や薬液の触れた器具等は，0.5％次亜塩素酸ナトリウム溶液を加えて失活させた後，密閉可能な廃棄袋または箱に廃棄する（図4-5）。

適応は重度の原発性腋窩多汗症のみであり，重度でないもの，続発性のもの，腋窩以外の多汗症部位に対しては認められない。「重度」の明確な線引きはむずかしいが，前出のガイドラインにおいては，Struttonらによる Hyperhidrosis disease severity scale（HDSS）により，「③発汗はほとんど我慢できず，日常生活に頻繁に支障がある。④発汗は我慢できず，日常生活に常に支障がある」を重症とすることや，換気カプセル法により，平均発汗量が２mg/cm²/min以上を重症とすることなどが提唱されている。

全身性の神経筋接合部の障害をもつ患者，妊婦または妊娠している可能性のある婦人および授乳婦，本剤の成分に対し過敏症の既往歴のある患者には禁忌である。妊娠する可能性のある婦人は，投与中および最終投与後２回の月経を経るまでは避妊，男性は投与中および最終投与後少なくとも３カ月は避妊することとなっている。

高齢者には少量から投与を開始するなど，患者の状態を観察しながら慎重投与となっている。小児に対しては，２歳以上の小児脳性麻痺患者における下肢痙縮に伴う尖足，12歳以上の斜視に対する適応を有しているが，小児の腋窩多汗症に対する直接の使用経験はないとされている。

再投与は前回の効果が減弱した場合に可能であるが，４カ月以内の再投与は避けることになっている。

複数の適応に本剤を同時投与した場合の安全性は確立されていないため，複数の適応に本剤を同時に投与しないことが望ましいとされている。やむを得ず同時に投与する場合には，それぞれの効能・効果で規定されている投与量の上限および投与間隔を厳守するとともに，３カ月間のA型ボツリヌス毒素の累積投与量として360単位を上限とすることとなっている。

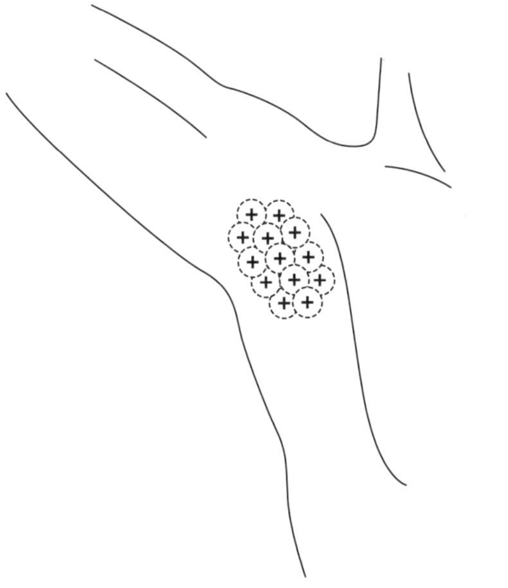

図4-4 腋窩多汗症における注射方法（ボトックス®添付文書より引用）

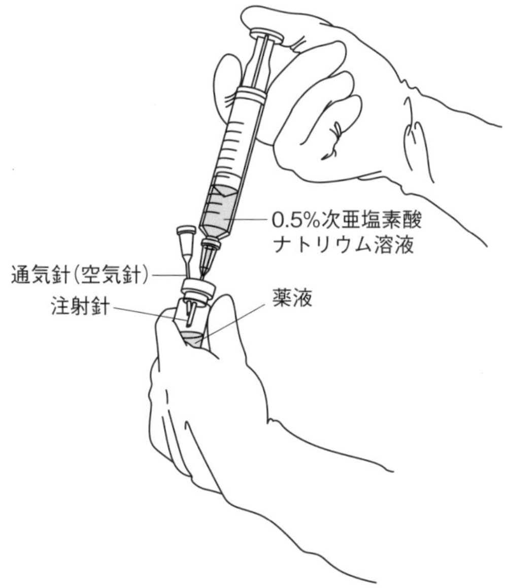

図4-5 廃棄方法（ボトックス®添付文書より引用）

《保険請求》

①適応は重度の原発性腋窩多汗症のみ。重度でないもの，続発性のもの，腋窩以外の部位に対しては不可。
②修了医師として認定された医師のみが実施可能。
③4カ月以内の再投与は不可。
④やむを得ず複数の適応に同時に投与する場合，それぞれの効能・効果の投与量の上限や投与間隔を厳守するとともに，3カ月間の累積投与量は360単位を上限とする。
⑤手技料の算定は片側につき一連であり，同一側の2箇所以上に注射を行った場合においても，1回のみの算定となる。両側に注射を行った場合には，×2の算定となる。

適応疾患　▶重度の原発性腋窩多汗症

G018　外眼筋注射〔ボツリヌス毒素によるもの〕　1,500点

眼球には6つの外眼筋が付着しており，これらの作用で上下左右などを見るといった眼球運動が可能となっている。物を見るときには両眼の視線が一致して両眼で物を見ている。この眼位が正常な場合が正位であり，眼位に異常をきたしたものが斜視である。眼位のずれの方向により内斜視・外斜視・上下斜視などがある。また，眼筋麻痺などによる眼球運動障害により起こる麻痺性斜視もある。斜視は外眼筋のバランスが悪いと起こる。例えば内直筋が強く，外直筋が弱いと内斜視となる。このような場合に，力の強いほうの外眼筋にボツリヌス毒素を注射して，その力を弱め眼位を改善する目的で本項の外眼筋注射が行われる。

《保険請求》

①講習を受けた医師が行う。
②通常，成人および12歳以上の小児に対して行う。
③再投与の場合は，前回投与からの投与間隔が定められている。

適応疾患　▶斜視 ▶内斜視 ▶外斜視 ▶上下斜視 ▶外転神経麻痺など

使用物品　ボツリヌス毒素，生理食塩液，次亜塩素酸ナトリウム溶液，点眼麻酔薬，注射筒，注射針，筋電計，手術的に行う場合は手術関連物品

第 5 章

麻酔

I
麻 酔 料

河内

L000 迷もう麻酔 31点

迷もう麻酔とは，吸入麻酔薬（主に笑気）を用いて小手術・検査における鎮痛目的にて行う短時間（10分未満）の全身麻酔のことである。いわゆる自科麻酔として手術医（検査施行医）が施行することが一般的で，基本的に麻酔科医が全身管理を行う必要がない症例が適応として選択される。たとえ，抜歯術や抜糸などのような短時間の手術であっても，小児や意識低下を伴っている患者で術中の自発的コントロールが不可能のために気道確保を必要とする場合や，患者が重篤な合併症を伴っていて安全に手術を行う際にきちんとした気道確保を必要とする場合には，麻酔科医の管理下に全身麻酔を選択したほうがよい。

この場合には診療上の必要理由が明確であるので，全身麻酔（L008に該当）の項目で算定可能であるが，実際に気道確保をきちんと行った場合には，10分未満の麻酔時間では手術は不可能であると思われる。逆に，たとえ全身麻酔器を用いて揮発性吸入麻酔薬により麻酔をかけても，10分未満であればL000迷もう麻酔で算定する。以下，主に笑気を使用する麻酔を想定して解説する。

マスクを用いて笑気－酸素混合気体を持続的に投与する方法が一般的であるが，歯科麻酔などでは間歇的に投与する場合もある。患者の意識は保たれているが，記憶はあいまいになることも多い。通常は患者自身にマスクを保持させ，自発呼吸で自然に笑気－酸素混合気体を吸入させることで麻酔薬を投与する。万が一意識レベルが低下したり，あるいは躁状態になったりした場合には笑気濃度を低下させるか，麻酔を一時中断して純酸素投与を行ったほうが安全である。

迷もう麻酔で使用される笑気濃度は30%～75%（笑気－酸素）であるが，麻酔器を使用しない場合には30%または50%にあらかじめ調合された笑気－酸素混合気体を使用することが安全性も高くコストの点からも利点が多い。ただし，この場合も酸素ボンベ（あるいは酸素配管）が直ちに使用可能な状況で設置されている必要がある。

笑気は麻酔作用が弱く（MAC = 101%，MAC：Minimum Alveolar Concentration），また80%以上の高濃度では酸素欠乏をきたすので使用できないため，単独で完全な鎮痛を得ることは通常困難である。笑気は血液・ガス分配係数が小さく（0.47），麻酔導入，覚醒が早く比較的調節が容易である。また呼吸抑制はほとんどなく，血圧が低下することも少ない，気道刺激性もない（ほとんど無臭）など，短時間・低濃度の使用では安全性も高い。

笑気－酸素を30%，50%濃度にあらかじめ混合した薬剤〔１Lボンベ（適応症：歯科手術，無痛分娩，術後痛など）〕が販売されている（アネソキシン－30・－50，アネックス－30・－50）。

《保険請求》

①吸入麻酔薬（笑気とは限っていない）を短時間（10分未満）使用する場合には，たとえ麻酔器を用いて閉鎖循環式・半閉鎖循環式全身麻酔法を行っても本項で算定することとされ，吸入麻酔薬の使用時間によって区分が制限されていることに注意を要する。

②迷もう麻酔時にD223経皮的動脈血酸素飽和度測定を持続的にモニターした場合は算定可能だが，D220の呼吸心拍監視については，重篤な心機能障害もしくは呼吸機能障害を有する患者，またはそのおそれのある患者でないと算定できない。

③実施時間は，麻酔薬の吸入を最初に行った時間を開始時間とし，検査，画像診断，処置又は手術が終了した時点を終了時間とする。

④ガス麻酔器を使用する10分未満の麻酔は本項で算定する。

適応 ▶歯科治療 ▶無痛分娩 ▶小手術（抜糸術など）

L001 筋肉注射による全身麻酔，注腸による麻酔 120点

筋肉注射による全身麻酔としては筋注用ケタラールを用いたケタミン麻酔があり，また注腸で行われる麻酔としては小児科領域で抱水クロラールを用いた麻酔がある。しかしいずれも安全性を重視する立場から，最近ではほとんど施行される機会がなくなっている。とくにケタミンが麻薬取扱いになったことから，使用方法がますます煩雑化したため，静脈点滴法を含めてケタミンの使用頻度は非常に低下した。

一般に麻酔科領域においては，ケタミンを用いた全身麻酔法ではケタミン筋注は麻酔の導入に用い，気道確保後，吸入麻酔薬，静脈麻酔薬などに切り替えることで麻酔を維持する。この場合には全身麻酔（L008に該当）の項目で算定可能であるので，この項には当てはまらない。本項で算定するのは筋注によるケタミン一回投与で，ほかに気道確保などを行わない場合である。

筋注用ケタラール50を用いてケタミンとして５～10mg/kgを筋注すると，大体５分以内に手術可能な麻酔状態が得られ，10～20分の効果時間をもつ。ただし専任の麻酔科医が気道確保を行わずに全身麻酔にすることはかなり危険が伴うので，気道確保して人工呼吸

ができる器具を手元に常に置き，術中は呼吸・循環を十分に観察すること。一方，抱水クロラール注腸は小児で検査や小手術に使用されることがある。抱水クロラールとして30〜50mg/kgを微温湯に溶かして注腸する。呼吸抑制を生じることがあるので，麻酔中は経皮的動脈血酸素飽和度をモニターしたほうがよい。

《保険請求》

①モニターした場合にはD223経皮的動脈血酸素飽和度測定を算定可能である。心電図，一定時間ごとの血圧測定も行ったほうがより安全であるが，D220呼吸心拍監視，新生児心拍・呼吸監視，カルジオスコープ（ハートスコープ），カルジオタコスコープの算定については，重篤な心機能障害もしくは呼吸機能障害を有する患者，またはそのおそれのある患者でないと算定できない。

②本項はL000迷もう麻酔と同様，麻酔科医が全身管理をする必要があるかどうかが選択のポイントである。麻酔科医が気道確保をしたうえで10分以上閉鎖循環式・半閉鎖循環式全身麻酔法を行った場合は，静脈注射用麻酔剤を用いた長時間の全身麻酔（L008）で算定する。

適応 ▶小児領域における鎮静・鎮痛が必要な検査・処置など

L001-2　静脈麻酔

1	短時間のもの	120点
2	十分な体制で行われる長時間のもの（単純な場合）	600点
3	十分な体制で行われる長時間のもの（複雑な場合）	1,100点
注1	幼児加算	100分の10
注2	麻酔管理時間加算	100点

静脈麻酔は，静脈麻酔薬を用いて行う全身麻酔のことであるが，麻酔薬を経静脈ルートで投与することとは同義ではない。一般に自科麻酔として担当の手術医（検査施行医）が施行し，基本的に麻酔科医が全身管理を行う必要がない症例が適応として選択される。

「2」の「十分な体制」とは，一般に常勤麻酔医（標榜医）が勤務していて，その指導下に行われることが条件と考えられる。

たとえ小手術であっても（子宮内容除去術など），意識低下を伴う患者で気道確保を必要とする場合や，患者が重篤な合併症を伴い安全に手術を行う際にきちんとした気道確保を必要とする場合には，麻酔科医の管理下に全身麻酔を選択したほうがよい。この場合には特別な気道確保法（気管内挿管，マスクによる気道確保など）を施行する診療上の必要性があるので，全身麻酔（L008）の項目で算定可能である。

静脈麻酔法とは，一般に末梢静脈留置輸液ルートより静脈麻酔薬を経静脈的に投与する麻酔方法をいう。ただし，麻酔科医による全身管理を含めた気道確保が必要とされない患者が適応である。静脈麻酔薬として使用される薬剤で従来から使用されてきたのは，超短時間作用性バルビツレート〔チオペンタール（ラボナール），チアミラール（イソゾール）〕およびケタミン（静注用ケタラール）である。

しばしば問題になるのが，こうした静脈麻酔を行った場合の安全性である。超短時間作用性バルビツレートの静脈内投与では，意識レベルが完全に消失する投与量でしばしば自発呼吸が停止するので，人工呼吸が可能な器材（蘇生用バッグマスクまたは全身麻酔器）および自発呼吸下でマスクによる酸素投与が可能な器具を必ず準備しておくべきであり，バルビツレート以外の薬剤（たとえばジアゼパム＋ペンタゾシンなど）を使用した場合も同様である。

血圧も一時的に低下する。また，バルビツレートは副交感神経刺激・ヒスタミン遊離作用があり，気管支痙攣，喉頭痙攣をきたしやすいとされている。気管支喘息などの素因のある患者では気管支喘息発作を誘発するおそれがあるので十分注意する。ケタミンを使用した場合には血圧低下を生じる頻度は少ないが，気道分泌物の増加と呼吸抑制に充分な注意が必要で，必ず人工呼吸が可能な器材を用意する。ただ，麻薬に分類されてからはほとんど使用されなくなった。

最近使用されるようになり，現在では最も一般的な静脈麻酔薬にプロポフォール（ディプリバン，プロポフォールマルイシ）がある。超短時間作用性バルビツレートと比較して，副交感神経刺激作用がないという利点はあるが，やはり意識レベルが完全に消失する投与量ではしばしば自発呼吸が停止することがあるので，人工呼吸が可能な器材および自発呼吸下でマスクによる酸素投与が可能な器具を必ず準備しておく必要がある。

麻酔薬投与後は患者の呼吸状態，血圧，脈拍数などの生命兆候をよく観察・確認してから手術を開始する。麻酔中は経皮的動脈血酸素飽和度をモニターしたほうがよい。モニターした場合にはD223経皮的動脈血酸素飽和度測定を算定可能である。

心電図，一定時間ごとの血圧測定も行ったほうがより安全であるが，D220呼吸心拍監視，新生児心拍・呼吸監視，カルジオスコープ（ハートスコープ），カルジオタコスコープの算定については，重篤な心機能障害もしくは呼吸機能障害を有する患者またはそのおそれのある患者でないと算定できない。

《保険請求》

①本項はL000迷もう麻酔と同様，麻酔科医が全身管理をする必要があるかどうかが選択のポイントである。麻酔科医が静脈麻酔薬を用いて気道確保をしたうえで閉鎖循環式・半閉鎖循環式全身麻酔法を行った場合は，静脈注射用麻酔剤を用いた長時間の全身麻酔（L008）で算定する。

②静脈麻酔時に経皮的動脈血酸素飽和度を持続的にモニターした場合にはD223が算定可能だが，D220については重篤な心機能障害もしくは呼吸機能障害を有する患者またはそのおそれのある患者でないと算定できない。

③静脈麻酔で算定する症例のうち，麻酔時間が10分未満のものはL001-2「1」で，10分以上のものはL001-2「2」または「3」で算定する。

④「3」の複雑な場合とは，常勤の麻酔科医が専従で当該麻酔を実施した場合とされている。

⑤実施時間は，静脈注射用麻酔剤を最初に投与した時間を開始時間とし，当該検査，画像診断，処置又は手術が終了した時間を終了時間とする。

⑥ 3歳以上6歳未満の幼児に対して行った場合は，幼児加算として，所定点数の100分の10を加算する。
⑦「3」について，静脈麻酔の実施時間が2時間を超えた場合は，麻酔管理時間加算，100点を加算する。

適応 ▶産科小手術（子宮内容除去術など）▶鎮静・鎮痛が必要な検査・処置

L002 硬膜外麻酔

1	頸・胸部	1,500点
2	腰部	800点
3	仙骨部	340点
注	麻酔管理時間加算「1」	750点*
注	麻酔管理時間加算「2」	400点*
注	麻酔管理時間加算「3」	170点*

硬膜外麻酔は，局所麻酔剤を硬膜外腔へ注入することで脊髄伝導路を遮断して麻酔をかける伝達麻酔法の一法である。自科麻酔として手術医（検査施行医）が施行する場合もあるが，手技がやや困難（とくに高位硬膜外麻酔）なため，麻酔科医が行うことも多い。基本的には，全身管理を行う必要がない症例が硬膜外麻酔単独での適応として選択される。

脊髄伝導路は頚部から仙骨部まで存在していて，ある程度範囲を限定して効果を生じさせることが可能なこと，L004脊椎麻酔のように完全に運動神経を遮断しないので麻酔効果がマイルドなこと，脊髄に直接触れることがないことなどから，原則として硬膜外穿刺は頚椎から仙骨部までいずれの部位でも可能である。そのため，硬膜外麻酔の適応となる手術も，上肢など（頚部硬膜外麻酔）から胸部・腹部（乳腺の手術など：胸部硬膜外麻酔），下肢（腰部硬膜外麻酔），肛門（痔瘻手術など：仙骨硬膜外麻酔）と多く，施行可能な範囲も非常に広い。

手術時間などの制約はほとんどないが，大きな手術や開腹術で全身管理・気道確保が必要になる場合には，麻酔科医の管理下に全身麻酔と硬膜外麻酔の併用を選択したほうがよい。この場合にはL008マスク又は気管内挿管による閉鎖循環式全身麻酔に硬膜外麻酔を併用した場合の項目で算定する。

硬膜外麻酔には，1回注入法と持続注入法（間歇的頻回注入法）がある。

1回注入法は，目的とする手術部位をカバーする範囲に薬液が注入できる椎間（棘突起間）から刺入した硬膜外針より，必要とする薬液を硬膜外腔へ1回注入する方法である。この方法で使用する針は，23G（ゲージ）の神経ブロック針から16Gの硬膜外用トゥーイ針まで，施行医師の技術に応じてさまざまである。

持続注入法（間歇的頻回注入法）は，16～18Gの硬膜外用トゥーイ針を用いて可塑性の細いカテーテルを硬膜外腔へ留置し，カテーテルから局所麻酔剤を手術中持続的あるいは間歇的に複数回投与する方法である。

手術麻酔目的で行われる硬膜外麻酔では，硬膜外カテーテルを留置する持続注入法が圧倒的に多く選択されている。前述のように難易度の問題はあるが，どちらの硬膜外麻酔法においても部位別には基本的手技に大きな変化はない。頚椎から仙椎までいずれの位置からの刺入においても，正中法または傍正中法かの刺入点の選択と，硬膜外腔を確認するための抵抗消失法またはハンギングドロップ法のいずれかの選択を行う。第4胸椎から第10胸椎あたりの刺入では，傍正中法が一般に選択される。部位を算定するにあたっては，例えば，Th12/L1から刺入した場合には胸部硬膜外麻酔として算定する。

また1回注入法では抵抗消失法，16Gの硬膜外用トゥーイ針ではハンギングドロップ法による硬膜外腔の確認が好まれるようであるが，抵抗消失法で最終確認を行うほうが安全であろう。1回注入法を選択する場合は，手術自体の時間的制約のほかに，手術後に疼痛管理を必要としないという前提があり，近年の短期滞在手術の普及に伴ってこの1回注入法が選択される機会が増えてきている。1回注入法では，麻酔効果時間は，注入する局所麻酔剤の薬効時間で調節する。

臨床上頻用される薬剤では，オンセットが最も早く薬効時間も短いのはリドカインで，おおよそ30分以内の手術（処置，検査）に用いる。単独で最も長いのはロピバカイン（アナペイン）またはレボブピバカイン（ポプスカイン）で，2時間程度の手術は可能である。投与量（薬液濃度×薬液量）は，患者の状態などにあわせて適宜調節する必要がある。

硬膜外カテーテル留置法は全身麻酔に併用される場合が多く，術中術後の鎮痛を目的とした場合に選択される。硬膜外麻酔を実施するにあたって必要とした器材（硬膜外針，硬膜外カテーテルなど），薬液（皮膚局所麻酔用局所麻酔剤，抵抗消失法用生理食塩水など。図5-1）については別途請求できない。ただし，手術中に精密持続注入用ポンプを接続した場合においては，PCA用装置および注入ポンプ（材料価格基準の018携帯型ディスポーザブルPCA用装置および019携帯型ディスポーザブル注入ポンプ）として請求できる。

硬膜外麻酔後には，脊椎麻酔ほど急激ではないが血圧は低下するので，末梢静脈路への細胞外液製剤の投与，昇圧薬（塩酸エフェドリンなど）と人工呼吸が可能な器材（蘇生用バッグマスクまたは全身麻酔器）および自発呼吸下でマスクによる酸素投与が可能な器具を必ず準備しておくべきである。

硬膜外麻酔穿刺は，どんなに訓練された麻酔医が行っても，くも膜下薬液注入の危険性があるため，突発的な脊椎麻酔による急激な血圧低下や呼吸状態の悪化に備えて，最低15分間は十分に患者観察（最低5分間隔の血圧測定）をしておく必要がある。そのため麻酔中は経皮的動脈血酸素飽和度をモニターしたほうがよ

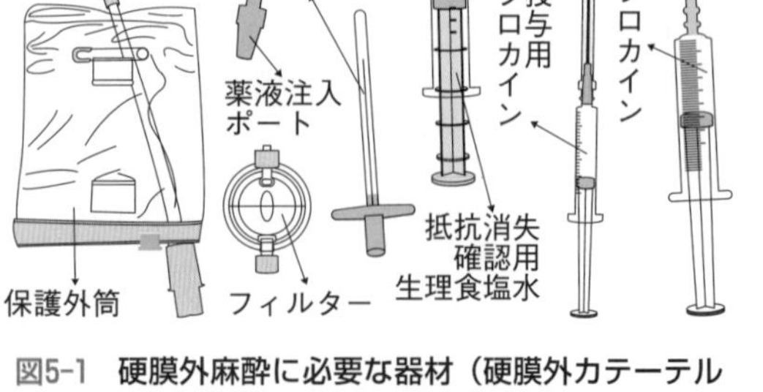

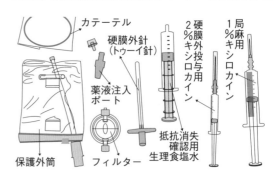

図5-1 硬膜外麻酔に必要な器材（硬膜外カテーテル挿入用器材セット）

い。

また，硬膜外麻酔法（カテーテル挿入）は脊椎麻酔法に比べて使用する針が太く，加えて硬膜外腔は比較的血管も豊富なので，患者の凝固機能が低下している場合（プロトロンビン時間60～70％以下）は硬膜外腔への出血のリスクを考えると禁忌と考えたほうがよい。

《相互接続防止コネクタに係る国際規格の導入》

「相互接続防止コネクタに係る国際規格〔ISO（IEC）80369シリーズ〕の導入について」（平成29年10月４日付医政総発1004第１号，薬生薬審発1004第１号，薬生機審発1004第１号，薬生安発1004第１号通知）が発出され，段階的な誤接続防止コネクタの国内導入が決定された。これにより，神経麻酔分野では2020年２月末をもって旧規格製品（誤接続防止コネクタに対応していない製品）の販売は停止することが通知された。したがって2020年３月以降は，最も広く行われている神経ブロックである硬膜外麻酔についても，それに使用する硬膜外針，注射器などの接続部分は誤接続防止コネクタとなっている製品が販売される。このことにより，各医療機関では旧規格製品を全面的に取り替える必要が生じた（異なる規格製品が混在すると安全管理上リスクが生じる）。

幸いにして硬膜外麻酔分野では，本医政局通知に適合する製品はすでに発売されており（2019年末時点），大学病院などではすでに旧規格製品を一掃して新規格製品のみを使用している医療機関も存在する。しかし，ペインクリニック分野で使用する特殊な神経ブロック用の針については，いまだ製品対応ができていないものもあり，また新たに製造工程を組み上げる採算性がないものについては，今後も法令に則った製品供与はされないものも出てくる可能性がある。

この誤接続防止コネクタとは，基本的に通常の注射器が接続できないようにオス／メス双方の口径と形状を変更したものである（図5-2）。一般的には，尿道カテーテルなどのドレナージチューブ接続部や経腸栄養（特に胃瘻などとの接続部分）の分野において以前より試みられて広く使用されている。もっとも経腸栄養分野では，2020年度から誤接続防止規格がJIS規格から国際規格へ変更されるなど，コネクタの接続方法については試行錯誤が行われている現状があるので，注意する。

これにより，硬膜外麻酔手技に使用するセットの変更が余儀なくされる。セットの内容物品は変化ないが，ブロック針と薬液注入用のシリンジ，抵抗消失法に使用するシリンジを新規格対応品に変更する。一回注入法では，23ゲージ神経ブロック針から16ゲージ硬膜外用トゥーイ針まで様々なブロック針を使用するが，いずれのブロック針も接続部（薬液注入部）は新規格対応のメスコネクタである必要がある。また，持続注入法あるいは間歇的頻回注入法は，18-16ゲージの硬膜外用トゥーイ針を用いて可塑性の細いカテーテルを硬膜外腔へ留置するが，この18-16ゲージの硬膜外用トゥーイ針も接続部（薬液注入部）は新規格対応のメスコネクタである必要がある。ただし，皮膚の局所麻酔については，一般注射器と針を使用できることになっているので，従来どおりの製品を使用できる。

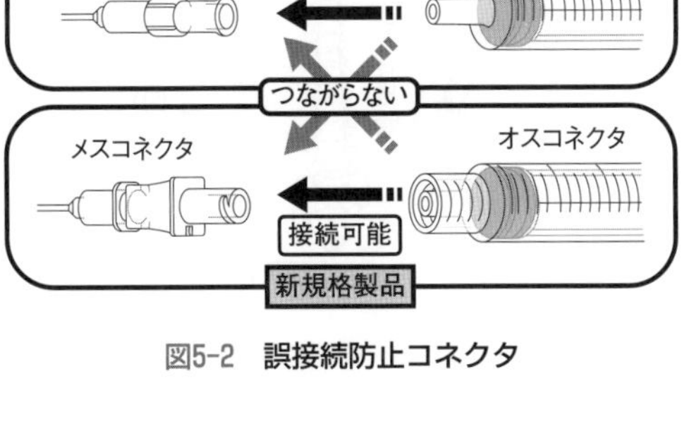

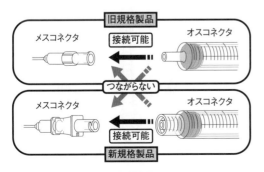

図5-2 誤接続防止コネクタ

《保険請求》

①穿刺部位によって点数が異なる。第12胸椎と第１腰椎間より刺入した場合には「１」頸・胸部で算定し，第５腰椎と第１仙椎間より刺入した場合には「２」腰部で算定する。

②硬膜外麻酔の実施時間（麻酔時間）は硬膜外腔へ薬液を注入した時刻を開始時間とし，当該検査，画像診断，処置または手術を終了した時点を終了時刻として計算する。麻酔実施時間が２時間を超えた場合には，麻酔管理時間加算として，30分またはその端数を増すごとに所定点数の100分の50に相当する点数を加算できる（＊）。

③L008マスク又は気管内挿管による閉鎖循環式全身麻酔に硬膜外麻酔を併用した場合には，L008の硬膜外麻酔加算（所定点数の100分の50）により算定するが，麻酔実施時間が２時間を超えた場合には，麻酔管理時間加算に加えて30分またはその端数を増すごとに所定点数の100分の50に相当する点数（頸・胸部，腰部，仙骨部で異なる）を硬膜外併用として加算できる。

④麻酔時に経皮的動脈血酸素飽和度を持続的にモニターした場合には，D223が算定可能だが，D220については，重篤な心機能障害もしくは呼吸機能障害を有する患者またはそのおそれのある患者でないと算定できない。

⑤常勤の麻酔科標榜医が行った場合にはL009麻酔管理料（Ⅰ）が，常勤の麻酔科標榜医の指導のもと，他の医師が行った場合にはL010麻酔管理料（Ⅱ）が算定可能である（同時算定は不可）。

適応 **硬膜外麻酔単独** ▶整形外科手術（下肢の骨折，膝関節鏡などの比較的短時間の手術）▶一般外科手術（乳腺腫瘤摘出術などの比較的小手術 ▶外鼡径ヘルニア根治術，痔の手術など）▶産婦人科手術（帝王切開術など）▶泌尿器科手術（開腹術ではないもの：包茎手術，前立腺生検，除睾術など）▶鎮痛が必要な比較的長時間の検査・処置など多数

全身麻酔との併用（硬膜外カテーテル留置） ▶大部分の開腹手術（幽門側胃摘出術など）▶腹腔鏡下手術，開胸術（肺切除術，心臓外科手術など）▶胸腔鏡下手術など多数

L003　硬膜外麻酔後における局所麻酔剤の持続的注入〔１日につき〕〔麻酔当日を除く〕

80点

注　精密持続注入加算　80点

L002硬膜外麻酔またはL008マスク又は気管内挿管による閉鎖循環式全身麻酔に硬膜外麻酔を併用し，硬膜外腔に持続注入用カテーテルを留置した場合に，手術後疼痛対策として硬膜外カテーテルより局所麻酔剤の持続的注入を行うことで，手術翌日より本項が算定できる。

硬膜外持続注入法あるいは間歇的頻回注入法は，16〜18G（ゲージ）の硬膜外用トゥーイ針を用いて可塑性の細いカテーテルを硬膜外腔へ留置し，カテーテルから局所麻酔剤を手術中持続的あるいは間歇的に複数回投与する麻酔方法である。硬膜外への留置手技については，頸椎から腰仙椎レベルまでどの位置からのカテーテル挿入も可能であるが，頸椎から仙椎までいずれの位置からの刺入においても，正中法または傍正中法かの刺入点の選択と，硬膜外腔を確認するための抵抗消失法またはハンギングドロップ法のいずれかの選択を行う。第４胸椎から第10胸椎あたりの刺入では，傍正中法が一般に選択される。算定部位に関しては，例えばTh12/L１から挿入した場合には，胸部硬膜外麻酔として算定することが一般的である。

多くの場合，留置されたカテーテルは術後鎮痛目的で使用されるが，薬剤投与を持続的に硬膜外腔へ行った場合に本項を算定できる。さらに，自動注入ポンプを用いて１時間に10mL以下の速度で精密持続注入を行った場合には，精密持続注入加算も算定可能である。精密持続注入用ポンプはディスポーザブルである必要はないが（たとえば薬剤注入用のシリンジポンプなどで行うことは可能），ディスポーザブルポンプを接続した場合においては，PCA用装置および注入ポンプ（材料価格基準の018携帯型ディスポーザブルPCA用装置および019携帯型ディスポーザブル注入ポンプ）として請求できる。

持続注入に使用する薬剤としては，局所麻酔剤や麻薬（塩酸モルヒネ，フェンタニル），または両者を混合して使用することが一般的である。局所麻酔剤の場合は血圧低下，麻薬の場合は呼吸抑制などの薬剤の副作用を十分に勘案して投与量を決定する。注入ポンプ用局所麻酔薬としては，最近は0.2％ロピバカイン（アナペイン），または0.25％レボブピバカイン（ポプスカイン）には100mLパック製剤があるので，使用されることが多い。どちらもこの濃度であれば副作用の発現は比較的低く，安全性も高いとされる。

《相互接続防止コネクタに係る国際規格の導入》

「相互接続防止コネクタに係る国際規格〔ISO（IEC）80369シリーズ〕の導入について」（平成29年10月４日付医政総発1004第１号，薬生薬審発1004第１号，薬生機審発1004第１号，薬生安発1004第１号通知）が発出され，段階的な誤接続防止コネクタの国内導入が決定された。そのため，硬膜外へ精密持続注入を行う場合は，コネクタ部分が新規格に対応したディスポーザブル精密持続注入用ポンプあるいは接続チューブを用いないとポンプが使用できなくなるので，留意されたい。2020年３月以降は，硬膜外ブロック針，硬膜外カテーテルについては新規格製品のみの販売になる。三方活栓，エクステンションチューブもこの新規格の対応でなければならない。

《保険請求》

①L002硬膜外麻酔は，その穿刺部位によって点数が異なるが，本項は部位による点数の差はない。持続的に投与した場合に算定する。

②手術当日は算定できない。手術翌日より持続注入を行った１日につき請求可能である。

③精密持続注入とは自動注入ポンプを用いて１時間に10mL以下の速度で局所麻酔剤を注入するものをいう。

適応　**硬膜外単独**　▶全身麻酔による気道確保は必要ないが術後の鎮痛を必要とするもの。また，保険請求上では表れないが，現場ではL004脊椎麻酔との併用も多く行われる。

▶整形外科手術（人工股関節置換術，人工膝関節置換術など）▶一般外科手術（乳腺腫瘤摘出術などの比較的小手術，外鼡径ヘルニア根治術，痔の手術など）▶産婦人科手術（帝王切開術など）▶泌尿器科手術〔TUR-P（経尿道的前立腺手術）など〕

全身麻酔との併用　▶大部分の開腹手術（幽門側胃摘出術など）▶腹腔鏡下手術▶開胸術（肺切除術，心臓外科手術など）▶胸腔鏡下手術▶整形外科手術（人工股関節置換術，人工膝関節置換術）など多数

L004　脊椎麻酔　850点

注　麻酔管理時間加算　128点*

脊椎麻酔法は，局所麻酔剤を脊髄くも膜下腔へ注入することで脊髄伝導路を遮断して麻酔をかける伝達麻酔法の一法である。穿刺部位は，（特殊な場合を除き）馬尾神経領域に限られるので，別名腰椎麻酔ともいわれる。2002年に日本麻酔学会では名称を「脊椎麻酔」から「脊髄くも膜下麻酔」に変更しているので，いずれも学問的には正式名称ではないが，本項ではそのまま脊椎麻酔との名称を用いる。

一般に手術部位に応じて，最も高位でL２/３（虫垂炎手術など），以下，L５/S１（膝以下の整形外科手術，痔手術など）までの椎間から刺入される（図5-3）。硬

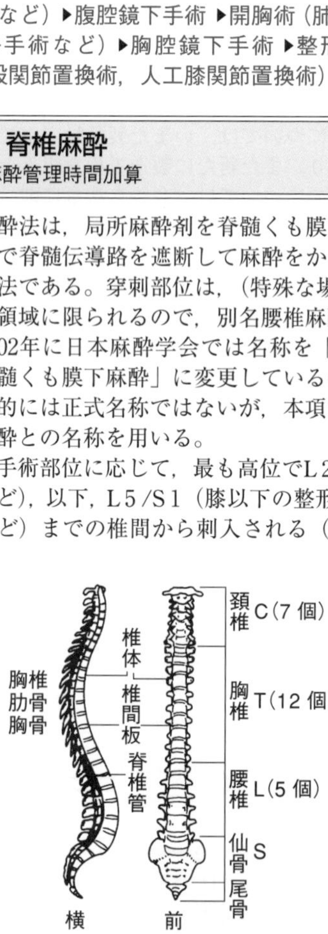

図5-3　脊椎の構造

麻酔

膜外麻酔法のように穿刺部位による手術点数の差はない。また，やや特殊な脊椎麻酔法として，S領域の手術に対し，座位にて高比重脊椎麻酔薬を使用して行うサドルブロックがあるが，本項にて算定する。

本項は，手技が比較的容易なため自科麻酔として手術医（検査施行医）が施行する場合も多い。基本的には全身管理を行う必要がない症例が適応となる。手術時間などの制約はほとんどないが，大手術や開腹術は全身管理・気道確保が必要になるので，全身麻酔と硬膜外麻酔の併用麻酔法をとることが多い。また，診療上の理由から気道確保を必要とする場合には，麻酔科医の管理下に全身麻酔を選択したほうがよい。この場合はL008マスク又は気管内挿管による閉鎖循環式全身麻酔で算定する。

脊椎麻酔法には，側臥位にて穿刺する方法と座位（サドルブロック）にて行う方法がある。日本では側臥位にて穿刺する１回注入法が最も一般的である。L２/３またはL３/４の棘突起間（L３/４を選択したほうが安全とされる）から正中法にてくも膜下腔へ刺入し，脳脊髄液の逆流を確認し，目的とする手術部位をカバーする範囲を考えて必要とする薬液量，種類を決定して薬液を注入する。この方法で使用する針は，太さは23G（ゲージ）から27Gまでで，タイプもさまざまなものが存在する。最も一般的なのは23～25Gの脊麻針（クインケタイプ）であるが，多くの種類の脊麻針が使用されており，代表的な先端形状と名称を示す（図5-4）。

いずれも脊椎麻酔を実施するにあたって必要とした器材（脊麻針など），薬液（皮膚局所麻酔用局所麻酔剤）は別途請求できないが，脊椎麻酔に使用した薬剤（脊麻用マーカインなど，図5-5）は請求可能である。

合併症としてかなりの頻度で生じるのは脊麻後頭痛・悪心・嘔吐であるが，高位脊椎麻酔，神経損傷，脊髄栄養動脈損傷による脊髄横断麻痺など重大なものも多くあり，可能であれば手馴れた専門家が行ったほうがよい。脊麻後頭痛については，25G以下の細い針を使用すれば発生頻度は低下するとされている。

高位脊椎麻酔あるいは第７胸髄あたりまでの脊椎麻酔でも血管運動神経の遮断が強く，高齢者や脱水症例などではしばしば急激な血圧低下を生じるため，末梢静脈路への細胞外液製剤の投与，昇圧薬（塩酸エフェドリン，ネオシネジンなど），人工呼吸が可能な器材（蘇生用バッグマスクまたは全身麻酔器），自発呼吸下でマスクによる酸素投与が可能な器具を必ず準備しておくべきである。心肺停止等の重大な合併症例において，高位脊椎麻酔による直接の横隔膜神経麻痺での呼吸停止例は意外と少ないとされ，急速な循環虚脱から適切な処置を行わないで呼吸停止・心停止に陥る症例が多いとされている。

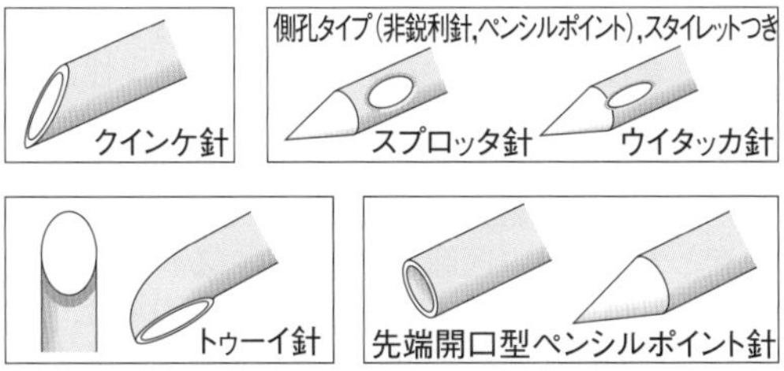

図5-4 脊麻針の種類による先端形状の違い

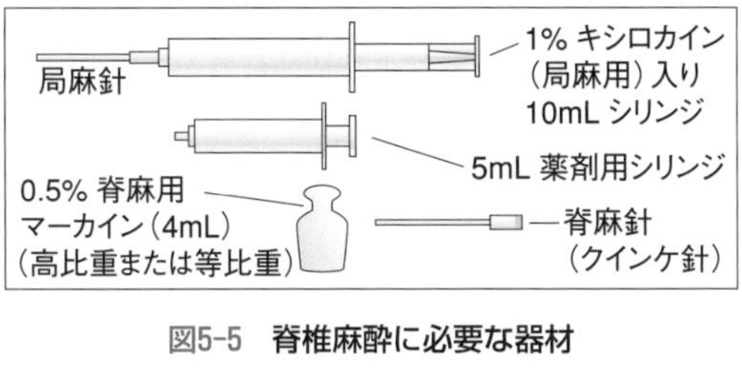

図5-5 脊椎麻酔に必要な器材

脊椎麻酔の場合，体位が非常に重要で，馬尾神経が背側に集まっていると馬尾神経を損傷して麻痺などの後遺症を生じるおそれが大きくなるため，側臥位で行う場合でもしっかりと膝を両手で腹側に抱える体位をとることが肝心である。この体位をきちんととれば，馬尾神経は腹側へ集まり刺入部位は比較的安全になるとされている。また，棘突起間の確認も容易になるので，体位には留意したほうがよい。

注入薬剤は等比重，高比重溶液に大きく分かれ，0.5％脊麻用マーカイン（高比重，等比重），ネオペルカミンS，テトラカインなどが使用されている。薬剤の種類，投与量（薬液濃度×薬液量）は手術時間，手術部位などに応じて選択する。一般に単独で最も薬効時間が長いのはマーカイン（ブピバカイン）で，２時間程度の手術は可能である。

座位で行うサドルブロックはL４/５またはL５/S１から正中法にて刺入し，高比重液を用いて非常に限定された領域（S領域）のみに効かせる脊椎麻酔法で，十分な穿刺後体位保持を行えば薬液の効果範囲も狭く，安全性も高いので，限定された領域の手術（痔の手術など）でしばしば選択される麻酔法である。

手術によっては硬膜外麻酔（カテーテル挿入法）と脊椎麻酔を併用する場合もあり（硬脊麻，CSE法：Combined spinal epidural法），L002硬膜外麻酔またはL003硬膜外麻酔後における局所麻酔剤の持続的注入にて算定する。

一般に脊椎麻酔施行後に血圧は低下するので，急激な血圧低下や呼吸状態の悪化に備えて最低15分間は患者観察（最低５分間隔の血圧測定）をする必要がある。そのため麻酔中は経皮的動脈血酸素飽和度をモニターしたほうがよく，その場合はD223経皮的動脈血酸素飽和度測定を算定可能である。D220呼吸心拍監視，新生児心拍・呼吸監視，カルジオスコープ（ハートスコープ），カルジオタコスコープは，重篤な心機能障害や呼吸機能障害を有する患者，またはそのおそれのある患者でないと算定できないので注意する。

患者の凝固機能が低下している場合（プロトロンビン時間60％以下など）は，出血のリスクを考えると禁忌と考えたほうがよい。

《相互接続防止コネクタに係る国際規格の導入》

「相互接続防止コネクタに係る国際規格〔ISO（IEC）80369シリーズ〕の導入について」（平成29年10月４日付医政総発1004第１号，薬生薬審発1004第１号，薬生機審発1004第１号，薬生安発1004第１号通知）が発出され，段階的な誤接続防止コネクタの国内導入が決定された。そのため，2020年３月以降は，すべての形態

麻酔

の脊椎麻酔用針あるいは脊髄ドレナージ針について薬液注入コネクタが新規格に対応した製品のみ販売されることになる。必然的に薬液注入用あるいは髄液採取用のシリンジは，誤接続防止コネクタである必要があるので留意されたい。日本の代表的なメーカーにおいても，18-27ゲージまでのクインケタイプ，ペンシルポイントタイプともに，すでに新規格に移行して販売開始している。

《保険請求》

①実施（麻酔）時間は，くも膜下腔へ薬液を注入した時点を開始時刻とし，当該手術，処置，検査，画像診断などを終了した時点を終了時刻として計算する。麻酔実施時間が2時間を超えた場合には麻酔管理時間加算として30分またはその端数を増すごとに128点を加算できる（＊）。

②L008マスク又は気管内挿管による閉鎖循環式全身麻酔に併用した場合には併用加算はなく，請求はL008のみで行う。

③L008マスク又は気管内挿管による閉鎖循環式全身麻酔に硬膜外麻酔を併用した場合には，L008の硬膜外加算（所定点数の100分の50）により算定するが，麻酔実施時間が2時間を超えた場合には，全身麻酔時間加算に加えて30分またはその端数を増すごとに所定点数の100分の50に相当する点数（頸・胸部，腰部，仙骨部で異なる）を硬膜外併用として加算できる。

④帝王切開術の麻酔を麻酔科標榜医が本法で行った場合は，麻酔管理料（Ⅰ）として700点請求できる。

適応 **脊椎麻酔単独** ▶整形外科手術（下肢の骨折，膝関節鏡などの比較的短時間の手術）▶一般外科手術（外鼡径ヘルニア根治術，痔の手術など）▶産婦人科手術（帝王切開術など）▶泌尿器科手術（開腹術ではないもの：包茎手術，前立腺生検，除睾術など）▶鎮痛が必要な比較的長時間の検査・処置など

硬膜外麻酔との併用（硬膜外カテーテル留置） ▶帝王切開術が代表的

L005　上・下肢伝達麻酔　170点

伝達麻酔法は，本来疼痛伝導路を遮断する麻酔法全体を指す名称であり，上下肢の麻酔方法としては硬膜外麻酔（L002），脊椎麻酔（L004）なども麻酔方法としては含まれるが，本項では上肢の手術（検査，画像診断，処置など）に対する腕神経叢ブロックと，下肢の手術（検査，画像診断，処置など）に対する坐骨神経＋大腿神経ブロックの2方法のみを指している。いずれの麻酔法でも，最大の欠点は麻酔の作用時間が短いことで，比較的効果時間の長い局所麻酔剤を使用しても1～2時間の手術がやっとである。

腕神経叢ブロックはよく知られていて有用性も高く，しばしば上肢の手術・骨折の整復などで使用されるが，坐骨神経＋大腿神経ブロックは脊椎麻酔のほうが容易で確実な除痛が得られ，しかも1回の針刺入で済むことから，少なくとも（下肢）手術において単独では一般的な麻酔法ではない。また，有効手術可能時間においても，下肢の手術目的では硬膜外・脊椎麻酔がより優れている。結論として，それなりの訓練を必要とする手技であるのに有用性が総じて低いことから，後述の腋窩法以外はほとんど使用されてこなかった麻酔法である。最近，超音波エコーを用いた神経ブロック方法が広く知られる様になり，エコー器械の性能向上と低価格化により普及しつつある。超音波エコー下ブロック法にて行えば，特に腋窩法（後述）や，大腿神経ブロック（後述）は確実で比較的やさしい手技となったため使用頻度が増えている。最近では全身麻酔後の術後鎮痛法としての有用性から，これらの神経ブロック法はしばしば全身麻酔に併用される。この場合には本項は算定できない。

腕神経叢ブロック（麻酔）で有名なアプローチ方法として，①**前斜角筋間法**，②**鎖骨上窩法**（クーレンカンプ法），③**腋窩法**が知られている。効果範囲は①＞②＞③であるので，手術範囲に応じて使い分ける。

①**前斜角筋間法**：手術側の頚部外頚静脈と胸鎖乳突筋の交点内側あたりの高さで前斜角筋間から23～25G（ゲージ）針で刺入し，目的手術部位付近へ放散痛のある位置（深さ約5～10mm）で1％リドカイン（キシロカイン）/メピバカイン（カルボカイン）10～15mLを注入する。

②**鎖骨上窩法**：鎖骨上窩付近よりやはり23～25G針で刺入し，放散痛のある位置で1％リドカイン（キシロカイン）/メピバカイン（カルボカイン）10～15mLを注入する。この方法は気胸を合併する頻度が高く，必要とする効果を得るためには最も習熟を必要とするため，ほとんど使用されない。最近では，超音波エコー法を用いれば比較的安全に施行することが可能になってきた。

③**腋窩法**：腕神経叢ブロックのうち，最も容易で安全性も高いために頻用される。主として前腕以遠の短時間の手術に用いられる。一般に行われる腕神経叢麻酔は大部分が腋窩法と考えて差し支えないと思われる。手術側の腋窩において上腕動脈を触知して上腕動脈のわきに23～25G針で刺入し，動脈と同じ高さ（深さ約5～10mmで，拍動性に針が動く位置）で1％リドカイン（キシロカイン）/メピバカイン（カルボカイン）10～15mLを注入する。最近では超音波エコーが用いられることが多く，その場合は腕神経叢を確認しながら周囲の筋膜鞘を囲むように注入する。合併症の減少/ブロック効果の確実性は大いに増すが，高価な器材を使用し，手技が多少煩雑になるのが欠点である。

ただし，①の前斜角筋間法については，本法を非常に得意とする施設（医師）がある（いる）こと，また長い手術（指切断に対する接合術など）の場合，腋窩法・前斜角筋間法ともに持続注入法で行う麻酔法があることを記しておく。

下肢の手術に対しては，前後面に麻酔をかけるために坐骨神経と大腿神経の両神経の遮断を必要とする。坐骨神経ブロックは臀部坐骨結節付近から，大腿神経ブロックは鼠径部下側大腿前内側で，23～24G針（場合によっては長い針を必要とする）を用いて刺入し，1％リドカイン（キシロカイン）/メピバカイン（カルボカイン）/0.15～0.2％ロピバカイン（アナペイン）10～15mLを注入する。いずれの方法で行っても，点数は本項で算定する。

この数年来，超音波エコーを使用しての神経ブロック手技の向上が著しく，特に大腿神経/坐骨神経ブロックが非常に一般的になってきている。

大腿神経ブロックはエコーで確認して前述の部位から行う。

坐骨神経ブロックは，エコーを用いる場合には膝窩法が一般に選択される。エコーリニアプローブを膝窩よりやや大腿側にあて，坐骨神経が総腓骨神経と脛骨神経に分かれる直前あたりをエコーで描出し，膝外側よりプローブと平行に刺入してエコーで確認しながら神経周囲に薬液を注入する。この方法を用いれば確実に神経がブロックされるため，膝の手術等ではブロック単独あるいは全麻と併用で非常に有用である。

どの方法も血管に非常に近い部位で大量の薬液を注入するため，血管内への誤注入には十分気をつける必要がある。使用薬品・器材は伝達麻酔に使用した局所麻酔剤のみ請求できる。

また，医学的理由により伝達麻酔で行うことが困難な手術は，麻酔科医によってL008マスク又は気管内挿管による閉鎖循環式全身麻酔で行うことが望ましい。

《保険請求》

①実施（麻酔）時間は薬液を注入した時点を開始時刻とし，当該手術，処置，検査，画像診断などを終了した時点を終了時刻とする。

②L008マスク又は気管内挿管による閉鎖循環式全身麻酔に伝達麻酔を併用した場合には併用加算はなく，請求はL008のみで行う。

③上肢の手術（検査，画像診断，処置など）の麻酔として行った腕神経叢ブロックと，下肢の手術（検査，画像診断，処置など）に対する坐骨神経＋大腿神経ブロックの麻酔を，本項で算定する。

④超音波エコー法にて行った場合でも特別な加算はない。

適応 ▶整形外科手術（上肢・下肢の骨折の手術など）▶鎮痛が必要な比較的短時間の検査・処置（上肢・下肢の骨折の整復など）

L006 球後麻酔及び顔面・頭頸部の伝達麻酔〔瞬目麻酔及び眼輪筋内浸潤麻酔を含む〕 150点

眼科における局所伝達麻酔とは，点眼麻酔から始まり結膜下注射法などを経て，球後麻酔法に至る一連の麻酔法である。本項では主に眼内手術における麻酔法について述べるが，特殊な伝達麻酔（眉上部の手術に対する眼窩上神経ブロックなど）も含まれているととらえられ，総じて眼科手術に使用する麻酔法は本項にて算定する。眼球内手術においては，最近は球後麻酔そのものよりも，より合併症の少ないテノン氏嚢麻酔などが選択されることが多い。

球後麻酔は，球後に麻酔薬を投与する麻酔方法で，眼窩内のすべての神経をブロックする方法である。すなわち毛様体神経節，Ⅲ・Ⅳ・Ⅴ・Ⅵ脳神経の運動知覚枝，交感神経のすべてを遮断する。23～24G（ゲージ）針で下眼瞼下外側より眼窩下縁に沿って刺入する。使用薬と量は２％リドカイン（キシロカイン）あるいはメピバカイン（カルボカイン），または0.5％ブピバカイン（マーカイン）1.5～3.0mLである。点眼麻酔後に結膜切開部から行うことも可能である（脳神経については図5-12参照，p.278）。

合併症としては球後出血が最も多いが，中心動脈閉塞，視力・視野障害，くも膜下誤注入などの重大な合併症も報告されている。そこで最近では，より麻酔範囲も限定可能で合併症の少ない方法として点眼麻酔にテノン氏嚢麻酔を併用する麻酔法がよく選択されている。

テノン氏嚢麻酔には嚢内麻酔法と嚢下麻酔法がある。テノン氏嚢麻酔では，点眼麻酔を行った後に，角膜輪部から５～７mm離れたテノン氏嚢内に27G針で麻酔剤を0.5mL以下注入する。テノン氏嚢下麻酔は，切開した結膜およびテノン氏嚢と強膜の間に27Gの鈍針を球後方向に挿入し，麻酔剤を1.0～2.0mL注入する方法である。いずれの麻酔法も１時間以上の手術には基本的に対応できないが，後者の麻酔方法（テノン氏嚢下麻酔）には術中に麻酔剤を追加投与できる利点がある。そのほか補助麻酔法として瞬目麻酔や前房内麻酔などがある。いずれの方法でも点数は本項で算定する。

使用薬品・器材は伝達麻酔に使用した局所麻酔剤のみ請求できる。頭頸部の手術については一般に全身麻酔が選択されるが，まれに口腔外科・耳鼻咽喉科・形成外科領域における伝達麻酔（おとがい神経ブロック，舌咽神経ブロック，浅頸神経叢ブロック，深頸神経叢ブロックなど）も単独あるいは局所浸潤麻酔との併用で手術目的として行った場合には，この項目で算定できる。いずれにしても，医学的理由により伝達麻酔で行うことが困難な眼内（頭頸部）手術は，基本的に麻酔科医によりL008マスク又は気管内挿管による閉鎖循環式全身麻酔で行うことが望ましい。

《保険請求》

①実施（麻酔）時間は薬液を注入した時点を開始時刻とし，当該手術，処置，検査，画像診断などを終了した時点を終了時刻とする。

②L008マスク又は気管内挿管による閉鎖循環式全身麻酔に球後麻酔などを併用した場合には，併用加算はなく，請求はL008のみで行う。

③他の麻酔法を併用した場合においては重複して算定はできない。

適応 ▶主に眼科手術 ▶すべての眼内手術（白内障，緑内障，硝子体手術）▶網膜剝離手術 ▶眼球摘出手術 ▶まれに顔面頭頸部の手術（口腔外科，耳鼻咽喉科，形成外科など）

L007 開放点滴式全身麻酔 310点

開放点滴式全身麻酔法とは，ジンメルブッシュマスクという金属メッシュ製の特殊なマスクを患者の顔面に置き，マスクの上にガーゼを置いてエーテルを滴下することにより，その自然気化するエーテルを自発呼吸下で患者が吸入して全身麻酔をかける麻酔法である。気管内挿管が可能な麻酔深度に達するまでに30分程度必要とする。患者の身体への悪影響のほかにも，エーテルが爆発する危険性が高いこと，手術室内が高度にエーテルで汚染されることなど大きな問題があり，時代とともに新しい揮発性吸入麻酔薬が開発されて，今ではまったく使用されない麻酔法である。

したがって，本項は，実際の「開放点滴式」麻酔に対してではなく，マスクまたは気管内挿管による特別な気道確保を必要とせずに，自発呼吸下で吸入麻酔を行った場合に算定する項目として残されている。すなわち，この項目で算定する要件は，現在では麻酔方法ではなく，特別な気道確保法を必要とせず，自発呼吸下で行う10分間以上20分未満の吸入麻酔法ということになっている。したがってL000の迷もう麻酔との差異は主として時間的なものであり，L008のマスク又は気管内挿管による閉鎖循環式全身麻酔との差異は気道確保法の必要性である。

一般に，手術を目的とした麻酔深度で揮発性吸入麻酔薬を使用して気道確保を必要としない場合は考えられないため，ガス吸入麻酔薬などの比較的安全性の高い麻酔をやや長時間行った場合が該当するものと思われる。したがって，L000と同じ適応になる。以下，主に笑気を使用する麻酔を想定して解説する。

マスクを用いて笑気－酸素混合気体を持続的に投与する方法が一般的であるが，歯科麻酔などでは間歇的に投与する場合もある。患者の意識は保たれているが，記憶はあいまいになることも多い。通常は患者自身にマスクを保持させ，自発呼吸で自然に笑気－酸素混合気体を吸入させることで麻酔薬を投与する。万が一意識レベルが低下したり，あるいは躁状態になったりした場合には笑気濃度を低下させるか，麻酔を一時中断して純酸素投与を行ったほうが安全である。

迷もう麻酔で使用される笑気濃度は30%～75%（笑気－酸素）であるが，麻酔器を使用しない場合には30%または50%にあらかじめ調合された笑気－酸素混合気体を使用するほうが安全性も高くコストの点からも利点が多い。ただし，この場合も酸素ボンベ（あるいは酸素配管）がただちに使用可能な状況で設置されている必要がある。

笑気は麻酔作用が弱く（MAC＝101%，MAC：Minimum Alveolar Concentration），また80%以上の高濃度では酸素欠乏をきたすので使用できないため，単独で完全な鎮痛を得ることは通常困難である。笑気は血液・ガス分配係数が小さく（0.47），麻酔導入，覚醒が早く比較的調節が容易である。また呼吸抑制はほとんどなく，血圧が低下することも少ない，気道刺激性もない（ほとんど無臭）など，短時間・低濃度の使用では安全性も高い。

麻酔科医としては，この麻酔方法自体は現在は行われていないと返答するしかない項目であり，適応疾患もL000と同じと考えておく。

《保険請求》

①本項は，吸入麻酔薬（笑気とは限らない）を10分以上20分未満連続使用した場合に算定する。

②麻酔器を用いて閉鎖循環式・半閉鎖循環式全身麻酔法を行っても，特別な気道確保を必要としなければ，L008ではなくL007開放点滴式全身麻酔で算定すると考えられるので注意を要する。

③麻酔時の呼吸心拍監視は重篤な心機能障害もしくは呼吸機能障害を有する患者，またはそのおそれのある患者に限り，D220呼吸心拍監視，新生児心拍・呼吸監視，カルジオスコープ（ハートスコープ），カルジオタコスコープで算定できる。

④ガス麻酔器を使用する麻酔の実施時間は，麻酔器に接続した時間を開始時間とし，当該麻酔器から離脱した時間を終了時間とする。

適応　▶歯科治療 ▶無痛分娩 ▶小手術（抜糸術など）

L008　マスク又は気管内挿管による閉鎖循環式全身麻酔

1　人工心肺を用い低体温で行う心臓手術，区分番号K552-2に掲げる冠動脈，大動脈バイパス移植術（人工心肺を使用しないもの）であって低体温で行うものが行われる場合又は分離肺換気及び高頻度換気法が併施される麻酔の場合
　イ　別に厚生労働大臣が定める麻酔が困難な患者に行う場合　24,900点
　ロ　イ以外の場合　18,200点

2　坐位における脳脊髄手術，人工心肺を用いる心臓手術（低体温で行うものを除く）若しくは区分番号K552-2に掲げる冠動脈，大動脈バイパス移植術（人工心肺を使用しないもの）（低体温で行うものを除く）が行われる場合又は低体温麻酔，分離肺換気による麻酔若しくは高頻度換気法による麻酔の場合（1に掲げる場合を除く）
　イ　別に厚生労働大臣が定める麻酔が困難な患者に行う場合　16,720点
　ロ　イ以外の場合　12,190点

3　1若しくは2以外の心臓手術が行われる場合又は伏臥位で麻酔が行われる場合（1又は2に掲げる場合を除く）
　イ　別に厚生労働大臣が定める麻酔が困難な患者に行う場合　12,610点
　ロ　イ以外の場合　9,170点

4　腹腔鏡を用いた手術若しくは検査が行われる場合又は側臥位で麻酔が行われる場合（1から3までに掲げる場合を除く）
　イ　別に厚生労働大臣が定める麻酔が困難な患者に行う場合　9,130点
　ロ　イ以外の場合　6,610点

5　その他の場合
　イ　別に厚生労働大臣が定める麻酔が困難な患者に行う場合　8,300点
　ロ　イ以外の場合　6,000点

注2イ	麻酔管理時間加算	1,800点*1
注2ロ	麻酔管理時間加算	1,200点*1
注2ハ	麻酔管理時間加算	900点*1
注2ニ	麻酔管理時間加算	660点*1
注2ホ	麻酔管理時間加算	600点*1
注4イ	硬膜外麻酔併施加算	750点
注4ロ	硬膜外麻酔併施加算	400点
注4ハ	硬膜外麻酔併施加算	170点
注5	麻酔管理時間加算（注4イ）	375点*2
注5	麻酔管理時間加算（注4ロ）	200点*2
注5	麻酔管理時間加算（注4ハ）	85点*2
注7	術中経食道心エコー連続監視加算（心臓手術，冠動脈疾患，弁膜症の患者）	880点
注7	術中経食道心エコー連続監視加算（弁膜症に対するカテーテルを用いた経皮的心臓手術）	1,500点
注8	臓器移植術加算	15,250点
注9イ	神経ブロック併施加算	450点

麻酔
麻酔

注９ロ	神経ブロック併施加算	45点
注10	非侵襲的血行動態モニタリング加算	500点
注11	術中脳灌流モニタリング加算	1,000点

本項は，最も広く行われている一般的な全身麻酔法を算定する項目である。時代とともに新しい全身麻酔薬が開発されて使用薬剤や投与方法は変遷しているが，全身麻酔器の使用や吸入麻酔薬の使用の有無にかかわらず，基本的にマスクまたは気管内挿管による特別な気道確保（と手術中全身管理のための医師）を必要とする麻酔法をこの項目で算定する。

なお2008年の改定で，以前より麻酔法の種類が厳密に細かく区分されるようになり，麻酔時間から全身麻酔点数算出の計算が非常に煩雑になった。

1．麻酔が困難な患者について

厚生労働大臣が定める麻酔が困難な患者（2022年４月版『診療点数早見表』，p.845，別表第11の２および通知参照）と一般患者では，基本となる２時間までの麻酔料が異なる。重症患者とは，おおむねアメリカ麻酔学会の全身状態分類（いわゆるリスク分類）３以上であるが，細部において非常に厳密に規定されているので，厚生労働大臣が定める麻酔が困難な患者の項目点数で請求する場合には，必ず算定要件を記載する必要がある。以下，それぞれについて若干の解説を加える。

ア　心不全（NYHAⅢ度以上のものに限る）の患者

NYHAⅢ度以上の心不全とは，NYHA（New York Heart Association）の心機能分類でⅢ度〔心疾患があり，身体活動が著しく制約されるもの：安静時には愁訴はないが，比較的軽い日常労作（歩行，会話など）においても呼吸困難，狭心痛，疲労感，動悸などの愁訴が発生する）〕あるいはそれ以上の心機能障害をもつ心不全をいう。

イ　狭心症（CCS分類Ⅲ度以上のものに限る）の患者

CCS分類Ⅲ度以上の狭心症とは，CCS（Canadian Cardiovascular Society）の狭心症重症度分類でクラスⅢ（日常活動は著しく制限され，普通の速さ・状態で100～200mの歩行または一階階段を上ることで，狭心症発作を生じる）以上の重症狭心症である。

ウ　心筋梗塞（発症後３月以内のものに限る）の患者

エ　大動脈弁閉鎖不全，僧帽弁閉鎖不全又は三尖弁閉鎖不全（いずれも中等度以上のものに限る）の患者

この場合，Ⅱ度以上の診断はエコー法などで一般的に行われている診断方法でよいが病名に記載する必要はあると思われる。

オ　大動脈弁狭窄（経大動脈弁血流速度４m/秒以上，大動脈弁平均圧較差40mmHg以上又は大動脈弁口面積１cm²以下のものに限る）又は僧帽弁狭窄症（僧帽弁口面積1.5cm²以下のものに限る）の患者

カ　植込み型ペースメーカ又は植込み型除細動器を使用している患者

キ　先天性心疾患（心臓カテーテル検査により平均肺動脈圧25mmHg以上であるもの又は，心臓超音波検査によりそれに相当する肺高血圧が診断されているものに限る）の患者

ク　肺動脈性肺高血圧症（心臓カテーテル検査により平均肺動脈圧25mmHg以上であるもの又は，心臓超音波検査によりそれに相当する肺高血圧が診断されているものに限る）の患者

ケ　呼吸不全（動脈血酸素分圧60mmHg未満又は動脈血酸素分圧・吸入気酸素分画比300未満のものに限る）の患者

動脈血酸素分圧60mmHg未満についてはとくに条件の記載はないが，空気呼吸下（Room Air）で測定した動脈血酸素分圧であろうと考えられる。また，動脈血酸素分圧・吸入気酸素分画比とはP/F比（PaO_2/FiO_2 ratio）のことで，ARDSの診断に用いられ，新しい診断基準（Berlin Definition，2012）によれば，P/F300～200：軽症ARDS，P/F200～100：中等症ARDS，P/F100以下：重症ARDS――である。300未満の呼吸不全患者とは，もし急に発症していればARDS（急性呼吸促迫症候群）の診断基準に入るほどひどい呼吸不全状態である。一般的なARDSの死亡率は，15～45％と報告されている。

コ　換気障害（１秒率70%未満かつ肺活量比70%未満のものに限る）の患者

呼吸機能検査で一秒量が強制肺活量（FVC）の70％未満，かつ肺活量が年齢・性別標準値の70％未満の換気障害で，混合性換気障害患者のことであるが，いずれも70％未満であり古典的な換気障害分類による「混合性換気障害」とは数値が異なっている（古典的換気障害分類による拘束性換気障害：FVC＜80％）ことに注意する。

サ　気管支喘息（治療が行われているにもかかわらず，中発作以上の発作を繰り返すものに限る）の患者

一般には待機的手術の適応外である。

シ　糖尿病〔HbA１cがJDS値で8.0%以上（NGSP値で8.4%以上），空腹時血糖160mg/dL以上又は食後２時間血糖220mg/dL以上のものに限る〕の患者

国際標準化を目的として，2012年４月からHbA１cの表記がJDSからNGSPへ変更になった（JDS：Japan Diabetes Society，NGSP：National Glycohemoglobin Standardization Program）。NGSP値を用いると，JDS値より約0.4％高く表記されるため，本項の値も変更となった。

ス　腎不全（血清クレアチニン値4.0mg/dL以上のものに限る）の患者

透析患者については別に算定要件に入っている（「ネ」参照）。

セ　肝不全（Child-Pugh分類B以上のものに限る）の患者

Child-Pugh分類とは肝機能を評価する分類法の１つ。総ビリルビン値，血清アルブミン値，腹水の程度，肝性脳症の程度，プロトロンビン時間の５項目を，それぞれ１，２，３点で点数をつけ，５～６点をA，７～９点をB，10～15点をCと分類した。点数が多いほど肝機能が悪いことを示している。

ソ　貧血（Hb6.0g/dL未満のものに限る）の患者

タ　血液凝固能低下（PT-INR2.0以上のものに限る）の患者

一般には待機的手術の適応外である。

チ　DICの患者

原因疾患はともかく播種性血管内凝固症候群（DIC：disseminated intravascular coagulation）を生じている患者，診断基準に則った病名記載が必要。

ツ　血小板減少（血小板数5万/μL未満のものに限る）

テ　敗血症（SIRSを伴うものに限る）の患者

全身性炎症反応症候群（SIRS：systemic inflammatory response syndrome）は，主に感染症が引き金となって全身に炎症が波及し炎症反応が亢進している病態である。SIRSの診断は3つのバイタルサインと1つの臨床検査数値のみで行い（以下の4項目のうち2項目以上。体温：38℃以上または36℃以下，心拍数：90/分以上，呼吸数：20回/分以上または$PaCO_2$＜32torr，白血球数：12000/mm^3以上または4000/mm^3以下など），SIRSでかつ感染症が存在する場合は敗血症と診断してよいと定義した。

ト　ショック状態（収縮期血圧が90mmHg未満のものに限る）の患者

ショックの原因は問わない。①神経性ショック，②循環血液量減少性（出血性）ショック，③細菌性（エンドトキシン）ショック，④心原性ショック，⑤アナフィラキシーショック――があり，いずれもショック兆候と呼ばれる症状（蒼白，虚脱，冷汗，脈拍触知不能，呼吸不全）を呈することが多い。

ナ　完全脊髄損傷（第5胸髄より高位のものに限る）の患者

ニ　心肺補助を行っている患者

ヌ　人工呼吸を行っている患者

ネ　透析を行っている患者

ノ　大動脈内バルーンパンピングを行っている患者

ハ　BMI35以上の患者

BMI（body mass index）とは体格指数のことで，〔体重kg/（身長m）^{2}〕で得られる数値。最近では理想体重や肥満度に代わって，肥満ややせを示す指標として用いられている。標準値は22で，18.5未満：やせ，18.5～25：正常，25～30：肥満，30以上：高度肥満とされている。BMI35以上は，特殊な環境以外ではめったに遭遇しないほどの高度肥満である。

2．手技

麻酔前投薬としてベラドンナ製剤や鎮痛・鎮静薬などを必要に応じて使用する。最近は，手術室に歩いて覚醒状態で来ることが推奨されているために，（病院機能評価機構など）ほとんど前投薬処置を行わなくなった。必要な薬剤は，麻酔導入開始後に行われることが一般的。全身麻酔導入〔全身麻酔薬を投与して麻酔を開始することを「麻酔を導入する」（induction of anesthesia）という〕では，静脈路を確保してから，血圧・心電図・末梢酸素飽和度モニターのもとに麻酔器よりマスクにて酸素を投与開始する。この時点が麻酔開始時間となる。

吸入麻酔薬のみで導入する場合には，このまま酸素―笑気―揮発性吸入麻酔薬投与に移行する。揮発性吸入麻酔薬としては，ハロタン，イソフルラン，セボフルラン，デスフルランなどが使用可能であるが，ほとんどセボフルランまたはデスフルランを使用する。静脈麻酔薬を使用した急速導入法がより一般的で，現在では静脈麻酔薬プロポフォールと筋弛緩薬としてベクロニウムまたはロクロニウムを使用する方法が最も広く使用されている。そのほかに，静脈麻酔薬には超短時間作用性バルビツレート（チオペンタール，チアミラール），筋弛緩薬にはパンクロニウムやサクシニルコリンクロライド（SCC）などの選択肢がある。また，この導入時に少量の麻薬（フェンタニルなど）を使用することは以前より行なわれていたが，最近アルフェンタニルの持続投与＋プロポフォール投与で，導入から維持へそのまま移行する麻酔法もしばしば用いられる。この場合吸入麻酔薬（セボフルレン，デスフルランなど）が維持に併用されることも多い。いずれの方法でも十分に麻酔深度と筋弛緩が得られた時点で喉頭鏡を使用して気管内挿管を行う。

一般的な気道確保の方法は，患者に対する侵襲の少ない順に，マスクによる気道確保法，ラリンゲルマスク法，気管内挿管法となる。マスクあるいはラリンゲルマスクによる気道確保は，手術部位（誤嚥の危険性が少ない手術部位など）あるいは手術術式と手術時間を考慮して選択する。気管内挿管チューブは，特殊な形状のもの（気管切開口用，口内手術用チューブなど）や金属螺旋入りチューブ，分離肺換気用ダブルルーメンチューブなどの特殊チューブを必要に応じて使用するが，いずれも手術中の使用では特別の材料費は請求できない（材料価格基準の027気管内チューブは24時間以上体内に留置した場合に算定できる）。また，気管内挿管が困難な症例では特殊な喉頭鏡や気管支鏡を使用して挿管するが，手技料，器材費などは算定できない。

3．麻酔維持から終了まで

麻酔維持には，酸素―笑気―揮発性吸入麻酔薬で行う方法と，静脈麻酔薬と麻薬を併用して行う方法（完全静脈麻酔法，TIVA：total intravenous anesthesia）があるが，いずれの方法でも十分な麻酔深度を得ることは可能で，特殊な場合を除き，ほぼどのような手術にも対応可能である。笑気を使用しない揮発性吸入麻酔薬のみの麻酔法や，麻薬を揮発性麻酔薬と併用する方法など細かいバリエーションは多数存在する。また，硬膜外麻酔などの伝達麻酔法を併用することもいずれの方法でも可能である。

手術終了をみて麻酔薬投与を中止し，原則として筋力回復と完全覚醒を確認してから気管内挿管チューブを抜去し，マスクで酸素投与を継続しながらバイタルサインを確認して麻酔を終了する。麻酔終了は，麻酔器からの酸素投与を終了した時点（麻酔器と患者の接続を外したとき）である。

4．術中経食道心エコー連続監視加算

心臓血管外科手術または麻酔が困難な患者（**イ～オ**）の術中に経食道心エコーを術中心機能を評価する目的で行った場合には，術中経食道心エコー連続監視加算が認められることとなった。

《経食道心エコー》

経食道心エコーは，一般の心臓に対する超音波検査と異なり胸壁からエコープローブを当てないので，胸や腹を開ける手術においても心エコーを行うことが可能である。また，胸壁より心臓に近く，しかも脂肪や筋肉などの余分な組織が介在しないために非常に鮮明な画像を得ることができるので，診断精度が格段に高

いという利点をもつ。重症心疾患などでより正確な診断が必要な場合には，しばしば一般の診療でも経食道心エコーとして行われる（D215「3」ハ）。

体外循環を使用する心臓手術では心臓を開いて手術を行うために，心臓内に残存した空気（Air bubble）によって心拍再開後に生じうる脳血管の空気塞栓が重大な合併症であり，心臓に挿入した送脱血用カテーテルを抜去するまでに慎重に空気抜きを行う。この空気の泡を経食道心エコーが容易に見つけ出すことが判明してから，とくに体外循環を使用する心臓手術においては，経食道心エコーによる連続モニターの重要性と必要性が指摘されてきた。

したがって麻酔科領域では，体外循環を使用する心臓手術においては2000年以降にはきわめて常識的に行われてきた手技である。一般的な利点は前述のように精度とアプローチにあるので，重症心疾患をもつ手術患者の心臓モニターには適している。

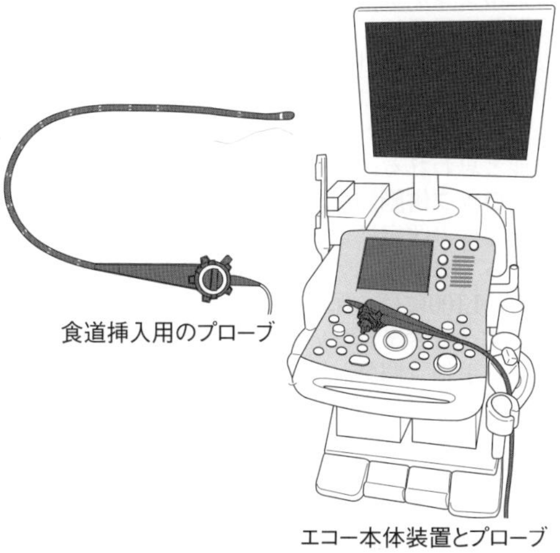

図5-6　経食道心エコーに使用する装置（プローブおよび本体）

《経食道心エコーの手技》

経食道心エコーを行うにあたっては，専用の食道挿入用エコープローブが必要である。エコー本体装置は，心臓エコーが可能であれば一般の装置で使用可能である（図5-6）。プローブにはいくつか種類があるが，小児では体重にあわせて口径の小さい小児用を使用する。術中プローブの食道挿入は，一般に麻酔導入・気管挿管後・手術開始前に仰臥位で行う（図5-7）。

患者には全身麻酔がかかっているので嘔吐反射などは押さえられており，比較的挿入は容易である。まず歯からプローブを保護するため所定のマウスピースを入れ，少し下顎を挙上して正中線に沿ってゆっくり挿入する。プローブ侵入に抵抗があったら左右上下にプローブのハンドルで進行方向を調整しながらゆっくり進める。画面にちょうどよい画像が得られるあたりで進入をやめて固定する。強引に行わないことが肝心で，重大な合併症もあるので注意する（図5-7）。

合併症としては，食道穿孔や食道損傷，気管チューブの事故抜管，気道狭窄や気道閉塞，心臓や大血管の圧迫などが報告されており，小児でより生じやすいとされる。また低体温の人工心肺中は超音波送信を停止させておかないと，やけどを生じる可能性がある。禁忌となる疾患は，絶対的禁忌として食道腫瘍，食道狭窄，食道裂孔，食道裂傷，食道穿孔，食道憩室があり，相対的禁忌としては食道静脈瘤，上部消化管出血，胃食道手術直後，嚥下障害，頚椎疾患，頚椎損傷などがある。

《保険請求》

麻酔時間

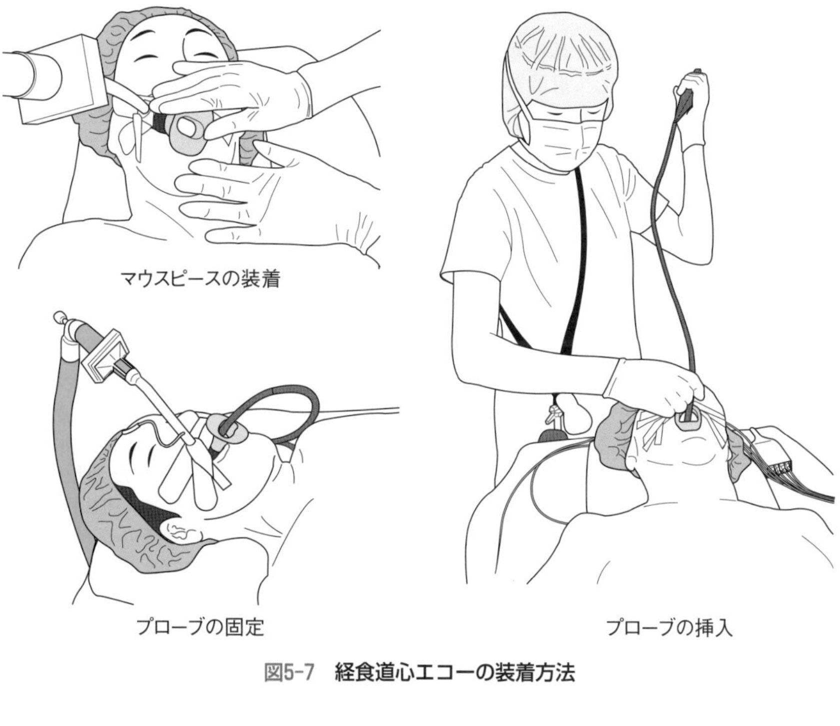

図5-7　経食道心エコーの装着方法

①麻酔時間は，全身麻酔器を患者に接続した時点を開始時間とし，麻酔器から接続を解除した時点を終了時間とする。たとえ麻酔科医が立ち会っていても，回復室などでの患者観察の時間は麻酔時間に含まれないので注意する。
②麻酔開始時刻・麻酔終了時刻は必ず麻酔記録に記載することが義務づけられている。また，次に記したように麻酔時間の算定方法が複雑になったので，特殊麻酔法と特殊体位は開始と終了時間を必ず麻酔記録に記載しておいたほうがよい。
③全身麻酔の実施時間が2時間を超えた場合は，麻酔管理時間加算として，30分またはその端数を増すごとに，「注2」の「イ」～「ホ」の点数を加算する（＊1）。
④麻酔点数の算定は，基本的に行った麻酔方法の実時間で計算するが，基本麻酔時間の算定についてはその点数の高い麻酔時間から順に充当する。したがって麻酔を導入する必要がある以上，特殊麻酔法と特殊体位を行う手術では必ず複数の点数区分にまたがって計算する必要がある。

たとえば，マスク又は気管内挿管による閉鎖循環式全身麻酔の通知(3)の例3「麻酔が困難な患者に対し，次の麻酔を行った場合」（『診療点数早見表2024年度版』p.860）にある規定は，次のような意味になる。

①の「最初に仰臥位で5分間」とは，麻酔導入時間を指す。

②の「次に側臥位で21分間」とは，体位を仰臥位から手術体位の側臥位に変更してから，手術開始後肺の操作を開始して分離肺換気を行うまでの時間を指す。

（③は「次に分離肺換気で1時間27分間」）

④の「次に側臥位で30分間」とは，肺操作終了後から手術終了創傷被覆がすんで側臥位から仰臥位へ体位変換するまでの時間で，両肺換気を行っていた期間のことである。

⑤の「最後に仰臥位で5分間」とは，体位変換後麻酔覚醒気管内挿管チューブを抜管して麻酔器から離脱するまでの時間である。

したがって，特殊麻酔を使用した症例では，麻酔記録用紙に特殊麻酔法と特殊体位の開始と終了時間が記入していないと，非常に麻酔点数の算定がむずかしくなるので注意する。

特殊麻酔法について

①「低血圧麻酔」は手術操作を安全にして出血を減少するために低血圧にする（収縮期血圧の60％以上，あるいは平均動脈圧60～70mmHgを標準とする）麻酔法であるが，算定基準がやや不明瞭な要件なので診療上の必要理由と使用薬剤などを記して請求したほうがよい。低血圧麻酔に使用する薬剤も手術術式もある程度限定されており（ニトログリセリン，ニトロプルシド，プロスタグランジンE_1，カルシウムチャンネル拮抗薬など：脳動脈瘤手術など），最近は以前ほど行われなくなったので，診療上の必要理由がかなり明確でないと査定対象になりうるため，注意する。
②高頻度換気法とは，高頻度人工呼吸（HFPPV：high frequency positive pressure ventilation）が可能な人工呼吸器を使用して行う麻酔法であるが（呼吸回数60回/分以上），現在では一部の手術で補助的にジェットベンチレーターによる高頻度ジェット人工呼吸が行われるのみである。適応となる手術は限られており，主として分離肺換気時の呼吸補助としての使用や，耳鼻咽喉科領域の喉頭微細手術において使用されている。必ずしもすべての対象手術で必要なわけではないので，診療上の必要理由を記したほうがよい。
③分離肺換気とは，特殊な分離肺換気用の気管内挿管チューブを使用する換気法で，呼吸器外科手術，心臓血管外科領域の胸部大血管手術，一般外科領域の食道手術等が適応である。
④低体温麻酔は，主として心臓手術において人工心肺を使用するか否かにかかわらず算定可能である。重度脳障害患者に対する治療的低体温療法は算定できないが，脳神経外科手術においてまれに低体温麻酔が行われることはあり（脳血管遮断時間が長い手術など），この場合は治療上の必要性を明記して算定可能と思われる。

神経ブロック併施加算

2020年度の改定により，L100の神経ブロックを超音波ガイド下に併施した場合には450点が加算できるとされた。L100には，保険収載されている神経ブロックがほぼすべて含まれている。この際，硬膜外麻酔の適応となる手術（開胸，開腹，関節置換手術等）を受ける患者であって，当該患者の併存疾患や状態等（服用薬により硬膜外麻酔が行えない場合を含む）を踏まえ，硬膜外麻酔の代替として神経ブロックを行う医学的必要性があるものに対して実施する場合は「イ」に掲げる点数を，それ以外の患者（硬膜外麻酔の適応とならない手術を受ける患者を含む）に対して実施する場合は「ロ」に掲げる点数を加算する。

また，従来どおり，L100の神経ブロックを併施した場合には，45点の加算が可能。

外科ヘルニア手術等における腸骨下腹神経/腸骨鼠径神経ブロックや脊髄神経前枝ブロック，あるいは整形外科領域で多用する大腿神経，坐骨神経ブロックなども全麻に併施した場合には，45点が加算可能である。

非侵襲的血行動態モニタリング加算

厚生労働大臣が定める麻酔が困難な患者に対し，胆のう摘出術および虫垂切除術を除く腹腔鏡下内視鏡術が全身麻酔（L008）下で行われる場合に，エドワーズライフサイエンス株式会社製のccNexfin血行動態モニター，または，その進化型のクリアサイト・システム（同じくエドワーズライフサイエンス株式会社）を使用して血行動態を手術中にモニターした場合には，500点を加算できる。本装置は，非侵襲的かつ連続的血圧をモニターし，得られた動脈圧脈形から収縮期/拡張期血圧，平均動脈圧，心拍出量などの血行動態パラメータを連続的に示すモニタリングシステムで，単回使用のフィンガーカフを用いて測定する（図5-8）。

ただし，動脈圧測定用カテーテルなど，他の侵襲的モニタリングが実施されている場合は，算定できない。

術中脳灌流モニタリング加算

ステントグラフト内挿術など（K561，K609，K609-2），または人工心肺を用いる心臓血管手術において，手術中に近赤外光を用いて非侵襲的かつ連続して脳灌流のモニタリングを実施した場合に算定する。実際に使用する機器としては，コヴィディエンジャパン株式会社のINVOSシステム（Medtronic製）がよく知られている。

その他

①硬膜外麻酔を併用した場合には，硬膜外麻酔併施加算として硬膜外麻酔の所定点数の100分の50が加算可能である。また硬膜外麻酔を併用した麻酔実施時間が2時間を超えた場合には，全身麻酔時間加算に加えて30分またはその端数を増すごとに所定点数の100分の50に相当する点数を硬膜外併用として加算できる（＊2）。

②硬膜外麻酔以外の伝達麻酔あるいは神経ブロックを併用した場合，手技料等の算定はできない（下肢の手術における坐骨神経ブロックや腹壁に対する腹直筋鞘ブロックなど）。

③D223経皮的動脈血酸素飽和度測定や呼吸心拍監視（D220に該当）については麻酔同日には算定できない。また，終末呼気炭酸ガス濃度測定や体温測定（深部体温測定を含む）に関わる費用も本項の所定点数に含まれるので，別に算定できない。全身麻酔中に使用して算定可能な生体監視としては，D225観血的動脈圧測定，D226中心静脈圧測定，D230観血的肺動脈圧測定や，麻酔深度モニター（BIS：D214脈波図，心機図，ポリグラフ検査「1」イに該当）などがある。

④通則により時間外，深夜，休日加算が算定可能だが，緊急手術であり麻酔開始時間が要件に該当することが必要である。この場合は「注2」「注4」「注5」「注7」を含む全体に対して加算される。

⑤麻酔時に経皮的動脈血酸素飽和度を持続的にモニターした場合には，D223が算定可能だが，D220については，重篤な心機能障害もしくは呼吸機能障害を有する患者またはそのおそれのある患者でないと算定できない。

⑥術中経食道心エコー連続監視加算の適応疾患に「麻酔が困難な患者」とあるが，これは別表第11の2（『診療点数早見表2024年度版』p.861参照）のうち，狭心症から大動脈弁狭窄までの心疾患（詳細は本書p.264を参照）で重症な患者のことである。いずれにしても，心臓手術以外で経食道心エコー連続モニターを請求する場合には，理由を記したほうがよい。

⑦経食道心エコーで用いるプローブは，一般の超音波プローブと同様，繰り返し使用するものである。そこで，実際には感染対策などのためにプローブカバーを使用してエコープローブを挿入することが多い。しかし，この透明ビニール製のカバーについては保険請求できない。

⑧酸素を使用した場合は，その価格を10円で除して得た点数を加算する。

⑨複数の点数に分類される麻酔や手術が一の全身麻酔で行われる場合においては，行われた麻酔で最も高い点数のものを算定する。

⑩臓器移植術加算は，K514-4同種死体肺移植術，K605-2同種心移植術，K605-4同種心肺移植術，K697-7同種死体肝移植術，K709-3同種死体膵移植術，K709-5同種死体膵腎移植術，K716-6同種死体小腸移植術またはK780同種死体腎移植術が算定できる場合に限り算定する。

⑪K561ステントグラフト内挿術（血管損傷以外の場合において，胸部大動脈に限る），K609動脈血栓内膜摘出術（内頚動脈に限る），K609-2経皮的頚動脈ステント留置術または人工心肺を用いる心臓血管手術において，術中に非侵襲的に脳灌流のモニタリングを実施した場合に，術中脳灌流モニタリング加算として，1,000点を加算する。K561ステントグラフト内挿術については，弓部大動脈においてステント留置を行うもしくは弓部3分枝の血管吻合を行う際に術中に非侵襲的に脳灌流のモニタリングを実施した場合にのみ算定できる。

レセプト摘要欄 各区分ごとの麻酔時間を記載する

（各区分の「イ」の「別に厚生労働大臣が定める麻酔が困難な患者に行う場合」を算定する場合）L008マスク又は気管内挿管による閉鎖循環式全身麻酔（保医発通知）の（4）の「ア」から「ハ」までに規定するものの中から該当するものを選択して記載する

【神経ブロック加算】硬膜外麻酔の代替として神経ブロックを行う医学的必要性を記載する

【術中脳灌流モニタリング加算】〔K561に掲げるステントグラフト内挿術（血管損傷以外の場合において，胸部大動脈に限る）については，弓部大動脈においてステント留置を行う若しくは弓部3分枝の血管吻合を行う際に術

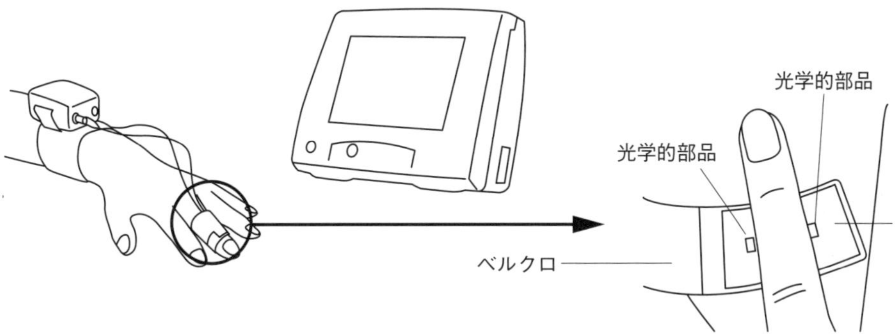

図5-8 非侵襲的血行動態モニタリング加算

中に非侵襲的に脳灌流のモニタリングを実施した場合〕その医学的必要性を記載する

適応 ▶頭部，胸部，腹部の手術〔心臓手術のほか，心不全・冠動脈疾患・心臓弁膜症・不整脈・先天性心疾患・（肺動脈性）肺高血圧症など，別表第11の2に掲げられた麻酔が困難な患者に対する手術〕▶整形外科領域では，脊椎手術，骨盤骨折手術など

▶診療上全身麻酔の必要がある手術（全身状態から特別な気道確保が必要な診療上の理由がある場合，乳幼児・小児など）。たとえば，成人では局所浸潤麻酔で可能な短時間の手術（眼科の抜糸術など）でも，小児では気管内挿管が必要な全身麻酔を選択する必要性があることが多く，麻酔時間は30分を超える。

L008-2　体温維持療法〔1日につき〕12,200点

注2　体温維持迅速導入加算　5,000点

体温維持療法は全身の代謝率を下げ，臓器・脳保護を目的として行われる治療法である。基本的に気管内挿管による人工呼吸管理下に行われるので，集中治療室で管理される。低体温といえば，重症脳障害患者に対して脳温を32～34℃に保つ治療的脳低体温療法が有名で，ここではそれを含めて解説したが，本項（L008-2）ではこの治療的脳低体温療法は算定できない。しかし，心肺蘇生後患者に対して行われる体温維持療法については開始日から3日間に限り算定可能とされている。また，Glasgow Coma Scale（GCS）8点以下の頭部外傷患者（脳浮腫または頭蓋内血腫を伴う）においても，同様に体温維持療法として開始日から3日間の算定が可能であるが，この場合には脳脊髄圧のモニタリングが必須とされる。

軽度低体温（33～35℃）での管理は，全身麻酔とほぼ同様の全身管理を必要とする。したがって，全身麻酔薬として麻薬（フェンタニル）とプロポフォール，またはミダゾラムの使用下に人工呼吸管理を行う必要がある。症例によっては，交感神経を遮断する目的でクロルプロマジンなどの神経遮断薬を必要とすることもある。目標温度を33～34℃に設定し，水冷式ブランケットを用いて外から全身の体温を下げる。ブランケットの温度は20℃前後にして内頸静脈温や鼓膜温をモニターしながら35℃で冷却を中止すると，ちょうど目標温に到達するくらいである。

ICUでの管理が必要な理由は，1つは人工呼吸管理のため，もう1つは低体温導入・維持・復温時には直接動脈圧モニターをはじめとする厳重な生体情報監視を必要とするためである。血液凝固異常，不整脈・循環抑制，感染，復温時の血圧上昇など重大な合併症が多く存在するので，実施には十分な注意が必要である。

体温維持迅速導入加算

心肺停止発症後15分以内に医療従事者により心肺蘇生を開始された心肺停止患者に対し，心拍再開の15分後までに咽頭冷却装置を用いて低体温を導入した場合には，5000点を加算できる。

咽頭冷却とは，体温調節装置「クーデックアイクール」（大研医器）に咽頭用の冷却カフを装着し，患者の咽頭部に挿入して頚動脈血を冷やすことで脳を血行性に冷却する方法で，2014年2月に製造販売承認されている。一般的には5℃の水で2時間冷却すると脳神経細胞障害への効果が期待できるとされている。低体温導入加算の算定に当たっては，症状詳記の記載が必要である。

《保険請求》

①本項の体温維持療法には，重度脳障害患者（脳浮腫または頭蓋内血腫を伴うGCS 8点以下の状態にある頭部外傷患者を除く）への治療的低体温法は含まれないので適応には注意する。

②体温維持療法は，心肺蘇生後の患者または頭部外傷患者（脳浮腫または頭蓋内血腫を伴うGlasgow Coma Scale 8点以下の状態にある患者に限る）に対し，直腸温36℃以下で24時間以上維持した場合に，開始日から3日間に限り算定する。ただし，頭部外傷患者（脳浮腫または頭蓋内血腫を伴うGCS 8点以下の状態にある患者に限る）の体温維持療法は，一連の治療において，脳脊髄圧モニタリングを行った場合にのみ算定できる。

レセプト摘要欄 【体温維持迅速導入加算】算定の可否の判断に必要な発症等に係る時刻等を症状詳記として添付する。ただし，記載可能であれば，「摘要」欄への記載でも差し支えない

適応 ▶頭蓋内の手術で術後軽度低体温療法を必要とする症例 ▶心肺蘇生後患者（必ずしも手術を伴わなくてもよい）

L008-3　経皮的体温調節療法〔一連につき〕5,000点

くも膜下出血，頭部外傷による急性重症脳障害患者では，しばしば中枢性の発熱を来たして全身状態の悪化を招くため，全身表面冷却や解熱剤等を用いて体温の適正な維持が必要となる。こうした急性重症脳障害に伴う発熱患者に対しての解熱剤，冷却用ブランケット等の補助として，集中治療室等において，発熱負荷を軽減するため，中心静脈用カテーテルを必要とする専用の中心静脈留置型熱交換用灌流式バルーン付カテーテルを介して血管内で血液との熱交換を行うこと，あるいはそのシステムを経皮的体温調節法という（図5-9）。

経皮的体温調節法を行うには，「サーモガードシステム」と命名された専用の機器が必要である。2013年に医療機器として認可されて日本で販売され，2014年度改定で保険収載となった。装置本体とは別に「サーモガードシステム」スタートアップキット，および「COOL LINE カテーテルキット」（径3.10mm［9.3Fr］，22cm）というバルーン付き中心静脈カテーテルキットを消耗品として使用する。

「サーモガードシステム」本体は熱交換器を有しており，深部体温モニターのもとに患者体温を設定体温に維持する機能をもつ。実際に体内への挿入が必要で，中心静脈部位で血液（体内）と熱交換を行なうのはバルーン付き中心静脈カテーテルである。スタートアップキットは熱交換剤（生理食塩水）が循環する回路である。

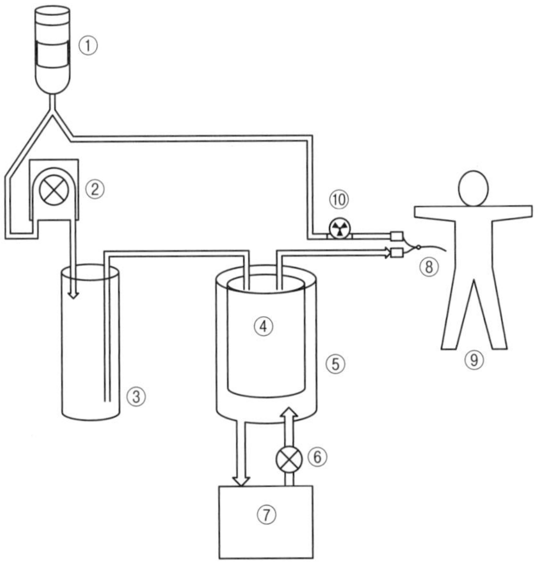

①生理食塩水バッグ　⑥冷却液循環ポンプ
②ローラポンプ　⑦冷却・加温装置
③エアトラップ　⑧バルーン付中心静脈カテーテル
④熱交換コイル　⑨患者
⑤温度コントロール槽　⑩フローインジケータ

図5-9　経皮的体温調節法の概略図

《手技》

まず，カテーテルのプライミングを行う。通常の中心静脈カテーテルとは異なり，熱交換用の生理食塩水が流れるインフロールーメンとアウトフロールーメンを確認し，インフロールーメンのルアー部より生理食塩水を注入し，アウトフロールーメンのルアー部から生理食塩水の流出があるまで続ける。その他，通常の3ポート中心静脈カテーテル同様に注入ポートを生理食塩水でプライミングしておく。この際，カテーテルのバルーンカバーを外さないこと。また，バルーンから生理食塩水の漏出があるカテーテルは使用しないこと。

内頸静脈または鎖骨下静脈から穿刺針にて穿刺し，カテーテルの遠位端が上大静脈の右心房との接合部の上で血管壁と平行になるように留置する。別途，あらかじめスタートアップキットを用意して本体装置と接続し，生理食塩水500mLを用いて回路内に生理食塩水を充填しておく。

カテーテルの先端が心臓内に留置されることのないようカテーテルの先端の位置をX線画像などで確認後，スタートアップキットと挿入したカテーテルを接続する。まず，スタートアップキットのアウトフローメスルアーをカテーテルのアウトフロールーメンと接続し，次いでスタートアップキットのインフローオスルアーをカテーテルのインフロールーメンと接続する。接続部に気泡がないことを確認後，装置本体のStandby/Runボタンを押すと，温度調節のための作動が開始する。終了するには，装置の作動終了/電源Offの後に回路を外して中心静脈カテーテルを抜去する。

深部体温は必ずモニターして使用すること。体温モニターなしでは絶対に使用しない。体温低下などにより非常に重大な副作用を生じる可能性があり，合わせて通常の集中治療に必要なモニター（心電図，末梢酸素飽和度，観血的動脈圧など）は必須である。

中心静脈カテーテルを挿入不可の患者は本装置が使用できないので使用禁忌である。中心静脈カテーテル挿入禁忌の患者，出血性素因のある患者，カテーテル挿入時の血小板数が10万/mm^{3}以下の患者（カテーテル挿入中の血小板が5～10万/mm^{3}の患者では症例ごとに判断する），カテーテル挿入部位に感染巣のある患者，中心静脈アクセスのできない患者などである。

また，深部体温モニタリングのできない患者，ヘパリン過敏症の患者も本装置は使用不可である。小児，新生児についてはこの装置の対象外（装置自体は成人用）である。

《保険請求》

①適応疾患に「集中治療室等」の文言があることから，一般に集中治療室加算が算定されている施設で行うことが望ましい。

②「サーモガードシステム」スタートアップキット，装置本体については手技料に含まれるとみなされ，保険請求はできない。「COOL LINEカテーテルキット」は保険償還価格が設定されている。

③一連の手技に対して一回の請求が可能である。

適応　▶くも膜下出血 ▶頭部外傷または熱中症による急性重症脳障害患者に伴う発熱患者

L009　麻酔管理料（Ⅰ）

1	硬膜外麻酔又は脊椎麻酔を行った場合	250点
2	マスク又は気管内挿管による閉鎖循環式全身麻酔を行った場合	1,050点
注2	帝王切開術時麻酔加算	700点
注4	長時間麻酔管理加算	7,500点
注5	周術期薬剤管理加算	75点

麻酔科を標榜する保険医療機関において，当該保険医療機関の常勤麻酔科標榜医が麻酔前後の診察を行ったうえで，L002硬膜外麻酔，L004脊椎麻酔，L008マスク又は気管内挿管による閉鎖循環式全身麻酔を行った場合に，その手術前後の医学的管理料として設定されている。

麻酔科を標榜する保険医療機関において，常勤麻酔科標榜医（名称の届出が必要）が麻酔前の診察を行い（カルテに記載が必要），さらに麻酔に必要なすべての手技を標榜医が行うことで麻酔をかけ，また標榜医が術後回診を行うことにより麻酔管理料として算定できる。緊急の場合を除き，この術前後の診察は手術当日以外の日に行わなければならないとされており，あわせて診察結果を必ずカルテに記載する。

2022年改定により周術期薬剤管理加算が新設された。これは閉鎖循環式全身麻酔を行った入院患者について，薬剤師が病棟薬剤師などと連携して周術期の薬学的管理をおこなった場合に算定できる。具体的には，手術室業務を専らとする薬剤師が病棟薬剤師と連携して当該患者の麻酔薬等について管理業務を行うことが想定された加算と思われる。

《保険請求》

①当該保険医療機関は，麻酔管理料を算定する旨を所在地の地方厚生局長等に届け出なければならず，ま

たもっぱら麻酔に従事する常勤の麻酔科標榜医が前述の診察および麻酔を行った場合にのみ本項目は算定できる。

②診療録への記載は，麻酔前後の診察について記載された麻酔記録または麻酔中の麻酔記録の診療録への添付により，診療録への記載に代えることができる。

③すべての診療行為（麻酔に必要な手技）は標榜医が自ら行ったものでなければならないとされており，研修医療機関においては原則として算定不可の要件である。また，研修医のみならず，救命救急士の研修を行ってももちろん算定はできないので留意する必要がある。

④L009麻酔管理料（Ⅰ）の算定において，「通則２」（未熟児・新生児・乳児・幼児加算）および「通則３」（時間外加算等）の加算は適用しない。

⑤同一の患者について，L009麻酔管理料（Ⅰ）とL010麻酔管理料（Ⅱ）を併算定することはできないが，同一の保険医療機関においてL009麻酔管理料（Ⅰ）とL010麻酔管理料（Ⅱ）の双方を異なる患者に算定することは可能である。

⑥K017，K020，K136-2，K142-2の１，K151-2，K154-2，K169の１，K172，K175の２，K177，K314の２，K379-2の２，K394の２，K395，K403の２，K415の２，K514の９，K514-4，K519，K529の１，K529-2の１，K529-2の２，K552，K553の３，K553-2の２，K553-2の３，K555の３，K558，K560の１のイからK560の１のハまで，K560の２，K560の３のイからK560の３のニまで，K560の４，K560の５，K560-2の２のニ，K567の３，K579-2の２，K580の２，K581の３，K582の２，K582の３，K583，K584の２，K585，K586の２，K587，K592-2，K605-2，K605-4，K610の１，K645，K645-2，K675の４，K675の５，K677-2の１，K695の４から７まで，K697-5，K697-7，K703，K704，K801の１，K803の２，K803の４及びK803-2の手術に当たり，L008マスク又は気管内挿管による閉鎖循環式全身麻酔の実施時間が８時間を超えた場合は，長時間麻酔管理加算として7500点を加算する。

⑦帝王切開術の麻酔を麻酔科標榜医が行った場合には，別に帝王切開時麻酔加算として，700点を加算できる。

⑧閉鎖循環式全身麻酔については，施設基準に適合していると地方厚生局に届出のあった医療機関入院患者については，当該医療機関の薬剤師が，病棟等において薬剤関連業務を実施している薬剤師等と連携して，周術期に必要な薬学的管理を行った場合には，周術期薬剤管理料として75点を所定点数に加算する。

⑨周術期薬剤管理とは，次に掲げるものである。アおよびイについて内容を診療録等に記載する。

ア　「現行制度の下で実施可能な範囲におけるタスク・シフト/シェアの推進について（令和３年９月30日医政発0930第16号）」の３の３）①等に基づき，周術期の薬学的管理等を実施する。

イ　アについては病棟薬剤師等と連携して実施する。

ウ　時間外，休日および深夜においても，当直等の薬剤師と連携し，安全な周術期薬剤管理が提供できる体制を整備している。

病棟薬剤師等と連携した周術期薬剤管理の実施には，「根拠に基づいた周術期患者への薬学的管理ならびに手術室における薬剤師業務のチェックリスト」（日本病院薬剤師会）等を参考にする。

適応　▶L002硬膜外麻酔，L004脊椎麻酔，L008マスク又は気管内挿管による閉鎖循環式全身麻酔を行った手術（整形外科手術，一般外科手術，頭部・胸部・腹部の手術など多数）

L010　麻酔管理料（Ⅱ）

1　硬膜外麻酔又は脊椎麻酔を行った場合	150点
2　マスク又は気管内挿管による閉鎖循環式全身麻酔を行った場合	450点
注2　周術期薬剤管理加算	75点

麻酔科を標榜し厚生労働大臣が定める施設基準に適合している保険医療機関において，当該保険医療機関の常勤麻酔科標榜医の指導のもとに麻酔担当医師が麻酔前後の診察を行い（麻酔を担当しない常勤麻酔科標榜医が行った場合でも可），L002硬膜外麻酔，L004脊椎麻酔，L008マスク又は気管内挿管による閉鎖循環式全身麻酔を行った場合（一部の行為を，麻酔中の患者の看護に係る適切な研修を修了した常勤看護師が実施しても差し支えない）に，その手術前後の医学的管理料として設定されている。

麻酔科を標榜し厚生労働大臣が定める施設基準に適合する保険医療機関において，当該保険医療機関の常勤麻酔科標榜医（名称の届出が必要）の指導のもとに麻酔担当医師が麻酔前後の診察を行い，さらに麻酔中は標榜医が担当医師を指導することにより麻酔管理料として算定できる。緊急の場合を除き，この術前後の診察は手術当日以外の日に行わなければならないとされており，あわせて診察結果を必ずカルテに記載する。ただし，診療録へ添付する麻酔記録用紙に術前後の診察を記載することでもよい。

2022年改定により周術期薬剤管理加算が新設された。これは閉鎖循環式全身麻酔を行った入院患者について，薬剤師が病棟薬剤師などと連携して周術期の薬学的管理をおこなった場合に算定できる。具体的には，手術室業務を専らとする薬剤師が病棟薬剤師と連携して当該患者の麻酔薬等について管理業務を行うことが想定された加算と思われる。

《保険請求》

①当該医療機関は，麻酔管理料を算定する旨を所在地の地方厚生局長等に届け出なければならず，また厚生労働大臣が定める施設基準に適合している必要がある。

②施設基準は，⑴麻酔科を標榜している保険医療機関であること，⑵常勤の麻酔科標榜医が５名以上配置されていること，⑶常勤の麻酔科標榜医により麻酔の安全管理体制が確保されていること，⑷24時間緊急手術の麻酔に対応できる体制を有していること，⑸麻酔科標榜医と麻酔科標榜医以外の医師が共同して麻酔を実施する体制が確保されていること――の５点を満たす必要がある。

③麻酔科標榜医以外の医師とは，当該保険医療機関で週３日以上または22時間以上麻酔科標榜医の指導の下に麻酔を担当するものを指す。
④診療録への記載は，麻酔前後の診察について記載された麻酔記録または麻酔中の麻酔記録の診療録への添付により，診療録への記載に代えることができる。
⑤主要な麻酔手技を実施する際には，麻酔科標榜医の指導のもとに行わなければならず，この際，当該麻酔科標榜医は，麻酔中の患者と同室内にいる必要がある。担当医師については初期臨床研修医でも可とされており，研修医療機関においても算定可能の要件である。
⑥L010麻酔管理料（Ⅱ）の算定において，「通則２」（未熟児・新生児・乳児・乳児加算）および「通則３」（時間外加算等）の加算は適用しない。
⑦同一の患者について，L009麻酔管理料（Ⅰ）とL010麻酔管理料（Ⅱ）を併算定することはできないが，同一の保険医療機関においてL009麻酔管理料（Ⅰ）とL010麻酔管理料（Ⅱ）の双方を異なる患者に算定することは可能である。
⑧閉鎖循環式全身麻酔については，施設基準に適合していると地方厚生局に届出のあった医療機関入院患者については，当該医療機関の薬剤師が，病棟等において薬剤関連業務を実施している薬剤師等と連携して，周術期に必要な薬学的管理を行った場合には，周術期薬剤管理料として75点を所定点数に加算する。
⑨周術期薬剤管理とは，次に掲げるものである。アおよびイについて内容を診療録等に記載する。
ア 「現行制度の下で実施可能な範囲におけるタスク・シフト/シェアの推進について（令和３年９月30日医政発0930第16号）」の３の３）①等に基づき，周術期の薬学的管理等を実施する。
イ アについては病棟薬剤師等と連携して実施する。
ウ 時間外，休日および深夜においても，当直等の薬剤師と連携し，安全な周術期薬剤管理が提供できる体制を整備している。
　病棟薬剤師等と連携した周術期薬剤管理の実施には，「根拠に基づいた周術期患者への薬学的管理ならびに手術室における薬剤師業務のチェックリスト」（日本病院薬剤師会）等を参考にする。

適応 ▶L002硬膜外麻酔，L004脊椎麻酔，L008マスク又は気管内挿管による閉鎖循環式全身麻酔を行った手術（整形外科手術，一般外科手術，頭部・胸部・腹部の手術など多数）

2
神経ブロック料

河内

神経ブロック料　目次

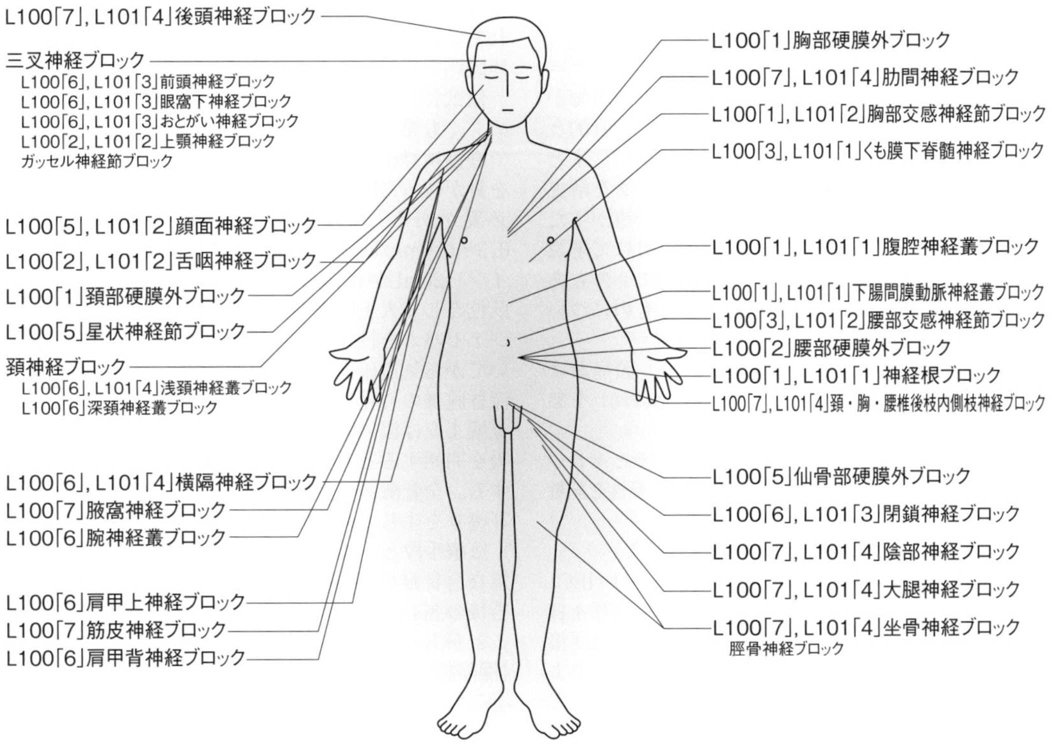

L100「7」, L101「4」後頭神経ブロック
三叉神経ブロック
L100「6」, L101「3」前頭神経ブロック
L100「6」, L101「3」眼窩下神経ブロック
L100「6」, L101「3」おとがい神経ブロック
L100「2」, L101「2」上顎神経ブロック
ガッセル神経節ブロック
L100「5」, L101「2」顔面神経ブロック
L100「2」, L101「2」舌咽神経ブロック
L100「1」頚部硬膜外ブロック
L100「5」星状神経節ブロック
頚神経ブロック
L100「6」, L101「4」浅頚神経叢ブロック
L100「6」深頚神経叢ブロック
L100「6」, L101「4」横隔神経ブロック
L100「7」腋窩神経ブロック
L100「6」腕神経叢ブロック
L100「6」肩甲上神経ブロック
L100「7」筋皮神経ブロック
L100「6」肩甲背神経ブロック
L100「1」胸部硬膜外ブロック
L100「7」, L101「4」肋間神経ブロック
L100「1」, L101「2」胸部交感神経節ブロック
L100「3」, L101「1」くも膜下脊髄神経ブロック
L100「1」, L101「1」腹腔神経叢ブロック
L100「1」, L101「1」下腸間膜動脈神経叢ブロック
L100「3」, L101「2」腰部交感神経節ブロック
L100「2」腰部硬膜外ブロック
L100「1」, L101「1」神経根ブロック
L100「7」, L101「4」頚・胸・腰椎後枝内側枝神経ブロック
L100「5」仙骨部硬膜外ブロック
L100「6」, L101「3」閉鎖神経ブロック
L100「7」, L101「4」陰部神経ブロック
L100「7」, L101「4」大腿神経ブロック
L100「7」, L101「4」坐骨神経ブロック
脛骨神経ブロック

図5-10 主な神経ブロック

L100　神経ブロック（局所麻酔剤又はボツリヌス毒素使用）

1　トータルスパイナルブロック，三叉神経半月神経節ブロック，胸部交感神経節ブロック，腹腔神経叢ブロック，頸・胸部硬膜外ブロック，神経根ブロック，下腸間膜動脈神経叢ブロック，上下腹神経叢ブロック　1,500点

2　眼神経ブロック，上顎神経ブロック，下顎神経ブロック，舌咽神経ブロック，蝶形口蓋神経節ブロック，腰部硬膜外ブロック　800点

3　腰部交感神経節ブロック，くも膜下脊髄神経ブロック，ヒッチコック療法，腰神経叢ブロック　570点

4　眼瞼痙攣，片側顔面痙攣，痙性斜頸，上肢痙縮又は下肢痙縮の治療目的でボツリヌス毒素を用いた場合　400点

5　星状神経節ブロック，仙骨部硬膜外ブロック，顔面神経ブロック　340点

6　腕神経叢ブロック，おとがい神経ブロック，舌神経ブロック，迷走神経ブロック，副神経ブロック，横隔神経ブロック，深頸神経叢ブロック，眼窩上神経ブロック，眼窩下神経ブロック，滑車神経ブロック，耳介側頭神経ブロック，浅頸神経叢ブロック，肩甲背神経ブロック，肩甲上神経ブロック，外側大腿皮神経ブロック，閉鎖神経ブロック，不対神経節ブロック，前頭神経ブロック　170点

7　頸・胸・腰傍脊椎神経ブロック，上喉頭神経ブロック，肋間神経ブロック，腸骨下腹神経ブロック，腸骨鼠径神経ブロック，大腿神経ブロック，坐骨神経ブロック，陰部神経ブロック，経仙骨孔神経ブロック，後頭神経ブロック，筋皮神経ブロック，正中神経ブロック，尺骨神経ブロック，腋窩神経ブロック，橈骨神経ブロック，仙腸関節枝神経ブロック，頸・胸・腰椎後枝内側枝神経ブロック，脊髄神経前枝神経ブロック　90点

神経ブロックは，疼痛管理を専門としている医師が行うべき手技であり，疾病の治療または診断を目的として行うこととされている。本稿では，最終的に主として局所麻酔剤の使用で終了する神経ブロックを解説し，神経破壊剤または高周波凝固法による治療が主たる目的である神経ブロックについては，L101にて解説した。また，現在行われていない神経ブロックもあり，そういった神経ブロックと判断されるものについては詳しい解説を行っていない。

なお，脳神経については図5-12（p.278），頭痛および顔面痛の疼痛伝導路については図5-13（p.278）を参照のこと。

レセプト摘要欄　（局所麻酔剤又は神経破壊剤とそれ以外の薬剤を混合注射した場合）その医学的必要性を記載する

麻酔

《相互接続防止コネクタに係る国際規格の導入》

「相互接続防止コネクタに係る国際規格〔ISO（IEC）80369シリーズ〕の導入について」（平成29年10月4日付医政総発1004第1号等）が発出され，段階的な誤接続防止コネクタの国内導入が決定された。これにより，神経麻酔分野では2020年2月末をもって旧規格製品（誤接続防止コネクタに対応していない製品）の販売は停止することが通知され，2020年3月以降は，ISO（IEC）80369-6の文字が記載された相互接続防止コネクタの製品しか販売されなくなった。誤接続防止コネクタの形状は図5-2（p.259）のとおりで，従来からの注射器は神経ブロック針に接続できなくなった。

神経

神経ブロック分野でもTPI（いわゆる局注）に関しては，皮下注射の使用とみなして従来どおりの製品を使用可能となっているが，プレフィルドシリンジ製剤に関しては誤接続防止コネクタの装着が義務付けられており，2020年3月以降はISO（IEC）80369-6の製剤のみが販売されている。

PMDA（医薬品医療機器総合機構）では，旧規格製品と新規格製品を接続するための変換コネクタは，誤接続を誘導する可能性があるために，原則として使用しないこととしている。

1．L100「1」

〈トータルスパイナルブロック〉

脊椎麻酔の合併症である全脊椎麻酔が慢性痛に有効であるとの報告が1968年に報告されてから，日本では1960～80年代に，治療に難渋する疼痛に対して，麻酔管理下で積極的に全脊椎麻酔が治療目的で行われ，トータルスパイナルブロックと呼称された。その後麻酔管理下での手技の煩雑さなどから，しだいに行われなくなり，現在ではペインクリニックの教科書にもめったに記載されない手技となってしまった治療法である。慢性疼痛に対してなぜ有効なのかは解明されていないが，全身の筋弛緩による筋緊張性不定愁訴の改善，末梢循環の改善，中枢神経系への作用などが考えられている。

術前管理と準備は全身麻酔と同様のものが必要であるため，全身麻酔が可能な手術室においてのみ施行される。循環系モニター（心電図，血圧など）を装着，静脈路を確保したあとにまず気道確保の準備を行う。

側臥位で上位胸椎部位からくも膜下穿刺を行うため，くも膜下に針を刺入する際に馬尾神経ではないので脊髄神経損傷を生じやすく，くも膜下穿刺法で硬膜を針が破った瞬間がわかる非常に熟練した医師が行う必要がある。使用局麻薬は1.0～2.0％リドカイン0.3～0.6mL/kgまたは1.5％メピバカイン（カルボカイン）20mLが報告されている。薬剤注入後直ちに仰臥位として人工呼吸を開始する。このとき一般的にはジアゼパムを投与して意識消失までの不快感を取り除いてから気道確保を行う。臨床的には全経過を通じて深昏睡様の外見を呈するが，脳波所見では一般に正常覚醒または浅い睡眠脳波である。気道確保下に人工呼吸を開始すると，通常1～2時間で意識は徐々に覚醒する。全覚醒後は翌朝まで床上安静とし，悪心，頭痛，耳鳴りを生じていないことを確認する。

医療手段として施行された全脊椎麻酔においては重篤な合併症の報告はないが，全身痙攣，不随意運動，術後の悪心・嘔吐，頭痛，発熱などの症状が出現することがある。

《保険請求》

①この治療法は，現在ではあまり一般的ではなく，適応症なども明確ではないため，必要理由などを症状詳記に記載して請求したほうがよいと思われる。

ISO80369-6の適応範囲で承認基準がある品目

一般的名称	クラス	基準・備考
麻酔用滅菌済み穿刺針	Ⅲ	麻酔用滅菌済み穿刺針承認基準
麻酔脊髄用針	Ⅲ	麻酔脊髄用針承認基準
硬膜外投与用針	Ⅲ	硬膜外投与用針及び脊髄くも膜下・硬膜外針承認基準
脊髄くも膜下・硬膜外針	Ⅲ	硬膜外投与用針及び脊髄くも膜下・硬膜外針承認基準
硬膜外麻酔用カテーテル	Ⅲ	硬膜外麻酔用カテーテル承認基準

ISO80369-6の適応範囲で認証基準がある品目

一般的名称	クラス	基準・備考
一時的使用麻酔用穿刺針	Ⅱ	一時的使用麻酔用穿刺針認証基準
麻酔用フィルタ	Ⅱ	麻酔用フィルタ認証基準
能動型機器接続麻酔用注射筒	Ⅱ	能動型機器接続麻酔用注射筒認証基準

ISO80369-6の適応範囲で承認基準及び認証基準がない品目

一般的名称	クラス	基準・備考
硬膜外カテーテル	Ⅲ	
麻酔用輸液セット	Ⅲ	
ポータブル持続麻酔用ユニット	Ⅲ	
脊髄くも膜下・硬膜外麻酔キット	Ⅲ	
脊髄麻酔キット	Ⅲ	
硬膜外位置確認ロスオブレジスタンス用注射筒	Ⅱ	
産科用麻酔キット	Ⅱ	
仙骨麻酔キット	Ⅱ	
腕神経叢麻酔キット	Ⅱ	
硬膜外麻酔キット	Ⅱ	
硬膜外位置確認用ロスオブレジスタンス針なし注射筒	Ⅰ	
再使用可能な腰椎穿刺用針	Ⅰ	
麻酔用注射筒	Ⅰ	
再使用可能な腰椎穿刺キット	Ⅰ	

ISO80369-6の適応範囲で他の分野でも使用する品目

一般的名称	クラス	基準・備考
加圧式医薬品注入器（接続型PCA装置を含む）	Ⅲ	加圧式医薬品注入器承認基準
単回使用クラスⅢ処置キット	Ⅲ	
輸液ポンプ用ストップコック	Ⅱ	輸液ポンプ用ストップコック等認証基準
輸液ポンプ用延長チューブ	Ⅱ	輸血・カテーテル用延長チューブ等認証基準
静脈ライン延長キット	Ⅱ	
延長チューブ	Ⅱ	
単回使用腰椎穿刺用針	Ⅱ	単回使用組織生検用針等認証基準
単回使用腰椎穿刺キット	Ⅱ	単回使用組織生検用針等認証基準
単回使用クラスⅡ処置キット	Ⅱ	
針付プレフィル用シリンジ	Ⅱ	針付プレフィル用シリンジ認証基準
ガラス注射筒	Ⅰ	
輸液用延長チューブ	Ⅰ	
活栓	Ⅰ	
採液針	Ⅰ	
薬液調整用器具	Ⅰ	
カテーテルコネクタ	Ⅰ	
注射筒キャップ	Ⅰ	
注射筒・針用アダプタ	Ⅰ	
単回使用クラスⅠ処置キット	Ⅰ	
輸液用アクセサリーセット	Ⅰ	
汎用ストップコックバルブ	Ⅰ	
プレフィル用シリンジ	Ⅰ	

図5-11　医療機器のクラス分類
「高度管理医療機器，管理医療機器及び一般医療機器に係るクラス分類ルールの改正について」（平成25年５月10日付け薬食発0510第８号厚生労働省医薬食品局長通知）別紙１に基づく

②全身麻酔法とまったく同じ気道確保と人的な手間がかかるが，神経ブロックとして考えると全身麻酔法（L008）としての請求は困難であると思われる。

適応 ▶陳旧性の慢性疼痛で，各種の治療手段に抵抗するものに対して最終手段として用いられた。臨床報告では，頚肩腕症候群，帯状疱疹後神経痛，外傷性頚部症候群などに用いられた。

〈三叉神経半月神経節ブロック〉

基本的に神経破壊剤，高周波凝固法又はパルス高周波法を用いる神経ブロックである（L101「１」で解説，p.303）。

三叉神経節は運動感覚混合神経からなる神経節で，頭蓋内にあり顔面・頭部に枝を送っている。第１枝（眼神経）は上眼窩裂を，第２枝（上顎神経）は正円孔を通過して頭蓋外へ出る感覚神経である。第３枝（下顎神経）は卵円孔を通過する感覚・運動混合神経である（図5-12，p.278，５-16，p.283参照）。

三叉神経節は中頭蓋窩の三叉神経圧痕の上にあり，卵円孔の後内側に位置する。このブロックは，一般的に施行されている神経ブロックのなかで唯一頭蓋内中枢側に針を刺入させるブロックであり，手技的にも最も高度な熟練を要する神経ブロックである。したがって，このブロックは必ず熟練した指導医がいる施設，あるいはその指導の下に行われるべきであり，適応にも十分に留意する必要がある。

本法は非常にむずかしい手技であるので，実際に行う場合の手技の詳細については成書を参照することとし，ここでは概略を記載する。三叉神経半月神経節ブロック（図5-14）は，必ず針が卵円孔を通過する必要があるので，卵円孔が確認できない場合には施行は不可能である。したがって，ブロック以前に必ず脳底撮影を行って卵円孔・棘孔などの位置を確認しておく。患者は仰臥位とし，ブロック操作は患側から行う。エックス線透視を用いて卵円孔を確認しながら，患者の顔をやや（15°ぐらい）健側に傾け顎を挙上するように枕を使用する。

針は太さ22G（ゲージ）10cmの神経ブロック針を用いる。刺入点はブロック側の眼窩外側縁から体軸に平行におろした線と左右の口角を結んだ線の交点で，口角から約３cm外側になる。

三叉神経半月神経節ブロックで特徴的なのは，ブロック針を刺入するにあたって誘導線が必要なことである。実際にブロックを行ってみないと必要性を理解す

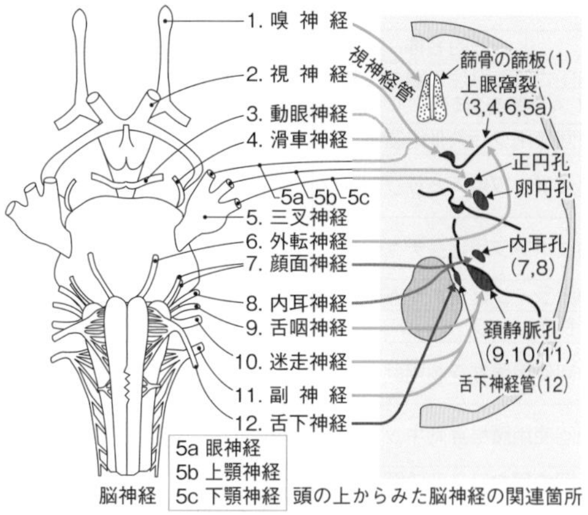

図5-12　脳神経とその経路

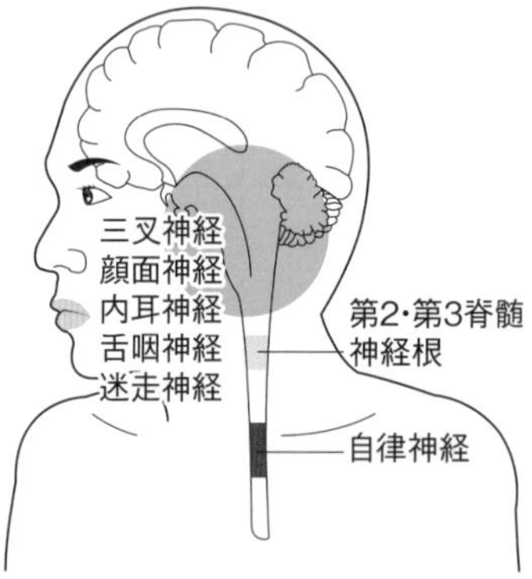

図5-13　頭痛および顔面痛の疼痛伝導路

ることは困難だが，立体的に針の進行方向をとらえる必要があるために刺入点から誘導線を２本描き（刺入点と同側の瞳孔，刺入点と同側の耳介軟骨より前方２cmをそれぞれつなぐ線），針がその両者の線上に三次元的に乗っていることが大切である。エックス線透視入射角の方向もこの誘導線上にすると，しばしば卵円孔をとらえることが可能で，その場合には卵円孔に刺入することが非常に容易になる。卵円孔を通過する際に下顎神経の支配領域に放散痛が生じる。

この放散痛が得られない場合には，はじめからやり直す。卵円孔を針が通過したらその後は非常にゆっくりと針を進める。ブロック目的とする三叉神経の部位によって進める深さは変わるが，限度は卵円孔入り口から1.5cmまでとする。針先が希望の位置に固定されたら，２％メピバカインを0.1mL注入し，効果を見ながら0.01～0.02mLずつ追加投与する。頭痛や帯状疱疹後神経痛では痛みが止まることを確認する。

《保険請求》

①三叉神経半月神経節ブロックはどの施設でも可能とは考えにくく，訓練を積んだ麻酔科医（ペインクリニック医または脳神経外科医）に可能な特殊な手技である。したがって，保険請求時にはその旨を記載しておかないと，とくにクリニックの場合（入院なし）は算定がむずかしい場合もある。

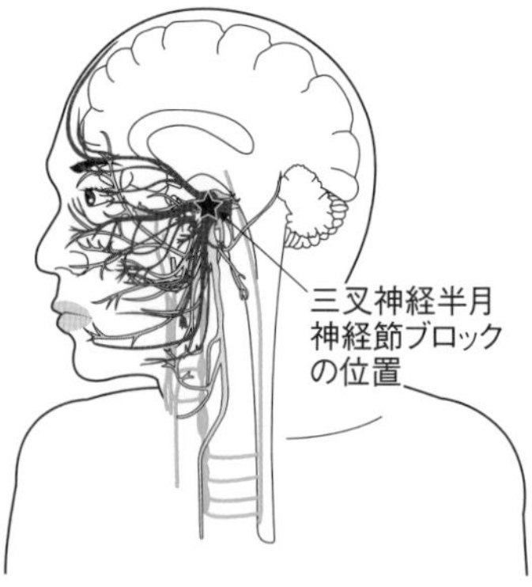

図5-14　三叉神経半月神経節ブロック

三叉神経は，眼神経，上顎神経，下顎神経に分かれるが，その分岐点が半月神経節（膝神経節）である。三叉神経半月神経節ブロックは，特発性三叉神経痛，帯状疱疹後神経痛，癌性疼痛などに適応される（主に第１枝領域または広範囲の場合）。

②高周波凝固法を使用する場合にはL101「１」での算定が可能だが，適応理由と診療上の必要理由を明記する。一般には局所麻酔剤によるブロック（L100「１」）と併用するが，その場合，両方ともに請求可能である（癌性疼痛またはL100の有効性が確認されたのちにL101を行った場合に限る）。

③ブロックを行うのに必要とした器材・薬品（生理食塩水，局所麻酔剤）は請求できない。補助手段として神経ブロックの最中にエックス線透視装置を使用したりエックス線撮影を行った場合，これらはブロック料に含まれ別に請求できない。

適応　▶特発性三叉神経痛で末梢枝のブロックでは痛みが止まらない症例 ▶第１枝を含む複数枝罹患の場合 ▶帯状疱疹後神経痛 ▶癌性疼痛など

〈胸部交感神経節ブロック〉

胸腔鏡下交感神経遮断術が一般的になって以来行われなくなった手技であるが，まれに行うときには，ほとんどの場合神経破壊剤を用いる（L101「２」で解説，p.308）。

胸部交感神経節ブロックは，上肢を含む上半身の血流を増やす，交感神経に関連した痛みを和らげる，または手掌多汗症などの交感神経が直接関与する疾患の治療などの目的にて行われる。

解剖学的に胸部では肋骨があるため交感神経幹が椎体より外側を走行し，しかも交通枝（Kuntz枝）が存在するので，胸部交感神経節ブロックは的確な効果を得ることが比較的むずかしい手技である。また，穿刺時の放散痛などのブロックの指標が少なく，手技的に難易度の高い神経ブロックであり，大きな合併症の発生頻度も比較的高いことなどから，胸腔鏡下交感神経遮断術が安全に施行できるようになって以来，あまり行われなくなった。まれに行われるときには，ほとんどの場合，神経破壊剤か高周波凝固法を用いる。

交感神経節ブロックの基本的な手技は胸部・腰部で差はないが，合併症の発生率および神経ブロックの有効率に大きな差がある。腰部交感神経節ブロックの有効率が80%以上であるのに対して，胸部交感神経節ブロックの有効率は50〜70%と低く，また重大な合併症（気胸など）の発生頻度も高い。そのために，胸部とは対照的に腰部交感神経節ブロックは，ASO（閉塞性動脈硬化症）やTAO（閉塞性血栓血管炎。バージャー病ともいう）などの下肢血行障害，交感神経が主原因の疼痛治療などに対してしばしば行われ，ほぼ確立された手技と考えられる。

《保険請求》

①胸・腰交感神経節ブロックは，訓練を積んだ麻酔科医（ペインクリニック医または緩和医など）が必要な特殊な手技である。したがって保険請求の場合にはその旨を記載しておかないと，特にクリニックで行う場合（入院なし）では算定がむずかしいと思われる。一般には入院（1泊）で行われることが多い。

②本ブロックを行うのに必要とした器材・薬品（生理食塩水，局所麻酔用剤）は請求できない。また，神経ブロックの補助手段としての超音波，CT，エックス線透視装置などの使用は別途請求できない。

適応 ▶手掌多汗症 ▶帯状疱疹後神経痛など

〈腹腔神経叢ブロック〉

最近では癌性疼痛患者に行われることが多いために，ほとんど神経破壊剤を用いる神経ブロックである（L101「1」で解説，p.304）。

腹腔神経叢ブロックは，感覚低下や運動機能低下などのQOLやADLの低下をもたらすことなく内臓痛を除痛し，さらに腸蠕動を亢進させるのでしばしば消化器症状も改善させる。癌の除痛手段として優れており，WHO癌疼痛治療指針にも取り上げられている。

腹腔内臓から発した交感神経性求心性線維は内臓痛の疼痛経路であり，腹腔神経叢を形成する。腹腔神経叢はおよそ第1腰椎の高さで横隔膜下，横隔膜脚前面にあり，大動脈前面・腹腔動脈・上腸間膜動脈に広がる神経網である。腹腔神経叢からは交感神経求心線維を含む大小内臓神経が神経束となり，第12胸椎，第1腰椎の高さ付近で横隔膜脚を背側に貫いて上行する。

腹腔神経叢ブロックはこの交感神経求心路を遮断することが目的の神経ブロックで，以前は横隔膜脚を貫いて直接この神経叢に薬液を注入する方法が主に取られていたが，現在では神経叢からの求心線維である内臓神経をブロックする方法が一般に使用されている（図5-15）。目的とする効果には差はなく，しかも大動脈と横隔膜脚で作られたコンパートメントに薬液を注入するために効果持続に優れ，また適切な注入位置の確認が容易であるので安全性も高く，使用されることが多くなった。したがって，本項では主にこの内臓神経ブロックについて手技的解説を加える。

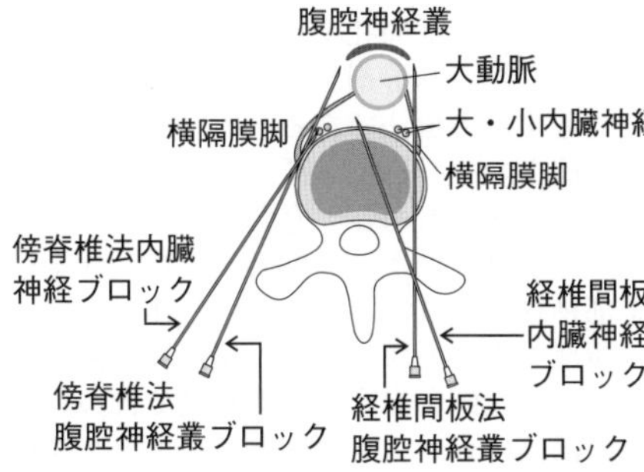

図5-15 腹腔神経叢ブロックの刺入経路

また，開腹手術の際に行う前方アプローチ法と背部から行う後方アプローチ法があるが，前方アプローチ法は特殊な場合に行われるので一般的ではなく，また神経ブロック単独で行われることはないので，本項では解説を省略する。

背側アプローチ法は，片側を目的とする場合には多くの場合患者はブロック側を上側にした側臥位で，両側同時ブロックを目的とした場合には腹臥位で行われる。以前は盲目的に行われることもあったが，最近は必ずエックス線透視を用いて第12胸椎，第1・第2腰椎側面像を映しながら針を刺入する。

背側法にも経椎間板法と傍脊椎法があり，それぞれに利点と欠点がある。経椎間板法のほうが新たに学ぶ場合には手技的に容易とされているが，経椎間板法ではまれではあるが生じると治療に難渋する椎間板炎の合併症報告もあり，筆者はほとんど傍脊椎法で行っている。傍脊椎法でも手術室等で行うむずかしい神経ブロックのなかでは手技的に比較的容易な神経ブロックであり，CTガイド下法などの補助手段を用いた方法もあるが，それでもきちんとした訓練を必要とする。ここではこの傍脊椎内臓神経ブロックについて一般的なエックス線透視装置を用いた手技を述べる。

針は22G（ゲージ）12cm神経ブロック針を使用する。一般に第1腰椎棘突起中央より側方7〜10cmを刺入点とするが，小柄な女性などでは肋骨に当たって7cmも椎体から離れることができないこともあり，その場合には肋骨縁に沿って椎体方向へ刺入可能な点を刺入点とする。エックス線透視装置は椎体側面像とするが，このとき，きちんと椎体前後面を合わせてまっすぐな側面像を得られていないと，針先の位置が正確に描写されないので注意すること。

ベベル（針の斜端）の向きを変えながら椎体に針先先端を沿わせながら針を進め，決して椎体から針先が離れないようにすることが肝心である。この方法は「Walking Method」と呼ばれ，交感神経節ブロックなど椎体から針先を離さずに針を進める必要のある神経ブロックでは必ず使用される。

横突起は上方に避けて針を進め，側面像で椎体前縁より5mm手前で生理食塩水入りの3mLシリンジを接続し，圧をかけながら少し進めると椎体前縁あたりで抵抗が消失する。通常，横隔膜脚を越えてコンパートメントに入ったところで抵抗が消失するので，2%リドカイン5mLと非イオン性水溶性造影剤10mLの混合液を注入して造影とテストブロックを同時に行う。造影所見が良好で，知覚低下や下肢の脱力などの合併症がなく，腹部の温感や腸蠕動の亢進が得られれば薬剤を注入する。薬剤は2%カルボカインまたは0.5〜0.75%アナペイン10mL〜15mLを使用する。

《保険請求》

①腹腔神経叢ブロックは，訓練を積んだ麻酔科医（ペインクリニック医または緩和医など）に可能な特殊な手技である。したがって，保険請求時にその旨を記載しておかないと，とくにクリニックの場合（入

院なし）は算定がむずかしいと思われる。一般には入院（1泊）で行われることが多い。

②このブロックを積極的に考慮する因子としては，痛みの部位が本ブロックの適応範囲にあり，かつ(1)局所麻酔剤使用の硬膜外ブロックにて痛みが軽減する，(2)入浴で痛みが軽減する，(3)モルヒネ増量による鎮痛削減効果に乏しい，またはモルヒネ120mg/日を超えて増量しても除痛できない，(4)オピオイド（麻薬系鎮痛薬）の副作用をコントロールできない，(5)その他——が存在する癌性疼痛が第一に考えられる。したがって適応理由と診療上の必要理由を明記したほうがよいだろう。一般には局所麻酔剤によるブロック（L100「1」）と神経破壊剤によるブロック（L101「1」）を併用するが，癌性疼痛の場合は両方ともに請求可能である。

③癌性疼痛の患者で1回のブロックで十分な効果が得られない場合や，片側効きになった場合には，月2回までの請求が許されているので，同一月内にもう1度施行し保険請求することが可能である。

④本ブロックを行うのに必要とした器材・薬品（生理食塩水，局所麻酔剤）は請求できない。補助手段として神経ブロックの最中にエックス線透視装置を使用したりエックス線撮影を行った場合，これらはブロック料に含まれ別に請求できない。

適応 ▶慢性膵炎 ▶上腹部内臓悪性腫瘍による上腹部痛（癌性疼痛）▶背部痛（肝・胆・膵・脾・胃・小腸・右半結腸・大動脈周囲リンパ節由来の内臓痛）。

〈頚・胸部硬膜外ブロック〉

基本的に硬膜外ブロックはL002硬膜外麻酔と同じものと考えてよい。ただし，持続硬膜外ブロックは入院患者に対して行われるのが一般的で，外来通院患者に対しては1回注入法が選択される。

頚・胸部硬膜外ブロックの手技は，頚・胸部の硬膜外麻酔法と同様である。外来通院患者に1回注入法を行う場合，使用ブロック針は22G（ゲージ）トゥーイ針，または23Gブロック針が一般的である。使用薬剤は局所麻酔剤としては0.5～1.0%リドカインまたはメピバカイン（カルボカイン）の使用頻度が高く，頚椎症などで神経根症状を呈している症例では硬膜外投与可能なステロイドを追加することもある。比較的長時間の効果を期待する場合には0.1%程度のロピバカイン（アナペイン）を使用するとよい（外来患者）。

ブロック後は1時間程度仰臥安静をさせる。硬膜外麻酔後には脊椎麻酔ほど急激ではないが血圧は低下するために，外来で行う場合には手術目的で行われる硬膜外麻酔のときとは異なり，強い血管運動神経遮断を生じない（血圧低下が少ない）濃度を使用しないと危険である。したがって，外来通院患者に対しては前述のようにリドカインまたはメピバカインの0.5%，3～5mLが安全域である。しかし，それでも患者の状態によっては重篤な血圧低下を起こすこともあり，末梢静脈路（細胞外液製剤の投与）を確保できる用意，昇圧薬（塩酸エフェドリンなど）と人工呼吸が可能な器材（蘇生用バッグマスクまたは全身麻酔器）および自発呼吸下でマスクによる酸素投与が可能な器具を必ず準備しておくべきである。

硬膜外穿刺はときに，どんなに訓練された麻酔医が行ってもくも膜下薬液注入の危険性がある。とくに頚・胸部硬膜外ブロックにおいてはくも膜下薬液注入は高位脊椎麻酔となるので，突発的な脊髄内注入による急激な血圧低下や呼吸状態の悪化に備えて，最低15分間は十分に患者観察（最低5分間隔の血圧測定）をしておく必要がある。万が一下肢の運動麻痺や呼吸困難など，くも膜下穿刺の兆候が認められた場合には，頚・胸部硬膜外ブロックでは高位脊椎麻酔になるので，直ちに静脈路を確保し，経皮的動脈血酸素飽和度，血圧などをモニターし，人工呼吸を行える体制をとる。胸部硬膜外ブロックによる突発的な脊髄内注入に気づかずに，数分放置したために呼吸停止心停止を生じた症例も報告されている。したがって，施行に当たっては十分に注意し，また施術者も腰部硬膜外ブロックあるいは頚・胸部硬膜外麻酔などで十分に訓練された医師が行うことが望ましいと思われる。

経皮的動脈血酸素飽和度をモニターした場合には，診療上の必要理由を記載してD223の経皮的動脈血酸素飽和度測定を算定可能であると思われる。D220の呼吸心拍監視，新生児心拍・呼吸監視，カルジオスコープ（ハートスコープ），カルジオタコスコープは，重篤な心機能障害もしくは呼吸機能障害を有する患者，またはそのおそれのある患者でないと請求できない。

《保険請求》

①硬膜外ブロック療法は，主に外来通院患者を対象として行われるが，入院のうえ硬膜外カテーテル挿入による持続硬膜外ブロック療法を必要とする場合には，カテーテル挿入当日はL100「1」で算定し，翌日から硬膜外持続注入および精密持続注入を行った場合には精密持続注入加算を請求できる（L003硬膜外麻酔後における局所麻酔剤の持続的注入）。

②硬膜外ブロックを行うのに必要とした器材・薬品（生理食塩水，局所麻酔用薬）は請求できない。

適応 ▶頚胸椎領域の神経根症状を有する各種疼痛（頚椎症など）▶頚部胸部領域の帯状疱疹・帯状疱疹後神経痛 ▶頚部胸部領域の癌性疼痛 ▶上肢・胸部の反射性交感神経性ジストロフィー ▶カウザルギー〔以上は世界疼痛会議の分類ではCRPS（complex regional pain syndrome）type Ⅰ・Ⅱに相当する痛み全体を含む〕▶頚部・上肢・胸部の術後痛（術創部痛）▶レイノー病・閉塞性血栓血管炎（TAO）などの上肢の有痛性動脈閉塞性疾患など多数

〈神経根ブロック〉

神経根ブロックは椎間孔より脊柱管外へ出た神経またはその周囲に局所麻酔剤を注入することにより，疼痛症状を改善する治療法である。障害神経根を同定することが可能なので，部位診断（罹患神経の特定）のために行われることもある。脊髄神経根のいずれの部位でもブロック可能だが，一般外来で行われるものの多くは腰部神経根ブロックであり，全体としての頻度も腰部，頚部，胸部の順である。頚部神経根ブロックは主に熟練した医師を有する専門施設で行われる。

いずれの部位においても原則としてエックス線透視下に行われるブロックで，造影法（神経根造影）を使用することが多い。

腰部神経根ブロック：神経根ブロックのなかでは最も使用頻度が高い。圧痛点や疼痛部の皮膚分節よりブロックする神経根を決定するが，神経の総走行距離が長いために根性坐骨神経痛としてL５，S１の神経が障害を受けることが多い。ブロックは後方アプローチまたは斜位にて行う。いずれも，22G（ゲージ）８～９cmディスポーザブル針を用いる。このときエックス線透視装置を必ず使用し，透視軸の調整を行って刺入する。放散痛が得られたあとは造影剤1.5～3.0mL程度を使い神経根造影を必ず行う。

局所麻酔剤としては1.0～1.5％リドカインまたはメピバカイン（カルボカイン）２～３mL，デキサメタゾン２～４mgなどのステロイドとの混合液を注入する。ブロック直後から自発痛，動作時痛などの消失および皮膚感覚，筋力，反射の低下が生じる。きちんと立位歩行が確認されるまで，ブロック後数時間はベッド上での安静が必要である。

頚部神経根ブロック：まず，圧痛点/皮膚の感覚低下範囲よりブロックする神経根を決定する。C２神経根のブロックは後方アプローチ，C３～C５は斜位法と前方法，C６～C８では前方法がある。いずれも，22G６cmまたは８～９cmディスポーザブル針を用いる。このときエックス線透視装置を必ず使用し，透視軸の調整を行って脊髄神経節部位をとらえるようにし，穿刺・放散痛が得られたあとは必ず造影剤0.5～1.0mL程度で神経根造影を行う。

局所麻酔剤としては1.0～1.5％リドカインまたはメピバカイン２～３mL，デキサメタゾン２～４mgなどのステロイドとの混合液を注入する。ブロック直後から自発痛，動作時痛などの消失および皮膚感覚，筋力，反射の低下が生じる。そのために，ブロック後１～1.5時間はベッド上での安静が必要である。

胸部神経根ブロック：胸部神経根ブロックは神経根ブロックのなかで最も使用頻度が低い。アプローチ法としては後方法と斜位法がある。後方法のほうがアプローチしやすいとされているが，いずれもエックス線透視装置を必ず使用したほうがよいとされる。とくに胸部は椎弓・横突起・肋骨がブロックの妨げとなり針の刺入を困難にしているので，エックス線透視で軸の調整を行って良好な透視画像を得るようにする。

22G６cmまたは８～９cmディスポーザブル神経ブロック針を用いる。放散痛が得られたら造影剤0.5～1.0mL程度を使い神経根造影を必ず行う。

局所麻酔剤としては1.0～1.5％リドカインまたはメピバカイン１～２mL，デキサメタゾン２～４mgなどのステロイドとの混合液を注入する。

胸部神経根ブロックでは，診療上必要な疾患（帯状疱疹後神経痛，開胸術後痛など）に対しては高周波凝固法を用いて長期間の効果目的のブロックも行われることがあり，この場合にはディスポーザブルのスライター針を使用する。高周波凝固法では，針先が神経根をとらえたら２％メピバカイン0.5mL注入，５分ほどしてから針先温度70～80℃，凝固時間90秒くらいで熱凝固を行う。高周波凝固法を用いた場合にはL101神経ブロック（神経破壊剤，高周波凝固法又はパルス高周波法使用）で請求可能である。

ブロック後１～1.5時間はベッド上での安静を要する。胸部に特徴的な重大な合併症として，気胸の発生が報告されている。発生した場合に対処できるような機器の準備が最低限必要である。

＊　＊　＊

いずれの部位においても，神経根ブロック時には人工呼吸が可能な器材（蘇生用バッグマスクまたは全身麻酔器）および自発呼吸下でマスクによる酸素投与が可能な器具を準備しておくほうがよい（とくに胸部）。診療上必要がある場合には経皮的動脈血酸素飽和度をモニターすること。

《保険請求》

①胸部神経根ブロックにおいて高周波凝固法を使用する場合には，L101「１」での算定が可能だが，適応疾患が明確ではないので診療上の必要理由を明記する必要がある。一般には，L100「１」とL101「１」を併用（L100の有効性が確認された後にL101を行った場合に限る）するが，その場合，両方ともに請求可能である。

②ブロックを行うのに必要とした器材・薬品（生理食塩水，局所麻酔用薬）は請求できない。補助手段としてエックス線透視装置を用いたりエックス線撮影を行った場合，これらは神経ブロック料に含まれ別に請求できない。

適応 ▶頚胸椎領域の神経根症状を有する各種疼痛（頚椎症など）▶頚部胸部領域の帯状疱疹・帯状疱疹後神経痛 ▶頚部胸部領域の癌性疼痛 ▶上肢・胸部の反射性交感神経性ジストロフィー ▶カウザルギー ▶帯状疱疹・帯状疱疹後神経痛〔以上は世界疼痛会議の分類ではCRPS（complex regional pain syndrome）typeⅠ・Ⅱに相当する痛み全体を含む〕▶頚部・上肢・胸部の術後痛（術創部痛）▶腰下肢痛（神経根症状を有するもの，腰仙髄神経根障害）▶腰下肢痛の神経部位診断（治療を兼ねる）▶脊柱管狭窄（脊椎症を含む）腰部骨盤 ▶不安定椎など多数

〈下腸間膜動脈神経叢ブロック〉

主に癌性疼痛患者に行われるために，ほとんど神経破壊剤を用いる神経ブロックである（L101「１」で解説，p.306）。

下腸間膜動脈神経叢は腹大動脈神経叢および左右の第１から第４腰椎側面の交感神経節後線維から形成され，下腸間膜動脈根部周囲の腹大動脈前面に存在する網目状の神経叢である。下腸間膜動脈の血流支配腹部臓器（横行結腸左半分，下行結腸，S状結腸，直腸）を支配する。したがって，左下腹部内臓由来の癌性疼痛や，腹腔神経叢ブロックではカバーできない広範囲の疼痛治療の補助として使用される。ほとんどの場合，最終的に神経破壊剤を用いる神経ブロックである。

背側アプローチでは，体位はブロック側を上側にした側臥位で行われる。以前は盲目的に行われることもあったが，最近は必ずエックス線透視を用いて第２から第４腰椎側面像を映しながら針を刺入する。腹腔神経叢ブロックと同様に背側法にも経椎間板法と傍脊椎法があるが，筆者はほとんどの場合，傍脊椎法で行っている。手術室等で行うむずかしい神経ブロックのなかでは手技的に比較的容易な神経ブロックであるが，それでもきちんとした訓練を必要とする。

針は22G（ゲージ）12cm神経ブロック針を使う。一般に第3腰椎棘突起中央より側方6～7cmを刺入点とする。刺入時にはエックス線透視装置は椎体側面像とするが，きちんと椎体前後面を合わせてまっすぐな側面像を得られていないと針先の位置合わせが困難である。腹腔神経叢ブロックと同様「Walking Method」で横突起を上方に避けて抵抗消失が得られる（コンパートメントに入るところ）まで針を進める。その後さらに腹大動脈に針先が接するまでゆっくり少しだけ針先を進める。2％リドカイン5mLと非イオン性水溶性造影剤10mLの混合液10mLを注入して造影とテストブロックを同時に行う。造影所見が良好で知覚低下や下肢の脱力などの合併症がなければ薬剤を注入する。薬剤は2％カルボカインまたは0.5～0.75％アナペイン10mL～15mLを使用する。

《保険請求》

①下腸間膜動脈神経叢ブロックは，訓練を積んだ麻酔科医（ペインクリニック医または緩和医など）に可能な特殊な手技である。したがって保険請求時にはその旨を記載しておかないと，特にクリニックの場合（入院なし）は算定がむずかしいと思われる。一般には入院（1泊）で行われることが多い。

②このブロックを積極的に考慮する因子としては，痛みの部位が本ブロックの適応範囲にあり，かつ⑴局所麻酔剤使用の硬膜外ブロックにて痛みが軽減する，⑵入浴で痛みが軽減する，⑶モルヒネ増量による鎮痛削減効果に乏しい，またはモルヒネ120mg/日を超えて増量しても除痛できない，⑷オピオイド（麻薬系鎮痛薬）の副作用をコントロールできない，⑸その他―-が存在する癌性疼痛が第一に考えられる。したがって適応理由と診療上の必要理由を明記したほうがよいだろう。また，期日を変えて神経破壊薬使用のブロック（L101「1」）を行った場合も請求可能である。

③癌性疼痛の患者で1回のブロックで十分な効果が得られない場合や，片側効きになった場合には，月2回までの請求が認められる。

④本ブロック単独で十分な効果が得られなかった際には，腹腔神経叢ブロックや上下腹神経叢ブロックを併施する場合があるが，同時施行した場合には併算定できない。日を変えて行った場合には，診療上の必要理由を詳細に記載したほうがよい。

⑤ブロックを行うのに必要とした器材・薬品（生理食塩水，局所麻酔剤），補助手段としてのエックス線透視はブロック料に含まれ別に請求できない。

適応 ▶左下腹部内臓悪性腫瘍による下腹部痛（癌性疼痛。横行結腸左半分，下行結腸，S状結腸，直腸，大動脈周囲リンパ節由来の内臓痛）

〈上下腹神経叢ブロック〉

主に癌性疼痛患者に行われる神経ブロックである（L101「1」で解説，p.307）。

上下腹神経叢は第2・第3腰部交感神経節から出た腰内臓神経で構成され，大動脈分岐部のほぼ前面にある長さ5cmほどの網目状の神経叢である。仙骨前神経叢とも呼ばれる。直腸・子宮（精巣）・膀胱などの骨盤臓器を支配する。したがって，骨盤内臓由来の癌性疼痛の疼痛治療として使用される。ほとんどの場合，最終的に神経破壊剤を用いる神経ブロックであるが，まれに子宮内膜症の頑固な強い痛みに対して施行される場合には，局所麻酔剤のみで行われることもある。

体位は腹臥位で，椎体間が広くなるように調整し，エックス線透視を用いて針を進める。腹腔神経叢ブロックと同様に背側法にも経椎間板法と傍脊椎法があるが，上下腹神経叢はその解剖学的な位置関係から一般に経椎間板法が第一選択となる。ただし，高齢者などはこの椎体間がつぶれていることも多いので，あらかじめ腰椎単純エックス線撮影で確認しておく必要がある。

針は22G（ゲージ）12cm神経ブロック針を使用する。第5腰椎棘突起中央より側方5～7cmで横突起の下方を刺入点とする。刺入時にはエックス線透視装置は椎体側面像とするが，正面像で第5腰椎・仙椎体間をみながら針を進めてもよい。神経穿刺を避けるために第5腰椎付近ではゆっくりと針を進め，椎間板に入ったら抵抗が変わるのでわかる。椎間板内に針が入ったら，必ず前後左右の針先の位置が適切であるかどうかを確認する。その後，生理食塩水入りのシリンジを用いて抵抗消失が得られるまで（椎体を針先が抜けるところまで）針を進める。前後面で必ず正中付近に針先が位置していることを確認し，血液の逆流がなければさらに針を0.5cm進める。

2％リドカイン（または2％カルボカイン）5mLと非イオン性水溶性造影剤10mLの混合液10mLを注入して造影とテストブロックを同時に行う（別々に行ってもよい）。造影所見が良好で，知覚低下や下肢の脱力などの合併症がなければ薬剤を注入する。薬剤は2％カルボカインまたは0.5～0.75％アナペイン10mL～15mLを使用する。

終了後は同じ体位で少なくとも30分の安静と，仰臥位で1時間以上の安静を必要とする。やむをえず傍脊椎法を選択した場合は，正中より5～7cmを刺入点として下腸間膜神経叢ブロックと同じように行うが，本ブロックでは正中に針先をもっていくことは困難で，通常左右両側からのアプローチが必要とされる。

《保険請求》

①上下腹神経叢ブロックは，訓練を積んだ麻酔科医（ペインクリニック医または緩和医など）に可能な特殊な手技である。したがって保険請求時にはその旨を記載しておく必要がある。一般には入院（1泊）で行われることが多い。

②このブロックを積極的に考慮する因子としては，痛みの部位が本ブロックの適応範囲にあり，かつ⑴局所麻酔剤使用の硬膜外ブロックにて痛みが軽減する，⑵入浴で痛みが軽減する，⑶モルヒネ増量による鎮痛削減効果に乏しい，またはモルヒネ120mg/日を超えて増量しても除痛できない，⑷オピオイド（麻薬系鎮痛薬）の副作用をコントロールできない，⑸その他―-が存在する癌性疼痛が第一に考えられる。したがって，適応理由と診療上の必要理由を明記したほうがよいだろう。また，期日を変えて神経破壊薬使用のブロック（L101「1」）を行った場合も請求可能である。

③癌性疼痛の患者で1回のブロックで十分な効果が得

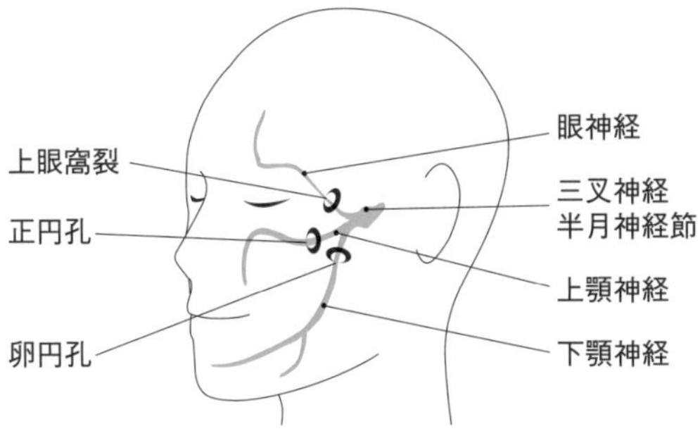

図5-16 三叉神経の位置

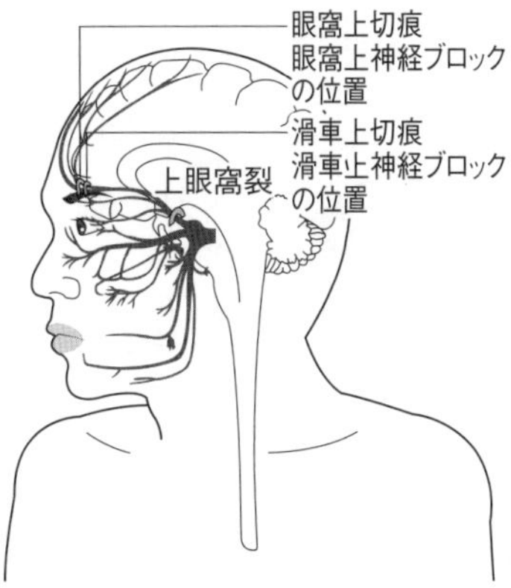

図5-17 眼神経関連の神経ブロック（前頭神経ブロック〔眼窩上神経ブロック，滑車上神経ブロック〕）
眼神経は三叉神経の１つ。眼神経から前頭神経が分岐し，さらに眼窩上神経と滑車上神経に分岐する。その分岐直前の位置で眼窩上切痕から両神経をあわせてブロックすることが可能で，これを前頭神経ブロックという。

られない場合や，片側効きになった場合には，月２回までの請求が認められる。ただし，両側を同時に施行した場合には１回分の請求である。

④このブロック単独で十分な効果が得られなかった場合には，腹腔神経叢ブロックや下腸間膜動脈神経叢ブロックを併施する場合があるが，同時施行した場合に併算定は不可。日を変えて行った場合には，診療上の必要理由を詳細に記載したほうがよい。

⑤本ブロックを行うのに必要とした器材・薬品（生理食塩水，局所麻酔剤）は請求できない。補助手段としてのエックス線透視は別に請求できない。

適応 ▶骨盤内臓悪性腫瘍による下腹部痛（癌性疼痛）

2．L100「2」

〈眼神経ブロック〉

眼神経とは三叉神経（図5-12，p.278，5-16，p.283参照）第１枝のことで，上眼窩裂を通って頭蓋外へ出る。頭蓋外では，①前頭神経，②鼻毛様体神経，③涙腺神経に分かれるが，前頭神経はさらに眼窩上神経と滑車上神経に分かれて，前頭部・前額部・上眼瞼の皮膚に分布する。これら全体を含めて眼神経ブロックのみを行うことはほとんど不可能であり，一般に最も広範囲の支配領域をもつ前頭神経ブロックをこの項にて算定してよいと思われる（前頭神経ブロックの項目はない）。神経破壊剤を用いて行うこともある（図5-17）。

前頭神経ブロックは，眼窩上神経と滑車上神経を１カ所の穿刺で同時に遮断する神経ブロックであり，三叉神経末梢枝のブロックでは最も安全で容易なブロックの１つである。患者は仰臥位で，顔面は正面，術者は患者頭側に立つ。27G（ゲージ）19mmまたは26G25mmディスポーザブル針を使用し，眉毛の上縁正中から2.5cm耳側，窩上切痕（孔）直上で皮膚に垂直に尾側から頭側方向に穿刺し，麻酔剤が眉毛に沿って左右に広がるように注入する。局所麻酔剤は２％リドカインまたはメピバカイン0.5～1.0mLが一般的であるが，疾患によっては神経破壊剤も適応がある。

抜針後に眼窩上縁を圧迫することが重要である。１つには効果をより確実にするため，もう１つには上眼瞼の腫脹を軽減するためである。

《保険請求》

三叉神経ブロックは高度な技術を要する神経ブロックであり，そのなかでは最もやさしいブロックとされる前頭神経ブロックであっても高度な専門性が要求される。したがって，保険審査上「麻酔科」を標榜している医療機関であることが望ましい。

適応 ▶三叉神経第１枝領域の帯状疱疹・帯状疱疹後神経痛 ▶三叉神経痛 ▶前額部の癌性疼痛 ▶前額部の術後痛（術創部痛）▶非定型顔面痛など

〈上顎神経ブロック〉

上顎神経とは三叉神経（図5-12，p.278，5-16，p.283参照）第２枝のことで，正円孔を通って頭蓋外へ出る。頭蓋外では，翼口蓋窩において，①頬骨神経，②翼口蓋神経，③眼窩下神経に分かれる。翼口蓋神経は翼口蓋神経節に入り，咽頭上部，鼻腔，口蓋の感覚を支配する。上顎神経ブロックは，神経破壊剤を用いて行うこともある。

上顎神経ブロックは，必ずエックス線透視下で正円孔を描出して行う。アプローチとしては外側口腔外法が一般的で，下顎骨の筋突起と関節突起の間から針を刺入する。刺入点は耳珠軟骨基部から３cm鼻側で頬骨弓直下である（図5-18）。

はじめに刺入部位皮膚の局所麻酔を行ってから22G（ゲージ）７cmのブロック針（先丸）を刺入する。刺入方向は外眼角，皮膚とは70～80°の角度をもつようにする。透視下に正円孔を確認して，正円孔に向かって進め，ターゲットとする上顎神経領域に放散痛が得られたら，エックス線撮影にて針の位置を確認したあと，局所麻酔剤２％リドカインまたはメピバカイン0.5mLを注入して効果を確認する。皮膚面からの深さは4.5～5.0cmである。

刺入中に出血を生じて頬骨弓や顎関節付近の腫脹を起こしたり，下眼瞼や眼球結膜に出血が生じることもある。また出血が眼窩内に及んだ場合には眼球運動の障害や，視力障害を生じる危険性があり，エックス線透視下で位置および深さを十分に確認しながらブロックを行う。疾患によっては神経破壊剤，高周波凝固法

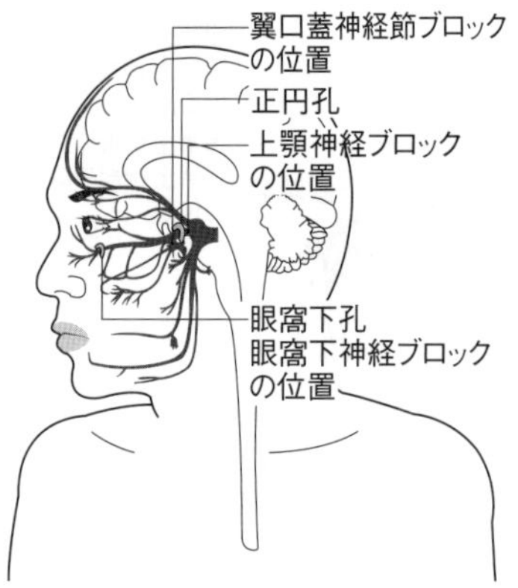

図5-18　上顎神経関連の神経ブロック（上顎神経ブロック，翼口蓋神経節ブロック，眼窩下神経ブロック）
上顎神経は三叉神経の１つ。また，上顎神経ブロックと翼口蓋神経ブロックには外側口腔外法と大口蓋孔法があるが，上顎神経ブロックは外側口腔法で行うのが一般的で，翼口蓋神経節ブロックは大口蓋孔法で行うほうが比較的容易である。Vidian神経痛，Sluder神経痛，鼻アレルギーおよび血管運動性鼻炎などは，翼口蓋神経節ブロックの適応となる。

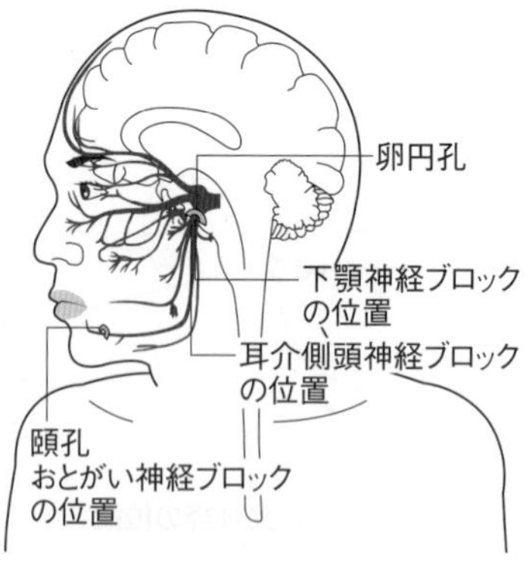

図5-19　下顎神経関連の神経ブロック（下顎神経ブロック，耳介側頭神経ブロック，おとがい神経ブロック）
下顎神経は三叉神経の１つ。また，下顎神経ブロックと耳介側頭神経ブロックには口腔外前方接近法と非透視下・側方接近法がある。
耳介側頭神経痛，機能性頭痛，片頭痛，群発性頭痛および筋収縮性頭痛などは，耳介側頭神経ブロックの適応となる。

又はパルス高周波法も適応がある。

《保険請求》

三叉神経ブロックは高度な技術を要する神経ブロックであり，高度な専門性が要求される。したがって，保険審査上「麻酔科」を標榜している医療機関であることが望ましい。

適応 ▶三叉神経第２枝領域の帯状疱疹・帯状疱疹後神経痛 ▶三叉神経痛 ▶顔面の癌性疼痛 ▶頬部など顔面の術後痛（術創部痛）▶非定型顔面痛など

〈下顎神経ブロック〉

下顎神経とは三叉神経（図5-12，p.278，5-16，p.283参照）第３枝のことで，卵円孔を通って頭蓋外へ出る。卵円孔の直下で下顎神経幹は前方の細い咬合筋群への運動枝と，下歯槽神経・舌神経・耳介側頭神経に分かれる後方の太い感覚枝とに分かれる。

下顎神経ブロックは，照射角度可変のエックス線透視で卵円孔を描出して行う（図5-19）。アプローチとしては口腔外法が一般的で，側方接近法と前方接近法がある。側方接近法はエックス線非透視下でも行われることもあるが，原則としていずれのアプローチも透視下で行ったほうが安全で確実である。

前方接近法の刺入点は，ブロック側口角より３cm外側，２cm頭側，側方接近法では耳珠軟骨基部から３cm（２cm）鼻側で頬骨弓直下である。前方接近法の場合はやや深いので９cm針を，側方接近法は22G（ゲージ）７cmのブロック針（先丸）を用いる。いずれも刺入方向は卵円孔で，ターゲットとする下顎神経領域に放散痛が得られたら，エックス線撮影にて針の位置を確認したあと，局所麻酔剤２％リドカインまたはメピバカイン0.5mLを注入して効果を確認する。

合併症としては出血やアルコール神経炎があるが，側方アプローチは耳管に接近するルートであるので，ときに耳管を穿刺することがある。もし，局所麻酔剤を耳管内に注入すると，めまい，悪心，嘔吐，眼振が出現するので判明する。開眼したり上半身を起こすと症状が増悪するので，しばらく安静仰臥位にしておく必要がある。疾患によっては神経破壊剤，高周波凝固法又はパルス高周波法も適応がある。

《保険請求》

三叉神経ブロックは高度な技術を要する神経ブロックであり，高度な専門性が要求される。したがって，保険審査上「麻酔科」を標榜している医療機関であることが望ましい。

適応 ▶三叉神経第３枝領域の帯状疱疹・帯状疱疹後神経痛 ▶三叉神経痛 ▶顔面の癌性疼痛 ▶顔面・顎部の術後痛（術創部痛）▶非定型顔面痛など

〈舌咽神経ブロック〉

舌咽神経は第９番目の脳神経で，頚静脈孔を通って頭蓋外へ出る。感覚枝は鼓膜，耳管，舌の後ろ１/３，口蓋扁桃，咽頭，喉頭蓋の口側などの知覚をつかさどる。舌咽神経ブロックは，主に特発性舌咽神経痛の鑑別診断，治療に使用される。

舌咽神経ブロックの刺入点は，乳様突起の前縁で外耳孔の直下である（図5-20）。ブロック針を皮膚に垂直に茎状突起に当たるまで進め（深さ約２cm），いったん引き抜いて茎状突起前方2.5cmのあたりで放散痛が得られたら，局所麻酔剤２％リドカインまたはメピバカイン0.5mLを注入して効果を確認する。針は23または25G（ゲージ）５cmのブロック針（先丸）を用いる。

合併症としては出血（動脈穿刺：内頚動脈，頚静脈）やほかの神経（迷走神経，副神経，交感神経）の麻痺症状である。神経破壊剤，高周波凝固法又はパルス高周波法も適応がある。

《保険請求》

特発性舌咽神経痛は非常にまれな疾患であり，本ブロック自体も高度な技術を要し非常に特殊な神経ブロックであることから，保険審査上「麻酔科」を標榜している医療機関であることが望ましい。

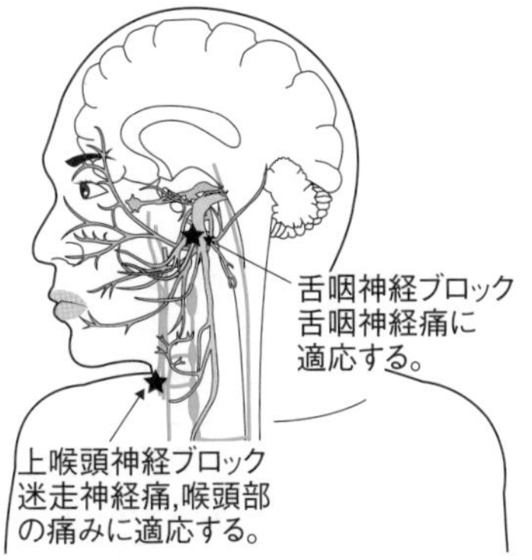
舌咽神経ブロック
舌咽神経痛に
適応する。
上喉頭神経ブロック
迷走神経痛,喉頭部
の痛みに適応する。

図5-20 舌咽神経ブロックと上喉頭神経ブロック

適応 ▶（特発性）舌咽神経痛 ▶口腔の癌性疼痛 ▶術後痛（術創部痛）など

〈蝶形口蓋神経節ブロック〉

蝶形口蓋神経節とは翼口蓋神経節のことであり，翼口蓋神経節（ブロック）の名称が一般的で教科書記載もある。翼口蓋神経節は翼口蓋窩の前壁・上顎神経の下方にあり，翼口蓋神経および副交感線維である大錐体神経線維および交感神経線維を含んで，咽頭上部・鼻腔・口蓋の感覚と鼻涙腺などを支配する（図5-18参照，p.284）。

上顎神経ブロックとアプローチ法や合併症などはほとんど同一で，上顎神経と一緒に正円孔付近でブロックすることができる。翼口蓋神経節のみをブロックするのは困難だが，大口蓋孔より刺入して局所麻酔剤を注入する大口蓋孔法が比較的容易である。針は25G（ゲージ），25mm針，先丸のブロック針を用いる。局所麻酔剤として２％リドカインまたはメピバカイン1.0mLを使用する。神経破壊剤を用いて行うこともある。

適応 ▶Vidian神経痛（三叉神経障害）▶Sluder神経痛（スルーダー神経痛）▶（鼻）アレルギー性鼻炎 ▶血管運動性鼻炎など

〈腰部硬膜外ブロック〉

硬膜外ブロックは手術用麻酔法における硬膜外麻酔法と同じものと考えてよい。ただし，手術時には硬膜外カテーテル挿入法が一般的であるが，硬膜外ブロック療法では外来通院患者に対しては１回注入法が選択されることが多い。持続硬膜外ブロックは入院患者に対して行われるのが通例である。疼痛外来で最もよく行われる神経ブロックの１つで，適応疾患も多く，手技的にもそれほど高度な技術を要しないために施行される頻度が高い（図5-21）。

腰部硬膜外ブロックの手技は，頚・胸部の硬膜外麻酔法と同様である。外来通院患者に１回注入法を行う場合，使用ブロック針は22G（ゲージ）トゥーイ針または23Gブロック針が一般的である。使用薬剤は局所麻酔剤としては0.5～1.0％リドカインまたはメピバカイン（カルボカイン）の使用頻度が高く，椎間板ヘルニアなどで神経根症状を呈している症例では硬膜外投与可能なステロイドを追加する。外来などで比較的長時間の効果を期待する場合には，0.1％程度のロピバカイン（アナペイン）を使用する。

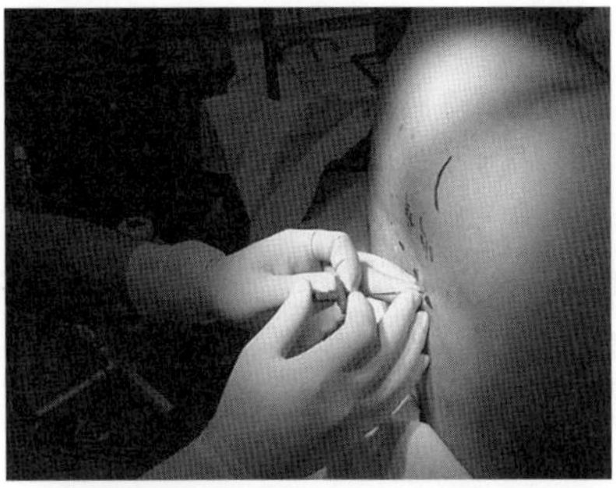

図5-21 腰部硬膜外ブロック（持続注入法）の刺入方法（ハンギングドロップ法）

以下，硬膜外麻酔の手技上の注意点などは頚・胸部硬膜外ブロック（L100「１」）に準ずる。ただし，ブロック後には下肢の知覚・運動機能の低下が多かれ少なかれ必ず生じるので，帰宅時には歩行可能な筋力が十分に得られていることを確認して帰宅させること。

《保険請求》

①硬膜外ブロック療法は，主に外来患者を対象として行われるが，入院のうえ硬膜外カテーテル挿入による持続硬膜外療法を必要とする場合には，カテーテル挿入当日はL100「２」で算定し，翌日から硬膜外持続注入加算および精密持続注入を行った場合は精密持続注入加算も請求できる（L105）。
②硬膜外ブロックを行うのに必要とした器材・薬品（生理食塩水，局所麻酔用薬）は請求できない。

適応 ▶腰椎領域の神経根症状を有する各種疼痛（根性坐骨神経症など）▶腰部脊柱管狭窄症などの腰痛疾患 ▶腰部・下肢領域の帯状疱疹・帯状疱疹後神経痛 ▶腰部・下肢領域の癌性疼痛 ▶下肢の反射性交感神経性ジストロフィー ▶カウザルギー ▶幻肢痛など〔以上は世界疼痛会議の分類ではCRPS（complex regional pain syndrome）typeⅠ・Ⅱに相当する痛み全体を含む〕▶腰部・下肢領域の術後痛（術創部痛）▶閉塞性動脈硬化症（ASO）▶閉塞性血栓血管炎（TAO）▶レイノー病など下肢の有痛性動脈閉塞性疾患（下肢閉塞性動脈硬化症）など多数

3．L100「3」

〈腰部交感神経節ブロック〉

ほとんどの場合，神経破壊剤を用いる神経ブロックである（L101「２」で解説，p.308）。

腰部交感神経は第１から第５腰椎の間で交感神経幹を形成し，交感神経節は第２から第４腰椎の前面側方で，腰椎の前縁から０～５mm後方，中心から18～30mm外側に存在する。神経節の大きさは幅３～５mm，長さ10～15mm程度である。したがって，交感神経節ブロックも第２から第４腰椎レベルで行われることが多い。

体位は側臥位で背側よりアプローチし，傍脊椎法，経椎間板法，大腰筋穿通法があるが，傍脊椎法が最もよく行われる。針の誘導には超音波やCTを用いるこ

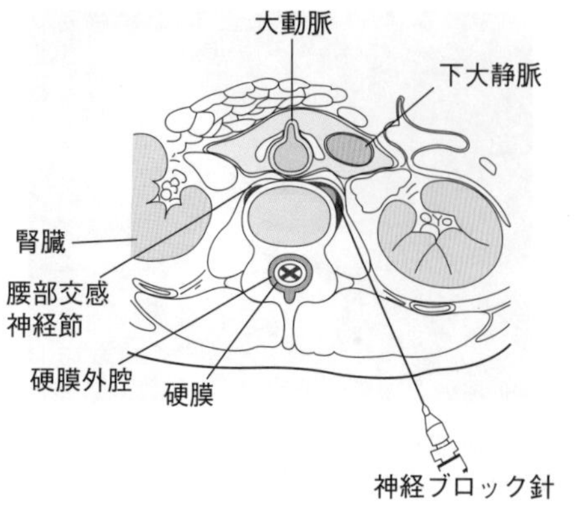

図5-22　腰部交感神経節ブロックの刺入経路

ともあるが，エックス線透視を用いて第２・第３・第４腰椎側面像を映しながら針を刺入するのが最も一般的である。針は22G（ゲージ）12cm（あるいは20〜22Gで12〜15cmの）神経ブロック針を使用する。一般に第２・第３腰椎棘突起中央より側方７〜８cmを刺入点とするので体軸に平行に線を引いておくと刺入点の決定が容易である。

エックス線透視装置は椎体側面像とするが，このときちんと椎体前後面を合わせてまっすぐな側面像を得られていないと，針先の位置が正確に描写されないので注意する。ベベル（針の斜端）の向きを変えつつ椎体に針先先端を沿わせながら針を進め，決して椎体から針先が離れないようにすることが肝心である。

この方法は「Walking Method」と呼ばれ，交感神経節ブロックなど椎体から針先を離さずに針を進める必要のある神経ブロックでは必ず使用される。横突起は上方に避けて針を進め，側面像で椎体前縁より約５mm手前で骨膜に針先を固定する（図5-22）。

血液の逆流がないことを確認して，２％リドカイン５mLと非イオン性水溶性造影剤10mLの混合液を0.5〜１mL注入して造影とテストブロックを同時に行う。造影所見が良好で知覚低下や下肢の脱力などの合併症がなく，下肢の温感が得られれば薬剤を注入する。薬剤は２％カルボカイン，0.5〜0.75％アナペイン１〜２mLを使用する。

《保険請求》

①腰交感神経節ブロックは，訓練を積んだ麻酔科医（ペインクリニック医または緩和医など）に可能な特殊な手技である。したがって保険請求時にはその旨を記載しておかないと，特にクリニックの場合（入院なし）では算定がむずかしいと思われる。一般には入院（１泊）で行われることが多い。

②本ブロックを行うのに必要とした器材・薬品（生理食塩水，局所麻酔用剤）は請求できない。また，補助手段としての超音波，CT，エックス線透視は別に請求できない。

適応　▶下肢血行障害（ASO・TAO・レイノー病など）▶腰部・下肢の交感神経が関与した痛み（帯状疱疹後神経痛・幻肢痛など）▶多汗症など

〈くも膜下脊髄神経ブロック〉

局所麻酔剤で行う方法は脊椎麻酔法（脊髄くも膜下麻酔）とまったく同様の手技である。ペインクリニック領域で行われる特徴的なくも膜下脊髄神経ブロックは，高比重の神経破壊剤を用いた選択的くも膜下脊髄神経ブロックである。主に，癌の痛みに対して行われる（L101「１」で解説，p.305）。

基本的手技は脊椎麻酔法と同じだが，ペインクリニック領域で行うくも膜下ブロックは，疼痛部位により穿刺位置を決定する選択的くも膜下脊髄神経ブロックである。このため，穿刺位置によってはくも膜下腔を脊髄が占めていることもあり，脊椎や脊髄の解剖を熟知し訓練を積んだ医師が行う必要のある，かなり高度な手技である。ペインクリニックで行われる特徴的なくも膜下脊髄神経ブロックは高比重の神経破壊剤で，主に癌の痛みに対して行われる。本来非常に古い手技のため細かい研究は多くあるが，ここでは基本的事項の記載にとどめる。

脊髄は外側から硬膜，くも膜，脳脊髄液（くも膜下腔），軟膜，脊髄の順にあり，このくも膜下腔に薬液を入れるブロックがくも膜下脊髄神経ブロックで，決して脊髄に針を立ててはならない。

脊髄神経は前根と後根からなり，８対の頚神経と12対の胸神経，５対の腰神経，５対の仙骨神経，１対の尾骨神経の計31対ある。前根は太く，該当部位の筋肉の運動と同じ部位の皮膚感覚をつかさどり，それぞれの部位で頚神経叢，腕神経叢，腰神経叢，仙骨および尾骨神経叢を形成する。後根は前根より細く内側枝と外側枝に分かれ，深部の筋群と脊柱両側の皮膚に分布する。このうち，後根（知覚枝）のみを選択的に遮断するよう，体位や高比重液の使用などのいろいろな工夫がされている。

脊髄に分布する動脈は前脊髄動脈と左右２本の後脊髄動脈だが，脊髄循環には側副血行路がないので，流入栄養血管である大前根動脈（Adamkiewiczの動脈）などの損傷には気をつける。

薬剤は高比重を用いる。背側に30〜40°傾けた側臥位で，痛みのある目的の分節が最も低くなるように体位をとる。くも膜下腔へは正中から穿刺する（傍脊椎穿刺法は可能な限り避ける）が，脊髄が直下に存在する部位（馬尾神経ではない部位）に穿刺する場合には，硬膜穿刺の感覚を得るようにして必要以上に針を進めないことが肝心である。

薬液をゆっくり注入すると，くも膜下腔で高比重液がくも膜に沿って椎間孔へ沈み，神経根に作用する。体位を背側に傾けても運動神経に薬効が影響することは避けられない。椎間孔で薬液が作用するので，遮断する神経が出ている椎間孔に一致した部位で穿刺することが重要である。

特殊なブロック法として，会陰部痛（旧肛門部痛）に対するサドルブロックがある。この場合には患者を座位にして背側・疼痛側に10〜20°傾けて第５腰椎・第１仙椎間より穿刺する。使用ブロック針は22G（ゲージ）または23Gブロック針（穿刺部位によって針先角度は異なる）が一般的である。いずれの場合も，薬剤が目的とする神経根以外に広がることは極力避ける必要があり，薬剤注入後30分は同じ体位を保持する必要がある。この場合に使用する局所麻酔薬は高比重液である必要がある。多くはサドルフェノールブロック（L101「1」）として行われるが，外来では局所麻酔薬を用いることも多い。

生じうる合併症は，目標以外の脊髄神経ブロック，大前根動脈などの穿刺による出血や脊髄損傷，針先での脊髄損傷などであるが，目標とする神経と同じ部位の運動神経麻痺は避けることがむずかしく，必ず前もって患者の承諾を得ておく。合併症自体の発生頻度は低いが，いったん生じると薬剤が神経破壊剤であるために治療に非常に難渋する。脊髄の局所解剖を熟知して慎重な手技で臨まなければならない。

《保険請求》

①高位のくも膜下脊髄神経ブロックは特別な施設・設備は必要ないが，訓練を積んだ麻酔科医（ペインクリニック医や整形外科医，脳神経外科医など）に可能な特殊な手技のため，保険請求時にはその旨を記載したほうがよい。

②ブロックを行うのに必要とした器材・薬品（生理食塩水，局所麻酔剤），補助手段としてのエックス線透視はブロック料に含まれ別に請求できない。

適応 ▸癌性疼痛，とくに会陰部痛に対しては合併症が少なく良い適応である。

〈ヒッチコック療法〉

最近では施行されなくなったため，ヒッチコック療法という項目が何を指し示しているのかは不明であるが，おそらく以前報告されていたヒッチコックブロックのことであろうと思われる。

1967年にHitchcockは強い広範囲の痛みをもつ担癌患者に対して，くも膜下に冷却食塩水または高張食塩水を注入すると痛みを治療できると報告した。ヒッチコックブロックとは，この方法を高張食塩水で行ったものを呼んだ治療法である。

1960年代末期に日本でもその有効性が試されたが，追試ではそれほど画期的な有効性が得られず，また全身麻酔下で行う必要があるとの意見も出たために，その後はほとんど行われなくなった。現在では主要なペインクリニックの教科書にまったく記載を認めない。

適応 ▸癌性疼痛；特に広範囲の痛みを伴うもの。

〈腰神経叢ブロック〉

腰神経叢ブロックは大腰筋ブロック（大腰筋筋溝ブロック）ともいい，大腰筋（腰椎側面の筋肉）に注射することにより筋肉内を走行する腰神経叢をブロックする。腰神経叢はL１～L４の脊髄神経前枝で構成され，腰神経は大腰筋背部１/３中を走行する。腰椎椎体の外側に大腰筋が存在し，大腰筋はL１～L５の横突起，Th12～L５の椎体，および各腰椎の椎間円板を起始とし，小転子に付着して終わる。帯状疱疹や脊柱管狭窄症などによる腰痛に有効である。神経刺激や超音波ガイド下に施行する施設もある。

腰神経叢ブロックはL３～４あるいはL４～５の横突起間から大腰筋に向かって針を刺入する。大腰筋は後腹膜腔に隣接しており，腎臓，腎動静脈，腹部大動脈，下大静脈などが近傍に存在する。L３，L４，L５の棘突起を結ぶ正中線から腸骨稜に向かって垂直線を描き，L４横突起上縁で正中線から35～50mmの点を刺入部位とする。皮下の局所麻酔後，針は22～23G100mmの神経刺激ブロック針または23ゲージ６cmカテラン針を用い，横突起の深さに達したら針先を尾側または頭側に向きを変えてシリンジに内圧をかけながら刺入し，抵抗が消失した点で大腿四頭筋の収縮が認められる位置で薬液を注入する。局所麻酔薬としては0.2%ロピバカインまたは１%メピバカイン20～30mLを使用する。局麻薬の量が多いために局麻中毒に注意すること。また，腰神経叢近傍には腎臓，腎動静脈腹部大動脈，下大静脈などが存在し後腹膜血腫が報告されているので施行時には血管穿刺に気をつけること。最近では合併症や副作用を避けるために超音波ガイド下で神経刺激を併用して行われることもある。合併症は前述の血管穿刺による血腫形成があり，神経を圧迫して下肢の感覚低下や脱力を生じることもある。また，特に血腫などが認められなくても，脱力により歩行困難となり数時間安静を必要とする場合があるが，原因は不明である。

《保険請求》

①神経刺激針（装置）や超音波ガイド下にブロックを行っても，その手技料や材料費は（例えば超音波エコーの手技料など）別に請求できない。

②手術麻酔として行った場合には，L005上下肢伝達麻酔（p.262）で請求することが妥当と思われる。

適応 ▸帯状疱疹/帯状疱疹後神経痛 ▸脊柱管狭窄症などに起因する腰痛症 ▸股関節痛 ▸人工股関節置換術などの下肢手術に対する麻酔など。

4．L100「4」

〈眼瞼痙攣，片側顔面痙攣，痙性斜頚，上肢痙縮または下肢痙縮の治療目的でボツリヌス毒素を用いた場合〉

顔面の痙攣などに対する治療法としては，顔面神経ブロックと痙攣を生じている罹患筋に対するボツリヌス毒素筋注法とがある。

顔面神経ブロックは，適切に行われれば長期的な効果が得られて患者の満足度も高いので，以前はかなりペインクリニック領域で施行されていたが，高度な技術を必要とすることと，ボツリヌス毒素筋注法が広く知られるようになって保険収載されたために，最近ではあまり行われなくなってきた。一方，ボツリヌス毒素筋注法は手技としてはやさしく合併症も少ないので，神経内科領域でも多用されている（ボトックス®注用50単位，100単位）。特徴としては注射点から半径数cmというきわめて限局した範囲にのみ有効なことで，その範囲でのみ筋肉の攣縮を解除する。

ボツリヌス毒素は，食中毒の原因菌である*Clostridium botulinum*により産生される蛋白分解酵素の一種で，神経終末から吸収され，神経終末からのアセチルコリン遊離を阻害することによって筋肉の麻痺をもたらす。A型からF型までの抗原性を有するが，国内で臨床応用されているのはA型毒素である。

眼瞼痙攣を主体とする顔面痙攣に対しては，治療標的は眼輪筋で，１カ所あたり1.25～2.5単位を６カ所（標準），26G（ゲージ）針で投与する。このとき眼輪筋は薄いので，貫通しないように十分に注意すること。

重症例では鼻根筋，皺眉筋，前頭筋近傍にも2.5単位追加投与する。効果持続期間は約３カ月で，１カ月の総投与量は45単位を超えないこととされている。副作用として，dry eye，眼瞼下垂，顔面神経麻痺，流涙，複視などが報告されている。

半側顔面痙攣は，椎骨脳底動脈系の血管により顔面神経が圧迫されて被刺激性が亢進するために生じるとされ，一側顔面筋の不随意な発作性収縮のことである。痙攣は通常眼輪筋からはじまり，最終的には口輪筋を含むすべての半側顔面筋に及ぶ。治療には，皺眉筋，前頭筋，大・小頬骨筋，口輪筋，笑筋，おとがい筋，広頚筋などに筋注される。１カ所あたり1.25～2.5単位，ときに５単位を26G針で投与するが，初回は10単位程度の投与で，効果を見て総量30単位まで投与可能である。副作用は眼瞼痙攣とほぼ同様である。

痙性斜頚とは，頭頚部の筋緊張異常のため異常頭位をとるジストニアの一種類で，頭頚部の回旋・側屈・前後屈などに加えて側彎や体幹のねじれを生じる。基本的に原因は不明である。胸鎖乳突筋，斜角筋群，僧帽筋，頭板状筋，広頚筋，肩甲挙筋，傍脊柱筋にボツリヌス毒素を投与する。初回合計30～60単位投与し，効果が十分でなければ４週間後に合計180単位まで追加投与は可能である。初回および追加投与を含め合計240単位までの投与にてまったく効果が認められない場合には，本治療法による効果を期待できないので中止を考慮するとされている。

投与する前に，まず異常頭位の原因となっている筋を同定することが非常に重要である。効果持続は同様に３～４カ月間。副作用として嚥下困難，頚部筋力低下など多く，施術後には十分な観察が必要である。

2010年４月下肢痙縮に対して，また2012年４月から新たに上肢痙縮に対する適応が追加された。上肢の痙縮は脳卒中の後遺症などで生じやすく，痙縮を生じている筋を同定して一筋肉当たり50単位を筋肉内に注射する。上肢痙縮では，橈側手根屈筋，尺側手根屈筋，深指屈筋，浅指屈筋，長母指屈筋，母指内転筋などに筋肉内注射する。橈側手根屈筋へは上腕骨内側上顆と上腕二頭筋腱を結ぶ線分の中点から３～４横指遠位部に１～２ヵ所注射するが，注射針の挿入が深すぎると，浅指屈筋に入る可能性があり，さらに深すぎると長母指屈筋に入る可能性がある。また，橈側に寄り過ぎると円回内筋に，尺側に寄り過ぎると長掌筋に入る可能性があり注意する。以下，尺側手根屈筋は前腕の近位部１/３等分の高さで尺骨の掌側２横指の部位に，深指屈筋，浅指屈筋，長母指屈筋，母指内転筋へはそれぞれの部位に１～２ヵ所注射する。部位を正確に判断して深さを目的とする筋肉に合わせないと，しばしば目的とする筋肉以外の筋肉に注入してしまうので注意する。効果持続は同様に３～４カ月間で，３カ月以内の再投与は認められない。

下肢痙縮が脳卒中の後遺症として生じ，それに対してボツリヌス毒素により治療を行う場合には，腓腹筋(内側頭，外側頭)，ヒラメ筋，後脛骨筋などに300単位を分割して筋肉内注射する。やはり効果持続は３～４カ月間で，３カ月以内の再投与は避ける。他方，以前より下肢痙縮は小児においては脳性麻痺により生じ，尖足を伴うことが多い病態である。この尖足の治療にはボツリヌス毒素注入療法が有効で，姿勢や運動障害および関節の変形などを改善し，リハビリテーションや介護が容易になるという利点が指摘されている。

下肢痙縮のボツリヌス毒素治療の適応としては筋痙縮が局所的であることが望ましく，また関節可動域がある程度保持されていることが条件である。運動発達の促進や関節拘縮の予防・軽減のためには若年の早期開始が望ましいが，とくに治療開始年齢は問わない。

２歳以上の小児にはA型ボツリヌス毒素として４単位/kg体重を，罹患肢の腓腹筋内側頭・外側頭にそれぞれ２カ所筋肉内投与する。初回投与で効果不十分の場合にはヒラメ筋，後脛骨筋などへ投与するが，３カ月以内の再投与は避けること。なお，尖足などで緊張筋の同定が困難な場合には，筋電計，超音波検査やスティミュレーターなどを用いて目標とする部位を同定することが求められている。効果持続は同様に３～４カ月間。なおボトックス®の適応疾患は「２歳以上の脳性麻痺に伴う下肢痙縮」であり，２歳未満の小児に対しては薬剤の適応がないので注意すること。

《保険請求》

しばらくは適応疾患名と，診療上に必要理由について記載しておく必要があると思われる。とくに単回注入ではなかなか症状の寛解が得られず，同一月に複数回施行した場合には必ず記載しておかないと一般には認められないことも多いと思われる。この場合も，保険診療上認められる算定可能回数と，教科書などに記載してある必要回数が必ずしも一致するわけではないことは留意しておくべきであろう。

適応　▸眼瞼痙攣（眼輪筋ジストニア，メージュ症候群）▸（半側）顔面痙攣 ▸痙性斜頚 ▸上肢痙縮 ▸下肢痙縮

5．L100「5」

〈星状神経節ブロック〉

星状神経節ブロック（SGB：stellate gangrion block，以下SGB）は，交感神経系の神経ブロックのうち最もポピュラーな神経ブロックであり，疼痛専門外来（ペインクリニック）においては最も使用頻度の高い神経ブロックである（図5-23）。しかし，最もむずかしい神経ブロックの１つともいわれ，確実に効果が得られる技術を獲得するためにはそれなりに訓練が必要である。一般に外来患者に対して選択される治療法だが，頻度は少ないものの重篤な合併症が多く存在するため，患者に対しては説明と同意を得るほうがよい。

星状神経節は，交感神経幹の下頚神経節と第１・第２胸神経節が癒合したもので，一般に第６頚椎から第２胸椎にわたって分布するとされている（図5-23）。SGBには23～25G（ゲージ）注射針に５mL注射器を使用するのが一般的で，第６または第７頚椎横突起上から薬液を注入する。使用薬剤は1.0％リドカインまたはメピバカイン（カルボカイン）５～６mLである。

患者の体位は仰臥位，頚部をやや後屈した状態にし，多くの場合術者は右のSGBでは右側に，左のSGBでは患者の頭側に立つ。左示指と中指で胸鎖乳突筋や総頚動脈などを外側へ圧排し，右側のSGBでは左中指の腹側で，左側のSGBでは左示指の腹側で第６頚椎横

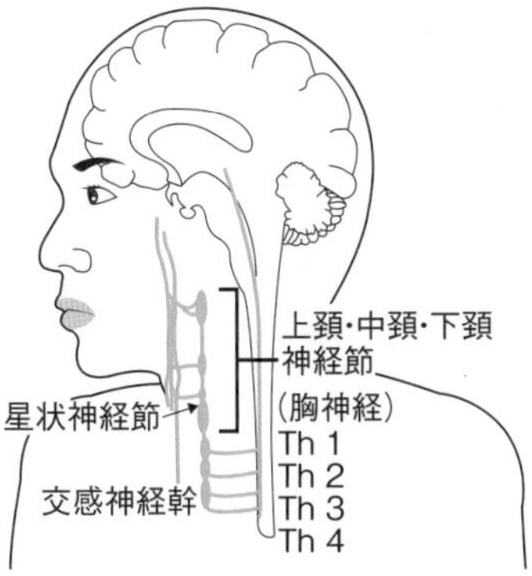

図5-23 星状神経節

星状神経節は交感神経幹の上頚・中頚・下頚神経節から構成され，星状神経節ブロックは第7頚椎横突起上をブロックのポイントとする。片側の頭部から腕までの交感神経系を支配する。

星状神経節ブロックは，非定型顔面痛，癌性疼痛，帯状疱疹後神経痛および帯状疱疹などに適応される。

突起前結節（Chassaignac's tubercle）を触れ，1～1.5cm尾側の第7頚椎横突起上または第6頚椎横突起上で刺入し，横突起基部の骨に針が当たったら血液の逆流がないことを十分に確認してから薬液をゆっくり注入する。ブロック後は5～10分間穿刺部の圧迫止血を行って30分程度安静仰臥させる。

SGBを第6頚椎で行うか第7頚椎で行うかについてはいろいろな意見があり，基本的にはどちらで行っても効果は得られるということになっている。ブロックが効果的に行われた場合には，ホルネル徴候，顔面紅潮，鼻閉感，支配領域の発汗停止，皮膚温上昇などの交感神経遮断のサインが得られる。

SGBは熟練した施術者が行えばめったに合併症を起こさないが，かなり重篤な合併症を起こす可能性もあるので十分に注意する。主な合併症としては，血管内注入，反回神経麻痺，腕神経叢ブロック，血腫，硬膜外ブロック，くも膜下ブロック，気胸などがある。

椎骨動脈内に誤注入すると全身痙攣，意識消失が生じる。薬液注入時に耳がツーンとするなどの症状があったらただちに注入を中止すること。全身痙攣を生じた際にはただちにジアゼパムを静脈内投与し，人工呼吸管理を行う。自発呼吸が安定したら自然に覚醒するまで酸素投与を行っておく。処置が遅れると重大な結果を生じるので急いで処置を行わなければならないが，適切に処置が行われれば特に後遺症は生じない。近年，超音波エコーを用いて，第6，第7頚椎横突起を描出させ，SGBを行う方法も普及しつつある。少なくとも血管穿刺の合併症発生は低くおさえられると考えられ，外来においても使用する術者が増えてきている。基本的方法や手技についてはランドマーク法とまったく変わらない。

反回神経麻痺は最も多い合併症で，片側の麻痺であるので嗄声（声がれ）が起こり，せきや息苦しさを訴えることもある。SGBで生じた場合，発声が困難になることが多い。無理に発声をしなければ1～2時間で自然に治まる。嗄声がある間は飲食・喫煙を止めておくように指導する。腕神経叢ブロックになったら，上肢の知覚・運動麻痺を起こすので，上肢の外傷を生じないように注意する。血腫は血液凝固能の異常を伴う場合には重大な結果（たとえば気管圧迫偏移など）を起こしうるので，神経ブロック時には常に確認していなければならないが，SGB前には特に血液凝固能の確認を厳重にすること。

その他の気胸，くも膜下ブロックなどの合併症はまれではあるが，生じた場合には人工呼吸などの大掛かりな処置を必要とし，放置すれば重大な結果を招くため，前徴を見逃さないようにしなければならない。

したがって，末梢静脈路（細胞外液製剤の投与）を確保できる用意，昇圧薬（塩酸エフェドリンなど）と人工呼吸が可能な器材（蘇生用バッグマスクまたは全身麻酔器）および自発呼吸下でマスクによる酸素投与が可能な器具を必ず準備しておくべきである。また，急激な血圧低下や呼吸状態の悪化に備えて最低15分間は十分に患者観察（最低5分間隔の血圧測定）をしておく必要がある。

合併症を起こしたときは経皮的動脈血酸素飽和度などをモニターするほうがよい。呼吸心拍監視（D220に該当）については，重篤な心機能障害もしくは呼吸機能障害を有する患者またはそのおそれのある患者でないと算定できない。

《保険請求》

①SGBを行うのに必要とした器材・薬品（消毒薬など）は請求できない。

②SGBの適応範囲はかなり広いと思われるが，疾患によってはその専門領域と適応について意見が異なる場合もあるので，初診時などはSGBの診療上の必要理由を記載する必要がある。とくに回数を多く行う場合には（たとえばベル麻痺発症初期に対するSGB療法など），必ず記載しておかないと認められないことも多いので注意が必要である。この場合も，保険診療上認められる算定可能回数と，教科書などに記載してある必要回数が必ずしも一致するわけではないことは留意しておくべきであろう。

③超音波エコーを補助手段として使用しても，別途請求はできない。

適応 ▶頚上胸椎領域の各種疼痛（頚椎症など）▶頚肩部上胸部領域の帯状疱疹・帯状疱疹後神経痛 ▶頚肩部胸部領域の癌性疼痛 ▶上肢・上胸部の反射性交感神経性ジストロフィー ▶カウザルギー〔以上は世界疼痛会議の分類ではCRPS（complex regional pain syndrome）type Ⅰ・Ⅱに相当する痛み全体を含む〕▶頚部・肩部・上肢・上胸部の術後痛（術創部痛）▶レイノー病・閉塞性血栓血管炎（TAO）など上肢の動脈閉塞性疾患 ▶特発性末梢性顔面神経麻痺（ベル麻痺）▶突発性難聴 ▶顎関節症など多数

〈仙骨部硬膜外ブロック〉

仙骨部硬膜外ブロックも，仙骨硬膜外麻酔法と基本的に同じものである。持続硬膜外ブロックは仙骨では行われることはまれであるが，最近では硬膜外内視鏡（エピドラスコピー）が経仙骨裂孔で行われている。

仙骨部硬膜外ブロックは仙骨裂孔から刺入する硬膜外ブロックで，1回注入法（単回法）が一般的である。

持続法は固定がむずかしく，また会陰部に近いために感染の危険性が高く，あまり行われない。１回注入法では22〜23G（ゲージ）のディスポーザブル注射針を用いて，無菌的に仙骨裂孔より刺入する。

このブロックで最も大切なのは刺入点を選ぶことで，刺入点を正確に把握すればほぼ間違いなく効果を得られる。仙骨裂孔は意外と触知しにくく，間違えやすいので，左右の後上腸骨棘と仙骨裂孔を結ぶ三角形がほぼ正三角形になることを利用して刺入点の位置を決定するとよい。体表面から約45°の角度で刺入し，硬膜外腔に到達した感触を得たら薬液を注入する。

局所麻酔剤は手術麻酔のときは比較的大量に用いるが，ブロックを外来通院患者に１回注入法で行う場合，0.5〜1.0％リドカインまたはメピバカイン（カルボカイン）５mL程度の使用が一般的であろう。ただし，泌尿器科において検査の麻酔用に行われる場合などは1.5％メピバカインを使用することが多い。

仙骨硬膜外ブロックの合併症については，他の硬膜外ブロックと比較すれば血圧低下や呼吸抑制などは比較的少なく，逆に頻度として多いのが局所麻酔剤中毒とブロック不成功である。仙骨硬膜外腔は脂肪組織と血管が豊富であるので，吸引テストを十分に行い薬液を血管内に注入しないようにする。また，前述のように刺入点を正確に把握すれば，確実なブロックを行うことが可能である。椎間板ヘルニアなどで神経根症状を呈している症例では，硬膜外投与可能なステロイドを追加することもある。

硬膜外麻酔の手技上の注意点などは頚・胸部硬膜外ブロックに準ずる。ただし，ブロック後には多かれ少なかれ下肢の知覚・運動機能の低下が必ず生じるので，帰宅時には十分に歩行可能な筋力が得られていることを確認して，帰宅させることが重要である。

適応　▶仙椎領域の神経根症状を有する各種疼痛（根性坐骨神経症など）▶腰部脊柱管狭窄症などの腰痛疾患 ▶臀部・下肢領域の帯状疱疹・帯状疱疹後神経痛 ▶臀部・下肢領域の癌性疼痛 ▶反射性交感神経性ジストロフィー ▶カウザルギー ▶幻肢痛など〔以上は世界疼痛会議の分類ではCRPS（complex regional pain syndrome）typeⅠ・Ⅱに相当する痛み全体を含む〕

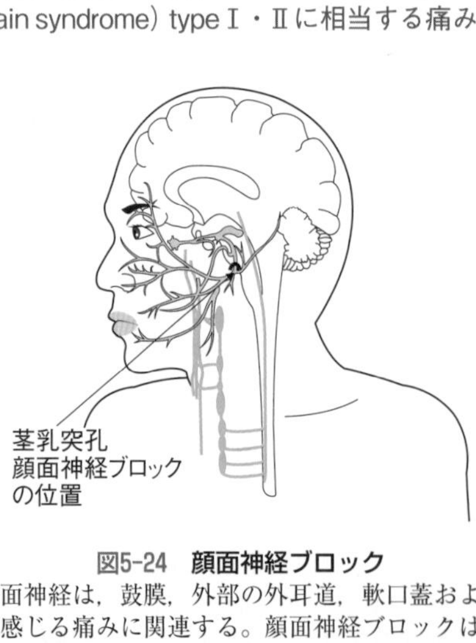

図5-24　顔面神経ブロック

顔面神経は，鼓膜，外部の外耳道，軟口蓋および咽頭で感じる痛みに関連する。顔面神経ブロックは顔面麻痺に適応される。

〈顔面神経ブロック〉

顔面神経ブロックには，長期的な効果目的で顔面神経幹を経乳突孔でブロックする方法と，顔面神経眼輪枝自体に対する末梢でのブロック法がある（図5-24）。顔面神経幹を経乳突孔でブロックする方法は，適切に行われれば長期的な効果が得られて患者の満足度も高いので，以前はかなりペインクリニック領域で施行されていたが，高度な技術を必要とする神経ブロック法である。

茎乳突孔での顔面神経神経幹ブロックの手段としては，穿刺圧迫法，アルコール使用，高周波凝固法がある。針は22G（ゲージ）５cm神経ブロック針を使用する。患者はブロック側を上にしてやや側方を向いた頭位で，刺入点は乳様突起先端から約５mm尾側，乳様突起基部に向けて進める。針先を乳様突起前面に当てたまま徐々に進めると，針先が神経に当たったとたんに麻痺が生じ，同時に耳の奥に痛みを訴える。

若杉式穿刺圧迫法では，このまま茎乳突孔に針を入れた状態で30〜60分置針をすると顔面神経麻痺が得られる。ただし，初回のときは20分程度と短めにしておいたほうがよい。この圧迫法のみでは十分な効果が得られない場合には99.5％アルコールを使用するが，ごく少量0.01mL使用する。同様に穿刺圧迫法で十分な麻痺が得られない場合に，高周波凝固法を行うこともある。使用するガイド針は22G50mm，４mm非被覆部のものを使用し，40℃，10秒程度の非常に弱い熱凝固にとどめる。合併症としては，激しいめまい（耳管穿刺→薬液注入）のほか，もしアルコールが内耳に至れば高度の難聴，出血などがある。

なお，罹患筋に対するボツリヌス毒素筋注法についてはL100「４」の適応である。これは手技的にやさしく合併症も少ないので，神経内科領域でも多用されている。

末梢での顔面神経ブロックとは，顔面痙攣の初期には痙攣が眼瞼に限局するため，眼輪筋を選択的にブロックする方法である。耳珠と外眼角と同側の口角を結ぶ角の二等分線上で15mm前方を刺入点とするO'Brien法が用いられる。浸潤ブロックであるのでアルコールを使用しても有効期間は短く，３〜６カ月程度である。針は19mm，26G（ゲージ）ディスポーザブル針を用いて，２％メピバカインを0.5mLずつ閉眼力低下が得られるまで浸潤させる。末梢でアルコールを使用する場合には，麻痺が得られたポイントで99.5％アルコール0.5mLを注入浸潤させる。同じ部位から刺入して高周波凝固法を行うこともある。

《保険請求》

顔面神経ブロックとして末梢でブロックする場合でも，神経破壊剤，高周波凝固法又はパルス高周波法で行う場合はL101「２」（p.311）で請求可能と考えられるが，診療上の必要理由を明記しておいたほうがよい。

適応　▶眼瞼痙攣（眼輪筋ジストニア，メージュ症候群）

6．L100「6」

〈腕神経叢ブロック〉

腕神経叢は第5頸髄神経から第1胸髄神経枝によって構成され，腕神経叢を形成してからのち，筋皮神経，正中神経，尺骨神経，橈骨神経となり，上肢の運動・知覚神経のほとんどを網羅支配している。したがって，どのアプローチで行うかによって，同じ腕神経叢ブロックにおいても標的とする部位が異なるし，効果も異なってくる。さらに，単一の神経（筋皮神経，正中神経，尺骨神経，橈骨神経）のブロックが必要な場合には，それぞれの神経に応じた神経ブロックが存在する（L100「7」，p.295〜p.302）。一般に神経ブロックとしては外来通院患者に対して選択されるが，最も頻用されているのは伝達麻酔法としての腕神経叢ブロックである（L005，p.262）。

腕神経叢ブロックには，アプローチ法として斜角筋間法，鎖骨上法，鎖骨下法，腋窩法がある。このうち腋窩法のみはL100「7」腋窩神経ブロック（注：腋窩神経という解剖上の神経を薬液でブロックするのではなく，腕神経叢の最も末梢側に薬液を注入する方法，p.300）に分類されている。麻酔法としての腕神経叢ブロックでは腋窩法が最も多用されている。特に最近超音波エコーを用いて行われるようになってきたため，腕神経叢ブロックとしても腋窩法が非常に多用されるようになった。リニアプローブを腋窩のやや遠位部にあてて，腕神経叢を確認しながら，周囲の筋膜鞘を囲むように薬液を注入する。針は22〜23G，4cm〜5cm神経ブロック針。薬剤は1％リドカインまたはメピバカイン（カルボカイン）または0.2〜0.3％ロピバカイン（アナペイン）15mL程度を使用する。手技は確実で安全性も高いが，多少時間がかかることと器材費用が必要なことが外来で行うには難点である。

確実で安全な方法であり外来で行うに適していると思われる透視下鎖骨上法では，患者は仰臥位で，エックス線透視装置にて第1・第2肋骨をみて，皮膚に垂直に鎖骨上第1肋骨の真上を刺入する。放散痛が得られるか，第1肋骨に針が当たったら血液の逆流がないことを十分に確認してから薬液をゆっくり注入する。針は23G（ゲージ）ディスポーザブル注射針，薬液は1％リドカインまたはメピバカイン（カルボカイン）または0.2〜0.3％ロピバカイン（アナペイン）15mL程度を使用する。薬液注入前に造影剤を注入して腕神経叢筋膜鞘を造影確認すると，ほぼ確実な効果が得られて合併症などを減少できるので，可能であれば造影を行ってから薬液注入したほうがよい。

鎖骨上法の主な合併症は気胸である。ただし，ブロック後の気胸は通常6〜12時間くらい経過してから症状が発現することが多いために，ブロック後早期の胸部写真では確認できないことが多い。ただし，透視下で行う場合，第1肋骨を越えて深く針を進めない限り気胸はまず生じない。その他血液凝固能の確認などは，他の神経ブロックに準ずる。

《保険請求》

①ブロックを行うのに必要とした器材・薬品（生理食塩水，局所麻酔剤）は請求できない。補助手段としてのエックス線透視やエックス線撮影を行った場合，あるいは超音波診断装置などを使用した場合，これらはブロック料に含まれ別に請求できない。

②適応疾患について，疾患によっては必ずしも一般的な治療でないこともあるので，初診時などは診療上の必要理由を記載する必要がある。特に回数を多く行う場合，記載がないと認められないことも多い。

③超音波エコーを用いて行っても，エコーの手技料は請求できない。

適応 ▶頚肩部上肢領域の帯状疱疹・帯状疱疹後神経痛 ▶頚肩部上肢領域の癌性疼痛 ▶上肢の反射性交感神経性ジストロフィー ▶カウザルギー〔以上は世界疼痛会議の分類ではCRPS（complex regional pain syndrome）typeⅠ・Ⅱに相当する痛み全体を含む〕 ▶肩部・上肢の術後痛（術創部痛）など

〈おとがい神経ブロック〉

おとがい神経は三叉神経第3枝（下顎神経）の末梢枝である下歯槽神経の終末枝の1つで，おとがい孔を出て口角から正中までの下口唇および歯肉の知覚を支配している（図5-19参照，p.284）。

仰臥位で術者は患者頭側に立ち，おとがい孔を触れる。局所麻酔剤によるブロックの場合は，25G（ゲージ）2.5cm針を用いておとがい孔入口前面へ皮膚に直角に刺入する。局所麻酔剤として2％リドカインまたはメピバカイン，あるいは0.5％ブピバカイン1.0mLを使用する。局所麻酔剤の場合はどちらかというと周囲に浸潤させる意味から薬液量は1.0mLを使用する。神経破壊剤を用いることもある。

基本的に手技が容易で安全なブロックだが，おとがい動脈を損傷すると出血を起こすので注意する。血液凝固能の確認などは他の神経ブロックに準ずる。

適応 ▶三叉神経第3枝おとがい神経領域の帯状疱疹・帯状疱疹後神経痛 ▶三叉神経痛 ▶下顎部の癌性疼痛 ▶下顎部の術後痛（術創部痛）など

〈舌神経ブロック〉

舌神経は三叉神経第3枝（下顎神経）の末梢枝の1つで，下歯槽動脈とともに走り下顎骨内面にあらわれ，前内方から舌のなかに入る（図5-19参照，p.284）。下歯槽神経とともに下顎孔の付近でブロックする。

下顎孔の付近でブロックする口腔内アプローチが一般的であるが，口腔内アプローチが炎症や腫瘍のために不可能な場合には口腔外からこの部位を狙うアプローチを行うこともある。口腔内アプローチの場合，口腔内から第3臼歯の後外側，臼後三角の表面粘膜を表面麻酔してここから刺入する。針を下顎骨内面に沿って刺入し，約1〜2cmの深さで下顎の歯根あるいは舌に向かう放散痛が得られたら局所麻酔剤2〜3mLを注入する。針は，22〜23G（ゲージ）10cmブロック針を用いる。局所麻酔剤として2％リドカインまたはメピバカイン，あるいは0.5％ブピバカイン2.0〜3.0mLを使用する。局所麻酔剤の場合はどちらかというと周囲に浸潤させる意味から，薬液量は比較的多く使用する。血液凝固能の確認などは，他の神経ブロックに準ずる。合併症は出血，腫脹で，神経破壊剤も疾患によっては適応がある。

《保険請求》

医科ではあまり行われることのないと思われるので（歯科・口腔外科領域では比較的よく知られている），疾患によっては一般的な治療ではないと判断される可能性もあり，必ず診療上の必要理由を記載する。

適応　▶舌・下顎部の癌性疼痛▶舌の術後痛（術創部痛）▶舌痛症など

〈迷走神経ブロック〉

迷走神経は第10脳神経で，最も重要な脳神経の１つであり，頭部から腹部まで広い範囲に分布している。一般に迷走神経痛と呼ばれる痛みは上喉頭神経痛であり，迷走神経の下神経節由来の枝である上喉頭神経をブロックする治療法がある（L100「７」，p.296。図5-20も参照，p.285）。外科的にはいくつかの部位での迷走神経切除術が知られているが，選択的に迷走神経本幹をブロックすることはほとんど行われていないと思われる。上喉頭神経は迷走神経の枝で，内外の喉頭神経に分かれ，内喉頭神経が喉頭・喉頭蓋粘膜の知覚を伝える。したがって，いわゆる迷走神経痛や喉頭部の痛みに対してこのブロックが行われる（図5-20参照，p.285）。

上喉頭神経ブロックは，この神経が舌骨の大角の近くで甲状舌骨膜を前面から貫くあたりで行われる。患者は仰臥位とし，刺入点は，側方からブロックを行う場合には舌骨大角の直下で内方やや前方に針を進める。前方から行う場合には上甲状切痕（正中線上）から針先を大角の近くに進める。針は25G（ゲージ）2.5cm（側方）または５cm（正中法）ディスポーザブル針を用いる。いずれの方法でも耳に放散する痛みを得られたら，そこで局所麻酔剤を注入する。局所麻酔剤は１～２％リドカインまたはメピバカイン，0.25～0.5％ブピバカイン１mLを使用する。

適応　▶迷走神経痛▶咽喉頭の悪性腫瘍による痛み（癌性疼痛）など

〈副神経ブロック〉

副神経は第11脳神経で，舌咽・迷走神経とともに頚静脈孔の前側を通って頭蓋底の外部に出て内枝と外枝に分かれる。内枝は迷走神経と合流し，外枝は僧帽筋と胸鎖乳突筋を支配する運動神経である。僧帽筋の痙攣の際や肩周囲の手術のときに，腕神経叢ブロックに加えて副神経ブロックが行われることがある。

副神経外枝が僧帽筋下縁から出て，胸鎖乳突筋の後縁に入る点でブロックする。この刺入点は胸鎖乳突筋と外頚静脈の交点付近でいわゆる頚部三角形の頂点近く，ほぼ浅頚神経叢ブロックの刺入点と同一である。

患者は仰臥位で，顔面は正面ブロック側と反対側に向けて少し浮かせるようにすると筋肉の後縁がはっきりして刺入点を把握しやすくなる。術者は患者頭側あるいはブロック側に立ち，皮膚に垂直に0.5～1.0cmの深さで局所麻酔剤を注入する。針は27G（ゲージ）19mmまたは26G25mmディスポーザブル針を使用する。局所麻酔剤は１％リドカインまたは１％メピバカイン５～15mLを使用する。局所麻酔剤の使用量は術者によってかなり異なる。

《保険請求》

めったに行われないブロックであり，適応疾患も必ずしも明確ではない。そのため，疾患によっては一般的な治療ではないこともあると思われるので，診療上の必要理由を記載したほうがよい。とくに痙攣などに対して繰り返し行った場合には記載する必要がある。

適応　▶僧帽筋，胸鎖乳突筋の痙攣を伴う疼痛（肩部筋筋膜症候群など）など

〈横隔神経ブロック〉

横隔神経は，第３から第５頚髄神経線維からなる。腕神経叢から分かれて前斜角筋の前を下降し，鎖骨下動静脈の間を通って縦隔を下降して横隔膜に至り，横隔膜を支配する。もともとは重症のしゃっくりの治療に用いられたりしたが，呼吸停止の報告なども出て，最近ではあまり行われなくなった。

横隔神経が前斜角筋前面に出るところ，胸鎖乳突筋の後縁でブロックする。この刺入点は腕神経叢ブロックの一法である斜角筋間法の刺入点と近く，より浅い部位（0.5cm程度，筋肉の表面）で局所麻酔剤を注入すると横隔神経ブロックが得られる。針は27G（ゲージ）19mmまたは26G25mmディスポーザブル針を使用し，局所麻酔剤は１％リドカインまたはメピバカイン５～10mLを使用する。呼吸停止や呼吸機能の極度の低下などが報告されているので，十分に注意する。

適応　▶（重症の）しゃっくり

〈深頚神経叢ブロック〉

頚神経叢とは，第１から第４頚神経がつくる神経叢で，一般に深頚神経叢と浅頚神経叢に分けて理解されており，このうち深頚神経叢とは第１から第４頚神経の頚椎横突起付近の深部頚神経で，頚部の筋群（舌骨筋群，椎前筋群，斜角筋群など）と横隔膜に神経枝を送っている。

頚椎の横突起には脊髄神経溝があり，頚神経は頚髄を出たあとはこの溝の中を走って，横突起の先端に至る。深頚神経叢ブロックとは，要するに第２・第３・第４頚神経の前枝をそれぞれ頚椎横突起上でブロックする方法である。一般に側方よりアプローチする方法が行われるが，後方より刺入する方法もある。

側方アプローチでは，まず第６頚椎横突起の先端（Chassaignac結節，大体甲状軟骨の高さ）を触れ，そこと乳様突起の先端を結ぶ線を引く。乳様突起先端より約1.5cm下方でこの線より0.5cm前方付近に第２頚椎横突起があり，それより下方に約1.5cmずつ離れて第３・第４頚椎横突起が存在する。これらの点を刺入点として皮膚に垂直に針を刺入し，約１～３cmの深さでそれぞれの横突起の先端にぶつかったら（放散痛があり）局所麻酔剤を注入する。針は23G（ゲージ）３～４cm針を使用する。局所麻酔剤は１％リドカインまたはメピバカインを２～３mLずつ使用する。

針先が横突起先端を過ぎて深く入りすぎるとくも膜下穿刺の可能性があり，また出血・血腫や横隔神経・反回神経・迷走神経ブロックなどを合併することがあるので注意が必要である。

頚神経叢ブロックも超音波エコーを用いて血管・筋肉とともに神経を描出させて行うことが可能で，合併

症も少なく，効果もランドマーク法に比べるとかなり期待できるため，最近しばしば超音波エコーが用いられる。

適応 ▶咽頭部の悪性腫瘍の痛み（癌性疼痛）▶頸部外傷後痛（外傷性頸部症候群）や術後痛（術創部痛）▶後頭神経痛など

〈眼窩上神経ブロック〉

眼窩上神経とは，三叉神経第1枝眼神経の枝である前頭神経末梢枝のことで，上眼窩裂を通って頭蓋外へ出てから前頭神経を経て眼窩上切痕（孔）を通って前額の皮膚に分布する。

眼窩上神経と滑車上神経を1カ所の穿刺で同時に遮断する前頭神経ブロックがあるため，よほどのことがない限り眼窩上切痕（孔）に針を入れて眼窩上神経のみのブロックを行うことはない（図5-17参照，p.283）。

患者は仰臥位で，顔面は正面，術者は患者頭側に立つ。細い27G（ゲージ）19mmまたは26G25mmディスポーザブル針を使用し，眼窩上切痕（孔）に針先を進め，放散痛を得たら薬液を注入する。局所麻酔剤は2％リドカインまたはメピバカイン0.5mLを用いる。神経破壊剤も疾患によっては適応がある。

適応 ▶三叉神経第1枝眼窩上神経領域の帯状疱疹・帯状疱疹後神経痛▶三叉神経痛▶前額部の癌性疼痛▶前額部の術後痛（術創部痛）▶非定型顔面痛など

〈眼窩下神経ブロック〉

眼窩下神経とは，三叉神経第2枝上顎神経の枝で，翼口蓋窩で分岐し下眼窩裂を通って眼窩に入り，眼窩下管を通って眼窩下孔より皮下に出る。

患者は仰臥位で，顔面は正面，術者は患者側方に立つ。刺入点は，鼻翼の外側から耳側へ5mmの点である（図5-18参照，p.284）。示指で皮膚上より眼窩下孔を確認して刺入するが，眼窩下孔は通常刺入点と正中視をした患者の瞳孔中心を結んだ線上にあるので，瞳孔中心方向へ進める。ブロック針は眼窩下孔の手前で1度骨に当ててから，骨の上を滑らせて眼窩下孔へ進入する。孔内へ進めすぎると眼窩に侵入する危険性があるので，進めすぎないように十分に注意する。2％リドカインまたはメピバカイン0.5mLを注入して効果を確かめる。合併症は出血，神経炎などである。神経破壊剤も疾患によっては適応がある。

適応 ▶三叉神経第2枝眼窩下神経領域の帯状疱疹・帯状疱疹後神経痛▶三叉神経痛▶頬部の癌性疼痛・術後痛（術創部痛）▶非定型顔面痛など

〈滑車神経ブロック〉

滑車神経は，三叉神経第1枝の枝前頭神経の末梢枝で，上眼窩裂を通って頭蓋外へ出てから前頭神経を経て滑車上切痕（孔）を通って前額の皮膚に分布する。神経破壊剤を用いて神経ブロックを行うこともある（図5-17参照，p.283）。

眼窩上神経と滑車神経を1カ所の穿刺で同時に遮断する前頭神経ブロックがあるため，とくによほど狭い範囲を目的としない限り滑車上切痕（孔）に針を入れて滑車神経のみをブロックすることはない。

患者は仰臥位で，顔面は正面，術者は患者頭側に立つ。できるだけ細い27G（ゲージ）19mmまたは26G25mmディスポーザブル針を使用し，滑車上切痕（孔）に針先を進め，放散痛を得たら薬液を注入する。局所麻酔剤は2％リドカインまたはメピバカイン0.5mLを用いる。

適応 ▶三叉神経第1枝眼窩上神経領域の帯状疱疹・帯状疱疹後神経痛▶三叉神経痛▶前額部の癌性疼痛▶前額部の術後痛（術創部痛）▶非定型顔面痛など

〈耳介側頭神経ブロック〉

三叉神経第3枝下顎神経の枝で，第3枝後根から分かれるが，第3枝本幹が卵円孔を出たすぐあとで分岐する。頭皮側頭部皮膚の大部分と外耳道，鼓膜，耳下腺などの知覚を支配している。神経破壊剤を用いて神経ブロックを行うこともある。

耳介側頭神経ブロックは，卵円孔出口で本幹をブロックする方法と末梢枝をブロックする方法がある（図5-19参照，p.284）。本幹をブロックする場合や神経破壊剤を使用する場合などには，卵円孔後下壁に針先を留置しなければならないので，下顎神経ブロックと同様，照射角度可変のエックス線透視を利用して卵円孔を描出して行う。手間や技術はほとんど下顎神経ブロックと変わらない。

アプローチとしては口腔外法が一般的で，側方接近法と前方接近法があり，原則としていずれのアプローチも透視下で行ったほうが安全で確実である。

前方接近法の刺入点は，ブロック側口角より3cm外側，2cm頭側，側方接近法では耳珠軟骨基部から3cm（2cm）鼻側で頬骨弓直下である。前方接近法の場合はやや深いので9cm針を，側方接近法は22G（ゲージ）7cmのブロック針（先丸）を用いる。いずれも刺入方向は卵円孔で，針の位置を卵円孔の下壁，耳側寄りに固定したら，局所麻酔剤2％リドカインまたはメピバカイン0.5mLを注入して効果を確認する。合併症には，出血やアルコール神経炎がある。

非透視下で耳介側頭神経末梢枝をブロックする場合には，針は25G2.5cmディスポーザブル針を使用し，耳介前の浅側頭動脈を触知する。浅側頭動脈の後ろ側で皮膚に直角に針を刺入して，局所麻酔剤1～2％リドカインまたはメピバカイン，あるいは0.25～0.5％ブピバカイン1～3mLを浸潤させる。

動脈穿刺を起こさないように十分注意する。神経破壊剤などを使用する場合は透視下で行うこと。

適応 ▶耳介側頭神経痛（側頭部神経痛）▶機能性頭痛（片頭痛，群発性頭痛，筋収縮性頭痛）

〈浅頸神経叢ブロック〉

頸神経叢は第1から第4頸髄神経がつくる神経叢で，一般に深頸神経叢と浅頸神経叢に分かれて理解されている。浅頸神経叢は浅枝から構成された皮神経からなり，胸鎖乳突筋の後縁から皮下に出て小後頭神経，大耳介神経，頸横神経，鎖骨上神経となって側頭部，前頸部，外側頸部，肩の皮膚知覚を支配している。

浅頸神経叢ブロックは，皮膚知覚枝が浅部に出現する胸鎖乳突筋の後縁で行う。患者は仰臥位で顔をブロック側と反対側に向けさせ，胸鎖乳突筋の背側縁が外頸静脈と交差する点の頭側を刺入点として皮膚に垂直に針を刺入し，約0.5cmの深さで胸鎖乳突筋の筋膜上に局所麻酔剤を注入する。うまく筋膜のすぐ外側に注入されると，胸鎖乳突筋の後縁に沿って上下に芋虫のようなふくらみができる。超音波エコーを用いると神経が描出され，きわめて容易な神経ブロックである。器材費などを考えなければ，超音波エコーのきわめてよい適応である。

針は25G（ゲージ）2.5cmディスポーザブル針を使用する。局所麻酔剤は1％リドカインまたはメピバカイン5mL使用する。血管穿刺，深頸神経ブロックなどを合併することがあるので注意が必要である。

適応　▶咽頭部の悪性腫瘍の痛み（癌性疼痛）▶頸部外傷後痛（外傷性頸部症候群）や術後痛（術創部痛）▶後頭神経痛など

〈肩甲背神経ブロック〉

肩甲背神経は最上部の腕神経叢より起こり，第5頸神経線維よりなる運動神経である。鎖骨上部で中斜角筋を貫いて，肩甲挙筋，大菱形筋，小菱形筋を支配する。五十肩などの肩関節痛に際して，ちょうど肩甲背神経の支配領域に圧痛点を生じるために，この神経ブロックが行われるが，運動神経である肩甲背神経を遮断することで筋攣縮を抑え，痛みを軽減させていると考えられる。

肩甲背神経ブロックは，その標的とする部位に応じて3種類・3カ所のブロックが知られている。

中斜角筋部に対しては，患者は仰臥位でほぼ浅頸神経叢ブロックと同じ刺入点（胸鎖乳突筋背側縁）で，同じ深さで胸鎖乳突筋に沿って局所麻酔剤を浸潤させる。よって浅頸神経叢も同時にブロックされる。

肩甲挙筋に対しては，座位で第2胸椎棘突起外側から肩甲挙筋の裏側で局所麻酔剤を注入する。大・小菱形筋に対しては，肩甲骨内側縁中央付近で棘突起との中間点および肩甲棘根部と棘突起の中間部から刺入し，僧帽筋を越えたところで局所麻酔剤を浸潤させる。局所麻酔剤は1％リドカインまたはメピバカインを2～3mLずつ，針は25G（ゲージ）2.5cmディスポーザブル針を使用する。

適応　▶肩関節周囲炎（五十肩）▶外傷・骨折・脱臼後の肩関節痛症など

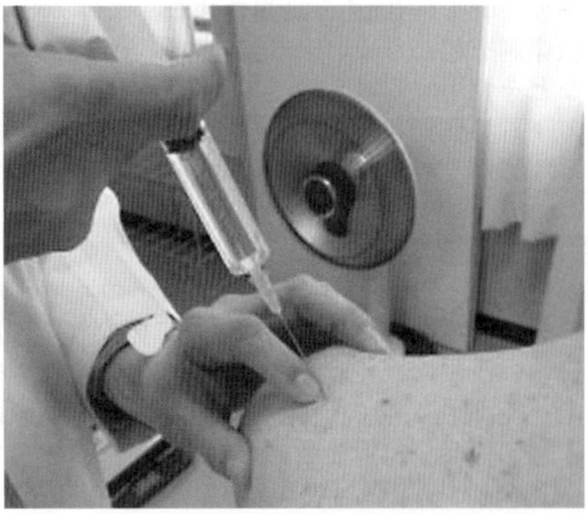

図5-25　肩甲上神経ブロック

〈肩甲上神経ブロック〉

肩甲上神経は，第5・第6頸神経線維よりなり，腕神経叢の上神経幹から分岐する。棘上筋・棘下筋の運動枝と，肩関節（周囲）の知覚神経である。五十肩などの肩関節痛に対して痛みを軽減させる目的で行われ，かなり広く知られた神経ブロックである。

肩甲上神経ブロックは，肩甲上神経が肩甲骨の棘上窩へ出るところでブロックするのが一般的である。一般に簡便法と呼ばれる方法またはムーアの方法で行うが，どちらも刺入点はほぼ同じである。

患者は座位で，簡便法では上方から肩甲棘と鎖骨を拇指と中指でつまみ，示指を肩甲棘と鎖骨の間にできるくぼみに滑らし，そのくぼみに入った指先先端を刺入点とする（図5-25）。この点より皮膚に垂直に23G（ゲージ），6cmディスポーザブルカテラン針にて刺入し，棘上窩へ針先が当たったらそこで局所麻酔剤を注入する。標的とする部位への放散痛を得る必要はない。局所麻酔剤は1％リドカインまたはメピバカイン10mLを使用して棘上窩へ十分に浸潤させるのがコツである。

合併症としては気胸（肩甲上切痕を通過すると肺に当たる。針先を内側に向けないこと，深さに気をつけること）と，肩甲上動静脈穿刺がある。

適応　▶肩関節周囲炎（五十肩）▶外傷・骨折・脱臼後の肩関節痛症 ▶関節リウマチを含む関節炎 ▶悪性腫瘍の浸潤（転移性腫瘍）など

〈外側大腿皮神経ブロック〉

外側大腿皮神経は第2・第3腰神経に由来し，大腰筋の外側から現れて上前腸骨棘の内側で鼠径靱帯下の筋裂孔内を通過する。その後，鼠径靱帯の下方約10cmで大腿筋膜を貫いて皮下に現れ，前枝と後枝に分かれる。純粋な知覚神経であり，前枝は膝までの大腿前外側皮膚知覚を，後枝は大腿中央までの大腿外側の皮膚知覚を支配する。神経ブロックは同部位の痛みに対して治療手段として行われるほかに，大腿外側の痛みが末梢性のものか脊椎疾患によるものかの鑑別診断として用いられることがある。

患者は仰臥位とし，刺入点は鼠径靱帯の下方，上前腸骨棘の2cm内側・2cm下方の点で，大腿筋膜を貫いたところで局所麻酔剤を注入する。皮下まで針を引き戻して何度か角度を変えて広範囲に大腿筋膜下および腸骨内側面に浸潤させる。

針は25G（ゲージ），2.5cm鈍針を用いたほうが安全である。一般的に標的とする部位の異常感覚を得る必要はないと考えられる。局所麻酔剤は1％リドカインまたはメピバカイン総量10～15mLを使用して十分に浸潤させる。超音波エコーを用いて行うときには，上記の前肢と後肢分岐するあたりで画像が得られるので（横断面でみる），周囲に局所麻酔薬を注入する。

適応　▶手術後の大腿外側痛（下肢知覚異常，たとえば頸椎固定術の際の腸骨採取後の神経因性疼痛）▶知覚異常性大腿神経痛など

〈閉鎖神経ブロック〉

麻酔
神経

閉鎖神経は第２・第３・第４腰神経に由来し，大腰筋内を下降して閉鎖孔上内側閉鎖溝を通って大腿に現れる。大腿では前分枝と後分枝に分かれて大腿内転筋群と大腿内側の皮膚知覚の一部を支配する。閉鎖神経ブロックは大腿内側の痛みに対して治療手段として行われることより，泌尿器科手術（経尿道的膀胱腫瘍切除術）時の大腿内転筋収縮に対する予防策として脊椎麻酔に併用して行われることが多い。

患者は仰臥位とし，刺入点は恥骨結節より約２cm外側・２cm尾側の点で，上方に針を進める。恥骨壁に沿って針を進め閉鎖神経孔を抜けたところで局所麻酔剤を注入する。

手術時には確実なブロック効果が必要なため，一般には双極針またはポール針を用いて神経電気刺激を行って内転筋の動きを確認しながら局所麻酔剤を注入し，注入後は電気刺激によっても内転筋が収縮しないことを確認して抜針する。

針は23G（ゲージ）６cmカテラン針，またはポール針あるいは双極針である。局所麻酔剤は１～２％リドカインまたはメピバカインを５～10mL使用する。

《保険請求》

経尿道的膀胱腫瘍切除（TUR-Bt）時に，大腿内転筋の収縮予防の目的で閉鎖神経ブロックを行った場合には，保険請求はできないので注意する。

適応 ▶手術時内転筋収縮予防（経尿道的膀胱腫瘍切除術時）▶大腿内側部痛など

〈不対神経節ブロック〉

不対神経節は，人体の交感神経節または神経叢の中で脊髄の一番末梢（尾側）に位置している交感神経節で，仙骨と尾骨の接合部の前面正中，後腹膜腔にある。上位から腰仙骨の前面左右に走行してきた交感神経節が，ほぼ仙骨関節の前面の高さで一つとなるため，不対神経節と名づけられている。稀に存在しないこともある。仙尾骨の接合部は，線維軟骨板が存在するが，骨化している場合も皆無でない。５つの靱帯（前仙尾靱帯，外側仙尾靱帯，浅後仙尾靱帯，深仙尾靱帯，関節仙尾靱帯）で補強されている。不対神経節ブロックは1990年Plancarteらが報告した比較的新しい神経ブロック法である。交感神経由来の会陰・肛門部疼痛治療に対して有効とされ，会陰部の交感神経経由の痛みの緩和に用いられている。

尾骨下部から曲針でブロックする原法，仙尾骨結合部からまっすぐにアプローチする垂直法，尾骨側面からアプローチする側方法がある。直針を用いる垂直法では，患者は腹臥位とし仙尾骨移行部正中より刺入して椎間板経由で尾骨前面まで到達したところで薬液を注入する。この直針を用いた手技では，前面に到達した確認と薬液の広がりをCTガイド下か，または透視下にて確認してから薬液を注入する。曲針を使用する原法の場合も患者は腹臥位とし，尾骨下部中央より真っすぐ上方に刺入して尾骨前面に添わせて仙尾骨移行部に達する。比較的体位など患者が楽なのが側方法で，仙尾関節周辺に針があたる位置で仙骨に側方からあたる点を刺入点とする。側方法では刺入部から針先までの距離が長く，22G10～12cm神経ブロック針を用いる必要がある。針は22～23ゲージ，局所麻酔薬として２％リドカインまたはメピバカイン1.0mLを使用する。局麻薬での試験的ブロックで鎮痛効果が確認できればエタノール（神経破壊薬）や高周波熱凝固法を用いることもあるが，局麻薬注入時に造影をして薬剤の広がりを確認することが望ましい。

適応 ▶直腸癌手術後（Miles術後）の旧肛門部痛 ▶痔核根治術後の持続性疼痛 ▶外傷後肛門部瘢痕痛 ▶難治性肛門部痛 ▶外傷による会陰部の難治性疼痛 ▶肛門・会陰部周囲の帯状疱疹；帯状疱疹後神経痛など

〈前頭神経ブロック〉

前頭神経は三叉神経第一枝の枝で最も太く，上眼窩裂を通って頭蓋外へ出てから前頭神経となり，眼窩前方で眼窩上切痕（孔）を通り前額の皮膚に分布する眼窩上神経と，滑車上切痕（孔）を通って前額の皮膚に分布する滑車上神経に分かれる。本法は眼窩上神経と滑車上神経を同時にブロックすることが可能である。

前頭神経ブロックは眼窩上神経と滑車上神経を一ヶ所の穿刺で同時に遮断するブロックで，眼窩上切痕（孔）内に針を刺入あるいは放散痛を確認する必要は無い。患者は仰臥位で，顔面は正面，術者は患者頭側に立つ。眼窩上切痕（孔）を触れてそのやや外側正中から2.5cmあたりで眉毛上縁を刺入点とする。皮膚に直角に針を切痕直上の骨に当たるまで進め，できるだけ細い27ゲージ19mmまたは26ゲージ25mmディスポーザブル針を使用し，薬液を注入する。局所麻酔薬は２％リドカインまたはメピバカイン0.3～0.5mL使用し，薬液注入時には示指と親指で刺入部を挟んで薬液の広がりを良くする。神経破壊薬も疾患によっては適応がある。副作用に眼瞼の腫脹や血腫がある。

適応 ▶三叉神経第一枝眼窩上神経領域の帯状疱疹/帯状疱疹後神経痛 ▶三叉神経痛 ▶前額部の癌性疼痛 ▶前額部の術後痛 ▶非定型顔面痛など

7．L100「7」

〈頚・胸・腰傍脊椎神経ブロック〉

解釈がむずかしい項目である。「神経」という名称が入っているので，本項を正確にいえば，頚部は「傍脊椎頚神経ブロック」，胸部は「傍脊椎胸神経ブロック」，腰部は「傍脊椎腰神経ブロック」となると思われる。いずれにしても，透視などを行わないいわゆる盲目的後方アプローチ法で神経根ブロックを行うのとほぼ同等であり，合併症などの危険性は高いと考えられる。実際に硬膜外腔からの出血で神経根圧迫から片側下肢の麻痺をきたした症例もある。可能であればエックス線透視下で神経根ブロックを行うことが望ましい。

現実には神経根ブロックを施行した場合にはL100「１」で算定可能なため，本項はむしろ傍脊椎ブロック（後述）を指していると考えたほうが適当と思われるが，このあたりの判断は審査機関による。

頚部では，圧痛点・皮膚の感覚低下範囲よりブロックする部位を決定する。C２神経根のブロックは後方アプローチの神経根ブロック，C３～C５は斜位法の神経根ブロックであるが，いずれも神経根造影せずに行うのは危険である。局所麻酔剤としては1.0～1.5%

リドカインまたはメピバカイン（カルボカイン）2～3 mL，デキサメタゾン2～4 mgなどのステロイドとの混合液を注入する。ブロック直後から自発痛，動作時痛などの消失および皮膚感覚，筋力，反射の低下が生じる。

胸部は胸部神経根ブロックの後方アプローチと同等の手技であるが，とくに胸部は椎弓・横突起・肋骨が針の刺入を困難にしているので，エックス線透視を使用しても神経根ブロックはむずかしい。胸部では出血などのほかにも重大な合併症として気胸の発生が報告されており，盲目的な神経根ブロックは試みないほうが安全である。発生した場合に対処できるような器材の準備が最低限必要である。

最も行われる可能性が高く，実際に以前は盲目的な神経根ブロックがしばしば行われていたのは腰部神経根ブロック（腰部傍脊椎神経ブロック）である。ブロックは後方アプローチ法と同様の手技で，まず目的とする椎体の横突起に針先を当て，刺入の深さを判断してから前上方へ針を進め，目的とする部位の放散痛が得られたらその部位で薬剤を注入する。局所麻酔剤としては1.0～1.5％リドカインまたはメピバカイン（カルボカイン）2～3 mL，デキサメタゾン2～4 mgなどのステロイドとの混合液を注入する。

ブロック直後から自発痛，動作時痛などの消失および皮膚感覚，筋力，反射の低下が生じる。きちんと立位歩行が確認されるまで，ブロック後は数時間のベッド上安静が必要である。ただし，やはり硬膜外出血による神経根の圧迫などの合併症は，盲目的に行った場合には避けることができないとされており，透視下の神経根ブロックを施行したほうがよい。

傍脊椎ブロック

なお，傍脊椎ブロックという名称のブロックが存在する。このブロックを本項で算定可能か否かは審査機関の判断によるが，いずれにしても他に該当する項目はなく，しかも比較的古くから現在に至るまでしばしば行われているブロックであるため，本項（L100「7」）で算定するのがふさわしいと思われる。

傍脊椎ブロックは椎体両側に存在する楔状の傍脊椎腔に局所麻酔剤を注入するブロックで，コンパートメントブロックに分類される。厳密には神経ブロックではないが，頸部から腰部まで広く行われ，体性感覚神経遮断効果にすぐれ，合併症が少なく手技が容易であることなどから最近でも広く行われている。一般に23G（ゲージ）6 cmディスポーザブル針を用いることが多く，局所麻酔剤は1％リドカイン，0.25％メピバカインまたは0.1％～0.2％ロピバカインを使用する。最近では超音波エコーを用いて行うことも多く，この場合にはより正確なコンパートメントブロックが可能となっている。

《保険請求》

①実際には，傍脊椎ブロックあるいは大腰筋筋溝ブロックを本項目で請求することが大部分であろうと思われるが，適応疾患が明確ではないので診療上の必要理由を明記するほうがよいと思われる。ただし，本項目で算定可能かどうかの判断は個々の審査機関の意向によるので，ブロック実施前に質疑応答を得ておいたほうがよいかもしれない。

②ブロックを行うのに必要とした器材・薬品（生理食塩水，局所麻酔用薬）は請求できない。また，補助手段として電気刺激器などを使用した場合，これらはブロック料に含まれ別に請求できない。

適応 ▶頸胸腰椎領域の神経根症状を有する各種疼痛（頸椎症など）▶頸部胸部腰部領域の帯状疱疹・帯状疱疹後神経痛 ▶頸部胸部腰部領域の癌性疼痛 ▶上肢・胸部・下肢の反射性交感神経性ジストロフィー ▶カウザルギー ▶帯状疱疹・帯状疱疹後神経痛〔以上は世界疼痛会議の分類ではCRPS（complex regional pain syndrome）typeⅠ・Ⅱに相当する痛み全体を含む〕▶頸部・上肢・胸部・下肢の術後痛（術創部痛）▶腰下肢痛（神経根症状を有するもの ▶腰仙髄神経根障害）▶腰下肢痛の神経部位診断目的（治療を兼ねる）など多数——以上の適応疾患は傍脊椎ブロック，大腰筋筋溝ブロックにも該当

〈上喉頭神経ブロック〉

迷走神経の耳介枝は耳介の付け根，外耳道，鼓膜の知覚の一部を，咽頭枝は咽頭粘膜の知覚の一部を司る。上喉頭神経は迷走神経の枝で，内外の喉頭神経に分かれ，内喉頭神経が喉頭・喉頭蓋粘膜の知覚を伝える。したがって，迷走神経痛や喉頭部の痛みに対してこのブロックが行われる（図5-20参照，p.285）。

上喉頭神経ブロックは，この神経が舌骨の大角の近くで甲状舌骨膜を前面から貫くあたりで行われる。患者は仰臥位とし，刺入点は，側方からブロックを行う場合には舌骨大角の直下で内方やや前方に針を進める。前方から行う場合には上甲状切痕（正中線上）から針先を大角の近くに進める。針は25G（ゲージ）2.5cm（側方）または5 cm（正中法）ディスポーザブル針を用いる。いずれの方法でも耳に放散する痛みを得られたら，そこで局所麻酔剤を注入する。局所麻酔剤は1～2％リドカインまたはメピバカイン，0.25～0.5％ブピバカイン1 mLを使用する。

適応 ▶迷走神経痛 ▶咽喉頭の悪性腫瘍による痛み（癌性疼痛）など

〈肋間神経ブロック〉

第1から第11胸神経の前枝は肋間神経（第12胸神経は肋下神経）と呼ばれ，肋間動静脈とともに該当する肋骨の下縁を走り，脊椎近傍で後枝，前腋窩線後方で外側皮枝を出して最終的に前皮枝となって胸腹部の知覚と運動を支配する。肋間神経ブロックは，最もよく知られている神経ブロックの1つで，手技も比較的容易なのでしばしば疼痛のコントロールに試みられる。

肋間神経ブロックは，肋骨角（背部）において最も皮膚に近くなるので，この部分でブロックするのが容易で，最も一般的である。しかし，この部位でのブロックでは後枝はブロックされないので注意が必要である。たとえば，肋骨角での神経ブロックのみを考えたにしても疼痛部位に応じて刺入点は24カ所存在するが，いずれも手技は同じであるので，疼痛部位に応じて穿刺箇所を決定すればよい。

ただし，第5肋骨より上位では肩甲骨があるために肋骨角は触れにくく，この部での肋間神経ブロックは困難である。また，複数箇所行う場合には後述の合併

症が生じやすくなるので，薬液の１回注入量などを厳密に調節する必要がある。

針は25G（ゲージ）2.5cmまたは27G1.9cmディスポーザブル針を用い，局所麻酔剤は１～２％リドカインまたはメピバカイン，0.25～0.5％ブピバカイン，0.2～0.75％ロピバカインを使用する。局所麻酔剤は，１カ所につき３mL程度までにしたほうがよい。

合併症には気胸と局所麻酔剤中毒がある。特に気胸の合併率は高く，１％以上との報告もあり，十分に気をつける必要がある。気胸を起こさないために重要なのは，深く刺入しすぎないことであり，必ず肋骨に針先を当ててから肋骨表面上を滑らせて肋骨下縁に至るようにすることである。このとき，肋骨下縁からさらに針を進めないことがポイントである。

局所麻酔剤中毒は，複数箇所のブロックが必要なことが多く，投与する局所麻酔薬の全体量が他のブロックより増えること，この部位では他の神経ブロックに比べて血中濃度が高くなりやすいことなどが原因とされる。肋間神経ブロックは適応が広くて比較的簡単なブロックであるが，合併症も起こりやすいので注意が必要である。神経破壊剤，高周波凝固法又はパルス高周波法も疾患によっては行われることがある。また，超音波エコーガイド下で行われることも多くなってきている（超音波エコーについては算定できない）。

《保険請求》

同一日に何カ所行っても保険診療上は１回の肋間神経ブロックしか認められないので注意すること。

適応 ▶腹部・胸部・背部の悪性腫瘍・帯状疱疹・外傷・手術などによる痛み（癌性疼痛，帯状疱疹後神経痛，術創部痛）――非常に適応範囲は広い

〈腸骨下腹神経ブロック，腸骨鼠径神経ブロック〉

腸骨下腹神経は第１腰神経（ときに＋第12胸椎）にはじまり，腹横筋を貫いて内斜筋と腹横筋筋膜との間を体幹を回るように走り，内側皮枝が恥骨上部の腹壁の皮膚知覚を，外側皮枝は臀部の皮膚知覚を支配する。

腸骨鼠径神経もやはり第１腰神経（ときに＋第12胸椎）にはじまり，腸骨稜の高さで腹横筋を貫き，男性では鼠径管内の円索，女性では子宮円索に達する。神経支配域は内腹斜筋，大腿上部内面の皮膚知覚で，男性では陰茎根部陰嚢上部まで，女性では恥丘や陰唇部まで支配する。内側皮枝が恥骨上部の腹壁の皮膚知覚を，外側皮枝は臀部の皮膚知覚を支配する。

この両神経は平行して走っているため，両者を同時にブロックすることが可能であり，実際にそうすることが一般的である。鼠径ヘルニア手術時の麻酔としてこのブロックが用いられることが多い。

上前腸骨棘と臍を結ぶ線上で外側１/４の点を刺入点とし，皮下および外腹斜筋腱膜下に扇状に外側に向かって約半量の局所麻酔剤を注入する。次いで上前腸骨棘と恥骨結節を結んだ線上の恥骨結節外側縁を刺入点とし，この線上の皮下組織および外腹斜筋腱膜下に扇状に残りの局所麻酔剤を注入する。針は25G（ゲージ）2.5cmディスポーザブル針を用い，局所麻酔剤は１％リドカインまたはメピバカイン10mLを使用する。

腸骨下腹・腸骨鼠径神経ブロックは安全で手技も容易なブロックであるが，やはり最も多い合併症は血管内誤注入であるので，吸引テストは確実に行うことが必要である。また，長い針で深く進めると腹腔内に刺入してしまうので十分に注意すること。この両神経ブロックは超音波エコーを用いることで確実性が上昇し，合併症の発生はきわめて低くおさえられる。エコーガイド下で行う場合も前述の刺入点は変わらないが，筋膜下に確実に薬液が注入されていることが確認できるため効果がより期待できる。

《保険請求》

①手術麻酔として使用し，単独で手術施行が困難な際（例えば小児への全身麻酔時）に併用する場合，全身麻酔料（L008）の神経ブロック併施加算が算定できる。

②手術麻酔として単独で請求する場合には，請求項目がないので，L005上・下肢伝達麻酔（p.262）が適当かと考えられるが，審査機関の裁量による。

③超音波エコーを用いて行っても，エコーの手技料は請求できない。

適応 ▶鼡径ヘルニア手術麻酔 ▶鼡径部の術後痛（術創部痛）▶鼡径部の悪性腫瘍による痛み（癌性疼痛）など

〈大腿神経ブロック〉

大腿神経は第２から第４腰神経叢から形成される。大腰筋と腸骨筋の間を外側側方に下行し，鼠径靱帯の中央で大腿前面に出る。大腿動静脈と一緒に大腿に出現したあと（鼠径部では外側から大腿神経・大腿動脈・大腿静脈の順に並ぶ），すぐに筋枝・前皮枝・伏在神経に分かれて，伸筋群や大腿前面・膝関節・下腿・足関節・足背内側（伏在神経）の皮膚知覚を支配する。坐骨神経ブロックと併用して下肢や膝下の手術麻酔としても使用される（L005上・下肢伝達麻酔：坐骨神経＋大腿神経ブロック，p.262）。

大腿神経ブロックは，鼠径靱帯直下で大腿前面に神経が出てきたところで行う。大腿神経は大腿動脈の外側を走行しているので，鼠径靱帯中点よりやや外側で大腿動脈外側が刺入点である。患者は仰臥位とし，両下肢伸展位でブロックを行う。患側の鼠径靱帯（上前腸骨棘と恥骨結節を結んだ線）を確認し，中央よりやや外側で大腿動脈を内側に圧排して皮膚に直角に刺入し，大腿筋膜および腸骨筋膜を貫いたところで大腿前面に放散痛が得られたら局所麻酔剤を注入する。

このブロックは超音波エコーを用いると確実な効果が得られやすく，手技が容易になる。

針は25G（ゲージ）2.5cmディスポーザブル針を用いる。局所麻酔剤は0.5～１％リドカインまたはメピバカイン10～20mLを使用する。

《保険請求》

①超音波エコーを用いて行っても，エコーの手技料は請求できない。

②整形外科手術などで全身麻酔（L008）に併施した場合には，神経ブロック併施加算が算定できる。

適応 ▶下肢手術後痛（とくに大腿骨頚部骨折，大腿骨骨幹部骨折の術創部痛）▶大腿神経障害による神経因性疼痛（知覚異常性大腿神経痛）▶下肢や膝下

の手術麻酔（L005上・下肢伝達麻酔：坐骨神経＋大腿神経ブロック）など

〈坐骨神経ブロック〉

坐骨神経は第3腰神経から第3仙骨神経の前枝から形成される，人の神経のなかで最も太い神経である。仙骨外側前面で癒合し神経束を形成すると梨状筋の下を通って大坐骨孔から骨盤腔を出る。大腿屈筋群に筋枝を出しながら大腿の後面を下行し，膝窩の上方で総腓骨神経と脛骨神経に分かれる。坐骨神経は大腿後面および膝以下の下腿全体と足部の知覚，足底筋と背屈筋の運動を支配する。坐骨神経ブロックは，大腿神経ブロック，閉鎖神経ブロック，外側大腿皮神経ブロックなどと併用して，下肢や膝下の手術麻酔としても使用される（L005上・下肢伝達麻酔：坐骨神経＋大腿神経ブロック，p.262）。

坐骨神経ブロックで最も標準的なブロックはLabat法で，坐骨神経が梨状筋の下で大坐骨孔から出たところでブロックする方法である。患者はブロック側を上側とした側臥位とし，患側の大腿を股関節で90°屈曲内転させて，膝関節も90°屈曲させる。反体側下肢は伸展位のままである（シムス位）。この体位で，後上腸骨棘と大腿骨大転子の上縁とを結んだ線の中点から下方約5cmの点を刺入点とする。

皮膚および皮下の局所浸潤麻酔後に，針は23G（ゲージ）6～8cmブロック針を用いて皮膚に垂直に刺入する。下腿から踵に向けて走る電撃痛が得られたらその位置で血液の逆流がないことを確かめて局所麻酔剤を注入する。局所麻酔剤は1～2％リドカインまたはメピバカイン10mLを使用する。超音波エコーを用いると以上の手技はきわめて容易であるが，超音波エコーを用いて行う坐骨神経ブロックは膝窩法が容易で一般的である。

膝窩法は，患者は仰臥位で患側肢を膝立てし，患肢の膝窩より近位で，坐骨神経が総腓骨神経と脛骨神経に分岐するあたりでリニアプローブを垂直にあてる。膝外側より5cm～7cmの電気刺激用ブロック針を用いて針先および神経を描出し，神経周囲を取り巻くように局所麻酔薬を散布する。エコー下ではしばしば，ロピバカイン0.2～0.25％，15～20mLが使用される。

《保険請求》

①超音波エコーを用いて行っても，エコーの手技料は請求できない。

②整形外科手術などで全身麻酔（L008）に併施した場合には，神経ブロック併施加算が算定できる。

適応　▶坐骨神経痛▶梨状筋症候群▶下肢手術後痛（術創部痛）▶下肢や膝下の手術麻酔（L005上・下肢伝達麻酔：坐骨神経＋大腿神経ブロック）など

〈陰部神経ブロック〉

陰部神経は仙骨神経から形成される神経である。陰部神経ブロックは，産道および会陰部を支配するために主に出産時の除痛（和痛）に用いられる。したがってこのブロックに関しては他の神経ブロックと異なり，麻酔科・ペインクリニックではなく，産婦人科領域において用いられる機会が多い。

陰部神経ブロックは，前述のように和痛分娩時に，分娩第2期の産道開大痛や会陰部痛を除去することと産道・会陰部の筋弛緩を目的として行われる。したがって，一般にアプローチは分娩第2期に分娩体位で，経腟的に行われることが多い。子宮口全開大前後に，腟内から坐骨棘を目標に神経幹をブロックする。産婦人科領域では5cm，23G（ゲージ）のディスポーザブル針を用いて，片側1％メピバカイン10mLでブロックを行うことが多いようである。

合併症としては局所麻酔剤中毒などがあるが，比較的安全な神経ブロックであるとされる。ただし，分娩第1期の子宮収縮痛を除去することは不可能なので，和痛分娩では硬膜外麻酔と併用されることも多い。

《保険請求》

正常分娩は保険給付の対象にならないため，和痛分娩術として使用する場合には，保険請求はできない。

適応　▶分娩時の和痛▶会陰部の術後痛（術創部痛）▶会陰部の悪性腫瘍による痛み（癌性疼痛）など

〈経仙骨孔神経ブロック〉

仙骨神経はS1からS5まであり，第1仙骨神経から第3仙骨神経の前枝は腰神経とともに仙骨神経叢をつくる（L100「7」坐骨神経ブロックの項参照，p.298）。一方，仙骨は5個の仙椎が癒合してできた三角形の骨であり，両側の腸骨に挟まれている。仙骨は，他の脊椎骨で棘突起に当たる部分が上下に癒合して正中仙骨稜を形成し，その両側に4つの穴が開いている。これを仙骨孔（後仙骨孔）と呼び，直径は約1cmである。これらは仙骨前面に前仙骨孔として開孔している。

脊椎神経の前枝は前仙骨孔から，後枝は後仙骨孔から仙骨外へ出るため，この仙骨孔でブロックすることにより，仙骨神経ブロックを行うことが可能である。

患者は腹臥位または側臥位とし，上後腸骨棘より内側1cm，下方1cmの点をS2仙骨孔への刺入点とする。S1はその上方やや外側，S3，S4は下方やや内側に連なり，仙骨孔間の距離は1.5～2.0cm程度である。皮膚および皮下の局所浸潤麻酔を行い，針は23G（ゲージ）6cmブロック針を用いて皮膚に垂直に刺入する。下腿から踵に向けて走る電撃痛が得られたら，その位置で血液の逆流がないことを確かめて局所麻酔剤を注入する。

仙骨孔に針先を刺入することは予想外にむずかしいが，深く入れ過ぎて，くも膜下ブロックにならないように十分に注意する必要がある〔神経ブロック針（図5-26）を使用し，あらかじめマーカーを深さ3cmのところに置いておき，これ以上深く入れないようにするのが安全である〕。局所麻酔剤は1～2％リドカインまたはメピバカイン5mLを使用する。

適応　▶坐骨神経痛▶梨状筋症候群▶下肢手術後痛

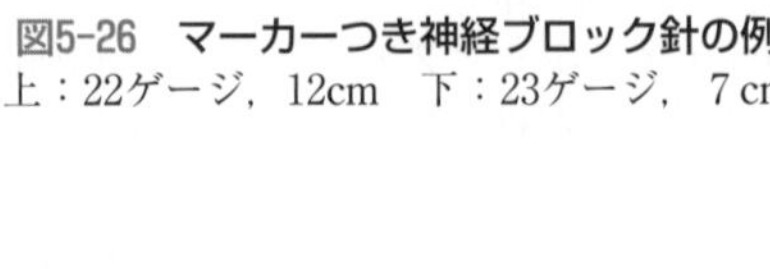

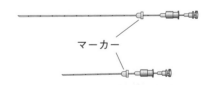

図5-26　マーカーつき神経ブロック針の例
上：22ゲージ，12cm　下：23ゲージ，7cm

（術創部痛）など

〈後頭神経ブロック〉

大後頭神経は第２頚神経の後枝内側枝で，主に感覚性線維である。下頭斜筋の下外側縁に出て，上項線の付近で外後頭隆起の約2.5cm外側から皮下に現れる。後頭部筋肉群の運動支配と，小後頭神経とあわせて後頭部から頭頂部に至る皮膚感覚を支配する。

一方，小後頭神経は感覚性線維で，第２・第３頚神経から生じて，耳介上後部付近の皮膚感覚を支配する。後頭神経ブロック（図5-27）とは，通常は大後頭神経ブロックを指すが，小後頭神経あるいは両者の神経ブロックを行ってもやはり本項で請求する。

大後頭神経ブロックは，一般的には腹臥位で行う。外後頭隆起中央より約2.5cm外側の上項線上を刺入点とする。その付近ではしばしば後頭動脈を触知するので，そのすぐ内側を刺入する。このときに動脈の内側（ときに外側）に圧痛点を得られれば，そこで皮膚に垂直に刺入する。このとき放散痛が得られればそこに局所麻酔剤を注入するが，放散痛が得られなくても針先が後頭骨に当たったらそこでブロックする。

小後頭神経ブロックは，この大後頭神経ブロックの刺入点よりさらに外側２cmくらいを刺入点とする。針は24～27G（ゲージ）ディスポーザブル針を用いる。動脈が併走しているので血液の逆流がないことを確かめて局所麻酔剤を注入する。局所麻酔剤は１～２％リドカインまたはメピバカイン２～３mLを使用する。たとえ動脈に当てなくても頭皮を穿刺するために出血しやすいので，刺入部位はガーゼを用いてしっかりと圧迫止血する必要がある。

適応 ▶後頭神経痛 ▶後頭部の帯状疱疹痛など

〈筋皮神経ブロック〉

筋皮神経は腕神経叢外側神経束の外側枝で，第５から第７頚神経の前枝から起こる。鎖骨下を通って烏口突起の高さで神経叢から離れて腋窩から上腕に至る。前腕内側の皮膚知覚をつかさり，上腕屈筋の運動を支配する。

患者は仰臥位とし，筋皮神経が上腕二頭筋から皮下に現れて外側前腕皮神経となる肘関節外側でブロックする。刺入点は肘関節屈側で，肘関節上方上腕二頭筋腱外側と上腕筋の間である。針は25G（ゲージ）2.5cmディスポーザブル針を用い，二頭筋腱外側に沿って約１cmほど刺入して局所麻酔剤を注入する。局所麻酔剤は１～２％リドカインまたはメピバカイン，0.25～0.5％ブピバカイン，0.5～0.75％ロピバカイン３～５mLを使用する。

筋皮神経に限らず，腕の神経ブロック（正中神経，尺骨神経，腋窩神経，橈骨神経ブロック）は，超音波エコーを用いて目的とする神経を確認することで，手技としては非常に容易になり，また合併症も発生しにくくなる。可能であれば使用することをすすめる。ただし，超音波エコーの手技料は請求できない。

適応 ▶前腕内側痛（皮膚知覚障害）など

〈正中神経ブロック〉

正中神経は第５頚神経から第１胸神経の前枝から起こり，腕神経叢外側神経束の内側枝と内側神経束外側枝が合一してできる。鎖骨下を通って鎖骨下動脈とともに腋窩に入り，腋窩動脈の前面頭側腋窩を通過し，上腕動脈とともに上腕を下降し，肘窩で上腕動脈の内側に位置する。前腕内側の皮膚知覚をつかさどり，上腕屈筋の運動を支配する。

①**上腕部でのブロック**：上腕内側の中間で上腕動脈前方から刺入して，放散痛を得たら局所麻酔剤を注入する。

②**肘部でのブロック**：関節を伸展させて，上腕骨内側上顆と外側上顆を結ぶ線上で上腕動脈内側を刺入点とする。

③**手根部でのブロック**：手根部内側で，橈側手根屈筋腱と長手掌手根屈筋腱の間から刺入する。

④**指根部でのブロック**：指根部でも指を開いた状態で，第２，３指両側指根手背側を刺入点として最も遠位部での正中神経ブロックが可能である。

針は25G（ゲージ）2.5cmディスポーザブル針を用い，局所麻酔剤は１～２％リドカインまたはメピバカイン，0.25～0.5％ブピバカイン，0.5～0.75％ロピバカイン３～５mLを使用する。合併症は神経損傷と出血である。

適応 ▶正中神経領域の痛み（正中神経神経痛）など

〈尺骨神経ブロック〉

尺骨神経は腕神経叢内外側神経束の内側枝で，第８頚神経から第１胸神経の前枝から起こる。鎖骨下を通って鎖骨下動脈とともに腋窩に入り，腋窩動脈の前面尾側に位置する。上腕では上腕動脈とともに下降し，上腕骨の内側上窩の後面にある尺骨神経溝を経て前腕に至る。手掌部で浅枝と深枝に分かれ，浅枝は小指および薬指尺側の皮膚知覚をつかさどり，深枝は筋枝として小指球筋，骨格筋などの運動を支配する。

①**上腕部でのブロック**：上腕内側の中間で上腕動脈下方から皮膚に垂直に刺入して，放散痛を得たら局所麻酔剤を注入する。この部位でのブロックは同時に正中神経をもブロックしてしまう可能性が高い。

②**肘部でのブロック**：関節を屈曲させて，尺骨神経溝を確認しその部位に刺入すると，非常に浅い部位で放散痛が得られる。

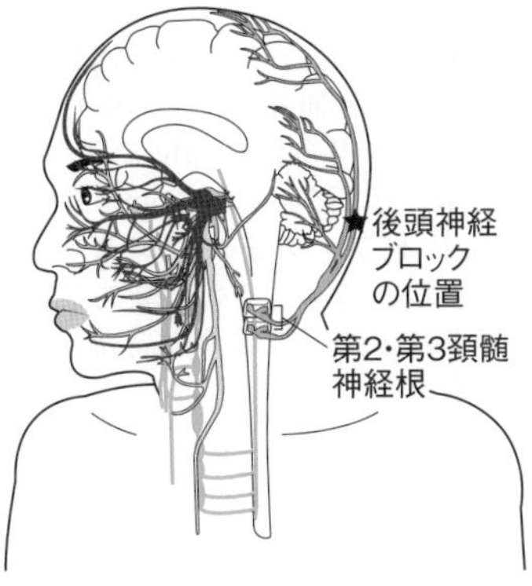

図5-27 後頭神経ブロック
後頭神経ブロックは，後頭神経痛，緊張性頭痛，帯状疱疹痛に適応される。

③**手根部でのブロック**：手根部内側で，尺側手根屈筋腱と尺骨動脈の間から刺入する。
④**指根部でのブロック**：指根部でも指を開いた状態で，両側指根手背側を刺入点として最も遠位部での尺骨神経ブロックが可能である。

針は25G（ゲージ）2.5cmディスポーザブル針を用い，局所麻酔剤は1～2％リドカインまたはメピバカイン，0.25～0.5％ブピバカイン，0.5～0.75％ロピバカイン3～5mLを使用する。合併症は神経損傷と出血である。

適応　▶尺骨神経領域の痛み（前腕神経痛）など

〈腋窩神経ブロック〉

腋窩神経は第5・第6頚神経の前枝に由来する腕神経叢を形成する。腕神経叢の上・中・下神経幹のうち上・中神経幹前部が合一して外側神経束に，下神経幹はそのまま内側神経束に，上・中・下神経幹の後部は後神経束となって橈骨神経と腋窩神経に分かれる。腋窩神経は鎖骨下動脈の裏側・肩甲下筋の下で分枝し，小円筋と大円筋の間を抜けて上腕三頭筋長頭と上腕骨との間に出てくる。したがって，上方を小円筋，外側を上腕骨頚部，内側を上腕三頭筋長頭，下側を大円筋で囲まれた四角腔内の，小円筋外側・上腕三頭筋外側縁から上腕骨に向かって圧迫すると，触れることが可能である。腋窩神経は四角腔内で肩関節枝を出し，その後浅枝と深枝に分枝する。上腕外側の皮膚知覚と小円筋・三角筋の運動を支配する。

麻酔としてしばしば行われる腕神経叢ブロック腋窩法（L005上・下肢伝達麻酔に該当）とは異なる神経ブロックであるので混同しないようにする。

刺入点は上腕三頭筋と上腕骨頚部の間，大円筋の上縁が交差するあたりである。小円筋外側・上腕三頭筋外側から触診して，肩外側へ放散痛・鈍痛を得たら刺入して局所麻酔剤を注入する。深さは2～3cmで，注入時に上腕外側に放散痛を得たら確実に効果が得られる可能性が高い。針は25G（ゲージ）2.5cmまたは23G3.2cmディスポーザブル針を用い，局所麻酔剤は1％リドカインまたはメピバカイン5mLを使用する。効果があれば肩外側部から上腕外側にかけての知覚低下と腕の外転・外旋筋力低下が生じる。合併症は神経損傷と出血である。

最近では超音波エコー下のブロックが外来でもしばしば行われる。リニアプローブを腋窩のやや遠位部にあてて，腕神経叢を確認しながら，周囲の筋膜鞘を囲むように薬液を注入する。針は22～23G，4cm～5cm神経ブロック針。薬剤は1％リドカインまたはメピバカイン（カルボカイン）または0.2～0.3％ロピバカイン（アナペイン）15mL程度を使用する。超音波エコー下では，合併症発生が少なく，安全性/確実性は格段に高くなるが，材料費用が必要であることと時間がかかることが難点である。

《保険請求》

超音波エコーを用いて行っても，エコーの手技料は請求できない。

適応　▶肩関節周囲炎▶肩関節・上腕骨の外傷などによる肩関節周囲の疼痛（肩甲上神経痛）

〈橈骨神経ブロック〉

橈骨神経は第5頚神経から第1胸神経の前枝から起こり，腕神経叢の上・中・下神経幹の後部が合一して外側神経束となり，橈骨神経と腋窩神経の二枝に分かれる。鎖骨下を通って腋窩に入り，腋窩動脈の後面に位置する。上腕では上腕深動脈とともに下降し，肘窩の外側より前腕に至る。上腕では浅枝と深枝に分かれており，浅枝は背側指神経に分かれて手背側の2/3近くの感覚を支配する。深枝は運動神経線維で，筋枝として回外筋と前腕後面伸筋群の運動を支配する。
①**上腕部でのブロック**：手掌を上にして上腕骨の外側上顆の約10cm上方で皮膚に垂直に刺入して，針先が上腕骨の手前に位置するあたりで放散痛を得たら局所麻酔剤を注入する。
②**肘部でのブロック**：関節を伸展させて，上腕骨内側上顆と外側上顆を結ぶ線上で上腕二頭筋腱の外側から刺入すると，深さ約2cmで放散痛が得られる。
③**手根部でのブロック**：橈骨茎上突起の2cm中枢側皮下に局所麻酔剤を注入する。
④**指根部のブロック**：指根部でも指を開いた状態で，手背指根基部から刺入して最も遠位部での橈骨神経ブロックが可能である。

針は23または25G（ゲージ）2.5cmディスポーザブル針を用い，局所麻酔剤は1～2％リドカインまたはメピバカイン，0.25～0.5％ブピバカイン，0.5～0.75％ロピバカイン3～5mLを使用する。合併症は神経損傷と出血である。

適応　▶橈骨神経領域の痛み（前腕神経痛）など

〈仙腸関節枝神経ブロック〉

仙腸関節由来の腰痛に対して仙腸関節の支配神経をブロックする神経ブロック。仙腸関節ブロックが有効である症例などには良い適応で，神経破壊薬や高周波熱凝固法を用いて行うこともある。仙腸関節の支配神経は複雑で，関節前面はL4，5，S1前枝，下面は上臀神経およびS1，2後枝外側枝，後面はL4後枝内側枝/L5後枝/S1～S3外側枝に支配されている。通常，この仙腸関節後面を支配するL4後枝内側枝/L5後枝/S1～S3外側枝のうち，痛みの原因領域の関節枝をブロックすることを，仙腸関節枝神経ブロックとしている。

S1～S3外側枝をブロックするには，患者は腹臥位で仙骨孔が水平になるように腹部に枕を入れ，仙骨孔を確認してそれぞれの仙骨孔の下方から針先を少しずつずらし，放散痛の得られた部位で薬剤を注入する。針は局所麻酔用には25ゲージ，25mm針，局所麻酔薬としては2％リドカインまたはメピバカイン0.5～1.0mLを使用する。局麻薬での試験的ブロックで鎮痛効果が確認できれば神経破壊薬や高周波熱凝固法を用いて行うこともある。

《保険請求》

神経刺激針（装置）や透視下にブロックを行っても，手技料や材料費は別に請求できない。

適応　▶腰痛症（仙腸関節由来）▶変形性仙腸関節症▶強直性脊椎炎，など。

〈頚・胸・腰椎後枝内側枝神経ブロック〉

痛みの原因となる椎間関節を支配する脊髄神経後枝内側枝をブロックすることで，椎間関節由来の痛みや変形性脊椎症，圧迫骨折などの痛みに効果がある。高周波熱凝固法を用いて行う方法（facet rhizotomy）が副作用や合併症が少ないのでより一般的である。

ブロックとして行う場合ももちろんだが，あらかじめ目標とする椎間関節を圧痛点から確認しておく。パルス高周波法を用いるほうが，一般に合併症の発生頻度が少ないという報告があり，高周波熱凝固法を行う施設ではどの部位の神経ブロックにおいてもパルス高周波法を用いることが一般的になりつつある。

ブロック手技は頚椎・胸椎・腰椎でそれぞれ多少異なる。最も手技的に複雑なのは頚椎で，アプローチの方法も側方法，後方法，斜位法がある。いずれの部位においても透視を用いて椎弓を描出し，目的とする神経の走行に一致した点に針先を持っていく方法が最も一般的である。針先を固定したら，電気刺激にて筋肉の攣縮（3 Hz）及び再現する放散痛（20～50Hz）が得られることを確認して2％メピバカイン0.5mL注入した後，60～80℃ 90～180秒で凝固を行う。凝固終了後に炎症を防止するために2％メピバカイン0.5mL＋水様性ステロイドを注入する施設もある。電極針は22G，5～6 cm，非絶縁部4 mmを用いる。

頚椎：後方法は首の短い患者や下位頚椎のブロックに適しているとされる。側方法では，患者は患側上向きの側臥位とし，刺入点は目的とする椎弓根やや下方（関節柱後縁から1 cm以内）とし，目的とする椎間の椎弓根外側を目標に針をすすめ，目的とする放散痛が得られる椎弓根外側部に針先を固定する。斜位法は，患側上向きの側臥位にて患者の頭部をやや患側に回転させて斜位の透視像を得られる位置を得るか，または腹臥位で顔を患側に向けて，患側上向きの斜位を取ることによって得られる。刺入点などは側方法と同じである（図5-28）。

胸椎：腹臥位にて目的とする椎間関節が最も高くなるように胸部下に枕などを入れて調節する。目的椎体横突起基部，または椎弓根外縁部の皮膚投影点を刺入点として椎弓根外縁部に向けて針先を進め，目的とする放散痛が得られる点で針先を固定する。

腰椎：患者は腹臥位または，患側を上にした軽い斜位とし，目的椎間関節レベルで椎体終盤がそろうように透視を調節する。管球を体軸中心に回転させて椎弓根基部（スコッチテリアの目）が見える位置に調節し，目的椎弓根のやや尾側を刺入点として椎弓根基部に向けて針先を進める（図5-29）。

合併症としては背部の知覚低下やしびれ，針を刺した部位の痛み，などがある。また，いずれの部位においても，パルス高周波法による熱凝固術を行っても同等の効果を得ることが可能である。

《保険請求》

①神経刺激針（装置）や透視下にブロックを行っても，手技料や材料費は別に請求できない。

②本法は，高度に熟練された医師が居ないと基本的にできないブロックである。したがって，一般に施行可能な施設は限られており，新たに本項目で保険請求をする場合には必ず診療上の理由とともに技術的な裏付けを記載したほうがよいと思われる（例：医師のペインクリニック専門医番号などを示す等）。

適応 ▸脊柱管狭窄症 ▸椎間板症 ▸脊椎辷り症 ▸変形性脊椎症 ▸外傷性頚部症候群 ▸頚肩腕症候群 ▸頚性頭痛 ▸その他の背部痛 ▸腰痛症など。

〈脊髄神経前枝神経ブロック〉

一般に脊椎神経前枝は体幹前壁と後壁の筋群および四肢の筋の運動と対応する皮膚領域の感覚を司る。また，頚髄，腰髄，仙髄部の前枝は起始部で融合して頚・腕・腰・仙骨・尾骨神経叢を成している。したがって，後枝神経ブロックのように脊髄/神経根レベルで脊髄神経前枝をブロックすることは無く，一般には体幹部の目的とする皮膚領域の神経を末梢でブロックすることをいう。体幹での神経の走行は胸部も腹部も基本的に同じで，胸壁や腹壁は基本的に三層の筋で構成され，体幹を走る神経や血管は三層構造の筋の最内層と中間層の間（神経血管面：neurovascular plane）を走行する。脊髄神経Th 7～Th10は最内肋間筋と内肋間筋の間を走行して肋間神経を構成し，剣状突起から臍レベルまでの前腹壁に分布する。臍から恥骨結合あるいは鼠径靱帯までの前腹壁はTh11，12の脊髄神経前枝と腸骨下腹神経（Th12とL1）と腸骨鼠径神経（L1）が分布する。

腹直筋鞘ブロック（RSB：rectus sheath block）は腹直筋後面と腹直筋鞘後葉の間に局所麻酔薬を注入して脊髄神経前枝を遮断する方法で，100年以上前に報告されている非常に古いブロック手技であるが，近年，超音波ガイド下に実施することで安全かつ正確に行え

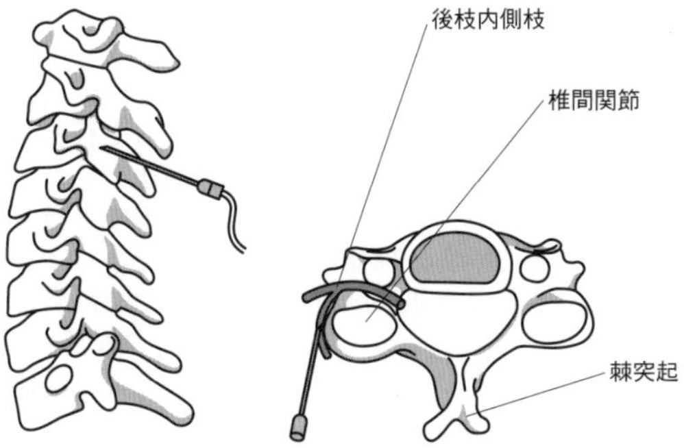

図5-28 頚椎椎間関節付近の解剖とブロック位置

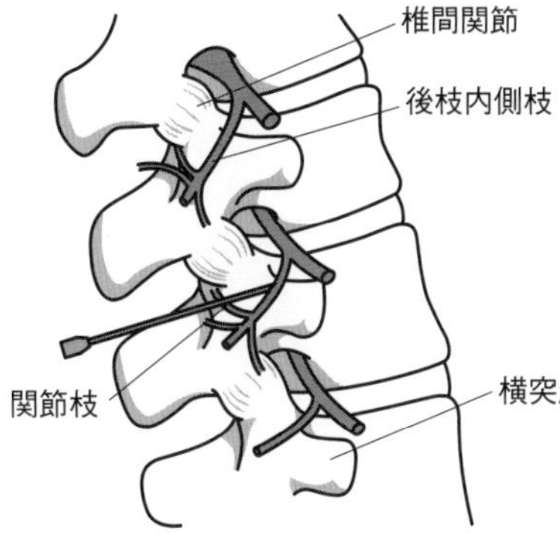

図5-29 腰椎椎間関節付近の解剖とブロック位置

るようになった。目的とする体表部位の腹直筋の横断面が描出されるようにリニアプローブを腹壁にあて，22G，40mmブロック針，または20G，Tuohy針を刺入する。腹直筋鞘前葉に針先が届くと，腹直筋鞘前葉が動きはじめる。腹直筋鞘前葉を貫くときに抵抗を感じる。針先が腹直筋鞘後葉に到達した点で針の刺入を止め，血液の逆流がないことを確認後，腹直筋と腹直筋鞘後葉の間に局所麻酔薬を1カ所10mLずつ投与する。これを繰り返して目的とする皮膚切開領域に局所麻酔薬を拡げる。

一方，臍下から恥骨結節および鼠径靱帯にかけて体性痛を抑える脊髄前枝神経ブロックは腹横筋膜面ブロック（TAP block：transversus abdominis plane block）で，内腹斜筋と腹横筋の間で脊髄神経前枝を遮断し，Th10～Th12の下位脊髄神経前枝と腸骨下腹神経，腸骨鼠径神経を同時にブロックする。中腋窩線上で臍と肋骨弓最下点の中間の高さで内外腹斜筋と腹横筋の横断像が描出されるようにし，針先が腹横筋と内腹斜筋間の筋膜を貫くまで刺入する。血液の逆流がないことを確認して局所麻酔薬15～20mLをゆっくり注入する。全身麻酔下で行うときを除き，いずれのブロックにおいても刺入点皮膚に25G針にて局所麻酔をする必要がある。また，痛みを取る範囲にもよるが局所麻酔薬の総投与量が多くなるため，局所麻酔薬中毒に気をつけて総投与量を決定する。局所麻酔薬として何を使用してもよいが，リドカイン，メピバカインであれば0.5%が，ブピバカイン，ロピバカインは0.25～0.2%といった低濃度を使用することが一般的である。

《保険請求》

①神経刺激針（装置）や超音波ガイド下にブロックを行っても，手技料や材料費は（例えば超音波エコーの手技料など）別に請求できない。

②手術麻酔として行った場合には，L005上下肢伝達麻酔（p.262）で請求することが妥当と思われる。ただし，全身麻酔に併用した場合には全身麻酔料の神経ブロック併施加算が算定できる。

適応　▶開腹術（腹部正中切開）▶腹腔鏡手術▶臍ヘルニア▶腹壁瘢痕ヘルニアなど前腹壁体表の手術▶鼡径ヘルニアなど腹壁の手術▶腹部手術創部痛▶帯状疱疹▶帯状疱疹後神経痛など。

L101　神経ブロック（神経破壊剤，高周波凝固法又はパルス高周波法使用）

1　下垂体ブロック，三叉神経半月神経節ブロック，腹腔神経叢ブロック，くも膜下脊髄神経ブロック，神経根ブロック，下腸間膜動脈神経叢ブロック，上下腹神経叢ブロック，腰神経叢ブロック　3,000点

2　胸・腰交感神経節ブロック，頸・胸・腰傍脊椎神経ブロック，眼神経ブロック，上顎神経ブロック，下顎神経ブロック，舌咽神経ブロック，蝶形口蓋神経節ブロック，顔面神経ブロック　1,800点

3　眼窩上神経ブロック，眼窩下神経ブロック，おとがい神経ブロック，舌神経ブロック，副神経ブロック，滑車神経ブロック，耳介側頭神経ブロック，閉鎖神経ブロック，不対神経節ブロック，前頭神経ブロック　800点

4　迷走神経ブロック，横隔神経ブロック，上喉頭神経ブロック，浅頸神経叢ブロック，肋間神経ブロック，腸骨下腹神経ブロック，腸骨鼠径神経ブロック，外側大腿皮神経ブロック，大腿神経ブロック，坐骨神経ブロック，陰部神経ブロック，経仙骨孔神経ブロック，後頭神経ブロック，仙腸関節枝神経ブロック，頸・胸・腰椎後枝内側枝神経ブロック，脊髄神経前枝神経ブロック　340点

神経ブロックは疼痛管理を専門としている医師が行うべき手技であり，疾病の治療または診断を目的として行うこととされている。とくにこの項で扱っている永久ブロックといわれる神経ブロックの手技は，一度薬液を注入すると合併症や誤った効果も長期間にわたることが多いため，十分に訓練を積んだ専門家が行う必要がある。そのため，本項で請求を行う場合には必ずその旨を記載して請求したほうがよい。

本項では局所麻酔剤で行われるにしても，最終的に神経破壊剤，高周波凝固法又はパルス高周波法で行われることが多い神経ブロックを解説した。ほとんど神経破壊剤を用いることのない神経ブロックや，神経破壊剤を用いると危険なブロックについては，記載を簡略化した。

レセプト摘要欄　（局所麻酔剤又は神経破壊剤とそれ以外の薬剤を混合注射した場合）その医学的必要性を記載する

1．L101「1」

〈下垂体ブロック〉

下垂体ブロックとは，下垂体アルコール注入法のことで，1958年にイタリアのモリッカによって行われたのがはじまりとされる。悪性疾患の鎮痛法として1970年代から注目され，1990年代にかけて日本でも数多く施行された。しかし，除痛の機序が明確でなく，また下垂体という健常な重要臓器を破壊するやや乱暴ともいえる手技であることから次第に使用されなくなり，最近ではペインクリニック部門で行われることはほとんど見受けられなくなった。

以前は本法によって癌性疼痛のコントロールをしていた地域の癌センターなどでも，最近ではしだいに行

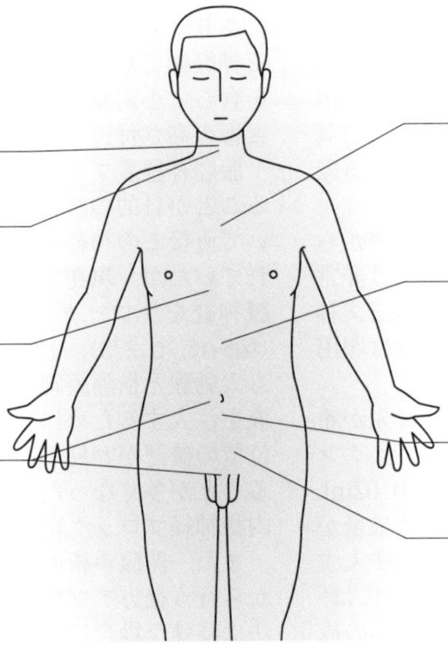

図5-30 主な交感神経ブロック

われなくなってきているのが現状である。

作用点については，下垂体ではなく視床下部に作用して痛みを軽減していると一般的にいわれているが，下垂体自体が下垂体抑制系として働いて鎮痛作用をもたらしているという実験結果も出されている。いずれにしても癌性疼痛に対する有効性はかなり優れているとする臨床報告も多いが，他方では鎮痛効果が明確ではなく有効ではないとする意見もある。

下垂体手術のアプローチ法として，開頭で行うもののほかに経蝶形骨洞下垂体腫瘍摘出術があるが，下垂体アルコール注入法はもともとこの手術の代用としてアルコールを注入することからはじまったもので，本来は脳神経外科手術に属する手技である。したがってアプローチ法もこの手術と同じ経路で，鼻孔から針を刺入し蝶形骨洞を経由して透視下に下垂体に到達する方法にて行う。99.5％アルコール 1 mL以内の量を下垂体に注入し，この量で鎮痛効果は十分に得られるとされる。また，電極による刺激でも同様の効果が得られるとされ，下垂体に植込み型電極を挿入する手術もある。

下垂体アルコール注入法の利点としては，手技がそれほどむずかしくないこと，多発性の強い癌性疼痛に対して鎮痛効果が期待できること，感覚神経の麻痺がないことなどがあげられる。しかし，特に最近はWHOの治療指針による麻薬を中心とした疼痛コントロールが普及し，また麻薬の種類も飛躍的に増加して，内服療法で容易に全身広範囲の痛みのコントロールが可能となってきたことから，あまり本法は行われなくなってきたものと考えられる。

《保険請求》

この方法は以前からかなり限定した施設でのみ行われている手技であり，請求する場合には症状詳記に診療上の必要理由と方法を記載する必要がある。

適応 ▶癌性疼痛（全身の骨転移など）

〈三叉神経半月神経節ブロック〉

三叉神経節は運動感覚混合神経からなる神経節で，頭蓋内にあり顔面・頭部に枝を送っている。第 1 枝（眼神経）は上眼窩裂を，第 2 枝（上顎神経）は正円孔を通過して頭蓋外へ出る感覚神経である。第 3 枝（下顎神経）は卵円孔を通過する感覚・運動混合神経である（図5-12，p.278，5-16，p.283参照）。

三叉神経節は中頭蓋窩の三叉神経圧痕の上にあり，卵円孔の後内側に位置する。このブロックは，一般的に施行されている神経ブロックのなかで唯一頭蓋内中枢側に針を刺入させるブロックであり，手技的にも最も高度な熟練を要する神経ブロックである。したがって，このブロックは必ず熟練した指導医がいる施設，あるいはその指導の下に行われるべきであり，適応にも十分に留意する必要がある。

本法は非常にむずかしい手技であるので，実際に行う場合の手技の詳細については成書を参照することとし，ここでは概略を記載する。三叉神経半月神経節ブロック（図5-14，p.278）は，必ず針が卵円孔を通過する必要があるので，卵円孔が確認できない場合には施行は不可能である。したがって，ブロック以前に必ず脳底撮影を行って卵円孔・棘孔などの位置を確認しておく。患者は仰臥位とし，ブロック操作は患側から行う。エックス線透視を用いて卵円孔を確認しながら，患者の顔をやや（15° ぐらい）健側に傾け顎を挙上するように枕を使用する。

針は太さ22G（ゲージ）10cmの神経ブロック針を用いる。刺入点はブロック側の眼窩外側縁から体軸に平行におろした線と左右の口角を結んだ線の交点で，口角から約 3 cm外側になる。

三叉神経半月神経節ブロックで特徴的なのは，ブロック針を刺入するにあたって誘導線が必要なことである。実際にブロックを行ってみないと必要性を理解することは困難だが，立体的に針の進行方向をとらえる必要があるために刺入点から誘導線を2本描き（刺入点と同側の瞳孔，刺入点と同側の耳介軟骨より前方2cmをそれぞれつなぐ線），針がその両者の線上に三次元的に乗っていることが大切である。エックス線透視入射角の方向もこの誘導線上にすると，しばしば卵円孔をとらえることが可能で，その場合には卵円孔に刺入することが非常に容易になる。卵円孔を通過する際に下顎神経の支配領域に放散痛が生じる。

もしこの放散痛が得られない場合には，はじめからやり直すこと。卵円孔を針が通過したらその後は非常にゆっくりと針を進める。ブロック目的とする三叉神経の部位によって進める深さは変わるが，限度は卵円孔入り口から1.5cmまでとする。

神経破壊剤の注入を考えている場合には，針先が希望の位置に固定されたら，まず2％メピバカイン0.1mLを注入し，効果範囲をみながら0.01～0.02mLずつ追加して必要量を判断する。目的とする効果量が得られたら20分後に同量の99.5％アルコールを注入する。電気刺激が可能なブロック針を用いた場合には，きわめて微弱な電流によって目的とする神経枝への放散痛などを得たあとに，同部位で90℃，90秒で熱凝固を行う。

神経破壊剤の投与は慎重に行い，適応も三叉神経痛や癌性疼痛による顔面痛にほぼ限られると考えられる。頭痛や帯状疱疹後神経痛などによる痛みには局所麻酔剤か，あるいは低温の高周波凝固法にとどめるべきであろうと思われる。

《保険請求》

①三叉神経半月神経節ブロックはどの施設でも可能とは考えにくく，訓練を積んだ麻酔科医（ペインクリニック医または脳神経外科医）に可能な特殊な手技である。したがって，保険請求時にはその旨を記載しておかないと，とくにクリニックの場合（入院なし）には算定がむずかしい場合もある。

②高周波凝固法を使用する場合には，適応理由と診療上の必要理由を明記する。一般には局所麻酔剤によるブロック（L100「1」）と併用するが，その場合，両方ともに請求可能である（癌性疼痛またはL100の有効性が確認されたのちにL101を行った場合に限る）。

③ブロックを行うのに必要とした器材・薬品（生理食塩水，局所麻酔剤）は請求できない。また，補助手段として神経ブロックの最中にエックス線透視やエックス線撮影を行った場合，これらはブロック料に含まれ別に請求できない。

適応 ▶特発性三叉神経痛で末梢枝のブロックでは痛みが止まらない症例 ▶第1枝を含む複数枝罹患の場合 ▶帯状疱疹後神経痛 ▶癌性疼痛など

〈腹腔神経叢ブロック〉

腹腔神経叢ブロックは，感覚低下や運動機能低下などのQOLやADLの低下をもたらすことなく内臓痛を除痛し，さらに腸蠕動を亢進させるのでしばしば消化器症状も改善させる。癌の除痛手段としては有用で優れており，WHO癌疼痛治療指針にも取り上げられている。

腹腔内臓から発した交感神経性求心性線維は内臓痛の疼痛経路であり，腹腔神経叢を形成する。腹腔神経叢はおよそ第1腰椎の高さで横隔膜下，横隔膜脚前面にあり，大動脈前面・腹腔動脈・上腸間膜動脈に広がる神経網である。腹腔神経叢からは交感神経求心線維を含む大小内臓神経が神経束となり，第12胸椎，第1腰椎の高さ付近で横隔膜脚を背側に貫いて上行する。

腹腔神経叢ブロックはこの交感神経求心路を遮断することが目的の神経ブロックで，以前は横隔膜脚を貫いて直接この神経叢に薬液を注入する方法が主に取られていたが，現在では神経叢からの求心線維である内臓神経をブロックする方法が一般に使用されている（図5-15，p.279）。目的とする効果には差はなく，しかも大動脈と横隔膜脚で作られたコンパートメントに薬液を注入するために効果持続に優れ，また適切な注入位置の確認が容易であるので安全性も高く，使用されることが多くなった。したがって，本項では主にこの内臓神経ブロックについて手技的解説を加える。

また，開腹手術の際に行う前方アプローチ法と背部から行う後方アプローチ法があるが，前方アプローチ法は特殊な場合に行われるので一般的ではなく，また神経ブロック単独で行われることはないので，本項では解説を省略する。

背側アプローチ法は，片側を目的とする場合には多くの場合患者はブロック側を上側にした側臥位で，両側同時ブロックを目的とした場合には腹臥位で行われる。以前は盲目的に行われることもあったが，最近は必ずエックス線透視を用いて第12胸椎，第1・第2腰椎側面像を映しながら針を刺入する。

背側法にも経椎間板法と傍脊椎法があり，それぞれに利点と欠点がある。経椎間板法のほうが新たに学ぶ場合には手技的に容易とされているが，経椎間板法ではまれではあるが生じると治療に難渋する椎間板炎の合併症報告もあり，筆者はほとんど傍脊椎法で行っている。傍脊椎法でも手術室等で行うむずかしい神経ブロックのなかでは手技的に比較的容易な神経ブロックであり，CTガイド下法などの補助手段を用いた方法もあるが，それでもきちんとした訓練を必要とする。ここではこの傍脊椎内臓神経ブロックについて一般的なエックス線透視装置を用いた手技を述べる。

針は22G（ゲージ）12cm神経ブロック針を使用する。一般に第1腰椎棘突起中央より側方7～10cmを刺入点とするが，小柄な女性などでは肋骨に当たって7cmも椎体から離れることができないこともあり，その場合には肋骨縁に沿って椎体方向へ刺入可能な点を刺入点とする。エックス線透視装置は椎体側面像とするが，このとき，きちんと椎体前後面を合わせてまっすぐな側面像を得られていないと，針先の位置が正確に描写されないので注意すること。

ベベル（針の斜端）の向きを変えながら椎体に針先先端を沿わせながら針を進め，決して椎体から針先が離れないようにすることが肝心である。この方法は「Walking Method」と呼ばれ，交感神経節ブロックなど椎体から針先を離さずに針を進める必要のある神経ブロックでは必ず使用される。

横突起は上方に避けて針を進め，側面像で椎体前縁より5mm手前で生理食塩水入りの3mLシリンジを接続し，圧をかけながら少し進めると椎体前縁あたりで抵抗が消失する。通常，横隔膜脚を越えてコンパートメントに入ったところで抵抗が消失するので，２％リドカイン５mLと非イオン性水溶性造影剤10mLの混合液を注入して造影とテストブロックを同時に行う。造影所見が良好で，知覚低下や下肢の脱力などの合併症がなく，腹部の温感や腸蠕動の亢進が得られれば薬剤を注入する。薬剤は一般に99.5％アルコール10～20mLを使用する。薬剤注入後は約30分同じ体位で安静とし，その後は仰臥位で１～２時間安静とする。

合併症としては，神経ブロックに伴うものとして血圧低下，下痢があり，いずれも程度の差はあれ必ず生じると考えてよい。ほかには呼吸抑制，排尿障害，射精障害がある。アルコールによるものとしては，注入後の酩酊を伴う急性アルコール中毒があるので，飲酒歴は術前に一応チェックしておいたほうがよい。胸側胸膜と椎体の間に沿って肋間神経に浸潤すると，肋間神経炎を生じる。そのほかに血管損傷や，肝・腎・肺などの臓器損傷，くも膜下へのアルコール注入などが報告されている。

《保険請求》

①腹腔神経叢ブロックもどの施設でも可能とは考えにくく，訓練を積んだ麻酔科医（ペインクリニック医または緩和医など）に可能な特殊な手技である。したがって，保険請求時にはその旨を記載しておかないと，とくにクリニックの場合（入院なし）には算定がむずかしいと思われる。一般には入院（１泊）で行われることが多い。

②このブロックを積極的に考慮する因子としては，痛みの部位が本ブロックの適応範囲にあり，かつ⑴局所麻酔剤使用の硬膜外ブロックにて痛みが軽減する，⑵入浴で痛みが軽減する，⑶モルヒネ増量による鎮痛削減効果に乏しい，またはモルヒネ120mg/日を超えて増量しても除痛できない，⑷オピオイド（麻薬系鎮痛薬）の副作用をコントロールできない，⑸その他——が存在する癌性疼痛が第一に考えられる。したがって適応理由と診療上の必要理由を明記したほうがよいだろう。一般には局所麻酔剤によるブロック（L100「１」）との併用であるので癌性疼痛の場合は両方ともに請求可能である。

③癌性疼痛の患者で１回のブロックで十分な効果が得られない場合や，片側効きになった場合には，月２回までの請求が認められる。

④本ブロックを行うのに必要とした器材・薬品（生理食塩水，局所麻酔剤）は請求できない。また，補助手段として神経ブロックの最中にエックス線透視やエックス線撮影を行った場合，これらはブロック料に含まれ別に途請求できない。

適応 ▶慢性膵炎 ▶上腹部内臓悪性腫瘍による上腹部痛（癌性疼痛）▶背部痛（肝・胆・膵・脾・胃・小腸・右半結腸・大動脈周囲リンパ節由来の内臓痛）。

〈くも膜下脊髄神経ブロック〉

基本的手技は脊椎麻酔法と同じだが，ペインクリニック領域で行うくも膜下ブロックは，疼痛部位により穿刺位置を決定する選択的くも膜下脊髄神経ブロックである。このため，穿刺位置によってはくも膜下腔を脊髄が占めていることもあり，脊椎や脊髄の解剖を熟知し訓練を積んだ医師が行う必要のある，かなり高度な手技である。ペインクリニックで行われる特徴的なくも膜下脊髄神経ブロックは高比重の神経破壊剤を使用して，主に癌の痛みに対して行われる。本来非常に古い手技のため細かい研究は多くあるが，ここでは基本的事項の記載にとどめる。

脊髄は外側から硬膜，くも膜，脳脊髄液（くも膜下腔），軟膜，脊髄の順にあり，このくも膜下腔に薬液を入れるブロックがくも膜下脊髄神経ブロックで，決して脊髄に針を立ててはならない。

脊髄神経は前根と後根からなり，８対の頚神経と12対の胸神経，５対の腰神経，５対の仙骨神経，１対の尾骨神経の計31対ある。前根は太く，該当部位の筋肉の運動と同じ部位の皮膚感覚をつかさどり，それぞれの部位で頚神経叢，腕神経叢，腰神経叢，仙骨および尾骨神経叢を形成する。後根は前根より細く内側枝と外側枝に分かれ，深部の筋群と脊柱両側の皮膚に分布する。このうち，後根（知覚枝）のみを選択的に遮断するよう，体位や高比重液の使用などのいろいろな工夫がされている。

脊髄に分布する動脈は前脊髄動脈と左右２本の後脊髄動脈だが，脊髄循環には側副血行路がないので，流入栄養血管である大前根動脈（Adamkiewiczの動脈）などの損傷には気をつける。

神経破壊剤には15％フェノールグリセリン溶液（高比重）を用いることが多い。この場合には背側に30～40°傾けた側臥位で，痛みのある目的の分節が最も低くなるように体位をとる。くも膜下腔へは正中から穿刺する（傍脊椎穿刺法は可能な限り避ける）が，脊髄が直下に存在する部位（馬尾神経ではない部位）に穿刺する場合には，硬膜穿刺の感覚を得るようにして必要以上に針を進めないことが肝心である。

薬液をゆっくり注入すると，くも膜下腔では高張で粘度の高いフェノールグリセリンはくも膜に沿って椎間孔へ沈み，神経根に作用する。体位を背側に傾けても運動神経に薬効が影響することは避けられない。椎間孔で薬液が作用するので，遮断する神経が出ている椎間孔に一致した部位で穿刺することが重要である。

特殊なブロック法として，会陰部痛（旧肛門部痛）に対するサドルフェノールブロックがある。この場合には患者を座位にして背側・疼痛側に10～20°傾けて第５腰椎・第１仙椎間より穿刺する。使用ブロック針は22G（ゲージ）または23Gブロック針（穿刺部位によって針先角度は異なる）が一般的である。いずれの場合も，薬剤が目的とする神経根以外に広がることは極力避ける必要があり，薬剤注入後最低30分（術者によっては２時間）は同じ体位を保持する必要がある。このサドルフェノールブロックにおいては，薬剤量を間違えなければ局所麻酔剤使用時のような広範囲な神経ブロックは生じないので，合併症として血圧低下や高位脊椎麻酔〔脊椎麻酔の効果が胸椎（まれに頚椎）レベルまで達してしまうことで，高度血圧低下，呼吸停止などの重篤な合併症を生じる可能性が高い〕などが生じるのはまれである。

生じうる合併症は，目標以外の脊髄神経ブロック，大前根動脈などの穿刺による出血や脊髄損傷，針先での脊髄損傷などであるが，目標とする神経と同じ部位の運動神経麻痺は避けることがむずかしく，必ず前もって患者の承諾を得ておく。合併症自体の発生頻度は低いが，いったん生じると薬剤が神経破壊剤であるために治療に非常に難渋する。脊髄の局所解剖を熟知して慎重な手技で臨まなければならない。

《保険請求》

①くも膜下フェノールブロックは特別な施設・設備は必要ないが，訓練を積んだ麻酔科医（ペインクリニック医や整形外科医，脳神経外科医など）に可能な特殊な手技のため，保険請求の際にはその旨を記載したほうがよい。

②ブロックを行うのに必要とした器材・薬品（生理食塩水，局所麻酔剤），補助手段としてのエックス線透視はブロック料に含まれ別に途請求できない。

適応 ▶癌性疼痛，とくに会陰部痛に対しては合併症が少なく良い適応である。

〈神経根ブロック〉

神経根ブロックはもともと局所麻酔剤を使用して行われることが多かったブロックであるが，高周波熱凝固法が導入されて以来，比較的安全に目的神経のみの長期ブロックが可能になった。そのため，熟練した医師を有する専門施設では，長期効果目的で高周波熱凝固法による神経根ブロックが行われる。

腰部神経根ブロック：神経根ブロックのなかでは最も使用頻度が高い。圧痛点や疼痛部の皮膚分節よりブロックする神経根を決定するが，神経の総走行距離が長いためにL５，S１の神経が障害を受けることが多い。ブロックは後方アプローチまたは斜位にて行う。いずれも，22G（ゲージ）８～９cmディスポーザブル針を用いる。このときエックス線透視装置を必ず使用し，透視軸の調整を行って刺入する。放散痛が得られたあとは造影剤1.5～3.0mL程度を使い神経根造影を行う。局所麻酔剤としては1.0～1.5％リドカインまたはメピバカイン（カルボカイン）２～３mL，デキサメタゾン２～４mgなどのステロイドとの混合液を注入する。ブロック直後から自発痛，動作時痛などの消失および皮膚感覚，筋力，反射の低下が生じる。きちんと立位歩行が確認されるまで，ブロック後数時間はベッド上での安静が必要である。

頚部神経根ブロック：まず，圧痛点/皮膚の感覚低下範囲よりブロックする神経根を決定する。C２神経根のブロックは後方アプローチ，C３～C５は斜位法と前方法，C６～C８では前方法がある。いずれも，22G ６cmまたは８～９cmディスポーザブル針を用いる。このときエックス線透視装置を必ず使用し，透視軸の調整を行って脊髄神経節部位をとらえるようにし，穿刺・放散痛が得られたあとは必ず造影剤0.5～1.0mL程度で神経根造影を行う。

局所麻酔剤としては1.0～1.5％リドカインまたはメピバカイン２～３mL，デキサメタゾン２～４mgなどのステロイドとの混合液を注入する。ブロック直後から自発痛，動作時痛などの消失および皮膚感覚，筋力，反射の低下が生じる。そのために，ブロック後１～1.5時間はベッド上での安静が必要である。

胸部神経根ブロック：胸部神経根ブロックは神経根ブロックのなかで最も使用頻度が低い。アプローチ法としては後方法と斜位法がある。後方法のほうがアプローチしやすいとされているが，いずれもエックス線透視装置を必ず使用したほうがよいとされる。とくに胸部は椎弓・横突起・肋骨がブロックの妨げとなり針の刺入を困難にしているので，エックス線透視で軸の調整を行って良好な透視画像を得るようにする。

22G ６cmまたは８～９cmディスポーザブル神経ブロック針を用いる。放散痛が得られたら造影剤0.5～1.0mL程度を使い神経根造影を必ず行う。

局所麻酔剤としては1.0～1.5％リドカインまたはメピバカイン１～２mL，デキサメタゾン２～４mgなどのステロイドとの混合液を注入する。

ブロック後１～1.5時間はベッド上での安静を要する。胸部に特徴的な重大な合併症として，気胸の発生が報告されている。発生した場合に対処できるような機器の準備が最低限必要である。

いずれの部位でも，基本的操作は局所麻酔剤を使用した場合と同様だが，とくに長期効果目的では，エックス線透視を必ず使う。高周波熱凝固法を用いる場合には，ディスポーザブルのスライター針を使う。高周波熱凝固法では，針先が神経根をとらえたら２％メピバカイン0.5mLを注入，５分ほどしてから針先温度70～80℃，凝固時間90秒ぐらいで熱凝固を行う。ブロック後は１～1.5時間のベッド上安静を要する。

重大な合併症としては胸部では気胸，腰部ではブロック直後から自発痛・動作時痛などの消失および皮膚感覚・筋力・反射の低下が生じるため，きちんと立位歩行が確認されるまで数時間のベッド上安静が必要である。ブロック時には人工呼吸が可能な器材（蘇生用バッグマスクまたは全身麻酔器）および自発呼吸下でマスクによる酸素投与が可能な器具を必ず準備しておく（とくに胸部）。診療上必要な場合には経皮的動脈血酸素飽和度をモニターすること。

《保険請求》

①胸部神経根ブロックにおいて高周波熱凝固法を使用する場合には，L101「１」での算定が可能だが，適応疾患が明確ではないので診療上の必要理由を明記する。一般には，局所麻酔剤によるブロック（L100「１」）を併用するが，その場合，両方ともに請求可能である（癌性疼痛またはL100の有効性が確認された後にL101を行った場合に限る）。

②ブロックを行うのに必要とした器材・薬品（生理食塩水，局所麻酔剤），補助手段としてのエックス線透視・撮影はブロック料に含まれ別に途請求できない。

適応 ▶頚胸椎領域の神経根症状を有する各種疼痛（頚椎症など）▶頚部胸部領域の帯状疱疹・帯状疱疹後神経痛 ▶頚部胸部領域の癌性疼痛 ▶上肢・胸部の反射性交感神経性ジストロフィー ▶カウザルギー ▶帯状疱疹・帯状疱疹後神経痛〔以上は世界疼痛会議の分類ではCRPS（complex regional pain syndrome）typeⅠ・Ⅱに相当する痛み全体を含む〕▶頚部・上肢・胸部の術後痛（術創部痛）▶腰下肢痛（神経根症状を有するもの，腰仙髄神経根障害）など多数

〈下腸間膜動脈神経叢ブロック〉

下腸間膜動脈神経叢は腹大動脈神経叢および左右の第１から第４腰椎側面の交感神経節後線維から形成され，下腸間膜動脈根部周囲の腹大動脈前面に存在する網目状の神経叢である。下腸間膜動脈の血流支配腹部臓器（横行結腸左半分，下行結腸，S状結腸，直腸）を支配する。したがって，左下腹部内臓由来の癌性疼痛や，腹腔神経叢ブロックではカバーできない広範囲の疼痛治療の補助として使用される。ほとんどの場合，最終的に神経破壊剤を用いる神経ブロックである。

背側アプローチでは，体位はブロック側を上側にした側臥位で行われる。以前は盲目的に行われることもあったが，最近は必ずエックス線透視を用いて第２から第４腰椎側面像を映しながら針を刺入する。腹腔神経叢ブロックと同様に背側法にも経椎間板法と傍脊椎法があるが，筆者はほとんどの場合，傍脊椎法で行っている。手術室等で行うむずかしい神経ブロックのなかでは手技的に比較的容易な神経ブロックであるが，それでもきちんとした訓練を必要とする。

針は22G（ゲージ）12cm神経ブロック針を使う。一般に第３腰椎棘突起中央より側方６～７cmを刺入点とする。刺入時にはエックス線透視装置は椎体側面像とするが，きちんと椎体前後面を合わせてまっすぐな側面像を得られていないと針先の位置合わせが困難である。腹腔神経叢ブロックと同様「Walking Method」で横突起を上方に避けて抵抗消失が得られる（コンパートメントに入るところ）まで針を進める。その後さらに腹大動脈に針先が接するまでゆっくり少しだけ針先を進める。２％リドカイン５mLと非イオン性水溶性造影剤10mLの混合液10mLを注入して造影とテストブロックを同時に行う。造影所見が良好で知覚低下や下肢の脱力などの合併症がなければ薬剤を注入する。

薬剤は一般に99.5％アルコール10～15mLを使う。合併症は，神経ブロックに伴うものに血圧低下，下痢があるが頻度は少ない。アルコールによるものには，注入後の酩酊を伴う急性アルコール中毒がある（投与量次第）。腸腰筋表面にアルコールが流れ込むと陰部大腿神経炎を生じることがある。そのほか血管損傷や肝・腎・肺などの臓器損傷などが報告されている。

《保険請求》

①下腸間膜動脈神経叢ブロックはどの施設でも可能とは考えにくく，訓練を積んだ麻酔科医（ペインクリニック医または緩和医など）に可能な特殊な手技である。したがって保険請求時にはその旨を記載しておかないと，特にクリニックの場合（入院なし）には算定がむずかしいと思われる。一般には入院（１泊）で行われることが多い。

②このブロックを積極的に考慮する因子としては，痛みの部位が本ブロックの適応範囲にあり，かつ(1)局所麻酔剤使用の硬膜外ブロックにて痛みが軽減する，(2)入浴で痛みが軽減する，(3)モルヒネ増量による鎮痛削減効果に乏しい，またはモルヒネ120mg/日を超えて増量しても除痛できない，(4)オピオイド（麻薬系鎮痛薬）の副作用をコントロールできない，(5)その他――が存在する癌性疼痛が第一に考えられる。したがって適応理由と診療上の必要理由を明記したほうがよいだろう。一般には局所麻酔剤によるブロック（L100「１」）との併用であり，癌性疼痛の場合は両方とも請求可能である。

③癌性疼痛の患者で１回のブロックで十分な効果が得られない場合や，片側効きになった場合には，月２回までの請求が認められる。

④本ブロック単独で十分な効果が得られなかった際には，腹腔神経叢ブロックや上下腹神経叢ブロックを併施する場合があるが，同時施行した場合に併算定はできない。日を変えて行った場合は，診療上の必要理由を詳細に記載したほうがよい。

⑤ブロックを行うのに必要とした器材・薬品（生理食塩水，局所麻酔剤），補助手段として使用したエックス線透視はブロック料に含まれ別に途請求できない。

適応 ▶左下腹部内臓悪性腫瘍による下腹部痛（癌性疼痛。横行結腸左半分，下行結腸，S状結腸，直腸，大動脈周囲リンパ節由来の内臓痛）

〈上下腹神経叢ブロック〉

上下腹神経叢は第２・第３腰部交感神経節から出た腰内臓神経で構成され，大動脈分岐部のほぼ前面にある長さ５cmほどの網目状の神経叢である。仙骨前神経叢とも呼ばれる。直腸・子宮（精巣）・膀胱などの骨盤臓器を支配する。したがって，骨盤内臓由来の癌性疼痛の疼痛治療として使用される。ほとんどの場合，最終的に神経破壊剤を用いる神経ブロックであるが，まれに子宮内膜症の頑固な強い痛みに対して施行される場合には，局所麻酔剤のみで行われることもある。

体位は腹臥位で，椎体間が広くなるように調整し，エックス線透視を用いて針を進める。腹腔神経叢ブロックと同様に背側法にも経椎間板法と傍脊椎法があるが，上下腹神経叢はその解剖学的な位置関係から，一般に経椎間板法が第一選択となる。ただし，高齢者などではこの椎体間はつぶれていることも多いので，あらかじめ腰椎単純エックス線撮影で必ず確認しておく必要がある。

針は22G（ゲージ）12cm神経ブロック針を使用する。第５腰椎棘突起中央より側方５～７cmで横突起の下方を刺入点とする。刺入時にはエックス線透視装置は椎体側面像とするが，正面像で第５腰椎・仙椎体間をみながら針を進めてもよい。神経穿刺を避けるために第５腰椎付近ではゆっくりと針を進め，椎間板に入ったら抵抗が変わるのでわかる。椎間板内に針が入ったら，必ず前後左右の針先の位置が適切であるかどうかを確認する。その後，生理食塩水入りのシリンジを用いて抵抗消失が得られるまで（椎体を針先が抜けるところまで）針を進める。前後面で必ず正中付近に針先が位置していることを確認し，血液の逆流がなければさらに針を0.5cm進める。

２％リドカイン（または２％カルボカイン）５mLと非イオン性水溶性造影剤10mLの混合液10mLを注入して造影とテストブロックを同時に行う（別々に行ってもよい）。造影所見が良好で，知覚低下や下肢の脱力などの合併症がなければ薬剤を注入する。

薬剤は一般に99.5％アルコール10mLを使用する。合併症としては，経椎間板法で行った場合には椎間板炎に最も留意する必要がある。アルコールによるものとしては，注入後の酩酊を伴う急性アルコール中毒がある（投与量にもよる）。

終了後は同じ体位で少なくとも30分の安静と，仰臥位で1時間以上の安静を必要とする。やむをえず傍脊椎法を選択した場合，正中より5～7cmを刺入点として下腸間膜神経叢ブロックと同じように行うが，本ブロックでは正中に針先をもっていくことは困難で，通常左右両側からのアプローチが必要とされる。

《保険請求》

①上下腹神経叢ブロックは，訓練を積んだ麻酔科医（ペインクリニック医または緩和医など）に可能な特殊な手技である。したがって保険請求時にはその旨を記載しておく必要がある。一般には入院（1泊）で行われることが多い。

②このブロックを積極的に考慮する因子としては，痛みの部位が本ブロックの適応範囲にあり，かつ⑴局所麻酔剤使用の硬膜外ブロックにて痛みが軽減する，⑵入浴で痛みが軽減する，⑶モルヒネ増量による鎮痛削減効果に乏しい，またはモルヒネ120mg/日を超えて増量しても除痛できない，⑷オピオイド（麻薬系鎮痛薬）の副作用をコントロールできない，⑸その他―-が存在する癌性疼痛が第一に考えられる。したがって，適応理由と診療上の必要理由を明記したほうがよいだろう。一般には局所麻酔剤によるブロック（L100「1」）との併用であるので，癌性疼痛の場合は両方ともに請求可能である。

③癌性疼痛の患者で1回のブロックで十分な効果が得られない場合や，片側効きになった場合には，月2回までの請求が認められる。

④このブロック単独で十分な効果が得られなかった場合には，腹腔神経叢ブロックや下腸間膜動脈神経叢ブロックを併施する場合があるが，同時施行した場合に併算定はできない。日を変えて行った場合は，診療上の必要理由を詳細に記載したほうがよい。

⑤本ブロックを行うのに必要とした器材・薬品（生理食塩水，局所麻酔剤）は請求できない。補助手段としてのエックス線透視は別に途請求できない。

適応　▶骨盤内臓悪性腫瘍による下腹部痛（癌性疼痛）

〈腰神経叢ブロック〉

腰神経叢ブロックは大腰筋筋溝ブロックとも言い，大腰筋（腰椎側面の筋肉）筋溝を走行する腰神経叢をブロックするコンパートメントブロックである。腰神経叢はL1～L4の脊髄神経前枝で構成され，腰神経は大腰筋背部1/3中を走行する。腰椎椎体の外側に大腰筋が存在し，大腰筋はL1～L5の横突起，Th12～L5の椎体，および各腰椎の椎間円板を起始とし，小転子に付着して終わる。帯状疱疹や脊柱管狭窄症などによる腰痛に有効である。神経刺激や超音波ガイド下に施行する施設もある。

腰神経叢ブロックはL3～4あるいはL4～5の横突起間から大腰筋に向かって針を刺入する。大腰筋は後腹膜腔に隣接しており，腎臓，腎動静脈，腹部大動脈，下大静脈などが近傍に存在する。L3，L4，L5の棘突起を結ぶ正中線から腸骨稜に向かって垂直線を描き，L4横突起上縁で正中線から35～50mmの点を刺入部位とする。皮下の局所麻酔後，針は22～23G100mmの神経刺激ブロック針または23ゲージ6cmカテラン針を用い，横突起の深さに達したら針先を尾側または頭側に向きを変えてシリンジに内圧をかけながら刺入し，抵抗が消失した点で大腿四頭筋の収縮が認められる位置で薬液を注入する。局所麻酔薬としては0.2%ロピバカインまたは1%メピバカイン20～30mLを使用する。局麻薬の量が多いために局麻中毒に注意する。また，腰神経叢近傍には腎臓，腎動静脈腹部大動脈，下大静脈などが存在し後腹膜血腫が報告されているので施行時には血管穿刺に気をつける。最近では合併症や副作用を避けるために超音波ガイド下で神経刺激を併用して行われることもある。

腰神経叢ブロック（大腰筋筋溝ブロック）はL100「3」（p.287）にて記載したように合併症として原因不明の脱力があり，超音波ガイド下でさらに神経刺激を併用して行なってもこの合併症を完全に避けることは困難であるとされる。したがって，第一に比較的大量の薬剤を注入するコンパートメントブロックであること，第二に原因不明の（神経破壊薬で行えば）重大となる合併症を有することを考えると，なかなか神経破壊薬によるブロックは行いにくいと思われる。

《保険請求》

①神経刺激針（装置）や超音波ガイド下にブロックを行っても，手技料や材料費は（例えば超音波エコーの手技料など）別に請求できない。

②上述のように局所麻酔薬で行うことが一般的であるので，この項目で請求する際には必ず診療上の請求理由を明確にしておいたほうがよいと考えられる。

適応　▶帯状疱疹/帯状疱疹後神経痛 ▶脊柱管狭窄症などに起因する腰痛症 ▶人工股関節置換術などの下肢手術に対する麻酔

2．L101「2」

〈胸・腰交感神経節ブロック〉

胸部交感神経節ブロックは，上肢を含む上半身の血流を増やす，交感神経に関連した痛みを和らげる，または手掌多汗症などの交感神経が直接関与する疾患の治療などの目的にて行われる。

解剖学的に，胸部では肋骨があるため交感神経幹が椎体より外側を走行し，しかも交通枝（Kuntz枝）が存在するので，胸部交感神経節ブロックは的確な効果を得ることが比較的むずかしい神経ブロックである。また，穿刺時の放散痛などのブロックの指標が少なく，手技的に難易度の高い神経ブロックでもあること，大きな合併症の発生頻度も比較的高いことなどから，胸腔鏡下交感神経遮断術が安全に施行できるようになって以来，あまり行われなくなった。まれに行われるときには，ほとんどの場合，神経破壊剤か高周波凝固法を用いる。

交感神経節ブロックの基本的な手技は胸部・腰部で差はないが，合併症の発生率および神経ブロックの有効率に大きな差がある。腰部交感神経節ブロックの有効率が80%以上であるのに対して，胸部交感神経節ブロックの有効率は50～70%と低く，また重大な合併症（気胸など）の発生頻度も高い。そのために，胸部とは対照的に腰部交感神経節ブロックは，ASO（閉塞性動脈硬化症）やTAO（閉塞性血栓血管炎。バージャー病ともいう）などの下肢血行障害，交感神経が主原因の疼痛治療などに対してしばしば行われ，ほぼ確立された手技と考えられる。

手技については，施行頻度の高い腰部交感神経節ブロックを解説する。腰部交感神経は第1から第5腰椎の間で交感神経幹を形成し，交感神経節は第2から第4腰椎の前面側方で，腰椎の前縁から0～5mm後方，中心から18～30mm外側に存在する。神経節の大きさは幅3～5mm，長さ10～15mm程度である。したがって，交感神経節ブロックも第2から第4腰椎レベルで行われることが多い。

体位は側臥位で背側よりアプローチし，傍脊椎法，経椎間板法，大腰筋穿通法があるが，傍脊椎法が最もよく行われる。針の誘導には超音波やCTを用いることもあるが，エックス線透視を用いて第2・第3・第4腰椎側面像を映しながら針を刺入するのが最も一般的である。針は22G（ゲージ）12cm（あるいは20～22Gで12～15cmの）神経ブロック針を使用する。一般に第2・第3腰椎棘突起中央より側方7～8cmを刺入点とするので体軸に平行に線を引いておくと刺入点の決定が容易である。

エックス線透視装置は椎体側面像とするが，このとききちんと椎体前後面を合わせてまっすぐな側面像を得られていないと，針先の位置が正確に描写されないので注意する。ベベル（針の斜端）の向きを変えつつ椎体に針先先端を沿わせながら針を進め，決して椎体から針先が離れないようにすることが肝心である。

この方法は「Walking Method」と呼ばれ，交感神経節ブロックなど椎体から針先を離さずに針を進める必要のある神経ブロックでは必ず使用される。横突起は上方に避けて針を進め，側面像で椎体前縁より約5mm手前で骨膜に針先を固定する（図5-22，p.286）。

血液の逆流がないことを確認して，2％リドカイン5mLと非イオン性水溶性造影剤10mLの混合液を0.5～1mL注入して造影とテストブロックを同時に行う。造影所見が良好で知覚低下や下肢の脱力などの合併症がなく，下肢の温感が得られれば薬剤を注入する。薬剤としては一般に99.5％アルコール2～3mLを使用する。薬剤注入後は約30分同じ体位で安静とし，その後は仰臥位で1～2時間安静とする。

合併症は，神経ブロックに伴うものとしては陰部大腿神経痛が最もよく知られた神経損傷で，神経破壊剤による神経炎である。陰部大腿神経は大腰筋を貫通しているので，薬が大腰筋内に広がると生じる合併症であり，鼠径・大腿前面の感覚麻痺，灼熱痛，アロディニア（疼痛以外の刺激でも疼痛として感じられる感覚異常）などの症状が認められる。

これらの合併症は，造影所見で造影剤が大腰筋に流れる「ひげ」が認められたり，適切ではない所見の場合には神経破壊剤を使用しないことを徹底すれば，大部分は防止可能である。

そのほかに，血管損傷や射精障害，肝・腎などの臓器損傷，くも膜下へのアルコール注入などが報告されている。また薬剤注入時に注入抵抗が弱い場合も，薬液が不適切な広がりを生じていることが多い。

合併症は，高周波凝固法で行うと発生頻度をかなり低下させることが可能であるとの意見もあり，最近では交感神経節ブロックにおいては高周波凝固法の使用が広がってきている。

《保険請求》

①胸・腰交感神経節ブロックは，訓練を積んだ麻酔科医（ペインクリニック医または緩和医など）に可能な特殊な手技である。したがって保険請求の場合にはその旨を記載しておかないと，特にクリニックの場合（入院なし）では算定がむずかしいと思われる。一般には入院（1泊）で行われることが多い。

②本ブロックを行うのに必要とした器材・薬品（生理食塩水，局所麻酔用剤）は請求できない。また，神経ブロックの補助手段としての超音波，CT，エックス線透視は別に途請求できない。

適応 ▶下肢血行障害（ASO・TAO・レイノー病など）▶腰部・下肢の交感神経が関与した痛み（帯状疱疹後神経痛・幻肢痛など）▶多汗症など

〈頚・胸・腰傍脊椎神経ブロック〉

この項目は非常に解釈がむずかしい項目である。高周波凝固法を用いて神経根ブロックを行った場合についてはL101「1」神経根ブロック（p.306）で算定可能である。また傍脊椎ブロック（L100「7」頚・胸・腰傍脊椎神経ブロック，p.295）については，神経破壊剤または高周波凝固法による長期効果目的の神経ブロックはほとんど行われないと考えられる。

適応 ▶頚胸腰椎領域の神経根症状を有する各種疼痛（頚椎症など）▶頚部胸部腰部領域の帯状疱疹・帯状疱疹後神経痛 ▶頚部胸部腰部領域の癌性疼痛 ▶上肢・胸部・下肢の反射性交感神経性ジストロフィー ▶カウザルギー ▶帯状疱疹・帯状疱疹後神経痛〔以上は世界疼痛会議の分類ではCRPS（complex regional pain syndrome）typeⅠ・Ⅱに相当する痛み全体を含むこととする〕▶頚部・上肢・胸部・下肢の術後痛（術創部痛）▶腰下肢痛（神経根症状を有するもの，腰仙髄神経根障害）▶腰下肢痛の神経部位診断目的（治療を兼ねる）など多数

〈眼神経ブロック〉

眼神経とは三叉神経第1枝のことで，①前頭神経，②鼻毛様体神経，③涙腺神経に分かれるが，これら全体を含めた眼神経ブロックを行うには三叉神経節ブロックを行う方法しかない。したがって，一般に最も広範囲の支配領域をもつ前頭神経ブロックを神経破壊剤または高周波凝固法にて行う場合には，本項で算定してよいと思われる（前頭神経ブロックの項目はない）。

前頭神経ブロックは，眼窩上神経と滑車上神経を1カ所の穿刺で同時に遮断する（図5-17，p.283）。三叉神経末梢枝のブロックでは最も安全で容易なブロックの1つである。患者は仰臥位で，顔面は正面，術者は患者頭側に立つ。27G（ゲージ）19mmまたは26G25mmディスポーザブル針を使用し，眉毛の上縁正中から2.5cm耳側，窩上切痕（孔）直上で皮膚に垂直に尾側から頭側方向に穿刺し，麻酔剤が眉毛に沿って左右に広がるように注入する。局所麻酔剤は2％リドカインまたはメピバカイン0.5～1.0mLが一般的だが，疾患によっては神経破壊剤も適応がある。

抜針後に眼窩上縁を圧迫することが重要である。1つには効果をより確実にするため，もう1つには上眼瞼の腫脹を軽減するためであり，とくに神経破壊剤を用いてブロックを行う場合にはきわめて重要である。神経破壊剤を使用する場合には局所麻酔剤投与後に効果を確認してから99.5%アルコール0.5mLを投与する。抜針後に眼窩上縁を圧迫し薬液の放散を防止することが，局所麻酔剤のみを投与した場合より重要である。高周波凝固法を行う場合には，放散痛が得られた部位で，90℃，90秒で熱凝固を行う。

《保険請求》

三叉神経ブロックのなかでは最もやさしいブロックとされる前頭神経ブロックでも，神経破壊剤使用の場合には高度な専門性が要求される。したがって，保険請求上少なくとも「麻酔科」を標榜している医療機関であることが要件になると考えられる。

適応　▶三叉神経第1枝領域の帯状疱疹後神経痛 ▶三叉神経痛 ▶前額部の癌性疼痛など

〈上顎神経ブロック〉

上顎神経は三叉神経第2枝のことで，正円孔を通って頭蓋外へ出る。頭蓋外では，翼口蓋窩において，①頬骨神経，②翼口蓋神経，③眼窩下神経に分かれる。翼口蓋神経は翼口蓋神経節に入り，咽頭上部，鼻腔，口蓋の感覚を支配する。上顎神経ブロックは，神経破壊剤を用いて行うこともある。

上顎神経ブロックは，必ずエックス線透視下で正円孔を描出して行う。アプローチとしては外側口腔外法が一般的で，下顎骨の筋突起と関節突起の間から針を刺入する。刺入点は耳珠軟骨基部から3cm鼻側で頬骨弓直下である（図5-18，p.284）。

はじめに刺入部位皮膚の局所麻酔を行ってから22G（ゲージ）7cmのブロック針（先丸）を刺入する。刺入方向は外眼角，皮膚とは70～80°の角度をもつようにする。透視下に正円孔を確認して，正円孔に向かって進め，ターゲットとする上顎神経領域に放散痛が得られたら，エックス線撮影にて針の位置を確認したあと，局所麻酔剤2%リドカインまたはメピバカイン0.5mLを注入して効果を確認する。皮膚面からの深さは4.5～5.0cmである。神経破壊剤または高周波凝固法で行うときには本項で算定する（図5-18参照，p.284）。局所麻酔を注入して効果を確認してから，99.5%アルコール0.2～0.5mLを投与する。アルコールを使用した場合には，刺入中に出血を生じて頬骨弓や顎関節付近の腫脹を起こしたり，下眼瞼や眼球結膜に出血が生じることが頻度として多いようである。知覚の欠損がQOLの低下につながることや，脳神経外科手術，ガンマナイフなどQOLが保たれる治療法が確立されてからは，あまりアルコールブロックは行われなくなった。高周波凝固法も適応があり，むしろ永久ブロックとしては熱凝固法のほうが最近では施行される機会が多い。高周波凝固法を行う場合には，放散痛が得られた部位で，90℃，90秒で熱凝固を行う。

《保険請求》

三叉神経ブロックは高度な技術を要する神経ブロックであり，高度な専門性が要求される。したがって，保険請求上少なくとも「麻酔科」を標榜している医療機関であることが要件になると考えられる。

適応　▶三叉神経第2枝領域の帯状疱疹・帯状疱疹後神経痛 ▶三叉神経痛 ▶顔面の癌性疼痛 ▶頬部など顔面の術後痛（術創部痛）など

〈下顎神経ブロック〉

下顎神経は三叉神経第3枝で，卵円孔を通って頭蓋外へ出る。下顎神経ブロックは，照射角度可変のエックス線透視で卵円孔を描出して行う。アプローチとしては口腔外法が一般的で，側方接近法と前方接近法がある。側方接近法はエックス線非透視下でも行われることもあるが，原則としていずれのアプローチも透視下で行ったほうが安全で確実である。

前方接近法の刺入点は，ブロック側口角より3cm外側，2cm頭側，側方接近法では耳珠軟骨基部から3cm（2cm）鼻側で頬骨弓直下である。前方接近法の場合はやや深いので9cm針を，側方接近法は22G（ゲージ）7cmのブロック針（先丸）を用いる。いずれも刺入方向は卵円孔で，ターゲットとする下顎神経領域に放散痛が得られたら，エックス線撮影にて針の位置を確認したあと，局所麻酔剤2%リドカインまたはメピバカイン0.5mLを注入して効果を確認する。

合併症としては出血やアルコール神経炎があるが，側方アプローチは耳管に接近するルートであるので，ときに耳管を穿刺することがある。もし，局所麻酔剤を耳管内に注入すると，めまい，悪心，嘔吐，眼振が出現するので判明する。開眼したり上半身を起こすと症状が増悪するので，しばらく安静仰臥位にしておく必要がある。疾患によっては神経破壊剤または高周波凝固法も適応がある。神経破壊剤または高周波凝固法で行うときには本項で算定する（図5-19参照，p.284）。局所麻酔剤注入後効果を確認してから，99.5%アルコール0.2～0.5mLを投与する。知覚の欠損がQOLの低下につながることや，脳神経外科手術，ガンマナイフなどQOLが保たれる治療法が確立されてからは，永久ブロックとしては高周波凝固法のほうが施行される機会が多い。高周波凝固法を行う場合には，放散痛が得られた部位で，90℃，90秒で熱凝固を行う。

《保険請求》

三叉神経ブロックは高度な技術を要する神経ブロックであり，高度な専門性が要求される。したがって，保険請求上少なくとも「麻酔科」を標榜している医療機関であることが要件になると考えられる。

適応　▶三叉神経第3枝領域の帯状疱疹・帯状疱疹後神経痛 ▶三叉神経痛 ▶顔面の癌性疼痛 ▶顔面・顎部の術後痛（術創部痛）など

〈舌咽神経ブロック〉

舌咽神経は第9番目の脳神経で，頚静脈孔を通って頭蓋外へ出る。感覚枝は鼓膜，耳管，舌の後ろ1/3，口蓋扁桃，咽頭，喉頭蓋の口側などの知覚をつかさどる。舌咽神経ブロックは，主に特発性舌咽神経痛の鑑別診断，治療に使用される。

舌咽神経ブロックの刺入点は，乳様突起の前縁で外耳孔の直下である（図5-20，p.285）。ブロック針を皮膚に垂直に茎状突起に当たるまで進め（深さ約2cm），いったん引き抜いて茎状突起前方2.5cmのあたりで放散痛が得られたら，局所麻酔剤２％リドカインまたはメピバカイン0.5mLを注入して効果を確認する。針は23または25G（ゲージ）５cmのブロック針（先丸）を用いる。

合併症としては出血（動脈穿刺：内頚動脈，頚静脈）やほかの神経（迷走神経，副神経，交感神経）の麻痺症状である。神経破壊剤または高周波凝固法も適応がある。神経破壊剤または高周波凝固法で行うときには本項で算定する。

局所麻酔剤として２％リドカインまたはメピバカイン0.5mLを注入して効果が得られたら，その後に99.5％アルコール0.2～0.5mLを投与する。同様に高周波凝固法では，放散痛が得られた部位で，90℃，90秒で熱凝固を行う。針は23または25G（ゲージ）５cmのブロック針（先丸）を，高周波熱凝固法では22G50mm，４mm非被覆部のガイド針を用いる。

《保険請求》

①舌咽神経痛は非常にまれな疾患であり，本ブロック自体も高度な技術を要し非常に特殊な神経ブロックであることから，保険請求上は「麻酔科」を標榜している医療機関であることが望ましい。

②請求を行う際には診療上の必要理由を記載する。

適応 ▶特発性舌咽神経痛 ▶口腔の癌性疼痛 ▶術後痛（術創部痛）など

〈蝶形口蓋神経節ブロック〉

蝶形口蓋神経節とは翼口蓋神経節のことであり，翼口蓋神経節（ブロック）の名称が一般的で教科書記載もある（図5-18参照，p.284）。

翼口蓋神経節は翼口蓋窩の前壁・上顎神経の下方にあり，翼口蓋神経および副交感線維である大錐体神経線維および交感神経線維を含んで，咽頭上部・鼻腔・口蓋の感覚と鼻涙腺などを支配する（図5-18参照，p.284）。

上顎神経ブロックとアプローチ法や合併症などはほとんど同一で，上顎神経と一緒に正円孔付近でブロックすることができる。翼口蓋神経節のみをブロックするのは困難だが，大口蓋孔より刺入して局所麻酔剤を注入する大口蓋孔法が比較的容易である。

針は25G（ゲージ），25mm針，先丸のブロック針を用いる。局所麻酔剤として２％リドカインまたはメピバカイン1.0mLを使用する。神経破壊剤を用いて行うこともある。

局所麻酔剤２％リドカインまたはメピバカイン0.5mLを注入して効果が得られたら，その後に99.5％アルコール0.2～0.5mLを投与する。同様に高周波凝固法では，放散痛が得られた部位で，90℃，90秒で熱凝固を行う。針は23または25G（ゲージ）2.5～５cmのブロック針（先丸）を，高周波凝固法では22G50mm，４mm非被覆部のガイド針を用いる。

適応 ▶Vidian神経痛（三叉神経障害）▶Sluder神経痛（スルーダー神経痛）▶アレルギー性鼻炎 ▶血管運動性鼻炎など

〈顔面神経ブロック〉

顔面痙攣の原因は，小脳橋角部において動脈による顔面神経の圧迫によるとされている。責任血管としては前下小脳動脈が多い。長期的な作用を期待できる顔面神経ブロックには，茎乳突孔での顔面神経幹のブロックと，痙攣を生じている罹患筋に対するボツリヌス毒素筋注法とがある。ボツリヌス毒素筋注法は手技としてはやさしく合併症も少ないので，神経内科領域でも多用されている（ボトックス®注用50単位，100単位）。特徴としては注射点から半径数cmというきわめて限局した範囲にのみ有効なことで，その範囲でのみ筋肉の攣縮を解除する。

ボツリヌス毒素は，食中毒の原因菌である*Clostridium botulinum*により産生される蛋白分解酵素の一種で，神経終末から吸収され，神経終末からのアセチルコリン遊離を阻害することによって筋肉の麻痺をもたらす。A型からF型までの抗原性を有するが，国内で臨床応用されているのはA型毒素である。

末梢での顔面神経ブロックとは，顔面痙攣の初期には痙攣が眼瞼に限局するため，眼輪筋を選択的にブロックする方法である。耳珠と外眼角と同側の口角を結ぶ角の二等分線上で15mm前方を刺入点とするO'Brien法が用いられる。浸潤ブロックであるのでアルコールを使用しても有効期間は短く，３～６カ月程度である。針は19mm，26G（ゲージ）ディスポーザブル針を用いて，２％メピバカインを0.5mLずつ閉眼力低下が得られるまで浸潤させる。末梢でアルコールを使用する場合には，麻痺が得られたポイントで99.5％アルコール0.5mLを注入浸潤させる。同じ部位から刺入して高周波凝固法を行うこともある。

茎乳突孔での顔面神経幹ブロックは適切に行われれば長期的な効果が得られて患者の満足度も高いので，以前は多くのペインクリニック施設で施行されていたが，高度な技術を必要とすることと，ボツリヌス毒素注入法が広く知られるようになったことのために最近ではあまり行われなくなってきているが，まだその意義を失ってはいない。

茎乳突孔での顔面神経神経幹ブロックの手段としては，穿刺圧迫法，アルコール使用，高周波凝固法がある。針は22G（ゲージ）５cm神経ブロック針を使用する。患者はブロック側を上にしてやや側方を向いた頭位で，刺入点は乳様突起先端から約５mm尾側，乳様突起基部に向けて進め，針先を乳様突起前面に当てたまま徐々に進めると，針先が神経に当たったとたんに麻痺が生じ同時に耳の奥に痛みを訴える。

若杉式穿刺圧迫法では，このまま茎乳突孔に針を入れた状態で30～60分置針をすると顔面神経麻痺が得られる。ただし，初回のときは20分程度と短めにしておいたほうがよい。この圧迫法のみでは十分な効果が得られない場合には99.5％アルコールを使用するが，ごく少量0.01mL使用する。同様に穿刺圧迫法で十分な麻痺が得られない場合に，高周波凝固法を行うこともある。使用するガイド針は22G50mm，４mm非被覆部のものを使用し，40℃，10秒程度の非常に弱い熱凝固にとどめる。合併症としては，激しいめまい（耳管穿刺→薬液注入），もしアルコールが内耳に至れば高度の難聴，出血などがある。

《保険請求》

①顔面神経ブロック自体も高度な技術を要す神経ブロックだが，なかでも茎乳突孔での顔面神経幹ブロッ

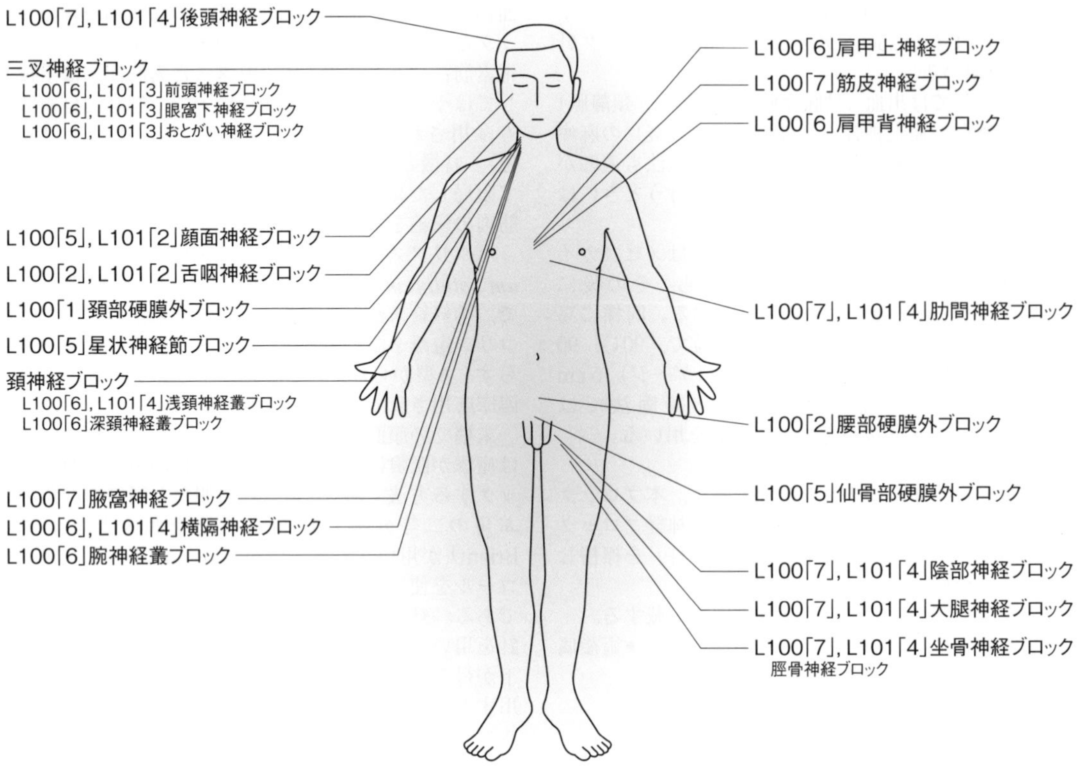

図5-31　外来で行う主な神経ブロック

クはとりわけ特殊で難易度が高い。保険請求上は「麻酔科」を標榜している医療機関であることが望ましい。

②請求を行う際には，ボツリヌス毒素注入法を使用せずに本項で請求する理由を含め，適応疾患名と診療上の必要理由を記載しておく必要がある。

適応　▶（半側）顔面痙攣 ▶眼瞼痙攣（眼輪筋ジストニア，メージュ症候群）▶顔面神経麻痺後痙攣（顔面神経麻痺）など

3．L101「3」

〈眼窩上神経ブロック〉

眼窩上神経とは，三叉神経第１枝眼神経の枝である前頭神経末梢枝のことで，上眼窩裂を通って頭蓋外へ出てから前頭神経を経て眼窩上切痕（孔）を通って前額の皮膚に分布する。

眼窩上神経と滑車上神経を１カ所の穿刺で同時に遮断する前頭神経ブロックがあるため，よほどのことがない限り眼窩上切痕（孔）に針を入れて眼窩上神経のみのブロックを行うことはない（図5-17参照，p.283）。

患者は仰臥位で，顔面は正面，術者は患者頭側に立つ。できるだけ細い27G（ゲージ）19mmまたは26G25mmディスポーザブル針を使用し，眼窩上切痕（孔）に針先を進め，放散痛を得たら薬液を注入する。局所麻酔剤は２％リドカインまたはメピバカイン0.5mLを用いる。神経破壊剤も疾患によっては適応がある。局所麻酔剤２％リドカインまたはメピバカイン0.5mLを注入して効果が得られたら，その後に99.5％アルコール0.2〜0.5mLを投与する（図5-17参照，p.283）。同様に高周波凝固法では，放散痛が得られた部位で，90℃，90秒で熱凝固を行う。針は23または25G（ゲージ）５cmのブロック針（先丸）を，高周波凝固法では22G50mm，４mm非被覆部のガイド針を用いる。

適応　▶三叉神経第１枝眼窩上神経領域の帯状疱疹後神経痛・三叉神経痛 ▶前額部の癌性疼痛

〈眼窩下神経ブロック〉

眼窩下神経とは，三叉神経第２枝上顎神経の枝で，翼口蓋窩で分岐し下眼窩裂を通って眼窩に入り，眼窩下管を通って眼窩下孔より皮下に出る。

患者は仰臥位で，顔面は正面，術者は患者側方に立つ。刺入点は，鼻翼の外側から耳側へ５mmの点である（図5-18参照，p.284）。示指で皮膚上より眼窩下孔を確認して刺入するが，眼窩下孔は通常刺入点と正中視をした患者の瞳孔中心を結んだ線上にあるので，瞳孔中心方向へ進める。ブロック針は眼窩下孔の手前で１度骨に当ててから，骨の上を滑らせて眼窩下孔へ進入する。孔内へ進めすぎると眼窩に侵入する危険性があるので，進めすぎないように十分に注意する。２％リドカインまたはメピバカイン0.5mLを注入して効果を確かめる。合併症は出血，神経炎などである。神経破壊剤も疾患によっては適応がある。

局所麻酔剤２%リドカインまたはメピバカイン0.5mLを注入して効果が得られたら，その後に99.5%アルコール0.2〜0.5mLを投与する（図5-18参照，p.284）。同様に高周波凝固法では，放散痛が得られた部位で，90℃，90秒で熱凝固を行う。針は23または25G（ゲージ）５cmのブロック針（先丸）を，高周波凝固法では22G50mm，４mm非被覆部のガイド針を用いる。

適応 ▸三叉神経第２枝眼窩下神経領域の帯状疱疹後神経痛・三叉神経痛 ▸頬部の癌性疼痛

〈おとがい神経ブロック〉

おとがい神経は三叉神経第３枝（下顎神経）の末梢枝である下歯槽神経の終末枝の１つで，おとがい孔を出て口角から正中までの下口唇および歯肉の知覚を支配している（図5-19参照，p.284）。

仰臥位で術者は患者頭側に立ち，おとがい孔を触れる。局所麻酔剤によるブロックの場合は，25G（ゲージ）2.5cm針を用いておとがい孔入口前面へ皮膚に直角に刺入する。局所麻酔剤として２%リドカインまたはメピバカイン，あるいは0.5%ブピバカイン1.0mLを使用する。局所麻酔剤の場合はどちらかというと周囲に浸潤させる意味から薬液量は1.0mLを使用する。神経破壊剤を用いることもある。

基本的に手技が容易で安全なブロックだが，おとがい動脈を損傷すると出血を起こすので注意する。血液凝固能の確認などは他の神経ブロックに準ずる。局所麻酔剤２%リドカインまたはメピバカイン0.5mLを注入して効果が得られたら，その後に99.5%アルコール0.2〜0.5mLを投与する（図5-19参照，p.284）。同様に高周波凝固法では，放散痛が得られた部位で，90℃，90秒で熱凝固を行う。針は23または25G（ゲージ）５cmのブロック針（先丸）を，高周波凝固法では22G50mm，４mm非被覆部のガイド針を用いる。

適応 ▸三叉神経第３枝おとがい神経領域の帯状疱疹後神経痛・三叉神経痛 ▸下顎部の癌性疼痛

〈舌神経ブロック〉

舌神経は三叉神経第３枝（下顎神経）の末梢枝の１つで，下歯槽動脈とともに走り下顎骨内面にあらわれ，前内方から舌のなかに入る（図5-19参照，p.284）。下歯槽神経とともに下顎孔の付近でブロックする。

下顎孔の付近でブロックする口腔内アプローチが一般的であるが，口腔内アプローチが炎症や腫瘍のために不可能な場合には口腔外からこの部位を狙うアプローチを行うこともある。口腔内アプローチの場合，口腔内から第３臼歯の後外側，臼後三角の表面粘膜を表面麻酔してここから刺入する。針を下顎骨内面に沿って刺入し，約１〜２cmの深さで下顎の歯根あるいは舌に向かう放散痛が得られたら局所麻酔剤２〜３mLを注入する。針は，22〜23G（ゲージ）10cmブロック針を用いる。局所麻酔剤として２%リドカインまたはメピバカイン，あるいは0.5%ブピバカイン2.0〜3.0mLを使用する。局所麻酔剤の場合はどちらかというと周囲に浸潤させる意味から，薬液量は比較的多く使用する。血液凝固能の確認などは，他の神経ブロックに準ずる。合併症は出血，腫脹で，神経破壊剤も疾患によっては適応がある。局所麻酔剤２%リドカインまたはメピバカイン0.5mLを注入して効果が得られたら，99.5%アルコール0.2〜0.5mLを投与する。同様に高周波凝固法では，放散痛が得られた部位で，90℃，90秒で熱凝固を行う。針は23または25G（ゲージ）５cmのブロック針（先丸）を，高周波凝固法では22G50mm，４mm非被覆部のガイド針を用いる。

《保険請求》

医科ではあまり行われないブロックであるため（歯科・口腔外科領域では比較的よく知られている），疾患によっては一般的な治療ではないと判断される可能性もあり，必ず診療上の必要理由を記載する。

適応 ▸舌・下顎部の癌性疼痛 ▸舌の術後痛（術創部痛）▸舌痛症など

〈副神経ブロック〉

局所麻酔剤でもめったに行われることのない神経ブロックだが，神経破壊剤の使用も一般的ではない。

副神経は第11脳神経で，舌咽・迷走神経とともに頚静脈孔の前側を通って頭蓋底の外部に出て内枝と外枝に分かれる。内枝は迷走神経と合流し，外枝は僧帽筋と胸鎖乳突筋を支配する運動神経である。僧帽筋の痙攣の際や肩周囲の手術のときに，腕神経叢ブロックに加えて副神経ブロックが行われることがある。

副神経外枝が僧帽筋下縁から出て，胸鎖乳突筋の後縁に入る点でブロックする。この刺入点は胸鎖乳突筋と外頚静脈の交点付近でいわゆる頚部三角形の頂点近く，ほぼ浅頚神経叢ブロックの刺入点と同一である。

患者は仰臥位で，顔面は正面ブロック側と反対側に向けて少し浮かせるようにすると筋肉の後縁がはっきりして刺入点を把握しやすくなる。術者は患者頭側あるいはブロック側に立ち，皮膚に垂直に0.5〜1.0cmの深さで局所麻酔剤を注入する。針は27G（ゲージ）19mmまたは26G25mmディスポーザブル針を使用する。局所麻酔剤は１%リドカインまたは１%メピバカイン５〜15mLを使用する。局所麻酔剤の使用量は術者によってかなり異なる。

《保険請求》

めったに行われることのないブロックであるので，適応疾患も必ずしも明確ではない。そのため，疾患によってはこの神経ブロックが一般的な治療ではないこともあると思われるので，診療上の必要理由を記載したほうがよい。とくに痙攣などに対して繰り返し行った場合には必ず記載する必要がある。

適応 ▸僧帽筋 ▸胸鎖乳突筋の痙攣を伴う疼痛（肩部筋筋膜症候群など）など

〈滑車神経ブロック〉

滑車神経は，三叉神経第１枝の枝前頭神経の末梢枝で，上眼窩裂を通って頭蓋外へ出てから前頭神経を経て滑車上切痕（孔）を通って前額の皮膚に分布する。神経破壊剤を用いて神経ブロックを行うこともある（図5-17参照，p.283）。

眼窩上神経と滑車神経を１カ所の穿刺で同時に遮断する前頭神経ブロックがあるため，とくによほど狭い範囲を目的としない限り滑車上切痕（孔）に針を入れて滑車神経のみをブロックすることはない。

患者は仰臥位で，顔面は正面，術者は患者頭側に立つ。できるだけ細い27G（ゲージ）19mmまたは26G25mmディスポーザブル針を使用し，滑車上切痕（孔）に針先を進め，放散痛を得たら薬液を注入する。局所麻酔剤は２％リドカインまたはメピバカイン0.5mLを用いる。局所麻酔剤２％リドカインまたはメピバカイン0.5mLを注入して効果が得られたら，その後に99.5％アルコール0.2～0.5mLを投与する（図5-17参照，p.283）。同様に高周波凝固法では，放散痛が得られた部位で，90℃，90秒で熱凝固を行う。針は23または25G（ゲージ）５cmのブロック針（先丸）を，高周波凝固法では22G50mm，４mm非被覆部のガイド針を用いる。

適応 ▶三叉神経第１枝眼窩上神経領域の帯状疱疹後神経痛・三叉神経痛 ▶前額部の癌性疼痛

〈耳介側頭神経ブロック〉

耳介側頭神経は三叉神経第３枝下顎神経の枝で，第３枝後根から分かれるが，第３枝本幹が卵円孔を出たすぐあとで分岐する。頭皮側頭部皮膚の大部分と外耳道，鼓膜，耳下腺などの知覚を支配している。神経破壊剤を用いて神経ブロックを行うこともある。

耳介側頭神経ブロックは，卵円孔出口で本幹をブロックする方法と末梢枝をブロックする方法がある（図5-19参照，p.284）。本幹をブロックする場合や神経破壊剤を使用する場合などには，卵円孔後下壁に針先を留置しなければならないので，下顎神経ブロックと同様，照射角度可変のエックス線透視を利用して卵円孔を描出して行う。手間や技術はほとんど下顎神経ブロックと変わらない。

アプローチとしては口腔外法が一般的で，側方接近法と前方接近法があり，原則としていずれのアプローチも透視下で行ったほうが安全で確実である。

前方接近法の刺入点は，ブロック側口角より３cm外側，２cm頭側，側方接近法では耳珠軟骨基部から３cm（２cm）鼻側で頬骨弓直下である。前方接近法の場合はやや深いので９cm針を，側方接近法は22G（ゲージ）７cmのブロック針（先丸）を用いる。いずれも刺入方向は卵円孔で，針の位置を卵円孔の下壁，耳側寄りに固定したら，局所麻酔剤２％リドカインまたはメピバカイン0.5mLを注入して効果を確認する。合併症には，出血やアルコール神経炎がある。

非透視下で耳介側頭神経末梢枝をブロックする場合には，針は25G2.5cmディスポーザブル針を使用し，耳介前の浅側頭動脈を触知する。浅側頭動脈の後ろ側で皮膚に直角に針を刺入して，局所麻酔剤１～２％リドカインまたはメピバカイン，あるいは0.25～0.5％ブピバカイン１～３mLを浸潤させる。

動脈穿刺を起こさないように十分注意する。神経破壊剤などを使用する場合は透視下で行うこと。

局所麻酔剤２％リドカインまたはメピバカイン0.5mLを注入して効果が得られたら，その後に99.5％アルコール0.2～0.5mLを投与する（図5-19参照，p.284）。同様に高周波凝固法では，放散痛が得られた部位で，90℃，90秒で熱凝固を行う。針は23または25G（ゲージ）５cmのブロック針（先丸）を，高周波凝固法では22G50mm，４mm非被覆部のガイド針を用いる。

適応 ▶耳介側頭神経痛（側頭部神経痛）▶機能性頭痛（片頭痛，群発性頭痛，筋収縮性頭痛）

〈閉鎖神経ブロック〉

閉鎖神経は主に運動神経であるので，神経破壊剤を用いて行われることはまず考えられない神経ブロックである。

閉鎖神経は第２・第３・第４腰神経に由来し，大腰筋内を下降して閉鎖孔上内側閉鎖溝を通って大腿に現れる。大腿では前分枝と後分枝に分かれて大腿内転筋群と大腿内側の皮膚知覚の一部を支配する。閉鎖神経ブロックは大腿内側の痛みに対して治療手段として行われることより，泌尿器科手術（経尿道的膀胱腫瘍切除術）時の大腿内転筋収縮に対する予防策として脊椎麻酔に併用して行われることが多い。

患者は仰臥位とし，刺入点は恥骨結節より約２cm外側・２cm尾側の点で，上方に針を進める。恥骨壁に沿って針を進め閉鎖神経孔を抜けたところで局所麻酔剤を注入する。

手術時には確実なブロック効果が必要なため，一般には双極針またはポール針を用いて神経電気刺激を行って内転筋の動きを確認しながら局所麻酔剤を注入し，注入後は電気刺激によっても内転筋が収縮しないことを確認して抜針する。

針は23G（ゲージ）６cmカテラン針，またはポール針あるいは双極針である。局所麻酔剤は１～２％リドカインまたはメピバカインを５～10mL使用する。

《保険請求》

経尿道的膀胱腫瘍切除（TUR-Bt）時に，大腿内転筋の収縮予防の目的で閉鎖神経ブロックを行った場合には，保険請求はできないので注意する。

適応 ▶手術時内転筋収縮予防（経尿道的膀胱腫瘍切除術時）▶大腿内側部痛など

〈不対神経節ブロック〉

不対神経節は，人体の交感神経節または神経叢の中で脊髄の一番末梢（尾側）に位置している交感神経節で，仙骨と尾骨の接合部の前面正中，後腹膜腔にある。上位から腰仙骨の前面左右に走行してきた交感神経節が，ほぼ仙骨関節の前面の高さで一つとなるため，不対神経節と名づけられている。稀に存在しないこともある。仙尾骨の接合部は，線維軟骨板が存在するが，骨化している場合も皆無でない。５つの靱帯（前仙尾靱帯，外側仙尾靱帯，浅後仙尾靱帯，深仙尾靱帯，関節仙尾靱帯）で補強されている。不対神経節ブロックは1990年Plancarteらが報告した比較的新しい神経ブロック法である。交感神経由来の会陰・肛門部疼痛治療に対して有効とされ，会陰部の交感神経経由の痛みの緩和に対して高周波熱凝固法による長期効果目的のブロックが行われている。

尾骨下部から曲針でブロックする原法と，仙尾骨結合部からまっすぐにアプローチする垂直法，及び尾骨側面からアプローチする側方法がある。尾骨側面からアプローチする側方法が高周波熱凝固法に際しては選択されることが多い。仙尾関節周辺に針があたる位置で仙骨に側方からあたる点を刺入点とし，腰部交感神

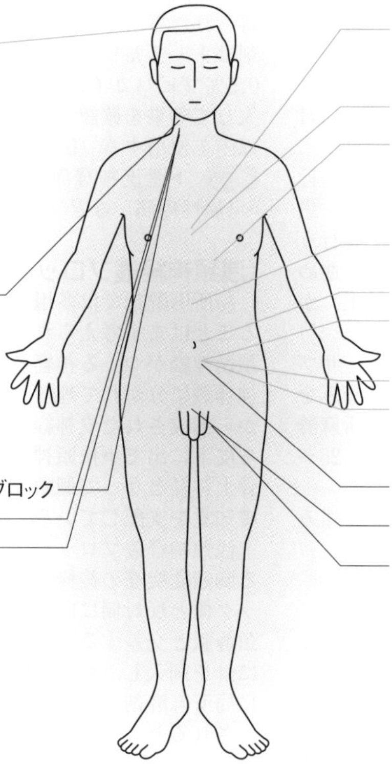

図5-32 手術室で行う主な神経ブロック

経節ブロック用の14.4cmを透視下に仙骨前面に進め，さらに正中まで仙骨前面に添って刺入する。位置の確認と薬液の広がりを造影にて確認した後，2％メピバカイン3mL程度使用して痛みの軽減を確認したのち高周波熱凝固を行う。

《保険請求》

神経刺激針（装置）や透視下にブロックを行っても，別に手技料や材料費は請求できない。

適応 ▶直腸癌手術後（Miles術後）の旧肛門部痛 ▶痔核根治術後の持続性疼痛 ▶外傷後肛門部瘢痕痛 ▶難治性肛門部痛 ▶外傷による会陰部の難治性疼痛 ▶肛門・会陰部周囲の帯状疱疹；帯状疱疹後神経痛など

〈前頭神経ブロック〉

前頭神経ブロックは眼窩上神経と滑車上神経を同時にブロックする三叉神経第一枝のブロックで，神経破壊薬（99.5％アルコール）を使用したブロックもしばしば行われてきたが，最近では副作用や合併症の少ない高周波熱凝固法による長期効果目的のブロックが行われている。また，本ブロックも超音波ガイド下で行われることもある。

前頭神経ブロックは眼窩上神経と滑車上神経を一ヶ所の穿刺で同時に遮断するブロックで，眼窩上切痕（孔）内に針を刺入あるいは放散痛を確認する必要は無い。患者は仰臥位で，顔面は正面，術者は患者頭側に立つ。眼窩上切痕（孔）を触れてそのやや外側正中から2.5cmあたりで眉毛上縁を刺入点とする。皮膚に直角に針を切痕直上の骨に当たるまで進め，できるだけ細い27ゲージ19mmまたは26ゲージ25mmディスポーザブル針を使用し，薬液を注入する。神経破壊薬は99.5％アルコールを用い，2％リドカインまたはメピバカイン0.3～0.5mL注入15～20分後に無感覚になることを確認して，同量のアルコールを注入する。薬液注入時には示指と親指で刺入部を挟んで薬液の広がりを良くする。高周波熱凝固法では22G，50mm，4mm非被覆部のガイド針を用い，神経破壊薬と同様に局所麻酔薬にて無感覚になることを確認してから行う（90℃，120秒）。

《保険請求》

超音波ガイド下にブロックを行っても，神経ブロック手技料に含まれるため別に手技料や材料費は（例えば超音波エコーの手技料など）請求できない。

適応 ▶三叉神経第一枝眼窩上神経領域の帯状疱疹/帯状疱疹後神経痛 ▶三叉神経痛 ▶前額部の癌性疼痛 ▶前額部の術後痛 ▶非定型顔面痛など

4．L101「4」

〈迷走神経ブロック〉

迷走神経は第10脳神経で，最も重要な脳神経の1つであり，頭部から腹部まで広い範囲に分布している。一般に迷走神経痛と呼ばれる痛みは上喉頭神経痛であり，迷走神経の下神経節由来の枝である上喉頭神経をブロックする治療法がある（L100「7」，p.296。図5-

麻酔
神経

20も参照，p.285)。外科的にはいくつかの部位での迷走神経切除術があるが，選択的に迷走神経本幹をブロックすることはほとんど行われていないと思われる。上喉頭神経は迷走神経の枝で，内外の喉頭神経に分かれ，内喉頭神経が喉頭・喉頭蓋粘膜の知覚を伝える。したがって，いわゆる迷走神経痛や喉頭部の痛みに対してこのブロックが行われる（図5-20参照，p.285)。

上喉頭神経ブロックは，この神経が舌骨の大角の近くで甲状舌骨膜を前面から貫くあたりで行われる。患者は仰臥位とし，刺入点は，側方からブロックを行う場合には舌骨大角の直下で内方やや前方に針を進める。前方から行う場合には上甲状切痕（正中線上）から針先を大角の近くに進める。針は25G（ゲージ）2.5cm（側方）または5cm（正中法）ディスポーザブル針を用いる。いずれの方法でも耳に放散する痛みを得られたら，そこで局所麻酔剤を注入する。局所麻酔剤は1～2％リドカインまたはメピバカイン，0.25～0.5％ブピバカイン1mLを使用する。

適応　▸迷走神経痛▸咽喉頭の悪性腫瘍による痛み（癌性疼痛）など

〈横隔神経ブロック〉

横隔神経ブロックが神経破壊剤を用いて行われることは，特殊な場合を除き考えられない。横隔神経は，第3から第5頚髄神経線維からなる。腕神経叢から分かれて前斜角筋の前を下降し，鎖骨下動静脈の間を通って縦隔を下降して横隔膜に至り，横隔膜を支配する。もともとは重症のしゃっくりの治療に用いられたりしたが，呼吸停止の報告なども出て，最近ではあまり行われなくなった。

横隔神経が前斜角筋前面に出るところ，胸鎖乳突筋の後縁でブロックする。この刺入点は腕神経叢ブロックの一法である斜角筋間法の刺入点と近く，より浅い部位（0.5cm程度，筋肉の表面）で局所麻酔剤を注入すると横隔神経ブロックが得られる。針は27G（ゲージ）19mmまたは26G25mmディスポーザブル針を使用する。局所麻酔剤は1％リドカインまたはメピバカイン5～10mLを使用する。呼吸停止や呼吸機能の極度の低下などが報告されているので，十分に注意する。

適応　▸（重症の）しゃっくり

〈上喉頭神経ブロック〉

上喉頭神経は迷走神経の枝で，内外の喉頭神経に分かれ，内喉頭神経が喉頭・喉頭蓋粘膜の知覚を伝える。したがって，いわゆる迷走神経痛や喉頭部の痛みに対してこのブロックは行われ，咽喉頭の悪性腫瘍による痛みなどでは神経破壊剤を用いることもある。上喉頭神経は迷走神経の枝で，内外の喉頭神経に分かれ，内喉頭神経が喉頭・喉頭蓋粘膜の知覚を伝える。したがって，いわゆる迷走神経痛や喉頭部の痛みに対してこのブロックが行われる（図5-20参照，p.285)。

上喉頭神経ブロックは，この神経が舌骨の大角の近くで甲状舌骨膜を前面から貫くあたりで行われる。患者は仰臥位とし，刺入点は，側方からブロックを行う場合には舌骨大角の直下で内方やや前方に針を進める。前方から行う場合には上甲状切痕（正中線上）から針先を大角の近くに進める。針は25G（ゲージ）2.5cm（側方）または5cm（正中法）ディスポーザブル針を用いる。いずれの方法でも耳に放散する痛みを得られたら，そこで局所麻酔剤を注入する。局所麻酔剤は1～2％リドカインまたはメピバカイン，0.25～0.5％ブピバカイン1mLを使用する。局所麻酔剤を注入して効果を確認したのち，99.5％アルコール0.5mL以内を使用する（図5-20参照，p.285)。

適応　▸迷走神経痛▸咽喉頭の悪性腫瘍による痛み（癌性疼痛）など

〈浅頚神経叢ブロック〉

局所麻酔剤では多用されるが，神経破壊剤で行われることはまず考えられない。頚神経叢は第1から第4頚髄神経がつくる神経叢で，一般に深頚神経叢と浅頚神経叢に分かれて理解されている。浅頚神経叢は浅枝から構成された皮神経からなり，胸鎖乳突筋の後縁から皮下に出て小後頭神経，大耳介神経，頚横神経，鎖骨上神経となって側頭部，前頚部，外側頚部，肩の皮膚知覚を支配している。

浅頚神経叢ブロックは，皮膚知覚枝が浅部に出現する胸鎖乳突筋の後縁で行う。患者は仰臥位で顔をブロック側と反対側に向けさせ，胸鎖乳突筋の背側縁が外頚静脈と交差する点の頭側を刺入点として皮膚に垂直に針を刺入し，約0.5cmの深さで胸鎖乳突筋の筋膜上に局所麻酔剤を注入する。うまく筋膜のすぐ外側に注入されると，胸鎖乳突筋の後縁に沿って上下に芋虫のようなふくらみができる。

針は25G（ゲージ）2.5cmディスポーザブル針を使用する。局所麻酔剤は1％リドカインまたはメピバカイン5mL使用する。血管穿刺，深頚神経ブロックなどを合併することがあるので注意が必要である。

《保険請求》

超音波エコーを用いて行っても，エコーの手技料は請求できない。

適応　▸咽頭部の悪性腫瘍の痛み（癌性疼痛）▸頚部外傷後痛（外傷性頚部症候群）や術後痛（術創部痛）▸後頭神経痛など

〈肋間神経ブロック〉

肋間神経ブロックは，最もよく知られている神経ブロックの一つで，胸腹部の痛みに対して広く行われ，手技も比較的容易である。第1から第11胸神経の前枝は肋間神経（第12胸神経は肋下神経）と呼ばれ，肋間動静脈とともに該当する肋骨の下縁を走り，脊椎近傍で後枝，前腋窩腺後方で外側皮枝を出して最終的に前皮枝となって胸腹部の知覚と運動を支配する。肋間神経ブロックは，最もよく知られている神経ブロックの1つで，手技も比較的容易なのでしばしば疼痛のコントロールに試みられる。

肋間神経ブロックは，肋骨角（背部）において最も皮膚に近くなるので，この部分でブロックするのが容易で，最も一般的である。しかし，この部位でのブロックでは後枝はブロックされないので注意が必要である。たとえば，肋骨角での神経ブロックのみを考えたにしても疼痛部位に応じて刺入点は24カ所存在するが，いずれも手技は同じであるので，疼痛部位に応じて穿刺箇所を決定すればよい。

ただし，第５肋骨より上位では肩甲骨があるために肋骨角は触れにくく，この部での肋間神経ブロックは困難である。また，複数箇所行う場合には後述の合併症が生じやすくなるので，薬液の１回注入量などを厳密に調節する必要がある。

針は25G（ゲージ）2.5cmまたは27G1.9cmディスポーザブル針を用い，局所麻酔剤は１～２％リドカインまたはメピバカイン，0.25～0.5％ブピバカイン，0.2～0.75％ロピバカインを使用する。局所麻酔剤は，１カ所につき３mL程度までにしたほうがよい。最近では超音波エコーガイド下に施行されることもある。

合併症には気胸と局所麻酔剤中毒がある。特に気胸の合併率は高く，１％以上との報告もあり，十分に気をつける必要がある。気胸を起こさないために重要なのは，深く刺入しすぎないことであり，必ず肋骨に針先を当ててから肋骨表面上を滑らせて肋骨下縁に至るようにすることである。このとき，肋骨下縁からさらに針を進めないことがポイントである。超音波エコーガイド下で行うと，合併症の頻度は減少すると報告されている。局所麻酔剤中毒は，複数箇所のブロックが必要なことが多く投与する局所麻酔薬の全体量が他のブロックより多くなりやすいこと，この部位では他の神経ブロックに比べて血中濃度が高くなりやすいことなどが原因とされる。

肋間神経ブロックは適応が広くて比較的簡単なブロックであるが，合併症も起こりやすいので注意が必要である。神経破壊剤の使用や高周波凝固法も難治性疼痛に対して行われることがあるが，その場合には必ずまず造影剤によって薬液の広がりを確認してから行う。また，局所麻酔剤の注入によって効果を確認してから神経破壊剤または高周波凝固法を行うこと。

《保険請求》

超音波エコーを用いて行っても，エコーの手技料は請求できない。

適応 ▶腹部・胸部・背部の悪性腫瘍・帯状疱疹・外傷・手術などによる難治性疼痛（癌性疼痛，帯状疱疹後神経痛，術創部痛など）

〈腸骨下腹神経ブロック，腸骨鼠径神経ブロック〉

腸骨下腹神経ブロックと腸骨鼠径神経ブロックは同時にされることが一般的で，鼠径ヘルニア手術時の麻酔としてこのブロックが用いられることが多い。したがって，あまり神経破壊剤または高周波凝固法による神経ブロックは聞かない。しかし，鼠径部の悪性腫瘍による痛みの緩和目的で，高周波凝固法が行われることは可能性としてはありうると思われる。

腸骨下腹神経は第１腰神経（ときに＋第12胸椎）にはじまり，腹横筋を貫いて内斜筋と腹横筋筋膜との間を体幹を回るように走り，内側皮枝が恥骨上部の腹壁の皮膚知覚を，外側皮枝は臀部の皮膚知覚を支配する。腸骨鼠径神経もやはり第１腰神経（ときに＋第12胸椎）にはじまり，腸骨稜の高さで腹横筋を貫き，男性では鼠径管内の円索，女性では子宮円索に達する。神経支配域は内腹斜筋，大腿上部内面の皮膚知覚で，男性では陰茎根部陰嚢上部まで，女性では恥丘や陰唇部まで支配する。内側皮枝が恥骨上部の腹壁の皮膚知覚を，外側皮枝は臀部の皮膚知覚を支配する。

この両神経は平行して走っているため，両者を同時にブロックすることが可能であり，実際にそうすることが一般的である。鼠径ヘルニア手術時の麻酔としてこのブロックが用いられることが多い。

上前腸骨棘と臍を結ぶ線上で外側１/４の点を刺入点とし，皮下および外腹斜筋腱膜下に扇状に外側に向かって約半量の局所麻酔剤を注入する。次いで上前腸骨棘と恥骨結節を結んだ線上の恥骨結節外側縁を刺入点とし，この線上の皮下組織および外腹斜筋腱膜下に扇状に残りの局所麻酔剤を注入する。針は25G（ゲージ）2.5cmディスポーザブル針を用い，局所麻酔剤は１％リドカインまたはメピバカイン10mLを使用する。

腸骨下腹・腸骨鼠径神経ブロックは安全で手技も容易なブロックであるが，やはり最も多い合併症は血管内誤注入であるので，吸引テストは確実に行うことが必要である。また，長い針で深く進めると腹腔内に刺入してしまうので十分に注意すること。この両神経ブロックは超音波エコーを用いることで確実性が上昇し，合併症の発生はきわめて低くおさえられる。特に手術に際して麻酔として行う本ブロックは，確実性がより高い手技が好まれるため，現在では超音波エコー下で行われることが多い。

《保険請求》

①手術麻酔として使用し，単独で手術施行が困難な際（例えば小児への全身麻酔や硬膜外麻酔時）に併用する場合に，本ブロックの手技料は請求できない。

②手術麻酔として単独で請求する場合には，請求項目がないので，L005上・下肢伝達麻酔（p.262）が適当と考えられるが，審査機関の裁量による。

③超音波エコーを用いて行っても，エコーの手技料は請求できない。

適応 ▶鼡径ヘルニア手術麻酔▶鼡径部の術後痛（術創部痛）▶鼡径部の悪性腫瘍による痛み（癌性疼痛）など

〈外側大腿皮神経ブロック〉

外側大腿皮神経ブロックが神経破壊剤または高周波凝固法で行われることは可能性としてはありうるが，実際にはあまり聞かない。

外側大腿皮神経は第２・第３腰神経に由来し，大腰筋の外側から現れて上前腸骨棘の内側で鼠径靱帯下の筋裂孔内を通過する。その後，鼠径靱帯の下方約10cmで大腿筋膜を貫いて皮下に現れ，前枝と後枝に分かれる。純粋な知覚神経であり，前枝は膝までの大腿前外側皮膚知覚を，後枝は大腿中央までの大腿外側の皮膚知覚を支配する。神経ブロックは同部位の痛みに対して治療手段として行われるほかに，大腿外側の痛みが末梢性のものか脊椎疾患によるものかの鑑別診断として用いられることがある。

患者は仰臥位とし，刺入点は鼠径靱帯の下方，上前腸骨棘の２cm内側・２cm下方の点で，大腿筋膜を貫いたところで局所麻酔剤を注入する。皮下まで針を引き戻して何度か角度を変えて広範囲に大腿筋膜下および腸骨内側面に浸潤させる。針は25G（ゲージ），2.5cm鈍針を用いたほうが安全である。一般的に標的とする部位の異常感覚を得る必要はないと考えられる。局所麻酔剤は１％リドカインまたはメピバカイン総量10〜15mLを使用して十分に浸潤させるようにする。

適応 ▶手術後の大腿外側痛（下肢知覚異常，たとえば頚椎固定術の際の腸骨採取後の神経因性疼痛）▶知覚異常性大腿神経痛など

〈大腿神経ブロック〉

局所麻酔薬を用いた大腿神経ブロックは，坐骨神経ブロック，閉鎖神経ブロック，外側大腿皮神経ブロックなどと併用して，下肢や膝下の手術麻酔としても使用される（L005上・下肢伝達麻酔：坐骨神経＋大腿神経ブロック，p.262）。大腿神経ブロックが神経破壊薬や高周波熱凝固法で行われることは可能性としてはあるが，実際には特殊な場合を除きあまり聞かない。

大腿神経ブロックは，鼠径靱帯直下で大腿前面に神経が出てきたところで行う。大腿神経は大腿動脈の外側を走行しているので，鼠径靱帯中点よりやや外側で大腿動脈外側が刺入点である。患者は仰臥位とし，両下肢伸展位でブロックを行う。患側の鼠径靱帯（上前腸骨棘と恥骨結節を結んだ線）を確認し，中央よりやや外側で大腿動脈を内側に圧排して皮膚に直角に刺入し，大腿筋膜および腸骨筋膜を貫いたところで大腿前面に放散痛が得られたら局所麻酔剤を注入する。

このブロックは超音波エコーを用いると確実な効果が得られやすく，手技が容易になる。

針は25G（ゲージ）2.5cmディスポーザブル針を用いる。局所麻酔剤は0.5〜１％リドカインまたはメピバカイン10〜20mLを使用する。

《保険請求》

超音波エコーを用いて行っても，エコーの手技料は請求できない。

適応 ▶下肢手術後痛（とくに大腿骨頚部骨折，大腿骨骨幹部骨折の術創部痛）▶大腿神経障害による神経因性疼痛（知覚異常性大腿神経痛）▶下肢や膝下の手術麻酔（L005上・下肢伝達麻酔：坐骨神経＋大腿神経ブロック）など

〈坐骨神経ブロック〉

局所麻酔剤を用いた坐骨神経ブロックは，大腿神経ブロック，閉鎖神経ブロック，外側大腿皮神経ブロックなどと併用して，下肢や膝下の手術麻酔としても使用される（L005上・下肢伝達麻酔：坐骨神経＋大腿神経ブロック，p.262）。坐骨神経は多くの運動枝を含むために，特殊な場合を除き神経破壊剤または高周波凝固法による神経ブロックは行わない。

坐骨神経ブロックで最も標準的なブロックはLabat法で，坐骨神経が梨状筋の下で大坐骨孔から出たところでブロックする方法である。患者はブロック側を上側とした側臥位とし，患側の大腿を股関節で90°屈曲内転させて，膝関節も90°屈曲させる。反体側下肢は伸展位のままである（シムス位）。この体位で，後上腸骨棘と大腿骨大転子の上縁とを結んだ線の中点から下方約５cmの点を刺入点とする。

皮膚および皮下の局所浸潤麻酔後に，針は23G（ゲージ）６〜８cmブロック針を用いて皮膚に垂直に刺入する。下腿から踵に向けて走る電撃痛が得られたらその位置で血液の逆流がないことを確かめて局所麻酔剤を注入する。局所麻酔剤は１〜２％リドカインまたはメピバカイン10mLを使用する。超音波エコーを用いると以上の手技はきわめて容易であるが，超音波エコーを用いて行う坐骨神経ブロックは膝窩法が容易で一般的である。

超音波エコーを用いて行う膝窩法は，患者は仰臥位で患側肢を膝立てし，患肢の膝窩より近位で，坐骨神経が総腓骨神経と脛骨神経に分岐するあたりでリニアプローブを垂直にあてる。膝外側より５cm〜７cmの電気刺激用ブロック針を用いて針先および神経を描出し，神経周囲を取り巻くように局所麻酔薬を散布する。エコー下ではしばしば，ロピバカイン0.2〜0.25%，15〜20mLが使用される。

《保険請求》

超音波エコーを用いて行っても，エコーの手技料は請求できない。

適応 ▶坐骨神経痛 ▶梨状筋症候群 ▶下肢手術後痛（術創部痛）▶下肢や膝下の手術麻酔（L005上・下肢伝達麻酔：坐骨神経＋大腿神経ブロック）など

〈陰部神経ブロック〉

陰部神経は仙骨神経から形成される神経である。産道および会陰部を支配するため，主に出産時の和痛に用いられる。したがって，このブロックに関しては他の神経ブロックと異なり，麻酔科やペインクリニックではなく産婦人科領域において用いられることが大部分である。同部の悪性腫瘍による痛みの際に，神経破壊剤または高周波凝固法が使用される可能性はあると思われるが，報告は聞かない。

陰部神経ブロックは，前述のように和痛分娩時に，分娩第２期の産道開大痛や会陰部痛を除去することと産道・会陰部の筋弛緩を目的として行われる。したがって，一般にアプローチは分娩第２期に分娩体位で，経腟的に行われることが多い。子宮口全開大前後に，腟内から坐骨棘を目標に神経幹をブロックする。産婦人科領域では５cm，23G（ゲージ）のディスポーザブル針を用いて，片側１％メピバカイン10mLでブロックを行うことが多いようである。

合併症としては局所麻酔剤中毒例などが報告されているが，比較的安全な神経ブロックであるとされる。ただし，分娩第１期の子宮収縮痛を除去することは不可能であるので，和痛分娩では硬膜外麻酔と併用されることも多い。

《保険請求》

正常分娩は保険給付の対象にならないため，和痛分娩術として使用する場合には，保険請求はできない。

適応 ▶分娩時の和痛 ▶会陰部の術後痛（術創部痛）▶会陰部の悪性腫瘍による痛み（癌性疼痛）など

〈経仙骨孔神経ブロック〉

仙骨神経をブロックする場合，経仙骨孔神経ブロックのほかに，仙骨ブロックやくも膜下ブロックがある。とくに神経破壊剤を使用する仙骨神経（S５）ブロックとしては，くも膜下フェノールブロック（サドルブロック）が会陰部痛に対してほぼ完成された手技であり，比較的容易である。また上部のS１，S２，S３

神経ブロックとしては経仙骨孔くも膜下ブロックなどがあり，神経破壊剤を使用した経仙骨孔神経ブロックの必要性は少ない。

患者は腹臥位または側臥位とし，上後腸骨棘より内側1cm，下方1cmの点をS2仙骨孔への刺入点とする。S1はその上方やや外側，S3，S4は下方やや内側に連なり，仙骨孔間の距離は1.5〜2.0cm程度である。皮膚および皮下の局所浸潤麻酔を行い，針は23G（ゲージ）6cmブロック針を用いて皮膚に垂直に刺入する。下腿から踵に向けて走る電撃痛が得られたら，その位置で血液の逆流がないことを確かめて局所麻酔剤を注入する。

仙骨孔に針先を刺入することは予想外にむずかしいが，深く入れ過ぎて，くも膜下ブロックにならないように十分に注意する必要がある〔神経ブロック針（図5-26，p.298）を使用し，あらかじめマーカーを深さ3cmのところに置いておき，これ以上深く入れないようにするのが安全である〕。局所麻酔剤は1〜2％リドカインまたはメピバカイン5mLを使用する。

適応 ▸神経因性膀胱による尿もれ（排尿障害，神経因性排尿障害）▸悪性腫瘍による会陰部痛（癌性疼痛）など

〈後頭神経ブロック〉

大後頭神経・小後頭神経ブロックは，非常によく知られたブロックで，一般的には腹臥位で局所麻酔剤にて行う。後頭部の帯状疱疹後神経痛や悪性腫瘍による痛みなどでは神経破壊剤を用いることもあり，その場合には放散痛を得て局所麻酔剤による効果を確認して，99.5％アルコール0.5mL程度を使用する。

大後頭神経ブロックは，一般的には腹臥位で行う。外後頭隆起中央より約2.5cm外側の上項線上を刺入点とする。その付近ではしばしば後頭動脈を触知するので，そのすぐ内側を刺入する。このときに動脈の内側（ときに外側）に圧痛点を得られれば，そこで皮膚に垂直に刺入する。このとき放散痛が得られればそこに局所麻酔剤を注入するが，放散痛が得られなくても針先が後頭骨に当たったらそこでブロックする。

小後頭神経ブロックは，この大後頭神経ブロックの刺入点よりさらに外側2cmくらいを刺入点とする。針は24〜27G（ゲージ）ディスポーザブル針を用いる。動脈が併走しているので血液の逆流がないことを確かめて局所麻酔剤を注入する。局所麻酔剤は1〜2％リドカインまたはメピバカイン2〜3mLを使用する。たとえ動脈に当てなくても頭皮を穿刺するために出血しやすいので，刺入部位はガーゼを用いてしっかりと圧迫止血する必要がある。

適応 ▸後頭神経痛 ▸後頭部の帯状疱疹痛など

〈仙腸関節枝神経ブロック〉

仙腸関節由来の腰痛に対して仙腸関節の支配神経を高周波熱凝固する長期効果目的の神経ブロックである。仙腸関節ブロックが有効である症例などには良い適応で，仙腸関節後面を支配するL4後枝内側枝/L5後枝/S1〜S3外側枝のうち，痛みの原因領域の関節枝を高周波熱凝固する。高周波熱凝固法には，持続する高周波にて熱凝固させる方法〔周波数と持続時間（秒）を決める〕と比較的新しいパルス高周波法（P-RF：pulsed radiofrequency）がある。いずれの方法を用いても治療効果に差はないとされている。

手技はL100と同様である。患者は腹臥位で仙骨孔が水平になるように腹部に枕を入れ，仙骨孔を確認してそれぞれの仙骨孔の下方から針先を少しずつずらし，放散痛の得られた部位で薬剤を注入することとする。ブロック部位を定めてから刺入部皮膚を局所麻酔して，22G，99mm，4mm非被覆部のスラスター針を用い，局所麻酔薬注入後に行う（90℃，90秒または40℃，パルス2〜3分）。高周波熱凝固の場合にはより針先の正確性が要求されるので，仙骨孔を透視下に確認して，できれば神経刺激や造影をして位置と薬剤の広がりを確認してから施行したほうがよい。正確性を上げることで神経根熱凝固の合併症を防止できる。

《保険請求》

神経刺激針（装置）や透視下にブロックを行っても，手技料や材料費は別に請求できない。

適応 ▸腰痛症（仙腸関節由来）▸変形性仙腸関節症 ▸強直性脊椎炎，など

〈頚・胸・腰椎後枝内側枝神経ブロック〉

痛みの原因となっている椎間関節を支配する脊髄神経後枝内側枝をブロックすることで，椎間関節由来の痛みや変形性脊椎症，圧迫骨折などの痛みに効果がある。高周波熱エネルギーによって後枝内側枝を熱凝固法することで物理的に神経破壊する方法である高周波熱凝固術（facet rhizotomy）が，副作用や合併症が少ないので頚・胸・腰椎後枝神経ブロックとしては一般的に施行される。ブロックとして行う場合ももちろんであるが，あらかじめ目標とする椎間関節を圧痛点から必ず確認しておく。パルス高周波法を用いるほうが，一般に合併症の発生頻度が少ないという報告があり，高周波熱凝固法を行う施設ではどの部位の神経ブロックにおいてもパルス高周波法を用いることが一般的になりつつある。

ブロック手技は頚椎・胸椎・腰椎でそれぞれ多少異なる。最も手技的に複雑なのは頚椎で，アプローチの方法も側方法，後方法，斜位法がある。いずれの部位においても透視を用いて椎弓を描出し，目的とする神経の走行に一致した点に針先を持っていく方法が最も一般的である。針先を固定したら，電気刺激にて筋肉の攣縮（3Hz）及び再現する放散痛（20〜50Hz）が得られることを確認して2％メピバカイン0.5mL注入した後，60〜80℃90〜180秒で凝固を行う。凝固終了後に炎症を防止するために2％メピバカイン0.5mL＋水様性ステロイドを注入する施設もある。電極針は22G，5〜6cm，非絶縁部4mmを用いる。

頚椎：後方法は首の短い患者や下位頚椎のブロックに適しているとされる。側方法では，患者は患側上向きの側臥位とし，刺入点は目的とする椎弓根やや下方（関節柱後縁から1cm以内）とし，目的とする椎間の椎弓根外側を目標に針をすすめ，目的とする放散痛が得られる椎弓根外側部に針先を固定する。斜位法は，患側上向きの側臥位にて患者の頭部をやや患側に回転させて斜位の透視像を得られる位置を得るか，または腹臥位で顔を患側に向けて，患側上向きの斜位を取る

ことによって得られる。刺入点などは側方法と同じである（図5-28，p.301）。

胸椎：腹臥位にて目的とする椎間関節が最も高くなるように胸部下に枕などを入れて調節する。目的椎体横突起基部，または椎弓根外縁部の皮膚投影点を刺入点として椎弓根外縁部に向けて針先を進め，目的とする放散痛が得られる点で針先を固定する。

腰椎：患者は腹臥位または，患側を上にした軽い斜位とし，目的椎間関節レベルで椎体終盤がそろうように透視を調節する。管球を体軸中心に回転させて椎弓根基部（スコッチテリアの目）が見える位置に調節し，目的椎弓根のやや尾側を刺入点として椎弓根基部に向けて針先を進める（図5-29，p.301）。

合併症としては背部の知覚低下やしびれ，針を刺した部位の痛み，などがある。また，いずれの部位においても，パルス高周波法による熱凝固術を行っても同等の効果を得ることが可能である。

《保険請求》

①神経刺激針（装置）や透視下にブロックを行っても，手技料や材料費は別に請求できない。

②本法は，高度に熟練された医師が居ないと基本的にできないブロックである。したがって，一般に施行可能な施設は限られており，新たに本項目で保険請求をする場合には必ず診療上の理由とともに技術的な裏付けを記載したほうがよいと思われる（例：医師のペインクリニック専門医番号などを示す等）。

適応　▶脊柱管狭窄症 ▶椎間板症 ▶脊椎こり症 ▶変形性脊椎症 ▶外傷性頚部症候群 ▶頚肩腕症候群 ▶頚性頭痛 ▶その他の背部痛 ▶腰痛症 ▶椎間関節症 ▶脊椎圧迫骨折 ▶がん脊椎転移など

〈脊髄神経前枝神経ブロック〉

脊髄神経前枝神経ブロックは，脊髄後枝神経ブロックのように脊髄/神経根レベルで脊髄神経前枝をブロックすることはなく，一般には体幹部の皮膚領域の神経を末梢でブロックする。したがって筋肉間をブロックする一種のコンパートメントブロックである。神経刺激や超音波ガイド下に施行する施設もある。

一般に脊椎神経前枝は体幹前壁と後壁の筋群および四肢の筋の運動と対応する皮膚領域の感覚を司る。また，頚髄，腰髄，仙髄部の前枝は起始部で融合して頚・腕・腰・仙骨・尾骨神経叢を成している。したがって，後枝神経ブロックのように脊髄/神経根レベルで脊髄神経前枝をブロックすることはなく，一般には体幹部の目的とする皮膚領域の神経を末梢でブロックすることをいう。体幹での神経の走行は胸部も腹部も基本的に同じで，胸壁や腹壁は基本的に三層の筋で構成され，体幹を走る神経や血管は三層構造の筋の最内層と中間層の間（神経血管面：neurovascular plane）を走行する。脊髄神経Th 7～Th10は最内肋間筋と内肋間筋の間を走行して肋間神経を構成し，剣状突起から臍レベルまでの前腹壁に分布する。臍から恥骨結合あるいは鼠径靱帯までの前腹壁はTh11，12の脊髄神経前枝と腸骨下腹神経（Th12とL 1）と腸骨鼠径神経（L 1）が分布する。

腹直筋鞘ブロック（RSB：rectus sheath block）は腹直筋後面と腹直筋鞘後葉の間に局所麻酔薬を注入して脊髄神経前枝を遮断する方法で，100年以上前に報告されている非常に古いブロック手技であるが，近年，超音波エコーガイド下に実施することで安全かつ正確に行えるようになった。目的とする体表部位の腹直筋の横断面が描出されるようにリニアプローブを腹壁にあて，22G，40mmブロック針，または20G，Tuohy針を刺入する。腹直筋鞘前葉に針先が届くと，腹直筋鞘前葉が動きはじめる。腹直筋鞘前葉を貫くときに抵抗を感じる。針先が腹直筋鞘後葉に到達した点で針の刺入を止め，血液の逆流がないことを確認後，腹直筋と腹直筋鞘後葉の間に局所麻酔薬を 1 カ所10mLずつ投与する。これを繰り返して目的とする皮膚切開領域に局所麻酔薬を拡げる。

一方，臍下から恥骨結節および鼠径靱帯にかけて体性痛を抑える脊髄前枝神経ブロックは腹横筋膜面ブロック（TAP block：transversus abdominis plane block）で，内腹斜筋と腹横筋の間で脊髄神経前枝を遮断し，Th10～Th12の下位脊髄神経前枝と腸骨下腹神経，腸骨鼠径神経を同時にブロックする。中腋窩線上で臍と肋骨弓最下点の中間の高さで内外腹斜筋と腹横筋の横断像が描出されるようにし，針先が腹横筋と内腹斜筋間の筋膜を貫くまで刺入する。血液の逆流がないことを確認して局所麻酔薬15～20mLをゆっくり注入する。全身麻酔下で行うときを除き，いずれのブロックにおいても刺入点皮膚に25G針にて局所麻酔をする必要がある。また，痛みを取る範囲にもよるが局所麻酔薬の総投与量が多くなるため，局所麻酔薬中毒に気をつけて総投与量を決定すること。したがって，局所麻酔薬としては何を使用しても良いが，リドカイン，メピバカインであれば0.5％が，またブピバカイン，ロピバカインは0.25～0.2％といった低濃度を使用することが一般的である。腰神経叢ブロックと同様に，比較的大量の薬剤を注入するコンパートメントブロックであることから，なかなか神経破壊薬によるブロックは行いにくいと思われる。

《保険請求》

①神経刺激針（装置）や超音波ガイド下にブロックを行っても，手技料や材料費は（例えば超音波エコーの手技料など）別に請求できない。

②局所麻酔薬で行うことが一般的な神経ブロックであるので，この項目で請求する際には必ず診療上の請求理由を明確にしておいたほうがよい。

適応　▶開腹術（腹部正中切開）▶腹腔鏡手術 ▶臍ヘルニア ▶腹壁瘢痕ヘルニアなど前腹壁体表の手術 ▶鼡径ヘルニアなど腹壁の手術 ▶腹部手術創部痛 ▶帯状疱疹 ▶帯状疱疹後神経痛など

L102　神経幹内注射　25点

この項目は神経ブロックの手技として考えると意味がよくわからない項目である。主として保険請求上の項目としてとらえられている。たとえば，L104トリガーポイント注射は局所麻酔剤（を含む薬剤）を使用しない場合は算定できないので，疼痛治療目的にて局所麻酔剤以外の薬剤のみを圧痛点に注入した場合には，本項で算定することになると考えられる。

《保険請求》
①同一日に行われた神経ブロックと同時のトリガーポイント注射や神経幹内注射は，別に算定できない。
②トリガーポイント注射と神経幹内注射は，同一診療日に同時に算定できない。

適応 ▶肩こり ▶腰痛症など

L103 カテラン硬膜外注射 140点

本項は硬膜外への薬剤注入を長い注射針（いわゆるカテラン針）で行うことを示していると思われる。実際に臨床上意図して硬膜外への薬剤注入を注射針で行うことは，現在はほとんどない。クモ膜下へ誤注入する危険性が高く，安全性に乏しいため，必ず神経ブロック針を用いて硬膜外ブロックの手技で行う。考えうる合併症は硬膜外ブロックと同様だが，くも膜下穿刺，神経損傷，血管損傷（出血・血腫）は針先の鋭い注射針では明らかに生じやすいので，一般には勧められない。診療報酬上は，局所麻酔剤以外の薬剤のみ硬膜外へ注入した場合，神経ブロックで算定できないので，本項で算定することになると考えられる。

適応 ▶厳密にはなし（一部ステロイドなどのみを硬膜外へ注入した場合：根性坐骨神経症など）

L104 トリガーポイント注射 70点

トリガーポイントとは筋肉内に触れる索状の部位で，「圧迫や針の刺入，加熱・冷却などにより関連領域に関連痛を引き起こす体表上の部位」と定義される。すなわち，臨床上は最も凝って痛みのある部位である。痛みの自覚部位に多く存在するが，痛みの存在域とは離れた部位に見つかることもある。また，経験上トリガーポイントの多くは東洋医学的な経穴部位に一致する。疼痛を軽減する機序は，局所の血流改善，持続的な筋緊張低下などが指摘されている。以前よりよく行われていたブロックだが，最近は筋筋膜性疼痛症候群（MPS：myofascial pain syndrome）などの疼痛に対しても用いられ，その適応が拡大している。

トリガーポイント注射にあたっては，まず患者に一番痛みの強い部分を示してもらい，施術者はその部を指先で押さえて筋肉内の硬結を触知する。皮膚と一体化して動く程度の圧をその部に加えて，針をすばやく皮下まで刺入し（速刺緩抜），筋膜を貫いた感触が得られた点で薬液を注入する。薬液注入の深度は筋膜直下の筋肉内が最もよいとされている。また，針を刺入する際には，刺入部位の近傍をあらかじめ指で圧迫しておいてから刺入すると，刺入痛が軽減する（東洋医学の「押し手」）。

針はディスポーザブル25G（ゲージ）40mmを使用，薬剤は，1％ジブカイン（ネオビタカイン注）などの専用薬液または1～1.5％リドカインあるいはメピバカイン，0.25～0.5％ブピバカインなどの局所麻酔剤5～10mLを使用する。場合によってはステロイド（デキサメタゾン1～2mg，メチルプレドニゾロン10～20mgなど）を混ぜて使用する。

《保険請求》
①トリガーポイント注射は神経ブロックとして算定されるので，同一診療日に他の神経ブロックとの併用（併請求）はできない。
②同時に複数個所のトリガーポイントに注射した場合でも，1回の注射として請求する。

適応 ▶筋筋膜性疼痛症候群（好酸球増多・筋痛症候群）▶線維性筋痛症候群（線維筋痛症）▶他の疾患による二次的な筋緊張による痛み（肩こり）など多数

L105 神経ブロックにおける麻酔剤の持続的注入〔1日につき〕〔チューブ挿入当日を除く〕 80点

注 精密持続注入加算 80点

硬膜外ブロック（L100「1」頚・胸部硬膜外ブロック，「2」腰部硬膜外ブロック，「5」仙骨部硬膜外ブロック）を行った際に，硬膜外腔に持続注入用カテーテルを留置し，持続的に薬剤（局所麻酔剤など）を硬膜外腔に注入することで鎮痛を得た場合には，翌日から硬膜外ブロックにおける持続的注入が算定できる。

硬膜外持続注入法あるいは間歇的頻回注入法は，18～16G（ゲージ）の硬膜外用トゥーイ針を用いて可塑性の細いカテーテルを硬膜外腔へ留置し，カテーテルから局所麻酔剤を持続的にあるいは間歇的に複数回投与する麻酔方法である。頸椎から仙椎までいずれの位置からの刺入においても，正中法または傍正中法かの刺入点の選択と，硬膜外腔を確認するための抵抗消失法またはハンギングドロップ法のいずれかの選択を行う。第4胸椎から第10胸椎あたりの刺入では，傍正中法が一般に選択される。部位を算定するにあたっては，例えばTh12/L1から刺入した場合には，胸部硬膜外麻酔として算定する。

多くの場合，留置カテーテルは鎮痛目的で使用されるが，薬剤投与を持続的に硬膜外腔へ行った場合に算定できる。さらに自動注入ポンプを用いて1時間に10mL以下の速度で精密持続注入を行った場合には，精密持続注入加算も算定できる。精密持続注入用ポンプはディスポーザブルである必要はないが（薬剤注入用のシリンジポンプなどで行うことも可能），ディスポーザブルポンプを接続した場合は特定保険医療材料料を請求できる。持続注入では局所麻酔剤や麻薬（塩酸モルヒネ，フェンタニル），または両者の混合使用が一般的である。局所麻酔剤の場合は血圧低下，麻薬の場合は呼吸抑制などの薬剤副作用を十分に勘案して投与量を決定する。

《保険請求》
①神経ブロック料にはカテーテル挿入料が入っているとみなされるので，別途カテーテル挿入料などを請求はできない。神経ブロック料としては，挿入部位によりL100「1」，「2」，「5」にて請求する。
②カテーテル挿入当日は算定できない。翌日より持続注入を行った1日につき請求できる。
③精密持続注入とは自動注入ポンプを用いて1時間に10mL以下の速度で局所麻酔剤を注入するものをいう。自動注入ポンプとして，（PCA型）携帯型ディスポーザブル注入ポンプを使用した場合には，特定保険医療材料料の請求が可能である（材料価格基準019）。ただし，この場合精密持続注入加算は算定で

きない。

適応 **頸・胸部硬膜外ブロック** ▶頸胸椎領域の神経根症状を有する各種疼痛（頸椎症など）▶頸部胸部領域の帯状疱疹・帯状疱疹後神経痛 ▶頸部胸部領域の癌性疼痛 ▶上肢・胸部の反射性交感神経性ジストロフィー ▶カウザルギー〔以上は世界疼痛会議の分類ではCRPS（complex regional pain syndrome）typeⅠ・Ⅱに相当する痛み全体を含む〕▶頸部・上肢・胸部の術後痛（術創部痛）▶レイノー病・閉塞性血栓血管炎（TAO）などの上肢の有痛性動脈閉塞性疾患など多数

腰部硬膜外ブロック ▶腰椎領域の神経根症状を有する各種疼痛（根性坐骨神経症など）▶腰部脊柱管狭窄症などの腰痛疾患 ▶腰部・下肢領域の帯状疱疹・帯状疱疹後神経痛 ▶腰部・下肢領域の癌性疼痛 ▶下肢の反射性交感神経性ジストロフィー ▶カウザルギー ▶幻肢痛など〔以上は世界疼痛会議の分類ではCRPS（complex regional pain syndrome）typeⅠ・Ⅱに相当する痛み全体を含む〕▶腰部・下肢領域の術後痛（術創部痛）▶閉塞性動脈硬化症（ASO）▶閉塞性血栓血管炎（TAO）▶レイノー病など下肢の有痛性動脈閉塞性疾患（下肢閉塞性動脈硬化症）など多数

仙骨部硬膜外ブロック ▶仙椎領域の神経根症状を有する各種疼痛（根性坐骨神経症など）▶腰部脊柱管狭窄症などの腰痛疾患 ▶臀部・下肢領域の帯状疱疹・帯状疱疹後神経痛 ▶臀部・下肢領域の癌性疼痛 ▶反射性交感神経性ジストロフィー ▶カウザルギー ▶幻肢痛など〔以上は世界疼痛会議の分類ではCRPS（complex regional pain syndrome）typeⅠ・Ⅱに相当する痛み全体を含む〕など

第 6 章

放射線治療

《小児放射線治療加算》

新生児，3歳未満の乳幼児，3歳以上6歳未満の幼児，6歳以上15歳未満の小児に対して放射線治療（M000からM001-3まで，M002からM004まで）を行った場合は，所定点数にそれぞれ100分の80,100分の50,100分の30,100分の20に相当する点数を加算する。

M000　放射線治療管理料〔分布図の作成1回につき〕	
1　1門照射，対向2門照射又は外部照射を行った場合	2,700点
2　非対向2門照射，3門照射又は腔内照射を行った場合	3,100点
3　4門以上の照射，運動照射，原体照射又は組織内照射を行った場合	4,000点
4　強度変調放射線治療（IMRT）による体外照射を行った場合	5,000点
注2　放射線治療専任加算	330点
注3　外来放射線治療加算	100点
注4　遠隔放射線治療計画加算	2,000点

放射線治療管理料は，M001体外照射またはM004密封小線源治療「1」外部照射，「2」腔内照射，「3」組織内照射による治療を行う際に，あらかじめ作成した線量分布図に基づいた照射計画により放射線照射を行った場合に算定する。分布図の作成1回につき1回，所期の目的を達するまでに行う一連の治療過程において，各区分の照射法につき2回に限り算定する。ただし，子宮頸癌に対して行う場合は，一連の治療過程において4回まで算定できる。

M001体外照射「3」高エネルギー放射線治療，「4」強度変調放射線治療（IMRT）およびM004密封小線源治療の際に，放射線治療を専ら担当する医師により，照射計画の作成，照射中の患者の管理および照射後の副作用管理を含めた放射線科的管理が行われた場合に，放射線治療専任加算を算定する。また，悪性腫瘍の外来患者に，あらかじめ作成した線量分布図に基づいた照射計画によりM001「3」,「4」を行った場合に，外来放射線治療加算を算定する。

治療法，適応疾患については，各項目を参照。

《保険請求》

①放射線治療専門の常勤医が策定した照射計画に基づく医学的管理〔M001「2」高エネルギー放射線治療およびM001「3」強度変調放射線治療（IMRT）に限る〕を行った場合は，放射線治療専任加算として，330点を加算する。

②悪性腫瘍の外来患者等に放射線治療〔M001「2」およびM001「3」に限る〕を実施した場合に，外来放射線治療加算として，1日1回に限り100点を加算する。対象患者は，放射線治療を必要とする悪性腫瘍の患者で，以下のいずれかに該当する場合。

ア　入院中の患者以外の患者に対して，M001体外照射「2」高エネルギー放射線治療又はM001体外照射「3」強度変調放射線治療（IMRT）の際に，あらかじめ作成した線量分布図に基づいた照射計画により放射線照射を行った場合

イ　他の保険医療機関に入院中の患者に対して，M001体外照射「3」強度変調放射線治療（IMRT）の際に，あらかじめ作成した線量分布図に基づいた照射計画により放射線照射を行った場合

③放射線治療を専ら担当する常勤医がいない医療機関の放射線治療において，情報通信システムを利用して他の施設の医師等の支援を受けて緊急時の照射計画の立案等を行った場合に，遠隔放射線治療計画加算として2,000点を加算できる。

M000-2　放射性同位元素内用療法管理料	
1　甲状腺癌に対するもの	1,390点
2　甲状腺機能亢進症に対するもの	1,390点
3　固形癌骨転移による疼痛に対するもの	1,700点
4　B細胞性非ホジキンリンパ腫に対するもの	3,000点
5　骨転移のある去勢抵抗性前立腺癌に対するもの	2,630点
6　神経内分泌腫瘍に対するもの	2,660点
7　褐色細胞腫に対するもの	1,820点

1．「1」甲状腺癌，「2」甲状腺機能亢進症

正常甲状腺はヨウ素（ヨード）を取り込んで甲状腺ホルモンの材料としている。一部の甲状腺癌では，正常甲状腺細胞と同様にヨウ素を取り込むものがある。そのような甲状腺癌であれば，放射性同位元素のヨウ素131を経口摂取すると，癌細胞に効率よくヨウ素131が集中する。ヨウ素131は放射線を出し，ヨウ素131を取り込んだ甲状腺癌細胞を殺し，周辺の正常細胞の放射線被曝はほとんどない。放射性同位元素内用療法は，ヨウ素を取り込む甲状腺癌に対して非常に有効な治療法である。

また，甲状腺機能亢進症では薬物療法が第一選択であるが，白血球数の低下などのために薬物療法が施行できない場合，ヨウ素131を投与して，機能が亢進した甲状腺細胞に取り込ませて甲状腺細胞を減らし，甲状腺機能亢進症を治療する方法がある。この場合，甲状腺癌に投与されるより少ない量のヨウ素131で十分である。

甲状腺機能亢進症に対するヨウ素131放射性同位元素内用療法は，投与する放射線量が低く外来管理が可能であるが，甲状腺癌に対するヨウ素131放射性同位元素内用療法は，放射線量が多いため患者からのヨウ素131の放射線による公衆の被曝が問題となるため，特別な放射線遮蔽病棟に入院する必要があり，そのような入院施設がない病院では施行できない。

放射性同位元素内用療法管理料は，同療法を受けている患者に対して継続的な管理を行った場合に算定できる。また，患者に対して，説明・指導を行い，その内容等を診療録に記載または添付する必要がある。

《保険請求》

①放射性同位元素の内用後4月間は，内用の有無にかかわらず算定できる。ただし，診療報酬明細書には，管理の開始の日付を記載する。

②放射性医薬品の管理に当たっては，専門の知識およ

び経験を有する放射性医薬品管理者を配置することが望ましい。

適応疾患 ▶甲状腺癌（甲状腺分化癌）▶甲状腺機能亢進症

2.「3」固形癌骨転移による疼痛

骨転移の部分ではカルシウムが溶け出したり新たに沈着したりして，代謝が高まっている。それを利用して骨転移のみを治療する放射線薬剤があったが，現在供給が中止されており，この治療は行われていない。

3.「4」B細胞性非ホジキンリンパ腫

B細胞性非ホジキンリンパ腫の大部分は，その細胞表面にCD20という抗原をもっている。それは病理標本で診断可能である。CD20に対する単クローン抗体にイットリウム90という放射性同位元素を結合させたものをゼヴァリン®という。

ゼヴァリンは，静脈注射されるとB細胞性非ホジキンリンパ腫表面のCD20に結合し，イットリウム90からの放射線によりB細胞性リンパ腫は効率的に放射線治療される。ゼヴァリンはCD20を細胞表面にもった細胞にしか結合しないため，CD20をもたない正常組織への放射線被曝はほとんどない。

B細胞性非ホジキンリンパ腫が細胞表面にCD20をもつか否かは病理標本で診断可能である。また，ゼヴァリンを投与する前に，イットリウム90の代わりにインジウム111を結合したゼヴァリンを用いて核医学検査を行い，ゼヴァリンがB細胞性非ホジキンリンパ腫に集まるか否かを診断する必要がある。ゼヴァリンは尿や糞便に排泄されるので，患者には指導が必要であるが，外来投与が可能である。

適応疾患 ▶CD20陽性の再発 ▶難治性の低悪性度B細胞性非ホジキンリンパ腫 ▶マントル細胞リンパ腫

4.「5」骨転移のある去勢抵抗性前立腺癌に対するもの

前立腺癌では骨転移が発生することが多く，それに対する第一選択はホルモン療法である。しかし，ホルモン療法は年余の経過を経て効果がなくなることがあり，そのような場合に当治療が適応となる。当治療では，放射性同位元素でありアルファ線という放射線を放出するRa-223を経静脈投与して施行する。Ra-223はカルシウムと同様の体内分布をする。前立腺癌の骨転移部ではカルシウムが盛んに集まるため，Ra-223を投与するとそれは骨転移部にのみ選択的に集まる。骨転移はRa-223から出るアルファ線により治療され，骨転移部以外ではRa-223が集まらないことから放射線の影響は受けないのである。アルファ線の到達する範囲は1mm以内であるため，骨転移部に集中して放射線照射される。また，アルファ線のがん細胞破壊力はストロンチウムなどに比較して3倍以上大きく，ホルモン療法が効かなくなった前立腺癌骨転移症例ではRa-223の治療により生存率が向上したという驚異的な報告がある。Ra-223は半減期が11.4日程度で急速に放射線を放出しなくなるが，患者に経静脈的に投与すると，最初の7日程度は尿および便にRa-223が排泄される。そのため，患者は座位で排尿してもらい，手指についた場合にはよく洗い流すように指導する必要がある。このような指導を行い放射線管理を行った場合，2,630点算定できる。Ra-223のようなアルファ線を出す物質は，飲み込みさえしなければ患者の家族や周辺のヒトに悪影響を及ぼすことはない。月に1回，6回の投与が基本である。

5.「6」神経内分泌腫瘍に対するもの

体のどの臓器からも，神経末端細胞に類似した機能をもつ神経内分泌腫瘍が発生することがある。神経内分泌腫瘍のうちあるものは，その細胞表面にソマトスタチンというホルモンに反応するソマトスタチン受容体を発現する。神経内分泌腫瘍がソマトスタチン受容体をもつかどうかは，核医学でオクトレオスキャンという検査を施行することにより判定可能である。オクトレオスキャンが陽性な神経内分泌腫瘍が適応となる。ソマトスタチン受容体に結合する性質をもつ物質（オキソドトレオチド）にβ線を出すルテチウム-177（Lu-177）を結合した放射性薬剤（ルタテラ）を30分かけて静脈注射すると，ルタテラは神経内分泌腫瘍にのみ集まり，余分なものは腎臓から排出される。β線はその到達範囲が最大で2.2mmであり，腫瘍に限局した放射線投与が可能である。一部もれ出たLu-177の放射線による白血球減少なども見られる。また，腎臓から排泄されるため腎臓の放射線被ばくを抑えるためにルタテラ投与後アミノ酸製剤（ライザケア）を点滴する必要がある。

6.「7」褐色細胞腫に対するもの

褐色細胞腫は副腎髄質に発生する腫瘍であるが，ノルアドレナリンを分泌して高血圧を起こす。MIBGという物質はノルアドレナリンを産生する腫瘍に集積する。このMIBGに放射性ヨウ素-131を結合することによりノルアドレナリン産生腫瘍に集中してMIBGが集まり，放射性ヨウ素-131により放射線が投与されて腫瘍の縮小が期待できる。MIBGにやはり放射性ヨウ素を結合したものにより核医学診断を行い事前に腫瘍がMIBGを集積することを確認することが必要である。MIBGの集積は褐色細胞腫以外にパラガングリオーマや小児の神経芽細胞腫でも見られることがあり，それらはMIBGの治療の対象となる。

《保険請求》

① 「神経内分泌腫瘍に対するもの」は，ソマトスタチン受容体陽性の切除不能又は遠隔転移を有する神経内分泌腫瘍の患者に対して行った場合に算定する。
② 「褐色細胞腫に対するもの」は，メタヨードベンジルグアニジンが集積する悪性褐色細胞腫・パラガングリオーマの患者に対して行った場合に算定する。

レセプト摘要欄 管理を開始した月日を記載する

適応疾患 「6」▶ソマトスタチン受容体陽性の神経内分泌腫瘍
「7」▶MIBG集積陽性の治癒切除不能な褐色細胞腫（パラガングリオーマを含む）

M001　体外照射

1　エックス線表在治療	
イ　1回目	110点
ロ　2回目	33点
2　高エネルギー放射線治療	
イ　1回目	
(1)　1門照射又は対向2門照射を行った場合	840点
(2)　非対向2門照射又は3門照射を行った場合	1,320点
(3)　4門以上の照射，運動照射又は原体照射を行った場合	1,800点
ロ　2回目	
(1)　1門照射又は対向2門照射を行った場合	420点
(2)　非対向2門照射又は3門照射を行った場合	660点
(3)　4門以上の照射，運動照射又は原体照射を行った場合	900点
注1　届出医療機関以外で行われた場合	100分の70
注2　一回線量増加加算	690点
3　強度変調放射線治療（IMRT）	3,000点
注2　一回線量増加加算	1,400点
注2　術中照射療法加算	5,000点
注3　体外照射用固定器具加算	1,000点
注4イ　画像誘導放射線治療加算	150点
注4ロ　画像誘導放射線治療加算	300点
注4ハ　画像誘導放射線治療加算	450点
注5　体外照射呼吸性移動対策加算	150点

1.「1」エックス線表在治療，「2」高エネルギー放射線治療

放射線治療の主な対象は悪性腫瘍（癌）である。放射線治療では，光子や電子などを癌病巣に投与（照射という）して癌の治癒またはそれによる症状の改善を目指す。私たちが見ている太陽光線も光子であるが，エネルギーが低いため体表で反射されてしまう。それに対して，放射線治療で利用する光子はエネルギーが高く，体内に侵入して体内深くに存在する癌細胞の核酸に変化を引き起こし死滅させる。光子はエネルギーが高くなるほど体内深くまで侵入することができるようになる。電子も同様に高いエネルギーで照射することにより体内に侵入し，癌細胞に同様の効果をもつが，光子に比較するとある一定の深さ以上には到達しないため，体の浅いところにある癌の治療に用いられる。

放射線治療で利用する高エネルギーの光子の作り方は2つある。1つは原子炉で作られたコバルト60を利用するもので，コバルト60から発生する高エネルギー光子を治療に用いる。コバルト60を照射装置（テレコバルト）の中に置いて，照射するときには鉛の開口部を開けて患者に照射するものである。しかし，テレコバルトは使用されなくなり，2014年の改定で診療報酬から削除された。

また，リニアック（図6-1）やマイクロトロンでは高電圧を利用して高エネルギー電子を作り出し，それを白金などのターゲットに衝突させることで，高エネルギー光子が作り出される。高エネルギー電子をターゲットに衝突させずにそのまま取り出して治療に利用するのが高エネルギー電子線であり，リニアックやマイクロトロンでしか作り出せない。高エネルギー光子線と高エネルギー電子線をあわせて高エネルギー放射線という。

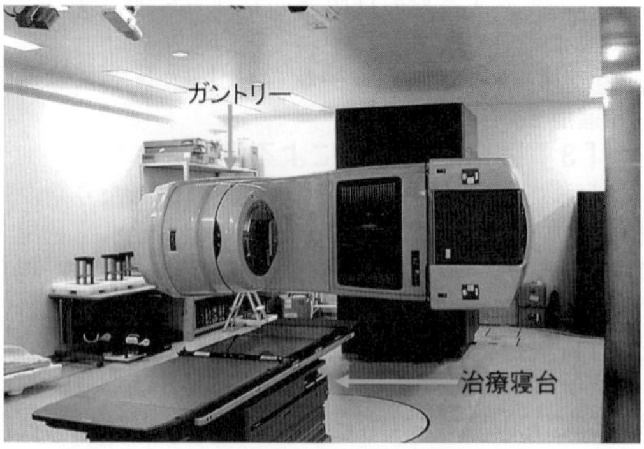

図6-1　リニアック

ガントリーは回転可能で，いろいろな方向から放射線を照射できる。この図では横から照射する状態となっている。

一般的な放射線治療は，週5回法で1回に2Gy（グレイ，放射線量の単位）程度が投与される。1回の照射に要する時間は10分程度である。この照射を繰り返して，治癒を目指す放射線治療（根治照射）では30回以上（総線量60Gy以上），癌に由来する症状（たとえば骨転移の疼痛）の緩和を目指すのであれば根治照射の2/3から1/2の総線量で目的が達成される。通常の放射線治療は1日1回施行されるが，特殊な治療として1日6時間以上の間隔を置いて2回の照射が施行される多分割照射がある。

放射線は癌に対して効果をもつが，正常組織に照射されれば障害を引き起こしてしまう。このため，患者や癌の状態，部位などを考慮しつつ放射線の照射の仕方をいろいろ変えて治療が行われる。放射線をどのように照射するかを決めるのが治療計画（照射計画）であり，透視やCTを利用して腫瘍を描出し，そこに放射線が投与されるように照射範囲や照射方向，いくつの方向から照射するか（照射門数という）を決定する。

また，癌病巣に放射線を絞り込むためにリニアックのガントリーを回転させながら連続的に放射線治療を行う運動照射や，腫瘍の形に応じて照射範囲を連続的に変化させながら放射線治療を行う原体照射などもある。さらにコンピュータを利用して体内での放射線の分布を算出し，癌病巣に所定の放射線量が照射され，正常組織への照射が避けられていることを確認する。

治療計画策定後に，患者は実際の放射線治療を受けるわけであるが，その際には治療計画をしたときと同一の体位で照射が施行される必要がある。そのために，患者の体表に種々のマーキングがされている。それを目安に体位が再現され，治療計画を忠実に再現するように実際の放射線治療が施行される。照射門数が多くなるほど正確な体位再現が必要で，また治療に要する時間も長くなる。頭頸部などの放射線治療では正確な体位再現をするために固定具を作製することが多い（図6-2）。

放射線治療管理料や体外照射の算定の際に，照射門

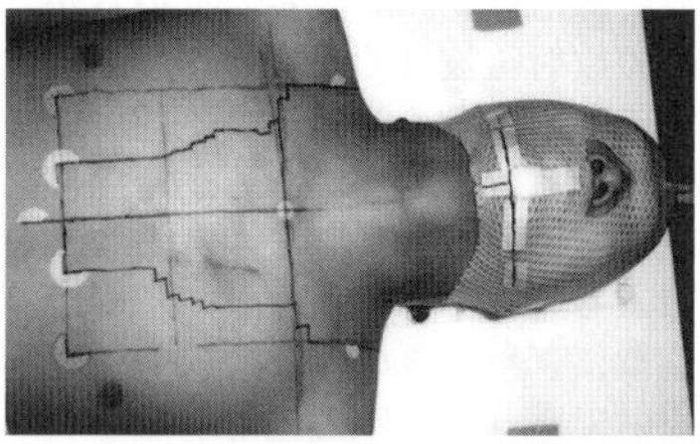

図6-2　照射野の設定
頭頸部固定具を作成して頸部から胸部に及ぶ照射野を設定する。

数が多く複雑な照射法ほど点数が高くなっているのは，治療計画や計算，実際の放射線治療に手間を要するからである。

なお，体外照射の項目中の「1」エックス線表在治療は皮膚疾患の治療に用いられたが，現在ではほとんど用いられていない。

レセプト摘要欄　(「1」エックス線表在治療および「2」高エネルギー放射線治療において，同一部位に対する1日2回目の照射を算定する場合または，「3」強度変調放射線治療において，小細胞肺癌に対して1日2回目の照射を算定する場合）１回目および２回目の照射の開始時刻および終了時刻を記載する

適応疾患　▶すべての悪性腫瘍 ▶およびいくつかの良性疾患〔甲状腺機能亢進症による眼球突出症，ケロイド術後照射（術後ケロイド瘢痕)〕

2.「3」強度変調放射線治療

通常の体外照射では，さまざまな形の放射線治療範囲を設定することが可能であるが，その放射線治療範囲内の放射線の強度は均一である（図6-3)。強度変調放射線治療（IMRT）では，照射範囲をさまざまに変化させるとともに，照射範囲内の放射線強度も計画的に変化させる（図6-4)。

このような放射線照射範囲内の放射線強度を不均一にした放射線治療をいろいろな方向から組み合わせることにより，治療対象である腫瘍に限局して放射線治療を行い，周囲の正常組織への被曝を抑えた放射線治療を施行することが可能である。とくに放射線の分布を凹型に成型することが可能となり，放射線での有害事象が起こりやすい脊髄や唾液腺，直腸の放射線線量を低減することが可能となり，頭頸部腫瘍（耳鼻科領域の癌）や前立腺癌などの治療に応用される（図6-5)。

強度変調放射線治療は，CTによる画像診断の進歩とコンピュータの発展により可能となったが，その実施には，治療装置の正確な動作が必須であり，そのため，実際の患者治療開始前に模擬的な放射線照射を繰り返して行い，放射線線量が予定どおりに投与されているかどうかを確認する膨大な作業が必要である。

したがって，その放射線治療管理料は高額に設定されている。また実際の治療にも時間を要し，かつ放射線治療装置への機械的負担も大きいため，高額に設定されている。強度変調放射線治療を，体の離れた2部位に行う場合，2部位目の治療も請求可能である。

画像誘導放射線治療とは，毎回の照射時に治療計画時と照射時の照射中心位置の3次元的な空間的再現性が5 mm以内であることを照射室内で画像的に確認・

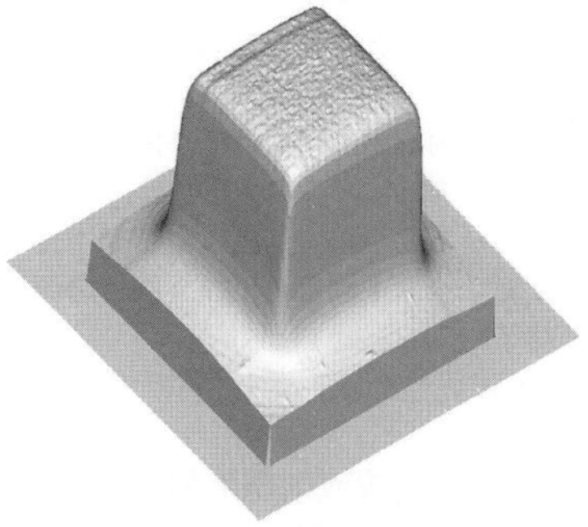

図6-3　通常の体外照射での放射線照射範囲
正方形の照射範囲内の放射線強度は均一である。

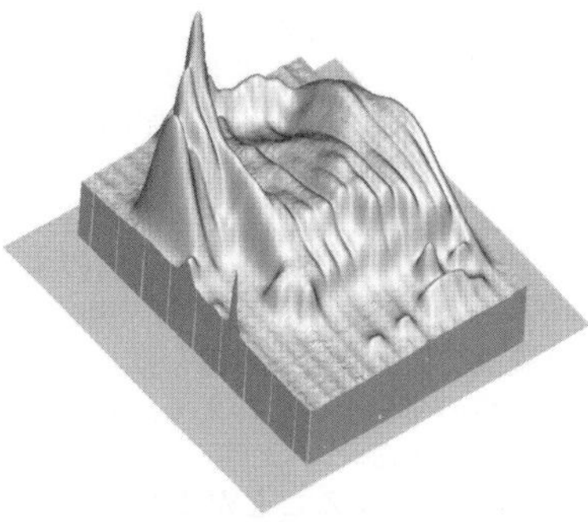

図6-4　強度変調放射線治療での放射線照射範囲
照射範囲内の放射線強度は不均一である。

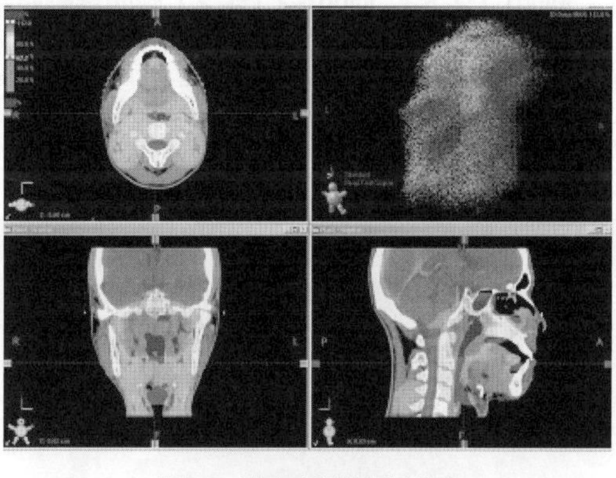

図6-5　強度変調放射線治療
7方向から放射線治療を行うことにより，鼻咽頭と頸部リンパ節にのみ高い放射線線量を投与可能となった。

記録して照射する治療のことである。

一般的なIMRTは1回に2 Gy，週5回で施行されるが前立腺がんにおいてはIMRTで1回線量を3 Gy程度に増加させて短期間で治療しても充分なことがわかった。後述のIGRTを用いてIMRTを行い，1回線量3 Gy以上の場合，IMRT＋IGRTに1,400点加算ができる。

乳がんでは術後照射として全乳房照射が行われることが多いが，乳がんでも1回2 Gy以上の線量で問題な

いことが示され1回2.6Gy以上で16回程度の治療が行われることがあり，その場合には690点を加算できる。

レセプト摘要欄　（「1」エックス線表在治療および「2」高エネルギー放射線治療において，同一部位に対する1日2回目の照射を算定する場合または，「3」強度変調放射線治療において，小細胞肺癌に対して1日2回目の照射を算定する場合）**1回目および2回目の照射の開始時刻および終了時刻を記載する**

適応疾患　▶限局性の固形悪性腫瘍（頭頸部腫瘍，前立腺癌，肝癌など）

3．「注4」画像誘導放射線治療（IGRT）

患者は放射線治療用寝台に寝て放射線治療を受ける。その際，診療放射線技師は患者の皮膚マークを壁から投光されるレーザーの十字と合わせることにより患者を毎日同一体位で寝せ，照射部位がずれないようにしている。しかし，体表面の皮膚マーカのみを利用して体位を再現しても，体の中の腫瘍の位置は，ずれていることが多い。そのため患者を治療寝台に寝せて治療の体位をとらせた上で，その場でCTや透視を行い，定められた位置に腫瘍がきていることが確認できる放射線治療装置が出現した。その装置を用いて腫瘍の位置を毎日正確に把握して5mm以内のずれに収めることができる。それをIGRTという（図6-6）。それによってより腫瘍に限局して放射線を投与することが可能となり合併症の発生などを抑えて，腫瘍制御率を向上させることができる。

IGRTは3つに分類することができる。乳房照射の場合，体表輪郭を用いて照射部位を照合する場合（150点），その他の腫瘍では骨を基準に照射部位を照合する場合（300点），腫瘍の中に刺入したマーカーやCTで照射部位を照合する方法（450点）がある。

4．M001「注5」，M001-3「注2」呼吸移動対策

肺がん，食道がん，胃がん，肝がん，胆道がん，膵がん，腎がん，副腎がんは呼吸運動により体内で複雑に動いていることが知られている。リニアックなどで放射線治療をする場合，通常ではこの動きまで見込んで大きな放射線治療範囲を設定しているが，これにより正常組織の放射線被ばくが大きくなり合併症の原因となる。そのため患者の呼吸による腫瘍の移動を放射線治療中に把握して，腫瘍がある一定の位置に来たときのみに放射線治療を行う方法がある。このために腫瘍の呼吸による動きをレントゲンで把握し，腫瘍がある一定の位置にきたときのみに放射線治療を行うのが呼吸同期照射であり，呼吸追尾照射といわれる。また呼吸による胸壁や腹壁の動きを感知してある一定の位置でのみ放射線治療を行う方法もある。また左側の乳房の放射線治療では深吸気で治療することにより心臓の被ばくを防げ合併症の低減につながる。このため左側乳房の深吸気時での放射線治療に呼吸性移動対策が適応されることとなった。いずれにしても実際の照射が正確に腫瘍を照射していることを画像として記録することが必要である。

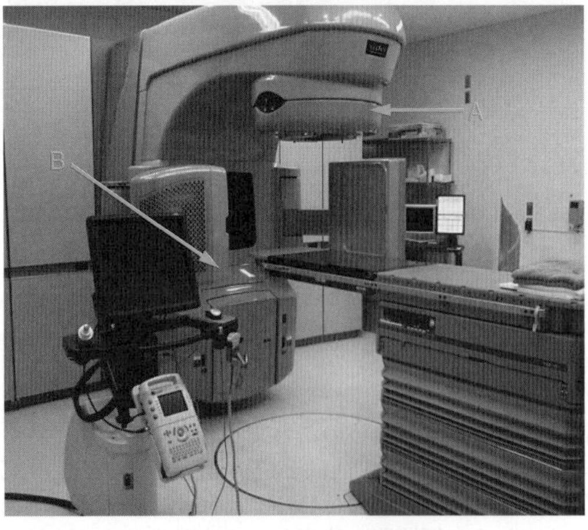

図6-6　IGRTが可能な放射線治療装置（リニアック）
Aの部分から放射線治療用のX線が射出される。患者は治療寝台に寝た状態のままBが患者周囲を回転することによりCTが撮影できる。

《保険請求》

①術中照射療法を行った場合は，術中照射療法加算として，患者1人につき1日を限度として，5,000点を加算する。

②悪性腫瘍に対して体外照射用固定器具を使用した場合は，体外照射用固定器具加算として，一連の治療につき1回に限り1,000点を加算する。

③放射線治療専門の常勤医が画像誘導放射線治療（IGRT）による体外照射〔イの場合は，乳房照射に係るもの，ロ及びハの場合は，2のイの(3)もしくはロの(3)または3に係るものに限る〕を行った場合には，患者1人1日1回に限り画像誘導放射線治療加算として，次に掲げる区分に従い，いずれかを所定点数に加算する。
　イ　体表面の位置情報によるもの　150点
　ロ　骨構造の位置情報によるもの　300点
　ハ　腫瘍の位置情報によるもの　　450点

④呼吸性移動対策を行った場合は，体外照射呼吸性移動対策加算として150点を加算する。

⑤2方向以上の照射でも所定点数のみで算定する。

⑥1日に複数部位の照射を行う場合においては，1回目とは異なる部位に係る2回目の照射に限り，「ロ」の所定点数を算定する。

⑦限界線療法はM001体外照射「1」で算定する。

⑧「2」について，1回の線量が2.5Gy以上の全乳房照射を行った場合は，1回線量増加加算として690点を加算する。乳房温存療法においては，乳房部分切除後に1回2Gyで25回5週間程度の全乳房照射を行うのが一般的であるが，1回線量を上げて総線量を下げ，16回程度で治療を終了しても成績が変わらないことがわかった。

⑨「3」について，1回の線量が3Gy以上の前立腺照射を行った場合は，1回線量増加加算として，1,400点を加算する。

⑩「3」は，1日1回に限り算定できる。ただし，小細胞肺癌に対して1日に2回の照射を行う場合は，1回目の照射と2回目の照射の間隔が6時間を超える場合に限り，所定点数を1日に2回分算定できる。

M001-2　ガンマナイフによる定位放射線治療　50,000点

ガンマナイフでは，放射性同位元素であるコバルト60がヘルメットのような半球状のドームの内側に200個以上取りつけられており，このコバルト60から放出される放射線がドームの中心の１点に集中するように設定されている。この放射線が集中する点を焦点という。

脳は頭蓋骨に囲まれており，頭蓋骨を動かさないようにする器具（定位的固定器具，図6-7）を使い，その器具ごと患者頭部を放射線治療装置の寝台に固定すれば，脳は動かなくなる。脳内病変がちょうど焦点に来るように定位的固定具を調節すれば，その病変にきわめて集中した放射線を投与できる。放射線は正常脳細胞の殺細胞効果もあるため，痙攣の焦点などに対してもガンマナイフ照射が行われることがある。

ガンマナイフによる治療は通常は１回のみで終了する。また，ガンマナイフは，機械の制約上脳疾患にしか適応できない（図6-8）。

《保険請求》

①数カ月間の一連の治療過程で複数回の治療を行った場合でも，所定点数は１回のみ算定する。

②定位型手術枠を取りつける際等の麻酔，位置決め等に係る画像診断，検査，放射線治療管理等の当該治療に伴う一連の費用は，別に算定できない。

適応疾患　▶脳腫瘍 ▶脳動静脈奇形 ▶脳機能性疾患（高次脳機能障害，痙攣など）

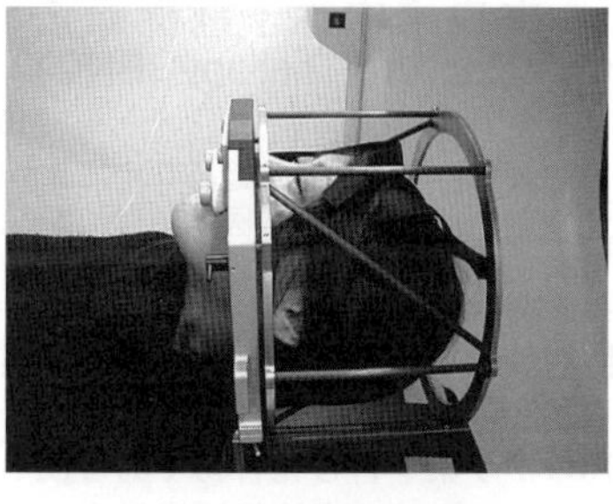

図6-7　定位的固定器具
頭蓋骨を動かないように固定し，この器具ごと照射寝台に固定する。

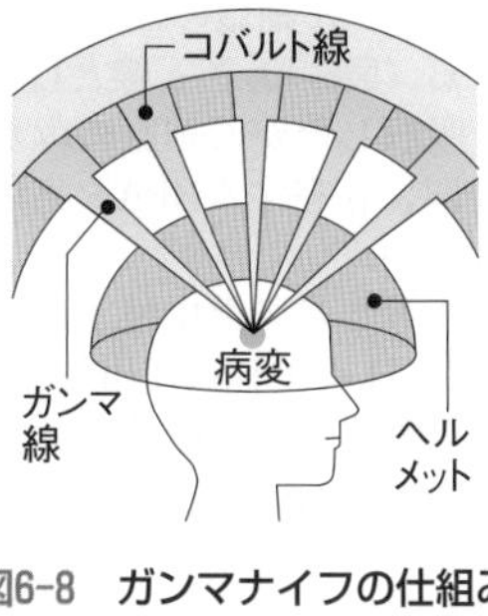

図6-8　ガンマナイフの仕組み

M001-3　直線加速器による放射線治療〔一連につき〕

1	定位放射線治療の場合	63,000点
2	1以外の場合	8,000点
注2イ	定位放射線治療呼吸性移動対策加算	10,000点
注2ロ	定位放射線治療呼吸性移動対策加算	5,000点

直線加速器（リニアック）でも，ガントリーと寝台を回転させることによりガンマナイフと同様の放射線集中性が得られる。ガンマナイフとは異なり機器の特性上の制限がなく，脳疾患以外にも肺癌，肝癌などにも応用可能である。脳では頭蓋骨をしっかり固定すれば腫瘍の位置は動くことがない。

それに対して肺癌や肝癌などの体幹部の腫瘍では，頭蓋骨のような硬構造が外部を覆っているわけではなく，また呼吸運動などの影響を受けて癌自体が運動する。

そのため，腫瘍位置を正確に固定するために体全体を固定するようなベッドを作製し，また呼吸を検知して一定の呼吸でのみ放射線治療を施行する方法や，呼吸による腫瘍の動きを少なくする方法などを組み合わせることが必要となる。このような方法により腫瘍再現の幾何学的精度を５mm以内（頭頸部に対する治療では２mm以内）にした場合，腫瘍に三次元的に放射線を集中させる定位放射線治療が可能となる。

定位放射線治療では癌への線量集中性が高いため，１回に大量の放射線を照射しても有害事象は発生せず，１回10～15Gy（グレイ）で総線量40～60Gy程度の治療が１週間以内に施行される。

定位放射線治療以外の直線加速器による放射線治療は，具体的には骨転移に対する緩和治療として８Gyが投与される場合に適応となる。

《保険請求》

①呼吸性移動対策を行った場合，定位放射線治療呼吸性移動対策加算として次の点数を加算する。
　イ　動体追尾法　10,000点
　ロ　その他　5,000点

②M001-3直線加速器による放射線治療は，M001体外照射と併算定できない。

適応疾患　▶頭頸部腫瘍（頭蓋内腫瘍を含む。脳腫瘍，大脳悪性腫瘍，転移性脳腫瘍，頸部腫瘍など）▶脳動静脈奇形 ▶三叉神経痛 ▶（原発病巣の直径５cm以内で転移病巣のない）原発性肺癌・原発性肝癌・原発性腎癌 ▶（転移病巣が３個以内で他病巣のない）転移性肺癌または転移性肝癌 ▶脊髄動静脈奇形（頸部脊髄動静脈奇形を含む）▶（転移のない）限局性前立腺癌または膵癌 ▶（直径５cm以下の）転移性脊椎腫瘍 ▶（５個以内の）オリゴ転移

M001-4 粒子線治療〔一連につき〕	
1 希少な疾病に対して実施した場合	
イ 重粒子線治療の場合	187,500点
ロ 陽子線治療の場合	187,500点
2 1以外の特定の疾病に対して実施した場合	
イ 重粒子線治療の場合	110,000点
ロ 陽子線治療の場合	110,000点
注2 粒子線治療適応判定加算	40,000点
注3 粒子線治療医学管理加算	10,000点

粒子線治療は陽子線治療と重粒子線治療に分けられる。通常の放射線治療では加速器（リニアック）で電子を光に近い速度にまで加速して，その電子を金属に衝突させて発生するX線を治療に用いる。

陽子線治療では，電子の1800倍以上重い陽子を光に近い速度まで加速してがんに照射するため，非常に大きな電力を要する。

さらに重粒子線治療では，炭素の原子核（電子の22000倍以上重い）を光に近い速度まで加速して腫瘍に照射して放射線治療を行う。重粒子線治療では，陽子線治療より大きな施設と電力を要する。陽子線でも重粒子線でも体のなかに入ると，ある一定の深さで非常に大きくエネルギーを放出して線量が照射され，それ以外の場所での線量は少なくなる。図6-9のようにある一定の深さで線量のピークが出現し，このピークをブラッグピークと呼ぶ。

このピークの部分にがん組織をもってくれば，がん以外の部位への線量は低く抑えることができる。陽子線治療では，そのがん組織に対する生物学的効果はX線治療と変わりなく，X線治療と比較した場合，特にブラッグピークより先には放射線がほとんどかからない特徴がある。したがって，放射線被ばくの悪影響が大きく出現する小児の腫瘍に適応となる。重粒子線はX線治療と比較して，がん組織に対する生物学的効果が3倍程度高いと言われ，通常のX線治療に抵抗性の肉腫（骨軟部腫瘍）などにも効果がある。

しかし，必ずしもすべてのがんで粒子線治療が有用なわけではない。また，ブラッグピークに正確に腫瘍をもってくるようにしないと，効果が失われるため，より精確な画像誘導が必要である。

《保険請求》

①粒子線治療の適応判定体制に関する施設基準に適合している届出医療機関において，粒子線治療の適応判定の検討が行われた場合は，粒子線治療適応判定加算として40,000点を加算する。

②施設基準に適合している届出医療機関で，専従の放射線治療担当医が策定した照射計画に基づく医学的管理を行った場合は，粒子線治療医学管理加算として10,000点を加算する。

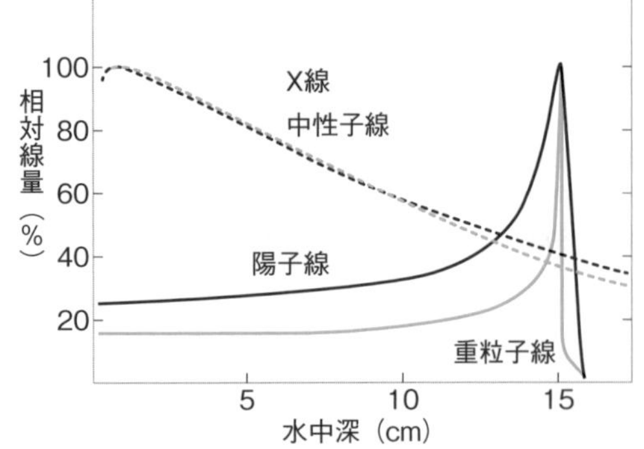

図6-9

適応疾患 **陽子線治療** ▶小児の転移病変のない固形悪性腫瘍，手術による根治が困難な転移のない骨軟部腫瘍，（口腔・咽喉頭の扁平上皮癌以外の）頭頸部悪性腫瘍，手術による根治的な治療法が困難であるⅠ期とⅡA期の早期肺癌および長径4cm以上の肝細胞癌，手術による根治的な治療法が困難である肝内胆管癌，手術による根治的な治療法が困難である局所進行膵癌，手術による根治的な治療法が困難である局所大腸癌再発（以上が1の希少な疾病に相当する），限局性前立腺癌（1以外の特定の疾病に相当する）

重粒子線（炭素線）治療 ▶手術による根治が困難な転移のない限局性骨軟部腫瘍，（口腔・咽喉頭の扁平上皮癌以外の）頭頸部悪性腫瘍，手術による根治的な治療法が困難であるⅠ期とⅡA期の早期肺癌および長径4cm以上の肝細胞癌，手術による根治的な治療法が困難である肝内胆管癌，手術による根治的な治療法が困難である局所進行膵癌，手術による根治的な治療法が困難である局所大腸癌再発，手術による根治的な治療法が困難である局所進行子宮頸部腺癌および長径6cm以上の局所進行性子宮頸部扁平上皮癌および婦人科領域に発生した悪性黒色腫（以上が1の希少な疾病に相当する），限局性前立腺癌

M001-5 ホウ素中性子捕捉療法（Boron Neutron Capture Therapy，BNCT）	187,500点
注2 ホウ素中性子捕捉療法適応判定加算	40,000点
注3 ホウ素中性子捕捉療法医学管理加算	10,000点
注4 体外照射用固定器具加算	1,000点

中性子照射装置を使用するホウ素中性子捕捉療法が保険適用（2020年6月収載）となった。

質量数10のホウ素を含む化合物であるBPA（ホウ化フェニルアラニン）は，点滴静脈注射するとある種のがんに強く集積する。BPAがかん細胞に集積した時点でエネルギーにきわめて低い中性子（熱中性子）をがんに照射すると，がん細胞中で中性子とホウ素が核反応を起こし，10ミクロン以下の到達範囲のα線とLi線が発生し，それらががん細胞のDNAを強力に破壊しがん細胞は死滅する（図6-10）。α線とLi線の到達範囲は短いためBPAを吸収したがん細胞のみが選択的に死滅し，がん細胞の間に存在するBPAを集積しない正常細胞は障害を受けない。

今まで治療に十分な量の熱中性子は原子炉でしか得られなかったが，日本でBNCT用加速器が開発されBNCTが病院内で簡便に施行可能となった。中性子の体内での到達範囲が6cm程度なので，体表から6cm以内でBPAを集積するがんがBNCTの対象である。治療は原則1回で終了するが，照射の2時間前からBPA

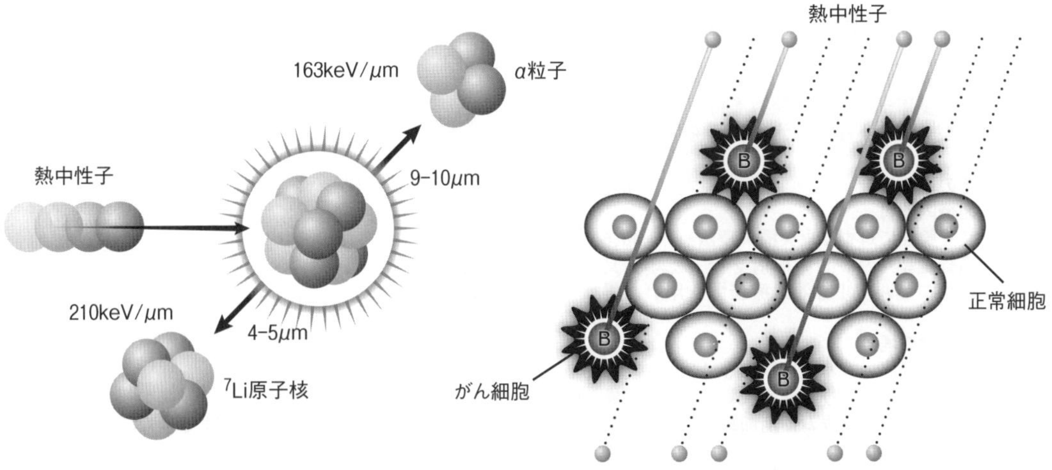

図6-10　ホウ素中性子捕捉療法

点滴静脈注射を行い，照射時間は1時間以内である。

《保険請求》

①薬事承認された医療機器および医薬品を用いて，切除不能な局所進行または局所再発の頭頸部癌の患者に対して実施した場合に限り算定する。
②関係学会より認定された医師の管理の下で実施する。
③使用した薬剤は別途算定できる。
④位置決めなどに係る画像診断，検査等の費用は所定点数に含まれ，別算できない。
⑤ホウ素中性子捕捉療法適応判定加算は，当該療法の実施に当たって，治療適応判定に関する体制が整備された保険医療機関において，適応判定が実施された場合に算定できる。当該療法を受ける全患者に対して，当該療法の内容，合併症および予後等を文書を用いて詳しく説明を行い，患者から要望のあった場合，その都度治療に関して十分な情報を提供する。患者への説明内容は文書（書式様式は自由）で交付し，診療録に添付する。
⑥ホウ素中性子捕捉療法医学管理加算は，ホウ素中性子捕捉療法に係る照射に際して，画像診断に基づきあらかじめ作成した線量分布図に基づいた照射計画と照射時の照射中心位置を，三次元的な空間的再現性により照射室内で画像的に確認・記録するなどの医学的管理を行った場合に限り算定する。
⑦身体を精密に固定する器具を使用した場合は，体外照射用固定器具加算を算定する

適応疾患　▸切除不能な局所進行または局所再発の頭頸部癌

M002　全身照射〔一連につき〕　30,000点

通常の放射線治療では体の一部に存在する癌病巣に絞って放射線を照射するが，白血病などの血液の癌では癌細胞が血液を介して全身に広がっているため，体全体を治療する必要がある。

リニアックで全身を照射するためには，患者とリニアックの距離を通常より長くとって照射する。全身照射後には，骨髄機能が低下する。1日2回を3日間で6回程度照射することが多いが，一連でしか請求できない。

《保険請求》

①2010年の改定で，全身照射の対象が骨髄移植から造血幹細胞移植に拡大された。骨髄移植，末梢血幹細胞移植のほか，臍帯血移植も本項の対象。
②1回の造血幹細胞移植について，一連として1回に限り算定できる。

適応疾患　▸白血病などの血液の癌

M003　電磁波温熱療法〔一連につき〕

1	深在性悪性腫瘍に対するもの	9,000点
2	浅在性悪性腫瘍に対するもの	6,000点

癌を41℃以上に加温すると放射線治療や化学療法の効果を高め，またそれ自体にも殺細胞効果がある。41℃以上で50分程度加温し，週1回，放射線治療施行中は継続するのが普通である。体表に近い浅在性腫瘍の加温は比較的容易であるが，深在性腫瘍の加温はむずかしい。

《保険請求》

①数カ月間の一連の治療過程に複数回の電磁波温熱療法を行う場合は，1回のみ算定する。医学的な必要性から，一連の治療過程後に再度，当該療法を行う場合は，2月に1回，2回を限度として算定する。
②電磁波温熱療法を行う際に使用するセンサー等の消耗品の費用は，別に算定できない。

適応疾患　▸加温可能な癌（悪性腫瘍。とくに肉腫に効果がある）

M004　密封小線源治療〔一連につき〕

1　外部照射	80点
2　腔内照射	
イ　高線量率イリジウム照射を行った場合又は新型コバルト小線源治療装置を用いた場合	12,000点
ロ　その他の場合	5,000点
3　組織内照射	
イ　前立腺癌に対する永久挿入療法	48,600点
ロ　高線量率イリジウム照射を行った場合又は新型コバルト小線源治療装置を用いた場合	23,000点
ハ　その他の場合	19,000点
4　放射性粒子照射（本数に関係なく）	8,000点
注2　高線量率イリジウム使用加算	購入価格／50
注3　低線量率イリジウム使用加算	購入価格／10
注4　線源使用加算	630点
注5　食道用アプリケーター加算	6,700点
注5　気管，気管支用アプリケーター加算	4,500点
注6　放射性粒子使用加算	購入価格／10
注7　コバルト使用加算	購入価格／1,000
注8　画像誘導密封小線源治療加算	1,200点

放射性同位元素を腫瘍内や腫瘍のごく近傍に配置することにより，腫瘍に限局して放射線を投与することが可能である。ごく近距離での照射または腫瘍の表面に放射性同位元素を貼りつける方法を外部照射（モールド照射）といい，管腔がある部位（たとえば咽頭，食道，気管，胆道，子宮，膣など）に放射性同位元素を挿入して放射線治療を行うのを腔内照射という。管腔が存在しない部位の腫瘍に直接放射性同位元素を刺し込んで治療するのを組織内照射といい，舌癌，乳癌，前立腺癌などで施行される。

密封小線源治療は，使用される放射性同位元素の量により高線量率照射と低線量率照射に分けることができる。高線量率照射では，低線量率照射の1000倍程度の放射能の放射性同位元素を使うことにより短時間（10分程度）で治療が終了する。

そのような高い放射能の放射性同位元素を医療従事者が直接持って刺入したりすることは不可能であり，まず，中空の管を挿入したり刺入したりして，その管のなかに放射性同位元素が一時的に挿入される。放射性同位元素は遠隔式後充填装置内に格納されており，管と連結されたときのみワイヤーを介して管のなかに送り込まれ，所定の照射の終了後，放射性同位元素は再びワイヤーで装置内に格納される。患者は照射のときだけ放射線治療室にいればよく，それ以外は一般病室での管理が可能である。

この放射性同位元素にイリジウム192を用いたのが高線量率イリジウム照射である（図6-11）。高線量率イリジウム治療に用いられるイリジウムは3カ月に1回程度の線源交換が必要である。

最近，放射性同位元素であるコバルト60をイリジウムと同じくらいの大きさに加工することが可能となり，高線量率イリジウム照射と同様に腔内照射や組織内照射が施行されるようになってきている（新型コバルト）。また，昭和40年代（1965～74年）から太いコバルト60を用いた腔内照射（この場合はコバルト60が太いので組織に差し込む組織内照射は不可能）も行われていたが，この方法での算定はできなくなった。

それに対して低線量率照射では，1回の照射に24時間から144時間程度要し，その間，患者には放射性同位元素が挿入または刺入されたままであり，放射線遮蔽設備が施された放射線病室での入院が必要である。その後，放射性同位元素は抜去される。低線量率照射に用いられる放射線源にはセシウムがあり，セシウムは半減期が長いので長期間交換する必要がない。その他の場合は，具体的には放射性粒子照射および前立腺癌のヨウ素125永久挿入療法を除いた低線量率照射を指す。

放射性粒子は長さ5 mm以下，直径1 mm以下の粒状の放射性同位元素を封じ込めた粒子である。現在放射性粒子照射に用いられているのは，金198とヨウ素125の放射性粒子である。これらの粒子が腫瘍のなかに挿入されると，取り出すことはなくそのまま永久に放置され所定の線量の放射線を腫瘍に照射する。金198放射性粒子治療の場合，患者からの放射線が強く，一定期間は放射線遮蔽病棟に入院する必要がある。それに対して，ヨウ素125放射性粒子治療の際には射出される放射線のエネルギーが低く，ほとんど患者体内で吸収されてしまうので，患者体外に放射される放射線はわずかで問題ないレベルである。そのため，1泊のみ一般病棟で入院して施行が可能である。

金198は，舌癌をはじめとする口腔癌などに多く使用される。それに対してヨウ素125永久挿入療法は前立腺癌に用いられる。前立腺癌のヨウ素125永久挿入療法は，経直腸超音波を用いて前立腺を超音波で観察しながらヨウ素125の放射性粒子が挿入できる，きわめて優れた安全な治療である（図6-12）。

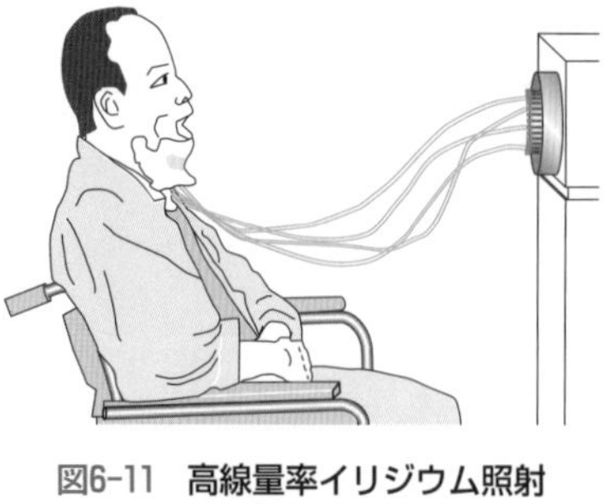

図6-11　高線量率イリジウム照射
右のイリジウム遠隔式後充填装置から患者病巣内に刺入されたチューブ（アプリケータ）内にイリジウム192が送り込まれる。

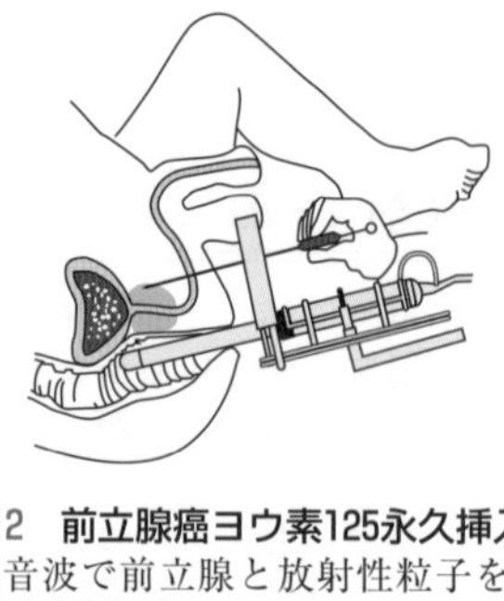

図6-12　前立腺癌ヨウ素125永久挿入療法
経直腸超音波で前立腺と放射性粒子を確認しながら，放射性粒子を挿入できる。

放射線

「注８」画像誘導密封小線源治療加算

高線量率イリジウム線源や新型コバルト線源を用いた腟内照射では，最初に病変部（特に子宮頸がんに多く施行される）に中空の器具を挿入し，そののちに遠隔操作式で線源が挿入されて腟内照射が行われる。

従来はX線撮影で器具の位置を確認して照射が行われていたが，最近では器具を挿入したままCTやMRIを撮影することが可能となった。CTやMRIを撮影すると，器具とがん病変や正常組織の立体的な位置関係が明らかとなり，正常組織に放射線をかけないようにして，がんに十分放射線を照射できるように分布を変えることができる。

このようにCTやMRIを利用して腟内照射の線量分布を適切に調節する治療を画像誘導密封小線源治療という。

《保険請求》

①使用した高線量率イリジウムの費用は，購入価格を50円で除して得た点数を，低線量率イリジウムの費用は，購入価格を10円で除して得た点数を加算する。
②前立腺癌に対する永久挿入療法を行った場合は，線源使用加算として，使用した線源の費用として１個につき630点を加算する。
③食道用アプリケーターまたは気管，気管支用アプリケーターを使用した場合は，食道用アプリケーター加算または気管，気管支用アプリケーター加算として，それぞれ6,700点または4,500点を加算する。
④使用した放射性粒子の費用として，購入価格を10円で除して得た点数を，使用したコバルトの費用として，購入価格を1,000円で除して得た点数を加算する。
⑤施設基準に適合している届出医療機関で，放射線治療を専ら担当する常勤の医師が画像誘導密封小線源治療（IGBT）（２のイに係るものに限る）を行った場合は，画像誘導密封小線源治療加算として一連につき1,200点を加算する。
⑥従来はリニアック，ガンマナイフのみB011-4医療機器安全管理料を算定できたが，2024年改定から密封小線源治療機器で一連につき１回算定できるようになった（1100点）。

適応疾患 **外部照射（モールド照射）** ▶皮膚癌
腟内照射 ▶咽頭癌▶食道癌▶気管癌▶胆道癌▶子宮癌▶膣癌など
組織内照射 ▶舌癌▶乳癌▶前立腺癌など
放射性粒子照射 ▶舌癌などの口腔癌▶前立腺癌など

M005　血液照射　110点

輸血の際の最も重篤な副作用はGVHD（移植片対宿主病）であり，一度GVHDが発生すると高率で不帰の転帰をとる。GVHDは輸血中のリンパ球に由来するため，放射線照射がリンパ球のみを選択的に除去するのに適している。血液照射は，放射線治療装置を使用して行われることもあるが，血液照射専用の装置もある。

《保険請求》

①血液照射料は，血液照射を行った血液量が400mL以下の場合には110点，これ以降400mLまたはその端数を増すごとに110点を加えて計算する。
②血液量は，実際に照射を行った総量または原材料として用いた血液の総量のうちいずれか少ない量により算定する。
③放射線を照射した血液製剤を使用した場合は，M005血液照射は別に算定できない。
④血液照射に当たっては，「血液製剤の使用指針及び輸血療法の実施に関する指針について」（平成11年６月10日付け医薬発第715号厚生省医薬安全局長通知）及び「血小板製剤の使用適正化の推進について」（平成６年７月11日付け薬発第638号厚生省薬務局長通知）による，両通知別添（「血液製剤の使用指針」，「輸血療法の実施に関する指針」及び「血小板製剤の適正使用について」）その他の関係通知及び関係学会から示されている血液照射についてのガイドラインを遵守するよう努めるものとする。

適応疾患 ▶輸血時のGVHD（移植片対宿主病）予防

第 7 章

精神科専門療法

I 000　精神科電気痙攣療法

1　マスク又は気管内挿管による閉鎖循環式全身麻酔を行った場合	2,800点
2　1以外の場合	150点
注3　麻酔科標榜医加算	900点

精神科電気痙攣療法とは，100ボルト前後の電流を頭部に短時間通電し，各種の精神症状の改善を図る療法である。薬物療法の発達した現在においても，それが無効な患者に効果がみられうること，またその効果発現が急速であることから，現在でも重要な意味をもっている。

しかしながら，人工的に痙攣を引き起こすことから，それに伴う骨折，循環器系・呼吸器系の合併症を伴う可能性が一定の割合で存在する。このため近年では，「修正型電気痙攣療法」と呼ばれる手法で行われることが多くなっている。

これは，呼吸・循環の管理に長けた麻酔科医の協力のもと，マスク又は気管内挿管による閉鎖循環式全身麻酔を行い，筋弛緩薬を使用して全身痙攣をきたすことなく電気痙攣療法を行うもので，これにより前述の合併症の出現の可能性を減ずるというものである。痙攣に伴う健忘がある程度の割合で発生するが，通電時の電流を正弦波から矩形波とすることでリスクを減らすことができる。このため，矩形波で通電する装置の使用が主流となっている。

《保険請求》

①L008マスク又は気管内挿管による閉鎖循環式全身麻酔を伴った精神科電気痙攣療法を実施する場合は，麻酔の費用は別に算定できない。ただし，薬剤料および特定保険医療材料料は別に算定できる。

②「1」については，麻酔に従事する医師が麻酔を行った場合は，900点を加算する。

適応疾患　▶薬物療法が無効なうつ病 ▶躁うつ病 ▶統合失調症など

I 000-2　経頭蓋磁気刺激療法　2,000点

経頭蓋磁気刺激療法は，磁気コイルを頭蓋近くで用いて，電磁誘導の原理で脳皮質の局所領域に電流を誘導する装置により，神経細胞を刺激してうつ病患者の症状改善を図る治療法である。抗うつ薬の効果が乏しいうつ病の患者に対しても効果が期待できる。

対象となる患者は既存の抗うつ剤治療を1種類以上使用した経験があるものの，十分な効果が認められない成人のうつ病患者に限り算定できる。ただし，双極性障害，軽症うつ病エピソード，持続性気分障害などの軽症例や精神病症状を伴う重症うつ病エピソード，切迫した希死念慮，緊張病症状，速やかに改善が求められる身体的・精神医学的状態を認めるなどの電気けいれん療法が推奨される重症例は除かれる。

関連学会の定める適正使用指針に基づき，適正時間の刺激により治療が行われた場合に算定する。時間については，治療装置による治療の前後の医師または看護師によって行われる面接の時間および治療装置の着脱にかかる時間は含まない。なお，当該の治療を行った医療機器，行った日時および治療に要した時間について，診療録に記載しなくてはならない。

初回の治療を行った日から起算して6週を限度として，計30回に限り算定する。

治療の実施前にはHAMD17またはHAMD24（ハミルトンうつ病症状評価尺度）による評価を行い，分析結果および患者への当該治療に対する説明内容を診療録に記載する。第3週目および第6週目にHAMD17またはHAMD24による再評価を行い，その内容を診療録に記載する。なお，第3週目の評価において，その合計スコアがHAMD17で7以下，HAMD24で9以下である場合は寛解と判断し当該治療は中止もしくは漸減する。漸減する場合，第4週目は最大週3回，第5週は最大週2回，第6週は最大週1回まで算定できる。また，寛解と判断されず，かつ治療実施前の評価より改善が20％未満の場合には中止する。

この治療は以下を満たした場合に算定できる。

ア　関連学会の定める適正使用指針を遵守する。

イ　当該療養に関する講習会を受講し，かつ精神疾患の治療に関し，専門の知識および少なくとも5年以上の経験を有する常勤の精神科を担当する医師が1名以上配置されている。

ウ　精神科を標榜している病院である。

この治療を行う場合，認知行動療法の施設基準および以下のいずれかの施設基準を届け出ていること。なお，通院・在宅精神療法の児童思春期精神科専門管理加算の届出は不要。

A230-4 精神科リエゾンチーム加算
A238-6 精神科救急搬送患者地域連携紹介加算
A238-7 精神科救急搬送患者地域連携受入加算
A249 精神科急性期医師配置加算
A311 精神科救急急性期医療入院料
A311-2 精神科急性期治療病棟入院料
A311-3 精神科救急・合併症入院料

レセプト摘要欄　治療開始日と終了日の年月日を診療報酬明細書の摘要欄に記載する

適応疾患　▶既存の抗うつ剤治療を1種類以上使用した経験があるものの十分な効果が認められない成人のうつ病患者

I 001　入院精神療法〔1回につき〕

1　入院精神療法（Ⅰ）	400点
2　入院精神療法（Ⅱ）	
イ　入院の日から起算して6月以内の期間に行った場合	150点
ロ　入院の日から起算して6月を超えた期間に行った場合	80点

入院精神療法とは，入院中の精神疾患〔統合失調症，躁うつ病，神経症，中毒性精神障害（アルコール依存症など），適応障害，児童・思春期精神疾患，人格障害などICD-10のF00～F99に該当する疾患，アルツハイマー病，てんかん，睡眠障害〕または精神症状を伴う

脳器質性障害などの患者に対して，精神面から効果のある心理的な影響を与えることで精神疾患に起因する不安や葛藤を除去し，情緒の改善を図り，患者自身の洞察に導く治療方法をいう。

精神医療の現場で薬物療法が大きな位置を占めるようになった現在でも，入院治療において重要な位置を占める。主なものとして精神分析療法，支持的精神療法，認知療法がある。

患者に対して治療者が共感し，援助してくれると感じられるように支持的に接しながら「治療同盟」を形成し，それを基礎に個々の患者が抱える問題への洞察を患者と治療者がともに深めていき，その解決法をみつけ，ときには思考のパターンや行動のパターンについての訓練を行うという，患者と治療者が二人三脚で行う作業である。

一般的に入院で行う精神療法は，外来で行う通院精神療法と比べて時間を長くとることが可能であり，入院中の行動の観察から患者の問題点への洞察を深めうる。また，患者の家族に対して前述のような精神療法を行うことで，患者の疾患や問題点，その解決法を見つけ，それが患者の疾患回復に有用なこともある。

《保険請求》

①同時に複数の患者または複数の家族を対象に集団的に行った場合は，入院精神療法は算定できない。

②入院精神療法（Ⅰ）は，入院日から起算して3月を限度として週3回に限り算定する。

③入院精神療法（Ⅱ）は，入院日から起算して4週間以内に行われる場合は週2回，入院日から起算して4週間超で行われる場合は週1回を限度として算定する。ただし，重度の精神障害者に対しては，入院期間にかかわらず週2回に限り算定する。

④患者の家族に対する入院精神療法は，統合失調症患者で，家族関係が当該疾患の原因または増悪の原因と推定される場合に限り，初回入院時に入院中2回に限り算定できる。

⑤入院精神療法に併せてI004心身医学療法が算定できる自律訓練法，森田療法等の療法を行った場合でも，入院精神療法のみにより算定する。

⑥I001入院精神療法とI003標準型精神分析療法を同日に行った場合は，標準型精神分析療法で算定する。

適応疾患 ▶ICD-10のF00～F99に該当する疾患〔統合失調症，躁うつ病，神経症，中毒性精神障害（アルコール依存症など），心因反応，適応障害，児童・思春期精神疾患（神経性食欲不振症，思春期うつ病，思春期情緒障害など），パーソナリティ障害など〕▶アルツハイマー病▶てんかん▶睡眠障害▶精神症状を伴う脳器質性障害（器質性脳症候群，脳挫傷，外傷性脳出血など）

I002 通院・在宅精神療法〔1回につき〕

1 通院精神療法

イ 精神保健福祉法第29条又は第29条の2の規定による入院措置を経て退院した患者であって，都道府県等が作成する退院後に必要な支援内容等を記載した計画に基づく支援期間にあるものに対して，当該計画において療養を担当することとされている保険医療機関の精神科の医師が行った場合 660点

ロ 区分番号A000に掲げる初診料を算定する初診の日において，60分以上行った場合

(1) 精神保健指定医による場合 600点

(2) (1)以外の場合 550点

ハ イ及びロ以外の場合

(1) 30分以上の場合

① 精神保健指定医による場合 410点

② ①以外の場合 390点

(2) 30分未満の場合

① 精神保健指定医による場合 315点

② ①以外の場合 290点

2 在宅精神療法

イ 精神保健福祉法第29条又は第29条の2の規定による入院措置を経て退院した患者であって，都道府県等が作成する退院後に必要な支援内容等を記載した計画に基づく支援期間にあるものに対して，当該計画において療養を担当することとされている保険医療機関の精神科の医師が行った場合 660点

ロ 区分番号A000に掲げる初診料を算定する初診の日において，60分以上行った場合

(1) 精神保健指定医による場合 640点

(2) (1)以外の場合 600点

ハ イ及びロ以外の場合

(1) 60分以上の場合

① 精神保健指定医による場合 590点

② ①以外の場合 540点

(2) 30分以上60分未満の場合

① 精神保健指定医による場合 410点

② ①以外の場合 390点

(3) 30分未満の場合

① 精神保健指定医による場合 315点

② ①以外の場合 290点

注3 20歳未満加算 320点

注4イ(1) 児童思春期精神科専門管理加算（16歳未満） 500点

注4イ(2) 児童思春期精神科専門管理加算（16歳未満） 300点

注4ロ 児童思春期精神科専門管理加算（20歳未満） 1,200点

注5 特定薬剤副作用評価加算 25点

注6 1回の処方において，3種類以上の抗うつ薬または3種類以上の抗精神病薬を投与した場合で，厚生労働大臣が定める要件を満たさない場合 100分の50

注7 措置入院後継続支援加算 275点

注8 療養生活継続支援加算

注8イ 直近の入院において区分番号B015に掲げる精神科退院時共同指導料1を算定した患者の場合 新 500点

注8ロ イ以外の患者の場合 新 350点

注9 心理支援加算 新 250点

注10イ　児童思春期支援指導加算〔60分以上の通院・在宅精神療法を行った場合（３月以内）〕新	1,000点
注10ロ(1)　イ以外の場合（2年以内）新	450点
注10ロ(2)　イ以外の場合〔(1)以外の場合〕新	250点
注11イ(1)　早期診療体制充実加算〔病院の場合（３年以内）〕新	20点
注11イ(2)　早期診療体制充実加算〔病院の場合〔(1)以外の場合〕〕新	15点
注11ロ(1)　診療所の場合（３年以内）〕新	50点
注11ロ(2)　診療所の場合〔(1)以外の場合〕新	15点
注12　１のハの(1)の①新	357点
注12　１のハの(2)の①新	274点

通院・在宅精神療法とは，精神疾患〔統合失調症，躁うつ病，神経症，中毒性精神障害（アルコール依存症など），適応障害，児童・思春期精神疾患，人格障害などICD-10のF00～F99に該当する疾患，アルツハイマー病，てんかん，睡眠障害〕，または精神症状を伴う脳器質性障害などのために社会生活を送ることが困難な患者に対して，医師が一定の治療計画のもと，危機介入，対人関係の改善，社会適応能力の改善を図るための指示，助言などの働きかけを継続的に行う治療法であり，外来で，あるいは往診または訪問診療などでは患者の自宅で行うことになる。

精神科の現場では，薬物療法の比重が増しつつある現在でも，重要な位置を占める治療法である。おもなものとして，精神分析療法，支持的精神療法，認知療法がある。

患者に対して治療者が共感し，援助してくれると感じられるように支持的に接しながら「治療同盟」を形成し，それを基礎に個々の患者が抱える問題点への洞察を患者と治療者がともに深めていき，その解決法をみつけ，ときには思考のパターンや行動のパターンについての訓練を行うという，患者と治療者が二人三脚で行う作業である。以上については入院精神療法と変わらない。しかし，外来あるいは往診・訪問診療という関係上，時間的な制約が入院精神療法に比べて大きい。患者の観察も診察場面のみでは情報不足となることがときにあり，患者の抱える問題については家族やそのほかの周囲の人々から情報を得ることが必要になることもある。

患者の家族に対しても前述のような精神療法を行うことで，患者の疾患や問題点についての理解が深まり，家族とともにその解決法を模索していくことも可能になって，患者の疾患回復に有効なこともある。通院・在宅精神療法では，患者の著しい病状の改善に有用である場合には，当該患者の家族に対する精神療法も保険診療として認められるとされる。

2024年改定では，コロナ感染症でリモート診療が広く行われた経緯があったこと，また心的外傷に起因する症状や児童思春期精神医学について注目が集まってきていること，精神疾患の早期の治療の必要性が改めて認識されてきていることを踏まえた変更が行われている。

《保険請求》

①同時に複数の患者または複数の家族を対象に行った場合は，通院・在宅精神療法は算定できない。

②20歳未満の患者に対して通院・在宅精神療法を行った場合（当該保険医療機関の精神科を最初に受診した日から１年以内）は320点を加算する。ただし，③または⑭の加算を算定した場合は算定しない。

③特定機能病院若しくはA311-4児童・思春期精神科入院医療管理料の届出医療機関または施設基準届出医療機関において行った場合は，児童思春期精神科専門管理加算として注４を加算する。ただし，ロについては１回に限る。

④児童思春期精神科専門管理加算は，児童思春期精神科の専門医師（精神保健指定医指定後５年以上にわたって主に20歳未満の患者に対する精神医療に従事した医師であって，現に精神保健指定医である医師）または当該専門医師の指導の下，精神療法を実施する医師が実施した場合に算定する。

⑤上記③のロについては，発達障害や虐待の有無等を含む精神状態の総合的な評価，鑑別診断および療育方針の検討等が必要な者に対し，発達歴や日常生活の状況の聴取・行動観察等に基づく，60分以上の専門的な精神療法を実施し，２つの要件をいずれも満たすこと。

⑥１のハの(1)並びに２のハの(1)及び(2)については，抗精神病薬服用患者について，当該薬剤の副作用の評価を行った場合は，月１回に限り特定薬剤副作用評価加算を加算する。

⑦I004心身医学療法が算定できる自律訓練法，森田療法等の療法を併施した場合でも，通院・在宅精神療法のみを算定する。

⑧１回の処方において，３種類以上の抗うつ薬または３種類以上の抗精神病薬を投与した場合で，厚生労働大臣が定める要件を満たさない場合，所定点数の100分の50に相当する点数を算定する。

⑨通院・在宅精神療法を算定した場合は，同じ日にI003標準型精神分析療法は算定できない。

⑩１のイの患者に対し，医師の指示を受けた看護師等が月に１回以上，療養の状況等を踏まえ，治療及び社会生活等に係る助言又は指導を継続して行った場合に，措置入院後継続支援加算を３月に１回に限り加算する。

⑪療養生活継続支援加算は，重点的な支援を要する患者に対して，精神科を担当する医師の指示の下，保健師，看護師または精神保健福祉士が，患者またはその家族等に対し，医療機関等で対面による20分以上の面接を含む支援を行うとともに，月内に保健所，市町村，指定特定相談支援事業者，障害福祉サービス事業者その他の関係機関と連絡調整を行った場合に，初回算定日の属する月から起算して１年を限度として，月１回に限り算定できる。実施に当たっては，５つの要件をいずれも満たす。

⑫療養生活継続支援加算の「ロ」は，対象となる状態の急性増悪または著しい環境の変化により新たに重点的な支援を要する場合について，要件を満たす場合に，再度の算定日の属する月から起算して１年を限度として，月１回に限り加算する。新たに重点的な支援を行うこととなった日を記載した支援計画書を，患者や家族等に説明のうえ交付するとともに，

写しを診療録に添付する。

⑬心理支援加算は，心理に関する支援を要する患者に対して，精神科担当医師の指示を受けた公認心理師が，対面による心理支援を30分以上実施した場合に，初回算定月から２年を限度として，月２回に限り算定できる。精神科担当医師が通院・在宅精神療法を実施した月の別日に当該支援を実施した場合も算定できる。実施に当たっては，外傷体験等の要件をいずれも満たす。

⑭児童思春期支援指導加算は，児童思春期の精神疾患患者に対する外来診療の充実を図る観点から，通院・在宅精神療法「１」算定患者で20歳未満のものに対して，適切な研修を修了した精神科担当医師の指示のもと，児童思春期の患者に対する支援に専任の保健師，看護師，理学療法士，作業療法士，言語聴覚士，精神保健福祉士または公認心理師が共同して，対面による必要な支援を行った場合に算定する。

⑮早期診療体制充実加算は，地域で精神疾患の早期発見および早期に重点的な診療等を実施するとともに，精神疾患を有する患者に対し，質の高い診療を継続的に行う体制を評価するもので，施設基準届出医療機関において通院・在宅精神療法を実施する場合に加算を算定できる。診療担当医を決め，担当医により行った場合に算定する。初回の診療で，担当医が決まっていない場合に限り，担当医以外の医師が診療して加算を算定することは差し支えない。

⑯情報通信機器を用いた場合の精神療法については，以下のアからキまでの取扱いとする。

ア　適当と認められる患者とは，情報通信機器を用いた精神療法を実施する保険医療機関の精神科担当医師が，同一の疾病に対して，過去１年以内の期間に対面診療を行ったことがあるもの。

イ　オンライン指針に沿った診療および処方を行う。

ウ　「オンライン精神療法指針」に沿って診療を行い，診療内容，診療日，診療時間等の要点を診療録に記載する。

エ　向精神薬等の処方に当たっては，「向精神薬の副作用モニタリング・対応マニュアル」，「統合失調症治療ガイドライン2022」，「日本うつ病学会治療ガイドラインⅡ．うつ病（DSM-5）／大うつ病性障害2016」等の関係学会が定めるガイドラインを参考にする。

オ　１回の処方において，３種類以上の抗うつ薬または３種類以上の抗精神病薬を投与した場合は算定できない。

カ　患者の急変や自殺未遂等の緊急時または向精神薬等の乱用や依存の傾向が認められる場合等には必要な対応を行う。

キ　精神科救急医療体制整備事業における対応や時間外の対応，緊急時の入院受入れ等を行っている医療機関等と連携する等，入院や身体合併症の対応が必要となった場合に適切に対応できる体制を確保しておく。

レセプト摘要欄　（通院・在宅精神療法を退院後４週間以内の患者について算定した場合）退院年月日を記載する

（通院・在宅精神療法を初診の日に算定した場合）診療に要した時間を記載する

（通院・在宅精神療法の「１」の「ロ」又は「２」の「ロ」，「ハ」を算定した場合）診療に要した時間を記載する

（20歳未満，16歳未満の患者）当該保険医療機関の精神科を初めて受診した年月日を記載する

【措置入院後継続支援加算】（指導等を行った月と算定する月が異なる場合）指導等を行った年月日を記載する

【療養生活環境整備指導加算】（精神科退院時共同指導料１を算定した月と異なる月に当該加算を算定する場合）直近の精神科退院時共同指導料を算定した年月日を記載する

【療養生活継続支援加算】初回の当該加算を算定した年月日を記載する

（対象となる状態の急性増悪又は著しい環境の変化により新たに重点的な支援を要する場合）急性増悪等における具体的な状態について記載する

（１回の処方において２種類以上の抗うつ薬または２種類以上の抗精神病薬を投与した場合）投与した抗うつ薬または抗精神病薬の種類数およびその医療上の必要性並びに副作用等について患者に説明し，説明した内容を診療録に記載するとともに，説明を行った旨を記載する

【早期診療体制充実加算】（病状等により，患者本人から同意を得ることが困難である場合や，やむを得ず家族等から同意を得る場合）その理由を記載する

【情報通信機器を用いた精神療法】（オンライン精神療法指針に沿って診療を行う場合）オンライン精神療法指針に沿った適切な診療であることを記載する　※診療録にも記載する

（オンライン精神療法指針に沿って処方を行った場合）当該処方がオンライン精神療法指針に沿った適切な処方であることを記載する　※診療録にも記載する

適応疾患　▶ICD-10のF00～F99に該当する疾患〔統合失調症，躁うつ病，神経症，中毒性精神障害（アルコール依存症など），心因反応，適応障害，児童・思春期精神疾患（神経性食欲不振症，思春期うつ病，思春期情緒障害など），パーソナリティ障害など〕▶アルツハイマー病▶てんかん▶睡眠障害▶精神症状を伴う脳器質性障害（器質性脳症候群，脳挫傷，外傷性脳出血など）

I 002-2　精神科継続外来支援・指導料〔1日につき〕　55点

注３	療養生活環境整備加算	40点
注４	特定薬剤副作用評価加算	25点
注５	１回の処方において，３種類以上の抗うつ薬または３種類以上の抗精神病薬を投与した場合で，厚生労働大臣が定める要件を満たさない場合	100分の50

精神科の患者は，入院治療を要さずとも外来通院の継続が必要な場合が多い。統合失調症や感情病（躁うつ病）といった内因性精神疾患に対しては，薬物療法はあくまでも対症療法に過ぎないが，服薬の中断は再発の可能性を高くする。また，薬物には副作用があり，不適切な薬物の使用が患者に不利益をもたらす可能性も高いので，継続的に服薬や副作用について見守っていく必要がある。

このような継続的な精神療法の施行は，内因性精神疾患の患者と同様に，神経症，中毒性疾患（アルコール依存症など），児童・思春期精神疾患，人格障害などの患者に対しても必要である。

このため，外来通院継続の支援に対しても指導料が認められるようになったものである。

《保険請求》

①１回の処方で，３種類以上の抗不安薬，３種類以上の睡眠薬，３種類以上の抗うつ薬または３種類以上の抗精神病薬を投与した場合には算定しない。

②保健師，看護師，作業療法士または精神保健福祉士が，患者または家族等に対して，療養生活環境を整備するための支援を行った場合は40点を加算する。

③抗精神病薬服用患者について，当該薬剤の副作用の評価を行った場合は，特定薬剤副作用評価加算として，月１回に限り25点を加算する。ただし，I002通院・在宅精神療法の特定薬剤副作用評価加算を算定する月は，算定しない。

④１回の処方において，３種類以上の抗うつ薬または３種類以上の抗精神病薬を投与した場合で，厚生労働大臣が定める要件を満たさない場合，所定点数の100分の50に相当する点数を算定する。

⑤他の精神科専門療法と同一日に行う精神科継続外来支援・指導に係る費用は，他の精神科専門療法の所定点数に含まれる。

レセプト摘要欄　〔１回の処方において，抗不安薬を３種類以上，睡眠薬を３種類以上，抗うつ薬を３種類以上又は抗精神病薬を３種類以上投与した場合であっても，F100処方料（保医発通知）の(3)のアの(イ)から(ニ)のいずれかに該当し，算定する場合〕(3)のアの(イ)から(ニ)までに規定するものの中から該当するものを選択して記載する

適応疾患　▶ICD-10のF00～F99に該当する疾患〔統合失調症，躁うつ病，神経症，中毒性精神障害（アルコール依存症など），心因反応，適応障害，児童・思春期精神疾患（神経性食欲不振症，思春期うつ病，思春期情緒障害など），パーソナリティ障害など〕▶アルツハイマー病▶てんかん▶睡眠障害

I002-3　救急患者精神科継続支援料

1	入院中の患者	900点
2	入院中の患者以外の患者	300点

消防庁の「平成27年版　救急・救助の現況」によれば，救急自動車での「事故」種別での搬送人員のうち「自損行為」によるものが0.8%，「急病」種別での搬送人員のうち「精神系」が3.6%を占めている。このように自殺を図り，救急医療の現場に搬送された精神疾患患者への対応は大きな課題である。

また，自殺未遂歴は自殺既遂に至る危険因子として知られており，救急現場での自殺未遂者への対応では，再企図を防止するために身体医療のほかに精神医療の導入が必要なほか，患者本人や家族への様々な支援も必要となる。

救急患者精神科継続指導料はこのような状況に対応するものである。

対象となる疾患は，自殺企図を起こしうる精神疾患であり，統合失調症や感情障害，適応障害など広範な疾患が該当する。これら疾患の患者の自殺企図，自傷またはそれらが疑われる行為によって生じた外傷や身体症状のために医師が入院を認めた場合に，自殺企図や精神疾患の悪化の背景にある生活上の課題の状況を確認したうえで，解決に資する社会資源について情報提供するなどの援助を行い，かかりつけ医への定期的な受診や定期的な服薬など継続して精神疾患の治療を受けるための指導や助言を行ったときに算定できる。

支援の中心は精神科医であるが，精神科医のみで十分な支援を行うことは現実ではむずかしいことも多い。看護師，作業療法士，臨床心理技術者，社会福祉士といったスタッフの支援も重要な役割をもつ。このため，週１回以上精神科医の診察を行ったうえであれば，これらスタッフが指導を行う場合についても算定できる。指導を行う精神科医やスタッフは適切な研修を受講している必要がある。

《保険請求》

①精神科医または精神科医の指示を受けた看護師，作業療法士，精神保健福祉士等が，自殺企図や精神状態悪化の背景にある生活上の課題の状況を確認し，解決に資する情報提供をする等の援助を行い，継続して精神疾患の治療を受けるための指導や助言を行った場合に算定する。

②入院中の患者には，入院日から起算して６月以内の期間に週１回に限り算定する。精神科医の指示を受けた看護師等が指導等を行う場合は，あらかじめ精神科医が週に１回以上診察している必要がある。

③「２」は，精神科医または精神科医の指示を受けた看護師等が，電話等で継続的な指導等を行った場合に退院後24週を限度として，週１回に限り算定する。

レセプト摘要欄　（入院中の患者以外／電話等で指導等を行った月と算定する月が異なる場合）当該指導等を行った年月日を記載する

適応疾患　▶自殺企図・自傷等により入院した精神疾患の患者〔統合失調症，躁うつ病，神経症，中毒性精神障害（アルコール依存症など），心因反応，適応障害，児童・思春期精神疾患（神経性食欲不振症，思春期うつ病，思春期情緒障害など），パーソナリティ障害，アルツハイマー病，てんかん，睡眠障害など〕

I003　標準型精神分析療法〔１回につき〕

390点

標準型精神分析療法とは，口述による自由連想法を用いて，抵抗，転移，幼児体験などの分析を行い，解釈を加えることで患者自身の洞察に導く治療法である。薬物療法の広まりに伴い，その重要性はやや薄れてきたかのようにも思われるが，患者によっては有用な治療法である。

19世紀のフロイトにはじまり，その後様々な治療者に引き継がれて発展してきた。その過程で，人間の精神構造への解釈の違いから様々な学派に分裂し，治療技法も様々なものへと分かれてきた。このため，ここで治療法を詳述することは不可能である。本項目の最初に述べたことをもってまとめるほかない。

すべての精神疾患が対象となる治療法ではなく，主に神経症圏の患者を対象とする。患者本人の内面への洞察と解釈を深く行っていくため，侵襲的な面をもつ。このため，一部の患者には禁忌である。また，治療者の解釈が大きな意味をもつため，治療の成否には治療者の能力が大きく影響する。このため，治療者が習熟している必要がある。

《保険請求》

①月６回を標準として算定する。

②精神科を標榜する保険医療機関以外の保険医療機関でも算定できる。

③口述でなく筆記による自由連想法的手法で行う精神分析療法は，入院患者はI001入院精神療法，外来患者はI002通院・在宅精神療法で算定する。

レセプト摘要欄　当該診療に要した時間を記載する

適応疾患　▶主に神経症など

I003-2　認知療法・認知行動療法〔1日につき〕

1	医師による場合	480点
2	医師及び看護師が共同して行う場合	350点

認知療法ないし認知行動療法は，アーロン・ベックにより始められた一種の精神療法である。

患者の周囲の状況についての解釈のパターン（これを認知と呼ぶ）が精神症状の背景にあると考え，この認知の修正を行うことで症状の改善と患者の社会適応の向上を図る，というのが認知療法の骨子である。現在までにうつ病への効果が明らかになっており，他の疾患への効果も報告されている。

《保険請求》

①一連の治療につき16回に限り算定する。

②I003-2認知療法・認知行動療法と同一日に行う他の精神科専門療法は，別に算定できない。

③「１」および「２」は一連の治療において同一の点数を算定する。ただし，「２」の要件を満たす場合のうち，医師と看護師が同席して30分以上の面接を行った日に限り，「１」の点数を算定できる。

レセプト摘要欄　初回の算定年月日及び一連の治療における算定回数の合計を記載する
当該診療に要した時間を記載する

適応疾患　▶うつ病等の気分障害 ▶強迫性障害 ▶社交不安障害 ▶パニック障害 ▶心的外傷後ストレス障害 ▶神経性過食症

I004　心身医学療法〔1回につき〕

1	入院中の患者	150点
2	入院中の患者以外の患者	
イ	初診時	110点
ロ	再診時	80点
注5	20歳未満加算	100分の200

心身症とは身体疾患のなかで，その発症や経過に心理・社会的因子が密接に関与し，器質的ないし機能的障害が認められる病態をいう。心身医学療法とは，心身症の患者に対し，身体疾患と患者の抱える不安や葛藤，あるいは社会的・環境的ストレスとの関連を明らかにするとともに，患者に対して心理的な影響を与えて，抱えている不安を軽減させたり，ストレスを取り除くことができるよう環境を整えるなどの配慮することで，身体症状の改善または疾患からの回復を図る治療法をいう。心身医学療法には，自立訓練法，カウンセリング，行動療法，催眠療法，バイオフィードバック療法，交流分析，ゲシュタルト療法，生体エネルギー療法，森田療法，絶食療法，一般心理療法および簡便型精神分析療法が含まれる。

《保険請求》

①心身医学療法は，精神科を標榜する医療機関以外の医療機関においても算定できるが，当該療法に習熟した医師によって行われた場合のみ算定する。

②初診時には診療時間が30分を超えた場合に限り算定できる。この場合の診療時間とは，医師自らが患者に対して行う問診，理学的所見および当該心身医学療法に要する時間をいう。

③当療法を行った場合はその要点を診療録に記載する。

④入院中の患者については，入院の日から起算して４週間以内の期間に行われる場合は週２回を，４週間を超える期間に行われる場合は週１回を，それぞれ限度として算定する。

⑤入院中の患者以外の患者については，初診日から起算して４週間以内の期間に行われる場合は週２回を，４週間を超える期間に行われる場合は週１回を，それぞれ限度として算定する。

⑥20歳未満の患者に対して当該療法を行った場合は，心身医学療法に習熟した医師が，必要に応じて児童相談所等との連携や保護者等に対する指導を行ったうえで，100分の200に相当する点数を加算する。

⑦I001入院精神療法，I002通院・在宅精神療法またはI003標準型精神分析療法を算定している患者には，I004心身医学療法は算定できない。

レセプト摘要欄　傷病名欄において，心身症による当該身体的傷病の傷病名の次に「(心身症)」と記載する。例「胃潰瘍（心身症)」
（初診の日に心身医学療法を算定した場合）診療に要した時間を記載する

適応疾患　▶心身症

I005　入院集団精神療法〔1日につき〕　100点

入院集団精神療法とは，入院中の患者に対して，集団内で言葉によるやりとりや劇の形態を用いることで，自己表現，感情の表出を行い，自分が他人に受け入れられたり役に立っていると感じたり，悩みを他人と共有することができる――といった集団内の対人相互作用を通じて，対人場面での不安や葛藤の除去，患者自身の精神症状，問題行動に関する自己洞察の深化，対人関係技術の習得などの効果をもたらし，病状の改善を図る治療法をいう。入院時は通院時よりもより集中的に時間をかけて治療を行える。

《保険請求》

①入院集団精神療法は，精神科標榜医療機関において，精神科を担当する医師および１人以上の精神保健福祉士または公認心理師などにより構成される２人以上の従事者で行った場合に限り算定する。

②1回に15人を限度とし，1日につき1時間以上実施した場合に，入院の日から起算して6カ月を限度として週2回に限り算定する。
③I005入院集団精神療法と同一日に行う他の精神科専門療法は，別に算定できない。

適応疾患　▶ICD-10のF00〜F99に該当する疾患〔統合失調症，躁うつ病，神経症，中毒性精神障害（アルコール依存症など），心因反応，適応障害，児童・思春期精神疾患（神経性食欲不振症，思春期うつ病，思春期情緒障害など），パーソナリティ障害など〕▶アルツハイマー病 ▶てんかん ▶睡眠障害

I 006　通院集団精神療法〔1日につき〕　270点

通院集団精神療法とは，通院中の患者に対して，集団内で言葉によるやりとりや劇の形態を用いることで，自己表現，感情の表出を行い，自分が他人に受け入れられたり役に立っていると感じたり，悩みを他人と共有することができる――といった集団内の対人相互作用を通じて，対人場面での不安や葛藤の除去，患者自身の精神症状，問題行動に関する自己洞察の深化，対人関係技術の習得などの効果もたらし，病状の改善を図る治療法をいう。

《保険請求》

①通院集団精神療法は，精神科標榜医療機関において，精神科を担当する医師および1人以上の精神保健福祉士または公認心理師等により構成される2人以上の従事者で行った場合に限り算定する。
②1回に10人に限り，1日につき1時間以上実施した場合に，開始日から起算して6カ月に限り週2回を限度として算定する。
③I006通院集団精神療法と同一日に行う他の精神科専門療法は，別に算定できない。

適応疾患　▶ICD-10のF00〜F99に該当する疾患〔統合失調症，躁うつ病，神経症，中毒性精神障害（アルコール依存症など），心因反応，適応障害，児童・思春期精神疾患（神経性食欲不振症，思春期うつ病，思春期情緒障害など），パーソナリティ障害など〕▶アルツハイマー病 ▶てんかん ▶睡眠障害

I 006-2　依存症集団療法〔1回につき〕

1	薬物依存症の場合	340点
2	ギャンブル依存症の場合	300点
3	アルコール依存症の場合	300点

薬物依存症とは，快感や高揚感などを伴う精神作用を及ぼす物資の摂取を繰り返した結果，それらの刺激を求める強烈な欲求が生じ，その刺激を求める行動が抑えがたいものとなり，刺激がないと不快な精神的，身体的症状を生じる状態のことをいう。

依存症集団療法は，薬物依存症等の患者に対して，認知行動療法の手法を集団形式で行い，認知の偏り，否定的な考え方の修正，対人，社会的スキルの向上，物質依存についての心理教育，物質の摂取に代わる快適な活動の促進，リラクゼーション訓練などを行う治療法をいう。

《保険請求》

「1」薬物依存症の場合

①入院中の患者以外の薬物依存症の患者について，精神科医または精神科医の指示を受けた看護師，作業療法士，精神保健福祉士もしくは公認心理師で構成される2人以上の者が認知行動療法の手法を用いて，薬物の使用を患者自らコントロールする手法等を習得するための指導を行った場合に算定する。
②1回に20人に限り90分以上実施した場合に算定する。
③「薬物依存症に対する認知行動療法プログラムの開発と効果に関する研究」の研究班が作成した，物質使用障害治療プログラムに沿って行う。
④施設基準に適合しているものとして届け出た医療機関において，薬物依存症の患者であって，入院中の患者以外のものに対して，集団療法を実施した場合に，治療開始日から起算して6月を限度とし，週1回に限り算定する。精神科の医師が特に必要性を認め6月を超えて実施した場合は，治療開始日から起算して2年を限度として，さらに週1回かつ計24回に限り算定できる。

「2」ギャンブル依存症の場合

①入院中の患者以外の患者であって，ギャンブルに対する依存の状態にあるものについて，精神科医または精神科医の指示を受けた看護師，作業療法士，精神保健福祉士もしくは公認心理師で構成される2人以上の者が，認知行動療法の手法を用いて，ギャンブルの実施を患者自らコントロールする手法等の習得を図るための指導を行う。
②1回に10人に限り，60分以上実施する。
③「ギャンブル障害の疫学調査，生物学的評価，医療・福祉・社会的支援のありかたについての研究」の研究班が作成した「ギャンブル障害の標準的治療プログラム」に沿って行う。
④施設基準に適合しているものとして届け出た医療機関において，ギャンブル依存症の患者であって，入院中の患者以外のものに対して，集団療法を実施した場合に，治療開始日から起算して3月を限度として，2週間に1回に限り算定する。

「3」アルコール依存症の場合

①入院中の患者以外の患者であって，アルコールに対する依存の状態にあるものについて，精神科医または精神科医の指示を受けた看護師，作業療法士，精神保健福祉士もしくは公認心理士で構成される2人以上の者が認知行動療法の手法を用いて，アルコールの使用を患者自らコントロールする手法等の習得を図るための指導を行う。
②1回に10人に限り，60分以上実施する。
③治療プログラムはアルコール依存症の治療に関する動機付け面接及び認知行動療法の考え方に基づくプログラムである。
④当該指導を行う精神保健福祉士または公認心理師は，国または医療関係団体が主催する研修を修了している者。
⑤施設基準に適合しているものとして届け出た医療機関において，アルコール依存症の患者であって，入院中の患者以外のものに対して，集団療法を実施した場合に，週1回かつ計10回に限り算定する。

「1」「2」「3」共通

①当該療法実施後に，精神科医および精神科医の指示を受けて実施した従事者が，個別の患者の理解度や精神状態等を評価し，要点を診療録等に記載する。
②依存症集団療法と同一日に行う他の精神科専門療法は，所定点数に含まれる。

レセプト摘要欄　治療開始年月日を記載する

適応疾患　「1」▶薬物依存症
「2」▶ギャンブル依存症
「3」▶アルコール依存症

I 007　精神科作業療法〔1日につき〕　220点

精神科作業療法とは，精神障害者に対し，生体運動機能，精神機能などの医学的評価をもとに，手芸，絵画，陶芸やレクリエーションといった作業活動を行わせ，患者自身が主体的な体験をすることで，その心身の機能の障害を軽減して病状の再発を防ぎ，主体的な生活と社会参加が行えるように援助することをいう。

その際，個々の精神障害特有の心の動きを理解した精神的サポート，生活様式の工夫，適応的な生活技能の習得，環境の調整といった包括的・総合的な支援を行うことが特徴である。

《保険請求》

①精神科作業療法は，施設基準に適合しているものとして届け出た医療機関で行われた場合に算定する。
②実施時間は患者１人１日２時間を基準とする。
③１人の作業療法士が当該療法を実施した場合に算定する。この場合の１日当たりの取扱い患者数は，おおむね25人を１単位として，１人の作業療法士の取扱い患者数は１日２単位50人以内を標準とする。

適応疾患　▶精神疾患（ICD-10のF00～F99に該当する疾患，アルツハイマー病，てんかん，睡眠障害）

I 008　入院生活技能訓練療法

1　入院の日から起算して６月以内の期間に行った場合	100点
2　入院の日から起算して６月を超えた期間に行った場合	75点

生活技能訓練療法は，social skills training（SST）と呼ばれ，アメリカで発展してきた認知行動療法の１つに位置づけられる治療法である。わが国でもその効果が認められ，1994年４月の改定で入院生活技能訓練療法として保険診療に組み込まれた。

生活技能訓練療法は，入院中の精神疾患患者の急性期症状が落ち着いたあと，行動療法の理論に裏づけられた一定の治療計画に基づき，観察学習，ロールプレイなどの手法により，服薬習慣，再発徴候への対処技能，着衣や金銭管理などの基本生活技能，対人関係保持能力，作業能力などの獲得をもたらすことで，病状の改善と社会生活機能の回復を図る治療法である。

《保険請求》

①精神科標榜医療機関において，経験のある２人以上の従事者（看護師，准看護師または作業療法士のいずれか１人と，精神保健福祉士，公認心理師または看護補助者のいずれか１人）により構成される合計２人以上の従事者が行った場合に限り算定できる。
②従事者のうち看護補助者は専門機関などによる生活技能訓練，生活療法または作業療法に関する研修を修了したものでなければならない。
③患者１人当たり１日１時間以上実施した場合に週１回に限り算定でき，１回の算定人数は15人に限る。
④I008入院生活技能訓練療法と同一日に行う他の精神科専門療法は，別に算定できない。
⑤当該療法に要する消耗材料等については，当該保険医療機関の負担とする。

適応疾患　▶精神疾患（ICD-10のF00～F99に該当する疾患，てんかん）（入院中の精神疾患患者。ただし精神症状の安定しない急性期の精神疾患患者は対象とならない）

I 008-2　精神科ショート・ケア〔1日につき〕

1　小規模なもの	275点
2　大規模なもの	330点
注4　早期加算	20点
注5　退院を予定している患者（I011精神科退院指導料を算定したものに限る）に精神科ショート・ケアを行った場合	100分の50
注7　疾患別等専門プログラム加算	200点

精神科ショート・ケア（I008-2），精神科デイ・ケア（I009），精神科ナイト・ケア（I010），精神科デイ・ナイト・ケア（I010-2）は，在宅の精神障害者に対して，それぞれ通院（通所）形式の治療プログラムを実施した場合に算定するが，時間帯・実施時間が異なる。

精神科ショート・ケアは１日３時間を標準としているため，短時間での参加が可能である。

精神科ショート・ケアは，在宅の精神障害者に対して，通常の外来治療では提供できない医学的・心理社会的治療を包括的に実践する，通院（通所）形式の治療プログラムである。精神障害者の社会生活機能の回復を目的として，個々の患者に応じたプログラムに従ってグループごとに治療するもので，再発防止，対人関係の改善，生活リズムの獲得，地域生活の支援，憩い，就労・就学への準備などの機能を有するような活動が展開される場となっている。

精神科ショート・ケアは，精神症状によって生じた家庭生活や社会生活を送るうえでの重要な機能の障害，能力の低下やハンディキャップを回復するための生活療法である。残存する障害のない健康な機能を働かせ，障害された機能の改善・回復を図る精神科領域におけるリハビリテーションであって，とくに統合失調症患者に重要な治療として発達してきた。

今日では精神障害により社会的機能の障害されたすべての患者が対象となる。統合失調症患者以外でも，自閉症スペクトラム障害，摂食障害，アルコール依存症などの患者を対象にしたものや，児童・思春期など特定の年齢層を対象にしたショート・ケアなどが，それぞれの障害の特異性を配慮したプログラムを組み，発展してきている。一般的なプログラムとしては，料理，ゲーム，スポーツ，公共機関を使っての外出や買い物，イベント見学，施設利用，陶芸やビーズなどの手工芸や書道などの芸術活動，SST（生活技能訓練），疾患についての勉強会などが組み込まれ，ミーティングなどを行って患者が主体的にショート・ケアに参加するよう工夫されている。

《保険請求》
①精神科医師および看護師などの専従する従事者が適切に配置され，患者数が従事者の数に対し適切なものおよびショート・ケアを行うにつき十分な専用施設を有していることなどが施設基準となっている。
②治療上の必要がある場合には，病棟や屋外など，専用施設以外において実施することも可能である。
③「大規模なもの」については，多職種が共同して疾患等に応じた診療計画を作成した場合に算定する。
④当該療法を最初に算定した日から起算して1年以内は，早期加算として20点を加算する。
⑤当該療法の最初の算定日から1年を超えて行う場合は，週5日を限度として算定する。
⑥当該保険医療機関で退院を予定している患者（I011精神科退院指導料を算定したものに限る）に精神科ショート・ケアを行った場合には，入院中1回に限り，所定点数の100分の50を算定する。
⑦疾患別等専門プログラム加算は，治療開始日から起算して5月を限度として，週1回に限り200点を所定点数に加算する。ただし，精神科の医師が特に必要性を認めた場合は，治療開始日から起算して2年を限度として，さらに週1回かつ計20回に限り算定できる。
⑧精神科ショート・ケアを算定した場合は，I009精神科デイ・ケア，I010精神科ナイト・ケア，I010-2精神科デイ・ナイト・ケア，I015重度認知症患者デイ・ケア料および他の精神科専門療法は算定できない。
⑨当該療法に要する消耗材料等については，当該保険医療機関の負担とする。

レセプト摘要欄 精神科ショート・ケア，精神科デイ・ケア，精神科ナイト・ケア又は精神科デイ・ナイト・ケアのうち最初に算定した年月日を記載する。なお，最初に算定した日から3年を経過している場合は省略して差し支えないが，精神疾患により，通算して1年以上の入院歴を有する患者であって，精神科デイ・ケア，精神科ナイト・ケア又は精神科デイ・ナイト・ケアを週4日以上算定する場合は，通算の入院期間を記載する
（入院中の患者に精神科ショート・ケア又は精神科デイ・ケアを算定した場合）算定日を記載する
【早期加算】最初に当該療法を算定した年月日又は精神病床を退院した年月日を記載する
【疾患別等専門プログラム加算】治療開始年月日を記載する

適応疾患 ▶精神疾患（ICD-10のF00～F99に該当する疾患，てんかん）（在宅の精神疾患患者。思春期，老年期，アルコール依存症，摂食障害など対象を絞ったものもある）
疾患別等専門プログラム加算 ▶自閉症スペクトラム及びその近縁の発達障害 ▶薬物依存症 ▶病的賭博

I009 精神科デイ・ケア〔1日につき〕

1	小規模なもの	590点
2	大規模なもの	700点
注4	最初の算定日から3年を超えて週4回以上算定する場合	100分の90
注5	早期加算	50点
注6	退院を予定している患者（I011精神科退院指導料を算定したものに限る）に，精神科デイ・ケアを行った場合	100分の50

精神科デイ・ケアは，在宅の精神障害者に対して，通常の外来治療では提供できない医学的・心理社会的治療を包括的に実践する，通院（通所）形式の治療プログラムである。精神障害者の社会生活機能の回復を目的として，個々の患者に応じたプログラムに従ってグループごとに治療するもので，再発防止，対人関係の改善，生活リズムの獲得，地域生活の支援，憩い，就労・就学への準備などの機能を有するような活動が展開される場となっている。

精神科デイ・ケアは，精神症状によって生じた家庭生活や社会生活を送るうえでの重要な機能の障害，能力の低下やハンディキャップを回復するための生活療法である。残存する障害のない健康な機能を働かせ，障害された機能の改善・回復を図る，精神科領域におけるリハビリテーションであって，とくに統合失調症患者に重要な治療として発達してきた経緯がある。

今日では精神障害により社会的機能の障害されたすべての患者が対象となる。統合失調症患者以外でも，自閉症スペクトラム障害，摂食障害，アルコール依存症などの患者を対象にしたものや，児童・思春期など特定の年齢層を対象にしたデイ・ケアなどが，それぞれの障害の特異性を配慮したプログラムを組み，発展してきている。一般的なプログラムとしては，料理，ゲーム，スポーツ，公共機関を使っての外出や買い物，イベント見学，施設利用，陶芸やビーズなどの手工芸や書道などの芸術活動，SST（生活技能訓練），疾患についての勉強会などが組み込まれ，ミーティングなどを行って患者が主体的にデイ・ケアに参加するよう工夫されている。

《保険請求》
①実施される内容の種類にかかわらず，その実施時間は患者1人当たり1日6時間を標準とする。
②精神科医師および看護師などの専従する従事者が適切に配置され，患者数が従事者の数に対し適切なものおよびデイ・ケアを行うにつき十分な専用施設を有していることなどが施設基準となっている。
③治療上の必要がある場合には，病棟や屋外など，専用施設以外において実施することも可能である。
④「大規模なもの」については，多職種が共同して疾患等に応じた診療計画を作成した場合に算定する。
⑤当該療法を最初に算定した日から起算して1年以内は，早期加算として，50点を加算する。
⑥当該療法の最初の算定日から1年を超えて行う場合は，週5日を限度として算定する。
⑦最初の算定日から3年を超えて週4回以上算定する場合は，1年以上の入院歴を有する患者を除き，所定点数の100分の90を算定する。

⑧当該保険医療機関で退院を予定している患者（I011精神科退院指導料を算定したものに限る）に，精神科デイ・ケアを行った場合には，入院中１回に限り，所定点数の100分の50を算定する。
⑨精神科デイ・ケアを算定した場合は，I008-2精神科ショート・ケア，I010精神科ナイト・ケア，I010-2精神科デイ・ナイト・ケア，I015重度認知症患者デイ・ケア料および他の精神科専門療法は算定できない。
⑩当該療法に要する消耗材料等については，当該保険医療機関の負担とする。

レセプト摘要欄 精神科ショート・ケア，精神科デイ・ケア，精神科ナイト・ケア又は精神科デイ・ナイト・ケアのうち最初に算定した年月日を記載する。なお，最初に算定した日から３年を経過している場合は省略して差し支えないが，精神疾患により，通算して１年以上の入院歴を有する患者であって，精神科デイ・ケア，精神科ナイト・ケア又は精神科デイ・ナイト・ケアを週４日以上算定する場合は，通算の入院期間を記載する
【入院中の患者に精神科ショート・ケア又は精神科デイ・ケアを算定した場合】算定日を記載する
【早期加算】最初に当該療法を算定した年月日又は精神病床を退院した年月日を記載する

適応疾患 ▶精神疾患（ICD-10のF00～F99に該当する疾患，てんかん）（在宅の精神疾患患者。思春期，老年期，アルコール依存症，摂食障害など対象を絞ったものもある）

I010 精神科ナイト・ケア〔1日につき〕 540点

注3	最初の算定日から３年を超えて週４回以上算定する場合	100分の90
注4	早期加算	50点

精神科ナイト・ケアは精神科デイ・ケア（I009）同様，精神障害のために社会的機能を障害されている患者の生活療法であり，リハビリテーションの場であるが，実施時間帯が異なるものである。

夕方から夜間に実施されるため，入眠前の時間帯ということで，デイ・ケアと比較すると，そのプログラムも入浴や食事，その準備と片づけ，卓上ゲーム，ビデオ鑑賞など，憩いやくつろぎなどを得るものが中心となると考えられる。

《保険請求》
①実施時間は午後４時以降とし，実施内容の種類にかかわらず，患者１人当たり１日４時間を標準とする。
②施設基準は，精神科医師および専従する従事者が適切に配置され，患者数が従事者の数に対し適切なものであること（例えば従事者３人に対して１日の患者20人を限度とする），およびナイト・ケアを行うにつき十分な専用施設（内法による測定で40㎡以上かつ患者１人当たりの面積3.3㎡を標準とする）を有していることなどとなっている。
③治療上の必要がある場合には，病棟や屋外など，専用施設以外において実施することも可能である。
④当該療法を最初に算定した日から起算して１年以内は，早期加算として，50点を加算する。
⑤当該療法の最初の算定日から１年を超えて行う場合は，週５日を限度として算定する。
⑥最初の算定日から３年を超えて週４回以上算定する場合は，１年以上の入院歴を有する患者を除き，所定点数の100分の90を算定する。
⑦精神科ナイト・ケアを算定した場合は，I008-2精神科ショート・ケア，I009精神科デイ・ケア，I010-2精神科デイ・ナイト・ケア，I015重度認知症患者デイ・ケア料および他の精神科専門療法は算定できない。
⑧当該療法に要する消耗材料等については，当該保険医療機関の負担とする。

レセプト摘要欄 精神科ショート・ケア，精神科デイ・ケア，精神科ナイト・ケア又は精神科デイ・ナイト・ケアのうち最初に算定した年月日を記載する。なお，最初に算定した日から３年を経過している場合は省略して差し支えないが，精神疾患により，通算して１年以上の入院歴を有する患者であって，精神科デイ・ケア，精神科ナイト・ケア又は精神科デイ・ナイト・ケアを週４日以上算定する場合は，通算の入院期間を記載する
（入院中の患者に精神科ショート・ケア又は精神科デイ・ケアを算定した場合）算定日を記載する
【早期加算】最初に当該療法を算定した年月日又は精神病床を退院した年月日を記載する

適応疾患 ▶精神疾患（ICD-10のF00～F99に該当する疾患，てんかん）（在宅の精神疾患患者。思春期，老年期，アルコール依存症，摂食障害など対象を絞ったものもある）

I010-2 精神科デイ・ナイト・ケア〔1日につき〕 1,000点

注3	最初の算定日から３年を超えて週４回以上算定する場合	100分の90
注4	早期加算	50点
注5	疾患別等診療計画加算	40点

精神科デイ・ナイト・ケアは精神科デイ・ケア（I009）と精神科ナイト・ケア（I010）を通して提供するものであり，通院精神医療では最も長時間の生活療法，リハビリテーションの場となる。

《保険請求》
①実施内容の種類にかかわらず，患者１人当たり１日10時間を標準とする。
②施設基準は精神科医師および専従する従事者が適切に配置され，患者数が従事者の数に対し適切なものであること（例えば従事者３人に対して１日の患者30人を限度とする）およびデイ・ナイト・ケアを行うにつき十分な専用施設（内法による測定で40㎡以上かつ患者１人当たりの面積は内法による測定で3.3㎡を標準とする）を有していることなどとなっている。
③治療上の必要がある場合には，病棟や屋外など，専用施設以外において実施することも可能。
④最初に算定した日から起算して１年以内の期間に行う場合には，早期加算として50点を加算する。
⑤当該療法の最初の算定日から起算して１年を超えて行われる場合は，週５日を限度として算定する。
⑥最初の算定日から３年を超えて週４回以上算定する場合は，１年以上の入院歴を有する患者を除き，所定点数の100分の90を算定する。

⑦当該療法について，疾患等に応じた診療計画を作成して行った場合は，疾患別等診療計画加算として40点を加算する。
⑧精神科デイ・ナイト・ケアを算定した場合は，I008-2精神科ショート・ケア，I009精神科デイ・ケア，I010精神科ナイト・ケア，I015重度認知症患者デイ・ケア料は算定できない。
⑨当該療法に要する消耗材料等については，当該保険医療機関の負担とする。

レセプト摘要欄 精神科ショート・ケア，精神科デイ・ケア，精神科ナイト・ケア又は精神科デイ・ナイト・ケアのうち最初に算定した年月日を記載する。なお，最初に算定した日から3年を経過している場合は省略して差し支えないが，精神疾患により，通算して1年以上の入院歴を有する患者であって，精神科デイ・ケア，精神科ナイト・ケア又は精神科デイ・ナイト・ケアを週4日以上算定する場合は，通算の入院期間を記載する
（入院中の患者に精神科ショート・ケア又は精神科デイ・ケアを算定した場合）算定日を記載する
【早期加算】最初に当該療法を算定した年月日又は精神病床を退院した年月日を記載する

適応疾患 ▸精神疾患（ICD-10のF00〜F99に該当する疾患，てんかん）（在宅の精神疾患患者。思春期，老年期，アルコール依存症，摂食障害など対象を絞ったものもある）

I 011 精神科退院指導料 320点
注2 精神科地域移行支援加算 200点

精神科退院指導料は，精神科を標榜する保険医療機関に入院している精神障害者またはその家族等（退院後の看護者）に，退院後の治療計画（外来への通院，作業所への通所等），退院後の療養上の留意点（規則正しい服薬，規則正しい生活等），退院後に必要となる保健医療サービスまたは福祉サービス（社会復帰施設，作業所，グループホーム，ホームヘルプ，訪問指導）等に関する計画を文書化し，医師が説明を行った場合に，1カ月を超える入院につき1回に限り算定する。

《保険請求》
①他の医療機関へ転院し，入院する場合や死亡退院の場合は算定できない。
②入院期間が1年を超える精神障害者である患者またはその家族等に対して，精神科の医師，看護師等が共同して，退院後に必要な保健医療サービスまたは福祉サービス等に関する計画を策定し必要な指導を行った場合，精神科地域移行支援加算として，退院時に1回に限り200点を加算する。

適応疾患 ▸精神疾患（ICD-10のF00〜F99に該当する疾患，アルツハイマー病，てんかん，睡眠障害）

I 011-2 精神科退院前訪問指導料 380点
注2 共同訪問指導加算 320点

精神障害者が精神科を標榜する保険医療機関から退院するのに先立ち，退院後の患者が過ごす予定である患家や社会復帰施設を訪れ，退院後の療養上必要な指導や，在宅療養に向けた調整を行った場合に算定する。患者が規則的に医療機関や作業所に通院または通所できるように家族に配慮してもらうこと，家庭内で患者が能力に見合った役割をもつことなどを患者の病状，生活環境，家族関係などを考慮して行う。

《保険請求》
①医師のみならず医師の指示を受けた保険医療機関の保健師，看護師，作業療法士または精神保健福祉士が行った場合にも算定できる。
②指導の対象が患者またはその家族であるかを問わず，1回の入院につき3回（入院期間が6カ月を超えると見込まれる場合は6回）に限り指導の実施日にかかわらず退院日に算定する。
③患者の社会復帰に向けた調整を行うにあたり，複数の職種（例えば看護師と精神保健福祉士など）が共同して訪問指導を行った場合は，320点を加算する。
④退院して患家に復帰または精神障害者施設に入所する場合が算定の対象であり，医師または看護師，作業療法士，精神保健福祉士が配置されている施設に入所予定の場合は算定の対象とならない。
⑤指導に要した交通費は患家の負担となる。
⑥B007退院前訪問指導料を算定した場合は，精神科退院前訪問指導料は算定できない。

レセプト摘要欄 （2回以上算定した場合）各々の訪問指導年月日を記載する

適応疾患 ▸精神疾患（ICD-10のF00〜F99に該当する疾患，アルツハイマー病，てんかん，睡眠障害）

I012　精神科訪問看護・指導料

1　精神科訪問看護・指導料（Ⅰ）
イ　保健師又は看護師による場合
(1)　週３日目まで　30分以上の場合　580点
(2)　週３日目まで　30分未満の場合　445点
(3)　週４日目以降　30分以上の場合　680点
(4)　週４日目以降　30分未満の場合　530点
ロ　准看護師による場合
(1)　週３日目まで　30分以上の場合　530点
(2)　週３日目まで　30分未満の場合　405点
(3)　週４日目以降　30分以上の場合　630点
(4)　週４日目以降　30分未満の場合　490点
ハ　作業療法士による場合
(1)　週３日目まで　30分以上の場合　580点
(2)　週３日目まで　30分未満の場合　445点
(3)　週４日目以降　30分以上の場合　680点
(4)　週４日目以降　30分未満の場合　530点
ニ　精神保健福祉士による場合
(1)　週３日目まで　30分以上の場合　580点
(2)　週３日目まで　30分未満の場合　445点
(3)　週４日目以降　30分以上の場合　680点
(4)　週４日目以降　30分未満の場合　530点
3　精神科訪問看護・指導料（Ⅲ）
イ　保健師又は看護師による場合
(1)　同一日に２人
①　週３日目まで　30分以上の場合　580点
②　週３日目まで　30分未満の場合　445点
③　週４日目以降　30分以上の場合　680点
④　週４日目以降　30分未満の場合　530点
(2)　同一日に３人以上
①　週３日目まで　30分以上の場合　293点
②　週３日目まで　30分未満の場合　225点
③　週４日目以降　30分以上の場合　343点
④　週４日目以降　30分未満の場合　268点
ロ　准看護師による場合
(1)　同一日に２人
①　週３日目まで　30分以上の場合　530点
②　週３日目まで　30分未満の場合　405点
③　週４日目以降　30分以上の場合　630点
④　週４日目以降　30分未満の場合　490点
(2)　同一日に３人以上
①　週３日目まで　30分以上の場合　268点
②　週３日目まで　30分未満の場合　205点
③　週４日目以降　30分以上の場合　318点
④　週４日目以降　30分未満の場合　248点
ハ　作業療法士による場合
(1)　同一日に２人
①　週３日目まで　30分以上の場合　580点
②　週３日目まで　30分未満の場合　445点
③　週４日目以降　30分以上の場合　680点
④　週４日目以降　30分未満の場合　530点
(2)　同一日に３人以上
①　週３日目まで　30分以上の場合　293点
②　週３日目まで　30分未満の場合　225点
③　週４日目以降　30分以上の場合　343点
④　週４日目以降　30分未満の場合　268点
ニ　精神保健福祉士による場合
(1)　同一日に２人
①　週３日目まで　30分以上の場合　580点
②　週３日目まで　30分未満の場合　445点
③　週４日目以降　30分以上の場合　680点
④　週４日目以降　30分未満の場合　530点
(2)　同一日に３人以上
①　週３日目まで　30分以上の場合　293点
②　週３日目まで　30分未満の場合　225点
③　週４日目以降　30分以上の場合　343点
④　週４日目以降　30分未満の場合　268点
注４イ(1)　複数名精神科訪問看護・指導加算（１日に１回の場合）
①　同一建物内１人又は２人　450点
②　同一建物内３人以上　400点
注４イ(2)　複数名精神科訪問看護・指導加算（１日に２回の場合）
①　同一建物内１人又は２人　900点
②　同一建物内３人以上　810点
注４イ(3)　複数名精神科訪問看護・指導加算（１日に３回以上の場合）
①　同一建物内１人又は２人　1,450点
②　同一建物内３人以上　1,300点
注４ロ(1)　複数名精神科訪問看護・指導加算（１日に１回の場合）
①　同一建物内１人又は２人　380点
②　同一建物内３人以上　340点
注４ロ(2)　複数名精神科訪問看護・指導加算（１日に２回の場合）
①　同一建物内１人又は２人　760点
②　同一建物内３人以上　680点
注４ロ(3)　複数名精神科訪問看護・指導加算（１日に３回以上の場合）
①　同一建物内１人又は２人　1,240点
②　同一建物内３人以上　1,120点
注４ハ　複数名精神科訪問看護・指導加算
(1)　同一建物内１人又は２人　300点
(2)　同一建物内３人以上　270点
注５　長時間精神科訪問看護・指導加算　520点
注６　夜間・早朝訪問看護加算　210点
注６　深夜訪問看護加算　420点
注７イ　精神科緊急訪問看護加算（月14日目まで）新　265点
注７ロ　精神科緊急訪問看護加算（月15日目以降）新　200点
注10イ　精神科複数回訪問加算（１日に２回の場合）
(1)　同一建物内１人又は２人　450点
(2)　同一建物内３人以上　400点
注10ロ　精神科複数回訪問加算（１日に３回以上の場合）
(1)　同一建物内１人又は２人　800点
(2)　同一建物内３人以上　720点
注11　看護・介護職員連携強化加算　250点
注12　特別地域訪問看護加算　100分の50
注13　外来感染対策向上加算　6点
注13　発熱患者等対応加算 新　20点
注14　連携強化加算　3点
注15　サーベイランス強化加算　1点
注16　抗菌薬適正使用体制加算 新　5点
注17　訪問看護医療DX情報活用加算 新　5点

精神科訪問看護・指導料（Ⅰ）または（Ⅲ）は精神科を標榜する保険医療機関において，精神科を担当する医師の指示を受けた当該保険医療機関の保健師，看護師，准看護師，作業療法士または精神保健福祉士（以下保健師等）が精神疾患を有する外来患者またはその家族等の了解を得て患家を訪問し，個別に患者またはその家族に対して看護および社会復帰指導等を行

った場合に算定する。精神科訪問看護・指導料（Ⅰ）または（Ⅲ）の算定回数は週（日曜日から土曜日までの連続した７日間をいう）について計算する。C005在宅患者訪問看護・指導料およびC005-1-２同一建物居住者訪問看護・指導料（ともに３は除く）と合わせて，週３回（退院後３カ月以内は週５回）を算定する。

精神科訪問看護・指導料（Ⅲ）は精神科訪問看護・指導を受けようとする同一建物居住者に対して保健師等が訪問し，看護または療養上必要な指導を行った場合に算定する。

《保険請求》

①精神科訪問看護・指導料（Ⅰ）（Ⅲ）（30分未満）で，複数の看護師などまたは看護補助者が訪問して看護または療養上の指導を行った際は，複数名精神科訪問看護・指導加算を所定点数に加算する。これは，精神科を担当する医師が患者または家族などに同意を得て，指示を行った場合に算定する。保健師または看護師とともに同行する職種によって，また精神科訪問看護・指導料（Ⅲ）においては同一日に算定する患者の人数に応じて点数が異なる。この人数は，同一日にC005-1-２同一建物居住者訪問看護・指導料を算定する患者数とを合算したものとなる。

②長時間の訪問を要する者に対し，保険医療機関の看護師等が，長時間にわたる精神科訪問看護・指導を実施した場合には，長時間精神科訪問看護・指導加算として，週１日（別に厚生労働大臣が定める者については週３日）に限り，520点を加算する。

③夜間・早朝に精神科訪問看護・指導を行った場合は夜間・早朝訪問看護加算として210点を，深夜に行った場合は深夜訪問看護加算として420点を加算する。

④患者やその家族等の求めを受けた診療所・在宅療養支援病院の精神科医の指示により，保険医療機関の看護師等が緊急に精神科訪問看護・指導を実施した場合には，精神科緊急訪問看護加算として，１日につき月14日目まで265点，月15日目以降200点を加算する。

⑤I016精神科在宅患者支援管理料を算定する患者に対して，１日に２回または３回以上の精神訪問看護・指導を行った場合には，精神科複数回訪問加算を所定点数に加算する。訪問回数によって，また精神科訪問看護・指導料（Ⅲ）においては同一日に算定する患者の人数に応じて点数が異なる。

⑥看護師または准看護師が，介護職員等の「喀痰吸引等」に対して必要な支援を行った場合に，月１回看護・介護職員連携強化加算を算定する。

⑦過疎地域等で患家までの移動に１時間以上かかる場合に，特別地域訪問看護加算として所定点数の100分の50を加算する。

⑧組織的な感染防止対策につき施設基準（専任の院内感染管理者が配置されている等）に適合しているものとして届け出た医療機関（診療所に限る）では，外来感染対策向上加算として，月１回に限り６点を加算する。A000初診料の注11等，他の項目で規定される外来感染対策向上加算を算定した月は，別に算定できない。

⑨発熱患者等対応加算は，⑧を算定している場合で，発熱，呼吸器症状，発しん，消化器症状または神経症状その他感染症を疑わせるような症状を有する患者に適切な感染対策の下で精神科訪問看護・指導料を算定する場合に算定する。

⑩⑧を算定する医療機関が，感染症対策に関する医療機関間の連携体制につき施設基準に適合している（A234-2感染対策向上加算１の届出を行っている他の医療機関に定期的に院内の感染症発生状況等について報告している）として届け出ている場合は，連携強化加算として，月１回に限り３点をさらに所定点数に加算する。

⑪⑧を算定する医療機関が，感染防止対策に資する情報を提供する体制につき施設基準に適合している（地域や全国のサーベイランスに参加）として届け出ている場合は，サーベイランス強化加算として，月１回に限り１点を更に所定点数に加算する。

⑫抗菌薬適正使用体制加算は，⑧を算定する場合で，抗菌薬の使用状況のモニタリングが可能なサーベイランスに参加し，使用する抗菌薬のうちAccess抗菌薬に分類されるものの使用比率が60％以上またはサーベイランスに参加する診療所全体の上位30％以内の場合に算定する。

⑬訪問看護医療DX情報活用加算は，電子資格確認を行う体制を有し，患者の同意を得て，居宅同意取得型のオンライン資格確認等システムにより得られる患者の診療情報，薬剤情報や特定健診等情報を取得した上で計画的な管理を行うことを評価するもの。

レセプト摘要欄　（患者が服薬中断等により急性増悪した場合であって，医師が必要と認め指示し，当該急性増悪した日から７日以内の期間に算定した場合）**その医療上の必要性を記載する**

（急性増悪した患者について，さらに継続した訪問看護が必要と医師が判断し，急性増悪した日から１月以内の連続した７日間に算定した場合）**その医療上の必要性を記載する**

（退院後３月以内の期間において行われる場合で，週５回算定する場合）**退院年月日を記載する**

月の初日の訪問看護・指導時におけるGAF尺度により測定した値及び測定日を記載する。GAFの値については該当する範囲を選択して記載する

【夜間・早朝訪問看護加算，深夜訪問看護加算】**精神科訪問看護を実施した年月日及び時刻を記載する**

【看護・介護職員連携強化加算】**介護職員等と同行訪問した年月日を記載する**

【特別地域訪問看護加算】**患者の住所並びに通常の経路及び方法で訪問に要する時間（片道）を記載する**

【精神科緊急訪問看護加算】**加算を算定する理由を詳細に記載する。また，緊急の訪問看護を行った年月日を記載する**

適応疾患　▶精神疾患（ICD-10のF00〜F99に該当する疾患，アルツハイマー病，てんかん，睡眠障害）

I 012-2	**精神科訪問看護指示料**	**300点**
注２	精神科特別訪問看護指示加算	100点
注３	手順書加算	150点
注４	衛生材料等提供加算	80点

当該患者に対する診療を担う精神科医師が，診療に基づき指定訪問看護事業者からの指定訪問看護の必要

性を認め，患者またはその家族等の同意を得て訪問看護ステーションに対して，その旨を記載した精神科訪問看護指示書を交付した場合に患者１人につき月１回に限り算定する。

《保険請求》

①服薬中断等により急性増悪した場合，患者を診療する医療機関の精神科医が，一時的に頻回の指定訪問看護を行う必要を認め，患者またはその家族等の同意を得て訪問看護ステーションに精神科訪問看護指示書を交付した場合は，精神科特別訪問看護指示加算として，月１回に限り100点を加算する。

②患者を診療する医療機関の精神科医が，診療に基づき特定行為に係る管理の必要を認め看護師に手順書を交付した場合は，手順書加算として，患者１人につき６月に１回に限り，150点を加算する。交付にあたっては当該患者の同意を要する。特定行為は訪問看護において専門の管理を必要とするものに限り，交付される訪問看護ステーション等の看護師は指定された研修を修了した者に限る。

③精神科訪問看護指示料を算定した場合は，C007訪問看護指示料は算定できない。

④精神科訪問看護の指示は退院時に１回算定できるほか，在宅療養患者について月１回に限り算定できる。

⑤必要な衛生材料および保険医療材料を提供した場合，衛生材料等提供加算として，患者１人につき月１回に限り80点を加算する。

⑥C002在宅時医学総合管理料，C002-2施設入居時等医学総合管理料，C003在宅がん医療総合診療料，C005-2在宅患者訪問点滴注射管理指導料，在宅療養指導管理料（C100～C121）を算定した場合は，④の加算は当該管理料等に含まれ別に算定できない。

レセプト摘要欄　【精神科特別訪問看護指示加算】頻回の指定訪問看護を行う必要性を認めた理由を記載する

【手順書加算】前回算定年月日（初回である場合は初回である旨）を記載する

適応疾患　▶精神疾患（ICD-10のF00～F99に該当する疾患，アルツハイマー病，てんかん，睡眠障害）

I013　抗精神病特定薬剤治療指導管理料

1　持続性抗精神病注射薬剤治療指導管理料	
イ　入院中の患者	250点
ロ　入院中の患者以外の患者	250点
2　治療抵抗性統合失調症治療指導管理料	500点

「１」の持続性抗精神病注射薬剤治療指導管理料は，精神科を標榜する保険医療機関において，精神科を担当する医師が持続性抗精神病注射製剤を投与している統合失調症患者に対して計画的な治療管理を継続して行い，かつ当該薬剤の効果および副作用に関する説明を含め，療養上必要な指導を行った場合に算定する。

持続性抗精神病注射薬剤とはハロペリドールデカン酸エステル，フルフェナジンデカン酸エステル，リスペリドン，パリペリドンパルミチン酸エステル，アリピプラゾールをいう。

２の治療抵抗性統合失調症治療指導管理料は別に厚生労働大臣が定める施設基準に適合しているものとして地方厚生局長等に届け出た保険医療機関において，精神科を担当する医師が治療抵抗性統合失調症治療薬（クロザピン）を投与している治療抵抗性統合失調症患者に対して，計画的な医学管理を継続して行い，かつ，当該薬剤の効果および副作用等について患者に説明し，療養上必要な指導を行った場合に月１回に限り算定する。

《保険請求》

①「１」のイは，入院中の統合失調症患者が対象となる。当該薬剤の投与開始日の属する月およびその翌月にそれぞれ１回に限り，当該薬剤を投与したときに算定する。

②「１」のロは，入院中以外の統合失調症患者が対象となる。月１回に限り，当該薬剤を投与した日に算定する。

適応疾患　▶統合失調症

I014　医療保護入院等診療料　300点

措置入院，緊急措置入院，医療保護入院，応急入院による患者に対して精神保健指定医が薬物療法，精神療法，作業療法などについて治療計画を作成し，治療計画に基づき治療管理を行った場合，入院期間中１回に限り算定できる。

このような形態での入院の場合，精神症状が重篤であることが予測され，保護室への隔離や身体拘束を行わざるを得ない場合が多いが，医療保護入院等診療料を算定する病院は，隔離などの行動制限を最小化するための委員会において，入院医療について少なくとも月１回評価しなければならない。また，行動制限を行っている患者について，一覧性のある台帳を整備しなくてはならない。

レセプト摘要欄　患者の該当する入院形態として，措置入院，緊急措置入院，医療保護入院，応急入院の中から該当するものを選択して記載する

適応疾患　▶措置入院 ▶緊急措置入院 ▶医療保護入院 ▶応急入院に係る精神障害

I015　重度認知症患者デイ・ケア料〔１日につき〕　1,040点

注２　早期加算	50点
注３　夜間ケア加算	100点

精神症状および行動異常が著しい外来認知症患者の精神症状の改善および生活機能の回復を目的とし，患者１人当たり１日６時間以上行った場合に算定できる。

重度の認知症患者は理解力も低下しており，作業内容は複雑な手順が必要な作業ではなく，これまで慣れ親しんだできるだけ単純な作業が望ましい。また一般に高齢者は保守的で変化の少ない生活を望むことが多く，急激な生活変化をもたらすことは悪影響を及ぼす可能性があり，プログラム作成にあたっては日頃の生活習慣を考慮することが必要である。

《保険請求》

①重症認知症患者デイ・ケア料を算定した同一日には，他の精神科専門療法は別に算定できない。

②最初に算定した日から起算して１年以内の期間に行

う場合には，早期加算として50点を加算する。
③夜間の精神症状・行動異常が著しい認知症患者に，当該療法に引き続き２時間以上の夜間ケアを行った場合には，最初の算定日から起算して１年以内の期間に限り，夜間ケア加算として100点を加算する（施設基準あり）。
④外来患者に限り算定する。

レセプト摘要欄 【早期加算】最初に当該療法を算定した年月日又は精神病床を退院した年月日を記載する
【夜間ケア加算】初回算定年月日及び夜間ケアに要した時間を記載する

適応疾患 ▶（重度の）認知症

I016 精神科在宅患者支援管理料〔月１回〕

１ 精神科在宅患者支援管理料１	
イ 別に厚生労働大臣が定める患者のうち，集中的な支援を必要とする者の場合	
(1) 単一建物診療患者１人	3,000点
(2) 単一建物診療患者２人以上	2,250点
ロ 別に厚生労働大臣が定める患者の場合	
(1) 単一建物診療患者１人	2,500点
(2) 単一建物診療患者２人以上	1,875点
２ 精神科在宅患者支援管理料２	
イ 別に厚生労働大臣が定める患者のうち，集中的な支援を必要とする者の場合	
(1) 単一建物診療患者１人	2,467点
(2) 単一建物診療患者２人以上	1,850点
ロ 別に厚生労働大臣が定める患者の場合	
(1) 単一建物診療患者１人	2,056点
(2) 単一建物診療患者２人以上	1,542点
３ 精神科在宅患者支援管理料３	
イ 単一建物診療患者１人	2,030点
ロ 単一建物診療患者２人以上	1,248点
注５ 精神科オンライン在宅管理料	100点

長期入院患者や入退院を繰り返す患者の退院後早期に，24時間体制の多職種チームによる在宅医療を行っている場合に算定できる。届出にあたっては24時間往診および精神科訪問看護を行う体制が確保されていること，地域における精神科救急医療体制の確保に協力している保険医療機関であること等が求められる。

常勤精神科医，常勤看護師または常勤保健師，常勤精神保健福祉士，常勤作業療法士の各１名以上からなる専任チームが，月１回以上の訪問診療と週２回以上（「ロ」においては月２回以上）の精神科訪問看護（うち「イ」では月２回以上，「ロ」では月１回以上は精神保健福祉士または作業療法士による訪問が必要）を行っている場合に，初回の算定日から６カ月以内に限り月１回算定できる。

専任チームのメンバーすべてを医療機関単独で満たす場合は１を，訪問看護ステーションと連携して専任チームを構成する場合は２を算定する。ただし，特別の関係にある訪問看護ステーションと連携する場合は１を算定する。精神科在宅患者支援管理料３は，「１」の「イ」「ロ」または「２」を算定した患者で，月１回以上の定期的な訪問診療を行っている場合に算定する。「１」または「２」の初回の算定日から起算して２年に限り，月１回算定できる。「１」「イ」，「２」「イ」を算定した患者については，その初回の算定を開始した月から６カ月を経過していることが要件となる。また，「１」「ロ」，「２」「ロ」を前月に算定した患者では，引き続き訪問診療が必要なことが要件となる。

《保険請求》
①「１」「イ」，「２」「イ」は，専任チームが週１回以上一堂に会してカンファレンス（チームカンファレンス）を行う必要がある。２カ月に１回以上は保健所もしくは精神保健福祉センター等と共同して会議（共同カンファレンス）を開催する，または患者の同意を得たうえで保健所もしくは精神保健福祉センター等にチームカンファレンスの結果を文書により情報提供のうえ報告する。共同カンファレンスは，ビデオ通話で実施した場合にも算定できる。
②当該患者に対し，月１回以上，総合支援計画書を作成する。また支援計画書の内容について患者またはその家族等に文書により説明し，説明に用いた文書を交付する。
③以下の項目について，カルテ記載等が必要となる。
　ア 総合支援計画書の写しを添付する。
　イ 多職種会議の要点と，参加者の職種と氏名を記載する。
　ウ 支援計画書の内容について患者への説明に用いた文書の写しを添付する。
④以下のすべてを実施する場合，精神科オンライン在宅管理料として，100点を加算できる。
　ア 訪問診療と情報通信機器を用いた診療を組み合わせた在宅診療計画を作成し，訪問診療を実施した時間帯以外の時間帯に情報通信機器を用いた診療による医学管理を実施した場合に算定できる。
　イ 情報通信機器を用いた診療は，アの計画に基づき実施する。
　ウ 患者の同意を得たうえで，訪問診療と情報通信機器を用いた診療を組み合わせた在宅診療計画を作成し，患者の急変時の対応等も記載する。
　エ 管理の内容，実施日，診察時間などの要点を診療録に記載する。
　オ 情報通信機器を用いた診療を行う医師は，I016を算定する際に診療を行う医師と同一のものに限る。
　カ 情報通信機器を用いた診療を行う際には，オンライン指針に沿って診察を行う。
　キ 情報通信機器を用いた診療による計画的な療養上の医学管理は，原則として，医師が所属する保険医療機関内で行うが，医療機関外で行う場合でも，オンライ指針に沿って適切に行う。
　ク 同一の患者について，情報通信機器を用いた診療による医学管理を実施した同一時間帯に連携する訪問看護ステーションが訪問看護基本療養費または精神科訪問看護基本療養費を算定した場合，精神科オンライン在宅管理料は算定できない。
　ケ 同一の患者について，情報通信機器を用いた診療による医学管理を実施した日に，C000，C001，C001-2，C005，C005-1-２，C006，C008，C009又はI012を算定した場合，精神科オンライン在宅管理料は算定できない。
　コ 情報通信機器を用いた診療を受ける患者は，患者の自宅で診察を受ける必要がある。複数の患者に対して同時に情報通信機器を用いた診療を行った場合は算定できない。

サ　診察を行う際の情報通信機器の運用に要する費用は，療養の給付と直接関係ないサービス等の費用として別途徴収できる。

レセプト摘要欄　（精神科在宅患者支援管理料の「１」又は「２」を算定した場合）直近の入院についての入院年月日，入院形態，退院年月日（入退院を繰り返す者の場合は，直近の入院に加え，前々回の入院日，入院形態並びに退院日），直近の退院時におけるGAF，当該月の最初の訪問診療時におけるGAF，「認知症高齢者の日常生活自立度判定基準」のランク，初回の算定日，カンファレンス実施日，算定する月に行った訪問の日時，診療時間及び訪問した者の職種を記載する。なお，入院形態については，措置入院，緊急措置入院，医療保護入院の中から該当するものを選択して，また，「認知症高齢者の日常生活自立度判定基準」のランクについては，「基本診療料の施設基準等及びその届出に関する手続きの取扱いについて」別添６の別紙12におけるランクの中から該当するものを選択して記載する

（精神科在宅患者支援管理料３を算定する場合）精神科在宅患者支援管理料１又は精神科在宅患者支援管理料２の初回の算定年月日，精神科在宅患者支援管理料３の初回の算定年月日及び算定する月に行った訪問の日時，診療時間並びに訪問した者の職種を記載する

〔精神科在宅患者支援管理料の「３」を前月に算定した患者であって，I016精神科在宅患者支援管理料（保医発通知）(2)の「イ」を満たし，対象となる状態の著しい急性増悪を認めるものについて，精神科在宅患者支援管理料の「１」の「ロ」及び「２」の「ロ」を算定する場合〕急性増悪における状態像について記載する

適応疾患　▶統合失調症 ▶統合失調症型障害 ▶妄想性障害 ▶気分（感情）障害 ▶重度認知症で退院時または算定時におけるGAF尺度による判定が40以下の者

あ

い

う

え

お

か

き

く

け

こ

さ

し

す

せ

そ

た

ち

な

に

ね

の

欧文索引

〔監修者略歴〕

寺島（てらしま） 裕夫（ひろお）

1981年 3 月　東京大学医学部医学科卒業
1985年 10 月　東京大学医学部附属病院第 1 外科入局
1985年 7 月　東京大学医学部第 1 外科助手
1989年 4 月　米国カリフォルニア大学サンフランシスコ校外科研究員
1991年 7 月　東京都老人医療センター外科医員
1992年 7 月　大森赤十字病院外科副部長
1998年 2 月　国立国際医療センター第 2 外科医長
2004年 10 月　国立国際医療センター第 3 外科医長
2007年 7 月　東京逓信病院一般・消化器外科部長
2012年 4 月　東京逓信病院副院長　兼　一般・消化器外科部長

著書『腹腔鏡下脾臓摘出術』へるす出版，2008 年（共著）
『標準・傷病名事典』医学通信社，2015 年（編著）
『ビジュアルガイダンス　基本臨床手技』医学出版，2014 年（著）
『手術術式の完全解説』医学通信社，2024 年（編著）

2024-25年版　診療報酬点数表
臨床手技の完全解説
処置・リハビリ・生体検査・注射・麻酔・放射線治療・精神科専門療法／適応疾患と手技

＊定価は裏表紙に表示してあります

2003年 1 月15日　第 1 版第 1 刷発行
2024年 6 月 5 日　第13版第 1 刷発行

監修者　寺島　裕夫
発行者　小野　章
発行所　医学通信社

〒101-0051 東京都千代田区神田神保町 2-6
Tel. 03-3512-0251（代表）
Fax. 03-3512-0250（注文）
03-3512-0254（書籍の記述についてのお問い合わせ）

https://www.igakutushin.co.jp
※　弊社発行書籍の内容に関する追加情報・訂正等を掲載しています。

表紙デザイン：とくだあきら
印刷・製本：錦明印刷

ISBN978-4-87058-952-0

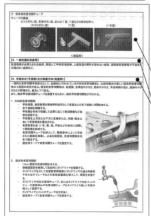